国家卫生健康委员会"十三五"规划教材

专科医师核心能力提升导引丛书

供专业学位研究生及专科医师用

康复医学

Rehabilitation Medicine

第 2 版

主 编 岳寿伟 黄晓琳

副主编 毕 胜 杜 青

人民卫生出版社

·北 京·

图书在版编目（CIP）数据

康复医学 / 岳寿伟，黄晓琳主编. —2 版 . —北京：
人民卫生出版社，2021.3（2023.8 重印）
ISBN 978-7-117-31347-6

Ⅰ.①康… Ⅱ.①岳… ②黄… Ⅲ.①康复医学–教
材 Ⅳ.①R49

中国版本图书馆 CIP 数据核字（2021）第 039972 号

人卫智网	www.ipmph.com	医学教育、学术、考试、健康，购书智慧智能综合服务平台
人卫官网	www.pmph.com	人卫官方资讯发布平台

康 复 医 学
Kangfu Yixue
第 2 版

主 　编：岳寿伟　黄晓琳
出版发行：人民卫生出版社（中继线 010-59780011）
地 　 址：北京市朝阳区潘家园南里 19 号
邮 　 编：100021
E - mail：pmph @ pmph.com
购书热线：010-59787592　010-59787584　010-65264830
印 　 刷：北京中科印刷有限公司
经 　 销：新华书店
开 　 本：850×1168　1/16　印张：30　插页：1
字 　 数：847 千字
版 　 次：2014 年 6 月第 1 版　2021 年 3 月第 2 版
印 　 次：2023 年 8 月第 2 次印刷
标准书号：ISBN 978-7-117-31347-6
定 　 价：142.00 元
打击盗版举报电话：010-59787491　E-mail：WQ @ pmph.com
质量问题联系电话：010-59787234　E-mail：zhiliang @ pmph.com

编 者 （按姓氏笔画排序）

马　超　中山大学孙逸仙纪念医院

王　维　重庆大学附属肿瘤医院

王　强　青岛大学附属医院

车　琳　同济大学附属同济医院

毕　胜　国家康复辅具研究中心附属康
　　　　复医院

刘宏亮　陆军军医大学西南医院

刘雅丽　华中科技大学同济医学院附属
　　　　同济医院

杜　青　上海交通大学医学院附属新华
　　　　医院

吴　毅　复旦大学附属华山医院

宋为群　首都医科大学宣武医院

张长杰　中南大学湘雅二医院

张志强　中国医科大学附属盛京医院

张　杨　山东大学齐鲁医院

张　皓　中国康复研究中心北京博爱医院

陆　晓　南京医科大学第一附属医院

陈作兵　浙江大学医学院附属第一医院

陈卓铭　暨南大学附属第一医院

岳寿伟　山东大学齐鲁医院

周　云　安徽医科大学第二附属医院

胡昔权　中山大学附属第三医院

恽晓平　中国康复研究中心北京博爱医院

倪国新　福建医科大学附属第一医院

黄国志　南方医科大学珠江医院

黄晓琳　华中科技大学同济医学院附属同济
　　　　医院

蒋松鹤　温州医科大学附属第二医院

谢　青　上海交通大学附属瑞金医院

谢　瑛　首都医科大学附属北京友谊医院

窦祖林　中山大学附属第三医院

主 编 简 介

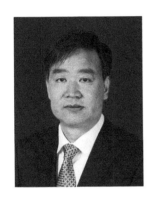

岳寿伟 主任医师,教授,博士生导师。现任山东大学齐鲁医院康复中心主任,山东大学医学院康复医学教研室主任,中华医学会物理医学与康复学分会主任委员,中国康复医学会副会长,中国医师协会康复医师分会副会长,山东省康复医学会会长,山东省康复医学质量控制中心主任,国家自然科学基金委员会医学科学部专家评审组成员,《中华物理医学与康复杂志》副总编,《中国康复医学杂志》副主编。

从事康复医学临床及教学工作30余年,已指导硕士研究生30余名,博士研究生30余名,博士后3名。承担国家自然科学基金项目6项,主编规划教材3部,学术专著7部,参编规划教材多部,发表SCI收录论文30余篇,国内期刊论文百余篇。获山东省科技进步奖二等奖1项,三等奖3项。2012年获全国优秀科技工作者称号。

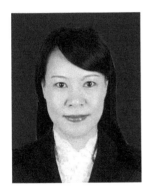

黄晓琳 主任医师,教授,博士生导师。现任华中科技大学同济医学院附属同济医院康复医学科主任,世界卫生组织(WHO)康复培训与研究合作中心主任,中国康复医学会副会长,中华医学会物理医学与康复学会副主任委员,中国医疗保健国际交流促进会康复医学分会副主任委员,湖北省康复医学会会长,湖北省康复医疗质控中心主任,《中华物理医学与康复杂志》总编,《中国康复》杂志主编,《神经损伤与功能重建》杂志及《康复学报》副主编等职。

长期从事脑卒中康复基础与临床研究、脑卒中康复机器人的研发与临床转化研究,主持国家自然科学基金、国家"863"项目和科技支撑计划、中国/世卫组织合作项目、世界健康基金会研究项目等,在国内外核心期刊上发表学术论文80余篇;获中华医学奖三等奖1项;获国家专利3项。主编(译)20余部国家规划教材和专著,主持的《康复医学》课程获湖北省精品课程,获得卫生部、科技部以及华中科技大学优秀教材奖及华中科技大学教学质量和教学成果一等奖,被评为华中科技大学教学名师。

副主编简介

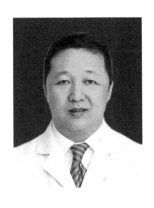

毕胜 主任医师,教授,博士生导师。现任中国康复医学会疼痛康复专业委员会主任委员、中国康复医学会康复治疗专业委员会副主任委员,中国非公立医疗机构协会康复医学专业委员会常务副主任委员兼秘书长,北京康复医学会副会长兼康复治疗专业委员会主任委员。《中国康复医学杂志》编委,《中国康复理论与实践》杂志编委,国家自然科学基金评审专家。

研究领域为复杂疑难颈肩腰腿痛的诊治,脑卒中、脑外伤、脊髓损伤和脑瘫康复,复杂痉挛状态的治疗;承担国家自然科学基金、国家"863"计划、国家支撑计划及军队科研计划等多项课题。获军队科技进步奖二等奖 1 项,军队医疗成果三等奖 1 项;国家发明专利 3 项;发表论文 80 余篇;主译《Delisa 物理医学与康复医学理论与实践》等多部康复医学专著。

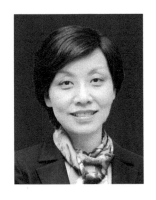

杜青 主任医师。上海交通大学医学院附属新华医院康复医学科主任,上海交通大学医学院康复医学系副主任。中国康复医学会科学普及工作委员会主任委员、中国医师协会儿童康复专业委员会副主任委员、中华医学会物理医学与康复学分会委员兼疗养学组副组长、上海市康复医学会儿童康复专业委员会主任委员。

长期从事康复医学的本科、研究生、规培和专培教学工作。主要从事脊柱侧凸、先心病、儿童相关疾病研究,主持省部级课题 20 项,发表国内外核心论文 100 余篇,主编书籍 2 部,副主编 8 部,参编专著 20 部,获实用新型专利 6 项,知识产权 1 项。获中国康复医学会科学技术奖一等奖、二等奖,残疾预防康复科学技术奖二等奖、上海康复医学科技奖二等奖等。

全国高等学校医学研究生"国家级"规划教材
第三轮修订说明

进入新世纪,为了推动研究生教育的改革与发展,加强研究型创新人才培养,人民卫生出版社启动了医学研究生规划教材的组织编写工作,在多次大规模调研、论证的基础上,先后于2002年和2008年分两批完成了第一轮50余种医学研究生规划教材的编写与出版工作。

2014年,全国高等学校第二轮医学研究生规划教材评审委员会及编写委员会在全面、系统分析第一轮研究生教材的基础上,对这套教材进行了系统规划,进一步确立了以"解决研究生科研和临床中实际遇到的问题"为立足点,以"回顾、现状、展望"为线索,以"培养和启发读者创新思维"为中心的教材编写原则,并成功推出了第二轮(共70种)研究生规划教材。

本套教材第三轮修订是在党的十九大精神引领下,对《国家中长期教育改革和发展规划纲要(2010—2020年)》《国务院办公厅关于深化医教协同进一步推进医学教育改革与发展的意见》,以及《教育部办公厅关于进一步规范和加强研究生培养管理的通知》等文件精神的进一步贯彻与落实,也是在总结前两轮教材经验与教训的基础上,再次大规模调研、论证后的继承与发展。修订过程仍坚持以"培养和启发读者创新思维"为中心的编写原则,通过"整合"和"新增"对教材体系做了进一步完善,对编写思路的贯彻与落实采取了进一步的强化措施。

全国高等学校第三轮医学研究生"国家级"规划教材包括五个系列。①科研公共学科:主要围绕研究生科研中所需要的基本理论知识,以及从最初的科研设计到最终的论文发表的各个环节可能遇到的问题展开;②常用统计软件与技术:介绍了SAS统计软件、SPSS统计软件、分子生物学实验技术、免疫学实验技术等常用的统计软件以及实验技术;③基础前沿与进展:主要包括了基础学科中进展相对活跃的学科;④临床基础与辅助学科:包括了专业学位研究生所需要进一步加强的相关学科内容;⑤临床学科:通过对疾病诊疗历史变迁的点评、当前诊疗中困惑、局限与不足的剖析,以及研究热点与发展趋势探讨,启发和培养临床诊疗中的创新思维。

该套教材中的科研公共学科、常用统计软件与技术学科适用于医学院校各专业的研究生及相应的科研工作者;基础前沿与进展学科主要适用于基础医学和临床医学的研究生及相应的科研工作者;临床基础与辅助学科和临床学科主要适用于专业学位研究生及相应学科的专科医师。

全国高等学校第三轮医学研究生"国家级"规划教材目录

| 1 | 医学哲学（第2版） | 主　编　柯　杨　张大庆 |
| | | 副主编　赵明杰　段志光　边　林　唐文佩 |

2	医学科研方法学（第3版）	主　审　梁万年
		主　编　刘　民　胡志斌
		副主编　刘晓清　杨土保

3	医学统计学（第5版）	主　审　孙振球　徐勇勇
		主　编　颜　艳　王　彤
		副主编　刘红波　马　骏

4	医学实验动物学（第3版）	主　编　秦　川　谭　毅
		副主编　孔　琪　郑志红　蔡卫斌　李洪涛
		王靖宇

| 5 | 实验室生物安全（第3版） | 主　编　叶冬青 |
| | | 副主编　孔　英　温旺荣 |

6	医学科研课题设计、申报与实施（第3版）	主　审　龚非力　李卓娅
		主　编　李宗芳　郑　芳
		副主编　吕志跃　李煌元　张爱华

7	医学实验技术原理与选择（第3版）	主　审　魏于全
		主　编　向　荣
		副主编　袁正宏　罗云萍

| 8 | 统计方法在医学科研中的应用（第2版） | 主　编　李晓松 |
| | | 副主编　李　康　潘发明 |

9	医学科研论文撰写与发表（第3版）	主　审　张学军
		主　编　吴忠均
		副主编　马　伟　张晓明　杨家印

| 10 | IBM SPSS统计软件应用 | 主　编　陈平雁　安胜利 |
| | | 副主编　欧春泉　陈莉雅　王建明 |

11	SAS 统计软件应用（第 4 版）	主　编	贺　佳			
		副主编	尹　平	石武祥		
12	医学分子生物学实验技术（第 4 版）	主　审	药立波			
		主　编	韩　骅	高国全		
		副主编	李冬民	喻　红		
13	医学免疫学实验技术（第 3 版）	主　编	柳忠辉	吴雄文		
		副主编	王全兴	吴玉章	储以微	崔雪玲
14	组织病理技术（第 2 版）	主　编	步　宏			
		副主编	吴焕文			
15	组织和细胞培养技术（第 4 版）	主　审	章静波			
		主　编	刘玉琴			
16	组织化学与细胞化学技术（第 3 版）	主　编	李　和	周德山		
		副主编	周国民	肖　岚	刘佳梅	孔　力
17	医学分子生物学（第 3 版）	主　审	周春燕	冯作化		
		主　编	张晓伟	史岸冰		
		副主编	何凤田	刘　戟		
18	医学免疫学（第 2 版）	主　编	曹雪涛			
		副主编	于益芝	熊思东		
19	遗传和基因组医学	主　编	张　学			
		副主编	管敏鑫			
20	基础与临床药理学（第 3 版）	主　编	杨宝峰			
		副主编	李　俊	董　志	杨宝学	郭秀丽
21	医学微生物学（第 2 版）	主　编	徐志凯	郭晓奎		
		副主编	江丽芳	范雄林		
22	病理学（第 2 版）	主　编	来茂德	梁智勇		
		副主编	李一雷	田新霞	周　桥	
23	医学细胞生物学（第 4 版）	主　审	杨　恬			
		主　编	安　威	周天华		
		副主编	李　丰	杨　霞	王杨淦	
24	分子毒理学（第 2 版）	主　编	蒋义国	尹立红		
		副主编	骆文静	张正东	夏大静	姚　平
25	医学微生态学（第 2 版）	主　编	李兰娟			
26	临床流行病学（第 5 版）	主　编	黄悦勤			
		副主编	刘爱忠	孙业桓		
27	循证医学（第 2 版）	主　审	李幼平			
		主　编	孙　鑫	杨克虎		

28	断层影像解剖学	主 编	刘树伟 张绍祥
		副主编	赵 斌 徐 飞
29	临床应用解剖学（第2版）	主 编	王海杰
		副主编	臧卫东 陈 尧
30	临床心理学（第2版）	主 审	张亚林
		主 编	李占江
		副主编	王建平 仇剑崟 王 伟 章军建
31	心身医学	主 审	Kurt Fritzsche 吴文源
		主 编	赵旭东
		副主编	孙新宇 林贤浩 魏 镜
32	医患沟通（第2版）	主 编	尹 梅 王锦帆
33	实验诊断学（第2版）	主 审	王兰兰
		主 编	尚 红
		副主编	王传新 徐英春 王 琳 郭晓临
34	核医学（第3版）	主 审	张永学
		主 编	李 方 兰晓莉
		副主编	李亚明 石洪成 张 宏
35	放射诊断学（第2版）	主 审	郭启勇
		主 编	金征宇 王振常
		副主编	王晓明 刘士远 卢光明 宋 彬
			李宏军 梁长虹
36	疾病学基础	主 编	陈国强 宋尔卫
		副主编	董 晨 王 韵 易 静 赵世民
			周天华
37	临床营养学	主 编	于健春
		副主编	李增宁 吴国豪 王新颖 陈 伟
38	临床药物治疗学	主 编	孙国平
		副主编	吴德沛 蔡广研 赵荣生 高 建
			孙秀兰
39	医学3D打印原理与技术	主 编	戴尅戎 卢秉恒
		副主编	王成焘 徐 弢 郝永强 范先群
			沈国芳 王金武
40	互联网＋医疗健康	主 审	张来武
		主 编	范先群
		副主编	李校堃 郑加麟 胡建中 颜 华
41	呼吸病学（第3版）	主 审	钟南山
		主 编	王 辰 陈荣昌
		副主编	代华平 陈宝元 宋元林

42	消化内科学（第3版）	主 审	樊代明	李兆申		
		主 编	钱家鸣	张澍田		
		副主编	田德安	房静远	李延青	杨 丽
43	心血管内科学（第3版）	主 审	胡大一			
		主 编	韩雅玲	马长生		
		副主编	王建安	方 全	华 伟	张抒扬
44	血液内科学（第3版）	主 编	黄晓军	黄 河	胡 豫	
		副主编	邵宗鸿	吴德沛	周道斌	
45	肾内科学（第3版）	主 审	谌贻璞			
		主 编	余学清	赵明辉		
		副主编	陈江华	李雪梅	蔡广研	刘章锁
46	内分泌内科学（第3版）	主 编	宁 光	邢小平		
		副主编	王卫庆	童南伟	陈 刚	
47	风湿免疫内科学（第3版）	主 审	陈顺乐			
		主 编	曾小峰	邹和建		
		副主编	古洁若	黄慈波		
48	急诊医学（第3版）	主 审	黄子通			
		主 编	于学忠	吕传柱		
		副主编	陈玉国	刘 志	曹 钰	
49	神经内科学（第3版）	主 编	刘 鸣	崔丽英	谢 鹏	
		副主编	王拥军	张杰文	王玉平	陈晓春
			吴 波			
50	精神病学（第3版）	主 编	陆 林	马 辛		
		副主编	施慎逊	许 毅	李 涛	
51	感染病学（第3版）	主 编	李兰娟	李 刚		
		副主编	王贵强	宁 琴	李用国	
52	肿瘤学（第5版）	主 编	徐瑞华	陈国强		
		副主编	林东昕	吕有勇	龚建平	
53	老年医学（第3版）	主 审	张 建	范利华	琦	
		主 编	刘晓红	陈 彪		
		副主编	齐海梅	胡亦新	岳冀蓉	
54	临床变态反应学	主 编	尹 佳			
		副主编	洪建国	何韶衡	李 楠	
55	危重症医学（第3版）	主 审	王 辰	席修明		
		主 编	杜 斌	隆 云		
		副主编	陈德昌	于凯江	詹庆元	许 媛

56	普通外科学（第3版）	主　编	赵玉沛
		副主编	吴文铭　陈规划　刘颖斌　胡三元
57	骨科学（第3版）	主　审	陈安民
		主　编	田　伟
		副主编	翁习生　邵增务　郭　卫　贺西京
58	泌尿外科学（第3版）	主　审	郭应禄
		主　编	金　杰　魏　强
		副主编	王行环　刘继红　王　忠
59	胸心外科学（第2版）	主　编	胡盛寿
		副主编	王　俊　庄　建　刘伦旭　董念国
60	神经外科学（第4版）	主　编	赵继宗
		副主编	王　硕　张建宁　毛　颖
61	血管淋巴管外科学（第3版）	主　编	汪忠镐
		副主编	王深明　陈　忠　谷涌泉　辛世杰
62	整形外科学	主　编	李青峰
63	小儿外科学（第3版）	主　审	王　果
		主　编	冯杰雄　郑　珊
		副主编	张潍平　夏慧敏
64	器官移植学（第2版）	主　审	陈　实
		主　编	刘永锋　郑树森
		副主编	陈忠华　朱继业　郭文治
65	临床肿瘤学（第2版）	主　编	赫　捷
		副主编	毛友生　于金明　吴一龙　沈　铿
			马　骏
66	麻醉学（第2版）	主　编	刘　进　熊利泽
		副主编	黄宇光　邓小明　李文志
67	妇产科学（第3版）	主　审	曹泽毅
		主　编	乔　杰　马　丁
		副主编	朱　兰　王建六　杨慧霞　漆洪波
			曹云霞
68	生殖医学	主　编	黄荷凤　陈子江
		副主编	刘嘉茵　王雁玲　孙　斐　李　蓉
69	儿科学（第2版）	主　编	桂永浩　申昆玲
		副主编	杜立中　罗小平
70	耳鼻咽喉头颈外科学（第3版）	主　审	韩德民
		主　编	孔维佳　吴　皓
		副主编	韩东一　倪　鑫　龚树生　李华伟

71	眼科学（第3版）	主　审	崔　浩	黎晓新		
		主　编	王宁利	杨培增		
		副主编	徐国兴	孙兴怀	王雨生	蒋　沁
			刘　平	马建民		
72	灾难医学（第2版）	主　审	王一镗			
		主　编	刘中民			
		副主编	田军章	周荣斌	王立祥	
73	康复医学（第2版）	主　编	岳寿伟	黄晓琳		
		副主编	毕　胜	杜　青		
74	皮肤性病学（第2版）	主　编	张建中	晋红中		
		副主编	高兴华	陆前进	陶　娟	
75	创伤、烧伤与再生医学（第2版）	主　审	王正国	盛志勇		
		主　编	付小兵			
		副主编	黄跃生	蒋建新	程　飚	陈振兵
76	运动创伤学	主　编	敖英芳			
		副主编	姜春岩	蒋　青	雷光华	唐康来
77	全科医学	主　审	祝墡珠			
		主　编	王永晨	方力争		
		副主编	方宁远	王留义		
78	罕见病学	主　编	张抒扬	赵玉沛		
		副主编	黄尚志	崔丽英	陈丽萌	
79	临床医学示范案例分析	主　编	胡翊群	李海潮		
		副主编	沈国芳	罗小平	余保平	吴国豪

全国高等学校第三轮医学研究生"国家级"规划教材评审委员会名单

顾　问

韩启德　桑国卫　陈　竺　曾益新　赵玉沛

主任委员（以姓氏笔画为序）

王　辰　刘德培　曹雪涛

副主任委员（以姓氏笔画为序）

于金明　马　丁　王正国　卢秉恒　付小兵　宁　光　乔　杰
李兰娟　李兆申　杨宝峰　汪忠镐　张　运　张伯礼　张英泽
陆　林　陈国强　郑树森　郎景和　赵继宗　胡盛寿　段树民
郭应禄　黄荷凤　盛志勇　韩雅玲　韩德民　赫　捷　樊代明
戴尅戎　魏于全

常务委员（以姓氏笔画为序）

文历阳　田勇泉　冯友梅　冯晓源　吕兆丰　闫剑群　李　和
李　虹　李玉林　李立明　来茂德　步　宏　余学清　汪建平
张　学　张学军　陈子江　陈安民　尚　红　周学东　赵　群
胡志斌　柯　杨　桂永浩　梁万年　瞿　佳

委　员（以姓氏笔画为序）

于学忠　于健春　马　辛　马长生　王　彤　王　果　王一镗
王兰兰　王宁利　王永晨　王振常　王海杰　王锦帆　方力争
尹　佳　尹　梅　尹立红　孔维佳　叶冬青　申昆玲　田　伟
史岸冰　冯作化　冯杰雄　兰晓莉　邢小平　吕传柱　华　琦
向　荣　刘　民　刘　进　刘　鸣　刘中民　刘玉琴　刘永锋
刘树伟　刘晓红　安　威　安胜利　孙　鑫　孙国平　孙振球
杜　斌　李　方　李　刚　李占江　李幼平　李青峰　李卓娅
李宗芳　李晓松　李海潮　杨　恬　杨克虎　杨培增　吴　皓

17

吴文源　吴忠均　吴雄文　邹和建　宋尔卫　张大庆　张永学
张亚林　张抒扬　张建中　张绍祥　张晓伟　张澍田　陈　实
陈　彪　陈平雁　陈荣昌　陈顺乐　范　利　范先群　岳寿伟
金　杰　金征宇　周天华　周春燕　周德山　郑　芳　郑　珊
赵旭东　赵明辉　胡　豫　胡大一　胡翊群　药立波　柳忠辉
祝墡珠　贺　佳　秦　川　敖英芳　晋红中　钱家鸣　徐志凯
徐勇勇　徐瑞华　高国全　郭启勇　郭晓奎　席修明　黄　河
黄子通　黄晓军　黄晓琳　黄悦勤　曹泽毅　龚非力　崔　浩
崔丽英　章静波　梁智勇　谌贻璞　隆　云　蒋义国　韩　骅
曾小峰　谢　鹏　谭　毅　熊利泽　黎晓新　颜　艳　魏　强

前　言

在国家实施人才强国战略,培养高质量、高素质、创新型、研究型医学人才,推动实施健康中国战略,促进全民健康的大环境下,康复医学的发展迎来了前所未有的机遇。在教育部和国家卫生健康委员会领导的指导和支持下,人民卫生出版社启动了第三轮全国高等学校医学专业研究生国家级规划教材《康复医学》的修订工作。

第1版《康复医学》研究生教材作为首次出版的本专业的研究生教材,在临床型研究生中应用广泛,且反响较好,但也存在一些问题和不足。因此,我们从研究生的反馈及实际应用情况出发,在前期调研和专家论证的基础上制定了第2版教材的修订原则和修订计划。

第2版《康复医学》研究生规划教材的修订原则:以康复医学专业临床型研究生为目标读者对象;以培养高质量、高素质、创新型、研究型医学人才为目标;注重学生获取知识、挖掘知识、提出问题、分析问题、解决问题的能力培养;以教材能够在临床型研究生临床技能、临床创新思维的培养过程中起到手电筒、导航系统的作用为目的;在注重解决临床实际问题的前提下,强调诊疗现状的剖析,必要的地方辅以回顾和展望;既强调实用性,又强调思想性。

第2版教材的修订沿用第1版的总体架构,分为康复基本理念、功能障碍评定与治疗、疾病康复三部分。功能障碍评定与治疗部分针对各类常见功能障碍进行系统讲述;疾病康复部分,以疾病为纲领,更加深入地讲述疾病康复的理论、前沿技术及康复治疗展望。另外,对第1版存在重复交叉的内容进行了合并;对有些临床实用相关性不大的章节予以删除;根据实际的需要增加了相关章节如康复医学科研、肿瘤康复等;在整体的章节名称和章节内容以及结构上进行了撰写体例的统一和规范。

希望本书能够更好地服务于中国康复医学专业研究生队伍的建设,有益于提高康复医学研究生的整体科研实力,促进吸收国际先进的康复医学理念和技术,培养我国康复医疗创新型研究人才。对于本书存在的问题也希望读者不吝赐教,以便再版时不断改进。

岳寿伟　黄晓琳

2020 年 9 月

前　言

目　录

第一篇　康复基本理念

第二篇　功能障碍评定与治疗

第三篇 疾病康复

第一篇 康复基本理念

第一章 康复医学学科发展内涵

第一节 康复及康复医学概念

一、康复

1. **定义** 康复（rehabilitation）是指通过综合、协调地应用各种措施，消除或减轻病、伤、残者身心和社会功能障碍，使其达到和保持生理、感官、智力、精神及社会功能上的最佳水平，增强其自理能力，提高生存质量，重返社会。在 2011 年颁布的《世界残疾报告》中，康复的定义是"为帮助经历或可能经历残疾的个体，在与环境的相互作用中取得并维持其最佳功能状态，所采取的一系列措施"。这些措施针对的是身体功能和结构、活动和参与、环境因素和个人因素的功能障碍，包括预防和减缓功能的丧失、改善或恢复功能、代偿丧失的功能和维持现有的功能状态。康复措施从宏观上包括医疗康复、职业康复、教育康复和社会康复等，其应用有助于个体在与环境相互作用过程中获得及维持最佳功能状态。

2. **健康的内涵** 1946 年 WHO 对健康的定义是"健康是躯体、心理和社会生活的完美状态，而不是疾病或虚弱的消除"，即健康不仅是躯体没有疾患，还包括心理健康和社会适应，三者相互依存，相互促进，有机结合。只有当人在这几方面同时健全时，才是真正的健康。20 世纪 70 年代，人们对健康的认识有了进一步的提高，强调从生活质量和环境质量方面去体验健康的内涵，从政治、经济、社会及卫生服务等方面去保护和促进健康，即"人和环境相互关系的积极方面"。2016 年 10 月 25 日，中共中央国务院印发《"健康中国 2030" 规划纲要》，指出健康是促进人的全面发展的必然要求，是经济社会发展的基础条件。实现国民健康长寿，是国家富强、民族振兴的重要标志，也是全国各族人民的共同愿望。中共中央把人民健康事业放在优先发展的战略地位，深刻论述了推进健康中国建设的重大意义、工作方针和重点任务。

3. **康复范畴** 康复的范畴包括各种因素导致的功能障碍，不仅有生物学意义上的躯体障碍，还包括心理和社会参与能力的障碍。康复不仅要改善疾病、损伤、先天畸形以及老龄化引起的躯体功能障碍，还要提高人与环境的适应性，将消极关系转变为积极关系，例如建筑和道路环境的改造、人们对残疾者的态度、残疾人的就业政策、医保体系对康复医疗的覆盖、社会对残疾者的容纳和支持以及康复医疗服务体系的建立等。

4. **康复手段** 由于康复涉及人的生物属性、心理属性和社会属性，因此康复强调综合性的干预手段，包括医学、工程、教育、社会、职业等，分别称为医疗康复（medical rehabilitation）、康复工程（rehabilitation engineering）、教育康复（educational rehabilitation）、社会康复（social rehabilitation）、职业康复（vocational rehabilitation），从而构成全面康复（comprehensive rehabilitation）。

二、康复医学

1. **定义** 康复医学（rehabilitation medicine）是具有独立的理论基础、评估方法和治疗技术，以功能障碍的恢复为目标，以团队合作为基本工作模式的医学学科，是临床医学的重要组成部分。其内涵是以研究各年龄组病、伤、残者功能障碍为主要任务，以改善功能、减轻障碍、预防和处理并发症、提高生活自理能力、改善生存质量为目的。

2. **残疾的内涵** 《世界残疾报告》指出："残疾（功能减弱或丧失）是人类的一种生存状态，几乎每个人在生命中的某一个阶段都有暂时或永久性的损伤及相应的功能障碍，而步入老年的人将经历不断增加的功能障碍"。所以,针对功能障碍的康复医疗与每个人息息相关。康复理念必须渗透到整个医疗过程中,包括疾病预防、早期诊断和评定、门诊和住院病人的治疗计划以及病人的出院计划;应植根于所有医疗人员心中,并付诸行动,使残疾者、社会受益。国务院2009年发布的《中共中央国务院关于深化医药卫生体制改革的意见》提出了"注重预防、治疗、康复三者的结合"的方针。我国原卫生部门领导多次提出,康复医疗是医学体系的基本组成部分。从综合医院管理层面来讲,康复医学科是一级诊疗科目(编码50.15),与内、外、妇、儿科等临床学科并列。

世界卫生组织和世界银行2011年颁布的新的《世界残疾报告》中提出了残疾的新概念:残疾(功能减弱或丧失),是人的一种生存状态,几乎每个人在生命中的某一个阶段都有暂时或永久的损伤,而步入老龄的人将经历不断增加的功能障碍。残疾是复杂的,为了克服残疾带来的不利情况而采取的干预措施也是多样的和系统的,并且会随着情境的变化而变化。残疾人(disabled person)的称呼已经改变为伴有残疾者(person with disability),这个概念的转变大大增加了人们对康复医疗服务的需求。事实上,康复医疗机构处理的对象大部分都不属于国家残联认定的残疾人,而是因为疾病、外伤等因素导致功能障碍的人。

从人与环境关系的角度来看,残疾指的是有某些健康状况,如脑瘫、抑郁症的人和环境因素之间的消极方面。环境包括无障碍设施、公众对于残疾人的态度、医保政策等。康复医疗就是要将这些消极方面转化为积极方面。

三、康复医疗机构

康复医疗机构包括综合医院康复医学科、康复医院和社区康复机构。

1. 康复医学科 原卫生部颁布的《综合医院康复医学科基本标准(试行)》(卫医政发〔2011〕47号)和《综合医院康复医学科建设与管理指南》(卫医政发〔2011〕31号),强调综合医院康复医学科是在康复医学理论指导下,应用功能测评和物理治疗、作业治疗、传统康复治疗、言语治疗、心理治疗、康复工程等康复医学的诊断、治疗技术,与相关临床科室密切协作,着重为伤病急性期、恢复早期的有关躯体或内脏器官功能障碍的病人提供临床早期的康复医学专业诊疗服务,同时,也为其他疑难的功能障碍病人提供相应的后期康复医学诊疗服务,并为所在社区的残疾人康复工作提供康复医学培训和技术指导的临床科室。

2. 康复医院 原卫生部颁布的《康复医院基本标准》(卫医政发〔2012〕17号)要求康复医院至少设骨与关节康复科、神经康复科、脊髓损伤康复科、儿童康复科、老年康复科、心肺康复科、疼痛康复科、听力视力康复科、烧伤康复科中的6个科室,还需具备内科、外科和重症监护室,以及配套的康复治疗科、康复评定科、医技科室、医院管理的职能部门(如护理部、医院感染管理科、器械科、病案室、信息科等),以保障医院的康复质量和医疗安全。康复医院主要收治疾病稳定期的病人,是综合医院病人的重要承接单位。

3. 社区康复 世界卫生组织于20世纪70年代末提出实行社区康复,1994年WHO制定了关于社区康复的联合意见书,指出"社区康复是社区发展的一项策略,是使所有残疾人得到康复、具有平等的机会和达到社会一体化的有效保障"。社区康复的优点是依靠社区资源为本社区病人开展康复服务,强调发动社区、家庭和病人参与,目标是"确保残疾人能充分发挥其身心能力,能够获得正常的服务与机会,能够完全融入所在社区与社会之中"。疾病恢复期的康复主要是在社区层面完成。

四、康复医学的工作内容

康复医学的工作内容包括康复预防、康复评估和康复治疗。

(一)康复预防

"预防为主"是疾病防治的重要方针,也是康复医学的重要内容。康复医学工作者进行残疾流行病学的研究,对残疾的原因、发生率、种类以及残疾者的年龄、性别、专业、地区分布等进行统计分析,从医疗卫生、安全防护、社会管理、宣传教育等方面提出综合预防措施。

残疾预防可分为3个层次进行:

一级预防:预防能导致残疾的各种损伤、疾

病、发育缺陷、精神创伤等的发生。为此,需注意避免事故、营养不良、不合理婚育、孕产期致畸等情况的发生。

二级预防:早期发现,早期干预,合理治疗已发生的残疾性损伤和疾病,从而防止残疾的加重和永久性残疾的发生。

三级预防:在残疾发生后,积极进行治疗和康复训练,限制其发展的程度,消除、减轻或改善残疾对生活能力的影响。

(二)康复评估

1. 定义　康复评估(rehabilitation evaluation)是在临床检查的基础上,对病、伤、残者的功能状况及其水平进行客观、定性和/或定量的描述,并对结果作出合理解释的过程。因此,康复评估又称功能评定(functional assessment)。所谓功能(function)是指为达到一定目标而进行的可以调控的活动能力,这种能力是维持日常生活、学习、工作(或劳动)以及社会活动所必需的最基本能力。

2001年美国物理治疗学会对康复评定、康复评估及检查和诊断下了明确的定义。

评定(assessment):对变量的衡量或量化,或给某一事物赋值。评定不应与检查、评估混淆。

评估(evaluation):医生/物理治疗师根据检查结果作出临床判断的动态过程。

检查(examination):即全面的筛查和特定的试验,以确定诊断或在必要时转介给其他医生。检查包括3个部分:病人/被检查者的病史、系统回顾、试验和测量。

诊断(diagnosis):诊断既是过程也是结果。诊断的过程就是对检查获得的数据进行汇总和评价,以描述病人/被检查者的情况,从而指导预后、护理计划和干预策略。物理治疗师使用诊断的结果来判断疾病在系统水平(尤其是运动系统)和整体水平上对人体功能状态的影响。

2. 康复评估内容　康复评估的内容包括躯体功能、认知功能、言语(交流)功能、心理功能及社会功能5个方面。

(1)躯体功能:包括人体发育、姿势、关节活动、肌张力、肌肉力量、平衡和协调、步行功能、心肺功能等。

(2)认知功能:包括注意力、记忆力、逻辑思维、计算力、时间和空间的定向力等。

(3)言语(交流)功能:包括口语、手语、书面语、身体语言、书写功能等。

(4)心理功能:包括行为、智力、人格、情绪等。

(5)社会功能:包括社会交流、人际交流、组织和策划能力等。

3. 评估目的　康复评估是康复治疗的基础,是制订康复计划的前提,也是评价康复治疗效果的客观依据。没有评估就无法规划治疗、评价疗效。

康复评估的目的是:①了解功能障碍的性质;②了解功能障碍的范围;③了解功能障碍的程度;④了解评定对象的康复愿望及需求;⑤评价康复治疗效果;⑥预测结局。

4. 评估时间　根据康复对象是住院治疗还是门诊治疗,可以在不同的时间进行评估,并间隔一定的时间再次评估。在时间上可以分为初期评估、中期评估、终期评估。

(1)初期评估:在准备制订康复计划或开始康复治疗前,应进行初次评估或称为初期评估。其目的主要是了解存在的问题和功能障碍程度,了解康复潜能及可能的影响因素,并作为制订康复计划及短期、长期目标的依据。

(2)中期评估:中期评估的目的是了解功能有无改善及其程度,判定治疗效果,并决定是否要对原有的目的和/或计划进行适当调整。因此,对恢复速度比较快的、早期或住院病人,可每1~2周评估1次,对恢复速度比较慢的、病程比较长或门诊病人,可每3~4周评估1次。

(3)终期评估:在康复治疗结束前或住院病人出院前进行终期评估,也称结局评估。其目的是了解康复效果有无达到预期的目标,并提出今后是否继续康复治疗,预防复发或继发性残疾的意见,对住院病人还应制订出院计划,如果需要继续治疗,应提出建议转诊到门诊、专门机构或社区康复站进一步治疗。

(三)康复治疗

康复医学涉及神经科疾病、骨科疾病、儿科疾病、老年病、心肺疾病、精神疾病、癌症、疼痛等诸多方面,康复治疗方案中常用的治疗方法包括:

1. 物理治疗　指通过主动和被动运动训练、

各种物理因子（如电、光、声、磁、冷、热、水、力等）来治疗疾病、恢复与重建功能的治疗方法。

2. 作业治疗　通过特殊的作业活动来治疗躯体和精神疾患，使病人日常生活能力达到最佳水平。

3. 言语和吞咽治疗　通过训练，使病人借助于口语、书面语言、手势语来实现个体之间的交流。目前吞咽评定和治疗也已纳入言语治疗师的工作范畴。

4. 心理辅导与治疗　运用心理治疗的有关理论和技术，对心理障碍病人进行的治疗。

5. 文体治疗　应用文娱活动（如唱歌、跳舞、书法、绘画等）进行的治疗。

6. 中国传统疗法　包括中国传统医学的运动、牵引、手法和药物治疗等。

7. 康复工程　包括假肢、矫形器、辅助器具等。

8. 康复护理　针对病人功能障碍进行的护理工作，除了基础护理之外，还强调体位摆放、皮肤护理、进食训练、早期活动、神经源性膀胱和神经源性肠道的处理等。

五、康复治疗路径

康复治疗的路径包括改善、代偿、替代和环境改造。

1. 改善　通过康复训练和其他措施改善生理功能，例如肌力训练、关节活动训练、平衡训练、心肺功能训练等。这条路径在生理功能可望恢复的情况下，应该作为首选。但是，许多病人的生理功能彻底丧失，因此需要通过下面的路径来实现康复的目标。

2. 代偿　通过各种矫形器和辅助器具，使减弱的功能得到放大或增强，例如助听器、拐杖、助行器、生活辅助器具等。这种方式可以直接提升病人的功能，在康复医疗中有重要价值。

3. 替代　通过某些器具，替代丧失的生理功能，例如轮椅、假肢等。康复机器人的发展使得完全瘫痪的病人可以通过外骨骼机器人完成马拉松全程（42.195km）的行走，就是突出的例证。

4. 环境改造　这里包括硬环境和软环境。硬环境主要是无障碍设施、医疗服务等，软环境是指公众态度和政府政策（例如医保）等。

第二节　康复医学的发展

一、中医疗法

针灸疗法，包括针法和灸法两种，起源于我国新石器时代。原始社会的人类，基于其本能，当身体某处有了痛楚时会用诸如"砭石"的楔形石块去揉按、热熨、切割痈肿、叩击体表患处以减轻痛苦。古代中国人在近3 000年前就学会了刺激体表固定位置的"俞"以治疗相对应的疾病，这种对应关系在周秦之际理论化为"经络学说"。刺激的体表位置"俞"逐渐演变为"俞穴"，归纳为现代的"针灸学"。

我国古人早在4 000多年前就利用自然因子祛病强身，《黄帝内经》记载的"养生学"方法："人以天地生，四时之法成""苍天之气，清静则意志治，顺之，则阳气固，虽有贼邪，弗能害也"，明确指出人的生存和健康对自然环境的依赖。李时珍在400多年前就对我国600多个矿泉做了系统记载，把矿泉分为热泉、冷泉、甘泉、酸泉、苦泉，并说明了用泉来治病的方法。我国幅员辽阔，山川秀美，自然疗法丰富，有众多的自然疗法应用到肌肉骨骼疾病的治疗中。

二、中医功法的发展

东汉医学家华佗创制的"五禽戏"，以虎、鹿、熊、猿、鹤的运动姿态作为锻炼身体筋骨防病治病的方法，采用全身活动锻炼，改善功能活动，达到使病人获得肢体稳定和平衡的目的。

北宋时期的"易筋经"使神、体、气三者，即人的精神、形体和气息有效地结合起来，经过循序渐进、持之以恒地认真锻炼，使五脏六腑、十二经脉、奇经八脉及全身经脉得到充分的调理，进而达到强身健体、防病治病的目的，特别适合肌肉骨骼疾病恢复期的运动治疗。

起源于唐朝的"太极拳"，是依据《易经》阴阳之理、中医经络学、道家导引、吐纳等理论，综合创造的一套有阴阳性质、符合人体结构与大自然运转规律的拳术。太极拳来源于易、道、医、武四个方面，是全世界公认的一种有氧运动，蕴含着丰富的中国传统文化和传统哲学思想。

三、西方医学中物理疗法的发展

古希腊的 Hippocrates 提出关节制动可导致显著的肌肉萎缩和运动障碍,强调运动对防治失用性肌肉萎缩的重要性。17 世纪开始强调锻炼对长寿的重要性,19 世纪,助力运动、向心/离心性收缩运动、脊柱矫形运动得到提倡和发展,20 世纪,在两次世界大战伤残者的巨大康复需求推动下,运动疗法成为康复医学的主要技术。

物理治疗起源于 Pehr Henrik Ling(1776—1839)1813 年在瑞典斯德哥尔摩创立的皇家体操研究中心。Ling 的教育系统包括四个分支:教学体操(体育课)、军事体操(主要是击剑)、医疗体操(物理治疗)以及审美体操(哲学)。Ling 将医疗体操分为按摩和锻炼两个系统,按摩指在躯体上的运动,而锻炼是躯体某一部位的运动。

20 世纪中期,康复的概念在美国和欧洲国家开始提出,作业治疗、言语治疗、假肢矫形及康复工程快速发展。1952 年在伦敦举行的首届物理医学国际学术大会上,参会者达成共识:"康复作为新兴的医学学科已建立,它以恢复残疾者的正常生活为目的;在面对慢性疾病或残疾时,医务人员应避免绝望或消极的态度;采取积极的方法让病人恢复自我满足、自我尊重和幸福感;医师不仅要关注病人寿命的延长,还要提高病人的生活质量,在接诊病人时,应同时考虑心理和生理因素对疾病的影响"。在美国,物理医学专家与康复专家经过磋商,决定将这两个概念整合,以"物理医学与康复"作为新的学科名称。1950 年建立了国际物理医学与康复联盟(International Federation of Physical Medicine and Rehabilitation,IFPMR),1968 年成立了国际康复医学会(International Rehabilitation Medicine Association,IRMA),其内涵包括了物理医学与康复医学的内容。为了加强学科内涵建设,促进国际学术交流与团结,1999 年IFPMR 和 IRMA 决定合并,成立国际物理医学与康复医学学会(International Society of Physical and Rehabilitation Medicine,ISPRM),至此全球形成了统一的学术组织。

四、中国近代物理医学与康复的发展

我国的物理医学起始于 20 世纪 20 年代。

1923 年美国物理治疗师 Mary McMillan 来到中国北平协和医院建立了我国最早的理疗室。同年,医师 Nunn VL 受英国教会的派遣来到济南齐鲁大学建立了物理治疗科,开展电疗、蜡疗、水疗等治疗项目,并于 1935 年出版我国首部《物理疗法》专著。之后陆续有国外专家在国内各地开展物理疗法的治疗工作,同时也为我国培养了医生、护士等物理治疗专科人才。广泛的专业知识、严谨的医疗作风、积累的相关文献,都为 50 年代我国物理医学与康复的发展作出了不可忽视的贡献。

我国近代的物理疗法起源至今已经将近百年,但是真正的蓬勃发展还是在 20 世纪 50 年代和 80 年代。新中国成立之后,国家采取"走出去"和"请进来"的办法,1950 年至 1958 年间,苏联先后派出多批理疗专家来华工作,同时在卫生部的支持下,国内选派人员去苏联系统学习理疗、体疗、疗养学。改革开放以来,现代康复的理念在国内得到广泛推广,特别是 2018 年汶川地震后,政府在多个层面对康复医学的发展给予了大力支持。

1978 年中华医学会理疗学分会成立,1985 年9 月中华医学会理疗学分会更名为中华医学会物理医学与康复学分会(Chinese Society of Physical Medicine and Rehabilitation)。1983 年,经卫生部批准成立中国康复医学会(Chinese Association of Rehabilitation Medicine),2003 年中国医师协会康复医师分会成立(Chinese Medical Doctor's Association,Physiatrist Branch),以上三个社会团体是目前康复医学领域的主要学术组织。

第三节 康 复 团 队

一、康复医学团队成员及演变

1. 18 ~ 19 世纪 只有物理医学,专业团队就是物理医师和物理治疗师。

2. 20 世纪 康复医学作为独立学科正式形成,团队成员除了康复医师、物理治疗师(PT)之外,还有作业治疗师(OT)、言语治疗师(ST)、假肢和矫形技师(P&O)、心理医师或者心理咨询师、社会工作者、康复护士等。此外,还有娱乐治

疗师、文体治疗师、呼吸治疗师、手法治疗师等。这些治疗师专业有所不同,各有所长,体现了康复医学综合治疗和团队合作的特征。

3. 21世纪 康复医学团队一方面在不断细化,另一方面也有综合性的团队成员出现。例如,在许多发展中国家和社区层面,综合性的康复治疗师已经形成专业。这些综合的治疗师具备PT、OT、ST、P&O和护理的基本技能,能够较好地适应基层和特殊人群的需要。由于社会需求的不断发展,专业的儿童康复治疗师、老年康复治疗师、手法康复治疗师、艺术康复治疗师、心肺康复治疗师、烧伤康复治疗师等也不断出现。中国传统康复技术人员的学科定位正在探讨之中。

二、康复团队的组成和发展动力

医疗卫生服务团队是一个由来自不同学科,具有相同价值观和宗旨的医疗卫生专业人员组成的群体。一般的临床学科,其临床服务人员构成比较单一,主要由医师和护士组成。而康复医疗的特点是团队协作(teamwork),整个队伍包括医师、护士、物理治疗师、作业治疗师、言语治疗师、临床心理学家、康复工程师、矫形师、营养师及社会工作者等。这些人员各自具备不同的专业背景、具有独特而专业的知识和技术,围绕着病人的疾病与功能康复而服务。同时,康复服务满足病人需求的过程较为复杂,其中必然产生各专业服务之间的重复,也会发生病人的某些需求被忽略的情况。所以,康复服务必须有一个好的团队建设,这个队伍必须妥善、合理地组织和协调,最终给予病人最合适的治疗体系和最理想的治疗效果。

一个优秀的团队往往是临床工作顺利开展的先决条件,它使得工作可以高效达到目标,并为团队成员们营造一个具有启发和激励性的良好工作环境。无论建立哪种类型的团队,正式的或非正式的、多专业的或专业间的、事务团队或委员会,团队建设都要经历五个基本阶段:形成、调整、规范化、执行以及暂停。团队的领导者在这个集体中的作用非常重要,他将起到核心和纽带的作用。康复医师往往担任这个团队的既定领导者,带领一个高效率的团队,向目标前进。在经历不同阶段时,领导者需要有能力提醒和告诫团队成员这些阶段是正常的,最终的结果是更好地达成目标;必须提醒团队成员,团队的完全整合是最终目标。

三、团队的运作

在康复团队运作过程中,需要由有关康复医疗专业的各类人员,综合地、协调地应用医学、社会、教育和职业的措施,对病人进行训练,以团队的精神和方式协调地开展工作,以满足病人的需求,使其活动能力达到尽可能高的水平。医疗卫生团队可分为三种类型:多专业模式(或称“多科团队”)、专业间协作模式和跨专业模式。

至于哪种模式效用最佳,目前尚无定论。效用的高低基本上取决于观察的参数,比如观察的是团队和病人的满意度还是功能恢复的效果,在不同的实际环境中不同的模式可能表现出不同的效果。多专业治疗团队模式、专业间协作团队模式和跨专业团队模式在不同的康复环境中都可能以不同的形式存在。

四、团队面临的问题和挑战

团队建设中存在矛盾和冲突是正常的,不一定都是坏事。在康复团队中,由于涉及人员组成复杂,而且团队成员有着不同的专业背景,考虑问题的角度和出发点往往不一致,更容易造成意见的不统一,从而产生矛盾,而问题的解决与否将关系到团队目标的达成与否。

康复团队应该创造一种氛围,开展互动和交流,在交流之间可能会产生意见冲突。团队的领导者要学会控制冲突,避免冲突过度影响到正常的交流与合作,甚至影响医疗服务质量。不过,在一种健康、良好的氛围中,矛盾和冲突可以反过来成为发展和创新的载体。因此,团队中有一定程度的冲突是健康的,能够赋予团队活力、自我批评和创新的能力。一个冲突太少甚至没有冲突的团队,可能看上去和谐、合作、平静,但是团队可能变得麻木、缺乏创新性,习惯于一成不变的工作模式和方式而导致创造力低下。如何解决团队内在矛盾和冲突,并巧妙地利用它们来保持团队的创新性与活力,是康复工作者应该认真考虑的问题。

五、团队如何发展与提高

团队要正常运作,并保持健康、积极向上、充满活力的状态,必须解决团队内部的冲突和矛盾,消除成员自满情绪,并进行良好的沟通,以达到最高效的工作状态。康复团队中具有不同医学背景的专业人员持不同的专业角度,这是康复团队交流障碍的根源所在。这些不同的知识背景固然可以加强对病人的整体评估和考虑,但是也可能造成很多意见的不一致,很多问题无法采取统一的方法。为此,康复专家们可为团队制定一个标准化的康复术语表,避免使用模糊术语。运用标准化的功能评估量表工具来客观地评估病人状态和进展,使得信息之间建立关联、易被理解且简洁,有助于不同背景专业人员之间的讨论与协作。

积极寻找来自外界的顾问也是解决问题的方法之一,因为外界顾问更易看清事物本质,可以帮助团队解释和解决这些问题;可以引导团队摆脱不易解释的问题,如对问题错误或不全面的定性、不适当的冲突解决方式;还可以引导团队用建设性的方法处理问题,帮助团队建立内部机制来确认和诊断问题,制订改善计划,通过健康的反馈机制评估结果,从而维持健康的交流。

六、进一步改善康复服务的思考

现代的康复服务是由多个专业人员提供给病人的,很多时候需要通过协调和转介来完成。所以,除了良好的沟通能力外,整个康复部门更需要在急性和慢性疾病之间、医院和社区之间做有效的协调,确保病人得到全面有效的服务。要明确如何流畅地进行交流,同时要制订一些克服交流障碍的策略。人力资源的管理,也是一个重要的方面。康复管理者需对每个员工所擅长的知识和技能有所了解,为员工策划一套适当的合作方案,也可以制订一些工作规范,让每个成员对自身的角色和责任进行了解和掌握,这样就可以改善康复团队和医疗卫生机构内部的交流,从而改善对病人的服务。康复团队建设至关重要,是康复服务顺利进行的基础保障,康复团队的有效交流将使病人和团队成员都成为受益者。

目前,我国康复医疗机构和康复专业人员队伍发展迅速,康复医疗服务网络已初具规模。康复医疗服务手段和内容不断丰富,康复医疗管理架构、政策架构已基本建立。但相对于发达国家,我国康复医学发展还相对滞后。总体来看,我国

康复医疗存在资源不足、分布不均和服务水平参差不齐等问题。优质康复医疗资源多集中在大型综合医院康复医学科,专科康复医院和具有康复功能的社区卫生服务中心在数量、规模、特色、布局及专业服务能力等方面远远达不到康复医疗体系建设的要求。同时,大部分一、二、三级康复医疗机构之间缺乏有效联系和转诊渠道,无法为病人提供连续的康复治疗服务,导致了大量需要康复的病人得不到资源的合理配置,造成资源浪费或资源短缺。在政府的大力扶持下,我国康复医疗事业正在迅速发展,是我国医药体制改革的重要内容。"预防、治疗、康复三者结合"和"补齐康复医疗的短板"的国家政策正在逐步落实,而完整的康复医疗服务体系建设是其中重要的一环。

第四节　康复医学发展的挑战

一、疾病管理政策的差距影响了康复医学发展

美国康复研究者应用疾病相关组(disease-related group,DRG)和功能独立性评价(functional independence measure,FIM)这两个数据系统,将医疗机构分为五个类型:①短期急性期医院(short term acute-care hospital,STACH);②长期急性期医院(long term acute-care hospital,LTACH);③住院康复机构(inpatient rehabilitation facility,IRF);④高水平的护理机构(skilled nursing facility,SNF);⑤家庭健康照顾机构(home health agency,HHA)。在STACH之后的所有医疗过程统称为急性期后医疗(post-acute care,PAC)。我国目前急性期医院平均住院日应在10天之内(美国在7天之内)。我国的综合医院康复医学科平均住院日为30天(美国为14~21天),相当于美国长期急性期医院;康复医院或二级医院平均住院日3~6个月(美国根据不同性质住院时间不同),相当于美国住院康复机构;护理学院相当于美国高水平的护理机构(高级护师有处方权);社区-家庭的医疗康复机构相当于美国家庭健康照顾机构,同属终身健康照顾性质。

STACH、PAC机构等针对有不同康复需要的目标病人形成了紧密的合作链,构成了美国比较

完善的康复医疗体系。美国康复医疗三级网络的发展和健全,离不开支付系统的导向作用。美国急性病医疗 DRGs 支付系统促进了康复医疗的发展,满足了不同层次不同治疗阶段的病人需要;而针对康复医疗的功能相关组(function-related group,FRG)支付系统,以功能变化为支付基础,促使医院更关注功能恢复,避免了病人无效住院日延长、医疗资源浪费的情况。这对于目前国内的医改是一个很好的参考。国内目前存在的问题是康复医学科和急性病治疗科室采用同样的以出院病人为单位的定额结算方法,缺乏康复医学科出入院参考标准,导致许多不适合强化康复的病人到三级甲等医院康复医学科住院。病人在三级医院住院时间偏长,上下级医院转诊不畅,医师不关注病人的功能变化,功能稳定的病人重复住院,从而浪费医疗资源。

二、直面挑战、寻求发展

美国现代康复医疗从 20 世纪 40 年代开始发展,迄今已有 70 余年历史,相比我国,已经成熟很多。但是,美国同样也存在康复医师的市场占有率低、社会知晓率低以及同行对康复医疗的了解度低等问题。

康复医师的职责就是评定功能障碍,协调治疗团队的全体人员去治疗或改善功能障碍,也诊断疾病或治愈疾病。康复医师的数量(每 10 万人口):美国 3.40(2013 年),德国 1.96,法国 2.97,瑞士 3.59,韩国 3.11,澳大利亚 2.09,日本 1.45,中国(2009)大约为 1.20。而且中国目前还没有正式开展专科医师培训和认证制度,因此真正符合国际水准的康复医师数量很少。

如果康复医师不重视自身素质的培养,就会被医疗系统边缘化,那么对病人来说,康复医师就不再是必需的。因此,我国的康复医师处于“前途光明,道路曲折”的处境,在这种生存环境下,我国康复医师更需要证明自己存在的价值。康复医师必须提高自身素质,做其他科医师做不到的事情来证明其存在的必要;同时康复医师的工作应始终围绕着病人的功能和整体治疗进行。例如,一些美国康复医师学习针灸、营养学,目的都是为了使病人的整体功能恢复得更好。至于如何结合个人和医院的情况提高自身素质,是每一个康复医师都需要深思的问题。

三、管理理念更新:康复是一种有益的投资

康复是一项有益的投资,因为它既能培养病人的自理能力,又能提高残疾者的尊严。残疾生存者能力的提高,不仅使其有机会创造社会经济价值,也可以通过减少陪护,减轻家庭和社会负担。康复医疗还可以减少并发症和合并症,从宏观上降低总的医疗费用。因此,我们应该把康复看作是一项有益的投资,而不是医疗资源的消耗。

康复医疗的价值首先是解决临床医疗难以解决的部分问题,包括长期的功能障碍或功能丧失。例如对于完全性脊髓损伤病人,康复医疗采用矫形器改善或恢复病人步行能力;采用轮椅训练帮助病人进行较长距离的步行和适应较复杂的地形;采用作业治疗使病人恢复生活自理能力;采用心理治疗恢复病人的自信心和自立能力。

四、康复医学价值观需要转变

长久以来,医疗价值都以治愈疾病为标志,以挽救生命、去除病因、逆转病理和病理生理过程为主要目标。为此将病情转归分类为:治愈、好转、无效和恶化。但随着医学模式的转变,如今多数疾病的转归已经不可能简单地以治愈为结局。大多数疾病的发病原因与环境、心理、行为、遗传、衰老等有关,其病因并非可以轻易去除,其病理和病理生理改变也并非可以彻底逆转。

功能是医学永恒的目标,运动功能是生物活性的标志,也是人体脏器、组织和系统功能突出的外部表现。临床医学和康复医学共同的目标是改善功能,但是途径和理念有所区别。

临床医学针对的是疾病,强调去除病因,逆转病理或病理生理的异常。但是多数疾病难以彻底去除病因和逆转病情。所谓“治愈”往往只是疾病一次发作过程的缓解。在无法改变病因、病理和病理生理状态时,临床治疗就基本结束了。由于缺乏主动积极的功能锻炼,临床治疗效果往往受到影响,甚至导致继发性功能障碍。

康复医学针对的是功能障碍,许多疾病去除病因困难,或已经形成严重功能障碍,即使病因去

除,其功能障碍也不能自动克服。对于生理功能不能恢复的疾病,如截肢、完全性脊髓损伤等,临床医疗并无有效的方法,而康复医疗则可通过肢体功能代偿,假肢和辅助器具的替代等,最大程度恢复其生活能力。所以康复医疗是医疗服务中不可缺少的内容,也是对临床医疗十分重要的扩充和延续。

康复医疗的价值还体现在减少临床治疗负担和提高疗效方面。例如急性心肌梗死病人早期进行康复活动,是帮助病人尽早出院的基本措施之一;高血压和糖尿病病人的运动锻炼可以减少药物使用量;髋关节置换术后合理的康复训练是减少合并症、提高病人活动能力的必要手段。

（岳寿伟　黄晓琳）

参 考 文 献

［1］世界卫生组织,世界银行.世界残疾报告.日内瓦:世界卫生组织,2011.

［2］STUCKI G, REINHARDT JD, GRIMBY G.Organizing human functioning and rehabilitation research into distinct scientific fields.Part Ⅱ: Conceptual Descriptions and Domains for research.J Rehab Med, 2007, 39: 299-307.

［3］World Health Organization International classification of functioning, disability, and health.Geneva: World Health Organization, 2001.

［4］岳寿伟,何成奇.中国医学发展系列研究报告—物理医学与康复学进展.北京:中华医学电子音像出版社,2018.

［5］American Physical Therapy Association.Guide to physical therapist practice. Phys Ther, 2001, 81: 9746.

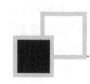

第二章 国际疾病分类与国际功能、残疾和健康分类

在世界卫生组织发布的国际分类系统中，与人类健康有关的分类有：国际疾病分类（The International Classification of Diseases，ICD）和国际功能、残疾和健康分类（International Classification of Functioning, disability and health, ICF）。所有影响到健康的情况，如疾病、疾患、损伤、中毒及其他外部原因等被 ICD 编码，而上述情况对个人健康状况的长期影响，如功能、残疾、活动及社会参与能力、环境因素等则被 ICF 所编码，ICD 与 ICF 具有互补性，对人类广泛的健康问题进行描述、交流和分析，而各个分类的编码就像一种标准化的语言，为在国际背景下描述和比较各国、各地区人口的健康情况提供了有价值的工具。

第一节　国际疾病分类

一、ICD 定义

ICD 是根据疾病的某些特征，按照规则将疾病分门别类，并用编码方法来表示的系统。它是 WHO 制定的国际统一的疾病分类方法，提供病因学框架以及对于疾病、障碍或其他健康状况的诊断。世界卫生组织要求各成员国在卫生统计中对疾病和损伤情况进行统计编码和标准分类。只有按照 ICD 的分类原则编码后得出的统计资料才能够与其他各国资料直接进行交流和比较。

二、ICD 的起源和发展

国际疾病分类的历史可以追溯到 100 多年前。1853 年，在比利时布鲁塞尔举行的第一届国际统计学大会（International Statistical Congress）上，邀请 William Farr 和 Marcd' Espine 各自起草制定一套国际适用的、统一的死亡原因分类体系。1855 年，在法国巴黎举行的第二届国际统计大会

上，William Farr 和 Marc d' Espine 分别提交了一套不同分类标准的疾病分类列表，大会参考两套分类方法，最终综合成一个包括 139 种疾病的分类表，并做出了注释和分类。该类目表在以后的 30 多年中进行了四次修订，从而成为编制 ICD 的基础。

1893 年，在芝加哥举行的国际统计协会会议上，Bertillon 代表委员会做了《关于制定死亡原因分类报告》发言，并获得大会表决通过。为了进一步发展这个分类并促进更多的国家来使用，1900 年 8 月，在法国政府的号召下，第一届《国际死亡原因分类》（或《Bertillon 国际死亡原因分类》）修订大会胜利召开。26 个国家的代表出席了本次会议，8 月 21 日，大会通过《〈国际死亡原因分类〉修订决议》，修订后的《国际死亡原因分类》包含 35 个大类，179 个子类目。决定每 10 年修订一次。

1948 年在 ICD 第六次修订大会中，组织讨论了关于疾病发生及死亡原因数据的编译、制表、出版等方面的提案，通过了国际卫生组织 1 号文件。《内容类目表》《国际死因医学证明规范》《分类标准》和《制表条例》等内容均被列入《国际疾病、损伤和死亡原因统计分类手册》（Manual of the International Statistical Classifification of Diseases, Injuries, and Causes of Death）。第六届 ICD 修订大会标志着国际健康和卫生数据统计发展史的新开端，不仅通过了涉及疾病发生及死亡原因统计的综合列表、国际通用的根本死因辨别规范，还建议各国开始在卫生数据统计方面展开全面合作。

此后 1955、1965 年分别进行了第七次、第八次 ICD 修订，1975 年 WHO 主办的 ICD 第九次修订大会在日内瓦召开，修订大会通过的分类提案保留了原有 ICD 的基本结构，增加了许多细则，即四位数亚目、某些五位数亚目。同时，为了方便

那些不需要四位数亚目及五位数亚目的国家和地区使用 ICD，大会特别研究确定了三位数亚目，以确保其内容的准确。1979 年 1 月 1 日 ICD-9 正式使用。

1990 年 5 月世界卫生组织第四十三届成员国会议正式通过有关 ICD 的第十次修订版本（ICD-10），并且从 1994 年开始，WHO 成员国逐步开始使用 ICD-10。ICD 逐渐被翻译为 43 种语言，有 194 个世界卫生组织成员国在全球使用该分类标准进行疾病死亡率和发生率的统计，并对所在国家人群的健康状况进行描述。

2018 年 6 月 18 日，世卫组织发布第十一次修订本（ICD-11），在 ICD-10 基础上作了很大改进。ICD-11 建立了基于本体模型的分类体系，根据当前医学科学的发展对分类层次和内容进行了修订与完善，提出了新的编码形式：ICD-10 的编码框架以字母开头，编码范围是 A00.0-Z99.9，类目容量为 2 600 个。ICD-11 的编码框架为 E1D213E4.E5E6（E7），类目编码含有 4 位数，小数点后有两级亚目编码。框架中 E 的值域为 0 ～ 9 和 A ～ Z（除外 O 和 I）共 34 个值，其中 E1 代表章节，自 1 开始取值，ICD-11 的编码范围是 1A00.00 ～ ZZ9Z.ZZ，类目位数增加 1 位，类目容量达到 269 280，较 ICD-10 扩大了 100 余倍。编码容量得到极大扩展，应用范畴较 ICD-10 更为广泛。

WHO 首次搭建了基于网络平台面向全球的意见征集和修订评审机制，对 ICD-11 进行维护。相较于 ICD-10，ICD-11 的结构和内容发生了很大的变化，它与电子病历及信息系统的结合将更为紧密，应用领域也将更加广泛。

ICD-11 在医学科学先进性、疾病表达精细化以及与信息系统的兼容性方面较 ICD-10 具有显著优势。ICD-11 的应用将对医疗卫生事业的发展产生积极的推动作用。

这次更新面向 21 世纪，反映了科学和医学方面的重大进展，它与电子医疗应用程序和信息系统可以更好的整合。另外，ICD-11 是通过透明、合作方式制定的，合作范围之广在《国际疾病分类》制定史上绝无仅有。

三、ICD 在我国的应用

ICD 是国际标准，也是各国进行卫生信息交流的基础。随着 ICD 编码的推广和普及其影响越来越大，在医学各个领域中应用 ICD 编码和分类是我国卫生统计信息实现国际标准和规范化的基本要求，有利于国际间的交流，促进我国医学科学的发展。

1981 年，经世界卫生组织推荐及原卫生部批准，北京协和医院成立了"世界卫生组织疾病分类合作中心"。此后，该中心开始推广应用国际疾病分类第九次修订本（ICD-9）的工作，并于 1987 年正式使用 ICD-9 进行疾病和死亡原因的统计分类。1993 年 5 月，国家技术监督局发布了等效采用 ICD-9 编制"疾病分类与代码"。目前世界卫生组织国际分类家族中国合作中心已完成 ICD-11 中文版的翻译和标准化工作。国家卫健委 2018 年 12 月 14 日发布《关于印发国际疾病分类第十一次修订本（ICD-11）中文版的通知》（国卫医发〔2018〕52 号），要求自 2019 年 3 月 1 日起，各级各类医疗机构应当全面使用 ICD-11 中文版进行疾病分类和编码。

学习和掌握国际疾病分类的新进展，将为我国疾病分类专业人员和卫生信息化建设新的疾病分类标准做好专业和技术准备，有利于我国 ICD-10 到 ICD-11 的顺利过渡，并将为疾病分类的研究与应用提供更广阔和开放性的思路。

四、ICD 具体内容

ICD 分类系统具有科学性、准确性、完整性、适用性、可操作性的特点。

（一）ICD 分类原理

依据疾病的四个主要特征，即病因、部位、病理、临床表现（包括症状、体征、分期、分型、性别、年龄、急慢性、发病时间等）。

（二）ICD 分类编码方法及专用术语

类目：指三位数编码，包括一个字母和两位数字。例如：A01 伤寒和副伤寒。

亚目：指四位数编码，包括一个字母、三位数字和一个小数点。例如：A01.0 伤寒。

细目：指五位数编码，包括一个字母、四位数字和一个小数点。如：S02.01 顶骨开放性骨折。细目是选择性使用的编码，他提供一个与四位数分类轴心所不同的轴心分类，其特异性更强。

残余类目（剩余类目）：指含有亚目标题"其

他"(.8 表示)和"未特指"(.9 表示)字样的亚目。

双重分类(星剑号分类系统):指星号和剑号编码,剑号表明疾病的原因,星号表明疾病的临床表现。如:结核性乳突炎,用 A18.0+ 表示疾病由结核杆菌所致,用 H75.0* 表明疾病的临床表现为乳突炎。

主要编码和附加编码:主要编码,指对主要疾病的编码,通常是病人住院的原因。当一个住院病人存在多个疾病时,要按有关规则进行选择(参见主要情况选择规则)。附加编码又称次要编码,指除主要编码外的其他任何编码,包括损伤中毒的外部原因编码和肿瘤形态学的编码。

合并编码:当两个疾病诊断或一个疾病诊断伴有相关的临床表现被分类到一个编码时,这个编码称之为合并编码。

多数编码:用一个以上的编码来说明一个复杂诊断报告的所有成分时,称之为多数编码。

形态学编码:是说明肿瘤的组织来源和动态的编码,用 M 加五位数字表示。

五、ICD 意义

标准化:ICD 使得疾病名称标准化、格式化,这是医学信息化、医院信息管理等临床信息系统的应用基础。

共享性:ICD 使得疾病信息得到最大范围的共享,可以反映国家卫生状况,还是医学科研和教学的工具和资料。

有利于管理:ICD 是医院医疗和行政管理的依据。

有利费用管理:疾病分类是医疗经费控制的重要依据之一。

第二节 国际功能、残疾和健康分类

一、ICF 定义

世界卫生组织在 2001 年通过和颁布了《国际功能、残疾和健康分类》,即 ICF。ICF 是世界卫生组织国际分类家族中的一员,由《国际残损、残疾和残障分类》(International Classification of

Impairment, Disability and Handicap, ICIDH)发展而来,它通过了广泛的测试以及跨文化比较,是一种全球通用性工具,是国际功能和残疾分类标准。它提供了一个描述人们健康和功能特征的,是被全球所公认的框架和分类体系,它通过身体结构、个体活动和社会参与能力三个层面来认识人的功能与残疾的相互关系,优化了个人和人群功能状态的方案,提供了对健康和残疾进行定义、测量以及制定政策的基础。

在 ICF 的描述中,人的功能状态包括身体功能与结构(器官水平)、活动(个体水平)和参与(社会水平)等三方面(图 1-2-1);残疾包括身体功能受限、活动受限和参与限制,可能是由于人体健康状况(紊乱或疾病)而造成的,也可能是由于人体健康状况同背景因素之间的不协调而产生。ICF 的框架包括背景因素:环境因素和个人因素,它们相互影响、相互作用,个体的功能和残疾状态被视为个体健康状况和环境因素相互动态作用的结果。

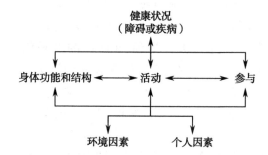

图 1-2-1 功能、残疾和健康的生物-心理-社会模型

二、ICF 起源和历史发展

随着医学的进步和社会的发展,传统的医学模式由生物医学模式向生物-心理-社会医学模式转变。因此,有关残疾的分类被引入了疾病分类体系中,WHO 各成员国希望有一个通用标准对残疾和功能障碍的诊断及其可能原因进行分类,形成一种国际标准化语言,使不同学科、不同专业领域的各国专家有一个共同交流的语言。

1972 年,WHO 开 始 着 手 发 展 一 个 关 于疾病后果的方案准备作为《国际疾病分类》(International Classification of Diseases, ICD)的补充,经过实践和讨论,于 1976 年 5 月在第 29 届世界卫生大会上被采纳,正式作为 ICD 的附件,并于1980年出版和发行第一版《国际残损、残疾和残障分类》(International Classification of Impairment, Disability and Handicap, ICIDH)。ICIDH强调由疾病或障碍引起损伤(impairment),导致失能(disability),最后出现残障的一个因果过程。但是由于ICIDH使用了诸如残障等消极术语,也没有清楚地认识到环境的作用,长期以来一直受到残疾人群体的批评。从未被世界卫生大会批准为WHO的正式分类,也没得到世界范围内的广泛认同。于是在1993年ICIDH再版时,WHO表达了将着手开发一个更好分类的意愿。

2001年5月第54届世界卫生大会上通过了ICF,映射出了WHO在对健康和残疾概念理解方面的重要转变。ICF的理念认为,每个人都会经历健康状况的衰减从而经历某种残疾。通过ICF,WHO提供了一种统一、国际化的标准语言,对健康和与健康相关领域进行描述和分类。ICF不仅是WHO健康和残疾的框架,还是ICD对死亡和疾病进行分类的一个补充。

三、ICF的具体内容

ICF使用了部分、成分、类目等分类范畴构建其分类体系,并且运用了字母数字编码系统,字母b、s、d和e分别代表身体功能、身体结构、活动和参与以及环境因素。紧接这些字母的是用章数开头的数字(一位数),后面是第二级水平(两位数)以及第三级和第四级水平(各为一位数),一共有1 424个编码,构成了ICF分类的全文版。

(一)ICF的结构(图1-2-2)

1. **分类** ICF的整体结构和范畴。在整个等级结构中,此是最高术语。

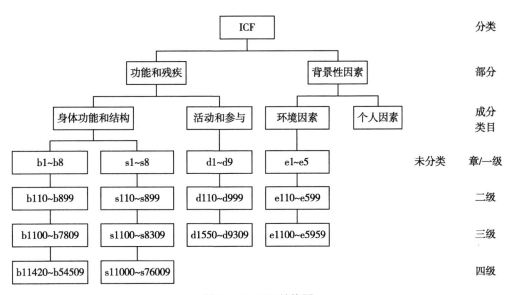

图1-2-2　ICF结构图

2. **部分** 是分类中两个主要亚分类的各部分。

第一部分包括功能和残疾,第二部分包括背景性因素。

3. **成分** 部分的构成结构。

第一部分的组成有:身体功能、身体结构、活动和参与。

第二部分的组成有:环境因素和个人因素(其中个人因素在ICF中没有进行分类)。

4. **类目** 成分领域中的分类和子分类,即分类的单位。

(二)编码

在每一章有二、三或四级水平的类目,每一类都有简短的定义和包括及不包括内容的解释,以协助选择恰当的编码。上一级水平包含了下一级水平的所有类目,如第一级水平包含二级水平的所有类目。

在ICF中,个人的健康状况可以编制为一系列编码。按照此种方式,在第一级水平时最大编码数可以达到34个(8个为身体功能、8

个为身体结构、9 个为活动表现和 9 个为能力的编码），二级水平编码可以有 362 个。在三级和四级水平，共可达到 1 424 个编码，它们构成了分类的全文版。在现实生活中运用 ICF，一套 3 ~ 18 个编码就可以适当地描述二级水平精度（三位数字）。通常情况下更详细的四级水平的版本可用于专家服务（如康复结局、老年病学或精神卫生），而二级分类可用于调查和健康结果评估。

（三）限定值

ICF 编码需要使用一个或多个有含义的限定值，限定值在小数点后使用一位、二位或多位数进行编码。任何编码都应该伴有至少一个限定值。ICF 的编码只有加上限定值才算完整，限定值用于显示健康水平的程度，没有限定值的编码没有意义。

身体功能和结构的一级限定值、活动和参与的活动表现和能力限定值，以及环境因素的一级限定值描述了在各自成分上出现问题的程度。所有成分均使用相同的通用量度进行量化评定。有问题就意味着不同结构下存在的损伤、受限、局限性或障碍。

身体结构类别的限定值是能力和活动表现，采用三级限定值进行限定：一级限定值描述损伤的范围和程度，二级限定值用于显示改变的性质，三级限定值说明损伤的部位。具体如下：

一级限定值：0- 没有损伤；1- 轻度损伤；2- 中度损伤；3- 重度损伤；4- 完全损伤；8- 未特指；9- 不适用（表 1-2-1）。

二级限定值：0- 结构无变化；1- 完全缺失；2- 部分缺失；3- 附加部分；4- 异常维度；5- 不连贯；6- 差异位置；7- 结构定性改变，包括积液；8- 未特指；9- 不适用。

三级限定值：0- 不止一个区域；1- 右侧；2- 左侧；3- 双侧；4- 前端；5- 后端；6- 近端；7- 远端；8- 未特指；9- 不适用。

环境因素类目的限定值分为促进或障碍（表 1-2-2）。但在限定值的实际应用中，还存在很多问题，没有更加详细的使用指南，在一定程度上阻碍了其应用。

表 1-2-1　身体功能、身体结构及活动参与的一级限定值

一级限定值		百分比
XXX.0- 没有问题	（无、缺乏，微不足道）	0 ~ 4%
XXX.1- 轻度问题	（略有一点，很低）	5% ~ 24%
XXX.2- 中度问题	（中等程度，一般）	25% ~ 49%
XXX.3- 重度问题	（很高，非常）	50% ~ 95%
XXX.4- 完全问题	（全部）	96% ~ 100%
XXX.8- 未特指	缺少足够的信息描述问题的严重性	
XXX.9- 不适用	类目不适用例如当使用 b650 月经功能描述男性时	

表 1-2-2　环境因素限定值

促进	障碍
XXX.0 无障碍因素	XXX.+0 无有利因素
XXX.1 轻度障碍因素	XXX.+1 轻度有利因素
XXX.2 中度障碍因素	XXX.+2 中度有利因素
XXX.3 重度障碍因素	XXX.+3 充分有利因素
XXX.4 完全障碍因素	XXX.+4 完全有利因素
XXX.8 未特指因素	XXX.+8 未特指因素
XXX.9 不适用	XXX.+9 不适用

四、ICF 相关的实际操作量表

ICF 分类系统包含 1 424 个类目。在日常实践中，临床医生只需应用 ICF 类目中的一小部分。目前 WHO 已与许多合作伙伴包括国际物理医学与康复医学学会（International Society of Physical and Rehabilitation Medicine，ISPRM）在内进行合作开发和推广以 ICF 为基础的工具。

（一）检查表

ICF 检查表提供了最相关的 ICF 类目，允许用户简便、全面、高效地判定和量化个人功能概况。检查表中诊断信息的列入，让使用者能够研究健康状况与功能问题间的关系。环境编码和个人信息允许使用者记录和了解背景因素对个人功能的影响。

ICF 检查表已广泛应用在各种调查和对 ICF 核心组合发展过程的研究中。作为记录基于 ICF 功能概况的通用工具，该检查表实用可行。但是在需要更多详细功能信息的情况下，ICF 检查表则显得过于笼统，并且 ICF 含有 1 000 多项条目,在临床实践中难以评定所有条目。完整版本的 ICF 临床普及使用不够方便,研究者针对病人和卫生从业者调查问卷,为特定疾病筛选重要的 ICF 条目,构成综合核心组合。

(二)核心组合

WHO 的 ICF 研究小组针对多种特殊疾病状况开发了广泛用于临床医疗实践、评估特殊疾病健康状况的 ICF 核心组合,每种疾病的 ICF 核心组合都包括综合版本和简要版本。综合版本以实用性为目的,尽可能充分包含临床试验研究和工作中可能遇到的、包含特殊疾病病人的功能状况,以及广泛的多学科评估的所有问题;而简要版本则仅包含其中少数条目,临床试验研究和工作中可能遇到的特殊疾病病人功能状况的一系列典型问题。由于特异性的 ICF 核心组合是针对不同的特殊疾病状况,因此相应的二级类目涵盖的章节(系统)也会有所不同。

目前已经开发的 ICF 核心组合有 70 多种,包括:神经系统疾病、心肺系统疾病、肿瘤疾病、精神健康疾病、肌肉骨骼系统疾病等领域。

ICF 核心分类组合有助于加快 ICF 的临床使用和推广,但由于一个核心组合只针对一种疾病,过于局限,无法完全实现 ICF 作为普适性评定工具的初衷,不利于临床推广。因此,WHO 又开发了简化版 ICF 通用组合(ICF generic set,ICF-GS),仅包括 7 个功能核心类目。但根据 WHO 对不同成员国临床初期使用情况的研究报告显示,ICF-GS 虽效度和信度良好,但过于简单,无法实现 ICF 的初衷。为此,ICF 研究中心又推出了 ICF 康复组合(ICF rehabilitation set,ICF-RS)。ICF-RS 以 ICF-GS 的 7 个功能核心类目为基础,通过对 22 个国际多中心研究所获取的数据进行二次分析,并结合专家调查结果,最终形成了由 30 个(条)ICF 二级水平类目组成的 ICF-RS,其中身体功能 9 条,活动 14 条,参与 7 条。这样,ICF 实现了从 ICF 完整组合→ICF 核心组合→ICF 通用组合→ICF 康复组合的转变。

(三)儿童和少年国际功能、残疾和健康分类

国际功能、残疾和健康分类的儿童和青少年版(International Classification of Functioning, Disability and Health for Children and Youth,简称 ICF-CY)以国际功能、残疾与健康分类(ICF)的概念架构为基础,采用 ICF 的架构与类别,但 ICF-CY 扩大了 ICF 的范围,并增加了 ICF 中没有的附加细节,以统一和标准化的语言,记录了婴幼儿、孩童与青少年在身体功能、结构与其相关环境因素的活动受限(activity limitations)和参与限制(participation restrictions)。其设计目的在于记录发展中儿童的特征及其同周围环境的影响,年龄跨度覆盖了从出生到 18 岁整个未成年阶段。2006 年 11 月 ICF-CY 正式出版并成为 ICF 的首部衍生分类。

ICF-CY 鉴定和适用内容的核心议题是孩童的成长与发展,包含了发展中儿童的认知、语言、游戏、性格与行为的特质,采用了共同语言和中性术语进行陈述。ICF-CY 力图能够帮助医生、教育人员、研究人员、行政人员、政策制定者与父母们,记录对孩童与青少年具有促进成长、健康和发展的重要特征。

五、ICF 推广的困难和挑战

ICF 自从 2001 年颁布至今已有 10 多年时间,其使用和推广在整个国际康复界中积极开展,但在临床使用上依然具有挑战。

主要问题如下:

(一)ICF 条目繁多

编码过细,过于复杂,不容易记忆,在临床评定中使用困难。

(二)ICF 限定值的不敏感性

Ptyushkin 等人在 ICF 研究中指出限定值不敏感的局限,认为目前的 ICF 限定值不能准确地反映问题的严重程度,出现对于既定的功能状态既不能明确的评定,也不能预测结果的现象。

(三)ICF 限定值的信度问题

因为评定员评估是建立在访谈、观察和阅读医疗记录基础上的,很少建立在结果的测量上,所以对评估员的知识、态度、信仰及评定者与病人之间的互动要求较高,不同的评估人员、经验和角度,会导致 ICF 限定值评估结果的不同。

(四)ICF 临床应用耗时过长

Bautz 等人在挪威人群中进行的腰痛 ICF 核心组合的应用可行性研究中发现,ICF 能够反映病人的功能状态,但是其应用过程非常耗时,应用腰痛 ICF 核心组合评估每个病例花费的时间从 10 ~ 120min 不等,平均 48min,其中 22% 的病例

需要超过 60min 评定，5% 病例评估超过 90min。

（五）对 ICF 类目的认同尚有争议

由于 ICF 核心组合尚处于开发初始阶段，如上文效度研究中所证实，尚有一些被广泛认可的 ICF 类目尚未包含在特定疾病的核心组合中。因此，这些功能相关类目的完善，还有待于进一步的研究和探索。另外，关于个人因素的 ICF 类目也有待进行开发和完善。

六、ICF 发展策略

针对以上情况，ICF 的实践者们也纷纷提出策略进行应对，应对方法有以下几种：

（一）直接评定

这是目前应用比较广泛的一种方法，直接应用特定的 ICF 核心组合和限定值进行分值记录。如 Grill 对急性期住院病人进行功能评估时，采用核心组合的相关类目，对于功能程度则直接应用限定值 0 ~ 4 进行记录，然后对结果进行相关统计分析，探寻相关机制。

（二）简化应用限定值

有些研究是将限定值按照二分法计算，限定值 =0，记为"0"；限定值 =1 ~ 4，记为"1"；限定值 =8，记为"缺失"；限定值 =9，记为"0"。按照该方法进行数据统计，将 ICF 同其他量表类目进行比较，检验 ICF 的效度。如 Algurén 等人在脑卒中的文献中，将限定值分为 0 和 1 进行相关统计处理。

（三）采用相对限定值

限定值的实际操作性比较宽泛，目前条件下操作易造成各个评估者对相同功能状态评估出不同限定值的现象。原国家卫生和计划生育委员会开展的《通用 ICF 组合在康复临床应用的多中心研究》中采用限定值的相对数方法，消除个人因素的差异。具体的方法是：限定值提高值 =∣治疗后的限定值 – 治疗前的限定值∣。

（四）量表间直接对接

将限定值同现存量表进行直接转换。如 b280 痛觉中的二级分类，就可以用 VAS 痛觉分类直接转换。标尺 0 ~ 100%，按照 0 ~ 4% 限定值为 0；5% ~ 24% 限定值为 1；25% ~ 49% 限定值为 2；50% ~ 95% 限定值为 3；96% ~ 100% 限定值为 4 进行限定。也有人将限定值同功能独立性评定（FIM）数值进行直接转化，如 Ptyushkin 进行的脑外伤研究中，将 FIM 分值同 ICF 限定值进行对接和转换，其转换规则是：FIM（1）相当于 ICF 限定值（4），FIM（2,3）相当于 ICF 限定值（3），FIM（4）相当于 ICF 限定值（2），FIM（5,6）相当于 ICF 限定值（1），FIM（7）相当于 ICF 限定值（0）。

（五）依靠链接法则进行转化和对接

自从 2001 年 ICF 颁布后，出现了 ICF 同其他健康状况评估量表同时使用的现象。为了解决康复概念的交混使用现象以及对结局评定量表的正确应用与解读，Cieza 等人于 2002 年发表文章建立了一套系统而标准的链接规则，通过该规则，不仅可将健康状况的评估工具同 ICF 类目相互联系，还可将大量的临床测量、干预措施与 ICF 相联系。

（六）将其他量表作为参考量表，转化为 ICF 类目

Andrea 等人在脊髓损伤职业康复中，应用 ICF 和限定值进行评定，也采用医疗记录、检验结果，同时还采用了其他相关临床量表，如脊髓独立能力测量（Spinal Cord Independence Measure，SCIM）和加拿大职业性操作能力测定（Canadian Occupational Performance Measure-COPM）的结果作为参考体系进行相互印证。

（七）缩减 ICF 评定类目和时间

冗长复杂的评定量表不适合临床实际操作，因此，基于临床评定的实际需要，WHO ICF 研究小组开发了 ICF 核心组合。为了便于临床实用，进一步开发了包含 7 项类目的通用 ICF 组合，希冀将评定时间限定于 5min 之内。

七、ICF 的发展展望

至今，ICF 已被翻译成 37 种语言。ICF 涵盖了整个生命周期，是综合性的功能分类标准，各条目之间存在多维互动的关系，健康状况和功能之间是非线性联系；ICF 中最重要的是包含了环境因素和个人因素以及健康状况，体现了医学模式和社会模式的整合，从而实现了对健康各个方面的一致性理解。

同样，2001 年颁布的 ICF 将与 ICD 一样，进行不断地更新和修订。WHO 将联合国际分类家族合作中心网络（WHO FIC CC Network）一起协调 ICF 的更新。基于对 ICF 概念模型中个人因素重要性认识的加深，WHO 将探索对个人因素进行分类的可能性。同时，为了响应 21 世纪健康和残疾信息系统的要求，ICF 的类比信息标准需要进行数字化，这将是一项很重要的工程。

第三节　ICD 与 ICF 的融合

ICD 与 ICF 互相补充、互相交叉，ICD 提供了病因学框架，而与健康有关的功能和残疾被分类到 ICF 中，这些信息被 ICF 在功能上给出的功能信息所丰富，疾病和功能结合起来就为描述人群或人口的健康状况提供了更广泛的意义。

在残疾和康复领域，世界卫生组织倡导联合应用 ICD 和 ICF，对病人的疾病和功能进行标准化诊断、描述和编码。2012 年，Escorpizo 等在《康复医学杂志》上发表文章，呼吁 ICD 和 ICF 联合使用，并建议 WHO 在 ICD 第 11 版（ICD-11）中引入功能元素，功能元素是 ICF 活动和参与组成部分中的类别，可以更全面地描述某个人在特定健康状况下的功能对健康状况的影响。2012 年 2 月 23 日至 25 日，在巴西圣保罗召开的国际物理医学与康复医学大会上，WHO 与 ISPRM 合作启动了 ICD-ICF 联合使用倡议，以后多次开展研讨会议，进行 ICD-11 和 ICF 整合的相关工作，商讨 ICF 中与功能相关的健康状况，使 ICD 包含疾病导致的功能问题。

ICD-11 修订过程中将 ICF "功能元素" 信息添加到疾病分类中，分析疾病对功能的影响，2015 年，世界各地多专业的专家们经过研究，确定 100 个与康复相关的健康状况，填充 ICF 中相关的功能元素，如：抑郁症、手部疾病、炎症性肠病、肥胖症、骨质疏松症、睡眠障碍、眩晕、急性心肌梗死、多发性硬化、肌肉营养不良、肺癌、腰椎和骨盆骨折等。现在可以在 ICD-11 的在线测试版中查看上述健康状况的功能特性，包括社区、人际关系、家庭活动、生活管理活动、学校活动、工作活动、流动性、自我及社会参与对疾病的影响等。

ICD-11 有独立的功能评定章，即 V 部分，提供了基于 ICF 的标准化功能评定工具。该部分采用 ICF 关于功能的术语和编码方法以及基于 ICF 的标准功能评定方法。通过 ICD 和 ICF 的联合应用，可实现对健康和健康相关服务的评估、诊断、干预和效果评价等的标准化质量管理，数据采集、统计与应用，提高健康和健康相关服务质量和效益，保障医疗安全。

ICD-11 统一使用 ICD-ICF 术语，并提供有关疾病的整体信息及其对个体功能的影响。联合使用 ICD 和 ICF，将有利于建立综合的健康信息模型，医药和卫生系统能更好地规划和进行保健服务。ICD-11 采用新的内容模式，建立新的疾病及其影响因素分类架构，标志着人类对疾病和功能状态的认识有了进一步发展。

（毕　胜）

参 考 文 献

［1］世界卫生组织.疾病和有关健康问题的国际统计分类 ICD-10.北京：人民卫生出版社，1996：1-350.

［2］杨天潼，由萌.国际疾病分类（ICD）的发展史.证据科学，2014，22（05）：622-631.

［3］张萌，廖爱民，刘海民，等.ICD-11 与 ICD-10 分类体系的对比研究.中国病案，2016，17（06）：21-24.

［4］BICHENBACH J，CIEZA A，RAUCH A，et al. ICF 核心分类组合临床实践手册.邱卓英，励建安，吴弦光，译.北京：人民军医出版社，2013.

［5］万春晓，毕胜.ICF 应用的问题与难点.中国康复医学杂志，2013，28（10）：961-966.

［6］World Health Organization.International Classification of Functioning, Disability and Health：ICF. Geneva：WHO，2001：1-2.

［7］STUCHI G，CIEZA A，EWERT T，et al. Application of the International Classification of Functioning, Disability and Health（ICF）in clinical practice. Disabil Rehabil，2002，24（5）：281-282.

［8］CIEZA A，EWERT T，ÜSTÜN TB，et al. ICF Core Sets development for patients with chronic conditions. J Rehab Med，2004，44：9-11.

［9］USTUN B，CHATTERJI S，KOSTANJSSEK N.Comments

from WHO for the Journal of Rehabilitation Medicine Special Supplement and the ICF Core Sets. J Rehabil Med, 2004, 44: 7-8.

[10] USTUN B, CHATTERJI S, VLIIANUEVA M, et. al.The WHO multicountry household survey study on health and responsiveness 2000–2001.In: Murray CJL, Evans D, eds.Health Systems Performance Assessment: Debates, Methods, and Empiricism. Geneva: World Health Organization, 2003: 761-796.

[11] STUCHI G. International Classification of Functioning, Disability, and Health (ICF): a promising framework and classification for rehabilitation medicine. American journal of physical medicine & rehabilitation, 2005, 84 (10): 733-740.

[12] CIEZA A, EWERT T, ÜSTÜN TB, et al. Development of ICF Core Sets for patients with chronic conditions. Journal of Rehabilitation Medicine-supplements, 2004: 9-11.

[13] WIGL M, CIEZA A, ANDERSEN A, et al. Identification of the most relevant ICF categories in patients with chronic health conditions: a Delphi exercise. J Rehabil Med, 2004, 36 (44): 12-21.

[14] KIRCHBERGER I, GLAESSEL A, STUCHI G, et al. Validation of the comprehensive international classification of functioning, disability and health coreset for rheumatoid arthritis: the perspective of physical therapists. Phys Ther, 2007, 87 (4): 368–384.

[15] HEERKENS YF, DE WM, HUBER M, et al.Reconsideration of the scheme of the international classification of functioning, disability and health: incentives from the Netherlands for a global debate. Disabil Rehabil, 2018, 40 (5): 603-611.

[16] PRODINGER B, REINHARDT JD, SELB M, et al. Towards system wide implementation of the international classification of functioning, disability and health (ICF) in routine practice: developing simple, intuitive descriptions of ICF categories in the ICF generic and rehabilitation set. J Rehabil Med, 2016, 48 (6): 508-514.

[17] STUCHI G. ICF linking rules: an update based on lessons learned. J Rehabil Med, 2005, 37: 212-218.

[18] KOHLR F, SEIB M, ESCORPIZO R, et al. Towards the joint use of ICD and ICF: a call for contribution. J Rehabil Med, 2012, 44 (10): 805-810.

[19] ESCORPIZO R, KOSTANJSEK N, KENNEDY C, et al. Harmonizing WHO's International Classification of Diseases (ICD) and International Classification of Functioning, Disability and Health (ICF): importance and methods to link disease and functioning. BMC Public Health, 2013, 13: 742.

[20] SELB M, KONLE F, ROBINSON NM, et al. ICD-11: a comprehensive picture of health, an update on the ICD-ICF joint use initiative. J Rehabil Med, 2015, 47 (1): 2-8.

第三章　运动学与生物力学基础

第一节　人体运动学

人体运动学（kinesiology）是运用力学原理和方法来研究人体运动时产生的各种活动功能以及生理、心理改变的科学，主要研究在外力或内力的作用下，身体位置、速度、加速度间的相互关系。

人类身体的运动形式有平移和旋转。平移是指身体部位进行的平行、同一方向的移动，平移可以在直线或曲线方向内进行。旋转是身体部位围绕某一旋转轴进行的平面或空间的运动，旋转轴的位置在旋转主体中位移为零的部位，对于肢体或躯干，旋转轴的位置就在关节上或关节附近。

一、基本概念

（一）人体力学

人体力学是用力的观点、方法定量描述、研究人体组织和器官力学的医学科学。

（二）动力学

1. 动力学状态　一个力作用于物体，会改变物体的运动速度，此为非平衡状态，也称动力学状态。

2. 线加速度和角加速度　由于速度是矢量，速度的改变意味着方向的改变或大小的改变，或二者都有变化。如果力所产生的加速度是沿直线方向，则称为线加速度，由扭力所产生的绕轴旋转的加速度称为角加速度。

（三）静力学平衡

当作用于物体上的合力或合力力矩为零时，物体没有线加速度和角加速度，此时物体保持平衡、静止或匀速运动，称为静力学平衡。静力学平衡可分析处于静态系统上所有力的平衡问题。

（四）关节运动学

1. 附属运动（accessory motion）　该类运动常伴随于典型的关节运动或从典型运动中分离出来的被动关节运动。附属运动在正常全范围、无痛关节活动中作用非常重要。

2. 成分运动（component motion）　由关节复合体和相关关节共同完成的某个特定的主动运动。

3. 关节紧缩位（close-packed position）　关节面接触面积最大时的位置，此时关节位置锁定并能有效承担外力载荷，但存在动态危险。

4. 关节功能障碍（joint dysfunction）　机械力学改变的状态：包括正常运动的减少、异常运动的出现。

5. 关节内活动（joint play）　动作不是随意发出，而是外力作用下出现的。

6. 关节松弛位（loose-packed position）　关节囊及韧带处于最松弛状态下的关节位置，此时关节位置稳定，不能承担外力载荷，动态安全。

（五）骨骼力学

1. 力矩（torque）　力是物体绕着转动轴或支点产生转动作用的物理量，其大小为距离乘以作用力。力矩的单位为牛顿·米（N·m），力矩的大小也称为扭力。

2. 应力和应变　单位面积上的作用力叫应力（stress），单位是 N/m^2。物体受外力作用发生形状和大小的改变称为形变（deformation），形变是物体受到外力作用的结果，应力相对应的形变不是绝对改变而是相对改变，物体在应力作用下发生的形变和大小的相对变化称应变（strain）。在一定的形变限度内，当解除外力后，物体能够完全恢复原状的变形叫弹性形变（elastic deformation），其基本形式有长度形变、体积形变和形状形变。

3. 弹性模量（modulus of elasticity）　某物质的应力和应变的比值称该物质的弹性模量。在长度形变中,在正比极限范围内,张应力与张应变之比或压应力与压应变之比称杨氏模量(Young's modulus)。

4. 刚体 在外力作用下,大小与形状不发生改变的物体称为刚体(rigid body)。理论上,刚体是指在任何载荷下都不发生变形的物体。在实际研究中,当有些部分在制定载荷下的变形量与该研究中其他部分的变形量相比可忽略不计时,则可将该部分视为刚体。

(六)肌肉力学

1. 伸展性和弹性 肌肉的伸展性是指肌肉放松时,在外力作用下其长度增加的能力;肌肉的弹性是指当外力去除后,肌肉恢复原来长度的能力。

2. 运动单位募集 指进行特定动作时,通过大脑皮层的运动程序,调集相应数量的运动神经元及其所支配的肌肉纤维的兴奋和收缩过程。运动单位募集越多,肌力越大。运动单位募集受中枢神经系统功能状态的影响,当运动神经发出的冲动强度大、频率高时,激活的运动单位就多。

二、肌肉骨骼运动学

(一)肌肉的收缩形式

骨骼肌的两端附着于骨骼上,随肌纤维长度的变化产生复杂的功能活动,其收缩形式有等张收缩、等长收缩和等速收缩。阻力负荷低于肌肉收缩所产生的力时,肌肉发生的收缩称为向心性收缩(concentric contraction);阻力负荷大于肌肉收缩所产生的力,肌肉被拉长,称为离心性收缩(eccentric contraction)。

1. 等张收缩(isotonic contraction) 在肌肉收缩时,整个肌纤维的长度发生改变,张力基本不变,可产生关节运动。此类肌肉收缩又根据肌肉纤维长度变化的方向不同分为:

(1)等张向心性收缩:肌肉收缩时肌纤维向肌腹中央收缩,长度变短,肌肉的起止点相互接近,如肱二头肌收缩引起的肘关节屈曲。

(2)等张离心性收缩:肌肉收缩时肌纤维的长度变长,肌肉起始端远离,此时的肌肉收缩是为了控制肢体的运动速度,如下蹲时,股四头肌收缩但其长度延长,其作用是控制下蹲的速度。

离心性运动的机械效率高而耗氧量低,因此离心性运动消耗的能量少。离心性运动的另一优点是,与向心性运动相比,在相同的收缩速度下,肌肉做最大自主性收缩和产生最大力矩时,神经肌电活动只表现为次最大活动。

2. 等长收缩(isometric contraction) 肌肉收缩时整个肌纤维的长度基本不变,所做的功表现为肌张力增高,不产生关节运动。

3. 等速收缩(isokinetic contraction) 肌肉收缩时肌张力可变,但关节的运动速度不变。等速收缩也分为向心性收缩和离心性收缩,等速收缩产生的运动称为等速运动。

(二)作用于人体的力

肌肉骨骼系统常见的载荷有拉伸、挤压、弯曲、剪切、扭转以及混合载荷。正常组织在一定范围内具有对抗结构或形态变化的能力,但若某一组织出现疾病、损伤或长期不活动,抵抗载荷的能力将大为降低。例如骨质疏松发生后,对抗压力、扭转和弯曲等载荷的能力下降,有可能造成骨折。

1. 内力 指人体内部各种组织器官相互作用的力。其中最重要的是肌肉收缩所产生的主动拉力,这是维持人体姿势和产生运动的动力,其次是各种组织器官的被动阻力。

2. 外力 指外界环境作用于人体的力。主要的外力有:重力、机械阻力、支撑反作用力、摩擦力、流体作用力等。

(三)人体的力学杠杆

肌肉、骨骼和关节的运动中都蕴含着杠杆原理。杠杆有三个点:力点、支点和阻力点。对人体而言,力点是肌肉在骨上的附着点,支点是运动的关节中心,阻力点是骨杠杆上的阻力,阻力方向与运动方向相反。支点到力点的垂直距离为力臂,支点到阻力点的垂直距离为阻力臂。根据力点、支点和阻力点的不同位置关系可分为三类杠杆(图1-3-1)。

1. 第一类杠杆 支点位于力点与阻力点之间,主要作用是传递动力和保持平衡,故称之为"平衡杠杆"。支点靠近力点时有增大速度和幅度的作用,支点靠近阻力点时有省力的作用。如肱三头肌作用于鹰嘴产生伸肘动作,由于肌肉附着点接近肘关节,故手部有很大的运动弧度,然而手部较小的阻力即可阻止肱三头肌的运动。

2. 第二类杠杆 阻力点位于力点和支点之

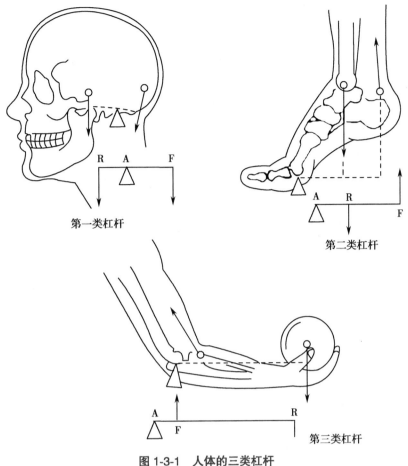

图 1-3-1　人体的三类杠杆
A. 支点；F. 力点；R. 阻力点

间。这类杠杆力臂始终大于阻力臂，可用较小的力来克服较大的阻力，有利于做功，故称之为"省力杠杆"。如足承重时跖屈使身体升高，原理类似于抬起独轮推车的车把，其特点是阻力点移动的力矩小于肌肉的运动范围。

3. **第三类杠杆**　力点位于阻力点和支点之间。此类杠杆因为力臂始终小于阻力臂，力必须大于阻力才能引起运动，不省力，但可以获得较大的运动速度，故称之为"速度杠杆"。如肱二头肌收缩引起屈肘动作，运动范围大，但作用力较小。

4. **杠杆的力学特性**　人体中多数是第一、三类杠杆，其特点是将肌腱的运动范围在同方向或反方向上放大，比较费力，肌肉附着点越靠近关节越明显。这种排列的生物学优势是肌肉集中排列，能使四肢更轻、更细。若一块肌肉跨过关节分别止于两块骨上，一块固定，另一块可动，那么肌肉收缩可产生两个效应：转动效应和关节的反作用力。人体运动系统主要通过杠杆原理达到省力、获得速度、防止损伤的目的。

5. **杠杆效率**　肌肉收缩产生的实际力矩输出受运动节段杠杆效率的影响。如髌骨切除后股四头肌力臂缩短，伸膝力矩将减小约 30%。

三、关节运动学

关节是由两块或更多的骨或肢体节段连接而成。关节的位移无论是平移还是旋转，都可描述为主动或被动运动，主动运动是由肌肉收缩活动引起的；被动运动是由肌肉以外的动力所驱动，如他人的推力、重力或牵拉结缔组织的张力。关节的运动学是指关节表面的活动，大多数关节面都有一些弯曲，即其中一面相对凸起，另一面相对凹陷，这种凹凸的连接可以增加关节面积、增强吻合度，起到稳定关节的作用。

（一）运动面与旋转轴

人的身体运动是三维的，有三个基本平面，即水平面、矢状面和冠状面。骨骼会在一个与旋转轴垂直的平面内围绕关节旋转，而轴的位置就在关节的凸面。例如，肩可以在三个关节面上运动，即有三个旋转轴。屈曲和伸展沿内外轴即冠状轴旋转,外展和内收沿着前后即矢状轴进行,内旋和外旋沿着垂直轴进行。尽管三个相互垂直的轴线是固定的,但事实上在关节活动范围内,每个轴线都会有微小的移动。只有在一种情况下旋转轴会保持固定,即关节的突起是一个平滑的球面,而与之吻合的是一个平滑的凹面。

(二)关节面的基本运动

包括滚动、滑动和转动。滚动是指一个旋转关节面上的多点与另一关节面上的多点相接触,滑动是指一个关节面上的单个点与另一关节面上的多个点相接触,转动是指一个关节面上的单个点在另一关节面上的单个点上的旋转(图 1-3-2)。

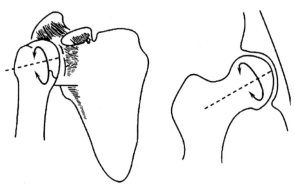

图 1-3-2　肩关节与髋关节的旋转

(三)关节运动原理

凸面对凹面的运动而言,凸面的滚动与滑动的方向相反;凹面对凸面运动而言,凸面的滚动与滑动的方向相同。在盂肱关节的凸-凹面活动中,收缩的冈上肌驱动凸起的肱骨头在关节窝内滚动,致使肱骨外展。滚动的凸面一般都会伴有反方向的滑动,肱骨头向下的滑动抵消了由于肱骨头滚动出现的向上移动。

人体中的某些关节可以产生滚动-滑动与旋转组合,如膝关节的屈曲(图 1-3-3)和伸展,在进行股骨对胫骨的伸展时,股骨髁为凸起面,胫骨平台为小凹面,相对固定的胫骨与股骨内、外侧髁产生滚动和滑动,股骨同时轻微向内旋转。若胫骨相对于固定的股骨伸展,同样出现上述现象,膝关节这种伴随屈曲和伸展产生的旋转是自动发生的,这样相适应的旋转可以在完全伸膝时帮助锁定膝关节。

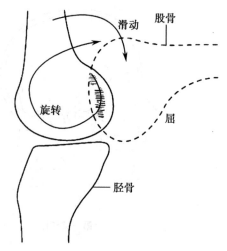

图 1-3-3　膝关节屈曲时的滑动与旋转

(四)关节运动

尽管在任何平动和转动的复合运动情况下两物体之间都会有相对运动,但关节表面之间的相对运动往往是有束缚的,这是由关节面的形状及其周围的肌肉和韧带的约束造成的。两关节面之间的分离运动相对于关节的整体运动是非常小的。关节的活动可以从两个方面描述,即近端对远端节段和远端对近端节段的运动:①近端节段可以围绕远端相对固定的节段旋转;②远端节段可以围绕近端的相对固定节段旋转。如进食和抛球是典型的由上肢驱动的远端对近端节段的运动,而引体向上是上肢近端对远端节段的运动。

(五)运动链

人体若干环节借助关节按一定顺序衔接起来,称为运动链(kinetic chain),通常将一侧上下肢视为一条长链。运动链分为开链和闭链,在物理医学与康复中经常用于描述节段的相对运动,如近端固定,远端游离即为开链,而远端闭合,近端运动则称为闭链。股四头肌椅训练、步行中的摆动相是典型的开链运动,蹲站、双上肢撑地俯卧撑、蹬车训练则属于闭链运动。利用开链和闭链运动各自的特点和作用,可指导临床康复治疗。

(六)摩擦

两接触物体之间相对滑动的抵抗称为摩擦。摩擦分为两类,第一类为表面摩擦,缘于两接触物体的表面因为粗糙所致的相互吸附作用或缘于两表面之间的润滑膜的黏性剪切作用。第二类称为体积摩擦,或称内摩擦,缘于材料或黏滑液内能的耗散机制。对于关节软骨来说,内摩擦是由于软骨间隙液流过多孔可渗透性固体基质时的摩擦阻力所产生的。

第二节 人体生物力学

生物力学（biomechanics）是研究生物体内力学问题的科学，它是力学、生物学、医学等学科相互交叉形成的学科，从力学的角度来研究人体解剖结构、生物功能及病理现象，并指导临床治疗。运动系统生物力学是运动系统康复的重要理论基础。

一、肌肉骨骼生物力学

（一）肌肉的分型

根据肌细胞分化情况可将肌细胞分为骨骼肌、心肌和平滑肌。骨骼肌按其在运动中的作用不同，又可分为原动肌、拮抗肌、固定肌和协同肌。

1. **原动肌（agonist）** 在运动的发动和维持中一直起主动作用的肌肉叫原动肌。

2. **拮抗肌（antagonist）** 指与运动方向完全相反或发动和维持相反运动的肌肉。原动肌收缩时，拮抗肌协调地放松或做适当的离心收缩，以保持关节活动的稳定性及增加动作的精确性，并能防止关节损伤。如在屈肘运动中，肱二头肌是原动肌而肱三头肌是拮抗肌。

3. **固定肌（fixator）** 为了发挥原动肌对肢体的动力作用，需将肌肉近端附着的骨骼作充分固定，发挥这一作用的肌肉即为固定肌。如在肩关节，当臂下垂时，冈上肌起固定作用。

4. **协同肌（synergist）** 一块原动肌跨过一个单轴关节可产生单一运动，如多个原动肌跨过多轴或多个关节，就能产生复杂的运动，此时需要其他肌肉收缩来消除某些因素，这些肌肉可辅助完成某些动作，称为协同肌。

肌肉通过不同形式的收缩产生运动，在不同的运动中，某块肌肉可担当原动肌、拮抗肌、固定肌或协同肌等不同的角色。即使在同一运动中，由于重力的协助或抵抗力不同，同一块肌肉的作用也会改变。

（二）肌肉生物力学

1. **骨骼肌收缩与负荷的关系** 影响骨骼肌收缩的主要因素有前负荷（preload）、后负荷（afterload）和肌肉的收缩力（contractility）。

（1）前负荷：指肌肉收缩前已存在的负荷，与肌肉的初长度关系密切。初长度是指肌肉收缩前在前负荷作用下的长度。在一定范围内，肌肉的初长度与肌张力呈正相关关系，但是超过该限度则呈负相关关系。也就是说，在初长度增加的开始阶段，增加初长度能使肌张力相应增大，但当初长度增加超过某一点时，再增加初长度，肌张力不但不会增大，反而减小，该点产生的肌张力最大，称最适初长度，肌肉处于最适初长度时收缩产生的张力最大，收缩速度最快，做功的效率也最高。

（2）后负荷：指肌肉开始收缩时承受的负荷。肌肉在有后负荷的情况下收缩总是肌张力增加在前，肌长度缩短在后。在一定范围内，肌肉的收缩速度与后负荷呈负相关关系，称为张力-速度曲线。当后负荷增加到某一数值时，肌肉产生的张力可达最大限度，此时肌肉将不出现缩短，初速度为零，其收缩形式为等长收缩。前后负荷为零时，肌肉收缩不需克服阻力，速度达到最大值。在肌肉初速度为零和速度最大之间，肌肉收缩既产生张力，又缩短长度，而且每次收缩一出现，张力都不再增加，此时的收缩形式为等张收缩。

（3）肌肉收缩力：肌肉收缩的力量在临床上简称肌力，影响肌力的主要有以下4个因素：①肌肉的横截面积，每条肌纤维的横截面积称为肌肉的生理横截面积，单位生理横截面积产生的最大肌力称为绝对肌力；②肌肉的初长度，即肌肉收缩前的长度，当肌肉被牵拉至静息长度的1.2倍时，肌力最大；③肌肉的募集，同时投入收缩的运动单位数量越多，肌力越大，这受中枢神经系统功能状态的影响；④肌纤维走向与肌腱长轴的关系。此外，肌肉内部功能状态的改变也直接影响肌力，如缺氧、酸中毒可降低肌肉的收缩能力，而钙离子、肾上腺素则可增强肌肉的收缩能力。

（4）主动力与被动张力之和：主动力与被动张力的结合允许在很大的肌肉长度范围上产生巨大的肌肉力值。图1-3-4所示的肌肉的总长度-张力曲线中，在缩短的长度中（a），同时在主动静息长度和产生被动张力的长度之下，主动力支配着肌肉产生力的能力。当肌肉朝着其静息长度被拉长时，力继续增大。由于肌纤维被拉伸得超过其静息长度（b），被动张力开始发挥作用，因此，增大的被动张力抵消了主动力的减小,有效地使这部分总长度-张力曲线变平。被动-张力曲线的这个独特部分使肌肉可以维持很高的肌力水平。当肌纤维被进一步拉伸时(c),被动张力支配着该曲线,结缔组织处于近乎最大的应力之下。在跨多个关节被拉伸的肌肉内,高水平的被动张力最明显。被动张力大小取决于肌肉的自然刚性。总肌肉长度-张力曲线的形状会在具有不同结构与功能的肌肉之间存在很大差异。

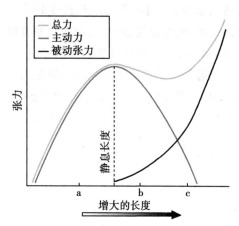

图1-3-4 典型肌肉的总长度-张力曲线

在缩短的长度下(a),产生的所有力都是主动的。当肌纤维被拉伸得超过其静息长度时(b),被动张力开始对总力发挥作用。在(c)中,肌肉被进一步拉伸,被动张力占据了总力的大部分

2. **羽状角** 指肌纤维与肌腱之间形成的夹角,是肌肉的一种重要的功能性特征,不同肌肉具有不同的羽状角,同一肌肉的羽状角也会随相关部位的运动发生变化。羽状角的大小与等长收缩强度成正比,随着肌肉收缩强度增加,羽状角增大。人体肌肉极限收缩时的羽状角大小与静息时相比可相差120%~170%。羽状角的改变会影响肌肉的力学特性,可通过测量羽状角对废用性肌萎缩、肌肉震颤、肌肉肿瘤等肌肉相关疾病进行诊断。

3. **肌肉对电刺激的反应** 神经活动的状态可通过在一定频率下单一刺激、重复刺激或其他刺激的模式来控制。单一刺激时,肌肉的张力很快上升,之后在不同的时间内降至基线,通常小于200ms,称为肌肉的单收缩,是对单一神经刺激做出的收缩反应。如果第一次神经刺激的反应已回到基线,肌膜处于稳定状态,紧接着再出现第二次

神经活动,不会增加收缩力,只是另一单收缩的开始。但是,如果神经的刺激频率增加,在前一刺激引起的收缩张力未恢复到基线前,下一刺激又发生,此时引起的张力强度比单收缩时要大。随刺激频率的增加,肌肉张力表现出综合效应,即高频率的刺激可使张力达到最大并保持在此水平,称为强直收缩。强直收缩所产生的张力要比单收缩产生的张力高数倍,是中枢神经系统通过改变刺激频率来改变肌肉收缩力的有效机制。机体通过有秩序的募集运动单位并调节刺激频率使得肌肉获得最佳的收缩,产生肢体运动。

4. **肌肉损伤** 包括挫伤、裂口、撕裂、缺血、骨筋膜室综合征和失神经支配,这些损伤可导致肌肉的功能显著下降。肌肉的钝性损伤使肌力下降,关节运动受限,最后导致骨化性肌炎。肌肉裂开、手术切口、外伤和失神经支配可导致严重的肌力下降。撕裂伤也可导致肌力下降。这些损伤可能由直接因素导致,但肌肉抗阻收缩时也可导致肌肉组织撕裂。肌肉的急性缺血和骨筋膜室综合征可导致广泛的肌坏死。骨筋膜室综合征的所有潜在病因最后都导致封闭的肌肉间隔内压力升高,这种情况下如果不能迅速缓解压力,就会引起各种并发症。健康的骨骼肌具有较强的自我修复能力,肌肉损伤后的自我修复与早期新生模式、血管化、周围组织的束缚、细胞外基质的情况和修复细胞的产生有关。

5. **运动对肌肉的影响** 运动训练可使运动单位成分发生适应性的转变,这种可塑性使肌纤维在形态学和功能上均随所受的刺激不同而发生相应的变化。在Ⅱ型纤维中,Ⅱa和Ⅱb型纤维可以互相转变,耐力训练在减少Ⅱb型纤维比例的同时可增加Ⅱa型纤维的比例,而力量训练可增加Ⅱb型纤维的比例。

力量大和重复次数少的力量训练可增加肌肉力量,这是肌肉横截面积增加的结果。肌肉力量的增加与运动单位的募集有密切的关系,力量训练可改变中枢神经系统对运动单位的作用,使更多的运动单位同步收缩而产生更大的收缩力量。

耐力训练可使肌肉产生适应性变化,这种变化主要是肌肉能量供应的改变,即使肌纤维内线粒体的数量和密度增加。爆发力训练所产生的人体适应性变化主要表现为磷酸肌酸储存量的

增加,另外,参与糖酵解的某些酶的活性也增加,但这种酶活性的变化比有氧训练引起的变化小得多。

6. 废用和固定的影响 肌肉的废用和固定对肌纤维产生有害的影响,包括耐力和力量的减退以及在微观和宏观上的肌萎缩。这些有害的影响与肌纤维类型和肌肉固定时的长度有关,肌肉被固定在拉长位置时对肌肉的有害影响较小。

肌肉损伤或手术后,尽早进行活动能够预防肌萎缩。动物实验显示,肌肉挤压伤后,未固定的动物肌纤维再生时平行分布更明显,毛细血管的形成更快,而且肌肉的抗拉伸强度恢复得更快。临床上发现,下肢固定于坚硬的石膏中,可导致股四头肌萎缩,而且不能通过等长收缩训练恢复。能进行早期活动的装置,如弹力支持带,可缓解肌肉萎缩。固定主要引起肌肉中 I 型肌纤维萎缩,其横截面积减少,氧化酶反应的能力降低,尽早活动可预防这种肌萎缩。

(三)骨骼生物力学

骨骼系统是人体重要的力学支柱,不仅承受着各种载荷,还为肌肉提供可靠的动力联系和附着点。骨的变形以弯曲和扭转最为常见,弯曲是沿特定方向上的线应变,扭转是沿特定方向上的角应变。从受力情况来分析,长骨若中部受到垂直于长轴的力的作用,该长骨的两端由关节固定,中间部的力使其长度伸长并弯曲,与两端关节固定点形成相反的平行力,越靠近骨皮质部应力越大。若受到扭转力的作用,情况亦是如此,骨的一部分类似于一个圆柱体,圆柱的端面受一对大小相等、方向相反的力矩作用发生角应变,轴心的应变及剪应力为零,圆柱体表面的力最大,即骨皮质部受的力最大,而骨皮质是最坚硬的部位,抗压、抗扭转能力最强。

1. 载荷 - 变形关系 应力刺激对骨的强度和功能的维持有积极的意义。一般认为,机械应力对骨组织是有效的刺激。骨是能再生和修复的生物活性材料,有机体内的骨处于增殖和再吸收两种相反过程中,此过程受很多因素的影响,如应力、年龄、性别以及某些激素水平,但应力是比较重要的因素。研究表明,骨骼都有其最适宜的应力范围,应力过高或过低都会使其吸收加快。骨骼的力学特性是由其物质组成、骨量和几何结构

决定的,当面临机械性应力刺激时,常常出现适应性的变化,否则,将会发生骨折。图 1-3-5 是骨受拉伸载荷时的应力 - 应变曲线,纵轴表示应力,横轴表示应变。应力较小时,在一定的范围内,应力与应变之间存在着一个线性关系,应力 - 应变曲线为直线,即应力与应变成正比关系,称为弹性区;在该范围内,外部载荷移去后,材料将恢复到原来的形状,即在弹性变形区内的载荷不会造成永久形变。但载荷持续增加时,骨最外层某些部位就会发生屈服,弹性区末端点称为屈服点(图中 B 点),意味着骨达到了弹性极限,对应的应力称为屈服应力(图中 B′)。屈服点以后的曲线变成了非线性,骨将产生永久变形,称为塑性区。在塑性阶段,载荷去除后骨不能恢复到初始形状,部分残余形变是永久性的。如果载荷持续增加,骨组织的结构体将在某个部位失效(骨折,图中 C 点为断裂点),对应的应力称为极限应力(图中 C′)。

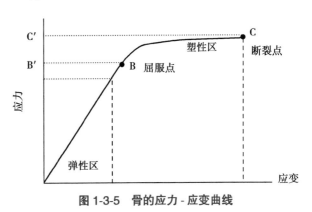

图 1-3-5 骨的应力 - 应变曲线

2. 骨的重建 骨有重建能力,通过改变其大小、形状和结构来适应外界的力学要求。这种骨随着应力的作用水平而获得或丢失松质骨和 / 或皮质骨的现象称为 Wolff 定律,说明机械应力能够影响和调节骨的重建活动。负重对维持骨小梁的连续性、提高交叉区面积起重要作用,施加于骨组织上的机械应力可引起骨骼的变形,这种变形导致成骨细胞活性增加,破骨细胞活性抑制。瘫痪的病人,骨骼长期缺乏肌肉运动的应力作用,使骨吸收加快,产生骨质疏松。另外,失重也可造成骨钙丢失。骨在应力作用下羟磷灰石结晶的溶解增加,使发生应变的骨组织间隙液里的钙离子浓度增大,以利于无机晶体的沉积。骨的重建是骨对应力的适应,骨在需要应力的部位生长,在不需要的部位

吸收。制动或活动减少时,骨缺乏应力刺激而出现骨膜下骨质的吸收,骨的强度降低。骨折钢板内固定,载荷通过钢板传递,骨骼受到的应力刺激减少,骨骼的直径缩小,抗扭转能力下降。相反,反复承受高应力的作用,可引起骨膜下的骨质增生。

3. 运动对骨骼的影响 骨骼的密度与形态取决于施加在骨上的力,运动可增加骨的受力,刺激骨生长,使骨量增加。反之,骨受力减少可抑制其生长,使骨量减少。通常体力劳动者骨密度高于脑力劳动者;卧床的病人,腰椎骨矿物质平均每周减少0.9%,且卧床时间越长骨质疏松越严重。

冲击性运动(如踏步、跳跃)对髋部骨骼具有良好的刺激作用。观察表明,排球与体操运动员的骨密度明显高于游泳运动员和正常人,且具有部位特异性。承重训练有利于腰椎骨密度的增加,快速行走时,腰椎的载荷比直立位增加1倍;慢跑时,腰椎的载荷比直立位增加1.75倍;直立位举重物时,腰椎的载荷则更大。中等强度的承重训练(如慢跑、爬楼梯)能维持骨量和保持骨的弹性。进行等长抗阻训练时不产生骨关节的运动,可实现疼痛最小化和靶骨骼受力最大化。

4. 骨折固定的生物力学 骨折有效治疗的临床目标是:使骨折尽快愈合,无严重畸形及肢体短缩,使病人的肢体功能恢复到骨折前水平。骨折治疗的首要目标是使骨折端稳定。骨折端的稳定性受骨折部位、骨折类型、骨折端的肌肉牵拉力、体重以及各种软组织的被动牵拉力等多方面的影响。虽然骨折端骨块间的较大活动一般会引起骨折不良愈合以及纤维软骨组织的形成,但骨折端的微动可以提供一种力学信号,刺激骨折的生物修复,这对骨折愈合是有利的。当内固定物承载了绝大部分或者全部的通过骨折端的载荷时,就会发生应力遮挡现象,根据Wolff定律,会使周围骨组织发生骨吸收反应。许多钢板下方最先发生的骨量减少,一般认为是由于植入钢板时损伤血管引起的。

内固定器械和骨骼之间的生物应力承载关系影响着骨折的愈合以及内固定器械的寿命。骨折的最佳固定方法的决定因素有:①力学因素,如内固定器将会受到的力的类型和大小以及预期的负荷周期数;②骨质量及骨强度;③外科因素及解剖因素;④初始损伤的能量特性以及软组织的损伤程度。

(四)关节软骨生物力学

关节软骨主要由大量的细胞外基质和散在分布的高度特异细胞(软骨细胞)组成,基质的主要成分是水、蛋白多糖和胶原,并有少量的糖蛋白和其他蛋白。关节软骨分为四层:浅表层、中间层(或移形层)、深层和钙化软骨层。关节软骨的主要功能是:减小关节活动时的阻力(润滑关节),减小关节面负载时的压强(适应关节面),减轻震动(缓冲)。

1. 渗透性 实验表明,在恒定的外力下,软骨变形,关节液和水分子溶质从软骨的小孔流出,由形变引起的压力梯度就是引起关节液渗出的驱动力。随着液体的流出,小孔的孔径越来越小。因此,关节液的流出量在受力初期大于受力末期,形变也是初期大于末期。关节软骨依靠这样一种力学反馈机制来调节关节液的进出(图1-3-6)。

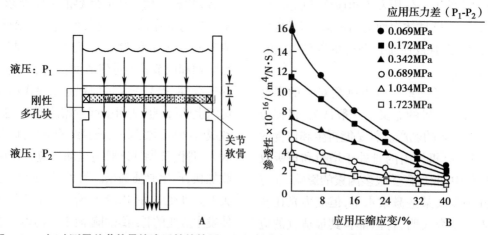

图1-3-6 (A)测量关节软骨的渗透性的简图。组织样本(h= 组织厚度)上施加压力梯度(P₁-P₂)/h。
因为组织上面的液压(P₁)大于组织下面的液压(P₂),液体将在组织内流动。
(B)关节软骨渗透性曲线,表面软骨渗透性依赖于压缩应变与应用压力

正常的关节软骨的渗透性较小（与海绵相比）。在病理条件下，关节软骨的渗透性增大，会出现关节积水、疼痛等与关节软骨力学性能变化有关的症状。

2. 黏弹性 关节软骨和关节液具有黏弹性（非线性）的特点，其力学性质与温度、压力等外部环境的关系极为密切。黏弹性体相对于弹性体来说具有如下三个特征：

（1）应力松弛（stress relaxation）：当物体突然发生应变时，若应变保持一定，则相应的应力会随时间的增加而下降，这种现象称为应力松弛。

（2）蠕变（creep）：当物体突然产生应力时，若应力保持一定，则相应的应变会随时间的增加而增大，这种现象称为蠕变。

（3）滞后：在加载和卸载载荷过程中，应力应变关系不相同，即受力和恢复的状态不同，这种现象称为滞后。

3. 压力-应变关系 持续低应变率条件下软骨样本的"平衡"应力-应变曲线如图 1-3-7 所示。随着应变的不断增加达到高应变值时，关节软骨趋于硬化。在整个拉伸应变的变化范围（应变至 60%）内，关节软骨不能用单一的杨氏模量来描述，而应用切线模量描述组织的拉伸硬度。拉伸开始时，由于胶原纤维受到牵连重新排列成弹性区，随后胶原纤维被拉直而形成弹塑性区。当组织内所有的胶原纤维断裂时，软骨断裂。

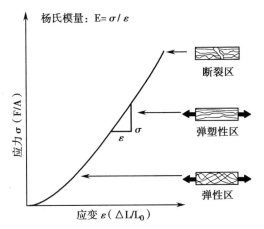

图 1-3-7 关节软骨拉伸压力-应变曲线

4. 运动对关节的影响

（1）适宜的体育锻炼可提高关节负载能力：系统的体育锻炼可以使骨关节面骨密质增厚，从而能承受更大的负荷，并增强关节的稳定性。动物实验证明，长期运动可以使关节面软骨增厚。这种关节面软骨的增厚被认为是由于软骨基质和细胞吸收液体的结果。与此相对应，有报道说一年的高强度体育活动可以使关节滑液量成倍增加，有助于减少关节运动时的摩擦力。

此外，体育活动还可以使一些辅助结构如肌腱、韧带增粗，肌肉力量增强，在骨附着处的直径增加，提高关节的稳定性，增加动作的力矩。

（2）疲劳可破坏关节软骨：关节软骨是没有神经支配的组织，所以调节人体许多生理活动的神经冲动不能为软骨细胞传递信息。软骨细胞对于压力形变非常敏感，作用在组织中的力学变化可导致细胞膜应力应变的变化，使细胞获得足够的信息。关节负荷的类型、强度和频率直接影响关节软骨的功能，当负重的强度和频率超出或低于某一范围时，关节软骨的合成和降解的平衡被打破，软骨的组成与超微结构将发生变化。

5. 关节置换后的生物力学 关节置换的最终目的是获得长期的功能重建和改善疼痛，但会遇到一些力学方面的挑战。如膝关节置换后，关节运动和稳定性必须通过内植物表面的形状和保留的韧带与肌肉之间的相互作用来实现。作用在髋关节和膝关节上的力量取决于作用在肢体上的外力和肌肉收缩产生的内力。关节负荷的大小、方向和作用点影响关节的劳损、弯曲力矩和内植物的旋转力矩，并对内植物的稳定性和使用寿命起关键作用。

（1）髋关节：作用平面以外的负荷对于初期和长期内翻的稳定性是很有害的，特别是对无水泥固定的股骨干更是如此。人体股骨内的假体的体位测试表明，初始时骨和假体之间的活动程度对偏离轴线的负荷是非常敏感的，这种情况常常发生在上楼梯或从椅子上站起时。日常行走时减少髋关节活动范围可减小来自平面以外的应力合成（前后侧）。因此，在全髋关节置换病人中，减少旋转力矩，减少行走矢状面的活动，对于内植物的稳定很有益处。

（2）膝关节：保持全膝关节稳定的作用力不仅仅依赖于力量的大小，而且有赖于力的方向和作用点。膝关节通过股胫关节和髌股关节来承受大关节的应力，并主要通过软组织来维持关节的稳定性。行走时的应力峰值是体重的 3 ~ 7 倍，在关节置换的设计时要考虑到股胫关节压力的程度和周期变化。膝关节屈曲时，股骨在胫骨上的牵拉旋转，牵拉力量的反转发生在接触部位的后端，会导致股胫关节磨损。在 20 世纪 70 年代，全膝关节置换术后关节活动受限的主要问题之一是胫骨部分假体的松动，这种松动是由于行走和活动时胫骨表面内外侧负荷的不平衡，行走时，大于 70% 经过膝关节的负荷都要靠膝关节内侧部分支撑。外展的力矩是决定内外侧胫骨平台负荷分布的主要决定因素。为了解决这种负荷不平衡问题，改良后的胫骨部分的假体设计采用了关节表面下方衬以金属支撑垫。80 年代后，胫骨假体松动的发生率逐渐降低，髌股关节的问题逐渐显现。髌后应力的大小和接触面积随膝关节屈曲角度的变化而改变。日常活动中，髌股关节的受力程度是体重的 2 ~ 3 倍，在行走时受力相对较小，但屈膝超过约 40°，如上楼梯时，受力可以达到体重的数倍。这种受力的加大会对内植物的力学完整性和对骨质的固定产生巨大危害。

二、肌腱和韧带的生物力学

（一）肌腱和韧带的拉伸特性

肌腱是机体软组织中具有最高拉伸强度的组织之一，它由胶原组成，胶原是最强的纤维蛋白，同时这些蛋白纤维沿张力作用方向平行排列。胶原的力学性质主要由胶原纤维的结构、胶原与细胞外基质、蛋白多糖之间的相互作用决定。骨-肌腱-肌肉的结构的性质依赖于肌腱本身、肌腱与骨附着处、肌腱肌肉交界处三者的力学性质。

肌腱和韧带具有与时间和过程相关的弹性特性，即肌腱和韧带的伸长不仅与受力的大小相关，也与力的作用时间及过程相关。肌腱和韧带与时间的关系可以用蠕变-应力松弛曲线来描述。蠕变是组织持续受到特定载荷，随时间延长发生的拉伸过程；而应力松弛是组织受到持续拉伸，随

时间增加组织上的应力减小的过程。在等长收缩中，肌肉-肌腱单位的长度保持不变，然而由于蠕变的作用，导致肌腱和韧带拉伸，肌肉缩短。从生理学上讲，肌肉的长度缩短降低了肌肉的疲劳程度，所以肌腱和韧带的蠕变在等长收缩中可增加肌肉的工作能力。肌腱和韧带的性质还与应变的速率有关，拉长速度越快，肌腱的强度越大。

（二）影响肌腱和韧带力学的因素

年龄、运动水平、制动、药物、解剖部位、温度等都是影响肌腱和韧带力学性质的因素。

1. **年龄** 年龄是影响肌腱和韧带力学性质的重要因素，随年龄的增长，肌腱胶原纤维波浪弯曲角度减小。青壮年和老年人的肌腱极限拉伸强度显著高于未成年人。青壮年肌腱的模量高于未成年人和老年人。成年人肌腱中蛋白多糖呈丝状结构重叠垂直排列，而在未成年人肌腱中，蛋白多糖的丝状结构排列方向不一。与成年人肌腱相比，未成年人肌腱在低拉伸强度下更容易撕裂。

2. **锻炼和制动** 肌腱和韧带的机械特性可随着它所承受的应力而改变，使它能适应不同的功能要求及发挥最佳的表现。肌腱和韧带都像骨一样会受应力影响而重新塑造，应力加大，会变坚韧；应力减少，刚度降低。制动会减弱韧带的强度。锻炼对肌腱和韧带的结构和力学性质有长期的正面效应，锻炼对胶原纤维的弯曲角度和弯曲长度有明显的影响。锻炼还能增加胶原的合成，增加肌腱中大直径胶原纤维的百分比，大直径的胶原纤维比小直径的胶原纤维承受更大的张力。

3. **药物影响** 类固醇药物可降低韧带的刚度、断裂时负荷和能量吸收量，这些改变与使用类固醇的时间和剂量有关。非甾体抗炎药是肌腱和韧带损伤后常用的镇痛药物，动物研究证实，短期内使用非甾体抗炎药不会对肌腱修复产生不良后果，反而会加速这些组织恢复正常的机械特性。

（三）肌腱和韧带的损伤和愈合

当肌腱和韧带承受过多和重复的机械负荷时，其附着部位的过度拉伸或撕裂可能导致损伤。受伤的韧带或肌腱的愈合过程包括三个

重叠的阶段。在第一阶段，出血和凝血发生，损伤部位产生组织炎症，新的血管和胶原开始形成；在第二阶段，成纤维细胞过度增殖；最后阶段，网状纤维快速增殖，基质自我重塑，最终成熟。

肌腱是对力学刺激极为敏感的组织，在肌腱愈合过程中要求肌腱 - 骨愈合界面必须在低负荷与超负荷间保持微妙的平衡，如将肌腱断端吻合点的负荷完全去除，将导致肌腱细胞外基质的减少及肌腱结构性能的降低。超负荷同样不利于肌腱的愈合。这就要求在肌腱愈合过程中要给予其适当的应力刺激。在过去，石膏固定关节导致关节僵硬、组织粘连、润滑减少、植入部位骨吸收和生物力学性能恶化。炎症期后的控制下活动可提高治疗的质量。在这种情况下，机械载荷通过刺激成纤维细胞增殖、胶原合成和纤维排列来促进组织修复和重塑。例如，早期活动损伤的指屈肌腱，可以提高其抗拉强度，减少组织粘连，促进滑动和偏移，改善功能，减轻临床症状。

在肌腱损伤早期，重复的机械应力会促进炎症介质的产生，如前列腺素 E2、白细胞介素 1β 和肿瘤坏死因子 α。在肌腱愈合的后期，应力负荷会导致细胞外基质的高表达，在某种程度上，瘢痕组织会再生为正常的肌腱组织。力学会影响肌腱细胞的敏感性，然而，在特定的肌腱中，不同的应力会引起不同的生化反应，这主要取决于应力的大小和持续时间。

肌腱缝合修复术后的稳定性与多种因素相关，包括肌腱组织情况、缝线强度、缝线直径、缝合方法等。目前肌腱缝合方法较多，尚无最理想方法。在肌腱尚未愈合前，较粗缝线可使肌腱获得较好的抗拉力，但不是越粗越好，选择缝线时既要保证缝合强度又要达到肌腱缝合后平顺、光滑，因此应依据肌腱的口径来合理选择缝线。

三、周围神经的生物力学

周围神经损伤临床较常见，最常见的原因是机械性损伤，如切割伤、骨折脱位所致的神经压迫伤和牵拉性损伤等。

神经组织作为一种黏弹性固体，与其他软组织相似，也具有应力松弛及蠕变等特性。中枢神经在人体内的位置相对固定且有大量结构保护，其承受的应力相对较小；而周围神经在体内走形复杂且位置表浅，易受体内外各种理化因素损伤，故其生物力学性质是骨科临床常需要考虑的问题，主要包括以下几方面特性。

（一）应力 - 应变曲线

周围神经的应变一般是指其在轴向拉应力作用下产生的长度变化，多用伸长率表示。其应力 - 应变曲线不同于肌腱，包括纤维伸展区、线性形变区和塑性形变区三部分（图 1-3-8）。

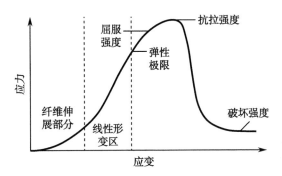

图 1-3-8　周围神经应力 - 应变曲线

图 1-3-8 中，第一部分曲线平缓呈凹形，此阶段神经外膜和内膜中的蜷曲成分逐渐展开；第二部分近似直线，斜率即为神经的弹性模量，提示进入弹性形变阶段，直至弹性极限；第三部分为塑性形变区，在屈服强度处应变加速，最高点为神经的强度极限，此后由于结构破坏明显，应力迅速下降，并在一段缓慢下降后神经完全断裂。

（二）抗张性

神经在受到外力作用时，可以产生相应的形变，这个形变可以在一定程度上缓解外力对神经组织的损害。但神经毕竟是生理组织，超出神经自身承受范围的载荷必然会导致损伤，损伤的程度与牵拉的力量大小、时间长短及牵拉速度快慢等都有一定的关系。尽管不同神经抗张强度各有不同，但弹性极限时最大延长度约为 20%，而完全的结构破坏时的最大延长度为 25% ~ 30%。这些数据是对于正常神经来说的，损伤可能会导致神经机械特性的改变，也就是刚性增加而弹性降低。

（三）卡压

神经直接与坚硬的表面相接触、神经通过或容纳于具有坚硬内壁的腔隙、与神经密切相邻的某个结构体积过大是引起神经卡压的高危因素。神经卡压损伤主要分为两大类：即刻发生的急性损伤和延迟发生或逐渐进展的慢性损伤。损伤应变力可为外源性或内源性。在急性和慢性卡压损伤中，神经功能减退的主要原因是机械因素和缺血因素。卡压损伤的范围和程度由作用力大小、频率、持续时间和作用方式决定。

在严重的急性损伤中，神经纤维的机械形变是引起神经病理改变的原因，在慢性卡压中，缺血则成为损伤发生的主要因素。迟发的效应包括水肿、出血、神经纤维变性以及可减少神经滑动的粘连。卡压引起的缺血将导致神经内毛细血管内皮细胞的缺氧及机械性损伤，使其对水分、各种离子和蛋白质的通透性升高，当血供恢复时，可导致神经内水肿。水肿的程度与卡压强度和持续时间有关。

（四）神经牵拉

牵拉和牵张引起的神经损伤分为两大类：突然的具有相当大小的外力导致的急性损伤和对神经长期慢性的牵拉引起的慢性损伤。牵拉引起的神经损伤分为Ⅰ～Ⅴ度。最初牵拉时，由于神经干的松弛，神经很容易被迅速拉长，神经束被牵拉。当牵拉继续时，神经纤维内部张力增加，并和神经束膜一起被牵拉。当神经束被牵拉时，其横截面积减少，使神经束内压力升高，导致卡压神经的形变和缺血（Ⅰ度损伤）；当神经拉长接近弹性限度时，神经束内纤维开始断裂（Ⅱ度损伤）；牵拉继续增加时，神经束内的神经内管断裂（Ⅲ度损伤），然后是神经束膜的撕裂（Ⅳ度损伤），更大的牵拉则引起神经外膜撕脱和连续性丧失（Ⅴ度损伤）（表1-3-1）。神经纤维和神经束的断裂可发生在神经干上相当大的长度。这些损伤与神经束内广泛损伤和纤维变性有关，后者能阻碍神经再生。损伤的程度和严重性与外力的大小及形变比率有关。若某一神经受慢性牵拉达数月或数年之久，它可被牵拉至超过其正常限度而产生明显的形变，但可无功能损伤的症状。如果同一神经被

快速牵拉超过毫秒或秒，神经传导和结构可在瞬间被破坏。

表1-3-1　神经损伤程度和表现

神经损伤程度	损伤表现
Ⅰ度	仅神经传导功能丧失，无解剖学损伤
Ⅱ度	轴索断裂，但神经鞘无断裂
Ⅲ度	轴索和神经鞘均断裂
Ⅳ度	神经束断裂
Ⅴ度	神经外膜撕脱和连续性丧失

（五）静息张力

在体神经生理状态下具有一定静息张力，故当神经被切断时会立即回缩。而离体状态下的神经多接近于零张力状态，提示神经静息张力与神经床的构成相关，在对神经组织的离体研究和神经移植时应考虑到此特性。值得注意的是，临床上被切断的神经在进行原位缝合时会出现吻合口张力过大的现象，提示一旦神经的力学稳定性遭到破坏，很难恢复至初始应力状态，或需要很长时间恢复。

（六）脊神经根的生物力学

在硬膜囊内的神经根缺乏神经外膜及神经束膜，但在张力负荷下仍能显示出一定的弹性和抗拉强度。脊柱内的神经根并不是静止的结构，而是随着脊柱运动相对于周围组织活动的。神经根周围组织的慢性炎症、纤维化，或者椎间盘突出或椎间孔狭窄，可以破坏神经根滑动的能力，使神经根即使在正常的脊柱活动中也反复受微牵拉损伤。

有两个或多个节段的脊柱椎管狭窄的病人比只有单个节段狭窄的病人有更加明显的症状，原因并不是仅由于存在双重压迫，神经冲动必须多通过一个压迫段，而是与血管解剖机制有关。神经根不存在从周围结构传至神经内脉管系统的局部营养动脉，两个节段的压迫可能导致其中间神经段的营养损伤。两个压迫神经区之间，尽管神经段本身没有受压，但其血供严重受损，因此神经传导也明显受影响。

（张　杨　岳寿伟）

参 考 文 献

［1］黄晓琳,燕铁斌.康复医学.5版.北京:人民卫生出版社,2013.

［2］Margareta Nordin, Vivtor H.Frankel.肌肉骨骼系统基础生物力学.3版.邝适存,郭霞,译.北京:人民卫生出版社,2008.

［3］NEUMANN DA. Kinesiology of the Musculoskeletal System: Foundations for Rehabilitation. 3rd th. Elsevier Taiwan. 2016.

［4］林燕慧,郑智修,魏鸿文.骨骼肌肉系统基础生物力学.3版.LIPPINCOTT WILLIAMS & WILKINS, 2013.

［5］DOWDELL J, KIM J, OVERLEY S, et al. Biomechanics and common mechanisms of injury of the cervical spine. Handb Clin Neurol, 2018, 158: 337-334.

［6］DAN M, PARR W, BROE D, et al. Biomechanics of the knee extensor mechanism and its relationship to patella tendinopathy: A review. J Orthop Res, 2018, 36(12): 3105-3112.

［7］岳寿伟.肌肉骨骼康复学.3版.北京:人民卫生出版社,2018.

第四章　神经可塑性与神经再生

第一节　神经可塑性

一、神经可塑性的定义

神经可塑性,为了主动适应和反映外界环境的各种变化,神经系统能发生结构和功能的改变,并维持一定时间,这种变化就是神经可塑性(neuroplasticity),或称可修饰性(modifiability)。神经可塑性决定了机体对内外环境刺激发生行为改变的反应能力,这包括后天的差异、损伤、环境及经验对神经系统的影响。神经可塑性可以发生在正常的生理条件下,如学习和记忆过程;也可以发生在病理条件下,如脑卒中神经受损后。

神经可塑性是神经调控机制的统称,既是高级神经功能发生发展的基础,也是神经损伤后功能恢复的基础。因疾病、外伤等原因造成的神经损伤或丧失的神经功能,通过外来干预获得恢复或部分恢复,是神经可塑性原理的实践行为,该现象称为神经修复(neural repair)。神经系统具有"可塑性",但不会自发发生修复,干预措施的介入是神经修复的必要条件,任何康复治疗或训练均属于神经修复的干预措施。

基于神经可塑性的神经修复过程会引起神经病理和电生理改变。神经元形态改变可以通过神经束路追踪法、免疫组织化学法、电镜、激光共聚焦等方法检测,神经电生理改变可以通过膜片钳、神经单纤维记录法等技术观察。随着现代技术的发展,脑功能成像技术成为神经系统研究的主要方法,该技术可以从神经解剖学和神经功能学两方面分析大脑。脑功能成像技术种类众多,在神经解剖学研究方面,可以通过弥散张量成像(diffusion tensor imaging,DTI)观察神经纤维束的走向,也可以通过静息态功能磁共振(resting-state fMRI,rs-fMRI)研究神经纤维功能网络的联系;在神经功能学研究方面,正电子发射断层扫描(positron emission computed tomography,PET)、功能性磁共振成像(functional magnetic resonance imaging,fMRI)、脑电图(electroencephalogram,EEG)、诱发电位(evoked potentials,EPs)、脑磁图(magnetoencephalography,MEG)以及经颅磁刺激(transcranial magnetic stimulation,TMS)和经颅直流电刺激(transcranial direct current stimulation,tDCS)等均可对神经诱发的功能进行定性和定量评估。

二、神经可塑性概念的演变

目前,我们认为神经系统是一个高度可塑性的组织结构,这个结构连接不断地被修饰,这与20世纪上半叶的观点形成了鲜明对比,当时人们普遍认为神经系统是"固定不变的",成年哺乳动物中枢神经系统的神经元将不再发育。这种观点转变的起源可以追溯到20世纪60年代末,当时多篇文献报道了中枢神经系统损伤后有新的神经突触连接形成,尤其是随后在电子显微镜下直接观察到突触的改变,紧接着在中脑上丘和嗅球部位也获得了类似的证据,以此作为里程碑,最终改变了以往神经不可重塑的观点。

在随后的几十年里,越来越多的研究发现损伤的神经元轴突不仅可以延长再生,而且可以形成新的突触,新突触的重组使得信息的传递方式发生改变,损伤的脑区结构也随之调整,因此,神经可塑性不是原有功能的简单恢复或者部分恢复,更多的是一种新功能模式的再造。1992年,Reynolds等从成年小鼠脑纹状体中分离出能在体外不断分裂增殖,且具有多种分化潜能的细胞群,正式提出了神经干细胞的概念,打破了神经元不能再生的传统理论,为神经可塑性增加了新内容。

神经元主要由胞体和突起（轴突和树突）构成，其轴突与另外一个神经元的胞体或轴突连接构成突触，形成细胞间的相互连接。在临床上，神经损伤以突起横断伤、挫裂伤以及脱髓鞘等为主要表现，因此，神经可塑性的主要内容指突起尤其是轴突的再生延长、新生突触的神经递质改变以及进一步引起的神经通路和神经电生理的改变。神经干细胞引起的神经再生，广义上也属于神经可塑性的范畴，但是由于内源性神经干细胞分布局限且数量极少，在神经可塑性中的作用微乎其微，并且其再生机制与损伤神经元重塑方式存在明显的差异，因此，在狭义上，神经干细胞引发的神经再生机制多数情况下并不纳入神经可塑性中。在本节中，我们主要探讨损伤神经的可塑性。

在成熟的哺乳动物神经系统中，神经元在损伤后虽然具有可塑性，但其结构和功能恢复仍然是有限的。究其原因，一方面是由于神经的自我修复能力不够，神经元损伤后多数表现出退化反应，轴突的生长通常过短，突触重新连接后释放的信号物质也有所不同。另一方面，神经微环境中的血管构成细胞、胶质细胞以及存在其中的多种蛋白分子等与神经元相互作用，部分具有神经抑制作用。

三、神经可塑性的病理基础

神经可塑性的病理基础非常复杂，神经细胞损伤后，主要通过以下方式影响神经通路的完整和功能：①神经投射中断，包括但不限于神经突起的切断、萎缩或退行性改变；②神经失支配，神经基本结构可能完整的情况下，由于神经递质改变、突触修饰等原因导致神经功能抑制或改变；③神经元凋亡或坏死，彻底失去功能。由此可见，神经损伤的重塑将主要集中在神经突起再生、突触重建以及抑制神经元死亡三个方面。同时，神经受损影响神经系统的各个细胞以及周围微环境，具体体现在：神经损伤不仅影响胶质细胞、室管膜细胞和血管成分发生改变，还会破坏血流状态、血-脑屏障，干扰脑脊液的生成、分布或再吸收，甚至诱发炎症反应，而所有这些改变进一步直接或间接影响神经的功能。因此，周围微环境的调控也是神经重塑重要的关注点。

四、神经可塑性的机制

（一）神经结构可塑性

神经结构可塑性主要表现为损伤神经的轴突发芽再生和突触结构重组两个方面。

1. 突触发芽 轴突传递神经元发出的冲动，是神经发挥作用的递质传递通路，临床上损伤最为常见。轴突具有自我修复的功能，损伤后可以大约 1mm/d 的速度生长并延伸到作用靶点处，称之为原位轴突发芽再生。其过程为：神经损伤，尤其是神经纤维损伤后，其远端施万细胞增生形成细胞带（即 Büngner 带），同时，神经胞体偏位核周出现尼氏（Nissl）物质并逐渐增多，随后胞体肿胀，其内充满的 RNA、蛋白质和脂质等物质向轴突远端运输，轴突随着这些营养成分的到来，逐渐长出新的枝芽，顺着 Büngner 带延伸，并与原来靶器官形成新的突触。在这个过程中，突触在一定条件下可以发生形态改变、突触前后膜面积增大、致密物聚集、囊泡数量增加、突触素表达增加、突触间运输能力增强等变化，最后，成功再生的轴突与靶细胞建立联系并逐渐形成髓鞘。

原位轴突发芽再生最理想的模式是轴突完全性再生，然而在实际情况下，这种再生很难发生，与之最为接近的模式是轴突特定性再生，即中断的轴突生长并连接到其原有靶目标（神经组织或肌肉组织），但是其微观连接却发生了改变。例如，在神经肌肉连接中，神经特异性作用的靶目标是肌肉，而不是单个肌肉纤维，当神经损伤后，其再生修复可以恢复对该肌肉的支配，但却无法恢复与特定神经纤维的定位投影关系。同时，特定性再生又分为有序再生和无序再生。神经顺着支配或作用区域有条理的生长修复，称之为有序再生，神经功能多数能够完全或大部分恢复；而无序再生是指神经虽然生长延伸到支配区域，但因为解剖定位紊乱，神经功能多数得不到完全恢复，甚至出现异常的功能。

2. 轴突再生 损伤轴突断端发芽再生具有方向性。轴突导向又称轴突引导（axon guidance），指神经元发出轴突，在正确的位置形成突触的过程。生长中的轴突在其前端有一个高度可动的结构，称为生长锥，它探测胞外环境中的信号，指引轴突的生长方向。通常认为，这主要是由于生长锥中含有一些受体,可识别周围环境中的导向分子,并把信号转化为化学趋向性反应。轴突特定性再生无论是有序还是无序,已经是最大程度接近于轴突完全性再生了,属于轴突导向性生长,而有些神经严重受损后,由于神经营养不良、髓鞘螺旋状缠绕轴突、周围微环境纤维瘢痕阻碍等原因,神经修复到一定程度会出现病理显示的 Wallerian 变性和 Axonal retraction ball,这种变化是轴突恢复失败和神经异位连接的主因。此时,原位轴突发芽以及定向生长受阻,神经发芽将出现其他模式,例如:旁侧发芽,即残存的神经纤维上生成新的轴索侧支,其末端与另外的神经元形成新的突触;突触性发芽,即仅出现突触末端接触面扩大,突触的接触点增多;终端发芽,即现存突触的末端某部分膨出,又形成新的突触。这些发芽形式属于异常的轴突导向生长,可塑性能力有限,多数不能恢复神经功能。

(二)神经功能可塑性

神经功能的可塑性是建立在神经结构可塑性的基础上的,尤其与突触的可塑性关系密切。突触是传递神经递质、激活神经电活动的部位,神经功能可塑性表现为兴奋性突触功能调控和沉默性突触变性两个方面,并最终改变神经网络的联系。

1. 突触功能调控 兴奋性突触功能调控是指在正常状态下具有递质传递功能的突触,在神经被异常刺激后,其信号传递发生改变的情况,主要体现为长时程增强(long time potentiation,LTP)、长时程抑制(long time depression,LTD)和失神经过敏(denervation supersensitivity,DS)。LTP 是指当有一个高频刺激作用于突触后膜时引起的突触传递效能增强,突触后电位幅度增加,并保持长时间兴奋状态的现象。LTP 认为是反复再学习、强化疗法和药物成瘾等经验依赖性神经活动模式维持的基础,主要由谷氨酸 /N- 甲基 -D- 天冬氨酸受体介导。LTD 与 LTP 相反,是指突触传递效率的持续减低,目前认为主要与 Ca^{2+} 内流有关。LTP 与 LTD 相互作用是神经功能修复的基础,激活的兴奋性神经元可以释放兴奋性神经递质(如血清素、乙酰胆碱、组胺等)引起大脑皮层对感觉传入的应答,而抑制性神经元通过负反馈平衡协调兴奋性神经元的功能,兴奋神经元和抑制神经元的平衡决定了神经功能的可控性。

DS 是神经被抑制后,突触后膜对特定神经递质反应敏感性增强,导致后续兴奋性异常增高的现象,其意义在于使失神经支配的组织保持一定的兴奋性,或使其对神经再支配处于易化状态,减少失神经支配组织的变性和萎缩。

神经系统内只有突触结构而没有信息传递功能的沉默性突触非常多,在一定条件下可以激活为有功能的兴奋性突触,称之为沉默性突触变性效应。1971 年,Wall 和 Egger 第一次提出这种假说,他们观测到损伤薄束核后,大鼠失去后肢感觉传入,但其前肢在丘脑的反应区明显加大,并且楔束核原本存在但没有活性的突触从薄束核突触抑制作用下释放出来。研究认为,沉默性突触休眠是由于突触后膜无法感受到激活信号所致,而某些刺激因素将使这些原本存在但没有活性的“沉睡”状态的突触释放出来。例如,研究发现,神经元损伤后,γ- 氨基丁酸产生减少,神经兴奋性降低,诱导沉默性神经元的激活。但是,沉默性突触激活后表达的受体种类和水平可能有异于正常突触,因此,异常的神经冲动如截肢病人的幻肢痛、偏瘫病人的痛觉过敏等均可能与此有关。

2. 神经网络 以突触为媒介,神经元之间,甚至神经元与非神经元之间的联系纵横复杂、交织成网,被称之为神经网络。突触传递信号的改变,最终将导致神经网络的改变,并最终引起神经功能可塑性。残存功能恢复学说认为,神经损伤早期,大脑病损部位仍有部分神经元发放冲动,通过损伤通路恢复实现原有神经模式和功能的修复。但随着脑功能成像技术的发展,众多的研究陆续发现,损伤后激活的脑区较损伤前往往有所不同,这主要是由于“损伤通路恢复”往往不够彻底和完善,需要其他未损伤脑区的信号传递发生改变,与原有损伤区域发生协同作用、共同合作完成功能和任务,这其中比较确定的几种方式为:①潜在通路启用,是指处于休眠状态的储备通路的激活,主要与沉默突触激活有关。②对侧或同侧周边代偿,即病灶周围脑区、对侧对等位置及次级功能代表区激活。③古旧脑的代偿,哺乳动物脑的最外层为新脑,损伤时可由内层的古旧脑承担部分功能,但动作较粗糙。

我们以感知觉的传入为例,讲解一下功能可塑性的原理和机制。人类和其他灵长类的体感系统是允许来自皮肤和内脏部位的感觉刺激上传至大脑皮层的。脊神经根、延髓楔束核、对侧丘脑腹后核、感觉皮层作为体感系统上传的递级换元神经核团所在部位，一般受损后神经可塑性差，感觉传输通路中断概率大，而除此以外的通路损伤，由于多是神经纤维的损伤，而非神经元胞体的损伤，往往可以在数周或数月经过神经轴突再生和突触重建恢复或部分恢复。在此过程中，最常见的临床康复方法是刺激损伤周围的皮肤或加大损伤区域的刺激强度，通过加大或者加强感受器的传入信号，作用于突触后产生 LTP 效应，引起突触传递效能增强，突触后电位幅度增加。而为了接受更多的传入刺激，对应的大脑皮层会变得电活动活跃，同时周边脑区代偿性协同活动，体表投影面积增大，通过神经重塑实现功能恢复。

各类感觉在大脑皮层有自己的代表区，并且投射区域的大小与感觉的灵敏度有关，并受到活动、行为频率和程度的修饰。例如，肢体感觉代表区在中央后回，本体感觉代表区在中央前回，视觉代表区在枕叶距状裂两侧，听觉代表区在颞叶的颞横回和颞上回，嗅觉的代表区在海马回，味觉的代表区在中央后回头面部感觉投射区的下侧，内脏感觉代表区在边缘叶。由于感觉代表区的大小与身体不同部位的感觉灵敏度有关，因此，手、唇、口腔的感觉代表区通常大于躯体的感觉代表区。同时，这些感觉区具有相互代偿甚至替代的作用，以此来完成对事物的感知，最经典的例子是正常人感知事物是视觉、触觉、听觉、嗅觉等各种感知觉协同完成的，而盲人视觉受损后，其触觉和听觉就会异常敏感，代替视觉完成空间定位和辨人识物，其触觉和听觉投射对应的皮质脑区远大于正常人，而视觉区域是缩小的，其脑区的改变与盲人长期的行为输入有直接关系。

（三）神经凋亡与神经可塑性

细胞死亡主要可以分为凋亡和坏死两种方式。坏死（necrosis）是不可逆性的细胞死亡，一般是细胞在受到外界较强的有害刺激下发生的不正常的急速的死亡过程；而细胞凋亡（apoptosis）又称为程序性细胞死亡，是机体一系列蛋白、基因共同参与的过程，受外界因素影响进而终止或者加速进程。机体细胞正常情况下代谢更新本身就是生理性细胞凋亡过程，然而，机体在某些致病因

素下也会发生病理性凋亡，例如，缺血性脑卒中急性期，缺血核心区的脑组织进入不可逆的坏死过程，而这个坏死核心周围是一圈缺血半暗带区，这部分组织的细胞因为缺血而进入凋亡程序，如果设法恢复血流或者提供必需的营养成分，可以得到拯救并恢复活性。因此，缺血半暗带的细胞凋亡调控是治疗缺血性脑卒中重要的突破点。

自从 1972 年 Kerr 提出细胞凋亡的概念，神经损伤后减少细胞凋亡成为神经可塑性重要的组成部分。凋亡进程大致可以分为三个时相：诱导期、效应期和降解期。在诱导期，细胞接受损伤信号的输入，启动凋亡程序；效应期，一系列诱导凋亡的因子和抑制凋亡的因子相互拮抗，如果抑制凋亡的因子占据上风，凋亡进程将被终止；反之，当诱导凋亡的因素发挥主要作用，细胞将会进入降解期，凋亡发生。研究发现，细胞凋亡分为核性凋亡和非核性凋亡。Caspases 家族直接介导的细胞核性凋亡是凋亡最经典的途径，Caspase-2、8、9、10 等通过自身家族不同亚型之间的级联反应，最终激活 Caspase-6、7、3 等，引起细胞核固缩、DNA降解，细胞凋亡。细胞非核性凋亡主要指线粒体凋亡途径等，在细胞凋亡过程中不占主导。细胞凋亡诱导期和效应期，受到多种信号通路的影响，如 Bcl-2 家族（包括 Bcl-2、bax 等）、MAPK 家族（包括 JNK、ERK、p38）、PI3K/AKT 家族、神经营养因子家族、核转录因子 NF-κB、Ras、热休克蛋白等。因此，通过调控这些信号通路蛋白的表达，抑制细胞凋亡，将有利于神经修复。例如，给予脑梗死大鼠运动平板训练，将上调 Bcl-2 等蛋白的表达，降低 Caspase-3，抑制细胞凋亡，改善运动功能。

（四）神经微环境对神经可塑性的影响

神经微环境是神经元生存的空间，任何一种化学或物理信号的改变，都会对神经的可塑性产生影响。例如，脑损伤后未成熟小胶质细胞、星形胶质细胞的聚集和少突胶质细胞的持续激活加速了神经元凋亡和胶质瘢痕的形成；血管内皮细胞不仅构成血-脑屏障、维持血管内外的物质交换，还同时作为血流剪切力的感受器，影响神经元的信息调控。研究发现，细胞之间的相互作用最终都通过蛋白分子介导的信号通路发挥作用，神经因子是神经可塑性重要的媒介。同时，在中枢神

经微环境内,还存在一种组织性的网状结构,其在神经元周围会变得更加密集,称为神经基质网(perineuronal nets, PNNs),这种特异性的网状结构对神经可塑性影响也较大。

1. 神经因子在神经可塑性中的作用 神经因子是一类存在于神经元内外的蛋白分子,在成熟神经系统中,部分是神经保护剂,部分是神经破坏剂,对于神经可塑性具有调控作用。至今,神经因子的种类、作用仍未研究透彻,现主要对几种常用的神经因子进行论述:

(1)神经营养因子:神经营养因子(neurotrophin, NT)分为神经生长因子(nerve growth factor, NGF)为代表的神经营养素家族、胶质细胞源性神经营养因子(glial cell line-derived neurotrophic factor, GDNF)家族、睫状神经营养因子(giliary neurotrophic factor, CNTF)家族、表皮生长因子(epidermal growth factor, EGF)、成纤维细胞生长因子(fibroblast growth factor, FGF)、血小板源生长因子(platelet-derived growth factor, PDGF)等。研究发现,神经营养因子具有神经元营养功能,对中枢及周围神经元的发育、分化、生长、再生和功能特性的表达均具有调控作用。

(2)神经抑制因子:与神经营养因子作用相反,可溶性髓磷脂相关糖蛋白(myelin associated glycoprotein, MAG)、少突细胞髓磷脂糖蛋白(oligodendrocyte myeling lycoprotein, OMgp)和Nogo蛋白作为已知的神经轴突再生抑制因子,均通过Nogo受体发挥轴突生长抑制作用,抗-Nogo-A抗体可以促进轴突发芽和神经功能恢复。

(3)神经特异性蛋白:微管相关蛋白(microtubule-associated proteins, MAPs)、突触小体相关蛋白、生长相关蛋白43(growth-associated protein-43, GAP-43)等是促进轴突再生、突触修复必不可少的物质,被称为神经特异性蛋白,其缺乏将导致神经发育不良或脑发育迟缓。

(4)神经生长导向因子:神经生长导向因子包括ephrins家族、netrins家族、semaphorins家族和slits家族等,是在轴突投射和神经元生长迁移过程中通过接触吸引、接触排斥、化学吸引和化学排斥等机制提供轴突生长导向作用的分子。

(5)神经元黏附分子:神经元黏附分子(neural cell adhesion molecule, NCAM)是介导细胞黏附和识别的一种非Ca^{2+}依赖型的表面糖蛋白,在海马突触前后表达,大量的NCAM可以诱导神经再生、增强LTP,促进学习和记忆。

2. 神经基质网在神经可塑性中的作用 中枢神经系统的细胞外基质(extracellular matrix, ECM)由层粘连蛋白、纤维连接蛋白、血小板反应蛋白、细胞黏合蛋白-C/R、信号素、硫酸软骨素蛋白聚糖(chondroitin sulfate proteoglycan, CSPG)和硫酸肝素蛋白聚糖(heparan sulfate proteoglycan, HSPG)等蛋白聚糖、透明质酸、生长因子和其他蛋白质的分子混合物组成。神经元、胶质细胞等细胞成分与ECM构成细胞-ECM结构,该结构支撑中枢神经系统实质结构,介导各种细胞的存活、增殖、分化、迁移,甚至细胞突触间联系、轴突伸展等过程。

在细胞-ECM结构中,存在一种组织性的网状结构,尤其在神经元周围会变得更加密集,称为神经基质网(PNNs),最初由高尔基在19世纪末通过电子显微镜发现。PNNs包绕神经元的细胞体和突起,形成一个格子状的网络结构,同时在突触接触部位留下间隙。PNN由CSPG、透明质酸、软骨连接蛋白和肌球蛋白-R构成,可以认为是一种浓缩的ECM。PNNs所扮演的角色尚未完全阐明,但研究发现其除了支持维护神经结构、维持离子稳态外,还有限制神经可塑性的作用。

PNNs受到多种细胞因子的影响,例如,软骨连接蛋白1(cartilage link protein 1, Crtl1)是现今发现的唯一一种由PNNs周围神经元产生,诱导PNNs形成的蛋白因子,抑制Crtl1的表达将减弱脑内PNNs的作用;基质金属蛋白酶(matrix metalloproteinases, MMPs)由解连蛋白和金属蛋白酶构成,对ECM和PNNs具有重塑作用,参与神经元存活、迁移、轴突引导、髓鞘和突触形成等过程,研究发现,老鼠水迷宫训练上调海马MMP-3和MMP-9的表达,通过降低PNNs的限制,促进突触良性发展,上调学习和记忆能力。

五、中枢和周围神经可塑性的不同与展望

神经系统分为中枢和外周两部分,周围神经的损伤主要指神经纤维的损伤,神经纤维由神经

元的轴突和长树突外包绕神经胶质细胞,主要是施万细胞组成。由于神经纤维可以通过神经发芽的方式再生,因此具有较好的可塑性;而中枢神经损伤除了损伤神经纤维外,还损伤了神经元胞体、突触结构及相互联系,同时,中枢神经系统具有更复杂的微环境。因此,总体上说,中枢神经可塑性差,功能恢复困难,大脑往往通过代偿、替代等方式实现功能的重建。

神经可塑性是人类一生行为发展和变化的基础,也是神经损伤后可修复的基础,虽然人们对它的认识越来越多,但大脑是人类最复杂、最高级、最神奇的器官,未解之谜还很多,通过各种手段,至今仍然无法使严重神经受损的病人完全恢复,关于神经可塑性的探索仍有很长的路要走。

第二节　神经再生

一、概述

20 世纪以前,人们普遍认为神经元在出生前或出生后不久就失去再生能力,数量不能增加,损伤后也不能修复。但随着神经科学的发展,越来越多的研究发现,脑内存在极少量新生的具有功能的神经元,特别是研究发现了具有多种分化潜能的细胞群——神经干细胞(NSCs),打破了神经元不能再生的传统理论。有学者指出,神经组织中存在一类具有自我更新能力,并具有多向分化潜能的原始多功能细胞,可以增生并转化为不同种类的神经细胞,如神经元、星形胶质细胞和少突胶质细胞,参与神经发生和损伤修复过程。

胚胎时期的 NSCs 在神经系统的多个部位都有分布,并不断激活分化产生新的神经元以形成大脑基本的神经结构。随着神经系统的发育成熟,在胚胎发育的后期,NSCs 分化为大量的前体细胞和功能细胞,干细胞的比率随之下降,到了成年期,NSCs 在神经系统几乎绝迹,仅少量分布在大脑的两个主要神经源性区域:海马齿状回下层颗粒(subgranular zone,SGZ)和侧脑室的室管膜下区(subventricular zone,SVZ)。这些成体中的NSCs 大多处于静息状态,只有在神经损伤等外界刺激下,这些静息态的 NSCs 才能够被激活,进而增殖、迁移到损伤部位并选择性地分化为神经元

或各种胶质细胞,实现神经结构的修复和功能的代偿。例如,SVZ 区域的 NSCs 增殖并经吻侧迁移流迁移至嗅球,分化发育为成熟的嗅球中间神经元,参与嗅神经的再生。而 SGZ 区的 NSCs 可以定向迁移至颗粒细胞层后分化发育为成熟神经元,并整合入海马神经环路,参与学习和记忆过程。随着干细胞研究的深入,部分文献报道杏仁核、小脑皮质、纹状体、下丘脑、胼胝体下区甚至从侧脑室到第四脑室和脊髓中央管等脑区也存在能够增殖的干细胞,但这些部位的干细胞是否是从SGZ 和 SVZ 区迁移过去的,以及是否具有显著的增殖分化特性,仍存在争议。

神经再生参与神经可塑性。神经元死亡、组织囊腔形成、瘢痕胶质增生等严重的神经损伤后遗症期,提高中枢神经系统 NSCs 的再生能力是主要的神经修复策略。如今,NSCs 基础和临床研究广泛,不仅关注干细胞疗法的作用机制,更关注动物模型到临床应用的转化。

二、神经再生的途径

神经再生主要通过三种途径来实现:内源性神经发生、外源性干细胞移植和细胞诱导转化。

(一)内源性神经发生

内源性神经发生是指存在于 SGZ 和 SVZ 等区域的成体 NSCs 从静息状态激活,经增殖、迁移和分化,定向分化为神经元、星形胶质细胞和少突胶质细胞等,在损伤部位进行神经元再生和环路重建的过程。

内源性 NSCs 作为多能干细胞,其激活受到大脑微环境的影响,为了分化出确切的神经细胞类型,NSCs 的增殖、分化需要多种信号通路精准的调控,主要包括 Wnt 信号通路、Shh 信号通路、Notch 信号通路、RTK 信号通路等。研究发现,糖原合成酶激酶 3(glycogen synthase kinase 3,GSK-3)作为干细胞增殖分化的重要整合分子,是这些信号通路发挥作用必不可少的分子,GSK-3 受抑后,干细胞增殖能力下降,甚至提前终止神经发生过程。

内源性神经发生过程同样受到多种细胞因子的调节。神经营养因子,尤其是神经生长因子和脑源性神经营养因子,具有增强 NSCs 增殖和存活的作用。将脑源性神经营养因子输入侧脑

室,可检测到 NSCs 细胞数量明显升高。生长因子是另外一类具有促进 NSCs 增殖作用的多肽类物质,成纤维细胞生长因子和血管内皮生长因子是其中较为重要的因子。目前,从胚胎大鼠海马区分离出干细胞后,采用一定剂量成纤维细胞生长因子使其分裂增殖,是体外培养获取大量 NSCs 的主要方法。血管内皮生长因子不仅可以促进 NSCs 的增殖,还可以激发 NSCs 向神经元分化。另外,基质细胞衍生因子 -1 等趋化因子在诱导 NSCs 分化、迁移和免疫调节方面也起重要作用。

内源性 NSCs 的细胞生物学特征不尽相同,SVZ、SGZ 作为常见内源性 NSCs 的存在脑区,即使同一区域的干细胞在细胞形态学、标志物的表达、增殖和分化能力方面也有不同的特点,这决定了 NSCs 调控的复杂性。同时,NSCs 数量受限,定向分化具有倾向性,多数情况下,NSCs 分化为胶质细胞的数量远大于分化为神经元的数量,加上新分化的细胞死亡率高,最终,内源性 NSCs 能够起到的神经修复能力非常有限。但是,内源性 NSCs 增殖分化避免了伦理学方面的争议,不存在外源性移植可能发生的免疫排斥反应,仍然具有研究价值。

（二）外源性干细胞移植

当神经发生损伤后,虽然能引起内源性 NSCs 增殖,但是再生能力极其有限,导致 NSCs 临床治疗存在一定的局限性。现今,研究更多的集中于外源性干细胞的移植,即将体外培养或诱导的具有干细胞分化潜能的细胞移植到神经系统,使之分化为具有功能的神经元。目前,已被用于外源性干细胞移植的细胞主要分为两类:神经源性干细胞和非神经源性成体干细胞。

1. 神经源性干细胞 神经源性干细胞是指来源于神经系统的干细胞,通过体外诱导、增殖后移植回神经系统,可以部分取代 NSCs 的作用,分化为神经元或胶质细胞,主要有胚胎干细胞（embryonic stem cells, ESCs）、多能诱导干细胞（induced pluripotent stem cells, iPSCs）、神经多能干细胞（neural pluripotent stem cells, NPSCs）和成年神经干 / 祖细胞（neural stem cells/neural progenitor stem cells, NSCs/NPCs）等。该类干细胞的研究多数处于实验室阶段,只有人神经前体细胞系 NT2/D1 和人永生化神经干细胞系 CTX 进入

到临床 I 期和 II 期试验。NT2/D1 细胞是一种人畸胎瘤来源的人多能胚胎瘤细胞系,而 CTX0E03 来源于人胚胎脑组织,通过逆转录病毒转染 c-myc 生长因子进行永生化处理。根据 CTX0E03 研制的商业化产品 CTX-DP 被用来治疗脑卒中后遗症期,临床实验已经取得了一定疗效。

2. 非神经源性成体干细胞 非神经源性成体干细胞主要包括间充质干细胞（mesenchymal stem cells, MSCs）、骨髓单核细胞（bone marrow mononuclear cells, BM-MNCs）和多能成体干细胞（multipotent adult progenitor cells, MAPCs）等,其中 MSCs 是最具有代表性的一类。MSCs 最初在骨髓中发现,也被称为"骨髓基质细胞",后来在身体其他部位也有发现,如脂肪、脐带、肺、肝、滑膜、羊水、牙髓、骨骼肌中。MSCs 具有较好的可塑性,可在体外培养,在适当微环境作用下,可增殖和分化为其他类型的细胞。尽管 MSCs 在脂肪组织中含量最多,但临床试验中大多使用自体同源的骨髓源性 MSCs（bone marrow MSCs, BM-MSCs）,BM-MSC 具有自我更新能力,并且具有多项分化潜能,可分化为神经元、神经胶质细胞和内皮细胞等。

3. 外源性神经干细胞移植方式 外源性神经干细胞移植方式主要有三种:局部注射移植、经脑脊液途径移植、经外周血液循环移植。局部注射移植是通过立体定向的方法直接将细胞注射入病损脑区或脊髓周围区域,尤其适用于液化脑区囊腔内注射,但是该方法组织损伤大,虽然在动物实验上已获得成功,但难以在临床上开展。经脑脊液途径移植是以干细胞归巢性和脑脊液循环为理论基础的一种移植方式,将外源性干细胞注射入脑室、脑池等部位。临床上常采用腰椎穿刺的方式将细胞首先移植入蛛网膜下腔,利用脑脊液循环,将移植干细胞带入病损脑区。除了腰椎穿刺,经脑脊液循环途径还包括脑室穿刺、枕大池穿刺等方式,多见于基础研究。经外周血液移植包括静脉移植和动脉移植,静脉移植是应用最早的方式,其缺点是细胞需求量大,靶向治疗效果差,已经逐渐被淘汰。

4. 外源性干细胞移植的作用与局限性 外源性干细胞移植的主要目的是弥补内源性 NSCs 再生不足,替换受损的神经元,重建和修复受损的神经通路。但是,与内源性 NSCs 激活一样,外

源性干细胞移植也受移植部位微环境的限制,向成熟神经元分化的数目受限,同时由于外源性移植细胞数量多,局部成瘤风险增加。尽管存在这些问题,外源性干细胞移植仍在临床推进,主要原因是移植的干细胞具有神经调控作用,而且这种作用远远强于细胞替代机制。研究发现,移植的干细胞可以旁分泌的形式,分泌多种细胞因子,通过免疫调节抑制缺血区的炎症,为缺血半暗带区的受损神经元提供营养支持和抗凋亡帮助,改善脑血流循环,降低神经水肿,刺激轴突出芽和髓鞘重构等,最终发挥免疫调节、抗炎、抗凋亡、营养神经、增强突触修复、促进内源性 NSCs 再生、诱导血管新生等作用。

三、神经再生的展望

近些年来,基于干细胞的临床研究日益增多,干细胞治疗,尤其是干细胞移植,为脑损伤提供了一个很有前景的治疗途径。但是,目前对移植治疗的功能改善程度、不良反应和安全性的评估仍有差异,从基础实验到更广泛的临床应用,仍需更深入地了解干细胞的作用机制、移植的治疗时间窗、最优化的移植细胞类型,并在调控干细胞增殖、存活、迁移和分化方面加深探索,以提高移植的成功率。同时,细胞的移植技术改进也是临床最主要考虑的问题,因为部分研究发现,如果移植细胞数量过多,干细胞局部聚集形成肿瘤细胞,不仅不能改善病人的神经功能,反而会对病人造成更严重的损害。

第三节　康复治疗和神经可塑性

神经可塑性是所有康复治疗的依据,运动、认知、吞咽、言语等康复训练的行为都是建立在神经可塑性基础上的神经修复手段。但在临床实践中,我们发现,神经修复受到多种因素的影响,类似病情的病人经过相同的康复治疗预后可以不同,不同病情的病人经过康复治疗后预后可能相同,这种因人而异的神经行为复杂性取决于神经的可塑性。

一、神经损伤的程度和性质

神经损伤的部位、性质、进程和损伤的程度是决定康复结局的重要因素。一般来说,中枢性损伤较周围性损伤、重复性的损伤较一次性损伤、神经退行性损伤较急性机械性损伤、多部位损伤较单部位损伤的恢复困难,这与以下特点有关:

(一)神经发芽与轴突生长的邻近原则

成熟动物神经发芽往往不彻底,异位生长较多,再生的轴突倾向于与最先接触的神经元重组新的突触,很难特异性的向原位生长,因此,对于中枢神经,受损的两个神经元越接近,失神经支配后,恢复突触传递的可能性越大;对于周围神经,损伤部位距离靶器官越近,神经纤维损伤越短,或者手术断端对位良好、周围血供营养丰富,再生能力越好。

(二)失神经支配的分散性和集中性

轴突再生、突触重建和神经干细胞分化的效果均与损伤的神经是集中在完整的突触之间,还是分布在一个离散的区域内有关,大面积的失神经支配或者损伤神经分布离散,修复难度增加。因此,在临床上,对于中枢神经,弥漫性轴索损伤、缺血缺氧性脑病较脑卒中或脑外伤预后差,而脑卒中或者脑外伤的严重程度一定程度上与损伤的面积成正比;对于周围神经,运动神经纤维,尤其是支配较大肌肉的纤维,再生能力强于感觉纤维和支配较小肌肉的神经纤维。

(三)神经支配的主次性和精准性

神经或脑区越重要,功能就越复杂,其损伤后出现的功能障碍就越严重,预后就越差,这主要与脑功能分区的主次性和突触功能调控的精准性有关。大脑皮层功能定位学说认为,大脑皮层分成许多独立的功能区域,分司各种心理能力,即不同的功能就有不同的掌管结构,因此损伤不同的脑区,即使面积相似,严重程度和预后也会不同,损伤的脑区功能越重要,预后越差。同时,行为越精细,证明支配该行为的神经突触调控越精准,损伤后恢复也越差,例如,对于卒中后的偏瘫病人,手功能的重建远难于下肢行走功能的恢复。

二、行为疗法和运动再学习

研究证明,神经修复属于一个神经系统再学习、再适应过程,它强调了外界刺激信息的传入量,无论是感觉替代,还是网络重组,在治疗的敏感期,外来传入刺激越多,修复程度越大。行为疗法和运动再学习作为促进神经通路重塑的主要方法,训练的强度、方式、频率决定了神经刺激的频率和刺激部位,最终导致神经可塑性的结局不同,这与神经竞争的层次替代原则有关。

神经损伤往往造成多种神经突触连接的损伤,其中包含了兴奋性突触和沉默性突触,神经竞争的层次替代原则是指这些突触的修复存在先后和竞争性。一般认为,兴奋性突触功能重塑的先后顺序受传入神经刺激信号的影响,对于一个手功能障碍的病人,如果病人一直训练抓握,修复的神经突触功能将以抓握为主,而手的其他功能,例如对指等动作的出现将延后。同时,皮层中沉默性突触的脑区作为一个不受重视、不被保护或者仅具有次要功能的区域,多数会被兴奋性突触代替,这可能是沉默突触在一定条件下激活为有功能的兴奋性突触,或兴奋性突触选择性延伸生长入该区域,替代该区原有不重要的突触的原因。因此,临床上,在病人耐受的情况下,高强度重复性的训练模式是神经康复的主要模式。

三、神经修复介入的时机

敏感期是指特定的生物事件可能出现的最佳时间段。依赖于敏感期的学习过程,是经验期待型学习,具有时间上约束性的特点,即在敏感期习得性活动容易完成,错过了敏感期经验获得将变得非常困难,中枢和周围神经损伤后的重塑和神经修复过程属于经验期待型学习。与之相对应的,那些不取决于敏感期的学习过程,被称为经验决定型学习,学习经验的发生不受年龄或时间的限制,普通人的学习和记忆过程属于该类型。两种形式表现不同的原因至今没有完全明了,部分研究认为这主要与海马脑区有关。海马是控制"经验决定型"学习和记忆的脑区,相对于其他脑区,海马具有较强的LTP突触功能可塑性,并且海马齿状回下层颗粒是现今最为明确的具有神经干细胞储备的脑区,因此,海马在可塑性上远远高于其他脑区。

神经损伤后的神经修复过程属于经验期待型学习,重塑存在一个"时间窗"。损伤早期是大脑可塑期,大脑的结构和功能对外部刺激应答敏感,此时,康复训练、药物治疗等效果最为显著;随着时间的延长,大脑将进入"后遗症期",此时,大脑

对外界的应答和自我修复能力会逐渐减弱,这不仅在于成熟神经系统重塑能力不足,更重要的在于微环境中抑制因子的存在,例如,星形胶质细胞损伤后分泌的硫酸软骨素蛋白聚糖。同时,髓鞘相关糖蛋白和少突胶质细胞髓鞘糖蛋白的阻隔作用也是主要因素。

每种神经系统疾病的神经损伤特点不同,其康复的时间窗也不相同。对于最常见的脑卒中来说,康复时机大致可以分为"急性期—恢复期—后遗症期"三个阶段,康复疗效呈现钟形曲线的模式:①急性期,卒中后1~7天,这个时期病人多数在神经科治疗,病情不够稳定,甚至需要监控生命体征,康复治疗多数不介入或仅在病人病情稳定的情况下少量介入。②恢复期,卒中后1~6个月,甚至延长到1年。这个阶段是康复治疗的黄金时期,多数病人进入康复专科病房或康复医院,神经可塑性达到最高水平,康复治疗效果显著。③后遗症期,卒中1~2年后。病人进入神经可塑性平台期,康复干预改善不够显著,进入治疗的瓶颈期,此期的康复主要针对各种并发症问题,如肌张力障碍、关节挛缩、肌肉萎缩等,病人多数回归家庭和社区。

四、物种和年龄

脑功能及结构的复杂程度是影响康复结局的客观条件之一,这包括两方面的含义:一是生物物种进化程度的影响,越是低等的物种,脑结构和功能越单一,其受损后重建能力越强,而作为物种进化较为复杂的人类,相对来说脑损伤后重组能力受限;另外一方面说明,在生命周期中,脑的成熟度越高,损伤后康复结局越差,也就是幼体的脑功能重建能力高于成熟体。

神经修复广泛存在,但却存在物种和年龄差异,这与轴突损伤后发芽的进程有关。用乙酰胆碱酯酶染色法测定去神经脑区神经纤维的修复时间发现,大鼠损伤后5天左右观察到神经发芽,到12天时达到高峰;在猫身上,同样类型的神经发芽在损伤后10天才开始,直到20天达到顶峰;而灵长类动物在损伤后要2周甚至更长时间内才能有同样的反应。因此,物种越低,神经发芽出现越早,修复也越完善。此外,对于同一物种,老年动物的修复能力小于年轻个体,更小于幼体。例

如,发育期的动物,齿状回中的神经突触修复出现在损伤后 1 ～ 2 天,而成熟个体直到 5 ～ 6 天才有反应,神经突触在老年动物中,替换速度更慢,因此,年龄越小,神经发芽再生出现越早,可塑性越大。

投射量守恒假说也阐述了物种和年龄对脑损伤修复的影响机制。该假说认为,神经元的轴突投射量,也就是突触的数量是固定的,高级别物种行为精细,正常情况下突起投射量多,损伤后再生能力低。而年龄越大,随着成熟度的增加,完成的投射量也多,损伤后再生能力也低。

另外,也有观点认为神经突触的密度与可塑性能力有关,而神经突触的密度与年龄的关系遵循高斯曲线,婴幼儿期神经突触密度迅速增加,成年人处于平稳状态,老年则缓慢降低。这决定了不同年龄的脑可塑性能力不同,婴幼儿能够实现结构的重组,而成年和老年个体则主要以功能替代为主。与之不同的是,低级别物种神经修复能力强,不是因为其神经突触密度高于高级别物种,而是可能与低级别物种沉默性突触量多有关,损伤后可以大量激活,可塑性更强。

（吴　毅）

参 考 文 献

[1] RAISMAN G.Neuronal plasticity in septal nuclei of adult rat.Brain Res, 1969, 14（1）: 25-48.

[2] LUND RD, LUND JS. Synaptic adjustment after deafferentation of superior colliculus of rat. Science, 1971, 171（3973）: 804-807.

[3] WESTRUM LE, BLACK RG. Fine structural aspects of synaptic organization of spinal trigeminal nucleus（parsinterpolaris）of cat. Brain Res, 1971, 25（2）: 265-287.

[4] REYNOLDS BA, WEISS S.Generation of neurons and astrocytes from isolated cells of the adult mammalian central-nervous-system. Science, 1992, 255（5052）: 1707-1710.

[5] WALL PD, EGGER MD. Formation of new connexions in adult rat brains after partial deafferentation .Nature, 1971, 232（5312）: 542-545.

[6] BEN-ARI Y, GAIARSA JL, TYZIO R, et al.GABA: A pioneer transmitter that excites immature neurons and generates primitive oscillations. Physiol Rev, 2007, 87（4）: 1215-1284.

[7] KERR JFR, WYLLIE AH, CURRIE AR. Apoptosis: a basic biological phenomenon with wide-ranging implications in tissue kinetics. Br J Cancer, 1972, 26（4）: 239-257.

[8] ZhANG P, ZhANG Y, ZhANG J, et al. Early Exercise Protects against Cerebral Ischemic Injury through Inhibiting Neuron Apoptosis in Cortex in Rats. Int J Mol Sci, 2013, 14（3）: 6074-6089.

[9] COHEN S, LEVI-MONTALCINI R, HAMBURGER V. A nerve growth-stimulating factor isolated from sarcomas 37 and 180. Proc Natl Acad Sci U.S.A, 1954, 40（10）: 1014-1018.

[10] CARULLI D, RHODES KE, FAWCETT JW. Upregulation of aggrecan, link protein 1, and hyaluronan synthases during formation of perineuronal nets in the rat cerebellum. J Comp Neurol, 2007, 501（1）: 83-94.

[11] MEIGHAN SE, MEIGHAN PC, CHOUDHURY P, et al. Effects of extracellular matrix-degrading proteases matrix metalloproteinases 3 and 9 on spatial learning and synaptic plasticity. J Neurochem, 2006, 96（5）: 1227-1241.

[12] MCKAY R. Stem cells in the central nervous system. Science, 1997, 276（5309）: 66-71.

[13] CURTIS MA, KAM M, NANNMARK U, et al. Human neuroblasts migrate to the olfactory bulb via a lateral ventricular extension. Science, 2007, 315（5816）: 1243-1249.

[14] CAMERON HA, MCKAY RD. Adult neurogenesis produces a large pool of new granule cells in the dentate gyrus. J Comp Neurol 2001, 435（4）: 406–417.

[15] SAVITZ SI, CRAMER SC, WECHSLER L, et al. Stem cells as an emerging paradigm in stroke 3: enhancing the development of clinical trials. Stroke, 2014, 45（2）: 634-639.

[16] KIM WY, WANG X, WU Y, et al. GSK-3 is a master regulator of neural progenitor homeostasis. Nat Neurosci, 2009, 12（11）: 1390-1397.

[17] PENCEA V, BINGAMAN KD, WIEGAND SJ, et al. Infusion of brain-derived neurotrophic factor into the lateral ventricle of the adult rat leads to new neurons in the parenchyma of the striatum, septum, thalamus, and hypothalamus. J Neurosci, 2001, 21（17）: 6706-6717.

[18] KALLADKA D, SINDEN J, POLLOCK K, et al. Human

neural stem cells in patients with chronic ischaemic stroke（PISCES）: a phase 1, first-in-man study. Lancet, 2016, 388（10046）: 787-796.

[19] HAN DW, TAPIA N, HERMANN A, et al. Direct reprogramming of fibroblasts into neural stem cells by defined factors. Cell Stem Cell, 2012, 10（4）: 465-472.

[20] LEI W, LI W, GE L, et al. Non-engineered and Engineered Adult Neurogenesis in Mammalian Brains. Front Neurosci, 2019, 13: 131.

第五章　制动与运动对机体的影响

第一节　制动与运动对机体器官功能的影响

一、制动对机体功能的影响

制动（immobilization）指人体局部或者全身保持固定或者限制活动的状态，其形式有固定、卧床和瘫痪。制动以减少体力消耗或脏器功能损害，稳定病情，帮助疾病恢复。但制动本身同时具有负面效应，长期制动可导致废用综合征，对器官产生多种影响，不仅会引起继发性功能障碍和合并症，还严重影响疾病的康复过程和临床治疗。正确认识制动对机体的影响，处理好制动与运动之间的关系，是康复医学工作中的重要内容之一。

（一）肌肉系统

1. 肌萎缩和肌力下降　长期卧床，关节固定会导致肌容积减少，引起肌力和肌肉耐力的下降。废用性肌萎缩广泛或局部地发生在被制动的肢体中，肌纤维体积缩小和肌肉减少是肌肉萎缩的特征。制动引起的肌肉变化，组织学上主要表现为肌纤维直径的减小，肌纤维排列紊乱。制动引起的肌纤维萎缩，慢肌纤维（Ⅰ型）和快肌纤维（Ⅱ型）均出现萎缩，但快肌纤维萎缩的更明显，这也是下肢抗重力肌肌力显著减退的原因之一。

制动引起的活动量减少，会引起肌肉血液供应、肌肉蛋白质的合成、氧利用效率及肌肉代谢活动的减少，线粒体和肌肉纤维胞核数量下降、体积减少及并联肌小节减少等。在制动的最初几个小时内，肌蛋白的合成速度便开始下降。制动30天，肌细胞胰岛素受体对胰岛素的敏感性下降。卧床休息30天后腓肠肌和股外肌β羟酰基辅酶A脱氢酶和枸橼酸合成酶含量显著降低，但糖酵解酶无改变。有人提出线粒体功能的下降亦是其发生发展的主要原因，不过其机制还不清楚。有研究认为，制动可导致骨骼肌线粒体 H_2O_2 的释放增加，并且与年龄无关。制动45天，肌线粒体密度减小、氧化酶活性降低、总毛细血管密度降低、毛细血管长度缩短，导致肌肉局部的血流量减少。肌肉萎缩不仅表现为肌肉横截面减少，肌纤维纵向挛缩也很明显。制动1个月肌肉横截面减少10%～20%，2个月减少50%。制动造成的废用性肌萎缩，以神经性瘫痪引起的肌萎缩最为明显。肌萎缩速度为非线性的，即制动早期肌萎缩最快，呈指数下降趋势。快肌纤维横截面积减少超过慢肌纤维，伸肌萎缩的程度要重于屈肌。

由于肌萎缩、支配肌肉运动的神经兴奋性下降、运动单元募集减少等因素，导致肌力下降。肌力下降的速度要比肌萎缩的速度快。肌力下降和神经功能障碍又是造成步态不稳和运动协调性下降的主要原因。完全卧床休息的病人，肌力降低每周10%～15%，3～5周可达50%。膝关节手术后27～43天股四头肌肌力降低可达40%～80%，下肢肌力减退比上肢显著。

肌肉被制动一段时间后，其体积、结构、生理特性和代谢均发生许多改变。疼痛限制了肢体的活动，出现肌肉失用，肌肉失用的变化与固定类似。固定的肌肉虽然中枢神经系统发放的冲动能到达肌肉，但肌肉不能产生正常收缩。而失用的肌肉由于缺乏中枢神经系统兴奋冲动，肌肉也不能产生正常的收缩，表现为活动受限或收缩力丧失。制动不仅使肌肉的体积减小，也使肌肉的易疲劳性增加、耐力减退。对脑卒中后偏瘫的病人，不必要的休息和制动会引起健侧和患侧的失用性萎缩、肌力耐力下降，偏瘫的病人即使能够步行，与健康人相比，多数存在健侧肌萎缩和耐力下降。

2. 肌源性挛缩　肌源性挛缩是由于外伤、手术或疾病等各种病因需长期制动所导致的肌肉、韧带等软组织的长度改变、柔软性及可动性丧失，引起关节的主动和被动活动范围受限。肌源性挛缩多发生在跨越双关节的肌肉，如髂腰肌、阔筋膜张肌、腘绳肌、腓肠肌等。制动可引起肌肉横断面积减少，肌肉缩短，而肌肉长期保持在缩短状态可导致肌节缩短，肌纤维纵向挛缩。另外，在关节周围既有致密而具弹性的韧带，又有疏松且富弹性、运动性很大的疏松结缔组织。在关节固定的情况下，韧带因受不到牵拉会自动缩短而且失去弹性。疏松结缔组织，在关节固定、局部水肿和循环不良、创伤及炎症等情况下会出现增生，肌纤维间结缔组织、胶原纤维也增生，使肌膜硬化、弹性下降，疏松结缔组织变为致密结缔组织，使关节周围软组织短缩，关节僵硬，活动范围减少，甚至僵直畸形。肌源性挛缩病人常表现为肌张力增高、关节畸形、关节活动度降低，同时可伴有疼痛、肌肉萎缩等。

（二）骨骼系统

1. 骨代谢异常 制动1~2天尿钙即开始增高，5~10天内显著增高，7周时达到高峰。由于大量的钙随尿液排出，使血钙降低，低血钙又促进了骨组织中的钙转移至血中，从而产生了高钙血症，最终导致骨钙负平衡。另外，骨小梁和骨皮质的吸收增加，骨密度降低，抗重力的下肢长骨、脊柱椎骨以及承担体重最大的跟骨骨钙丢失最明显。神经性瘫痪引起的骨密度减低最为显著，完全性脊髓损伤6个月的病人跟骨密度降低67%，而健康人卧床同样时间仅降低1.5%。

2. 骨质疏松 骨骼质量的维持很大程度上取决于施加于骨上的肌腱牵拉与重力的机械负荷。研究表明，沿长骨纵轴的压力的减小是骨质疏松的主要原因。长期制动时骨骼的压力和牵拉力降低，骨形成抑制，发生骨质疏松。老年人或脊髓损伤病人更易受肌肉不活动或负重减低的影响；卧床休息的健康成年人骨流失的速度会超过新骨形成的速度而导致骨质减少。瘫痪肢体的不活动会导致继发性骨质疏松，骨密度下降。卒中后短期即可出现明显的骨吸收。研究显示，卒中后11周，瘫痪侧髋骨骨密度较对侧减少4.6%。而有研究发现，卒中病人偏瘫1年后全身骨密度下降2%，而偏瘫侧的肱骨与股骨近端骨密度下

降高达17.4%和12.2%。偏瘫病人的血清和尿中的骨吸收测量指标在卒中发生时没有下降，而和制动时间的长短有很大相关性，提示废用性骨质疏松是由运动缺乏和肢体瘫痪联合引起的，且运动缺乏是一个很重要的影响因素。

3. 关节挛缩 制动可导致关节周围的软组织、韧带和关节囊的病变，使关节活动范围严重受限，尤其当关节本身有炎症或肌肉瘫痪，或肢体放置位置欠佳时，容易造成关节挛缩。如果整个关节囊受累，关节活动在运动的各个方向都会受到影响。下肢骨关节挛缩的典型改变是髋关节和膝关节的屈曲畸形，踝关节跖屈畸形。上肢骨关节挛缩的典型改变是指间关节、肘关节和腕关节屈曲畸形，肩关节内旋畸形。长期制动引发的肌肉内脂肪细胞增多和肌肉纤维化，最终导致肌源性关节挛缩。关节挛缩会妨碍转移活动、基本日常生活能力。如髋关节屈曲挛缩，减少了髋关节的伸展，缩短了步长。跖屈挛缩会使足跟不能着地，引起异常的蹬地模式。

4. 关节退行性变 制动导致骨承重应力改变而引起的关节囊挛缩、关节软骨面受压、关节软骨含水量下降、透明质酸盐和硫酸软骨素减少等一系列改变。由于关节周围韧带的刚度降低、强度下降、能量吸收减少，韧带附着点处变得脆弱，易于发生韧带断裂。应用外固定后缺乏正常活动的关节，如两个相对关节面的关节，可导致接触面的软骨退变和损伤。强制固定关节的非接触面的变化有纤维化、蛋白多糖合成减少、蛋白多糖的形态改变。这些变化部分是由于通过关节滑液扩散的营养物质减少。应用支具或绷带固定时，关节运动部分受限，与强制固定相比关节软骨的损害较轻。

5. 异位骨化 异位骨化是指在软组织中出现成骨细胞，并形成骨组织，包括关节周围的异位骨质增生和肌肉中的骨化性肌炎。脊髓损伤后异位骨化的发生率为16%~58%，一般发生于伤后1~4个月。主要累及髋关节，其次为膝关节、肩关节、肘关节。

（三）心血管系统

制动对心血管系统的影响非常明显。短期制动可使血液循环功能迅速减弱，长期制动则导致心血管系统功能衰退。其影响机制可能有体液转

移、血容量减少、血流减慢、心率增加等,导致有氧运输能力降低,易发生直立性低血压、血栓形成、心功能减退等不良结果。

1. 心率和心输出量改变 长期卧床会导致基础心率增加和心输出量减少。心率增加与血容量减少、每搏量下降、自主神经功能失调等因素有关。制动 3 ~ 4 周后,心率约增加 4 ~ 15 次/min。卧床后进行直立位活动时,心率增加更显著,且心率的增加与卧床时间长短呈正相关。基础心率加快,心脏舒张期缩短,每搏输出量减少,将使冠脉血流灌注减少,引发心肌缺血。神经病变导致肌瘫痪时,由于肌泵作用降低,致使下肢静脉回流减少,静脉顺应性增加,加之循环血容量减少,导致心室充盈量下降,每搏量减少,在直立位时每搏量减少更为显著。

2. 血容量变化 制动 1 ~ 2h 血容量迅速减少,这是短时间卧床所造成的最明显的心血管改变。研究表明,制动 24h 血容量减少 5%,6 天减少 10%,14 天减少 15%,20 天减少 20%。血容量的减少对心肌梗死病人非常不利,可造成非心源性的循环功能以及相应的运动功能减退。

3. 有氧运动能力降低 卧床后最大摄氧量($VO_2 max$)下降,$VO_2 max$ 是衡量心血管功能的常用指标,它既反映心排出量又反映氧的分配和利用。制动 30 天,$VO_2 max$ 以每天 0.9% 的速度下降,这一速率与老年生理性衰退的年下降率相似。制动对 $VO_2 max$ 的短期影响主要与心输出量减少和血容量减少有关,长期影响则主要与肌萎缩、肌功能容量减退、肌力和耐力下降等因素有关。$VO_2 max$ 下降,肌肉功能容量减退,肌力和耐力均下降。

4. 血流动力学改变 制动后每搏量下降、心输出量下降、交感神经兴奋性降低、血管外周阻力增加及血液本身理化特性的改变,从而引起血流动力学上的一系列变化。以腹主动脉、股动脉及大脑中动脉血流速度减少最为明显。卧床后造成的血小板聚集性增加及动脉血流速度减低、下肢血流阻力增加等血液学和血流动力学变化为深静脉血栓形成提供了条件。

5. 体位性低血压 体位性低血压指病人由卧位转换为直立位时,因血压显著降低而出现面色苍白、头晕、头痛、出汗、心动过速等现象,严重者甚至晕厥。正常人完全卧床休息 3 周,严重疾病损伤者及老年人持续卧床数天,即可发生直立性低血压。长期卧床的病人易发生直立性低血压,其发生机制可能为:①循环血浆容量降低和静脉回流不足而导致静脉容量增加;②自主神经功能改变,去甲肾上腺素能神经传递紊乱;③压力感受器敏感性降低,持续卧床使血压调节机制发生障碍。

6. 血栓形成 制动后血容量减少,而血液中有形成分并不减少,血细胞比容增高,血液黏滞度明显增加;静脉血管容量增加,血流速度减慢;此外,血小板凝聚力和血纤维蛋白原水平也增高。这些因素使血栓形成的概率明显增加。最常见的有深部静脉血栓和血栓性脉管炎等。深部的静脉血栓脱落,易造成肺栓塞或脑栓塞。

(四)呼吸系统

1. 肺通气/血流比例失调 由于肺循环是低压系统,长期卧位时,上肺部的血流显著增加,而下肺部减少,致使通气/灌流比例失调,生理死腔增加,同时横膈上抬导致肺通气效率降低,从而影响气体交换。

2. 肺通气效率降低 卧位时,膈肌上移,胸廓容积减小,膈肌的运动部分受阻,胸廓弹性阻力加大,导致胸廓扩张受限,肺呼吸幅度减小。此外,长期卧床,可出现全身肌力的减退,呼吸肌肌力也随之下降。诸多因素导致肺的顺应性下降,肺活量减少,使肺通气效率降低,气体交换受阻。

3. 坠积性肺炎发生率增加 长期卧床可导致支气管平滑肌收缩无力,气管纤毛的摆动功能下降,不利于黏附于支气管壁的分泌物的排出。加之病人咳嗽、咳痰无力,不能有效地清除呼吸道内的分泌物,使坠积性肺炎、支气管感染、支气管阻塞的发生率大大增加。

(五)中枢神经系统

长期制动以后,由于缺少环境中的躯体性、精神性和社会性刺激,中枢神经系统的功能会出现下降,社会孤立和躯体运动的缺乏,会导致情绪不稳、抑郁、焦虑、神经质、幻觉等状况,病人可出现认知能力下降,判断力、解决问题能力、学习能力、记忆力、注意力、任务执行能力障碍。

(六)皮肤系统

制动可引起皮下组织和皮肤的坚固性下降,

长时间制动可引起皮肤萎缩。此外,持续性压迫和营养状态恶化加速皮下脂肪的减少和皮肤的角化,容易引起压疮。大面积压疮使血清蛋白质减少,组织渗透压下降,加速液体向细胞间渗出,引起下肢皮肤水肿加重。

(七) 消化系统

长期卧床可引起食欲下降(特别是高蛋白食物)、营养吸收减少,胃液分泌减少,胃内食物排空的速率减慢,导致低蛋白血症。胃肠蠕动减弱,食物排空时间延长,加上血浆容量降低和相对脱水,容易引起便秘。此外,胃液 pH 值降低,胃内容物停留时间延长,还容易出现反流性食管炎。

(八) 泌尿系统

1. 尿路结石　由于制动时抗利尿激素分泌减少,尿量增加,尿液排出钙、磷、钾、钠等电解质也随之增加,从而产生了高钙尿症、高磷尿症。高钙尿症和高磷尿症又促进了尿路结石的形成。

2. 排尿障碍　卧位时由于膈肌活动受限、腹肌收缩无力、盆底肌松弛及神经损伤病人神经支配异常等因素,使膀胱括约肌与逼尿肌活动不协调,可导致尿潴留。此外,长期卧床也可导致逼尿肌松弛、括约肌无力,出现充盈性尿失禁。

3. 尿路感染　尿路结石的形成、导尿次数的增多,加之饮水不足、尿液浓缩,增加了尿路感染的发生概率。

(九) 代谢和内分泌系统

制动所引起的代谢和内分泌发生改变较迟缓,有时甚至在恢复过程才表现出来。恢复活动后这些改变的恢复也慢。

1. 负氮平衡　制动期间抗利尿激素抑制,产生多尿,尿氮排出明显增加(2g/d),导致低蛋白血症、水肿和体重下降。创伤或饥饿时负氮平衡可以达到 8～12g/d。氮排出增加开始于制动的第 4～5 天,在第 2 周期间达到高峰,并一直持续下去。3 周制动的负氮平衡需 1 周恢复,但 7 周卧床造成的负氮平衡则需要 7 周才能恢复。

2. 内分泌变化　抗利尿激素在制动后第 2～3 天发生抑制,肾上腺皮质激素分泌增高,雄激素降低。血清胰岛素和前胰岛素 C 肽同时增高,但伴有利用障碍(肌肉胰岛素受体抵抗)。血清甲状腺素和甲状旁腺素增高或不稳,基础代谢率降低。

3. 水电解质改变　制动后血钠、血钾、血镁、血磷酸盐和硫酸盐、血钙、尿钙、血胆固醇增高,高密度脂蛋白胆固醇降低。高钙血症是常见而又容易忽视的水电解质异常,卧床休息 4 周可以出现症状性高钙血症。长期卧床的儿童中高钙血症可高达 50%。非特异性症状包括:食欲减退、腹痛、便秘、恶心和呕吐。进行性神经体征为无力、低张力、情绪不稳、反应迟钝、昏迷等。

二、运动对机体功能的影响

运动是生命的标志,不仅表现为物体的物理性位移,而且也表现为生物体内部结构的动态变化。它是人类最常见的生理性刺激,对多个系统和器官的功能具有明显的调节作用。运动是康复治疗的基本手段,也是防止制动副作用的主要方法。但是运动过度会造成机体强烈应激,影响组织的修复和愈合,甚至影响机体内环境的稳定,造成病情恶化。

(一) 骨骼肌系统

运动训练可引起肌肉的适应性改变,包括形态及功能改变,表现为肌肉肥大、肌纤维增粗,肌肉毛细血管密度增加以及肌力、肌肉耐力增强等。运动还可以抑制骨骼肌的炎症反应,促进 Ⅱ 型肌纤维向 Ⅰ 型肌纤维转变,增加线粒体及其氧化酶活性,提高肌肉摄取及利用氧的能力。经常运动可使肌肉保持正常的张力,并通过肌肉活动给骨组织以刺激,促进骨骼中钙的储存,预防骨质疏松。

(二) 骨关节系统

1. 对骨骼的影响　骨骼的密度、形态与代谢依赖于施加在骨上的应力,包括压力和牵拉。运动训练对肌腱的结构与力学性质有长期的正面效应,帮助骨的生成和代谢,维持韧带弹性,增加关节活动度。经常运动,特别是抗阻练习和冲击性运动对骨量和骨密度的提高非常有利。另外,运动方式对骨量的影响与运动量、运动负荷主要集中的位置和程度等有关。

2. 对关节的影响　关节的负重和运动对维持正常关节软骨的组成、结构与机械特性非常重要。骨关节创伤或关节置换术后,正确适宜的运动,可刺激软骨细胞,增加胶原和氨基己糖的合成,促进退变关节软骨的修复和重塑,增加关节稳定性,防止滑膜粘连和血管翳形成,有助于恢复改善关节功能,促进骨折愈合。运动还可使关节保持较好的灵活性,韧带保持较佳的弹性,以增强运动系统的准确性和协调性来完成各种复杂的动作。

(三)心血管系统

当持续运动数秒钟后,人体的心血管系统就会出现复杂的功能调节。例如,在运动状态下,由于自主神经的主导作用,血管平滑肌张力减弱,血管舒张,机体可从血液中摄取较多的氧来满足运动的需要。

1. 对循环调节的影响　运动中心率加快、心输出量增加,保证了肌肉、呼吸和全身脏器的需要。另外,运动可使交感神经对容量血管起作用,使静脉系统中的血流量减少,从而保证心脏的回心血量。

2. 对心率的影响　运动时心血管系统第一个可测反应是心率增加,心率增加是心排出量增加的主要因素,约占60%~70%。而前负荷和后负荷的改变占30%~40%。运动时,心脏做功负荷、心率与氧摄入量呈线性增加关系,在低强度运动和恒定做功负荷中,心率将在数分钟内达到一个稳定状态;而在高负荷状态下,心率则需要较长时间才能达到一个更高的平台。

3. 对血压的影响　运动时的动脉血压水平取决于心输出量和外周阻力两者之间的关系。收缩压增高与交感神经兴奋有关。舒张压的维持与外周血管总阻力的下降有关。在有较多肌肉参与运动的情况下,肌肉血管舒张对外周阻力的影响大于其他不活动器官血管收缩的代偿作用,故总的外周阻力仍有降低,表现为动脉舒张压降低或基本不变;另一方面,由于心输出量显著增加,故收缩压升高。

4. 对心血管功能的影响　运动可使冠脉扩张,心脏舒张期延长,改善冠脉血供,增强纤溶系统活性,降低血小板黏滞性,防止血栓形成。运动将引起心血管系统复杂的适应性变化,最大摄氧量增加,保证运动肌肉和重要脏器的血液供应。运动可使心肌细胞内的蛋白质合成增加,心肌纤维增粗,心肌收缩力增强,心搏出量增加。运动时心输出量的增加与运动量或耗氧量成正比。运动时各器官的血流量将进行重新分配,心脏和进行

运动的肌肉的血流量明显增加,不参与运动的骨骼肌及内脏的血流量减少。运动疗法还可以降低舒张末期及收缩末期容积,改善心肌代谢,促进心功能改善。

(四)呼吸系统

运动训练可改善肺组织的弹性和顺应性,增强呼吸肌力量及膈肌的运动能力,提高肺活量,增加摄氧量,进而改善肺功能。

1. 通气机能的变化　运动时随着强度的增大,机体为适应代谢的需求,需要消耗更多的O_2和排出更多的CO_2,机体通气机能将发生相应的变化:呼吸加深加快,肺通气量增加,潮气量上升,呼吸频率随运动强度而增加,运动时每分通气量增大。

2. 换气机能的变化　人体各器官组织代谢的加强,使流向肺部的静脉血中PO_2比安静时低,从而使呼吸膜两侧的PO_2差增大,O_2在肺部的扩散速率增大。血液中儿茶酚胺含量增多,导致呼吸细支气管扩张,通气肺泡的数量增多;肺泡毛细血管前括约肌扩张,开放的肺毛细血管增多,呼吸膜的表面积增大;右心室泵血量的增加也使肺血量增多,使通气血流比值仍维持在0.84左右。

(五)代谢内分泌系统

运动时糖、脂和蛋白质三大能源物质都可为运动提供能量,肌糖原是运动中主要的糖类燃料。运动强度越大,肌糖原利用越多。肌肉做功时,脂肪酸是最重要的脂质原料,并且是安静和轻至中度运动时有氧ATP形成的主要能源,运动可促进体内组织细胞对糖的摄取和利用能力,增加肝糖原和肌糖原储存,改善机体对糖代谢的调节能力。脂肪是在人体中含量较多的能量物质,在体内氧化分解时放出能量约为同等量的糖或蛋白质的两倍,长期运动能提高机体对脂肪的动用能力,为机体从事各项活动提供更多的能量来源。剧烈运动时蛋白质也参与分解提供能量。

内分泌与神经系统协同控制和调节全身的运动和物质代谢,完成运动和维持身体内环境的稳定。应激运动时,下丘脑中的生长激素释放因子分泌增多,生长激素分泌增多。剧烈运动后血甲状腺素浓度和肾上腺素升高。短时间的运动后,血浆胰岛素浓度下降,且与运动强度和持续时间呈负相关。当运动强度和持续时间增加时,血糖

和血中胰岛素水平进行性下降。运动还会对下丘脑-腺垂体-性腺轴活动产生影响,从而调节性激素的分泌水平。

(六)消化系统

随着运动强度的增加,骨骼肌血管扩张,内脏血管收缩、血流量减少,导致胃肠道血流量明显减少,消化腺分泌消化液量下降,消化能力受到抑制。一般来说,中等至大强度运动尤其过饱、高渗性和高脂饮食时可延缓胃的排空,但间歇性、长时间的运动可加速胃的排空。因此,适当的运动会使胃肠蠕动增强,消化液分泌增加,食欲增加,对胃肠道功能有着良好的促进作用;且运动时膈肌和腹肌的舒缩活动对胃肠有良好的按摩作用,可加强消化道食物的搅拌和排空。另外,运动还可增加脂肪代谢及胆汁的合成和排出,并减少胆石症的发生。

(七)泌尿系统

静息状态时心排血量的 1/5 通过肾,运动时为了维持骨骼肌、心肺的充足血量,肾血流量相对减少,剧烈运动时肾血流量可下降到安静时的 50%。正常人剧烈运动后或长时间大强度运动后,可出现一过性蛋白尿或血尿,经过休息后可自行消失,运动性蛋白尿或血尿受运动项目、负荷量和运动强度、身体适应能力等的影响。短时间大强度的一次性运动,可使肾小管上皮顶浆小泡增多,提高了肾小管对低分子蛋白质的重吸收机能。长时间大强度的一次性运动后,肾小管上皮细胞的部分线粒体凝聚、肿胀和空泡化,次级溶酶体增多,从而降低了肾小管重吸收机能。研究表明,不同时间大强度的运动对小鼠肾是一种与运动时间有关的可逆性病理变化,是肾功能增强的一种暂时的适应性反应,但大强度运动对肾结构带来不同程度的影响,在短期内不能完全恢复。

(八)神经心理系统

运动是中枢神经系统最有效的刺激形式,所有的运动都可向中枢神经提供感觉、运动和反射性传入,随着运动复杂性的增加,多次重复训练将在大脑皮层建立暂时性的联系和条件反射,使神经活动的兴奋性、灵活性和反应性都得以提高。运动训练还对大脑的功能重组与代偿起重要作用,可促进机体运动及认知功能的改善。低中强度运动可以促进大脑皮质、尾状核、下丘脑和小脑

等处的内啡肽分泌,产生镇痛作用。运动时机体代谢活动增强,肾上腺素及内啡肽分泌增加,可调节人的精神和情绪,减缓焦虑和抑郁,提升幸福感。

第二节 运动与制动的辩证关系

临床医疗中制动与运动是对立统一的矛盾体,两者都是临床和康复医疗必要的手段,过分强调任何一方都会导致临床问题。合理处理这两者之间的关系是运动损伤和功能障碍病人康复治疗的艺术体现,也是临床康复医学工作者必须面对的挑战。

一、制动方面的问题

(一)制动的时限

制动是临床和康复治疗时传统的保护性治疗措施,临床和康复医疗最常用的制动方式有:卧床休息、局部固定(石膏、夹板)、神经麻痹,三种制动方式可以单独或同时使用。必要的短时间制动有助于减轻炎症,减少体力消耗或脏器功能损害,帮助疾病恢复。但是长时间制动会产生负面效应和合并症,不仅延误疾病的治疗时间,更严重的是对功能障碍的恢复失去了最佳的康复时机,造成一种废用综合征,使本不应残疾或者经过康复训练能得到基本康复的病人成为残障。因此,了解制动多久后会产生不利影响就显得尤为重要。"凡是急性疾病均应卧床休息"是临床上十分常见的认识误区。明确各疾病早期康复中的制动时限,减少制动时间,同时避免过早运动带来的损伤,是临床康复治疗工作中值得重视及思考的问题。

(二)确定制动病人的康复策略以减少功能损害

临床上许多疾病发生后不得不对病人进行早期制动,如急性心肌梗死、脑卒中急性期、脊柱骨折伴脊髓损伤、股骨颈骨折等。如何正确制订这些早期制动病人的康复策略以最大限度地降低功能损害,是康复临床工作者必须思考的问题。

1. 心血管疾病 既往观点认为急性心肌梗死病人早期进行身体活动会引起室壁瘤形成、心力衰竭、心脏破裂、猝死等,因此需严格卧床休息 6~8 周,但是长期卧床会造成废用综合征、运动

耐力低下、身体调节异常及静脉血栓、肺栓塞等并发症,阻碍了功能障碍的恢复。循证医学表明,对没有并发症的心血管疾病病人,应进行早期运动康复训练。如对没有并发症的急性心肌梗死病人,绝对卧床休息时间应控制在 12～24h,过分制动导致心脏功能减退和冠状动脉病变发展加快。急性期康复的主要目的是使病人可以安全地自立完成进食、排泄、洗澡等基本生活活动,住院第 1 天可开始床上坐和床边轻微肢体活动,第 2～5 天逐步开始床边和病区内的步行。连续步行 200 米无症状和体征可达到出院标准,发病 2 周后在医生指导下逐步开始有氧运动训练。

2. **急性脑卒中**　急性脑卒中病人在病情稳定(生命体征稳定,48h 内症状体征不再进展)后应尽早介入康复治疗(2017 中国卒中早期康复指南,Ⅰ级推荐,A 级证据)。病情稳定后尽快离床,尽早开始积极主动的运动治疗,包括肌力训练、平衡训练、协调训练、各种日常生活活动训练、多肌群参与的闭链抗阻训练、生物反馈式功能性电刺激、借助器械站立、步行康复训练等。脑卒中轻到中度的病人,在发病 24h 后可以进行床边康复、早期离床的康复训练。部分脑出血病人脑水肿较重,可在发病后 1～2 周,病情稳定的情况下开始康复治疗,以早期纠正各种异常运动模式,诱导正确运动模式的出现,预防各种并发症的发生。

3. **脊髓损伤**　脊髓损伤病人如果脊柱不稳定则需要固定或卧床,但过分卧床会导致压疮、肺炎、静脉血栓等并发症。因此要尽早积极地建立脊柱稳定性,包括手术内固定、腰围或脊柱矫形器,以尽早开始康复训练,包括:床上体位训练、坐位和立位平衡训练、肌肉牵张训练、转移训练、肌力训练、步行训练、轮椅训练、日常生活活动(activities of daily living, ADL)训练、生物反馈式功能性电刺激等。运动训练是促进残存神经功能恢复和运动神经终板再生或发芽的最有效刺激。

4. **外周神经损伤**　周围神经损伤的病人大部分可以恢复神经支配能力,运动是最有效的促进神经再生的因素。不完全失神经支配的肌肉可以借用生物反馈式功能性电刺激,锻炼时避免过度疲劳或强度过大。

5. **腰痛**　急性发作早期(48h 内)卧床休息,同时可选择高频电、中频电、激光等物理因子

治疗缓解疼痛,待疼痛基本缓解以后可进行床上功能锻炼、悬吊、平板训练、水中运动训练等,提高核心肌群肌力减少复发。

6. **骨关节疾病**　骨折和骨关节手术后病人一般均采用不同类型的关节固定,以保持骨关节的稳定性,减轻疼痛。在制动期间进行早期运动锻炼可以减少肌肉功能衰退和骨质丢失,加速功能的恢复。早期进行骨关节疾病康复训练的时机和策略取决于许多因素,如骨折部位、骨折类型、复位方法、病人日常生活需要以及愈合情况等。一般认为,如果病人骨折内固定稳定,应尽早在不负重情况下进行运动训练;骨折石膏固定病人可早期进行局部肌肉的等长收缩练习,以及伤肢近端和远端未被制动关节的主动运动;关节内骨折病人,在固定 2～3 周后,应每日短时取下外固定装置,在一定保护措施下进行关节不负重的主动运动。骨折固定拆除后,运动训练是最主要的措施,包括肌力训练、关节活动训练、全身活动能力训练等。

7. **关节置换术后**　如髋关节置换术,术前应进行患肢力量训练、扶拐训练、呼吸训练、咳嗽练习等,减少术后并发症及训练的学习时间,提高训练的效率和安全性。髋关节置换术后应注意避免四种危险体位:髋关节屈曲超过 90°,下肢内收超过身体中线,伸髋外旋,屈髋内旋。日常生活中,上身与下肢的夹角保持大于 90°,患肢保持外展位,是预防人工髋关节脱位的关键。术后应尽早开始床上被动和主动活动,如踝关节背伸和跖屈的踝泵练习、手术侧关节周围的肌肉等长收缩,以及非手术关节下肢和双上肢主动活动和抗阻训练等,预防静脉血栓、关节粘连和肌力减退。延误康复训练可导致关节内粘连和肌肉萎缩,严重影响功能和手术效果。一般来说,手术后 1～3 天,可进行辅助髋膝关节屈曲及伸展练习,臀肌、股二头肌及股四头肌的等长收缩。在手术医生的允许下,用双拐或助行器进行触地式步行。手术后 1 周,可逐渐由主动屈伸髋膝关节过渡到渐进性抗阻训练,直到关节恢复功能。

二、运动方面的问题

(一)运动风险事件的预防与处理

运动康复涉及内容广泛,如心脑血管疾病、

中枢神经系统损伤、骨科疾病、老年病等。在治疗中，由于病人的病因、病史不同，多数病人存在一种或者多种疾病和并发症，造成训练难度加大。适当的运动可以有效地防止制动弊端的发生，但是过于强调运动负荷训练，盲目的超越生理范围的运动方法，将导致运动损伤等并发症的产生。并且，在运动康复过程中，由于多种代谢因素、血流动力学以及自主神经的变化和心电生理改变，可能会诱发一定的运动风险事件，如心律失常、心绞痛、晕厥等，所以康复人员如何把握在训练过程中有可能发生的各种危险因素，对可能出现的运动风险事件进行准确判断及处理，避免运动并发症，降低运动风险，也是值得重视和思考的问题。

运动相关的并发症及风险事件有：跌倒、肌肉肌腱韧带拉伤或断裂、关节扭伤或脱位、骨折、椎间盘突出或椎体滑脱、心律失常、心绞痛、晕厥等。主要危险因素包括：准备或结束活动不充分、运动训练强度或总量过大、运动方式选择不当、运动训练方法错误、高危病人的病情判断失误、对原发病或术式了解不深入等。

风险事件的预防是对病人运动可能产生的潜在风险进行识别，评估并采取正确处理或预防措施的过程。在运动过程中实行风险事件预防，避免潜在并发症及风险的发生，能够有效的促进康复治疗，为后续的康复治疗提供一个良好的治疗环境。

1. 高度重视运动安全，加强康复风险意识 康复医生及治疗师要详细了解病人原发病病情或手术方式，运动前对病人做必要的、全面的功能评估、危险因素评估及危险分层、风险评估，准确把握运动适应证和禁忌证。康复工作者应多询问，多观察，多思考病人所做运动康复项目具有的潜在风险，在保证安全的前提下，实施运动或开展个性化、针对性的运动康复治疗。

2. 把握运动时机，严格遵循运动治疗规范 康复医师及治疗师需严格把握运动时机，根据病人病情及功能评定，制定科学正确的运动康复治疗方案，循序渐进地规范地实施运动计划，并根据病人病情变化及时调整运动治疗方案。

3. 加强沟通，保证病人及家属知情同意 为防止意外事件的发生，应与病人或家属进行有效的沟通，把运动康复过程中潜在的风险告知病人

及家属，任何运动康复训练项目在征得病人或家属同意并签署知情同意书后方可实施。

康复病人在运动过程中易发生的并发症及风险包括跌倒，骨、关节、肌肉、韧带损伤及心脑血管意外等，运动前要全面了解病情，做好功能评估及风险评估，把握运动适应证及禁忌证。运动前做好肌肉与关节的运动准备及病人的心理准备；实施科学正确、循序渐进的运动方案；运动过程中给予必要的运动监护，随时观察病人运动过程中的症状及反应，最大限度避免运动风险及并发症发生。当康复风险事件发生后，应积极应对，针对具体的风险事件，迅速作出相应的处理。

（二）运动方式及运动强度的选择

1. 运动方式 康复病人运动的目的主要是减少卧床和制动的并发症，提高体力和耐力，改善运动功能及其他功能障碍，改善身体机能，提高ADL能力及生活质量等。根据运动的目的，在疾病的不同时期可以采用不同的运动方式。根据运动完成过程中主动用力程度的情况，运动可分为被动运动、助力运动、主动运动和抗阻运动。按照能量代谢系统不同，运动可分为有氧运动和无氧运动。康复临床中，常采用的运动方式有：被动训练、功能性电刺激辅助主动训练、机器人辅助行走和手臂训练、主动运动平板或功率车有氧训练、步行训练、肌肉力量训练、平衡柔韧训练、功能性训练等。在急性期，以被动训练为主，各个肢体关节尤其是患肢关节全范围活动，以保持关节活动度和刺激运动感觉。亚急性期或恢复期、慢性期可以进行助力运动训练或主动训练，包括有氧耐力运动和大肌群肌肉力量和快速力量训练等，平衡柔韧协调训练，步行稳定性训练等，逐步改善运动能力、肌力耐力、心肺功能及整体机能。

2. 运动的强度 运动强度是指单位时间内的运动量，是运动治疗的关键因素，也是运动定量化与科学性的核心问题，直接关系到运动的有效性和安全性，因此在运动康复过程中，是我们首先要考虑的问题。

（1）初始强度的确定：临床实际中常采用目标强度所对应的心率、功率或代谢当量来实施，其中心率是最常用和便捷的评估运动强度的变量，但在心血管病康复病人服用β受体阻滞剂或合并

房颤时，心率不能作为反映运动强度的可靠指标，需要采用无氧阈或代谢当量来反映强度。在无氧阈无法准确判断时，可采用峰值摄氧量法、代谢当量法、主观劳累程度分级法。此外，不论采用何种方法制定运动强度，必须多种方法联合运用，包括心率储备法、无氧阈法、主观劳累程度分级法等，特别强调必须注重病人的主观感觉。

（2）临床常用确定运动强度的方法：①目标心率法，静息心率增加10~20次/min；②最大心率法，从50%~60%HRmax开始，HRmax=（220-年龄）；③心率储备法，从40%HRR开始，HRR=40%HRmax-静息心率，适宜心率=（HRR-静息心率）40%+静息心率；④无氧阈法，以无氧阈评定运动强度（推荐）；⑤峰值摄影量法，从50%峰值摄影量开始；⑥主观劳累程度分级法，多采用6~20分的Borg评分表，根据病人感觉的劳累程度打分，通常建议病人在10~14分范围内运动；⑦代谢当量法，根据代谢当量MET得出实际生活活动量，一般病人运动能力至少应达到5METs，才能满足日常活动需要。

（3）运动训练注意问题：①要根据病人病情、年龄、心肺功能等制订系统化、个性化运动方案，制订运动方案要兼顾病人原发病外其他系统疾病的功能障碍，做到整体康复；②有氧运动强度一般取峰值摄氧量的40%~80%，低危病人可从最大运动能力的55%~70%开始，而中高危病人从最大运动能力的50%以下逐渐增加。抗阻运动中常使用Borg评分11~13分作为主观指导（轻松至有点累），推荐上肢初始强度为30%~40%1RM，下肢为50%~60%1RM；③运动疗法与其他临床治疗如药物治疗、饮食治疗、心理治疗等相结合，可获得最佳的治疗效果；④运动训练前、后应做充分的热身准备活动及放松整理活动；⑤注意肌肉等长收缩引起的血压升高反应及屏气用力时心血管的负荷增加。

（谢　瑛）

参 考 文 献

［1］刘昆.制动与运动、康复评价与康复训练的研究进展.中国临床康复，2002，6（02）：174-176.

［2］王步标，华明.运动生理学.2版.北京：高等教育出版社，2011.

［3］李艳，黄兆民.制动对骨骼肌的影响及机制.中国康复理论与实践，2006，12（12）：1024-1025.

［4］中国老年保健医学研究会老龄健康服务与标准化分会.中国社区心肺康复治疗技术专家共识.中国老年保健医学，2018，16（3）：41-56.

［5］励建安.康复治疗中运动与制动的应用策略.2002年第9届全国运动医学学术会议论文摘要汇编.中国运动医学学会、国家体育总局运动医学研究所：中国体育科学学会运动医学分会，2002：5.

［6］SU L, FU J, SUN S, et al. Effects of HIIT and MICT on cardiovascular risk factors in adults with overweight and/or obesity: A meta-analysis. PLoS One, 2019, 14（1）: e0210644.

［7］LU W, WANG L, YAO J, et al. C5a aggravates dysfunction of the articular cartilage and synovial fluid in rats with knee joint immobilization. Mol Med Rep, 2018, 18（2）: 2110-2116.

［8］FARIAS LF, MACEDO GAD, BROWNE RAV, et al. Physiological and Psychological Responses during Low-Volume High-Intensity Interval Training Sessions with Different Work-Recovery Durations. J Sports Sci Med, 2019, 18（1）: 181-190.

［9］SHAKIL US, KARIMI H, GLIIANI SA. Effects of supervised structured aerobic exercise training program on fasting blood glucose level, plasma insulin level, glycemic control, and insulin resistance in type 2 diabetes mellitus. Pak J Med Sci, 2017, 33（3）: 576-580.

［10］WENDT K, HEIM D, JOSTEN C, et al. Recommendations on hip fractures. Eur J Trauma Emerg Surg, 2016, 42（4）: 425-431.

［11］LIEBER RL, ROBERTS TJ, BLEMKER SS. Skeletal muscle mechanics, energetics and plasticity. J Neuroeng Rehabil, 2017, 14（1）: 108.

［12］DONAHUA SW. Krogh's principle for musculoskeletal physiology and pathology. J Musculoskelet Neuronal Interact, 2018, 18（3）: 284-291.

［13］MARTIN GR, ANGEAS VI, TAKASHI YO. Skeletal muscle mitochondrial H_2O_2 emission increases with immobilization and decreases after aerobic training in young and older men. J Physiol, 2015, 593（Pt 17）: 4011-4027.

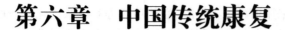

第六章　中国传统康复

第一节　理论基础

起源于中国的传统康复疗法包括针灸、推拿、气功、中草药及传统练功法等,对于维持或改善病人功能、提高生存质量有良好作用。数十年来,经欧美各国广泛交流传播和多学科协作深入研究,尤其是兼备针灸学和康复医学等多学科知识背景的研究者和专业人员的大量出现,其在康复医学功能障碍的防治中发挥越来越重要的作用。

一、经络腧穴

(一)概述

在传统中医理论中,人体作为一个复杂的有机整体,经络是机体联络全身各部的通道。针灸、推拿通过刺激经络腧穴系统,调节全身各部的机能。经络理论几千年来一直指导着中医临床,尤其与针灸、推拿、气功有密切的关系。

经络走行线上有许多关键点,统称为腧穴。刺激一定的腧穴,可通过经络发挥调节脏腑、运行气血的功能,激发机体内在的抗病能力,以达到防治疾病的目的。

(二)经络的组成

成书于 2 000 多年前的中国传统医学经典著作《黄帝内经》所论述的经络范围很广。经络由经脉和络脉组成,经脉又包括十二经脉和奇经八脉,以及附属于十二经脉的十二经别、十二经筋、十二皮部等;络脉则包括十五络脉、浮络、孙络等。经络的核心内容是十二经脉和奇经八脉之任督二脉,合称"十四经";经筋、皮部、络脉等在临床也有重要的应用。

1. 十二经脉　是手太阴肺经、手厥阴心包经、手少阴心经、手阳明大肠经、手少阳三焦经、手太阳小肠经、足太阴脾经、足厥阴肝经、足少阴肾经、足阳明胃经、足少阳胆经、足太阳膀胱经的总称,一侧共十二条,左右对称。十二经脉的体表分布:阴经分布于四肢内侧面和胸腹部,阳经分布于四肢外侧面及头面躯干。其中手三阴经和足三阴经在四肢内侧面的排列是:太阴在前缘,厥阴居中,少阴在后缘;手三阳经和足三阳经在四肢外侧面的排列是:阳明在前缘,少阳居中,太阳在后缘。

2. 奇经八脉　是任脉、督脉、冲脉、带脉、阴维、阳维、阴跷、阳跷的总称。奇经八脉是对十二经脉的补充。它与十二经脉不同,不直属某个脏腑,也无表里配合,因而称之为奇经。在奇经八脉中,任脉和督脉具有所属腧穴,它们与同样具有所属腧穴的十二经脉合称"十四经"。

十四经具有一定的循行路线、主治病症及所属腧穴,是经络系统中最重要的部分,在临床上是针灸推拿取穴治病的基础。具体应用包括经络诊断(辨证归经)和循经取穴等。经络诊断指根据体表相关部位发生的病理变化,推断病变所对应的经脉,如头痛以前额为主者多与阳明经有关,以颞部为主者多与少阳经有关,以枕部为主者多与太阳经有关,以额顶为主者多与督脉、足厥阴经有关。

(三)腧穴

1. 腧穴的分类　腧穴又叫"穴位",是人体具有治疗作用的特定点。刺激一定的腧穴,就可以通过经络发挥调节脏腑、运行气血的功能,激发机体内在的抗病能力,以达到防治疾病的目的。常用的腧穴有以下三类。

(1)十四经穴:简称"经穴",即分布在十二经脉和任脉、督脉上的穴位,是腧穴体系的主体部分。有 309 对双穴,52 个单穴,总计 361 穴。在十四经穴中,一些腧穴具有相似的性质和作用,因而将之分属于特定的类别,称为特定穴。包括分布于胸腹腰背部的募穴、背俞穴；位于四肢肘膝关节以下部位的原穴、络穴、下合穴、郄穴、五输穴和八脉交会穴；以及八会穴等。

（2）经外奇穴：简称"奇穴"，是指既有一定的穴名，又有明确的位置，但未被列入十四经系统的其他穴位。这些穴位历代都有所发现，多为经验用穴，做为十四经穴的重要补充在针灸推拿临床有其独特的作用。

（3）阿是穴：是指患病时，在身体上暂时出现的压痛点或反应点。这些穴位既无具体名称，也无固定位置。阿是穴既是疾病的反应点，同时也是治疗时良好的刺激点。某些疾病出现较多阿是穴时，应注意以最敏感点为佳。

另外，临床上还有一针透多穴的线性刺激法，称为透穴或刺激线，常用的有头皮刺激线、腕踝针刺激线等，临床上对某类疾病有独特作用。现代还出现一些特定治疗区域称为反射区，如足部反射区等，其治疗作用有待进一步研究。

2. 腧穴的定位

（1）体表标志法：分为定型标志和动态标志。

1）定型标志：以人体上有关的体表解剖标志作为定穴的依据。如头面部有五官、眉发等标志，背部有脊椎棘突和肩胛骨、肋骨、髂嵴等标志，胸腹部有乳头、胸骨、脐孔、耻骨联合等标志，四肢有关节、骨突等标志。以背部为例，常用的有：两肩胛冈平第3胸椎棘突；两肩胛下角平第七胸椎棘突；两髂嵴平第四腰椎棘突。

2）动态标志：即姿势取穴法，是以人体在某种特定姿势时所出现的标志作为定穴的依据。如曲池穴应稍曲肘于横纹端取穴；肩髃、肩髎，应肩外展至水平位，当肩峰与肱骨粗隆之间出现凹陷中取穴，前方凹陷取肩髃，后方取肩髎；膏肓穴，应正坐两手抱肘，使肩胛骨两侧分开取穴。此外，简便取穴法也多属动态标志范畴，如垂手中指尖所达的大腿侧面处取风市；两手虎口交叉，示指尖所达桡骨茎突凹陷处取列缺穴等。

（2）指量法：指量法即手指同身寸法，是以病人的手指为标准，进行测量定穴的方法。如果医生和病人的手大小相仿，也可用医生的手指为标准。临床常用的指量法有中指同身寸、拇指同身寸、横指同身寸三种。

1）拇指同身寸：以病人拇指关节的横度作

为1寸，也适用于四肢部的直寸取穴。

2）中指同身寸：以病人中指中节屈曲时内侧两端纹头之间作为1寸，用于四肢部定穴的直寸和背部取穴的横寸。

3）横指同身寸：是将食、中、无名、小指等四指并拢，以中指中节横纹处为准，横量作为3寸。

（3）折量寸法：是将人体各部分成若干等分以折量定穴的方法，每一等分为1寸。

3. 腧穴的治疗作用

（1）近治作用：指腧穴能治疗所在部位及邻近组织、器官的病症的作用。此为腧穴作用的普遍规律。如眼区腧穴攒竹穴、四白穴能改善眼部功能障碍等。

（2）远治作用：指某些腧穴能治疗远离该穴区域部位的疾病的作用。如四肢肘膝以下部位的腧穴，常能治疗头面、胸腹部疾病。如合谷治头面五官部疾病等。

（3）特殊作用：一般指腧穴对机体的双相良性调节作用。如心动过缓时，针刺内关能增快心率；心动过速时，针刺内关又能减缓心率。

4. 腧穴的选穴应用

（1）邻近取穴：又称近部取穴。即在病痛部位附近取穴，是根据腧穴的近治作用而提出的。适用于体表各部的局部病痛和较局限的症状。如头痛取风池。

（2）远道取穴：与腧穴的远治作用有关。依据经络脏腑理论辨证取穴。如腰痛取委中。

（3）对症取穴：针对某些特殊症状，选取相应腧穴的方法。

二、整体观念和辨证施治

（一）整体观念

整体观念是指机体自身整体性和内外环境统一性的思想，是中国古代唯物论和辩证思想在医学中的体现，贯穿于生理、病理、诊法、辨证和治疗等各个方面。中国传统医学强调人体本身的统一性、完整性，认为人体是一个有机的整体，构成人体的各个组成部分之间在结构上不可分割，在功能上相互协调、互为补充，在病理上则相互影响。人体与自然界也密不可分，自然界的变化随时影响着人体，人类在能动地适应自然和改造自然的过程中维持着正常的生命活动。

（二）辨证施治

又称为辨证论治，是中国传统医学认识疾病和治疗疾病的基本原则，对疾病的一种特殊的研究和处理方法。证是对机体在疾病发展过程中某一阶段病理反映的概括，包括病变的部位、原因、性质以及邪正关系，反映这一阶段病理变化的本质。辨证是根据四诊（望、闻、问、切）所收集的基本资料、症状和体征（如脉象、舌象），通过分析、综合，辨清疾病的病因、性质、部位，以及邪正之间的关系，概括、判断为某种性质的证。辨证施治是根据辨证的结果，确定相应的治疗方法。

中国传统医学认为，同一疾病在不同的发展阶段，可以出现不同的证型；而不同的疾病在其发展过程中又可能出现同样的证型。因此在治疗疾病时就可以分别采取"同病异治"或"异病同治"的原则。常用的辨证方法有八纲辨证、气血津液辨证、脏腑辨证、六经辨证、卫气营血辨证、三焦辨证、经络辨证等，在传统康复的中草药应用中起着重要指导作用。如，八纲辨证综合分析临床资料，以辨别病变的部位、性质、邪正盛衰及病症类别等情况，从而归纳为表证、里证、寒证、热证、虚证、实证、阴证、阳证。

（三）针灸推拿治疗原则

整体观念和辨证施治的理论思想也在针灸推拿治疗中起到重要指导作用。

1. 遵从脏腑经络辨证施治的基本原则 针灸推拿治疗除与中药方剂类似的脏腑辨证外，尤注重经络辨证。

2. 虚实补泻原则 《灵枢·经脉》总结说："虚则补之，盛则泻之，热则疾之，寒则留之，陷下则灸之，不盛不虚，以经取之"，指出了治疗时须根据阴阳、虚实、表里、寒热不同而分别使用针、灸、推拿的不同手法，或补泻兼施、针灸并用的治疗原则。

3. 局部与整体同治原则 针灸推拿治病，有局部治疗和整体治疗之分。在多数情况下，需要局部与整体同时调治。如脑卒中针灸康复治疗，上肢局部刺激曲池、合谷等穴改善上肢微循环、刺激伸肌肌肉收缩，整体刺激百会、风池改善头颅后循环促进神经恢复或侧支循环建立。

4. 标本兼治原则 古经典云："治病必求其本""急则治其标""缓则治其本"。指出在紧急情况下，作为一种权宜之计应先治其标，以缓解症状。病情缓解后，或不紧急时，应治其本，增强机体的抗病能力；并兼顾治标，达到标本兼治。

第二节 治 疗 方 法

一、针灸

（一）概述

针灸疗法主要由针刺和灸法组成。针灸作为功能障碍康复的有效功能调节手段，其临床历经数千年的先人探索和经验累积，形成一套独特的经络腧穴理论体系，至今仍发挥重要作用。

1. 针刺 针刺是利用金属制成多种不同形状和大小的针具，通过一定的手法，刺激人体腧穴。

2. 灸法 灸法主要是采用艾叶制成的艾绒，点燃后熏灼腧穴或相关部位的一种治疗方法。

（二）针灸的方法

1. 体针 一般采用毫针针刺，临床应用最广。

（1）进针：操作时一般要求双手同时进行。右手持针，拇、食、中三指挟持针柄如执毛笔状，称为"刺手"；左手固定腧穴局部皮肤，爪切按压施术部位，辅助针身，使之不致摇动和弯曲，称为"押手"。

1）指切进针法：左手拇指端切按在腧穴上，右手持针，紧靠指甲面刺入。用于短针的进针。

2）挟持进针法：左手拇食二指挟捏棉球，裹住针尖，右手持针，捻压针柄。将针刺入。用于长针的进针。

3）提捏进针法：左手拇食二指将针刺部位的皮肤捏起，右手持针从捏起的上端刺入。此法主要用于肌肉浅薄部位的进针。

4）舒张进针法：左手拇食二指将针刺部位皮肤向两侧撑开，使之绷紧，右手持针刺入。用于皮肤松弛或有皱纹部位进针。

5）单手进针法：以右手拇、示指挟持针柄，中指指腹抵住针尖和针身下端，指端靠近腧穴；当拇指和示指向下用力时，中指随之屈曲，针尖迅速刺入皮肤。

6）管针进针法：指利用特制的针管代替押

手协助进针的方法。左手扶持针管,右手示指或中指快速叩打针管上端露出的针尾,使针尖刺入腧穴。

（2）针刺的角度和深度:针刺的角度和深度应视针刺部位、病情需要、病人体质和形体等具体情况而定。正确掌握针刺的角度和深度,是增强针感,提高疗效,防止意外事故的重要环节。

1）角度:针刺角度是指进针时针身与皮肤表面所构成的夹角。分直刺、斜刺、沿皮刺三种。

直刺:针身与皮肤表面垂直或近于垂直刺入。常用于肌肉较丰厚的腰、臀、腹、四肢等部位。

斜刺:针身与皮肤呈45°左右角度倾斜刺入。常用于肌肉较浅薄或内有重要脏器的部位,如胸背部,以及某些关节部位。

横刺:又称平刺或沿皮刺。即针身倾斜与皮肤表面呈15°~25°沿皮刺入,多用于皮肉特别浅薄处如头部、胸骨部的腧穴;或全身各皮部的针刺,如腕踝针、浮针等。

2）深度:针刺深度以有针感而又不伤及重要脏器为原则。一般头面、胸背应浅刺,四肢、臀、腹部可适当深刺;老幼体弱宜浅刺,年轻体壮可深刺;斜刺、平刺应浅,直刺可深。对于重要脏器部位的腧穴,如哑门、风府、风池及眼区、胸背部,尤须注意掌握好针刺的角度和深度。

（3）行针:进针后,为使病人产生针刺感应并发挥疗效而行一定手法,称为"行针"。行针时针刺部位产生酸、胀、麻、重等感觉,或出现不同程度的循经感传,同时医者指下有沉紧感,称为"得气",又称"针感"。常用行针手法有提插法、捻转法两种基本手法及多种辅助手法。

1）提插法:用右手拇食二指捏住针柄,中指挟住针身下段,贴靠皮肤以固定针刺深度,而将针反复上提下插。行针时注意指力均匀,提插幅度均衡,不宜过大,并注意频率不可过快,以防晕针,或损伤血管及深部重要脏器。

2）捻转法:进针至一定深度后,将毫针按顺时针或逆时针方向来回捻转。捻转的角度大小、频率快慢,决定刺激量的大小,可根据病情掌握。捻转时一般不做单方向操作,避免使肌肉缠绕针身产生疼痛。

3）刮柄法:右手拇指抵住针尾,示指指甲由下而上刮动针柄,以增强和扩散针感,产生舒适感觉。

4）弹针法:用手指轻轻叩弹针柄,使针身微微震动,以催气并增强针感。

5）震颤法:进针至一定深度后,用右手拇食二指捏住针柄,用小幅度、快频率的提插抖动,使针身发生轻微震颤,以增强针感。

2. 电针 电针是在毫针刺法的基础上,将脉冲电针仪的两极分别连接两根毫针的针柄以产生针刺和脉冲电刺激双重作用的治疗方法。

国内常用的电针仪的频率多为0~100Hz,波形多为尖波、方波或正弦波,根据病情选用不同波形和频率。一般轻症常用疏波,软瘫用断续波,慢性顽固性病症用疏密波。使用前务必将强度调节旋钮回到"0"位,连接好电极后逐渐加大刺激量,根据病人的耐受程度确定刺激强度。

电针的主治范围大致同普通针刺,但对各种疼痛、肢体瘫痪、肌肉萎缩等病症常能增强疗效。有心脏病者,尤其是带有心脏起搏器者,要避免电流回路通过心脏;在风池、风府、大椎等靠近延髓或颈髓的腧穴使用电针仪时,电流强度应适当小些。

3. 灸法 常用灸法分艾炷灸、艾条灸和温针灸三大类。

（1）艾炷灸:将艾绒用拇、食、中三指捏成圆锥状,大如枣核,小如麦粒,称为艾炷。灸时每燃完一个艾炷,称作"一壮"。艾炷灸又分为直接灸和间接灸。

（2）艾条灸:将艾条一端点燃后对准腧穴,并保持一定距离熏灸,使局部有温热感而无灼痛;亦可一上一下如雀啄,灸至局部红润为度。

（3）温针灸:毫针留针期间,在针柄上穿置一段约1.5cm的艾条,点燃温灸,使局部有温热感觉;或直接将艾绒捏裹于针柄上,大如小枣,艾绒燃尽再去灰换新炷。此法能使热力通过针身而内达腧穴,适用于因寒湿所致的痛症。

4. 拔罐法 以特制的罐具为工具,利用多种方法排除罐内空气,产生负压,使之吸附于施术部位,造成局部郁血现象的一种疗法。最早见于晋代《肘后方》中,以牛角制罐,作外科吸脓血之用。拔罐器具的传统种类有陶罐、竹筒罐、玻璃罐等,因多用火燃排气,故称"火罐"。近10年来,罐具有了很大的改进,出现了简便高效的抽气罐。

（1）火罐法：

1）投火法：将纸片或酒精棉球贴在罐壁内点燃，然后迅速将罐罩于施术部位上。

2）闪火法：用镊子夹住燃烧的酒精棉球，送入罐内并立即抽出，再迅速地将罐口扣按在需要拔罐的部位。

（2）抽气罐法：先将抽气罐顶端密封活塞，向上轻轻提拉，把真空枪嘴封在活塞上端，将抽气罐放在选好的腧穴和治疗部位上，轻轻地拉动拉柄抽气，罐即可吸附在腧穴或其他治疗部位上。可根据不同疾病、部位和治疗需要控制吸拔力度，以皮肤略红为度。

一般留罐 5～20min，即可起罐；如用玻璃罐，待局部呈红紫色即可。起火罐时，一手扶住罐身向外侧稍用力使之倾斜，另一手手指按压罐口的皮肤，使空气进入罐内，罐即可脱落，切不可硬拉或旋动；抽气罐起罐时，只要轻轻提拉抽气罐顶端活塞，即可自动放气起罐。

临床上，根据病情需要还有"走罐"：先在施术部位和罐口上涂上一层按摩霜（或润滑油），将罐拔住后，向上下或左右推动，至皮肤发红为止，此法适于面积较大的部位；刺血拔罐：施术部位消毒后，先用三棱针或皮肤针在局部浅刺出血，再行拔罐，以加强刺血疗法的作用。

二、推拿

（一）概述

推拿手法是指医生利用自身巧力，施术于病人的腧穴或相关部位的一种特殊治疗方法，与西方整脊疗法、关节松动术、按摩等相似。多以医生的手部、足部或腰部施力，偶尔也采用特定的工具如桑枝棒；以手部运用最多，故习称手法。

（二）推拿手法分类

流传至今约有 100 多种。由于流派颇多，手法名称也不统一，有的手法动作相似，但名称不同，如按法、压法等；有的手法则为两种手法结合，组成复合手法，如按揉法、按摩法等。

1. 持久 指手法操作过程中，能够严格地按照规定的技术要求和操作规范持续地运用，在足够的时间内不走样，保持动作和力量的连贯性，不断断续续，以保证手法对人体的刺激能足以积累到改变病理状态的作用。

2. 有力 指手法在操作过程中必须具备一定的力度和功力，使手法具有一定的刺激量。因此有力一是指手法直接作用于体表的力；二是指维持手法所需要之力。

3. 均匀 指手法操作时，动作幅度、速度的快慢，手法压力的轻重，都必须保持相对的一致，幅度不可时大时小，速度不可忽快忽慢，用力不可时轻时重，应使手法操作即平稳而又有节奏性。

4. 柔和 指手法操作时动作温柔灵活，手法变换时自然、协调。使手法轻而不浮，重而不滞。所以，柔和并不是软弱无力，而是用力要缓和，手法不可生硬粗暴。

5. 深透 指病人对手法刺激的感应和手法对疾病的治疗效应。深透是要求手法的刺激，不仅作用于体表，而且能够克服各种阻力，使手法的效应能到达深处。

（三）常用推拿手法

1. 按法 用手指、掌或肘尖，安放于腧穴或身体上，逐渐用力加压的手法，称按法。有指按法、掌按法和肘压法。操作要领有：垂直按压，固定不移；由轻到重，以能忍受为限；稳而持续，忌用暴力。

按法特点和应用。指按法：拇指按法的特点是接触面积较小，刺激的强弱容易调控，对全身各部的经络腧穴均可应用。临床应用，如拇指按揉心俞、膈俞等穴治疗心绞痛，按揉脾俞、胃俞、足三里等穴治疗胃痛，按合谷治疗牙痛等，均是临床很常用的腧穴疗法。掌按法：特点是接触面积大，刺激缓和。适用于治疗面积大而又较为平坦的部位，如腰背部、腹部。临床应用，如按脊柱及其两侧骶棘肌部，治疗腰部肌肉强直、功能性脊柱侧凸或后凸畸形等，较为简便而有效。肘压法：特点是压力大，刺激强，多用于肌肉丰厚部位。临床应用，如肘压臀大肌部，治疗顽固性腰腿痛。

2. 点法 用指端、肘尖或屈曲指关节的突起部位，快速刺激病人身体表面或腧穴，称点法，有拇指端点法、屈示指点法和肘尖点法。点法由按法衍化而来，其力点比按法小，刺激更强，着力更深透。操作要领与按法基本相同，只是着力点在体表滞留的时间短，"戳而点之"。

点法的特点是着力点小，施力集中，接触体表时间短，刺激强。临床应用，点法可以用于全身各腧穴,如点肾俞治疗腰背疼痛;尤其适用于骨骼缝隙处的腧穴,如点手足背部治疗手足酸痛麻木症。

3. 拨法 以指端或指腹部,深按于施术部位,按压到一定深度后,再行与肌纤维、肌腱或韧带成垂直方向的拨动(如弹拨琴弦状),称拨法。操作要领为:拨时手指要按住施术部位肌肉进行拨动,不能与皮肤产生摩擦;用力宜深透,本法刺激强,应用时应注意由轻到重。

拨法具有用力小,刺激强的特点。临床常用于治疗肩周炎、腰腿痛等慢性疾病,对缓解肌肉痉挛、疼痛,有明显疗效。

4. 拿法 用拇指与其余四指相对用力,呈钳形,持续而有节律地提捏治疗部位的方法,称拿法,有两指拿法、三指拿法和五指拿法。操作要领:拇指与余指对合时着力应对称,手腕宜放松,用劲灵活,用力由轻到重;动作宜连贯而有节律;指间关节伸直,指腹着力而不宜指端用力。

拿法刺激较强,常用于治疗头痛、颈项强直及四肢痛麻等症。根据治疗部位大小灵活选择五指、三指或两指拿法。由于其刺激较强,用力应注意由轻到重,常在做拿法后,加做揉、摩等其他手法,以缓和刺激量。

5. 推法 以指、掌、拳、肘等部,放在治疗部位,沿一定的方向移动,称为推法。常用的有平推法、直推法、分推法、合推法等。操作要领有:要直线推动,不可偏斜和跳跃;术前施术部位宜涂抹适量的推拿介质(如按摩乳),以保持皮肤滑润,避免损伤皮肤,同时发挥中药本身药性作用。

平推法平稳舒适,应用范围面广。拇指平推法着力点小,动作灵活,适用于全身各部,如推桥弓(位于颈动脉窦)可以治疗高血压、头痛、头晕、失眠等;掌平推法适用于面积较大的部位,如腰背部、胸腹部及大腿,与其他方法配合治疗局部软组织损伤、肌肉酸痛等症;拳平推法是平推法中刺激较强的手法,多用于腰背和四肢;肘平推法是平推法中刺激最强的一种,多用于壮实、肌肉厚实者;直推法、分推法和合推法常用于小儿推拿。

6. 擦法 用指、掌或鱼际贴附于体表治疗部位,作直线来回摩擦运动的手法称为擦法。操作要领:用掌或大小鱼际直接贴附于体表,稍稍用力下压,做快速直线往返擦动,不可歪斜;操作时宜加用润滑剂或介质;要求操作后,皮肤出现潮红和温热。动作与平推法相似,不同的是推法为单向运动,而擦法则为来回的直线摩擦;另外,平推法对体表压力较大,速度亦较慢,不要求皮肤出现潮红和温热。其中,用全掌着力来回摩擦称掌擦法;以大鱼际着力称大鱼际擦法;以小鱼际为着力点称小鱼际擦法。

擦法是一种温热刺激,主要有加快血液循环、调整水液代谢、改善内脏生理功能的作用。临床应用可按治疗部位和病情灵活选用不同擦法。掌擦法适用于肩背部、胸腹部等面积大而平坦的部位;大鱼际擦法最多用于上肢部;小鱼际擦法常用于肩背部、腰骶部和脊柱区。由于擦法操作后皮肤会出现潮红,不宜再做其他手法,故常做为结束手法应用。

7. 摩法 用手指或掌,贴附于身体表面部位,有节律地做环行摩擦的手法,称摩法,有掌摩法、指摩法。摩法是最早应用于治疗疾病的手法之一。操作要领:手指或掌轻放于体表,环旋摩动而不带动皮下组织,动作连贯而有节律。摩法是推拿中最轻柔的一种手法,临床多用于胸腹部及胁肋部,具有调节胃肠功能的作用,对于腹胀、腹泻、便秘、消化不良等有较好的治疗作用;还可治疗跌打损伤后的局部肿痛、瘀血,具有活血散瘀的作用。

8. 揉法 用指、掌吸定在施术部位作环旋摆动,带动受术部位皮下组织的手法,称揉法,有拇指揉法、掌揉法。操作要领为:前臂主动摆动,带动指掌作环旋摆动;着力点宜吸定于受术部位,带动皮下组织一起揉动;用力轻柔和缓;摆动宜协调而有节律,速度均匀,120 ~ 160 次 /min。

拇指揉法施术面积小,功力集中,临床适用于全身各部位和腧穴。掌揉法着力面积大,柔和舒适,临床适用于腰背部、腹部及四肢。如掌揉腹部治疗腹痛,还常用在强刺激手法后,起缓解作用。

9. 搓法 搓法是两手对揉动作,操作时双手掌挟住肢体,相对用力,作方向相反的快速揉搓,并同时做上下方向往返移动。操作要领有:双手用力要对称、均匀;搓动宜快,移动要慢;挟持肢体不宜太紧。术时腕关节放松,使动作灵活、连贯。

搓法为推拿的辅助手法,常在推拿结束前使用。

10. **擦法** 用手背近小指侧部分紧贴于受术部位，通过腕关节屈伸和前臂旋转的相结合，使小鱼际和手背在治疗部位上作连续往返滚动，使产生的力轻重交替、持续不断地作用于受术部位的手法，称擦法。操作要领为：肩臂不可紧张，肘关节屈曲 120°～140°；手腕放松，滚动时掌背尺侧部要紧贴体表，不可跳动或摩擦；腕关节伸展时向内滚动约 40°，腕关节屈曲时向外滚动约 80°；用力均匀，动作协调而有节律，不可忽快忽慢、时轻时重，滚动次数约 140 次 /min。

11. **一指禅推法** 用拇指指端螺纹面着力，前臂摆动带动拇指关节作屈伸运动的手法，称为一指禅推法。操作要领：术者肩关节放松，肘尖下垂，腕关节屈曲，手握空拳，拇指自然伸直，并盖住拳眼，拇指指端或螺纹面吸定于治疗部位；肘部略低于腕部，前臂主动摆动，带动拇指关节屈伸。

12. **振法** 用手指或手掌吸附于治疗部位，腕部用力做频率密集而细微的颤动的手法，称振法。操作要领为：施术时前臂和手部的肌肉要强力地作静止性用力，使功力集中于掌；颤动的速度快、幅度小，频率可达每分钟 600 次左右；局部肌肉有温暖舒松感。

13. **抖法** 握住病人的上肢或下肢远端，用力做连续的、小幅度的、高频率的上下抖动的手法，称抖法，有上肢抖法、下肢抖法。操作要领为：幅度宜小，约 2～3cm；频率宜快，上肢约 200 次 /min，下肢约 100 次 /min。

14. **拍法** 用虚掌平拍体表部位的手法，称为拍法。手法要领为：腕关节放松，运用前臂力量，带动腕和虚掌；动作灵活而富有弹性，平稳而富有节奏，拍打时声音清脆，但局部不能有疼痛感。

操作时五指自然并拢，掌指关节微屈用虚掌拍打体表，为虚掌拍法；二、三、四、五指并拢，以四指的掌面拍打体表，为四指拍法；而以四指指背拍打体表，为指背拍法。可根据需要，灵活应用。

15. **击法** 用拳、掌、指或桑枝棒击打体表的方法，称为击法。包括拳击、掌击、棒击、指尖击法等多种。操作要领为：击法用劲快速而短暂，垂直叩击体表；击打时不能有拖、抽动作；拳击、掌击均要腕部挺直，不可屈伸。

16. **摇法** 使关节做被动的环转活动，叫摇法，有摇颈法、摇肩法、摇腰法和摇踝法。操作要领为：动作缓和，用力平稳，幅度适当，由小到大。

17. **拔伸法** 固定肢体或关节的一端，牵拉另一端的手法，称为拔伸法。操作要领为：用力稳而持续，动作和缓，不可用暴力。拔伸法操作时可根据生理特点，灵活采用对抗用力、病人自身对抗或重力进行沿肢体纵轴方向的牵拉。本法常用于关节错位、伤筋等。对扭错的肌腱和移位的关节有整复作用。

18. **扳法** 用双手做相反方向或同一方向，用力扳动关节部位的手法，叫扳法。扳法的操作方法较多，力度的控制较有难度，而且有一定的禁忌证和适应证，不同的病情，操作方法也有所不同。因此并不适合于初学者和非专业人员应用。尤其是颈椎扳法，危险性极高，如损伤脊髓造成瘫痪、损伤椎动脉导致昏迷等。

（四）推拿手法力学规律

巧力的运用是推拿手法获效的关键。巧力的实质是刚与柔的有机结合，即术语所称的"刚柔相济"。推拿手法的传统要求有"均匀、柔和、持久、有力、深透"，其目的是达到刚柔相济的巧力。"均匀、柔和"属手法柔性的一面，"有力、深透"表达了刚性的一面。

三、传统练功法

（一）太极拳

1. **概述** 太极拳是集颐养性情、强身健体、技击对抗等多种功能为一体，结合阴阳五行变化、经络理论、古导引术和吐纳术形成的一种内外兼修、柔和、缓慢、轻灵、刚柔相济的传统运动功法。传统太极拳门派众多，常见的太极拳流派有陈式、杨式、武式、吴式、孙式、和式等派别，各派既有传承关系，相互借鉴，也各有自己的特点。

2. **太极拳论** 太极者，无极而生，动静之机，阴阳之母也。动之则分，静之则合。无过不及，随曲就伸。人刚我柔谓之走，我顺人背谓之粘。动急则急应，动缓则缓随。虽变化万端，而理唯一贯。由招熟而渐悟懂劲，由懂劲而阶及神明。然非用力之久，不能豁然贯通焉。虚领顶劲，气沉丹田。不偏不倚，忽隐忽现。左重则左虚，右重则右杳。仰之则弥高，俯之则弥深，进之则愈长，退之则愈促。一羽不能加，蝇虫不能落，人不知我，我独知人。英雄所向无敌，盖皆由此而及也。

斯技旁门甚多，虽势有区别，概不外乎壮欺弱，慢让快耳。有力打无力，手慢让手快，皆是先天自然之能，非关学力而有为也。察四两拨千斤之句，显非力胜；观耄耋能御众之形，快何能为。立如平/秤准，活似车轮。偏沉则随，双重则滞。每见数年纯功，不能运化者，率皆自为人制，双重之病未悟耳。欲避此病，须知阴阳。粘即是走，走即是粘。阴不离阳，阳不离阴。阴阳相济，方为懂劲。懂劲后，愈练愈精，默识揣摩，渐至从心所欲。本是舍己从人，多误舍近求远。所谓差之毫厘，谬之千里，学者不可不详辨焉。（此为太极拳经典拳论原文，清·王宗岳原著，为所有太极拳门派所尊崇。后人有多版本注解可供参考。）

3. 24式简化太极拳 是国家本着弘扬国粹、发扬传统武术的愿景而编制的一套入门级的太极拳，于1956年由国家体委（现为国家体育总局）组织太极拳专家编纂而成。它动作简练，浓缩了传统太极拳的精华。尽管只有24个动作，但相比传统的太极拳套路，其内容更显精练，动作更显规范，并且也能充分体现太极拳的运动特点。

4. 注意事项

（1）心静体松：所谓"心静"，就是在练习太极拳时，思想上应排除一切杂念，不受外界干扰；所谓"体松"，可不是全身松懈疲塌，而是指在练拳时保持身体姿势正确的基础上，有意识地让全身关节、肌肉以及内脏等达到最大限度的放松状态。

（2）圆活连贯：是否做到"圆活连贯"才是衡量练功者功夫深浅的主要依据。太极拳练习所要求的"连贯"是指多方面的。其一是指肢体的连贯，即所谓的"节节贯穿"。肢体的连贯是以腰为枢纽的。在动作转换过程中，则要求：对下肢，是以腰带跨，以跨带膝，以膝带足；对上肢，是以腰带背，以背带肩，以肩带肘，在以肘带手。其二是动作与动作之间的衔接，即"势势相连"——前一动作的结束就是下一个动作的开始，势势之间没有间断和停顿。而"圆活"是在连贯基础上的进一步要求，意指活顺、自然。

（3）虚实分明：要做到"运动如抽丝，迈步似猫行"，首先要注意虚实变换要适当，是肢体各部在运动中没有丝毫不稳定的现象。若不能维持平衡稳定，就根本谈不上什么"迈步如猫行"了。一般来说，下肢以主要支撑体重的腿为实，辅助支撑或移动换步的腿为虚；上肢以体现动作主要内容的手臂为实，辅助配合的手臂为虚。总之虚实不但要互相渗透，还需在意识指导下变化灵活。

（4）呼吸自然：太极拳练习的呼吸方法有自然呼吸、腹式顺呼吸、腹式逆呼吸和拳式呼吸。以上几种呼吸方法，不论采用哪一种，都应自然、匀细，徐徐吞吐，要与动作自然配合。初学者采用自然呼吸。

（二）八段锦

八段锦功法起源于北宋。比喻为"锦"，意为五颜六色，美而华贵，体现其动作舒展优美。功法分为八段，故名为"八段锦"。八段锦的练法有两种：用力的练法，要求用劲均匀稳定，且含蓄在内，能加强四肢肌力，可做为推拿练功法；不用力的练法，运动量比简化太极拳小，适于体弱的中老年人和慢性病病人练习。

（三）五禽戏

是东汉末年名医华佗以模仿虎、鹿、熊、猿、鸟等五种动物的动作和神态创编的一套练功法。《后汉书·方术列传·华佗传》记载："……五禽之戏：一曰虎，二曰鹿，三曰熊，四曰猿，五曰鸟。亦以除疾，兼利蹄足，以当导引。体有不快，起作一禽之戏，怡而汗出，因以著粉，身体轻便而欲食。普施行之，年九十余，耳目聪明，齿牙完坚。"南北朝时陶弘景《养性延命录》详载其动作及要领。

（四）易筋经

"易"意为移动、改变，"筋"指筋脉。"易筋经"是锻炼筋骨、增强人体筋脉功能的古代练功法。易筋经内容包含导引、吐纳、按摩等中国传统的养生术，其中许多道家术语。现存最早版本是清代道光年间的来章氏《少林易筋经》，其中有紫凝道人的《易筋经义》跋语。一般认为《易筋经》系明天启四年（1624）天台紫凝道人托名达摩所作。易筋经共计十二势功法。

第三节 中国传统康复路径与西方路径的联系

一、针灸反馈规律研究

针灸临床实践和实验研究表明，针刺和灸法

均能对腧穴进行多种方式的刺激而产生多种治疗效应。从治疗选穴（刺激点）和针灸刺激的浅深层次等多个角度,显示针灸具有多重传入途径的反馈调节作用。

（一）局部反馈规律

选择刺激反应点（包括压痛点、激发点、扳机点、传导性反应点、结构反应点等）,产生镇痛、改善微循环及组织自我修复作用。

关于阿是穴针刺镇痛的机制,国内外研究多而较深入。已清楚伤害信号由Aδ（Ⅲ类）和C（Ⅳ）类纤维传入脊髓背角的第1层及第5层,并由此上传到丘脑,再到大脑皮质的疼痛感受区。针刺的信息由Aβ（Ⅱ类）和Aδ（Ⅲ类）纤维传入脊髓,通过腹外侧束上传,兴奋了位于中枢神经系统各个层次的"痛觉调制系统",多层次地阻止伤害信息向大脑皮质痛觉感受区传导。电针刺激同时能抑制炎性因子和促进神经营养因子释放。

（二）浅层反馈规律

与传统经络理论中的皮部、经筋等概念有关。现代针灸临床相关技术包括腕踝针、皮肤针、浮针、腹针、筋针等。研究表明,针刺刺激神经末梢,通过神经传导引起反射弧联络神经的复杂调整作用。初级传入神经的末梢存在着逆向传出活动,并证明通过该机制可使相邻的脊髓节段的脊神经末梢产生跨节段信息传递。进一步的实验表明,外周神经末梢间的跨节段信息传递是独立于中枢神经系统而发生的,Aβ类初级传入纤维参与该信息传递过程。另从经皮电刺激预防失神经肌萎缩的实验研究看,刺激皮神经对相应的失神经肌肉有促进恢复作用。

（三）特殊反馈规律

现代针灸临床某些针刺方法如"人迎洞刺",以邻近颈动脉窦的人迎穴作为针刺刺激点,产生调节血压的作用。颈动脉窦处的压力感受器有调节人体血压的作用,针刺能穿过皮肤直达靶位,是一种良好的刺激方法。又如,位于胸锁关节上2.5～3cm与前正中线旁开1.5cm交界处（胸锁乳突肌内侧缘）的星状神经节,是交感神经的汇集点。交感神经是自动调节机体各个内脏脏器的活动的自主神经。针刺或临床麻醉阻滞星状神经节,均可调节机体血压、血脂、睡眠、呼吸系统、内分泌系统、免疫系统、循环系统、消化系统、神经系统功能。相比较星状神经节阻滞能引起声音嘶哑、眼睑下垂、视物模糊、头晕等副作用而言,针刺刺激更为安全。

（四）中枢反馈规律、中轴反馈规律和远肢优势规律

头顶、颞区、躯干中央部和四肢末端腧穴高度密集,这些密集区域在形态学上的共同特点是,均可见厚实连续的致密结缔组织结构包括腱膜、增厚的深筋膜或两者混合体。以任督二脉为中轴的躯干中央部和头部的头顶、颞区的穴位高密集现象为中枢反馈规律、中轴反馈规律,四肢末端的腧穴高密集现象为远肢优势规律。临床的多数最高频使用的腧穴,如百会、太阳、风池、中脘、天枢、关元、大椎、华佗夹脊穴、合谷、内关、足三里、阳陵泉、委中、太冲、三阴交分布于此。

（五）对称对应规律

传统经络理论中十二经脉隐含有对称对应关系:手（足）三阴经和手（足）三阳经内外对应,互称"表里经";手三阴（阳）经和足三阴（阳）经上下对应,互称"同名经";十二经脉左右对称。与此相关的临床常用方法有缪刺（左侧患病取右侧经络腧穴治疗）及交叉对应取穴法等。

（六）节段支配规律

腧穴神经解剖学的研究发现,某些特殊腧穴（如背俞穴和募穴）与其相关主治的脏器在神经节段分布一致。临床发现,内脏疾病的症状、体征常有节段性的特点,如慢性胆囊炎查体,第8～10胸椎右旁压痛点,与第10椎旁的胆俞一致;脊髓压迫症,胸7～12节段的神经根痛可误诊为急腹痛,与膈俞、胰俞、肝俞、胆俞、脾俞、胃俞的定位节段一致。

（七）末梢促醒规律

针灸治疗学中,昏迷急救或精神疾病常选用一批敏感性极高的腧穴。如初中风急救针法之手十二井穴,人中、少商、隐白、大陵、劳宫、会阴、舌下中缝等穴,及现代之醒脑开窍经验处方。激活大脑皮质并使其保持一定程度的兴奋性,可保证机体处于觉醒状态。其传入途径是多样的,如末梢感觉或视觉、嗅觉等,均可经各种感觉传导路侧支传入脑干网状结构产生冲动,通过丘脑中继使大脑皮质产生广泛兴奋。由于其传入信息的定位、定性都不很明确,属非特异性投射。对末梢敏

感点进行较强的针刺刺激,临床表明是良好的传入点。

(八)外周促通规律

通过对外周瘫痪肌群区域腧穴的刺激,促进非完全性损伤的外周支配神经的修复或中枢促通作用。

针灸和电针临床表明,以阳明经为主的手足三阳经穴治疗,不但能通过对外周瘫痪肌群的刺激促进非完全性损伤的外周支配神经的修复,而且运用 fMRI 检测针刺效应的基础研究发现,对于中枢性瘫痪,刺激外周瘫痪肌群也能使大脑皮层许多核团的信号发生改变。其机制可能与低频脉冲刺激"失神经支配肌肉电刺激"相似,均可使兴奋性降低而不能进行兴奋活动神经肌纤维变为可进行兴奋活动,加速神经再生,改善神经功能,减轻肌肉萎缩。

二、康复评估分期分型针灸

(一)脑卒中的分期针灸康复

1. **Brunnstrom Ⅰ期**　属锥体束休克期,多为脑部损伤的急性期,由于断联休克作用,此期瘫痪是弛缓的,腱反射降低或消失。以醒脑开窍为主,主穴:水沟、内关、三阴交;配穴:极泉、委中。操作均用泻法,其中水沟用雀啄泻法至病人眼球湿润;极泉、委中、三阴交用提插泻法,以患肢抽动 3 次为度。病后 2 周无效者,加对称对应配穴,上肢:健侧鱼际、内关、曲泽、尺泽、手五里、郄门;下肢:健侧环跳、伏兔、风市、足三里、委中、承山、昆仑。

2. **Brunnstrom Ⅱ期**　指由"锥体束休克期"逐渐向"痉挛性瘫痪期"转变的过渡阶段,或无"锥体束休克期"的卒中开始阶段,此期患肢肌力降低,肌张力不高或降低。用传统的取阳明经法,上肢取穴:肩髃、曲池、手三里、外关、合谷;下肢取穴:环跳、风市、梁丘、阳陵泉、足三里、丰隆、昆仑、解溪、太冲。操作采取较强刺激,促使迟缓期瘫痪尽早结束。

3. **Brunnstrom Ⅲ期**　约为发病后的第 2 周至第 5 周。当大脑皮层或锥体束受损时,大脑皮层通过锥体束对脊髓节段反射的正常抑制作用减弱,故此期肌张力增高、腱反射亢进。方法一:可采用中枢中轴配穴为主,取穴:百会、大椎、至阳、身柱、肝俞、肾俞、心俞、脾俞、命门、腰阳关、秩边,均用平补平泻手法。方法二:采用对称对应配穴,刺激痉挛肌的拮抗肌。促使肌痉挛松弛,促进分离运动的出现,控制异常运动模式。上肢屈肌痉挛,取患肢的天井、清冷渊、消泺、臑会、中渎、三阳络、外关、支沟,腕指屈曲取阳池、中渚;下肢伸肌痉挛,则取患肢的殷门、委中、阳陵泉、丰隆。每次取 2～3 穴,交替使用。

4. **Brunnstrom Ⅳ期**　此期肌张力开始恢复,治疗同上。

5. **Brunnstrom Ⅴ期**　此期肌张力开始恢复。取穴以三阳经为主。上肢:患侧肩髃、臑会、外关、天井、阳溪;下肢:患侧环跳、髀关、伏兔、阳陵泉、悬钟、曲泉、丘墟、太冲、解溪。

6. **方法二**　Ⅳ和Ⅴ期,站立位的初期,头皮针结合体针,加强功能训练,促使生活自理。

随症配穴:口角歪斜加颊车、地仓、迎香;假性球麻痹:风府、风池、完骨、翳风、廉泉、天突;失语加廉泉、哑门、通里;尿失禁加百会、曲骨、中极;肩 - 手综合征:肩髃透极泉、肩贞、肩井、天宗、中渚、八邪等腧穴泻法针刺,肿甚可用三棱针点刺井穴或十宣出血;足下垂则取解溪、冲阳、陷谷、丘墟;足内翻则取光明、悬钟、昆仑、申脉、金门、丘墟透照海。以上随症每次选 2～3 穴。

操作:体针常规操作,针刺得气后留针 20～30min,可接脉冲电流。每日或隔日一次,十次为一个疗程。

(二)脊髓损伤的分级针灸康复

脊髓损伤的程度常用美国脊髓损伤协会(ASIA)的分级法,为 A、B、C、D、E 等 5 个等级。脊髓损伤平面分为运动平面与感觉平面,其中以运动为重点,由 20 块关键肌来确定脊髓损伤运动平面(保持正常运动功能的最低脊髓节段)。

选用中轴远肢配穴。ASIA 评级为 A、B 级者,以损伤平面以上穴位为主,损伤平面下一节段酌取 1 穴;ASIA 评级为 C、D 级者,以损伤平面以下穴位为主,损伤平面上一节段酌取 1 穴。

中轴取督脉的大椎(C_8:以穴位区域的支配神经为依据,确定运动平面为 C_8,以下同)、陶道(T_1)、身柱(T_3)、神道(T_5)、至阳(T_7)、筋缩(T_9)、悬枢(L_1)、命门($L_1 \sim L_2$)、腰阳关(L_4)及相应夹脊穴,操作时避开手术瘢痕,督脉经穴沿棘突方向将针刺入硬脊膜外,进针时可捻转(在腰椎间针刺不捻转难以进针),接近硬脊膜时不捻转;任脉的中脘(T_8)、建里(T_8)、水分(T_9)、气海(T_{11})、关元(T_{12})、中极($T_{12} \sim L_1$)等穴。以上两组穴位隔日交替选用。

远肢以足阳明胃经、足太阳膀胱经、足少阳胆经为主。胃经取髀关($L_3 \sim L_4$)、阴市($L_3 \sim L_4$)、足三里(L_4)、上巨虚(L_4);胆经取风市($L_3 \sim L_4$)、环跳($L_4 \sim S_1$)、阳陵泉($L_4 \sim S_1$)、绝骨($L_4 \sim S_1$)、丘墟($L_4 \sim S_1$)、足临泣($S_1 \sim S_2$);也可酌选三阴经穴,血海($L_3 \sim L_4$)、三阴交($L_5 \sim S_1$)、地机($L_5 \sim S_1$)、涌泉($L_5 \sim S_1$)、太冲($S_1 \sim S_2$)等。各经同节段腧穴,轮流交替使用。

(三)感觉平面检查关键点与腧穴

ASIA 评定感觉平面的检查,28 个关键点中,25 个与针灸腧穴的体表点完全重合或非常接近。非常巧合的是,传统针灸临床中,针刺穴位的沿皮刺法正是刺激了这些皮区关键点。其中是否有某些规律尚未知,有待今后观察(表 1-6-1)。

表 1-6-1　皮肤关键点与腧穴的对照关系

皮区节段	皮区关键点	对应腧穴
C_2	枕骨粗隆两侧	玉枕穴
C_3	锁骨上窝	缺盆穴
C_4	肩锁关节顶部	近中府穴
C_5	肘窝前外侧	尺泽穴
C_6	拇指	少商穴

续表

皮区节段	皮区关键点	对应腧穴
C_7	中指	中冲穴
C_8	小指	少冲、少泽穴
T_1	肘窝前尺侧	少海穴
T_2	腋窝顶部	极泉穴
T_3	第3肋间隙锁骨中线	膺窗穴
T_4	第4肋间隙锁骨中线	乳中穴
T_5	第5肋间隙锁骨中线	乳根穴
T_6	剑突水平	期门穴
T_7	第7肋间隙锁骨中线	日月穴
T_8	第8肋间隙锁骨中线	腹哀穴
T_9	第9肋间隙锁骨中线	无相应穴位
T_{10}	脐	神阙穴
T_{11}	第11肋间	章门穴
T_{12}	腹股沟韧带中点	近气冲穴
L_1	T_{12} 与 L_2 间的一半	无相应穴位
L_2	股前面中点	近伏兔穴
L_3	股骨内踝	近血海穴
L_4	内踝	照海穴
L_5	足背第三跖趾关节处	陷谷穴
S_1	外踝	申脉穴
S_2	腘窝中点	委中穴
S_3	坐骨结节	无相应穴位
S_4	肛周区	会阳穴

(蒋松鹤)

参 考 文 献

[1] 郑哲洲,黄守清,尹莲花.《黄帝内经》"治未病"理论探究.湖南中医杂志,2016,32(09):133-134.

[2] 赵京生,史欣德.《灵枢·经脉》针灸治则治法探析.中医杂志,1990,9(03):15-17.

第七章　康复医学科研

第一节　科研选题

科研的第一步,即选择合适的研究题目。科研选题就是从实际工作或理论研究的需要出发,明确一个需要研究或待解决的问题作为研究课题的过程。临床上有许许多多的问题需要解决,关键在于如何使这些问题集中到一个点子上,使其成为可研究的科学问题。

一、提出研究问题

一个好的研究问题包含 5 个方面的内容:可行性(feasible)、趣味性(interesting)、新颖性(novel)、伦理性(ethical)和重要性(relevant)。把每个单词的第一个字母合起来是"FINER",国外学者称之为"更好"的研究问题。科学研究的过程,就是提出问题和解决问题的过程。

(一)可行性

提出一个问题往往比解决一个问题更重要。研究者需要注意的是:研究方法的可行性、样本量的大小、研究时间和财力、人员和设备条件都是研究问题提出时要考虑到的。

(二)趣味性

是指研究者所感兴趣的,临床研究是一件艰苦的事,如果研究者对研究问题不感兴趣,就难以坚持下去。

(三)新颖性

是指研究能提供新的信息。当提出一个可研究的问题后,需要去检索国内外类似的研究,查阅文献,分析讨论,发现过去研究的不足,发展性地重复别人的研究,以得出更加可靠的结论。

(四)伦理性

要求临床研究必须符合伦理道德的标准,如果不符合,需要更改研究策略或研究对象,使之符合伦理学的要求。

(五)重要性

是指研究的实际意义。一个研究对提高防病治病水平、提高临床决策水平,或者指导未来的研究所具有的指导意义。

二、寻找研究项目的几个思路

康复医学强调从功能评定和治疗入手,在具备一定的研究基础条件时,可以"凝练"出解决康复对象实际问题的课题,既有揭示机制的研究,也可针对临床康复问题的治疗方法和技术的研究。注意国际上目前受关注的、有发展前途的重要领域或方向,要根据临床实际、自己的兴趣及学科优势等方面来综合考虑。具体可从以下几个方面来寻找研究课题。

(一)提出值得研究的临床问题

1. 运用循证医学寻找研究问题　针对临床上的疑难、未确定的或找不到答案的问题,以及许多决策尚找不到依据的问题,运用循证医学的方法,通过临床研究去寻找解决问题的答案。在针对某个临床问题进行循证研究过程中,可能会发现这个问题已经有不少分析性或实验性的研究论文,而且这些文章的结论并不一致,甚至有些结论是相反的。可以尽量收集与这个问题相关的论文,运用文献评阅的方法进行筛选,去除那些研究设计存在错误和严重偏倚的文章,然后运用荟萃分析的方法,进行系统性回顾(systematic reviews)。这样的研究论文对循证医学更有贡献。

2. 创新性地重复别人的研究　在文献检索中发现拟探索的临床问题已有人研究过,但有一些不足之处可能导致偏倚,影响研究结果的内部或外部有效性,如果可以运用更科学的设计和分析方法,去重复过去的研究,得出更可靠的结论,这就有价值了。

3. 使经验变为可供循证的科学证据 在实践循证医学时，一些很实际的临床问题无法从现有的文献中找到可供循证的依据，可以从已有的解决这些问题的经验所给予的一些提示入手进行临床研究，通过科学的研究去证实，才能成为可供循证的科学证据。

科学研究是在不断地发现问题，不断地解决问题，前一个研究遗留的不足，后一个研究补上，在补上的同时，又遗留一些新的问题，有待下一个研究去解决，承上启下，呈螺旋式的上升。因此，临床研究的灵感就在病房、在门诊、在图书馆，有意义的临床研究题目常常是在别人的研究报告和自己的临床经验之间。

（二）以康复需求与发展为导向的研究

1. 脑可塑性研究 脑损伤后的功能代偿确是以功能重组（functional reorganization）的方式进行的。临床康复治疗对脑功能重组的解释存在不足，缺乏充分的证据，也不利于治疗方法的改进。现有证据显示，脑功能代偿伴有神经突起的发芽、突触新生、递质释放及神经回路的重组和再构以及神经行为学功能评分的改变。结构决定功能，这些功能的出现理应有形态及代谢物质的相应变化。过去因实验手段的限制，缺少对这一科学命题的系统研究，使现阶段的理论在某些方面苍白无力，不能圆满解释一些客观的生命现象。如以功能性任务为导向的康复治疗包括限制性活动、想像运动、镜像运动、丰富环境、康复机器人、虚拟现实等，研究其影响的机制、脑功能重组的纤维投射、代谢物质的变化等。

2. 康复机器人 研究贯穿康复医学、生物力学、机械学、电子学、材料学、计算机科学等诸多领域，结合国内外社会发展（尤其是老年人和功能障碍者）对服务机器人不断增长的需求，康复机器人已经成为机器人领域的一个研究热点。

3. 脑机接口 是在大脑与外部设备之间建立的一种直接的交流通道。结合了神经科学、微电子和计算机信息处理等领域的最新成果，通过实时记录人脑的脑电波，直接提取大脑的神经活动，实时翻译成控制命令，来控制假肢、计算机鼠标、键盘、家用电器等，以期帮助那些肢体残疾、脊髓损伤、中风、肌萎缩侧索硬化以及其他神经肌肉退化的病人，建立一个大脑与外界世界直接交互

的新途径，改善他们的生活质量，是近年来神经科学家关注的热点之一。

4. 干细胞与再生医学 干细胞是再生医学的种子细胞。干细胞治疗在许多难治性疾病中显示出难以置信的前景。故以健康正常细胞替代病态异常细胞的细胞治疗技术已成为近年来全球研究的热点。而如何获取人们所需要的具有功能的干细胞？如何解决细胞诱导分化（去分化）与精准的组织修复和再生？在什么样的时间、由什么样的修复细胞与怎样的环境达到最佳的修复损伤等技术难题是该领域需要探索与攻克的科学问题。

5. 增材制造 虽然计算机辅助设计和制作技术开始逐步替代部分人工制作假肢与支具，实现了三维扫描取型、软件修型与设计和数控加工制作，但仍然面临耗时、制件过重、体验差、成本高等问题。增材制造技术采用材料逐层累加的方法直接由三维模型制造实体件，具有成形任意复杂形状物体的优势，能建立全新的个性化假肢与支具制作中测量、设计和加工的一体化技术体系。

6. 运动对心血管、神经系统的影响 在康复医学越来越强调由被动治疗转为主动治疗的发展过程中，运动疗法作为主、被动相结合的方法占康复治疗的相当比重。运动疗法在众多疾病的康复中可以获得比较满意的效果，以运动疗法为切入点选择研究课题，将有利于促进学科发展。

7. 中西医结合康复 从中西医结合的角度，有许多值得研究的课题，可以"发掘"出创新性的项目。如研究穴位点的功能性电刺激的作用及机制，电针结合经颅磁刺激激活脑缺血后内源性神经再生的机制，银杏内酯B影响神经干细胞增殖分化过程中Mash1/Id2表达的变化及机制，犬骶神经束对膀胱和勃起功能的选择性支配机制研究，相继获得国家自然科学基金的资助。"重点疑难疾病脑梗死中西医临床协作试点项目"获得了国家中医药管理局资助项目。

8. 其他 脑科学研究与康复、神经康复与功能重建、阿尔茨海默症与认知功能康复、人工智能在康复医学中的应用、康复大数据与结局预测等都是近年研究的重点。

第二节　科研设计

一、科研设计的主要内容

（一）研究对象

研究对象是所研究问题的载体。通过对研究对象的观察或操作，来获得关于我们所选研究题目的信息。研究题目一旦确定，马上就必须明确以什么样的人或动物作为研究对象。

（二）研究内容

研究内容指研究要回答的主要科学问题，以及主要研究方法。

（三）主要的统计学处理分析方法

主要的统计学处理方法应在研究设计阶段确定。

（四）研究工作布置

研究工作的布置指对研究实施过程的系统周密安排，包括有关方法、技术路线、实验手段、关键技术等的说明以及进度安排。

（五）经费预算

经费预算是对整个课题研究所必需的全部资金的总量和分配的粗略估算。一般包括：材料和试剂费、仪器设备费（仪器的购买、维修或使用费）、资料和印刷费（用于检索文献及研究所需表格、资料）、交通差旅费、劳务费和其他。

二、科研设计方案的分类

医学研究主要分为两大类：调查研究（survey research）和实验研究（experiment research），两者的根本区别在于"干预"（intervention）。实验研究有干预，调查研究无干预，所以调查研究又称观察性研究（observational study）。

（一）调查研究

调查（survey）是为了了解情况进行考察（多指到现场）。调查研究是指采用问卷方式收集一个大样本人群对某问题的观点、态度、感受等，进而加以分析得出规律性的信息。

1. 按调查对象的范围分类

（1）典型调查亦称个案调查（case-study）：有目的地选定典型的观察单位进行调查，以期从对个别的典型病例的分析中发现普遍规律。

（2）普查（census）：亦称全面调查（complete survey），就是将组成研究对象总体的所有观察单位全部加以调查，如2000年11月进行的全国人口普查。

（3）抽样调查（sampling survey）：是一种非全面调查，它是从总体中抽取一定数量的观察单位组成样本，然后用样本推论总体，即用样本统计量估计总体参数。应针对调查对象的不同特点采用不同的抽样方法。医学调查研究多为抽样调查。

2. 按调查时点分类

（1）回顾性调查（retrospective study）：又称病例对照研究（case-control study），要求选好有代表性的病例组，同时设立对照组。两组对象用同样方法回顾有无暴露于某因素及暴露的程度，然后通过比较病例组与对照组暴露水平的差异，从而探求疾病与病因的联系。

（2）前瞻性调查（prospective study）：又称队列研究、定群研究、追踪研究（cohort study），其目的是研究一项疑似病因与某病发病或死亡危险的关联。

（3）横断面调查（cross-sectional study）：又称描述性研究（descriptive study），这种方法主要是描述疾病或者某种特征在人群中的分布以及发生、发展的规律。这种研究对于了解疾病及某些特征的流行状况、变化规律以及对于提出某些病因假设有重要的作用。

3. 搜集原始资料的方式

（1）利用现存资料：①统计报表；②经常性工作记录（病案记录、体检记录、卫生监测记录等）；③以前做过的研究（通过查阅文献有时可以得到重要的基础数据）。

（2）采访：有多种方式，如非正式访谈、专题小组讨论（开调查会）、信访、电话访问、网上调查、问卷式访问等。

（3）直接观察与测量：如观察医务人员是否符合操作规程，对调查对象进行查体等。

4. 调查问卷的制定方法

（1）调查问卷制定的基本步骤：①根据研究目的列出分析指标；②根据分析指标列出调查项目；③根据调查项目拟定调查问卷。

（2）拟定调查问卷注意事项：①调查问卷的

设计是专业设计与统计设计的结合;②项目的多少以精简为原则;③语言准确、通俗易懂;④封闭式问题为主,开放式问题为辅;⑤要有备查项目;⑥要考虑到计算机分析资料的方便性。

5. 抽样

(1)抽样的概念及目的意义:

1)概念:抽样系指根据研究的目的,按照特定的技术和方法,从所定义的总体中抽出一部分个体作为具体研究操作的对象的过程。

2)目的:得到一个对研究总体有合适的代表性的样本是抽样的第一目的。

3)优点:降低研究成本,通过样本来研究问题,利于我们对每一个个体开展详细的研究工作,从而提高研究工作的质量。

(2)随机抽样(random sampling):指在抽样时,总体中每一个个体进入样本的机会均等,至于谁进入样本完全取决于机遇。

1)单纯随机抽样(simple random sampling):又称简单随机抽样,是以有限的抽样单元为基础,运用随机数字或者其他简单的随机化技术(如抽签),从总体中抽取随机数字的方法。

2)系统随机抽样(systematic random sampling):是指按一定的规律等间隔抽样。方法:①排序编号;②确定抽样比例和抽样间隔;③随机确定第一个抽取对象;④系统性的抽取全部对象。

3)整群随机抽样(clustered random sampling):是指按照研究对象的自然群落,把研究总体中的 n 个个体分为 K 个抽样单元(子群),然后再从这 K 个抽样单元中随机抽出 k 个群($k<K$)的方法。

4)分层随机抽样(stratified random sampling):根据研究对象所具有的,对研究结果有明显影响的,而且本身的个体差异又很大的特性,把研究对象分为个体差异相对较小的亚层,然后再在每一亚层中进行随机抽样,最后,把各层所抽的样本合并起来得到一个完整的随机样本。

(二)实验研究

实验(experiment)是指为了检验某种科学理论或假设而进行的某种操作或从事的某种活动。实验研究是指将一组随机抽取的实验对象随机分配到两种或多种处理组,观察比较不同处理因素的效应。

1. **实验研究的概念** 将一组随机抽取的实验对象随机分配到两种或多种处理组,观察比较不同处理因素的效应(或结果),这种研究称为实验研究。

2. 实验研究的三要素

(1)处理因素(study factor)指对研究对象施与的干预措施,如给予不同种类或不同剂量的药物,或给予不同的治疗措施。

(2)受试对象(study subjects)指处理因素加予的对象,或称实验对象,是实验的载体。

(3)实验效应(experiment effect)是实验者给受试对象实施实验因素后要观察的结果,它是实验因素是否起作用的观察指标。

3. 实验研究的分类

(1)动物实验(animal experiment):以实验动物为实验对象。

(2)临床试验(clinical trial):以人为研究对象,涉及到更多的伦理问题。

(3)社区干预试验(community intervention trial):在某个地区的所有人群中进行,持续时间一般较长,目的是通过干预某些危险因素或施加某些保护性措施,然后了解它们在人群中产生的预防效果。

4. 实验设计的基本原则

(1)对照原则(contrast):①空白对照,指在不加任何处理的"空白"条件下进行观察的对照;②实验对照,指在某种有关的实验条件下进行观察的对照;③标准对照,指以标准值或正常值作为对照,以及在所谓标准的条件下进行的观察对照;④相互对照,指各实验组间互为对照。例如几种药物治疗用于一种疾病的疗效观察,比较其疗效的差别;⑤自身对照,对照与实验在同一受试对象进行。例如,对关节松动术的疗效观察,可用治疗前后的关节活动范围改变值作对比。

严格地说,实验本身都是自身对照,"观察某处理因素对实验对象的影响",所以自身对照有时并不能算是真正意义的对照,应该谨慎采用。

(2)重复原则(replication):重复指各处理组及对照组的例数(或实验次数)要有一定的数量。如果例数太少,有可能把个别情况误以为普遍现象,把偶然性或巧合的现象当作必然的规律性现象。

（3）随机化原则（randomization）：是保证研究对象都有同样的机会进入实验组或对照组。在实验研究中,实验组和对照组除了处理因素外,其他可能产生混杂效应的非处理因素应尽可能保持一致,即均衡性要好。贯彻随机化原则是提高组间均衡性的一个重要手段,同时也是资料统计分析时进行统计推断的前提。

5. 常用的实验设计方法

（1）完全随机设计：又称单因素设计,它是将受试对象按随机化的方法分配到各个处理组中,观察实验效应。

随机对照临床试验（randomized controlled trial,RCT）是最为科学严格的临床试验方法,被认为是评价新疗法或新药是否有效的"金标准"。按规定的入选标准选择合格的研究对象（受试者）,将研究对象按随机化方法分为试验治疗组（干预组）和对照组,两组受试者接受不同的治疗措施,在条件和环境一致的情况下,同步进行随访观察试验效果,用客观一致的疗效评定标准对试验结果进行科学的评估,比较治疗组与对照组间疗效的差异。

随机对照临床试验的随机化：临床试验过程中对试验结果影响最大的莫过于选择性偏倚。如果试验分组屈服于病人或医生的主观意志,就很可能造成关键的混杂因素在各试验组分布不均,从而严重影响试验结果的正确性。例如,研究心肌梗死病人结合运动疗法是否优于其他治疗方法（如减少复发率）。愿意参加者为试验组,不愿意参加者为对照组。结果参加运动疗法的病人复发率低于对照组。此结论不可靠,原因很简单：愿意参加运动疗法试验或能坚持到试验结尾者与未参加此项目的病人存在系统误差,病情轻、生活态度积极都可能是愿意参加者的影响因素。

（2）自身对照设计：又称单组比较设计,试验与对照是在同一受试个体上进行的。

（3）配对设计：将受试对象按一定条件配成对子,再随机分配每对中的两个受试对象到不同处理组。

（4）配伍组设计：又称随机区组设计（randomized block design）。首先按一定条件（配伍条件）划分出若干配伍组,每个配伍组中随机抽取与处理组数相同的动物头数,然后将每个配伍组中的动物随机分配到各处理组。

（5）拉丁方设计（Latin-square design）：当试验过程涉及3个因素,各因素水平数相等,且因素间无交互作用时,可采用拉丁方设计。

（6）析因设计（factorial design）：是一种多因素交叉分组设计,它不仅可检验每个因素各水平间的差异,而且可检验各因素间的交互作用。

（7）正交设计（orthogonal design）：是一种研究与处理多因素试验的设计方法,它是按照一系列的规格化的正交表来安排试验,从中找到最优试验条件。其特点是样本量小、试验次数少、均衡性强。

三、样本含量估计

（一）样本含量估计的原则

第一,保证研究结论具有一定可靠性的条件下,确定最小的实验或调查单位数。第二,样本含量过小,检验效能（power）低,本该有的差别没能检验出来；样本含量过大,往往难以控制质量,不仅达不到结果准确可靠的目的,同时造成不必要的浪费。

（二）样本含量估计的四个影响因素

1. 所比较的两个总体参数间的差值 δ　如果是两种药物比较,两种药物的疗效差别即为 δ。δ 越小,样本含量越大；δ 越大,所需样本含量越小。若研究者无法得到总体参数的有关信息,可做预试验或用专业上认为有意义的差值代替。

2. 总体标准差　常用预试验的样本标准差来估计,总体标准差越大,所需样本量越大。

3. 第一类错误的水平 α　要求 α 越小,所需样本例数越多。

4. 检验效能（$1-\beta$）　要求检验效能越大,所需样本例数越多。

四、医学研究中的误差

误差（error）指测定值与真实值之差。一个调查不可能没有误差,但应尽量减少误差。误差分为两大类,即随机误差和系统误差。

（一）随机误差

随机误差（random error）是指由于个体的变异性,而引起样本结果与总体结果存在差异,使得推断的结果失去一部分准确性。随机误差的产生主要由测量对象的个体变异、测量误差引起的。理论上,只有通过增加样本含量来减小随机误差。

(二)系统误差

系统误差(systematic error)又称偏倚(bias),是指由于选择或测量存在某种倾向,使得结果总是偏离总体真值的一侧。

1. 选择偏倚(selection bias) 指被选择的调查对象与总体中其他研究对象存在系统差异。

2. 测量偏倚(measurement bias) 由于对疾病或暴露的测量或分组而出现的偏倚,造成结果与总体真值的系统差异。大多数临床试验采用盲法。分为单盲和双盲,单盲试验中,病人不知道自己用的是新药还是安慰剂。在双盲试验中,病人和医生均不知道谁用新药,谁用安慰剂。

3. 混杂偏倚(confounding bias) 是指在研究某暴露(或危险因素)与某疾病发病之间的联系时,如果有另外一个因素是此疾病的危险因素,而且与要研究的危险因素有联系,此因素将引起暴露因素与疾病之间联系的"系统性偏倚"。控制混杂的方法分为5种:随机化、限制、配比、分层和统计建模。

第三节 科研数据的处理

一、数据的类型

临床科研数据一般分为计量资料与计数资料两大类,介于其中的为等级资料。不同类型的资料须采用不同的统计处理方法。

(一)计量资料

是用定量的方法测得每个观察单位(试验研究对象)某项指标的数据。这类资料都是有计量单位的,可以用实际测量数据的大小表现各观察单位的差别。统计计量资料时,常计算平均数、标准差等。将计量资料进行互相比较,常采用 t 检验、F 检验、相关与回归分析等统计方法。

(二)计数资料

是将观察单位按类别或某种属性进行分组计数的资料。各实验研究对象之间的差别是性质的不同,而不是量的大小。不同质的个体不能归在同一组内。例如,某种康复方法治疗某病后的有效与无效人数;某人群中各种不同血型的人数等,都属于计数资料。统计这类数据时,常计算率、构成比等。将几组计数资料进行比较时,最常采用的统计方法是 X^2 检验。

(三)等级资料或半定量资料

是将观察单位按某种属性的不同程度分组计数的资料。这类数据介于计数资料和计量资料之间,即从某属性看是计数,各组之间的性质不同,有程度上的差别;各组按一定顺序(如由轻到重、由小到大等)排列,但各观察单位未确切定量。例如,用某种药治疗某病后治愈、显效、有效、无效人数;某些化验反应结果为 −、±、+、++、+++ 等。分析等级资料时,常计算率、构成比,进行秩和检验、Ridit 分析等。

二、统计处理

在康复医学科研中,根据数据资料类型的不同而运用不同的统计分析方法;根据资料的复杂程度可运用基本统计方法(如 t 检验、方差分析等)和高级统计方法(生存分析、logistic 回归分析等);在康复医学工作中对功能评定进行标准化统计处理,也可以采用 Rasch 分析(Rasch analysis)的方法。

医学统计学是一门专门的学科,涉及独立的理论体系和高深的学术内容,在这里仅简介几种常用的统计分析方法。

(一)t 检验

t 检验是小样本量计量资料的统计分析方法。t 检验的应用条件为当样本例数 n 较小时,要求样本取自正态总体,作两两比较时还要求两样本的总体方差相等。其类型可分为样本均数与总体均数比较的 t 检验、配对设计的差值均数与总体均数比较的 t 检验、成组设计的两样本均数比较的 t 检验和成组设计的两样本几何均数比较的 t 检验。

(二)方差分析

方差分析亦是计量资料的统计分析方法。其基本思想是根据资料设计的类型及研究目的,可将总变异分解为两个或多个部分,每个部分的变异可由某因素的作用来解释,通过比较可能由某因素所致的变异与随即误差(如组内变异),即可了解该因素对测定结果有无影响。其应用条件是:①各样本是相互独立的随机样本;②各样本来自正态总体;③各处理组方差相等,即方差齐。方差分析根据资料类型的不同可分为成组设计的多个样本均数比较的方差分析、配伍组设计的多个样本均数比较的方差分析和多个样本均数间两两比较的方差分析。

(三) χ^2 检验

χ^2 检验是一种用途较广的假设检验方法,是计数资料的统计分析方法。

(四) 秩和检验

秩和检验是非参数检验(nonparametric test)方法的一种,这种方法并不依赖于总体的分布类型,应用时可以不考虑被研究的对象为何种分布类型及分布是否已知,也由于这种假设检验方法并非是参数间的比较,故称为非参数检验。

(五) 回归与相关分析

在大量的康复医学科研与实践中,经常会遇到对两个变量之间关系的研究,例如分析慢性病人病程与住院时间的关系如何,某种慢性疾病用药剂量与病情严重程度的关系等等,就需要运用回归与相关分析。

(六) Ridit 分析法

在等级性资料比较时,如果使用 X^2 检验说明其差异有无显著性很不敏感。要说明对比组间的优劣或排出名次, X^2 检验则更无能为力。这时,使用 Ridit 分析法就可以圆满解决,而且可以作出图形描述。Ridit 分析法也适用于测量的计量资料。

(七) Rasch 分析

康复医学工作以提高病人的整体功能水平为最终目标,Rasch 分析的统计处理方法有助于使功能能力的评定走向标准化,使评定工作既准确有效、应用自如、又符合一个通用的标准而有助于结果的比较研究。可以应用 Rasch 分析建立项目库,对项目及量表结构进行测试、对受试者的功能能力进行精确的评定,以及转换得分从而对不同量表的测试结果进行比较,等等。

第四节 科研论文撰写

一、撰写医学科研论文的基本要求

医学科研论文的四大最基本要求:科学性、创新性、实用性和可读性。

(一) 科学性

一篇优秀的医学科研论文应必备的首要条件是其科学性,既论文所介绍的方法、论点是否能用科学方法来证实,是否经得起实践的考验,要求:①进行科研设计时即有周密的逻辑推理,排除一切对结果可能产生的干扰影响因素;②要设立必要的对照组,甚至是双盲对照研究,并保证足够的样本量;③对实验和观察的数据,要选择正确的统计学方法并进行数据处理;④要符合伦理学要求;⑤无论理论研究或实验研究,对其结果的分析要从实际获得的数据出发,得出恰如其分的结论,切忌空谈设想或抽象推理。

(二) 创新性

创新性又可称为先进性,是指这篇论文是否达到了一定的科学水平,特别是在前人研究结果的基础上,有新的发现抑或是不同的结果和结论。与国内外同类课题水平比较是否有创新性,可以从两个方面来衡量:①理论水平,如科学发现的生物学机制、病因(包括基因表达差异等)探讨,发病机制探究,病理、生理变化等是否有新的发现或突破。②实践水平,如诊断水平或治疗效果是否高于既往水平,技术操作或实验室检查是否有创新。

(三) 实用性

实用性又称为应用性,即要求研究的内容与生物医学领域紧密关联,特别是能解决临床医生日常工作中迫切需要解决的问题。其次是可重复性。

(四) 可读性

决定可读性的最重要因素是科学研究本身的价值!也就是说,文章的科学价值愈大可读性愈强,要求:①论文要在显要位置凸显研究的创新性(如文题),让读者有眼前一亮的感觉,这样才能吸引读者的关注和兴趣;②条理清晰地写好具有导引作用的"摘要";③根据科技论文的体例要求,注意合理布局文章的结构,从不同维度,由浅入深,让读者清楚地、准确地了解本研究的结果和结论;④避免使用晦涩难懂的语言和过于文学色彩的表述,提高科技语言的准确性和生动性;⑤尽量符合搜索引擎的规则,对文章的关键词或主题词进行提炼,以便能够获得快速的搜索、查询和推广。

二、医学科研论文体例与写作要求

（一）体例

文章的编写格式或组织架构叫体例。医学科研论文常见的体例包括：原创科研论著、综述、调查报告、病例讨论、技术交流、讲座、病例报告等。不同体例科技文章的要求如下：

1. 原创科研论著 多是以直接研究、获取第一手资料、得出研究结果和结论为主而撰写的论文。这类论文常见的主要有论著、调查报告、技术交流（着重新的发明和技术的介绍）等。特点：这类论文的共同特点是有周密的科研选题、闭环的逻辑推理、清晰的研究背景、合理的样本量、严格的检测方法、正确的统计学方法、明确的研究结果和预期的科学结论。

2. 综述或荟萃分析 是间接的以第二手资料为主撰写的论文。通常，作者首先需要确定一个科学问题，对预期的结论有初步的评估。然后通过查阅文献，获取间接的第二手资料，并对文献结果的一致性进行比较、分析、研究，最终得出结论，并在此基础上撰写论文。这类论文主要是通过第二手的文献资料进行间接研究、撰写的，通常有时间跨度长、空间广（国内国外）的特点。但是，由于时间和空间的限制，第一手的原创研究可能会受到各种条件限制，致使获得的第一手资料并不完美，所以，只能通过增加文献数量和严格筛选，尽可能避免数据的偏倚和结论的片面。

总之，综述类文章是总结性文章，其特点：①综合性（回顾与展望）；②评述性（对前人的数据和结论进行评价、得出自己的观点和结论、点拨读者使其有所感悟）；③新颖性（选择最新的文献，特别是 3 年以内的）。荟萃分析的特点：①能对同一课题的多项研究结果的一致性进行评价；②对同一课题的多项研究结果进行系统性评价和总结；③提出一些新的研究问题，为进一步研究指明方向。

3. 讲座和病例讨论 是综合运用第一、二手资料撰写的。主要是结合医学理论与临床实践的经验总结。由于这类文章往往事先并没有明确的课题研究计划，只是在一段时间的教学实践后，取得了某些成功或形成了某种观点或共识，使之提升或强化了现有的理论或达到新的高度。因此这类论文中既有实践中获得并积累下来的直接的第一手资料，也有文献理论中借鉴而来的间接的第二手资料。

4. 病例报告 也是医学论文的一种。可以有或没有引言，可以是个案报道或个案报道及文献复习。但无论如何，具体详尽的病例报道是文章的核心内容。特点：特殊病例、能证明某种不是现有常规因果联系的病例、不典型的或有重大变异的病例、出现意外疗效或特殊副作用的病例。

（二）写作要求

1. 文题

（1）构成原则：以短语、名词词组为主要形式，不使用完整的陈述句。国内外也有使用疑问句作文题的。

（2）撰写要求：确切、简明、概括主题，尽可能不使用缩略语，删除可有可无的字，提高标题的信息量，中文文题一般不超过 20 个汉字。

2. 作者

（1）作者定义：《学术研究实施与报告和医学期刊编辑与发表的推荐规范》明确规定作者的定义为：①为研究工作的概念、实验设计和数据的获得、分析和解读做出了重要贡献。即参与选题和设计，或参与资料的分析与解释者。②撰写或对文章学术内容的重要方面进行了关键修改，即起草或修改论文中关键性理论或其他主要内容者。③对最终发表的论文版本进行了全面的审阅和把关。既能对编辑部的修改意见进行核修，在学术界进行答辩，并最终同意该文发表者。④同意对论文的所有方面负责，保证对设计研究工作的任何部分的准确性和科研诚信的问题进行恰当的研究，并及时解决。即除了负责本人的研究贡献外，同时对研究工作各方面的诚信问题负责。4 条须同时具备才能成为作者。

（2）通讯作者：一篇文章有多位作者时，需确定 1 位能对该文全面负责的通讯作者。通讯作者应在投稿时确定。集体署名的文章必须将对该文负责的关键人物列为通讯作者。规范的多中心或学科临床随机对照研究，如主要责任人确实超过一位的，可酌情增加通讯作者，并注明通讯作者的 Email。

3. 摘要　科技论文多采用结构式或报道性摘要，特别是试验研究和有定量数据的论文。结构式摘要主要由四部分构成：①目的，紧扣主题的一句或两句话；②方法，应包括资料来源（研究开展的时间、地点、研究对象的特征及分组情况）、观察指标（相关标准）、检测方法等；③结果，应包括研究中比较的各组观察指标（特别是阳性指标）和具体的检测结果（必须有具体数据）；④结论，应与本文主题或研究目的相呼应；应从本文结果中得出结论；可以进行合理的推断和升华。

4. 关键词　是指论文中最能反映主题信息的特征性词汇、词组或者短语，能够让读者一目了然地了解文章的关键内容的词，一般选取 3 ~ 8 个，多用于计算机网络检索和不同媒体制作索引时使用。

5. 引言

（1）引言必须涵盖的内容：研究目的是引言部分最主要的内容，即告诉读者为什么要进行该项研究，必须明确。引言另一重要内容是研究背景，即说明该研究的内在逻辑。除此之外，在引言的结尾，可以扼要（通常一句话）介绍该研究的结果或结论，这样能加深读者对主要结果的印象。如何组织语言，先写哪一部分，后写哪一部分，需根据具体情况和个人偏好而定，原则是要让读者容易理解，不产生歧义。

（2）引言不必包含或不需要详述的内容：①不要详细介绍教科书或常用参考书的内容，通常无需引用参考文献；②不要详细描述与研究内容虽然相关但不是研究侧重点的内容，对此简单描述即可，同时引用参考文献。如果读者感兴趣，可以根据参考文献再进一步查阅；③不要面面俱到，不要描述本研究领域与论文内容无关的内容；④引用他人的研究结果或结论时，着重于描述结论，同时引用参考文献，通常不要描述其中的细节。读者想了解细节，可查阅参考文献。

（3）具体写作要求：①既简洁，又足够详细，使读者阅读后，不必再参阅其他材料，就能够理解其内在逻辑，很自然地感到有必要进行研究，并明确研究目的。②通常先描述研究背景，内容要与主题密切相关。引言第一句最好就直奔主题，每一句描述，都有事实基础，或者合乎逻辑。新的知识点，必须注明出处，即参考文献，做到有据可查。描述研究背景时，知识介绍必须全面，但避免写成综述式的引言。③使用英文缩写代替中文时，首次使用必须注明中英文全称；一旦使用，此后出现该专业词汇的所有地方，都不能再使用中文，而是用英文缩写。如果仅出现 1 次或 2 次英文缩写，一般无需使用。尽可能使用常用英文缩写，且不要使用过多的英文缩写，因为读者不容易记住，不容易理解。

6. 材料和方法　在医学科技论文中，资料与方法的表述方式通常分为三种：①材料与方法，多见于基础研究论文，以实验动物以及细胞为研究对象；②资料与方法，多见于临床研究论文，以病人为研究和观察对象；③对象与方法，多见于流行病学研究类论文。资料与方法部分主要包括的内容有：资料来源、方法和统计学方法。

（1）资料来源：首先必须明确本研究进行的时间范围（时效性）和地点（可靠性）。

1）基础研究类论文的资料来源：应包括受试对象和严格的分组情况。例如实验动物的名称、种系、等级、数量、来源、性别、年（周）龄、体重、饲养条件和健康状况等，以及划分实验组和对照组的具体条件。

2）临床研究类论文的资料来源：应包括病例选择的标准、病例资料的分组情况等。如果临床研究的对象是病人，应说明是来自住院或门诊，同时必须将病例数、性别、年龄、职业（必要时）、疾病诊断、病程、病理诊断依据及分组标准等叙述清楚。必要时可将疾病的诊断分型标准、疗效的判断依据、观察方法以及观察指标等情况具体说明或列出文献。

临床研究分为两种：①传统临床群体研究模式（回顾性研究），其特点是利用临床病历资料进行统计，周期短、成本低，但其为被动性研究，难以避免资料的不完整，而且受病历记载者的专业水平、是否设计了具有可比性的同期对照、病历选择中如何控制主观偏差等因素的影响；②现代临床群体研究模式（前瞻性研究）。其特点是首先确定研究目标，然后进行研究设计，主动收集资料并进行统计分析，最终得出结论。前瞻性研究可以将研究中可能出现的缺陷控制在设计阶段。

无论是前瞻性研究还是回顾性研究,在病例选择和分组时应特别注意:层间差异(组间标准)越大越好、层内差异(组内标准)越小越好,尽可能去除混杂因素和影响因素,以利于组间进行单一指标的比较。在临床研究中,对照组的设计非常关键,可以采用随机对照、自身对照、历史性对照等,个案报道和有些首创研究也可以无对照组。在临床研究的设计中,应尽量控制假阳性、假阴性,正确估计样本量,避免抽样误差,采用盲法收集资料,最大限度地控制信息偏倚。

特别要强调的是,所有以人为对象的生物医学研究,必须遵守《赫尔辛基条约》,即公正、尊重人格、力求使受试者最大程度地受益和尽可能避免伤害,即符合伦理学要求。现已有多种医学科技期刊要求作者出示该研究的伦理委员会批准文号及病人的知情同意书。

(2)方法:在基础研究中,方法部分应给出具体使用的设备与仪器、具体的实验方法和实验程序、实验的环境条件、检测项目与指标等。方法学描述上要注意逻辑顺序和操作的关键步骤,以便读者能够重复实验。临床研究中,应给出具体检测方法、观察指标;疗效观察中应给出确切的诊断、纳入和排除标准,治疗方法,疗效判定标准等。

(3)统计学方法:在临床研究前确定正确的统计学方法和恰当的样本量,在撰写论文时,要明确告知采用的统计学分析软件和不同指标采用的不同的统计学方法以及数据的表述方式。

7. 结果 医学科研论文的结果部分对于整个研究或者论文而言,它只回答了一个问题——发现了什么,可用图、表或文字形式表述。结果是科技论文最核心、最精髓内容的体现。它不仅是立题的依据,更是最终产生的结论的科学性和可信性的根基。结果的叙述应实事求是、简洁明了、数据准确、层次分明、逻辑严谨,是不加任何评论的对观察、研究或检测结果的客观陈述,应告知意想不到的结果,对于异常结果或出现有违研究设想的结果时,应如实表述,必要时可在讨论中加以

分析,而不能轻易将其删除。特别应注意不能与讨论的内容相混淆。

8. 讨论 国际医学期刊编辑委员会(International Committee of Medical Journal Editors, ICMJE)发布的《向生物医学期刊投稿的统一要求》中,对论文讨论部分的书写提出了五点要求:①应强调指出研究获得的新的重要结果和结论,切记不要单纯重复引言和结果部分的内容;②应说明研究的价值和局限性,如有其他相关研究,应阐述其间的关联;③要与研究的目的相呼应,并结合研究目的进行讨论,避免随意提出本研究结果不支持的结论;④除非做了经济学分析,一般不应下成本、效益方面的结论;⑤要避免强调和暗示尚未完成的工作的重要性,如果有把握,可以提出新的假设和建议。

因此,讨论部分应紧密围绕作者的实际工作和研究结果进行阐明、推理和评价。抓住重点,以核心数据与结果结合必要的文献引述做出结论,可以将本研究结果与以往发表的其他相关研究结果进行比较,明确指出本研究的先进性和差异性,以及从中得出的包括理论意义及实际应用效果等结论。同时也应在讨论部分明确提出本研究的局限性及其对进一步研究的启示,如果不能得出结论,也可通过讨论提出建议、设想、改进意见或待解决的问题等。应反复斟酌研究的目的、背景、方法、结果,最重要的是明确创新点何在?此研究要说明什么问题?在主线清晰的情况下,列出讨论的标题,然后结合文献进行论述。讨论部分一般不使用图表。

9. 致谢 对本研究有贡献,但他们的工作还够不上作者,感谢研究或撰写时得到的帮助。致谢不一定都需要,应征得书面同意。

10. 参考文献目录 只列出用来表达研究概况和对本文的研究方法及结果进行比较分析等确实对本文有重要参考价值的主要资料,以近年来发表的、水平较高的为主,一般不超过15条。所引用的文献应格式:序号.作者.文题.刊名,年,卷(期):起页。

(黄晓琳 刘雅丽)

参 考 文 献

［1］LESLIE G，PORTNEY，MARY P，et al.Foundations of Clinical Research：Applications to Practice. 3rd ed. London：Pearson Prentice Hall，2009.

［2］王家良.临床流行病学—临床科研设计、测量与评价.4版.上海：上海科学技术出版社，2014.

［3］孙颖浩，贺佳.临床研究设计与实践.北京：人民卫生出版社，2017年.

［4］陈峰，于浩.临床试验精选案例统计学解读.北京：人民卫生出版社，2014.

［5］姚应水，高晓虹.流行病学.2版.北京：科学出版社，2018.

第二篇　功能障碍评定与治疗

第一章 肌力障碍

肌力障碍包括广义和狭义两种概念,广义概念是指不同原因引起的肌肉或肌群收缩过程发生障碍,导致肌肉或肌群收缩的速度、程度及收缩后放松异常。狭义概念是指不同原因引起肌肉或肌群收缩程度异常,导致肌肉或肌群收缩产生的肌力减低或消失。

肌力障碍的分型有多种方法。可根据病损累及部位分为中枢性和外周性,中枢性病因有脑卒中、脑外伤、脑炎、多发性硬化及脊髓损伤等,外周性病因有周围神经炎、周围神经损伤、重症肌无力、肌炎、肌营养不良及肌肉减少症等;也可根据病因分为神经病理性、肌源性、精神心理性等,其中神经病理性最为常见。另外,尚存在一些并非直接累及肌肉及肌肉的神经控制系统所导致的肌力障碍,而是由于烧伤、截肢、手外伤、关节炎、骨折以及其他原因所致的肌肉废用或制动后间接引起的肌力障碍。本节主要围绕狭义肌力障碍的发生机制、康复评定及康复治疗等几个方面进行阐述。

第一节 肌力障碍的发生机制

一、肌力障碍发生的分子机制

众所周知,在肌肉收缩的最基本细胞分子机制中,肌球蛋白、肌动蛋白、肌钙蛋白及原肌球蛋白是构成肌肉收缩的最基本成分。很多因素可以影响这些蛋白的合成和分解过程,如肌肉的失神经支配、生长激素缺乏、胰岛素样生长因子 -1 缺乏、营养不良、制动、衰老和癌性恶病质等,均可导致上述蛋白合成与分解代谢紊乱,最终使肌肉出现结构和功能的障碍,表现为肌肉萎缩和肌力下降。

研究表明,失神经肌萎缩时,调控上述肌肉收缩最基本成分的生物因子表达会发生改变。成肌调节因子(myogenic regulatory factors,MRFs)是骨骼肌胚胎发育过程中的一组转录调节因子,共有 4 个成员,分别为肌分化因子 -D(myogenic differentiation factor D,MyoD)、Myf-5、肌细胞生成素(Myogenin)、MRF-4。MyoD 蛋白及其他 MRFs 成员可通过与 E 蛋白结合形成异二聚体,进而识别并结合下游靶基因上 E-box,从而调节下游靶基因的转录和翻译,这些靶基因包括编码 P21、Cdkn1c、钙周期蛋白、乙酰胆碱受体、肌球蛋白重链、肌球蛋白轻链、结蛋白、肌原蛋白 -1、肌酸激酶、肌肉生长抑制因子、ankrd2、slug 和钙蛋白酶的基因,从而调节细胞周期、活化肌卫星细胞、调节神经活动的敏感性、影响肌肉的结构重塑。Kumai Y 等通过免疫组织化学方法检测失神经支配骨骼肌和正常肌肉组织中的 MyoD 蛋白表达情况,结果表明,失神经可明显抑制骨骼肌细胞内的 MyoD 蛋白表达。Ekmark 等通过免疫印迹法检测 Myogenin 基因和 MyoD 蛋白的表达,发现二者在失神经支配后具有不同的变化过程,前者在失神经支配后 24h 表达迅速上调,维持 5 天后逐渐下降,至 7 天时已减弱;后者表达则在失神经支配后即开始逐渐下调。Russo 等研究也发现类似的结果,失神经支配后骨骼肌细胞 Myogenin 基因和 MyoD 蛋白表达也有明显下调,同时肌肉萎缩明显。这些研究结果表明,失神经支配骨骼肌 Myogenin 基因和 MyoD 蛋白表达下调,进而导致这些基因调控的下游基因蛋白表达受抑制,可能是失神经支配骨骼肌出现结构和功能障碍的原因之一。

还有研究表明,骨骼肌内被称为 Atrogin-1 的骨骼肌特异性泛激肽 - 连接酶在失神经支配后表达明显上升,从而加速失神经支配肌肉的蛋白分解,最终导致肌萎缩出现(图 2-1-1)。Atrogin-1 内含有一个 F-Box 结构域,因为负责失神经肌萎缩时肌肉蛋白的降解,所以又被称为肌萎缩 F-Box(muscle atrophy F-box,MAFbx)。

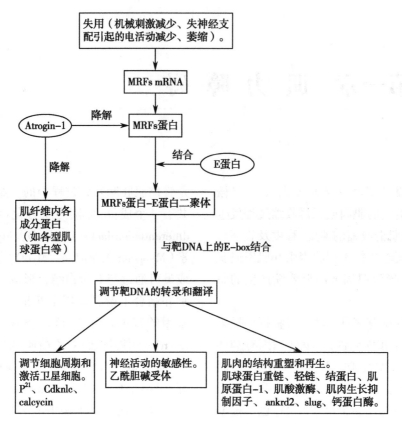

图 2-1-1　Atrogin-1 的作用

二、从神经控制的角度诠释不同类型肌力障碍的发生机制

（一）肌肉收缩的神经控制机制

任何随意运动都受神经所支配,首先大脑辅助运动区负责随意运动的计划和启动,初级运动区则负责运动具体执行及运动速度和力量大小的调节。大脑皮层的辅助运动区位于大脑额叶内侧,近年来解剖学研究已经将额叶内侧区分为辅助运动区、辅助运动前区、头侧扣带回运动区及尾侧扣带回运动区,而尾侧扣带回运动区进一步被分为背部和腹部尾侧扣带回运动区。初级运动区则主要位于中央前回,皮质脑干束和脊髓束主要发自于该区的 betz 细胞。研究显示,在初级运动区与辅助运动区、初级体感区及复合体感区之间存在很多突触联系,故初级运动区对外周靶肌肉的兴奋冲动多是受源自这些区域的传入调制的。

辅助运动区和初级运动区通过皮质脊髓束将运动冲动下传至脊髓的前角运动神经元,然后再经过脊髓的前根及外周运动神经,通过神经肌肉接头传至外周骨骼肌,从而通过兴奋收缩耦联来产生肌肉收缩。

（二）肌力障碍的神经控制机制

任何原因导致从大脑运动皮层到外周骨骼肌的整个运动冲动传导通路的局部受损,均会导致该神经通路所支配靶骨骼肌的收缩障碍,表现为肌肉收缩力下降。根据临床上随意运动的神经传导通路的常见受损部位,大致可分为以下几个水平:大脑皮层辅助运动区和初级运动区病损、皮质脑干束和皮质脊髓束病损、脊髓前角运动细胞和前根病损、外周神经病损及外周神经肌肉接头信号传递障碍。

1. 大脑皮层辅助运动区和初级运动区的病损　常见于脑卒中、脑外伤、脑肿瘤及中枢神经系统感染性疾病等。大脑皮层的辅助运动区主要负责运动的计划和启动,该区受损常表现对侧肢体的运动启动障碍,即可出现肌肉随意收缩的丧失,同时还可表现为缺乏主动性、淡漠、无意志等,临床上称为情感淡漠症,极其严重的称为无动性缄默。出现这些症状的责任病灶应在额叶的中线区域,包括辅助运动区和扣带回运动区,但目前对那一块区域是导致情感淡漠症的关键机制尚不清楚，其他区域的病损也可以引起类似症状，如基底节病损。初级运动区受损会直接影响对侧外周靶肌肉的兴奋，表现为外周靶肌肉兴奋收缩障碍，从而导致肌肉收缩力量的减弱。

2. 皮质脑干束和皮质脊髓束病损　多位于半卵圆中心、内囊等处，常见于脑卒中、脑外伤、脑肿瘤及中枢神经系统脱髓鞘性疾病等。

3. 前角运动细胞和前根病损　常见于脊髓灰质炎、运动神经元病及吉兰-巴雷综合征等。

皮质脑干束和皮质脊髓束病损及前角运动细胞和前根病损均会阻断皮层运动细胞至外周靶肌肉的神经冲动传导通路，从而使外周靶肌肉接受的神经冲动减少或消失，导致外周骨骼肌运动募集障碍。

4. 神经肌肉接头处损伤　常见于重症肌无力和临床上肉毒素注射所造成的病理状态，分别由于突触后膜乙酰胆碱受体破坏和突触前膜内乙酰胆碱释放机制被阻断所致，进而引起肌肉兴奋收缩障碍。

三、特殊类型肌力障碍的发生机制

（一）制动性肌萎缩

制动是引起肌纤维体积缩小与肌肉减少的主要原因之一，常见于手术后、急性损伤及卧床休息等，可导致废用性肌力障碍，是康复医学中最常需要纠治的问题。制动引起肌肉萎缩的机制目前尚不完全清楚，主要是由于失去外界应力的刺激作用所致，引起肌细胞内代谢活动异常变化和肌细胞内环境的稳态破坏。

一般认为制动引起的肌肉萎缩是制动期间肌肉蛋白合成减少和降解增加的综合结果，目前有几种理论机制。其中最为广泛接受的是 Greenhaff 的理论，认为制动引起的肌肉萎缩与几种特殊基因表达改变有关，如钙蛋白酶水解系统及特异性内源性蛋白抑制物。钙蛋白酶（calpains）是由钙离子激活、分解特定细胞骨架或细胞膜相关或膜靶向蛋白的胱氨酸蛋白酶家族，这些蛋白酶并不直接降解肌动蛋白和肌球蛋白，而是降解参与肌原纤维蛋白排列的蛋白，如肌联蛋白、黏着斑蛋白、抗肌萎缩蛋白和结蛋白，其中钙蛋白酶抑制蛋白（calpastatin）在整个过程中发挥着重要作用，在转基因钙蛋白酶抑制蛋白过度表达的小鼠模型被发现无负重肌肉的萎缩程度明显减低。

除此之外，Greenhaff 等还通过监测制动后骨骼肌细胞内 20S 蛋白酶 α7 亚单位、泛素 E3 连接酶、肌肉特异性肌环指蛋白-1、肌萎缩 Fbox-1 蛋白的表达，来研究泛素依赖蛋白水解系统是否参与制动引起肌萎缩的机制，以前有研究显示，该蛋白酶水解系统可能与许多分解环境下肌肉萎缩有关。在动物实验中发现，肌肉特异性肌环指蛋白-1、肌萎缩 Fbox-1 蛋白与肌肉萎缩的发生关系密切，并受多种分解环境的转录调控。同时，他们还从肌萎缩时蛋白合成角度，研究了胰岛素样生长因子-1 信号通路、活化 T 细胞钙调神经磷酸酶核因子信号通路上的基因及肌肉生长抑制素的表达。结果显示制动 2 周能够导致股四头肌的体积减少，这种体积的减少与 20S 蛋白酶、MAFbx、糖原合成酶激酶-3 表达显著上升及 calpain 3 的表达下降相关。制动期间，除了胰岛素样生长因子-1 的显性负调节因子（即糖原合成酶激酶-3）的表达增加外，其他与肌肉肥厚和重塑相关的基因表达变化均很小。这表明肌肉蛋白合成是受合成代谢信号蛋白转录后修饰调控的（如蛋白激酶 B、哺乳动物雷帕霉素靶、P70 S6 激酶），而不是在转录水平上受调控；而且通过调节合成蛋白质的磷酸化状态来改变肌肉蛋白翻译的速率，意味着肌肉蛋白合成可以快速地被个人的活动、激素和营养状态上调或下调。最近还有研究显示，蛋白激酶 B/哺乳动物雷帕霉素靶/P70 S6 激酶合成代谢信号轴是调控人和动物的骨骼肌蛋白合成的中心，伴随运动或蛋白的摄入，人体肌肉蛋白合成增加，被显示与这条代谢信号轴的组成部分的磷酸化程度直接有关。

（二）关节源性肌萎缩的机制

关节源性肌萎缩是指关节疼痛、炎症和损伤等导致的跨越罹患关节肌肉肌纤维体积变小和肌肉减少。在肌肉萎缩之前常先表现为肌肉功能受抑制、肌力下降，称之为关节源性肌肉抑制。目前可以确定的是关节源性肌萎缩是由关节或关节周围疾病反射性地抑制了脊髓的前角运动细胞，从而导致前角运动细胞的激活下降，这些前角运动细胞所支配肌肉接受的神经冲动也相继下降，最

终导致相关肌肉的功能抑制和结构性萎缩,但引起脊髓前角细胞抑制的详细机制尚不完全清楚,可能与以下几个方面有关系:

1. 关节的异常输入增加 较多研究结果均表明,这种反射性抑制主要与源于关节的异常输入增加有关,如关节的炎症和/或关节囊内的压力增高。另还有研究表明,背根神经节切断可以预防动物实验性关节炎症所导致的肌肉萎缩;关节腔内麻醉能够增强开放性半月板切除术后股四头肌的最大自主激活、增加膝关节腔内实验性灌注后的股四头肌最大自主激活和等速力矩,并能增强膝关节腔抽液后股四头肌的肌力和防止 H 反射的抑制。

2. 关节本身正常的感觉输入丧失 但也有研究表明,关节源性肌萎缩与关节本身正常的感觉输入丧失有关,如:前交叉韧带断裂后肌肉萎缩可能与韧带断裂后前交叉韧带上本体感觉的传入丧失有关,但目前尚无直接的证据支持。

3. 下传的关节张力性抑制降低 也有学者认为关节源性肌萎缩与下传的张力性抑制降低有关。来自皮肤或皮下传入活动的较小增加即能够抑制前角细胞,但这一效应通常可以被下传的张力性脊髓抑制阻止。去大脑动物模型的研究提示这种可能性,关节病损可能会减低下传张力性脊髓抑制,从而使一些正常琐碎的传入活动即能抑制脊髓前角细胞。

4. 屈曲反射增强 这种屈曲反射包括腘绳肌的激活和股四头肌的相互抑制,因此任何促进屈曲反射的刺激均可能激发股四头肌的抑制。去大脑大鼠的支配腘绳肌的脊髓前角 α 运动神经元对标准化掐同侧脚趾的反应性,在关节腔内注入刺激物后被显著和持久地增加。这一机制也可能在其他一些临床反射性抑制的例子中发挥着作用,但是它不能解释关节源性肌萎缩的所有案例,如屈曲性反射反应好像不受关节腔内盐水注射影响。

第二节 肌力障碍的康复评定

肌力障碍的康复评定主要包括徒手肌力测试和定量测试方法。由于肌肉收缩的强度和速度依赖于被测试者募集的神经元数目,而后者又取决于大脑皮层运动中枢的兴奋强度,所以常规肌力障碍的评定结果会受到被测试者年龄、配合程度、恐惧和焦虑及周围环境因素等影响。

一、徒手肌力测试的优缺点

徒手肌力测试(manual muscle test, MMT)是评定肌肉力量最常用的方法,主要是通过克服被检查者自身重力或检查者用手施加的阻力而产生的主动运动来评定肌肉或肌群的力量。通常肌力分为 0 ~ 5 级,0 级为完全瘫痪,5 级为正常强度,对于某些特定级别上不同程度的肌肉力量,该分级做出了一些修改,加入了一些中间级(例如:3⁻和3⁺)。

此方法的优点是简便、易行、科学、实用,在临床上应用广泛。其缺点是 MMT 只能测定肌力的大小,不能测定肌肉收缩耐力;定量分级标准较粗略;较难以排除测试者主观评价的误差及不同测试者之间所提供阻力大小差异带来的误差。

二、徒手肌力测试时常见错误和应对策略

对替代运动认识不足和检查程序不规范是导致徒手肌力测试结果出现偏差最常见的两个原因,在肌力的徒手测试时需避免。具体如下:

(一)对替代运动认识不足的对策

当一块肌肉肌力减低时,原先由该肌肉所完成的运动,可以由周围具有相同功能的肌肉替代完成,这种由其他肌肉完成的运动称为替代运动或假运动。替代运动在肌力评定过程较为常见,如:肱二头肌肌力减弱时,可由肱桡肌替代肱二头肌进行屈肘动作,但在屈肘过程中前臂旋前至中立位,前臂旋前是该替代运动的表现,另外,旋前圆肌也可辅助完成屈肘动作,甚至屈指肌和屈腕肌在完成手指屈曲和腕关节屈曲后,也可以辅助完成屈肘动作;在股四头肌肌力减弱时,阔筋膜张肌可以替代或者辅助股四头肌来完成伸膝动作,但在完成伸膝的过程中会伴随髋关节的内旋。

为了避免由于替代运动导致肌力评定结果发生偏差,检查者有必要在评定的过程中使受检者保持正确的体位并加以适当的固定、触摸被测试肌肉以确保被测试动作准确完成,同时检查者应熟悉掌握各被检查肌肉常见的替代运动模式。

（二）检查程序不规范

不规范的检查程序通常包括以下几个方面：被检查的肌肉每次开始用力收缩时的关节角度和用力方向不同；每次检查时检查者提供的阻力大小和阻力施加的作用点不一样；每次检查时检查者的肘关节、上臂和前臂的位置不能保持一致等。

为了避免由于上述检查程序不规范导致的手法肌力测试结果发生误差，在手法肌力测试过程中需按照统一的规范指南来进行，应确保每次检查时肌肉收缩的起始关节角度及用力方向、检查者施加阻力大小、阻力的作用点、检查者上肢的位置应尽可能相同。

三、肌力障碍的定量客观评定

由于手法肌力测试的分级标准比较粗糙，而且测试结果受测试者主观因素、测试者手法不恒定和被测试者配合程度等多种因素影响，所以手法肌力测试只适用于临床粗略测试，并不适合科学研究和某种治疗方法疗效的前后比较。因此，定量客观地评定肌力障碍是未来新的发展方向。

定量评定肌力障碍是指通过专门的器械和设备来评定肌力障碍严重程度的方法，既往常用的定量评定设备有：握力计、背力计、捏力计和等速肌力测试仪等。随着新的材料工艺和计算机技术的发展，不断有新的肌肉力量定量测试设备被研发出来，这种新研发的设备普遍具有测量精确化、显示动态化、结果多维化等特点。如复旦大学李放教授等研发的智能化新型肌力测试仪，该测试仪能够通过压力感受器将肌肉收缩所产生的压力转换成数字信号和图像信号，动态显示在电脑显示器上；另外，该设备尚可通过计算单位时间内肌力的变化（上升或下降）来测定肌肉收缩和放松的速度，这也是未来肌力测试新的发展方向。

但上述这些方法也存在一定的局限性。首先，测力计和压力计并不适合手法肌力测试肌力1～3级的病人。其次，上述定量测试的设备均较为昂贵。另外，上述这些定量测试均需要病人主动努力配合，故受病人意识状态的影响。如果病人意识因使用镇静药物、败血症等原因受抑制，则可能不适宜上述这些定量测试方法，这种情况最常见于重症监护室病人肌力障碍的评定。

为了避免病人意识状态对肌力障碍评定的限制，近年来有采用诱发肌肉收缩技术来评定肌力，这种方法是通过磁刺激或电刺激兴奋支配某一靶肌肉的运动神经，从而诱导该靶肌肉收缩，从而产生肌力，然后通过压力转换器转换成某一数字或图像，这种方法临床上最常用于拇内收肌的肌力评定。这种方法的优点是可以用于由于意识受抑制不能做主动收缩的病人，但也存在设备昂贵、程序繁琐等缺点。

第三节 肌力障碍的康复治疗

一、肌力障碍康复治疗的历史与现状

针对不同原因引起的肌力障碍，应采用不同的康复治疗方法。首先，对于一些可以纠治的引起肌力下降的疾病，应尽早予以科学正确的诊治，如糖尿病周围神经病变引起的肌力障碍病人，应尽可能早地将血糖控制在正常范围内；肌炎所致的肌力障碍病人应尽早使用抑制免疫反应的药物，阻断免疫反应导致的进一步肌肉损害。

临床上通常可根据肌力障碍的严重程度来选择合适的康复训练方法。如：0级肌力时，常选择意想训练（传递神经冲动训练）和电刺激训练；1级肌力时，病人可行电刺激和辅助运动；2级肌力时，可行辅助运动和主动运动；3级和4级肌力时，可行抗阻训练。

主动训练可根据肌肉收缩的类型分为等长训练、等张训练及等速训练。等张训练又可分为向心性收缩和离心性收缩。等速运动是一种人体不能自然形成的自然收缩，需要具备感应系统的专门设置，以感受运动过程中每点肌力大小的改变，并通过反馈调节系统即时改变阻力大小，使之与肌力大小的改变相匹配，这样可使预定的角速度在整个运动环节中保持不变。因此，在等速运动中，一方面可通过感应系统获得有关肌力变化的各种力学参数，从而客观、量化地完成肌力测试；另一方面，由于运动环节中每一点的阻力负荷与其相应的肌力形成最佳匹配，故能较好地完成肌力训练，具有恒定速度和可调节阻力的特点，以及关节运动中任何一点的肌力均可达到最佳训练效果的优点，故等速训练明显优于传统的肌肉运动训练方式。

超等长训练（plyometric exercise）为一种在尽可能短的时间内使肌力达到最大肌力的运动训练方式，是提高肌肉爆发力最有效的方法之一。训练过程包括3个时相：离心性收缩相、过渡相及向心性收缩相，其实是一个牵伸-缩短的循环。与其他肌力训练方式相比，超等长训练的刺激强度比较大，参与同步兴奋的肌小节数量多，释放至终末池中的钙离子多，肌浆内钙离子浓度升高快，这就大大提高了钙离子与肌钙蛋白结合的能力，从而迅速地解除原肌球蛋白对肌动蛋白的抑制作用，这样肌动蛋白可以激活肌球蛋白ATP酶释放出更多的能量以引起横桥牵拉细肌丝向肌节中央滑行，从而产生更强有力的收缩。

二、肌力障碍康复治疗的新突破

随着现代康复医学的发展，一些新的促进肌力障碍恢复的方法不断出现。诸如运动想象、运动观察、电刺激等，甚至还有通过解除一些不利于肌力恢复的因素来促进肌力恢复的方法，如采用局部肉毒毒素注射来促进上运动神经元综合征病人肢体主动运动功能的恢复。

（一）运动想象

运动想象（motor imagery）是指运动活动在内心反复地模拟、排练，而不伴有明显的身体运动，如想象"握起一个杯子喝水""将球踢出去"等，它同实际的运动执行之间的区别主要在于没有实际的运动，故特别适合脑损伤后肢体完全瘫痪的病人进行康复训练。临床研究表明，运动想象可以促进脑损伤病人偏瘫肢体运动功能的恢复，但其具体的作用机制目前并不清楚。功能性核磁共振研究表明，运动想象和实际运动能够激活一些相同脑区，如辅助运动前区、辅助运动区、扣带回、顶叶及小脑皮质，这提示运动想象可能是通过激活实际运动的神经控制网络来促进由于脑损伤所导致的肢体瘫痪肌肉的主动收缩动作恢复。

（二）运动观察

研究表明，运动观察也同样能激活部分实际运动时激活的脑区，如：运动前区，这提示运动观察可能会促进脑损伤后肢体瘫痪肌肉主动收缩动作的恢复，这可能与人类的镜像神经元系统发挥作用有关。Fadiga等研究显示，运动观察能够导致运动易化，从而第一次为镜像神经元系统存在

于人类提供了证据。尽管如此，但目前关于以运动观察为基础促进运动控制再学习的系统性研究还很少。

关于运动想象和运动观察能否促进周围神经损伤后肢体肌肉主动收缩功能的恢复，尚缺乏有力的证据支持，需进一步深入研究。

（三）电刺激

电刺激是通过导线将具有一定物理特征的电流导向某种生理组织，以期产生一定生理效应的物理治疗方法，临床上通常使用频率低于1 000Hz以下的脉冲电流治疗各种原因所致的肌肉收缩障碍，如脑卒中、多发性硬化、脊髓损伤、周围神经损伤导致的外周肌肉瘫痪。Glinsky等荟萃研究结果提示电刺激能够促进脑卒中病人肢体主动运动功能的恢复，对于其他类型的神经系统疾病（如脑性瘫痪、多发性硬化、脊髓损伤、周围神经损伤）引起的肢体瘫痪是否有效尚不确定。另外，电刺激也常用于非神经系统疾病所致肌力障碍的康复治疗，如关节源性肌萎缩、废用性肌萎缩和老年性肌萎缩等，研究表明，低频电刺激改善废用和衰老所致萎缩肌肉的收缩力量，但关于电刺激改善关节源性肌肉萎缩所致肌力障碍的研究结果并不一致，导致这种情况的原因可能与不同研究中电刺激参数不同有关。

（四）肉毒毒素局部肌内注射

该技术常被用于促进上运动神经元综合征病人肢体主动运动功能的恢复，其主要作用机制是降低拮抗肌的肌张力，从而降低主动肌收缩的阻力，最终促进主动肌的运动功能恢复。肉毒毒素降低拮抗肌肌张力主要是通过阻止神经肌肉接头处的突触前膜内乙酰胆碱囊泡释放乙酰胆碱至突触间隙并作用于突触后膜，从而阻断神经肌肉间的兴奋收缩偶联，最终使拮抗肌处于松弛状态。

三、肌力障碍的康复工程治疗方法

针对一些通过康复治疗无法改善、严重影响病人日常独立生活能力的肌力障碍，可以采取康复医学工程的方法制作一些辅助器具，来替代肌力减退或消失的肌肉，最终使病人获得原先肌力减退或消失肌肉的部分功能。目前，临床上使用最多的是用于下肢运动功能替代的矫形器和外骨骼固定支架，如踝足矫形器、膝踝足矫形器及髋膝

踝足矫形器等。

（一）踝足矫形器

脑卒中及其他中枢神经系统疾病病人常存在胫前肌收缩无力导致踝关节背屈不充分,进而影响步行时足廓清地面,临床上表现为马蹄足或马蹄内翻畸形,针对这一类型病人可通过佩戴踝足矫形器来纠治。目前研究认为踝足矫形器改善脑卒中偏瘫病人步态障碍的机制主要有:促进摆动中期的足趾廓清地面、改善站立相距下关节内外侧不稳定、纠正站立相初期脚足跟着地时足背屈不充分及减轻摆动期髋过度上提。

尽管踝足矫形器常被用来纠正脑卒中偏瘫病人步行时马蹄畸形或马蹄内翻畸形,但目前关于踝足矫形器对脑卒中后偏瘫步态影响的随机对照研究仍较少。Kosak 等在一个随机对照研究中发现,积极的矫形器辅助下步行训练可获得与部分减重平板步行治疗相似的效果。Beckerman 观察联合使用胫后神经热凝固的随机对照研究,结果仅显示痉挛的改善,并未显示其他与步态相关方面的改善。另有多项非随机对照研究显示踝足矫形器能够改善多个步态参数。DeWitt 等研究了踝足矫形器对 20 例慢性脑卒中病人步态的影响,结果发现踝足矫形器能够改善病人的步行能力,佩戴踝足矫形器后感觉到步行时更加自信和困难更少。另外也有研究提示踝足矫形器能增加步行速度、降低脑卒中病人总的平均站立相时间。总之,到目前为止,关于踝足矫形器改善脑卒中偏瘫步态的证据还是有限的。

踝足矫形器也可用于各种原因引起腓总神经损伤、进而导致踝关节背屈受限的病人,可显著改善这一类型病人的"跨阈"步态。

（二）膝踝足矫形器

膝踝足矫形器是在踝足矫形器的基础上,有连接至大腿的金属固定装置,除了具有踝足矫形器替代胫骨前肌防止足下垂的功能外,尚具有替代股四头肌辅助控制膝关节的作用,以防止站立相时膝"打软",另膝踝足矫形器尚可通过侧向金属固定装置和卡锁系统来防止膝关节内外侧不稳及膝关节过伸。该矫形器尤其适用于同时存在膝关节伸肌力量和踝关节背屈力量不足的病人,如脑卒中早期偏瘫病人、胸腰段脊髓损伤后截瘫病人等,可使这些病人获得早期站立和步

行。随着病人股四头肌肌力恢复至能将膝关节伸直不出现膝关节"打软"时,可将膝踝足矫形器拆装为踝足矫形器。对于脊髓损伤后存在双侧踝关节背屈、伸膝肌减弱或消失的病人,可采用铰链将双侧膝踝矫形器连在一起,形成往复式步行矫形器。

（三）髋膝踝足矫形器

髋膝踝足矫形器是在膝踝足矫形器的基础上,配有骨盆带和髋关节铰链,除了具有膝踝足矫形器替代股四头肌和胫前肌的作用外,尚具有替代伸髋肌的作用,以防止站立行走支撑相时髋关节屈曲。尤其适用于同时有髋、膝关节伸直和踝关节背屈力量不足的病人,如 $T_8 \sim L_1$ 节段脊髓损伤后截瘫病人。

随着人体运动学、材料科学及机械制造科学的发展,康复辅助设备将会越来越多地用于肌力障碍的替代治疗上,如近年来出现的新型的动力式外骨骼固定支架、动力式交替步态矫形器及步行机器人等,必将是未来康复医学发展的新方向之一。

四、肌力障碍康复训练过程中值得注意的问题

正确的运动训练方案会促进肌力障碍病人肌力恢复,而不恰当的运动训练方案则可能会诱发肌肉受损,加重肌力障碍的程度,如:过度的离心性肌肉收缩和电刺激诱导肌肉训练等。

（一）过度的离心性肌肉收缩

这是诱发肌肉损伤的最常见原因之一,这种训练的特征是当肌肉努力收缩时肌肉变长。研究表明:"与向心性收缩、等长收缩相比,离心性收缩所产生的牵伸应力更大,但离心性收缩时激活的运动单位数目则更少"。正是由于离心收缩的如此特征将相当大的应力集中在很少的运动单位上,才是过度离心性运动训练容易诱发肌肉损伤的机制,进而使练习者肌肉产力或做功的能力出现立即和持久的降低。

目前,有很多理论来解释离心性收缩引起肌肉损伤的机制,其中被广泛接受的是认为离心性运动诱导的肌肉损伤是由机械力所启动的,该机械力除了广泛破坏肌小节结构外,还破坏了肌肉组织中的收缩成分,尤其是附着在 Z- 线上的收缩

结构。这种现象在Ⅱ型肌纤维尤其突出，该类型肌纤维的Z-线结构最狭窄和最脆弱。另外，诸如钙内流和氧自由基产生等其他因素也可能启动或引起损伤过程，尤其是与持久、低力量离心收缩引发的损伤相关，诸如长跑等。

人类运动很少以单纯的离心收缩形式出现，它通常是按先主动离心训练、再主动向心运动的顺序进行，这种训练方式被称为牵伸-缩短训练。当身体节段受到诸如重力等外界力量影响或被牵伸时，肌肉就会采用这种自然收缩形式进行收缩，这种牵伸-缩短训练也见于一些非竞技性功能性运动或大多数竞技性项目活动，诸如跑、跳、投掷、举重等。因此，肌肉损伤常发生于持续剧烈反复牵伸-缩短训练的运动，诸如长跑、下山跑、抗阻训练及超等长训练等。为此，肌力障碍病人在进行肌力训练时，应尽量避免进行持续剧烈反复牵伸-缩短训练，可以给予一些无牵伸的助力或减重的训练。

（二）电刺激诱导肌肉训练

近年来也有研究报道电刺激诱导的等长肌肉收缩也会诱发肌肉损伤。Mackey等观察了7例不常训练的健康青年男性经过30min的腓肠肌内侧束电刺激诱发的等长收缩，48h后活检刺激侧及对侧腓肠肌组织，免疫组化分析显示，刺激侧腓肠肌组织有炎性细胞浸润和中间丝的断裂，电子显微镜显示，刺激侧腓肠肌Z线结构有不同程度破坏，破坏的程度与电刺激产生的收缩力成正相关关系，所有被研究者均有延迟性肌痛的发生，同时伴有血肌酸激酶浓度升高。而Zorn等用电刺激对经常训练的男性运动员伸膝肌进行刺激，结果未显示延迟性肌痛的发生，但血清肌酸激酶水平在刺激后有显著升高。这两项研究结果也提示我们需进一步开展在病理情况下神经肌肉电刺激疗效及安全性的研究。

除了上述不适当的肌肉训练方式可能会诱发肌肉损伤外，在肌力障碍的康复训练过程中应选择合适的训练强度和训练频率，大强度的运动训练可能会诱发肌肉损伤，训练次数太少不能达到"超量恢复"，达不到应有的训练效果。

（吴 毅 吴军发）

参 考 文 献

［1］HUXLEY HE. Electron microscope studies on the structure of natural and synthetic protein filaments from striated muscle. J Mol Biol, 1963, 7: 281-308.

［2］ZEMBRON LA, DZIUBEKW, ROGOWEKI L, et al. Sarcopenia: Monitoring, molecular mechanisms, and physical intervention. Physiological Research, 2014, 63 (6): 683-691.

［3］WITHAM MD. Bridging the gap between the laboratory and the clinic for patients with sarcopenia. Biogerontology, 2019, 20(2): 241-248.

［4］HUXLEY HE. The mechanism of muscular contraction. Science, 1969: 1356-1366.

［5］KUMAI Y, ITO T, MIYAMARU S, et al. Modulation of MyoD and Ki-67-positive satellite cells in the short-term denervated rat thyroarytenoid muscle. Laryngoscope, 2007, 117(11): 2063-2067.

［6］EKMRK M, RANA ZA, STEWART G, et al. De-phosphorylation of MyoD is linking nerve-evoked activity to fast myosin heavy chain expression in rodent adult skeletal muscle. J Physiol, 2007, 584(2): 637-650.

［7］RUSSC TL, PEVIANI SM, FRERIA CM, et al. Electrical stimulation based on chronaxie reduces atrogin-1 and myoD gene expressions in denervated rat muscle. Muscle Nerve, 2007, 35(1): 87-97.

［8］HALLETT M. Volitional Control of Movement: The Physiology of Free Will. Clin Neurophysiol, 2007, 118 (6): 1179-1192.

［9］GREENHAFF PL.The Molecular Physiology of Human Limb Immobilization and Rehabilitation. Exerc Sport Sci Rev, 2006, 34(4): 159-163.

［10］YOUNGE A.Current issues in arthrogenous inhibition. Ann Rheum Dis, 1993, 52: 829-834.

［11］CUTHERT SC, GOODHEART GJ. On the reliability and validity of manual muscle testing: a literature review. Chiropractic & Osteopathy, 2007, 15: 4.

［12］SCHMITT WH, CUTHERT SC.Common errors and clinical guidelines for manual muscle testing: "the arm test" and other inaccurate procedures. Chiropractic & Osteopathy, 2008, 16: 16.

［13］BITTNER EA, MARTYN JA, GEORGE E, et al. Measurement of muscle strength in the intensive care unit. Crit Care Med, 2009, 37(10 Suppl): 321-330.

[14] POTTEIGER JA, LOCKWOOD RH, HAUD MD, et al. Muscle power and fiber characteristics following 8 weeks of plyometric training. J Strength Condit Res, 1999, 13 (3): 275-279.

[15] BAECHLE TR, EARLE RW. Essentials of strength training and conditioning.2nd ed. Champaign, IL: National Strength and Conditioning Association, 2000.

[16] DE VS, MULDER T. Motor imagery and stroke rehabilitation: a critical discussion. J Rehabil Med, 2007, 39: 5-13.

[17] GLINSKY J, HARVEY L, VAN EP. Efficacy of electrical stimulation to increase muscle strength in people with neurological conditions: a systematic review. Physiother Res Int, 2007, 12 (3): 175-194.

[18] BAKHEIT AMO, FEDOROVA NV, SKOROMETS AA, et al. The beneficial antispasticity effect of botulinum toxin type A is maintained after repeated treatment cycles. J Neurol Neurosurg Psychiatry, 2004, 75: 1558-1561.

[19] DOLLAR AM, HERR H. Lower Extremity Exoskeletons and Active Orthoses: Challenges and State-of-the-Art. IEEE Transactions on Robotics, 2008, 24 (1): 144-158.

[20] ESTON R, BYRNC C, TWIST C. Muscle function after exercise-induced muscle damage: Considerations for athletic performance in children and adults. JESF, 2003, 1 (2): 85-96.

第二章　痉挛状态和肌肉过度活动

第一节　概　述

一、肌张力

肌张力即肌肉组织在静止松弛状态下的紧张度。正常肌张力有赖于完整的外周和中枢神经系统调节机制以及肌肉本身的特性如收缩能力、弹性、延展性等。

（一）感受器及传入神经

肌梭是一种感受肌肉长度变化或牵拉刺激的梭形感受装置，属于本体感受器。肌梭外层为一结缔组织囊。囊内含有约6～12条梭内肌纤维。

腱器官是一种分布于肌腱胶原纤维中的牵张感受器。腱器官与梭外肌呈串联关系，传入神经Ⅰb纤维，其从后根进入脊髓后，兴奋一个抑制性中间神经元，再通过这个抑制性中间神经元抑制同一肌肉的α神经元。腱器官活动的生理意义在于避免肌肉过度收缩对肌肉的损伤。

（二）脊髓前角细胞及传出神经

脊髓前角的运动神经元，即α和γ神经元，其轴突经前根离开脊髓后直达所支配的骨骼肌，释放的递质是乙酰胆碱。

运动单位是由一个α运动神经元及其所支配的全部肌纤维组成的功能单位。

γ运动神经元的胞体分散在α运动神经元之间，γ传出纤维支配梭内肌。γ运动神经元的活动，主要受高位中枢的下行性调节。

（三）脊髓中间神经元

脊髓中间神经元在正常运动控制及痉挛状态发生中起重要作用。Ⅰa型和Ⅰb型纤维常分别通过Ⅰa和Ⅰb中间神经元起调节作用。Ⅰa中间神经元接受来自肌梭的Ⅰa型神经元所发出的冲动，易化原动肌并抑制拮抗肌。Ⅰb型纤维从腱器官发出，传入Ⅰb中间神经元，其也接受来自脊髓上位中枢的信号，以抑制原动肌并激动拮抗肌。

闰绍细胞（Renshaw cell）参与回返抑制，直接接受来自α运动神经元的信号。这个过程通过对α运动神经元的直接作用来抑制原动肌活动，并通过拮抗肌的Ⅰa中间神经元易化拮抗肌功能。

（四）牵张反射

当神经支配的骨骼肌受到外力牵拉时，引起反射性的收缩，这种反射称为牵张反射。牵张反射分为腱反射和肌紧张两种。

1. **腱反射**　是指快速牵拉肌腱时发生的牵张反射，表现为被牵拉肌肉迅速而明显地缩短。腱反射是单突触反射。腱反射的感受器在肌梭，中枢在脊髓前角。

2. **肌紧张**　是指缓慢持续牵拉肌腱时发生的牵张反射，其表现为受牵拉的肌肉发生紧张性收缩，阻止其被拉长。

脊髓牵张反射是维持肌张力的神经反馈环路，且受脊髓上中枢的调控，见图2-2-1。

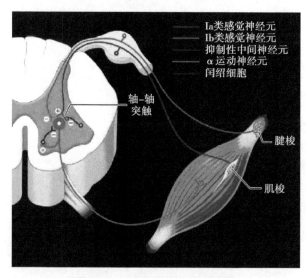

图 2-2-1　脊髓牵张反射示意图

（五）脊髓上中枢控制

高位中枢对脊髓牵张反射既有易化作用，也有抑制作用。正常情况下，大脑皮层、前庭脊髓束和网状脊髓束对脊髓牵张反射起到易化作用。而大脑皮层抑制区、小脑皮层抑制区和纹状体则携抑制性冲动，通过延髓网状脊髓束下行，抑制脊髓的牵张反射。

（六）痉挛状态

痉挛是临床工作中经常被用到的一个描述肌张力增高的词汇，目前国内大多数专业文献里常用痉挛状态描述肌张力升高。痉挛状态目前较为接受的概念由 Lance 于 1980 年提出，特指上运动神经元损伤后，由于牵张反射兴奋增加引起的以速度依赖性的紧张性牵张反射亢进，伴随腱反射亢进为特征的运动障碍，是上运动神经元综合征的阳性特征之一。Pandyan 于 2004 年将痉挛定义为，上运动神经元损伤导致的机体感觉运动控制功能紊乱，表现为间歇或持续的肌肉不自主活动。

肌张力可由于神经系统的损害而增高或降低。脑干与脊髓的上运动神经元受到损害常常表现为痉挛性瘫痪。临床中常见的痉挛如：面肌痉挛、痉挛性斜颈、眼睑痉挛、中风后痉挛、痉挛性脑瘫等。英文中描述与肌张力增高有关的词汇如下：convulsion（抽搐）、spasm（痉挛）、dystonia（肌张力障碍）、rigidity（强直）、myoclonus（肌阵挛）、myotonia（肌强直）、contracture（挛缩）、stiff-person syndrome（僵人综合征）、spastic hypertonia（痉挛性肌张力增高）、stiffness（僵硬）、tightness（紧绷）等。

目前在国内大多数专业文献里常用 spasticity 描述肌张力升高，中文译成痉挛状态。

二、痉挛状态的流行病学

对于各种不同疾病导致痉挛状态的患病率及发病率情况的数据仍十分有限，不同疾病导致的痉挛状态的发生率各有不同。Maynard 报道在脊髓损伤病人中痉挛状态的患病率为 65% ~ 78%，Rizzo 报道 85% 的多发性硬化病人存在不同程度的痉挛状态。脑卒中后的痉挛状态流行病学研究稍微多一些。研究表明，中风后不同时间段痉挛的发病率不同，有研究报道在卒中后 3 ~ 12 个月的病人中，有 17% ~ 43% 的人出现痉挛。另一项缺血性脑卒中后早期痉挛状态的研究发现，痉挛状态最早可于脑卒中后 6 天出现，24.5% 的病人出现肌张力增高，6 周后为 26.7%，4 个月后为 21.7%。McGuke 认为约有 65% 的脑卒中病人在恢复过程中出现瘫痪肢体肌痉挛。也有研究认为发病率达 80%。痉挛状态的流行病学研究得到的数据一致性较差，可能是由于对痉挛状态的定义不同或缺乏可靠地评定方法有关。

三、上运动神经元综合征与痉挛状态

上运动神经元综合征（upper motor neuron syndrome，UMNS）是指由于下传的皮质脊髓通路损害而引发的一种运动行为的总称。UMNS 的临床表现可以分为两大组：阴性特征（negative signs）和阳性特征（positive signs），见表 2-2-1。

表 2-2-1 上运动神经元综合征的临床表现

阴性表现	阳性表现
无力	增强的紧张性和位相性牵张反射
手指灵活性丧失	屈肌和伸肌的抽搐
肢体运动的选择性控制丧失	共同收缩
疲劳	联合反应
行动缓慢	痉挛性肌张力障碍
	肌肉僵硬度增加可能导致挛缩

（一）阴性表现

本来有、损伤后消失的表现，如瘫痪、肌肉的随意运动受损、手指的灵活性丧失。由于运动单元活化丧失、放电频率改变或者肌肉力学和形态特征的改变，导致肌肉力量的产生和保持出现困难。

（二）阳性表现

本来没有、损伤后出现的表现，包括各种不同类型的肌肉过度活动。

（三）适应性改变

有学者提出上运动神经元损害后除阳性和阴性特征以外，还有一组适应特征（adaptive features），他们认为神经系统、肌肉和其他软组织的适应性改变和适应性运动行为很可能是构成一些临床体征的基础，这种适应性改变称之为流变学异常。肌肉过度活动是造成 UMNS 病人肢体畸形的动态力，由软组织僵硬和流变学特性改变而引发的静态力也是造成畸形的重要因素。由于无力或肌肉过度活动，使得关节制动增加，关节制动降低了软组织的顺应性和弹性，这种流变学的异常进一步增加了牵张的阻力，减少了关节活动度。

（四）辩证关系

上运动神经元损害后出现的阳性、阴性以及适应性特征都会对运动功能造成影响。阴性特性主要是由于脊髓运动神经元的下行冲动减少和运动单位激活的能力缺损，不能产生肌肉的力量，这是上运动神经元的主要缺损；加上由于制动和废用造成的软组织的适应性改变，是功能残疾的主要原因，是重获有效功能的主要障碍。在治疗 UMNS 的时候，对阳性特征过度治疗可能导致阴性特性的过度暴露，反而造成功能进一步下降，在治疗时要特别注意。

痉挛状态只是众多阳性特征中的一种表现，会造成肌肉的短缩，但适应性改变也会造成肌肉张力的增高，在治疗过程中要分清张力增高来源于神经机制的改变还是来源于适应性改变，见图 2-2-2。来自神经源性的张力增高和来自非神经源性的张力增高的处理方式是不同的。

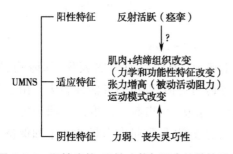

图 2-2-2　阳性症状、阴性症状与适应特性的关系

四、神经康复的理论变迁与对肌张力变化的不同认识

中枢神经损伤后康复治疗理论经过了两种不同治疗模式的转变。

（一）第一次模式转变：对中枢瘫恢复本质的认识

中枢性瘫痪的康复过程是运动模式的质变过程，Brunnstrom 根据肌肉张力的变化，将其恢复过程分为弛缓、痉挛、联带运动、部分分离运动、分离运动和正常六个阶段。

在康复过程中正确的判断病人运动模式所处的不同阶段，对异常的运动模式予以抑制，对丧失了的正常运动模式进行诱发训练，是中枢性瘫痪能否较好恢复的关键。

痉挛是紧张性反射活动，是影响病人运动功能恢复的最重要原因。Bobath 认为"在痉挛和运动之间存在一种密切的关系……，痉挛必须对多数病人的运动缺损负责"。Bobath 治疗技术的基础是通过抑制痉挛的释放模式帮助病人获得运动控制能力，病人接受治疗也是在肌肉可能不是真的无力，仅仅是其拮抗肌相对的痉挛这样的假设之下进行的。

可见，神经康复治疗模式的第一次转变是在治疗过程中重视痉挛和运动模式的恢复，痉挛被视作治疗的主要对象，认为只要张力正常了，运动功能就自然恢复了，甚至忽视避免肌肉力量的训练。

（二）第二次模式转变：功能性作业导向的训练

康复的最终目标是功能的恢复而不仅是运动模式的正常化，正常化的运动模式不能被转移到功能性日常生活技巧之中是促成第二次模式转变的主要原因。

新治疗模式的重点将治疗目标放在功能性活动的恢复上。图 2-2-3 罗列了在作业治疗推理过程中应该考虑的可能影响病人作业能力的诸多因素。

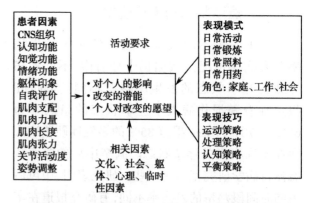

图 2-2-3　作业治疗推理过程中需考虑的影响因素

五、痉挛状态的危害

（一）痉挛状态与功能障碍

传统观念认为痉挛是造成运动功能障碍的主要因素，认为抑制痉挛就可以改善功能，然而，研究发现，通过口服药物解除脑卒中或脑瘫病人的张力后，病人的运动控制能力并没有得到相应的改善。

（二）痉挛状态的危害

①伸肌痉挛和阵挛损害步态的摆动期；②导致缓慢的自主运动；③有发生挛缩的危险；④自发性痉挛导致睡眠障碍；⑤持续性屈肌痉挛可导致疼痛；⑥增加骨折和异位骨化的危险；⑦髋屈肌、内收肌痉挛影响会阴清洁，损害性功能；⑧痉挛或阵挛干扰驾驶轮椅及助动车等。

第二节　痉挛状态的评价

在康复医疗实践中，痉挛的评价具有重要意义，可通过评价明确病人是痉挛状态还是适应性改变、痉挛的严重程度、痉挛对病人功能的影响，为确定治疗目标、制订治疗计划提供依据，同时可用于评价痉挛干预手段的疗效，指导治疗计划的修订与完善。

肌张力升高的原因包括痉挛状态和适应性改变，既有生物力学因素，也有神经性因素，引起痉挛状态的机制尚不明确。许多临床常用的评价方法反映的是肌张力的升高，而不一定是痉挛状态，因此尽管评价指标众多，但仍缺乏敏感性高、可重复性强、客观、有效地评价手段，这已成为制约评价治疗效果的难题。

评价痉挛首先应注意区分痉挛和挛缩，痉挛时常见反射亢进、反射向受刺激肌肉之外的肌肉扩散、肌张力增高、共同收缩、阵挛以及强直，而挛缩是指由于各种原因造成肌肉、肌腱等软组织发生变性、纤维增生使其解剖长度缩短而致相应关节出现强直畸形，挛缩病人肢体主动及被动活动均受限，即使病人在深度睡眠时也无变化，诊断性神经阻滞和神经生理评定也可以鉴别痉挛和挛缩。

痉挛的影响可累及多种层面，包括肢体结构层面（如关节活动受限）、肢体功能层面（如坐或站立平衡及移动能力）、社会层面（如家属护理困难）。因此，痉挛的评价也应兼顾不同的层面。目前已有很多不同的痉挛评估方法，主要分为四类：临床方法、电生理学方法、生物力学方法、功能评定。

一、评估方法

（一）MAS 量表

Ashworth 量表（Ashworth scale for spasticity，ASS）在 1964 年 Ashworth 提出依据肌肉所感受到的阻力将痉挛分为 5 个等级，分别为 0～4 级。1987 年 Hannon 和 Smith 根据临床实践，在 ASS 的基础上进行改良，在 1 级的基础上增加了 1+ 级，形成 6 个分级。进一步区分形成的改良的 Ashworth 量表，这也是第一个对肌肉痉挛提出主观评定的量表，被广泛运用于当时肌肉痉挛的测评。

至今改良 Ashworth 量表（modified Ashworth scale，MAS）（表 2-2-2）是目前神经系统疾患肌肉痉挛的主要临床测量手段，在评估被动和主动运动结合报告的效果大小方面仍然是令人信服的。目前有许多研究将 MAS 的结果与其他方法对比，如表面肌电图、H 反射和 H/M 比值、等速测力计以及改良的 Tardieu 分级等，结果表明 MAS 与这些方法有良好的相关性。有研究发现，MAS 用于屈肘肌、屈腕肌和股四头肌的肌痉挛评定时信度较高，但用于其他肌肉时的信度尚需进一步研究，也有研究认为 MAS 对屈肘肌和股四头肌信度较低，对于严重脑外伤和意识障碍的病人 MAS 信度低于改良的 Tardieu 分级。分析其原因，可能与肌张力的影响因素很多有关，例如病人的体位、配合程度、情绪紧张与否、评定者的操作规范、牵伸的力度和次数以及对各等级的定义的理解、评定过程中病人有否疼痛等，都有可能引起肌张力变化，只要其中一项控制不好，就可能导致结果不同，这也可能是目前多项研究的结果不一致的原因之一。

表 2-2-2 改良的 Ashworth 量表

级别	描述
0	无肌张力的增加
1	肌张力略微增加,受累部分被动屈伸时,在关节活动范围之末时出现突然卡住然后呈现最小的阻力或释放
1+	肌张力轻度增加,表现被动屈伸时,在 ROM 后 50% 范围内出现突然卡住,然后均呈现最小的阻力
2	肌张力较明显的增加,通过关节活动范围的大部分肌张力均较明显增加,但受累部分仍能较容易的被移动
3	肌张力严重增高,被动活动困难
4	僵直,受累部分被动屈伸时呈现僵直状态,不能活动

(二)Tardieu 量表

Tardieu 等人在 1954 年第一次提出 Tardieu 量表作为痉挛测量的技术。Held 和 Pierrot 在 1969 年发展了定量的 Tardieu 量表,Gracies 等人于 2000 年翻译为英文,Boyd 和 Graham 在 1999 年进一步改良了量表,常用于儿童痉挛的评估。

Tardieu 量表和改良的 Tardieu 量表(modified Tardieu scale, MTS)通过不同速度活动肢体可反映痉挛的速度依赖性特征,Tardieu 量表是临床中用于评定痉挛程度的另一量表,结合临床实际经过多次修订,在原来基础上增加了测量角度、最快被动活动速度的测定内容等,即修正的 MTS。MTS 是在关节活动范围内进行被动关节活动,分别测量腘绳肌、踝跖屈肌群的肌肉反应特性(X)和肢体出现"卡住点"的角度(Y)。MTS 不仅能评定肌肉反应特性的主观部分,还包括肢体具体关节活动度数的客观部分。研究发现,MTS 临床应用优于 MAS,通过不同速度活动肢体可反映痉挛的速度依赖性特征,通过角度差(R2-R1)的大小能有效区分痉挛与挛缩成分,有利于指导临床医师更加准确有效的评估痉挛状态。但是用这个量表进行评价比较费时,很少能得到整个量表的评分。Tardieu 量表对每个肌群进行评定,按特定的牵拉速度牵拉肌肉,用以下 2 个指标评定其反应:

X:肌肉反应的质量,见表 2-2-3。

Y:肌肉发生反应时的角度,所有关节都是指相对于肌肉按最小牵拉力牵拉时的位置所成的角度(除髋关节以外,髋关节是相对于静息时的解剖位置所成的角度)。

表 2-2-3 Tardieu 量表中肌肉反应的质量(X)

级别	描述
0	在整个被动活动过程中都没有阻力
1	在整个被动活动过程中感到轻度阻力,但无确定位置
2	在被动运动过程中某一确定位置上突感到阻力,然后阻力减小。
3	在关节活动范围中的某一位置,给予肌肉持续性压力 <10s,肌肉出现疲劳性痉挛
4	在关节活动范围中的某一位置,给予肌肉持续性压力 >10s,肌肉出现非疲劳性痉挛
5	关节被动运动困难

从技术上说,Tardieu 量表按以下 3 种速度进行评定:

V1:尽可能慢,即在这个速度测评被动活动范围;V2:肢体部分在重力作用下落下的速度;V3:尽可能快。

在临床日常工作中,由于时间有限,所以常常只按 V1 和 V3 进行评定。

(三)临床痉挛指数

临床痉挛指数(clinic spasticity index, CSI)是根据临床实际应用在肌张力评定基础上加入了下肢腱反射和踝阵挛的评定,形成的一个定量评定痉挛的量表,其内容涉及腱反射、肌张力及阵挛 3 个方面,其评定标准见表 2-2-4。

表 2-2-4 临床痉挛指数(CSI)评分

腱反射	肌张力	阵挛
0 分:无反射	0 分:无阻力	1 分:无阵挛
1 分:反射减弱	2 分:阻力降低	2 分:阵挛 1 ~ 2 次
2 分:反射正常	4 分:正常阻力	3 分:阵挛 2 次以上
3 分:反射活跃	6 分:阻力轻到中度增加	4 分:阵挛持续超过 30 秒
4 分:反射亢进	8 分:阻力重度增加	

结果判断:0 ~ 6 分:无痉挛;7 ~ 9 分:轻度痉挛;10 ~ 12 分:中度痉挛;13 ~ 16 分:重度痉挛。

临床上应用该量表进行评价研究认为,量表

应用简单,有较好的重复度,适用于国内的脑损伤病人下肢痉挛的评定。

(四)Penn痉挛评定量表

Penn痉挛评定量表主要用于评定病人每小时双下肢痉挛出现频率的痉挛频率量表,该量表分为5级。0级:无痉挛;1级:刺激时引起轻度痉挛;2级:偶有痉挛,痉挛发作≤1次/h;3级:痉挛>1次/h以上;4级:频繁痉挛,痉挛发作>10次/h。

(五)阵挛评分

主要对痉挛病人踝关节的评定,以踝关节阵挛的持续时间作为评定标准。0级:无踝阵挛;1级:踝阵挛持续时间1~4s;2级:踝阵挛持续时间5~9s;3级:踝阵挛持续时间10~14s;4级:踝阵挛持续时间>15s。

(六)关节活动度

肢体痉挛常影响关节活动范围,可应用量角器对肩、肘、腕、髋、膝、踝等关节进行关节活动度测量。关节活动度包括主动和被动关节活动度,主动关节活动度能反映痉挛对主动功能的影响,但受病人状态、体位、情绪等影响,两次测量结果可能差异较大;被动关节活动度较客观,但痉挛较轻病人的被动关节活动度可接近正常,这时可记录被动活动出现阻力时的初始角度。

MAS量表和关节活动度反映的是肌肉被动牵张遇到的阻力,适用于评价肌张力升高,但不能区分肌张力升高是痉挛状态还是适应性改变所致,无法区分痉挛和挛缩。

(七)疼痛

疼痛或感觉肌肉僵硬是痉挛的常见表现,是最令病人痛苦的痉挛症状。中枢神经系统损害疾病如多发性硬化、脊髓损伤、小儿脑性瘫痪、脑卒中、缺氧性脑病等常合并痉挛,与痉挛相关的疼痛发生率非常高。研究表明,19%~74%的脑卒中病人,60%~70%脊髓损伤及50%~63%多发性硬化症病人发生痉挛疼痛。有学者认为,认为痉挛状态是卒中后肩痛,尤其是慢性卒中后肩痛的主要病因,发生痉挛状态的病人通常都会出现肩痛,有痉挛状态的病人其肩痛发生率为85%,无痉挛状态者为18%。

二、电生理学方法

一般认为,上运动神经元损伤后,脊髓因失去

上位中枢的控制而导致节段内运动神经元和中间神经元的活性改变,以致相应电生理改变。临床上常用肌电图通过检查F波、H反射、T反射(腱反射)等电生理指标来反映脊髓节段内α运动神经元、γ运动神经元、闰绍细胞及其他中间神经元的活性。这为评价痉挛的基本节段性病理生理机制提供可能,反映了引起痉挛的神经性因素,可以鉴别痉挛和挛缩。

F波是通过运动神经纤维近端的传导兴奋γ运动神经元后的回返电位,其参数只取决于γ运动神经元的活性,而H反射还取决于突触前抑制的水平,因此评定γ运动神经元功能首选F波检查法。

闰绍细胞不但对γ运动神经元起回返抑制作用,而且通过抑制脊髓其他抑制性中间神经元使邻近运动神经元产生兴奋。由于回返抑制环路可影响H反射的参数,因此H反射可评价闰绍细胞活性。

γ运动神经元可在上位中枢的影响下,通过γ环路调节γ运动神经元活性。评价其活性可采用T反射和H反射最大波幅比值来测定。痉挛侧值最大波幅比值增加,即γ运动神经元活性增强。

三、生物力学评定方法

生物力学方法在近20年来应用更为广泛。国内外学者都在力求找到一种有效的量化评定肢体痉挛的方法,其中尤为突出的是应用等速装置进行痉挛量化评定,主要包括两种方法:①借助等速装置描记重力摆动试验曲线进行痉挛量化评定,此方法有直观的曲线图和具体量化指标;②应用等速装置控制运动速度,以被动牵张方式完成类似Ashworth评定的痉挛量化指标的评定方法,它可作为其他痉挛量化评定可靠性的参照,此方法不仅在控制速度条件下产生被动牵张,模拟了Ashworth测量过程,并与Ashworth分级成中度以上正相关,而且阻力力矩随测试角速度增加的结果也较好地体现了痉挛速度依赖的特征。

生物力学评定方法的优点是精确、客观,但由于需要昂贵的设备而限制了其广泛应用,能开展该项评定的医疗机构较少,难以进行临床推广,目前多用于科研。

四、功能评价

（一）主动功能评价

痉挛对病人主动功能影响较大，包括躯干和肢体运动功能、日常生活活动能力、总体功能等。

1. 总体功能 可采用量表如 Fugl-Myer 评分、Bathel 指数、FIM、生活质量评价等。

2. 上肢主动功能 评价方法有 Frenchay 手臂试验、上肢动作研究量表、九孔柱试验。

3. 下肢主动功能 评价方法有功能性步行量表、10m 行走时间，或 6min 行走距离（感到疲乏为止），步态分析，见表 2-2-5。

表 2-2-5 功能活动的主要测评方法

下肢	上肢
10m 行走时间	Leeds 手臂痉挛影响量表
6min 行走距离	手臂活动测评量表（Arm Activity Measure）
功能性步行量表（functional ambulation category）	九孔柱试验（Nine-hole peg test）
纸上步行脚印分析 / 步态分析：测量步幅、节律、对称性	Frenchay 手臂试验（Frenchay arm test）
	上肢动作研究量表（Action research arm test）

（二）被动功能评价

痉挛也会影响病人的被动功能，评价被动功能的方法包括：用文字描述或直观模拟的方法评定"减轻护理困难"的情况，确定护理工作所需时间，如穿衣 / 清洗所需时间，用正式的量表评价病人的依赖性或护理人员的负担。

（三）国际功能、健康和残疾分类

2001 年由世界卫生组织提出的国际功能、健康和残疾分类（International Classification of Functioning, Disability and Health, ICF），作为一种国际标准化语言，立足于功能障碍的分类，可用于不同疾病的研究，全面、综合地评估病人的功能和健康状态，是目前对疾病相关功能状态评估最全面的评价工具之一。喻勇等人将 ICF 引入痉挛的评定，并初步筛选出了肢体痉挛 ICF 核心项目，它包含了身体功能、身体结构、活动和参与、环境因素四个方面，比其他常用痉挛评估量表涵盖的内容更广，为全面评估痉挛病人的整体功能状态提供了框架。

第三节 痉挛状态和肌肉过度活动的治疗

痉挛的主要治疗目的是保持肌肉长度，维持肢体的正常位置，防止发生继发性软组织缩短。临床医生应首先考虑肌痉挛是否真的有害，并考虑治疗对病人的功能产生的影响。其次，需根据肌痉挛类型选择治疗方式。肌痉挛可分为局灶性、多灶性、区域性和全身性。治疗方式分外周性和中枢性。外周策略是局灶性和多灶性肌痉挛的合理治疗方式。区域性肌痉挛的处理则可以结合区域性和中枢性方式。全身性肌痉挛则主要考虑中枢策略。痉挛的临床治疗策略见图 2-2-4。

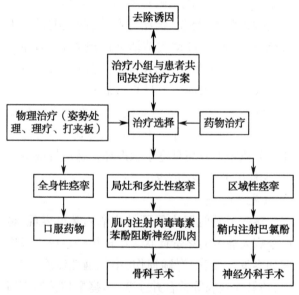

图 2-2-4 痉挛的治疗策略

在治疗开始之前要与病人进行有效的沟通，与病人说明治疗的预期结果，并且做好文档记录。常见的治疗目标如表 2-2-6 所示。

表 2-2-6 痉挛状态及肌肉过度活动的治疗目标

被动目标	主动目标
改善卫生状况	便于转移
便于护理	提高 ADL 能力
体位	改善行动能力

被动目标	主动目标
易于进行石膏管型或夹板疗法	减轻痉挛
减轻疼痛	缓解拮抗肌抑制
改善矫形器的适合程度	减少随意运动时的收缩
减少穿戴矫形器的难度	通过抑制联合反应改善平衡功能
压疮的治疗	改善步行站立相时足的位置
便于穿衣	易于直接插导尿管

一、药物治疗

抗痉挛药物的应用要足量、足疗程。病人对一种药物无效,但对另一种药物有效,突然停药会导致痉挛状态反弹。单药无效时可联合用药。根据病人的活动情况、医疗治疗情况适当调整剂量。活动的病人在日间通常只需要低剂量,因为痉挛可能有利于他们的行走,晨起时立即服药有利于护理。

巴氯芬被美国食品和药物管理局批准用于治疗可逆性痉挛,特别是用于缓解屈肌痉挛,阵挛和伴随的疼痛,脊髓损伤的常见后遗症和多发性硬化症。替扎尼定和/或丹曲林治疗无反应的脊髓起源痉挛,被证明是安全有效的,能够减少用量。安定在减轻痉挛、阵挛、屈肌痉挛、改善步态或膀胱功能方面,与巴氯芬之间没有差异,不良反应也相差甚小。在临床实践中,安定常常作为治疗痉挛的辅助治疗药物,通常情况下很少被单独使用。硝苯呋海因钠是唯一一作用于末梢(肌纤维)水平的抗痉挛药物。其对控制阵挛、肌抽搐,减弱深部腱反射及被动运动阻力有效。丹曲林在控制痉挛上比安定稍好,在不良反应方面具有更好的耐受性,但应注意其肝毒性为不可逆,应用此药物病人应每3个月检查一次肝功。替扎尼定对多发性硬化和脊髓损伤病人及中风病人均具有降低肌肉紧张度和肌肉痉挛频率的作用,其与巴氯芬或安定进行比较,替扎尼定与它们具有相同的功效且具有更好的耐受性。替扎尼定具有其潜在的致低血压风险,应避免与降压药同时应用。

二、物理治疗

物理治疗的目的是缓解痉挛所引起的疼痛,防止肌肉萎缩、关节挛缩变形、降低肌张力,具有无创性、价格低廉、副作用小等优势。分为运动疗法和物理因子治疗两大类。

(一)运动疗法

1. 被动关节活动度的训练 患侧肢体全范围的被动关节活动,每天2次,可有效防止由于肌张力升高和肌肉活动不平衡而发生的肌肉短缩和关节囊挛缩。

2. 牵张训练 为改善功能,提倡局部治疗,即选择性降低单个过度兴奋肌肉的兴奋性或选择性拉长挛缩的肌肉,牵张则是满足这个要求的主要物理治疗方式。有3个因素可能与慢性牵张防止或治疗挛缩的效果有关:牵张的强度、每天的牵张时间和持续的天数。

3. 站立训练 可在电动起立床、站立架或平衡杠内进行站立训练,站立时患侧下肢可踩斜板,牵拉小腿三头肌群。每天2次,每次30～60min。

(二)物理因子治疗

1. 浅部冷疗和热疗 可选择性应用对拮抗肌中更加过度兴奋的那一块肌肉进行冷却,以暂时降低肌张力、缓解痉挛。其单独应用或结合其他训练能改善主动运动或加强痉挛肌肉的拮抗肌的力量。关于浅部热疗,中性温度(血液和深部组织的温度)被认为可降低 γ 运动神经元的兴奋性,从而作为一种局部抑制手段,但整体受热,如热水澡,则会加重痉挛。

2. 经皮神经电刺激 在正常个体腓总神经的应用(99Hz,250μs波宽,30min)能降低运动神经元的兴奋性指标,如H反射、F波振幅和H/M、F/M比,提高H反射和F波的平均潜伏期,效果持续到刺激后10min。TENS产生的重复低阈值传入最初被认为对某些脊髓反射有直接抑制作用,后来也有人认为TENS的效应可能与脑脊液中β内啡肽的产生有关,后者能通过K阿片受体来减低运动神经元的兴奋性。

3. 生物反馈 可以通过训练让病人主动放松起到降低痉挛的作用,但需要病人配合,对病人的认知水平有一定要求。

4. 超声波 目前关于超声波的临床研究不多。Ansari等认为,超声波不能使痉挛的电生理评价和临床评分降低。周爱红等研究表明,连续超声波结合牵伸治疗可有效提高脑卒中或脑外伤所致下肢肌痉挛的临床疗效。李铁山等研究表明，连续超声波治疗可以改善脑卒中后腓肠肌痉挛，但不能改变肌肉的机械特性。

5. 体外冲击波 目前体外冲击波疗法（extracorporeal shockwave therapy，ESWT）主要应用于治疗脑卒中和脑瘫引起的痉挛，治疗强度多选择低能量，治疗方式包括聚焦式和放散式体外冲击波，近年的研究以放散式体外冲击波居多，可能与其更适宜软组织的治疗及操作更方便、费用更少有关。

三、肉毒素注射治疗

（一）肉毒素在痉挛状态的应用

A 型肉毒毒素（Botulinum toxin A）是一种锌肽链内切酶，作用于神经肌接头处，能裂解乙酰胆碱囊泡的小突触蛋白或突触前膜的相关蛋白以及融合蛋白，阻断乙酰胆碱释放，造成肌肉弛缓性麻痹。目前，已有大量的研究证实了 A 型肉毒毒素治疗各种原因引起的痉挛状态，如小儿脑瘫脊髓损伤，多发性硬化的临床疗效。另外，BTX-A 局部肌内注射已广泛应用于神经科、眼科、耳鼻喉科、整形科、消化科等多种肌张力异常疾病的治疗。

研究证实，肉毒毒素注射治疗可以显著降低肌张力，改善关节活动度，BTA 具有更高的疗效和较少的不良反应。其好处是直接提供给受影响的肌肉，在许多神经、肌肉和其他痉挛疾病中被证实对痉挛疗效的确切性及最小的副作用。

（二）肉毒毒素在肌肉痉挛状态中的应用

1. 总体原则 肉毒毒素只能作为多学科综合治疗肌痉挛的组成部分，使用肉毒毒素时必须结合应用其他康复计划。用肉毒毒素治疗不能恢复已丧失的功能，除非该功能的丧失是因为拮抗肌过度活动造成的。在注射间期要认真进行物理治疗/作业治疗。治疗时间间隔为 3 个月。

2. 使用肉毒毒素治疗痉挛的主要步骤 第 1 步：考虑用肉毒毒素之前，制订行之有效的康复治疗计划，解除伤害性刺激及痉挛诱发因素。第 2 步：病人选择。局灶性肌痉挛、多灶性肌痉挛及部分区域性肌痉挛，有明显肌肉活动过度，治疗目标明确。第 3 步：多学科综合治疗小组达成一致。痉挛的总体治疗策略，靶肌肉治疗的优先次序，后

续治疗计划，评价治疗效果的方法。第 4 步：注射肉毒毒素。确认靶肌肉，选用下列方法：EMG 或神经/肌肉电刺激器、超声或 CT 等影像技术、徒手牵拉定位。第 5 步：随访，1～2 周后复查，判断是否需要使用夹板、矫形器；4～6 周评估治疗效果及病人的状态；3～4 个月评估功能性结局，制订进一步治疗计划。第 6 步：记录。明确说明治疗目标是否达成一致，与这些目标相对应的基线值测评，肉毒毒素产品的稀释、剂量以及注射的肌肉，随访治疗计划，对治疗效果和重复测定值的评价，进一步治疗计划。

（三）肉毒毒素注射的时机选择

何时是进行肉毒素注射治疗痉挛状态的最佳时机一直是临床医师十分关心的问题，因为痉挛状态会随着病程的发展而变化，这就给临床治疗时机的选择带来困难。如果治疗进行的过早，一方面可能带来阴性表现的过度，影响功能，另一方面随着病程发展，痉挛状态会有所好转；如果治疗较晚，长期的痉挛状态可能导致肌肉流变学改变。然而，常规临床实践中，肉毒素的注射治疗都是在痉挛状态症状比较明显的时候进行，所以对于脑卒中病人治疗多数是在发病至少 3 个月以后，而此时继发的改变如疼痛和肌肉肌腱结构改变可能已经发生了。

虽然早期使用肉毒毒素注射治疗的研究相对较少，但是对于严重的早发痉挛状态，或者预期可能会发生严重痉挛的病人，早期使用肉毒毒素注射治疗可以作为治疗的选择之一。

（四）肉毒毒素作用位点

1. 作用机制与位点 肉毒素作用于神经肌肉接头，阻断囊泡与突触前膜的结合，从而阻断了乙酰胆碱的释放，使得化学信号不能转化为电信号，从而产生局限性的肌肉活动下降。它的作用时间为 3 个月左右。

由于肉毒毒素在运动终板水平阻断了乙酰胆碱的释放，理论上讲只有将肉毒毒素精确的注射到神经肌肉接头处，才能使药物发挥最大的效力。提高肉毒毒素治疗效果和特异性的理想方法就是用最低有效剂量的肉毒毒素达到最理想的神经肌肉阻滞和临床疗效。

2. 运动点与运动终板区 从解剖上讲，运动点是肌肉内细小运动神经末梢的所在区，可以采

用电刺激的方法进行定位。运动点并非运动终板，这两个点不能等同看待。由于运动点的电生理概念比较模糊，所谓的"最小刺激时限的电刺激"在文献报道中存在很大差异，从 0.1 ~ 2mA，可能会造成对注射位点的误解，因此建议在注射时采用运动终板区的概念来指导临床肌内注射部位定位。

3. 运动终板区的分布规律 运动终板在肌肉内是如何分布的，是杂乱无章的还是有规律可循，研究发现，骨骼肌的运动神经支配区位于肌纤维的中点，是一个均一的局限的区带，称之为运动终板区。根据运动终板的分布形态，将人类的骨骼肌终板分为三类：单一支配带、多条支配带和散在的支配带。运动终板的分布和肌肉形状（肌纤维的排列）之间存在密切关联。

4. 非终板区注射与终板区注射的比较 肉毒毒素注射后可以在肌肉内弥散，最大可达 5cm，甚至可以穿过解剖学屏障如肌筋膜而扩散到其他非靶肌。多点注射就是基于扩散的原理，因为不知道运动终板在哪里，通过多点注射，就可以使毒素尽可能多的扩散覆盖更广的区域，以期它可能与更多的运动终板结合。

在人类，采用终板靶标法进行小体积近终板的注射观察对肱二头肌痉挛的注射治疗效果。结果发现，该法较同样体积的远离终板的注射更加有效。同样剂量下，大体积远离终板的注射与小体积近终板的注射效果一样好。另有研究采用高密度表面 EMG 用来精确的定位运动终板区，发现肉毒毒素注射时即便是很小的部位注射错误，都会导致药效明显的下降。以终板区为靶标的肉毒素注射允许我们将药物的使用剂量降的更低，这样副作用可以最小化，临床效果也很好，花费也相应下降。

四、神经阻滞治疗

神经阻滞，是指应用各种方式来阻断神经的传导，使神经短暂或较长时间的失去功能，以解决临床问题，达到治疗目的一种手段。广义上讲，它除了我们常见的各种化学制剂外，还应包括一些物理手段，如射频等。神经阻滞的原理是应用物理或化学的手段，使神经纤维的组成部分，如髓鞘、轴突蛋白变性、坏死，使神经的功能部分或完全丧失。神经阻滞治疗痉挛，本质上是把上运动神经元中的痉挛性瘫痪转变为下运动神经元损伤的迟缓性瘫痪。神经阻滞治疗痉挛的理论基础是阻断牵张反射的反射环路。神经阻滞的操作位点理论上，可以从神经根、神经干、神经分支，从神经通路不同的层面进行注射。

神经根阻滞由于邻近脊柱，附近血管、神经结构较多，解剖复杂，操作难度相对较高，易发生并发症，临床上较少应用。由于神经阻滞剂对神经的破坏是非选择性，神经干阻滞的缺点主要是同时对感觉神经的阻滞，对保护性痛觉的阻断，可能带来相关的皮肤并发症，如烫伤、压疮，本体觉的丧失，可在一定程度上影响病人的运动功能，如站立、行走功能。理论上来讲，高选择性的运动分支的阻断是一种理想的方法。其阻断了痉挛的主要肌肉的同时，不影响病人的感觉，副作用较小。但高选择性神经阻滞技术要求较高，需要熟悉神经运动分支的解剖结构，同时准确的位点注射难度较大。目前，对于胫神经、肌皮神经、坐骨神经的运动分支的解剖学研究较多。凭经验进行运动分支的注射成功率不高，而目前应用的技术手段，包括超声、CT 影像定位，难以显示细微的运动分支结构，只能凭借其余邻近的较大的结构，如血管、肌肉间隙的毗邻关系进行定位。同时对运动分支阻滞的挑战还有运动分支的变异，不同个体之间运动分支的分布、数量还存在差异，而这些变异往往无法被识别，因此对于高选择性运动分支的阻滞，其对痉挛的治疗效果往往存在不确定性。

神经阻滞的适应证主要包括：①后天性肌肉痉挛，正处于神经恢复期阶段的病人；②某一组肌群有严重痉挛，而掩盖了其相对较弱的拮抗肌的病人；③患有中度或重度肌痉挛的病人，肌痉挛已造成动态畸形，如果不治疗，这种动态畸形会发展到固定畸形；④运用传统的作业治疗和物理治疗技术不能维持满意活动范围的病人；⑤肌痉挛已影响到护理、卫生、肢体运动功能的病人；⑥肌痉挛引起严重疼痛、不能得到适当治疗的病人；⑦因肌痉挛而不能接受支具治疗的病人。

神经阻滞的常用药物有各种麻醉剂、苯酚、酒精。由于麻醉剂作用时间相对较短，主要是用来判断肢体运动障碍中痉挛成分所占的比重，常用的有利多卡因、布比卡因、依替卡因，利多卡因安全性较好，但作用时间较短，而后两种作用时间较长,依替卡因优点还有对运动神经的作用强于感觉神经。苯酚神经阻滞的常用浓度为 5%,苯酚的最小致死量为 8.5g。酒精是目前应用较广的神经阻滞剂,临床上应用的浓度从 45% 到纯酒精,临床报道都具有减轻痉挛、改善肢体功能的作用,但国外的报道中,40% ~ 50% 浓度的酒精主要是用来作肌内注射。

神经阻滞的挑战主要为定位,包含两个层面的意思,其一是定位影响功能的痉挛肌肉,需要进行运动分析、肌电图检查,需要注意的是痉挛可能在病人主动活动时出现,因此需进行动态分析,来明确责任肌肉或肌群,然后根据神经支配,定位需要注射的神经干或分支。其二是在注射时要准确定位注射神经,可借助于电刺激仪、肌电图、超声、CT 等手段,提高注射成功率,缩短治疗时间,减轻

病人痛苦。

五、巴氯芬泵

1996 年鞘内注射巴氯酚被美国食品和药品管理局批准用于治疗 4 岁及 4 岁以上儿童脑源性痉挛。后来发展为将巴氯酚泵植入病人皮下,实现了连续给药,长时间缓解痉挛。巴氯芬鞘内注射(intrathecal baclofen pump implantation,ITB)实现持续鞘内给药是通过巴氯酚泵,将泵植入皮下,通过导管连接到腰椎、胸椎水平的蛛网膜下腔,在电脑程序控制下连续给药,便携式计算机可以控制巴氯酚泵输入药物的速度,通过遥控装置在体外进行遥控。巴氯酚泵储药池中的药物用完后,可用注射器经皮下向泵内注入新的药物,见图 2-2-5。

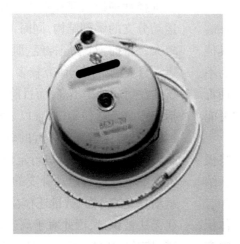
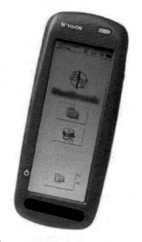

图 2-2-5 巴氯酚泵

ITB 主要适用于口服抗痉挛药物疗效差或不能耐受药物副作用的病人,是 FDA 批准用于治疗脑源性痉挛,如创伤性脑损伤或严重对最大剂量口服巴氯芬不能控制的痉挛。ITB 除了可以缓解脑瘫病人的痉挛,还可以用于缓解脊髓损伤、多发性硬化、脑外伤、脊髓炎等所导致的痉挛。

ITB 疗效持久,全身副作用小,是一种非常有效的缓解脑瘫痉挛的治疗方法,尤其是对那些重症卧床的脑瘫病人。国外的多年实践已经证实该疗法安全有效,但因该项治疗的费用昂贵,国内目前很少开展。

六、手术治疗

可分为骨科和神经外科手术。骨科手术主要包括肌腱松解、肌腱转移、肌(腱)切断术、肌腱延长术,以及骨关节矫形等。神经外科手术主要是选择性脊神经后根切除术(selective posterior rhizotomy,SPR),主要用于脑瘫儿童。

1888 年 Dana 提出 SPR,至 1918 年,Foerster 曾试用脊神经后根切断术来解除脑瘫儿下肢痉挛并取得了较好效果,但其切断脊神经的整个后根,不保留肢体感觉,因而并不被大多数学者所接受。至 1967 年,Gros 将此方法进行了改进,即在术中将每根脊神经后根分成若干小束,切断一定比例的后根纤维,这样虽然能保留肢体感觉,但在解除肢体痉挛方面却不彻底。1978 年 Fasano 报道采用电刺激法检测脊神经后根各神经小束的兴奋性,然后对兴奋性增高的神经纤

维行选择性切断,即选择性脊神经后根切断术(SPR),收到明显疗效。Jia Y研究报道,SPR手术能有效降低肌张力,改善运动功能。何坚荣、徐林等提出在痉挛型脑瘫的外科治疗中,矫形手术应作为SPR术的补充,要明确两者的先后顺序,应当在SPR术施行后半年以上,解除肢体痉挛的基础上,结合肢体崎形情况制订周密的矫形手术方案。因此,痉挛型脑瘫外科治疗的原则是:一期行神经手术(SPR等)缓解痉挛,二期行矫形手术(如软组织手术、骨性手术)矫正肢体矫形。

（毕　胜）

参 考 文 献

[1] LANCE JW. Symposium synopsis. In: Feldman RG, Young RR, Koella WP, eds. Spasticity: disordered motor control. Miami: Symposia Specialists, 1980.

[2] SOMMERFELD DK, EEK EU, SVENSSON AK, et al. Spasticity after stroke: its occurrence and association with motor impairments and activity limitations. Stroke, 2004, 35(1): 134-139.

[3] WATKINS CL, LEATHLEY MJ, GREGSON JM, et al. Prevalence of spasticity post stroke. Clin Rehabil, 2002, 16(5): 515-522.

[4] 喻勇,窦祖林,卫小梅,等. 国际功能、残疾和健康分类应用于脑卒中后肢体痉挛评定的初步研究. 中华物理与康复医学杂志, 2012, 34(7): 505-510.

[5] YAM WK, LEUNG MS. Interrater reliability of Modified Ashworth Scale and Modified Tardieu Scale in children with spastic cerebral palsy. J Child Neurol, 2006, 21(12): 1031-1035.

[6] HAUGHT AB, PANDYAN AD, JOHNSON GR. A systematic review of the tardieu scale for the measurement of spasticity. Disabil Rehabil, 2006, 28(15): 899-907.

[7] 燕铁斌. 临床痉挛指数:痉挛的综合临床评定. 现代康复, 2004(1): 88-89.

[8] PAPLISSCI S, MARTINUZZI A, SCIVOLETTO G, et al. Assessing and treating pain associated with stroke, multiple sclerosis, cerebral palsy, spinal cord injury and spasticity. Evidence and recommendations from the Italian Consensus Conference on Pain in Neurorehabilitation. Eur J Phys Rehabil Med, 2016, 52(6): 827-840.

[9] 周爱红. 连续超声波结合牵伸治疗脑卒中或脑外伤所致下肢肌痉挛的临床观察. 中国民康医学, 2013, 25(23): 63-64.

[10] OHTORI S, INOUE G, MANNOJI C, et al. Shock wave applica-tion to rat skin induces degeneration and reinnervation of sensory nerve fibres. Neurosci Lett, 2001, 315(1-2): 57-60.

[11] JOST WH, HEFTER H, REISSIG A, et al. Efficacy and safety of botulinum toxin type A(Dysport)for the treatment of post-stroke arm spasticity: results of the German-Austrian open-label post-marketing surveillance prospective study. Journal of the neurological sciences, 2014, 337(1-2): 86-90.

[12] ALBRIGHT AL, BARRY MJ, FASICK MP, et al. Effects of continuous intrathecal baclofen infusion and selective posterior rhizotomy on upper extremity spasticity. Pediatr Neurosurg, 1995, 23(2): 82-85.

[13] STEMPIEN L, TSAI T. Intrathecal baclofen pump use for spasticity: a clinical survey. Am J Phys Med Rehabil, 2000, 79(6): 536-541.

[14] KHURANA SR, GARG DS. Spasticity and the use of intrathecal baclofen in patients with spinal cord injury. Phys Med Rehabil Clin N Am, 2014, (3): 655-669.

[15] MIETTON C, NURI C, et al. Dohin B Clinical practices in intrathecal baclofen pump implantation in children with cerebral palsy in France. Ann Phys Rehabil Med, 2016, 59(4): 282-284.

第三章 关节活动

第一节 关节活动障碍的发生机制

关节活动障碍是指骨关节与肌肉受损后,关节内外或周围的纤维组织紧缩或缩短所引起的关节活动范围受限。骨与关节损伤、肌肉系统损伤、各种疾病所致神经瘫痪后长期卧床或坐轮椅的病人,均可能出现关节活动障碍。这是康复医学工作中的常见问题。

一、维持活动度依赖关节内外结构

人体在运动方面的活动能力与关节、肌肉、韧带的灵活性和柔软性有密切的关系。关节、关节囊、韧带、肌肉等组织是关节运动功能的基础。

肌腱和韧带由结缔组织组成,其中含有粗大而致密的胶原纤维。胶原纤维是一种交错排列的集合物,平行的胶原单位之间的化学键使胶原纤维具有抗伸展的弹性。胶原纤维间又散布有成纤维细胞,成纤维细胞呈星形,其细胞突伸展于胶原纤维束之间,肌肉收缩时产生的张力,即与这种结构有关。其他组织器官与关节囊、筋膜、肌间层等组织之间有疏松结缔组织,它们能在有限的范围内活动。若加以牵拉,可以慢慢伸长;若不活动,它们将缩短和固定。至于肌肉,每条肌纤维膜的表面上,附着有数以千计的网状纤维,胶原纤维和这种网状纤维向各个方向伸展,形成一个疏松的网,它们的作用是使运动柔和,同时又使过度的运动遇到一种阻力。机体某一部分受到制动时,胶原与网状结构即收缩,网眼缩小,疏松的组织变得致密而坚实。

从上述组织的特性来看,为维持活动度必须经常活动,使结缔组织处于一种疏松的网状状态,从而使上述组织保持弹性。如限制了活动,结缔组织将由疏松变为致密状态,并迅速出现纤维化。

实验证明,制动4天左右即出现这种纤维化。正常关节固定4周,由于致密结缔组织的形成,活动功能就会降低或消失。

二、导致关节活动障碍的原因

引起关节活动障碍的病因复杂多样。按病变的性质分类有疼痛、痉挛、挛缩、肌无力、制动等;按部位可分为关节内和关节外。

(一)疼痛

关节及周围软组织疼痛导致主动和被动活动均减少,如骨折、关节炎症、手术后等。

(二)肌肉痉挛

中枢神经系统病变引起的痉挛,常为主动运动减少,被动活动基本正常;或被动活动大于主动活动,如脑损伤引起的肌痉挛。关节或韧带损伤引起的肌肉痉挛,主动和被动活动均减少。

(三)软组织挛缩

关节周围的肌肉、韧带、关节囊等软组织挛缩时,其弹性降低,长度缩短,关节的主动和被动活动均减少,如烧伤、肌腱移植术后、长期制动等。导致固定性挛缩发生的最常见的因素是正常范围内关节运动的缺乏。例如,长期肘关节屈曲位的固定引起屈肌的静息肌肉长度缩短,以及关节囊或软组织僵硬引发的固定性关节挛缩。

许多因素影响关节挛缩的发生率,如体位、限制活动时间和原有的关节病理改变、水肿、缺血、出血和其他肌肉、关节周围组织的微环境改变可以促成纤维化的产生。由于老年人肌肉纤维的损失和结缔组织比例的相对增加,使得高龄也成为一个影响因素。非常重要的一点是,无论关节挛缩是由什么病因引起的,最终其关节周围的组织都会被累及。对挛缩而言,预防是最好的治疗。

(四)肌肉无力

无论是中枢神经系统病变引起的软瘫,还是

周围神经损伤或肌肉肌腱断裂,通常都是主动活动减少,被动活动正常,被动活动大于主动活动。

(五)制动

结缔组织纤维由网硬蛋白(reticulin)和胶原组成,制动将使胶原纤维和网硬蛋白沉积,形成致密的网状结构,取代了疏松的网状组织。观察证明,受伤关节固定2周就会导致结缔组织纤维融合,致使关节运动功能受限。因此应在不使损伤加重和不引起不能耐受的疼痛的条件下,尽早进行活动训练。通常,功能障碍的发生与制动的程度、制动的手段、损伤的程度、受伤个体的差异等诸多因素有关。

(六)创伤

创伤往往伤及毛细血管,蛋白质即通过损伤的管壁流入组织间隙,纤维蛋白原在组织间隙中沉积,形成胶原纤维基质,使软组织易于形成纤维化。

(七)水肿

水肿这种代谢障碍使组织液中蛋白质增加,加重了纤维化的倾向。

(八)粘连

损伤后第2天,在电镜下就可发现局部出现胶原纤维;1~2天后用光学显微镜就可看到分子粘连的形成;4~5天内,缝合的肌腱与周围结构之间开始形成胶原粘连物;5天内就可观察到骨折处出现胶原纤维。因此,亦应在不加重损伤和不引起不能耐受的疼痛的条件下,尽早做轻柔的被动或主动活动,以维持组织间的活动灵活性,防止粘连的发生。

(九)手术的影响

通过外科手术对挛缩组织进行松解以及对瘢痕、粘连组织进行剥离,此过程中会产生出血、充血,又会导致新的挛缩和粘连。若不及时行康复治疗,关节活动范围将无显著改善。

三、关节活动障碍对功能的影响

关节活动受限意味着关节功能障碍,可不同程度地影响病人的生活和工作。个体对各个关节的功能要求不同,与年龄、性别、工作性质等因素密切相关。一般来说,肘关节的活动范围达到30°~130°能满足大部分活动需要,15°~140°即可满足全部日常功能需要,若屈曲挛缩超过45°,

伸展活动丧失,将明显影响手的活动能力。膝关节在行走和跑步活动中,随行走和跑步的速度不同,所需要膝关节屈曲角度不同,慢步行走仅屈曲30°,而跑步时须达到屈曲90°以上。胫骨骨折后常见的关节活动障碍是踝关节的背伸功能障碍,其原因常与后关节囊和跟腱的挛缩有关。

关节活动受限对功能的影响常表现为:

(一)功能障碍

挛缩所致的关节活动障碍,涉及上肢时会影响到病人的个人卫生、进食、穿衣、写字等日常生活及工作;涉及下肢时会影响病人的步行、上下楼梯、下蹲等日常生活中要频繁产生的动作和行为。另外,所有的关节功能障碍均会不同程度的影响个人形象。

(二)影响日常生活能力

骨关节术后,原发性疾病恢复过程中,病人ADL能力会有所下降,但由于制动或直接创伤所致的关节活动受限会产生比原发性疾病更为严重的ADL影响。

(三)肌肉萎缩

通常,挛缩早期受累关节活动范围受限显著,因此关节难以产生理想的摆动,导致关节附近肌群长期处于收缩不充分的状态,肌萎缩明显。

(四)对生长发育的影响

儿童病人因为骨关节损害或者烧伤等原因出现关节活动障碍后,因为缺少正常的关节活动,对相应肢体的骺软骨缺少应力刺激,有可能影响长骨的生长导致肢体短缩;或者由于关节活动受限,相应肢体处于不正常的力线下活动,导致关节或者肢体的畸形发育。

(五)瘫痪的影响

神经瘫痪所导致的肌无力和肌痉挛状态时,若无及时、恰当的康复介入,就会导致肌肉、肌腱、关节内外结缔组织的挛缩,从而加重瘫痪肢体的功能障碍。

第二节 关节活动的康复评定

一、关节活动范围正常参考值

正常关节活动范围受多种因素影响,且在每个个体不一样,需要左右对比。关节活动范围正常值可参考相关书籍。值得注意的是,不同教材和书籍给出的参考值不一致,有的甚至相差很大,给临床康复工作带来一些混乱。发生这种情况的原因并不十分清楚,可能与资料的来源不同有关。有的数据借用国外的资料,而国内缺乏大样本量关节活动范围正常值的测量研究,此项工作有待深入开展进行。

二、关节活动范围测量方法

关节活动范围测量工具近些年来并没有大的变化。常用的是量角器,其次是直尺、卷尺。电子ROM测量仪已推出,但应用尚未普遍推广。

(一)量角器测量法

量角器是临床上最常用的测量关节活动度的器械。评定时首先将待测关节置于检查要求的适宜姿位,使待测关节按待测方向运动到最大幅度,使量角器轴心对准该待测关节的骨性标志或关节轴心,固定臂和移动臂分别与关节两端肢体纵轴平行。一般来说,固定臂多与近端肢体纵轴平行,有时固定臂也与垂直线或水平线相吻合,移动臂与远端(活动)肢体纵轴平行,然后读出关节所处角度。在确定测量的起始点时,一般将解剖位视为基线(零起点)。若测量旋转角度时,则选取正常旋转范围的中点作为零起点。量角器测量具有操作简便、读数直接的优点。缺点是量角器中心及两臂放置位置不易精确定位,不易固定,因而易产生误差。有时因被测者太胖或骨性标志不很清楚,使测量误差增大。

另一种特殊的量角器是方盘量角器,是一个中央有圆形分角刻度的正方形刻度盘。刻度盘的刻度相当于把手一端处为0°,向左右各为180°,刻度盘中心为轴,置一可旋转的重锤指针,后方有把手可握持,指针由于重心在下而始终指向上方,当方盘把手与地面垂直时,指针指于0°位。方盘量角器的优点有:①不必触摸关节的骨性标志即可确定量角器的轴心;②操作简便、迅速;③正确使用时误差较小;④可用于脊柱等难以使用通用量角器的部位。

(二)其他测量方法

拇指外展程度是指拇指在功能位或掌侧外展位时拇指的外展程度。一般用测量拇指指间掌侧横纹的尺侧端与手掌掌心横纹的桡侧端之间的距离来代表拇外展程度或虎口宽度,其正常值为5cm(男)、4.5cm(女)。拇指的对指功能评价可用记分法,即拇指可与示、中、环、小各指对指时分别记1、2、3、4分,拇指可与小指基部接触时记5分。测试时要使拇指在掌侧外展位以指腹与诸指指腹接触,防止以拇指内收屈曲代替对指。脊柱活动度的简易评价可根据直立位弯腰时,两手指尖能接触到下肢的最低部位来作简易的评价,如触及大腿下段为-1,触及髌骨为0,触及小腿上、中、下段、踝或足背及地面分别评为1、2、3、4及5分。此法实际包含腰椎和髋关节活动度在内。

(三)关节活动度测量的标准流程

1. 向病人解释检查目的、流程及注意事项。
2. 病人采取适当体位,充分暴露需测量的关节,并覆盖其他肢体。
3. 向受试者解释和示范测试动作。
4. 根据测量部位选择合适的关节角度测量尺。确定测量关节的骨性标志,正确找准运动轴心、固定臂、移动臂。
5. 病人在进行主动或被动活动测量关节活动度前,有效固定身体近端,避免出现代偿运动或者错误姿势。
6. 发出指令嘱病人主动活动测量关节活动度或者由检测者被动活动测量关节活动度。通常应先测量关节主动活动范围,后测量被动活动范围。
7. 由专人测量主动关节活动度和/或被动关节活动度(以划线方式定位)。读取测量尺刻度时,刻度应与视线同高。
8. 测量结果的记录内容:关节名称、左右、主动ROM、被动ROM、关节强直(纤维性、骨性)、肿胀、畸形、挛缩、痉挛、疼痛、测量时病人的反应等。注意进行双侧对比,必要时需测量与检查关节相邻的上下关节的活动范围。最后记录检查者姓名和检查日期。

三、关节活动度测量结果的记录

有关ROM的表示方法不尽相同。一般有两种情况:①采用关节活动度检查表格,在相应关节栏内写下测得度数即可;②写在病历上,四肢关节可记录为伸(°)~屈(°)等,如肘关节伸屈活动可记为伸（0°）~屈（150°）。

通常记录被动关节活动度，有时也需记录主动关节活动度。记录的结果能反映关节活动范围，如肘关节伸0°，屈120°，则肘关节活动范围为120°。如果肘关节可以过伸，如过伸5°，则可以记录为屈（150°）~（0）°~（-5°）伸，关节活动范围为150°-（-5°）=155°。如果肘关节伸直受限，如伸直差30°，可记录为屈（150°）~（30°）~（0°）伸，关节活动范围为150°-30°=120°。

出现混乱的是关节活动受限时的记录方式，也有两种情况：

一种记录方法为负数法，如肘关节可屈120°，但伸不能达到0°，而处于屈肘30°位，则记录为伸-30°，肘关节实际活动范围为120°+（-30°）=90°。有时尽管关节活动范围相同，但因起止度数不同，关节的功能明显不同，还是以肘关节为例加以说明，测得肘关节伸屈活动为0°~50°，则活动范围为50°；若测得活动范围为-70°~120°，活动范围也是50°，但两者临床上的诊断和决策截然不同。

另外一种记录方法为在屈曲活动记录时以充分伸直为"0°"，在伸直活动记录时以充分伸直为"180°"，这样可避免出现负数，但使关节总活动度的计算变得复杂化，不推荐使用。

尽管关节活动范围的记录方法目前尚缺乏统一规范，但在同一单位内必须统一，才能做到有效对比。

第三节 关节活动障碍的康复治疗

一、治疗时机的把握决定康复疗效

尽管康复治疗具有如下作用：①避免关节及周围组织粘连；②使组织在适当应力下生长，化生，改建；③避免挛缩，纤维组织在外力作用下产生的延长包括弹性与塑性延长，弹性延长在外力去除后重新回缩，塑性延长则不再回缩，这种非弹性延长极限可达原长的6%~8%；④使周围组织能保持适当应力刺激，避免其退变（包括刚度、强度、韧性的下降，韧带肌肉止点骨质的吸收，以及软骨的退变）；⑤通过挤压关节及肌肉泵的作用，促进血液循环，减轻肿胀。但康复时机的把握却是决定康复疗效的关键，因而强调早期康复。因为在损伤的早期，组织内的粘连和挛缩尚未形成，此时进行康复干预，往往能收到事半功倍的效果。因此，维持或恢复关节活动范围的原则是：

（一）及早康复介入

详细了解病人原发疾病的处理方式、动态掌握其治疗变化过程，尽最大可能早期康复介入。

（二）功能评定先行

详细的功能评定有助于全面了解病人的具体问题。然后在功能评定的基础上，决定治疗的形式，如被动运动、助力运动和主动运动等。

（三）注意对损伤部位的保护

对过度活动的关节、近期骨折的部位或麻痹的肢体等结构完整性较差的部位予以保护与支持。

（四）适度

治疗强度不应超过疼痛耐受的极限。

（五）根据病人情况选择训练模式

关节活动度训练可在：①解剖平面（冠状面、矢状面、水平面）；②肌肉可拉长的范围；③组合模式（数个平面运动的合并）；④功能模式等情况下进行。

（六）观察病人

在进行训练中和完成后，应注意观察病人一般状况，注意生命体征、活动部分的皮温和颜色改变，以及关节活动度和疼痛等变化。

（七）训练顺序

同一肢体数个关节均需关节活动度训练时，可依次从远端向近端的顺序逐个关节或数个关节一起进行训练。

二、康复治疗方法仍有待新技术的出现和大的突破

（一）经典的治疗方法仍有用武之地

被动运动、助力运动、主动运动、关节松动术、牵伸技术、物理因子是治疗关节活动障碍的经典方法，目前仍在应用，对恢复关节活动度有一定效果。

1. 被动运动 被动运动的外力主要来自康复治疗人员、病人健肢或各种康复训练器械。被动训练的目的是增强瘫痪肢体本体感觉、牵伸挛缩或粘连的肌腱和韧带、维持或恢复关节活动范

围,为进行主动运动做准备。

用于增大关节活动范围的被动运动可使关节出现酸痛或轻微的疼痛,但可耐受;不引起肌肉明显的反射性痉挛或训练后持续疼痛。病情缓解后由被动运动改为助力运动,以后再改为主动运动。被动运动的缺点是可能导致出现新的组织损伤,如骨折、韧带肌肉损伤等,因此,被动运动时禁止使用暴力,而应该根据病人耐受程度逐渐增加活动角度及活动量。

2. 助力运动 在外力的辅助下,病人主动收缩肌肉来完成的运动或动作。助力可由治疗师、病人健肢、器械、引力或水的浮力提供。这种运动常是由被动运动向主动运动过渡的形式。其目的是逐步增强肌力,建立协调动作模式。

助力运动常用的方法有器械练习、悬吊练习、滑轮练习和水中运动。助力运动要求助力常加于运动的开始和终末,并随病情好转逐渐减少。训练中应以病人主动用力为主,并做最大努力;任何时间均只给予完成动作的最小助力,以免助力替代主动用力。

3. 主动运动 主要通过病人主动用力收缩完成的运动。病人能够主动收缩肌肉,但因各种原因所致的关节粘连或肌张力增高而使关节活动受限,可进行主动训练。主动运动适应范围广,不受场地限制,缺点是运动强度一般不太大,对于重度粘连和挛缩时治疗作用不太明显。

4. 关节松动术 关节松动术(joint mobilization)是通过被动运动手法,松解关节粘连、增加组织弹性、缓解肌肉痉挛的治疗方法。一般来说,关节松动术只针对关节内粘连才有效。关节松动术遵循凹凸原则:即力作用于凸面,其滑动方向与屈伸方向相反;力作用于凹面,其滑动方向与屈伸方向相同。关节松动术基本手法的选择:①1、2级,治疗因疼痛引起的关节活动范围受限;②3级,治疗关节疼痛并伴有僵硬的关节活动范围受限;③4级,治疗因关节周围组织粘连、挛缩而引起的关节活动范围受限。

5. 牵伸技术 也称为牵伸训练或牵拉训练。研究证实,牵伸时结缔组织具有非线性特性。牵伸刚开始时,由于胶原纤维的拉直,结缔组织受到的牵拉力很小。这是一个弹性牵伸的阶段,如果除去负荷,胶原纤维就会恢复原来的长度。一旦胶原纤维被拉直,就需要更大的力使结缔组织进一步延长。如果维持负荷,结缔组织将产生塑性变形或蠕变,当移去负荷时缓慢变形的组织不会再恢复原状。在最初的6～9h内牵伸进度最大,但如果继续负荷的话,数月内宜连续慢速牵伸。此外,如果软组织被牵伸到一定的长度并维持该长度时,结缔组织的张力将逐渐减小。当牵伸一个挛缩关节时,首次用力比后续用力要大,可能因为粘连或分子间的交叉连锁的初次打开。用慢速牵伸比快速牵伸能产生更多的伸长。为了提高效果,在牵伸过程中可以使用热疗。牵伸后,可应用冷疗或冷敷,以减少牵伸所致的肌肉酸痛,冷疗时仍应将关节处于牵伸位。常用牵伸训练的方式包括:

(1)**手法牵伸**:与关节的被动活动不同,被动牵伸是使活动受限的关节活动范围增大,而关节的被动运动是在关节活动未受限、可利用的范围内进行活动,无明显增加关节活动范围的作用。与机械被动牵伸相比,手法被动牵伸是一种短时间的牵拉。这种牵伸不容易引起肌肉的牵张反射或增加已经被拉长了的肌肉张力。

(2)**被动牵伸**:是由治疗师用力被动牵引病人肢体的一种牵伸方法。牵伸训练前,先做一些低强度的运动或热疗,以使关节组织有一定的适应性;先活动关节,再牵伸肌肉;被牵伸的关节尽量放松。牵伸中避免使用暴力或冲击力,以免损伤组织。

与牵伸相关的主要问题是可能产生组织的损伤。损伤一般发生在用力太大的时候或关节的运动超出了一定范围的时候。感觉缺失者更容易损伤的原因是当正在用过多牵伸时他们没有感觉。此外,因为肌张力下降,由疾病或损伤引起组织弹性下降也十分容易产生损伤。因为有过量负荷或潜在损伤的危险,由治疗师或病人自我进行的间歇用力牵伸(跳跃性的或断续的牵伸)不被推荐。这种技术也可以刺激牵张反射,其作用方向与牵伸的方向相反。如果损伤真的发生了,挛缩组织可能会因为出血、炎症或异位骨化的刺激而加重。组织出现水肿很有可能是由于牵伸产生的损伤造成的。如果疼痛的确出现了,并在24h内没有消失,那么是牵伸力太大导致的,此时牵伸力要减小。另外疼痛也会增加肌肉的痉挛。

牵伸可能出现的另一个并发症是关节半脱位。膝关节特别容易出现这种现象,因为其不是铰锁关节的运动,而是由滑动或滚动组成的运动。牵伸也可以引起其他不必要的节段运动,因为其他部位对牵伸的抵抗小于挛缩部位(如跟腱牵伸时会引起足底运动)。除此之外,牵伸关节周围的组织,特别是肌腱或韧带,在重新获得正常长度前,可能会产生过度的松弛。

对关节进行终末牵伸时,身体近端部位应充分固定。在许多病例中,特别是手的小关节,牵伸时关节的轻度分离可防止关节压迫和可能发生的软组织侵犯。肩是常发生挛缩的部位,特别是内收与内旋位。出现这种挛缩时,肱骨头在关节囊内不会出现正常的向下滑动和旋转。因此,强行外展会引起肩袖肌腱撞击肩峰而产生疼痛。在前屈和外旋位进行牵张时可使此活动稍有缓解,并可在外展前试行。

6. 物理因子的使用 传导热、音频电疗、超声波等物理因子疗法均可防止粘连的形成,后期也起到软化挛缩纤维组织的作用。

超声是大关节最常用的热源。其特点是可以在有金属植入处进行局部加热,并使组织温度迅速提高到治疗水平。组织加热到 40 ~ 43℃时可增加结缔组织的伸展性,提高牵伸的效果。关节活动受限时,在肌腱连接处或关节囊处,超声波结合深层热疗一般都较为有效。

(二)器械的应用逐渐成为主流

1. 持续被动运动 持续被动运动(continuous passive motion,CPM)是 20 世纪 70 年代初,加拿大著名骨科医师 Salter 通过实验证明早期间断主动活动者的恢复优于制动者,萌发了持续运动是否更好的想法,通过一系列研究于 20 世纪 80 年代应用于临床的方法。目前大量实验研究和临床应用已证明,CPM 是防治关节伤病、促进关节软骨再生和修复的有效方法。

(1)CPM 的作用机制:在一般情况下,关节软骨缺乏再生修复能力,Salter 的假设是 CPM 可通过使多能中胚叶细胞的分化刺激关节软骨的再生和愈合,这一概念现已被科学证实。CPM 的作用现已证明有:①刺激具有双重分化能力的细胞向关节软骨转化;②缓解滑膜关节损伤后的自身免疫性损害;③缓解关节损伤或手术后的疼痛;④促进局部血液循环,改善关节软骨的营养和代谢;⑤CPM 可促进关节本体感受器不断发放冲动,可阻断疼痛信号的传递,减轻疼痛。

(2)CPM 的优点:①无痛苦;②使肿胀迅速消除;③使损伤愈合迅速;④促进关节软骨的修复;⑤关节损伤、手术早期或炎症早期应用可不引起损害,避免了关节粘连、关节僵硬和退行性创伤性关节炎的发生;⑥运动缓慢、稳定、可控,不引起肌肉疲劳,可长时间进行,关节受力小。

(3)CPM 的缺点与争议:CPM 在临床应用中病人易产生依赖性,担心出院后缺乏 CPM 练习而影响效果,所以延长了住院时间;CPM 的应用增加了病人的卧床时间,尽管并没有因此发生明显的术后并发症,如深静脉血栓等,但病人的全身情况的恢复减慢,与康复所提倡的主动运动的理念相悖;许多病人只是每天完成 CPM 治疗而不去进行主动功能锻炼。对于 CPM 的有效性,国内外学术界尚无统一定论。CPM 只是暂时过渡的被动运动,主动运动才是康复的目的。CPM 的康复方案仍无一种统一、公认合理的标准及使用方法,因此,需要进行更多前瞻性研究和不同方法的对照研究,进一步探索 CPM 最佳使用方案。

(4)CPM 的适应证:四肢骨折特别是关节内或干骺端骨折切开复位内固定术后、人工关节置换术后、韧带重建术后、创伤性关节炎、类风湿性关节炎滑膜切除术后、化脓性关节炎引流术后、关节挛缩、粘连松解术后、关节镜术后、关节软骨损伤。

(5)CPM 的禁忌证:持续被动运动如对正在愈合组织产生过度牵张时应慎用或推迟应用。已有明显关节活动受限时,不能用 CPM 来增加关节活动范围。

2. 四肢关节功能牵引 牵引的要点:①根据病人关节功能障碍的不同,选用各关节专用的支架或特制的牵引器。②在关节的远端肢体施加牵引力量,并使牵引力作用点准确落在被牵拉组织的张力最大点上。③牵引力量应稳定柔和,病人的局部肌肉有一定紧张或轻度疼痛,但不引起反射性肌痉挛且不要超过病人疼痛的耐受范围。④牵引时间一般为 10 ~ 20min,使挛缩的肌肉和受限的关节缓慢地被牵伸。刚开始时,牵引时间可为 5 ~ 10min。⑤水肿组织易撕裂,当有任何炎症时,关节囊和侧副韧带的牵张强度都比正常减少 50%,因此对水肿或炎症组织的牵引应特别小心。⑥因结缔组织在 20 ~ 30℃下伸长到规定长度时所需的力比在 43℃时的大 3 倍,所以最好在用热疗方法使局部温度上升到 43℃左右再进行牵引。⑦避免大力牵引已经长期制动过的肌肉和结缔组织,因为较长时间的制动之后,肌腱、韧带等结缔组织的抗张强度明显降低。⑧在适当的牵引下,病人除了一时性的压痛感以外,不应再有任何其他残留的不适,若病人感到有持续 24h 以上的肌肉关节痛或酸,表明牵引力过大。

(三)矫形器的应用

在关节长时间固定过程中,关节周围结缔组织中蛋白多糖和水分会丢失,从而导致胶原纤维分子内和分子间形成新的交联,造成组织的可延展性下降。因结缔组织具有粘弹特性,在变短后可以被牵伸。这种特性使它在损伤后可达到一个弹性或是塑性形变的阶段。

矫形器在骨关节术后一段时期内可替代管型石膏固定,以方便康复治疗及早介入;在术后早期固定关节于理想的最大角度,或在康复治疗进展期巩固疗效;根据关节挛缩状况的改变可以重复进行 3 ~ 4 次的塑性,使其角度能与挛缩关节功能状况相适应。应用时应防止局部压力过高造成皮肤压伤,禁忌产生剧烈疼痛。

为了达到增加关节活动范围的目的,矫形器固定是使用较多的一种方法,多采用动态牵伸(低负荷渐进)原理的矫形器,这种动态矫形器在软组织延长时可施加一种持续牵伸力对挛缩的关节进行牵伸。但是,动态矫形器对于关节僵直的治疗过程较长、较为耗时。有研究显示,使用动态矫形器治疗粘连性关节囊炎,发现它较之传统的物理治疗效果更好,但该治疗持续时间较长,降低了病人的依从性。

静态进展性牵伸是一个较为省时的治疗技术。静态进展型支具(static progressive splinting)以应力松弛为原理,可让病人本人来控制牵伸的角度以降低因过度牵伸而造成的风险。故当今对关节活动障碍的治疗倾向于利用静态进展性牵伸及应力松弛作为原理的新技术,来实现对软组织的牵伸。

机械装置现已作为牵伸治疗的一部分来帮助软组织达到延长的塑性形变阶段。这种机械装置利用蠕变与应力松弛两种压力条件来达到软组织的塑性形变。在应力松弛负荷条件下,如位移持续,施加的外力是不断改变的。与蠕变负荷相比较,对软组织施加应力松弛负荷,可使软组织很快达到塑性形变阶段。

静态进展性牵伸属于逐渐增加的、周期性的应力松弛。这种技术要求保持关节伸直、将挛缩的软组织在关节活动度末端进行牵拉,增加递增的关节位移,使软组织产生塑性形变,活动范围得到改善。由于静态进展型矫形器在关节末端会产生应力松弛作用,在关节活动的终末端持续牵伸,利用时间依从性减少软组织上的应力,逐渐导致软组织塑性形变,使位移角度增加,这也是静态进展性应力的必然结果。

静态进展型矫形器治疗关节挛缩增加关节活动度的原理是:将关节固定于或接近于关节活动范围的终末位置,在短缩的关节周围结缔组织和肌肉上提供治疗性张应力,经过一段时间,这些组织会产生重新塑形,其长度增加,关节活动度改善。

由于组织重塑形是经过长时间后发生的生物过程,因此治疗频度、持续时间是治疗的关键因素,而牵张力的强度相对次要。如急于增加牵张力强度,可造成组织损伤和炎症反应,继而加重纤维化。牵张力造成组织损伤还与力量作用的速度、时间,以及组织的温度、初始机械状态有关。对采用静态型矫形器者,随着关节活动度增加应更换或增加矫形器角度,以维持相同的相对牵张强度,动力型矫形器则可调整动力装置来维持牵张强度。若病人关节活动度虽有改善,但较预期的缓慢,可根据情况调整增加牵张强度。

三、出现活动受限后治疗的困惑

因各种原因(如没有早期康复介入、因疼痛不敢活动、创伤没有及时处理等)出现关节活动明显障碍或关节僵硬,在此情况下如何改善关节活动范围,恢复肢体功能,一直是困扰康复工作者的难题。

(一)手术治疗

关节活动受限在保守治疗效果不明显时,可考虑手术治疗,手术方式常有:

1. **关节镜下松解术** 通常适用于已形成关节内粘连的病人。在关节镜下切除关节内增生的瘢痕组织，解除引起关节活动受限的关节内因素。术中可配合手法牵引，进一步牵拉关节囊及松解引起关节活动受限的关节外因素，使疗效更为理想化。

2. **关节松解术** 包括关节成形术、关节囊松解术、肌腱延长术、关节内粘连松解术、肌腱和肌肉间粘连松解术等。术后需及时进行康复治疗以防止形成新的粘连。在决定做手术前，往往可在麻醉充分松弛肌肉后做手法推拿，如仍无效，则更增强手术干预的适应证。一般来说，手术应选择在原始损伤后一年为宜，此时骨折愈合已较牢固，现有的关节功能是否能满足需要，病人也已有较深刻的体验，关节功能再经保守治疗也常无改进的可能，在此情况下，手术时机也较成熟。

一般在术后3周左右，伤口已经愈合，创伤炎症反应消失，如关节活动范围无明显增加，并比术中所达到的范围逐渐减少，此时可行关节松动术，以改进活动范围。松动术同样需注意轻柔，以防止伤口裂开，肌腱、肌肉断裂等并发症的发生。术后康复训练需坚持半年至一年左右，以恢复肌力，伸展挛缩的组织以巩固关节活动范围。

（二）麻醉下被动活动

目前对这种治疗方法仍争议不断。麻醉状态下被动活动（包括手法推拿）通常是在保守治疗未取得理想效果后采用。对关节内骨折或创伤的病人需慎用。操作方法：常规手术麻醉，助手固定挛缩关节近端肢体，术者手法用力牵拉挛缩关节，并向不能及的生理方向行大力被动活动，撕裂关节内外粘连组织，起到松解关节的作用。术后即刻冰敷、加压包扎以减轻关节内外出血和水肿，再采用矫形器辅助固定。该治疗方法可在一定程度上解决因为关节内外粘连造成的活动受限，但同时易造成新的骨折、软组织损伤、关节内出血及血管神经损伤等多种并发症。大多数学者不主张使用。

正常关节活动范围是其他功能活动的基础。避免关节活动障碍的关键因素是早期预防与早期康复。出现关节活动受限后采用综合康复手段，如主动运动、被动运动、理疗、牵伸、矫形器等都是可以选择的有效方法。而在关节活动障碍领域尚有许多需要进一步研究探讨的问题。

（张长杰）

参 考 文 献

［1］黄晓琳，燕铁斌．康复医学．5版．北京：人民卫生出版社，2013．

［2］王亦璁，姜保国．骨与关节损伤．5版．北京：人民卫生出版社，2012．

［3］王玉龙．康复功能评定学．北京：人民卫生出版社，2013．

［4］KITIS A, OZCAN RH, BAGDATLI D.Comparison of static and dynamic splinting regimens for extensor tendon repairs in zones Ⅴ to Ⅶ . J Plast Surg Hand Surg, 2012, 46（3-4）: 267-271.

［5］李晶．临床技术操作规范．北京：人民军医出版社，2004．

［6］宋凡，王彤，励建安．不同检查者和不同检查工具对关节活动度检查的影响．中国临床康复，2002，6（20）：3009-3008．

［7］MCKEE MD, WILSON TL, WILSON L, et al. Functional outcome following surgical treatment of intra-articular distal humeral fractures through a posterior approach. J Bone Joint Surg Am, 2000, 82A（12）: 1701-1707.

［8］陶泉，俞红，杨解林．早期持续被动运动对膝骨折术后关节活动范围的影响．中国康复，2004，19（6）：340-341．

［9］黄东锋．临床康复医学．汕头：汕头大学出版社，2004．

［10］SLIMANI L, MICOL D, AMAT J, et al. The worsening of tibialis anterior muscle atrophy during recovery post-immobilization correlates with enhanced connective tissue area, proteolysis, and apoptosis. Am J Physiol Endocrinol Metab, 2012, 303（11）: E1335-1347.

［11］SUKSATHIEN R, SUKSATHIEN Y. A new static progressive splint for treatment of knee and elbow flexion contractures. J Med Assoc Thai, 2010, 93（7）: 799-804.

第四章 平衡和协调功能

第一节 概 述

一、与平衡和协调相关的重要概念

平衡（balance）是指身体保持一种姿势以及在运动或受到外力作用时自动调整并维持姿势的能力。姿势（posture）是指躯体在非强制性、无意识状态下的一种自然状态。不论是处于静止的姿势还是运动的情况，我们都无法觉察平衡控制所涉及的复杂的神经肌肉和生物力学调节过程。只有在我们意识到自身处于不稳，或突然发生摔倒或绊倒，或者疾病及外伤损伤感觉运动系统等情况时，才会觉察到身体平衡。平衡功能障碍，特别是靠双足进行身体直立时，平衡调节的功能出现问题，是神经系统损伤后出现的一种严重功能障碍，这是因为在不同任务和环境下，人体重心处于支撑面内的稳定控制是日常生活中最重要的运动控制能力之一。

人体良好的平衡控制需要身体自身及外界产生的力，包括重力、肌肉收缩力、运动中节段间相互作用力。保持姿势稳定是一个动态的过程，它需要个体在所有作用于身体的力量之间建立一种平衡，使身体可以始终保持在预期的位置上，或者在不失去平衡的情况下，通过设定好的运动来使身体逐渐恢复到一种稳定的状态。

一个人的平衡功能正常时，能够保持体位、在随意运动中调整姿势及安全有效地对外来干扰作出反应。为了保持平衡，人体重心必须垂直地落在支撑面上方或范围内，因此平衡也可以被定义为是一种控制身体重心与支撑面间相对位置的能力。稳定极限是身体不用改变支撑面就能保持稳定的界限，人体要保持平衡，身体重心必须在稳定极限内。稳定极限并不是一个边界固定的区域，

而是随着任务、技能水平和环境的变化而变化的，是稳定的临界点，超出这一点，如果没有建立新的支撑面，人体就会失去平衡。通常，超过这一点时人体会做倾斜、跨步、伸手、扶住稳定物体的动作反应，甚至发生跌倒。

从功能角度出发，平衡中重要的组成部分包括稳定性姿势的维持、在自主运动时进行的姿势调整以及针对外来干扰进行的姿势调整。因此，平衡为身体主动参与的所有运动技能奠定了基础。姿势控制（postural control）是指人体控制自身身体在空间的位置以达到稳定性和方向性的目的。姿势稳定性也被称作平衡，是人体控制身体重心与支撑面关系的能力；姿势方向性是指人体保持身体节段间、身体与任务环境间适当关系的能力。姿势调整是帮助维持姿势控制的手段。

平衡的种类包括静态平衡（static balance）和动态平衡（dynamic balance）。静态平衡是指人体处于某种姿势（如坐或站）时保持的稳定状态。动态平衡又包括自动动态平衡和他动动态平衡：①自动动态平衡指人体在进行各种自主运动（如由坐到站、由站到坐等各种姿势间的转换运动）时，能重新获得稳定状态的能力；②他动动态平衡指人体对外界干扰（如推、拉等）产生反应、恢复稳定状态的能力。

协调（coordination）是指人体产生平滑、准确、有控制的运动的能力，应包括按照一定的方向和节奏，采用适当的力量和速度，达到准确的目标等几个方面。协调功能障碍又称为共济失调（dystaxia），根据中枢神经系统病变的部位不同，分为小脑性共济失调、基底节共济失调和脊髓后索共济失调。

二、姿势稳定

姿势稳定这个术语主要说明了身体具有保持

重心位置处于空间的特定界限内或自身稳定极限内的能力。过去,姿势稳定被解释为由相对低级的神经中枢所控制的一种姿势反射活动。20世纪早期,学者们以去大脑动物实验和婴儿的观察性研究为基础,得出了"人类的姿势控制可能只是借助于这些简单的翻正反应、平衡反应、倾斜反应以及一些反射运动来维持的"结论。这些理论是20世纪50年代Bobath技术运用于临床实践的基础。

然而,近年来大量研究表明,姿势控制并非自动发生,也不能简单认为是由姿势反射控制的,它受环境和任务的影响,涵盖了神经、肌肉系统。简单的姿势反射没有考虑身体在技巧性运动和有目的的运动时姿势控制的复杂性。姿势控制不是以一系列简单反射为基础的运动,而是对任务进行整合,它可以随任务一起被习得(包括内源性学习和外源性学习),并且通过训练可以使平衡能力变得更加高效并被优化。

尽管我们不会经常性地静息站立,但当我们确实这样站立不动时,身体在支撑面上还是会进行小幅度的运动,这称之为姿势摆动。这是由于站立时,身体重心的垂直向量位于足底压力中心地面反作用力的垂直向量的前方,造成身体重心产生向前的加速度和位移;身体重心的垂直向量位于足底压力中心地面反作用力的垂直向量的后方时,身体重心产生一个相反的加速度和位移,因此身体重心发生肉眼难以察觉的小幅度的前、后摆动。与此同时,身体重心也发生肉眼难以察觉的小幅度的左、右摆动。使用压力台进行测试分析,已经验证了静息站立时身体重心存在这种前后左右的摆动,并且前后摆动的幅度大于左右摆动的幅度。静止站立时摆动的幅度会随着影响因素的多少而变化,包括环境情况、是否睁眼、呼吸深度、足的摆放位置以及支撑面的宽窄等。另外,姿势摆动下降不能与姿势稳定性提高相混淆。在姿势稳定性较高的不同项目的运动员之间就存在很大的差异性,如芭蕾舞演员可能摆动幅度相对较大,而技术水平高的射击运动员在他们准备扣动扳机时摆动幅度很小。因此在临床实践中,训练的焦点应该更多地放在不破坏平衡的条件下,重新获得自由移动的能力上,而不仅仅是放在控制姿势摆动上。

第二节 姿势控制系统

一、姿势控制系统的组成

姿势控制系统必须完成三个主要的身体挑战,即在重力存在的情况下保持身体稳定(平衡);在以目标为导向的自主运动之前进行身体必要的准备和调整;在前两项运动中具备自动适应能力,以及对外界的干扰作出反应的能力。维持人体的平衡需要三个调控因素的参与:感觉输入、中枢整合和运动控制。

(一)感觉输入

感觉输入涉及的感觉包括躯体感觉、视觉和前庭觉。不同感觉输入的作用一直存在争议,这些感觉可能是以一种依赖于环境的任务相关性方式进行整合和协调。比如:在受试对象具有正常感觉,即所有感觉输入信息都可利用的时候,支撑面固定时,首先依赖躯体感觉;而当支撑面受到干扰,如站在不稳定的支撑面上,视觉信息会增加其比例。多种感觉信息的输入以及中枢神经系统对任意一种感觉在姿势控制中所占重要性的调整使得正常人可以在复杂多样的环境中保持身体平衡,并且可以提高学习新的运动技能时所需的一些平衡能力。感觉系统的完整性对于保持平衡功能很重要,这不仅可以对那些可能存在相互竞争的感觉输入信息进行选择,而且可以在一个感觉系统功能障碍时允许其他系统进行补偿。

(二)中枢整合

感觉输入信息在多级神经中枢(脊髓、前庭核、内侧纵束、脑干网状结构、小脑及大脑皮质等)中进行整合加工,并形成运动方案。当体位或姿势变化时,中枢神经系统将三种感觉信息进行整合,迅速判断何种感觉所提供的信息是有用的,何种感觉所提供的信息是相互冲突的,从中选择出那些提供准确定位信息的感觉输入。

(三)运动控制

当平衡发生变化时,人体通过3种调节机制或姿势性协同运动模式来应对,即踝策略(ankle strategy)、髋策略(hip strategy)和跨步策略(stepping strategy)。

1. 踝策略 当人体站在一个比较大和坚固

的支撑面上,受到一个力量较小的、速度较慢的外界干扰(如较小的推力)时,身体重心以踝关节为轴,进行前后转动或摆动(类似钟摆运动)以调整重心,保持身体的稳定性。此时躯体肌群由远端到近端激活,背侧肌群激活顺序依次是腓肠肌、腘绳肌、竖脊肌,腹侧肌群激活顺序依次是胫前肌、股四头肌、腹肌。

2. **髋策略** 当人体站在较小的支撑面上,受到一个力量较大的、速度较快的外界干扰时,稳定性明显降低,身体前后摆动幅度增大。为了减少身体摆动并使身体重心重新回到支撑面内,人体通过髋关节的屈伸活动来调整身体重心和保持平衡。此时躯体肌群由近端到远端激活,背侧肌群激活顺序依次是竖脊肌、腘绳肌,腹侧肌群激活顺序依次是腹肌、股四头肌。

3. **跨步策略** 当外力干扰过大,身体的摆动进一步增加,身体重心超出其稳定极限,髋调节机制不能适应平衡的变化时,人体将启动跨步调节机制,自动向用力方向快速跨出或跳跃一步,来重新建立身体重心支撑点,使身体重新确定稳定站立时的支撑面,避免摔倒。

二、自主运动时的反馈机制

自主运动时,机体需要通过前馈机制以及反馈机制来维持姿势稳定性。前馈机制即在自主动作出现之前以及动作进行中出现预见性或预备性的姿势调整,以减少自主运动本身所引起的不稳效应。例如在抬起足跟时,胫前肌、股四头肌和股二头肌的预备性活动是先于小腿三头肌的,只有通过胫前肌前移重心和股四头肌在足跟抬起前维持伸膝状态,这个动作才可以完成。反馈机制即对外界干扰引起的感觉(视觉、前庭觉、躯体感觉)反馈的反应所产生的姿势控制,例如对外界平衡干扰的反应或行走时对步态周期中不可预料的干扰的反应等。

第三节 平衡和协调功能的评定

平衡功能的评定方法主要包括观察法、量表法和平衡测试仪评定。躯体感觉、关节活动范围以及肌肉力量均会对姿势控制造成影响,因此在进行评定前,需先进行躯体感觉、关节活动范围及肌肉力量等方面的检查,具体评定方法在此不做赘述。

一、平衡功能评定

(一)观察法

平衡反应是人体维持特定的姿势和运动的基本条件,是人体为恢复被破坏的平衡作出的保护性反应。检查者可通过观察被检查者在不同体位(如跪位、坐位、站立位等)下能否维持姿势的稳定性来判断有无平衡功能障碍。

1. **跪位平衡反应**
(1)检查体位:被检查者取跪位。
(2)检查方法:检查者将被检查者上肢向一侧牵拉,使之倾斜。
(3)阳性反应:头部和躯干上部出现向中线的调整,被牵拉一侧出现保护性反应,对侧上、下肢伸展并外展。
(4)阴性反应:头部和躯干上部未出现向中线的调整,被牵拉一侧和另一侧上、下肢未出现上述阳性反应或仅仅身体的某一部分出现阳性反应。

2. **坐位平衡反应**
(1)检查体位:被检查者坐在椅子上。
(2)检查方法:检查者将被检查者上肢向一侧牵拉。
(3)阳性反应:头部和躯干上部出现向中线的调整,被牵拉一侧出现保护性反应,对侧上、下肢伸展并外展。
(4)阴性反应:头部和躯干上部未出现向中线的调整,被牵拉一侧和另一侧上、下肢未出现上述阳性反应或仅仅身体的某一部分出现阳性反应。

3. **站立位平衡反应**
(1)Romberg 征:双足并拢直立,双手向前平伸,观察在睁眼、闭眼时身体摇摆的情况,又称为闭目直立检查法。
(2)强化 Romberg 征:要求受试者双足一前一后、足尖接足跟站立,观察其睁眼、闭眼时身体摇摆的情况,维持 60s 为正常。
(3)单腿直立检查法:要求受试者单腿直立,观察其睁眼、闭眼情况下维持平衡的时间长短,维持 30s 为正常。

4. 跨步反应

（1）检查体位：被检查者取站立位。

（2）检查方法：检查者向前、后、左、右方向用力推动被检查者身体。

（3）阳性反应：一脚快速向前方、后方、侧方跨出一步，头部和躯干出现调整。

（4）阴性反应：不能为维持平衡而快速跨出一步，头部和躯干不出现调整。

其他方法还包括在运动状态下能否保持平衡，例如坐、站时移动身体，在不同条件下行走（包括足跟行走、足尖行走、侧方行走、倒退行走、圆圈行走、躲避或跨越障碍物行走等）。

（二）量表法

量表法主要是采用不同的评定量表进行平衡功能评定，由于不需要专门的设备，评分简单，应用方便，目前临床中仍普遍使用。其中，临床常用的有 Fugl-Meyer 运动功能评定量表中的平衡功能部分以及 Berg 平衡量表（Berg balance scale，BBS）。

1. Fugl-Meyer 运动功能评定量表中的平衡功能部分　见表 2-4-1。

表 2-4-1　Fugl-Meyer 运动功能评定量表中平衡功能部分

测试	评分标准
1. 无支撑坐位	0 分：不能保持坐位
	1 分：能坐但少于 5min
	2 分：能坚持坐位 5min 以上
2. 健侧"展翅"反应	0 分：肩部无外展或肘关节无伸展
	1 分：反应减弱
	2 分：正常反应
3. 患侧"展翅"反应	0 分：肩部无外展或肘关节无伸展
	1 分：反应减弱
	2 分：正常反应
4. 支撑站立	0 分：不能站立
	1 分：一个人最大支撑时可站立
	2 分：一个人最小支撑时能站立 1min
5. 无支撑站立	0 分：不能站立
	1 分：不能站立 1min 或身体摇晃
	2 分：能平衡站立 1min 以上

续表

测试	评分标准
6. 健侧站立	0 分：不能维持 1 ~ 2s
	1 分：平衡站稳达 4 ~ 9s
	2 分：平衡站立超过 10s
7. 患侧站立	0 分：不能维持 1 ~ 2s
	1 分：平衡站稳达 4 ~ 9s
	2 分：平衡站立超过 10s

信度研究方面，Fugl-Meyer 量表的内在一致性 α=0.94 ~ 0.98，测试者间信度 ICC=0.93。效度研究方面，Fugl-Meyer 量表与 FIM 量表相关系数 r=0.54。

2. Berg 平衡量表　见表 2-4-2。

表 2-4-2　Berg 平衡量表

测试	评分标准
1. 从坐到站	
指令：请站起来，尝试不用你的手支撑	4 分：不需要帮助独立稳定地站立
	3 分：需要手的帮助，独立地由坐到站
	2 分：需要手的帮助并且需要尝试几次才能站立
	1 分：需要别人最小的帮助来站立或保持稳定
	0 分：需要中度或最大帮助来站立
2. 无支撑的站立	
指令：请在无支撑的情况下站好 2min	4 分：能安全站立 2min
	3 分：在监护下站立 2min
	2 分：无支撑站立 30s
	1 分：需要尝试几次才能无支撑站立 30s
	0 分：不能独立站立 30s
3. 无支撑情况下坐位，双脚放在地板或凳子上	
指令：请合拢双下肢坐 2min	4 分：能安全地坐 2min
	3 分：无靠背支持地坐 2min，但需要监护
	2 分：能坐 30s
	1 分：能坐 10s
	0 分：无支撑的情况下不能坐 10s

续表

测试	评分标准

4. 从站到坐

指令:请坐下

4分:轻松用手即可安全地坐下

3分:须用手控制下降速度

2分:需用腿后部靠在椅子上来控制下降速度

1分:能独立坐下,但不能控制下降速度

0分:需帮助才能坐下

5. 转移

指令:摆好椅子,让受检者转移到有扶手椅子及无扶手椅子上

4分:手的少量帮助即可安全转移

3分:需要手的帮助才能安全转移

2分:语言提示或监护下才能安全转移

1分:需一人帮助才能安全转移

0分:需两人帮助或监护才能安全转移

6. 闭目站立

指令:请闭上眼睛站立 10s

4分:能安全地站立 10s

3分:在监护下站立 10s

2分:能站 3s

1分:站立很稳,但闭目不能超过 3s

0分:需帮助防止跌倒

7. 双脚并拢站立

指令:请你在无帮助情况下双脚并拢站立

4分:双脚并拢时能独立安全地站 1min

3分:在监护下能站 1min

2分:能独立将双脚并拢但不能维持 30s

1分:需帮助两脚才能并拢,但能站立 15s

0分:需帮助两脚才能并拢,不能站立 15s

8. 站立位双上肢前伸

指令:上肢抬高 90°将手指伸直并最大可能前伸

4分:能够前伸超过 25cm

3分:能够前伸超过 12cm

2分:能够前伸超过 5cm

1分:在监护下能够前伸

0分:试图前伸时失去平衡或需要外界帮助

9. 站立位从地面捡物

4分:能安全容易地捡起拖鞋

3分:在监护下能捡起拖鞋

2分:不能捡起拖鞋但是能达到离鞋 2 ~ 5cm 处并可独立保持平衡

1分:不能捡起,而且捡的过程需要监护

0分:不能进行或进行时需要帮助保持平衡,预防跌倒

10. 站立位从左肩及右肩向后看

指令:从左肩上向后看,再从右肩上向后看

4分:可从两边向后看,重心转移好

3分:可从一边看,从另一边看时重心转移少

2分:仅能向侧方转身但能保持平衡

1分:转身时需要监护

0分:需要帮助来预防失去平衡或跌倒

11. 原地旋转 360°

指令:旋转完整 1 周,暂停,然后从另一方向再旋转完整 1 周

4分:两个方向均可在 4s 内完成 360° 旋转

3分:只能在一个方向 4s 内完成旋转 360°

2分:能安全旋转 360°,但速度慢

1分:需要严密监护或语言提示

0分:在旋转时需要帮助

12. 无支撑站立时用双脚交替踏台

指令:请交替用脚踏在 台阶/踏板 上,连续做直到每只脚接触台阶/踏板 4 次

4分:能独立、安全地在 20s 内踏 8 次

3分:能独立、安全地踏 8 次,但时间超过 20s

2分:能在监护下完成 4 次,但不需要帮助

1分:在轻微帮助下完成 2 次

0分:需要帮助预防跌倒,不能进行

13. 无支撑两脚前后站立

指令:将一只脚放在另一只脚正前方

4分:脚尖对足跟站立没有距离,持续 30s

3分:脚尖对足跟站立有距离,持续 30s

2分:脚向前迈一小步,但不在一条直线上,持续 30s

1分:帮助下脚向前迈一步,可维持 15s

0分:迈步或站立时失去平衡

续表

测试	评分标准
14. 单腿站立	
指令:无帮助下尽最大努力单腿站立	4分:能用单腿站立并能维持10s以上
	3分:能用单腿站立并能维持5~10s
	2分:能用单腿站立并能维持至少3s
	1分:能用单腿站立,维持不足3s
	0分:不能进行或需要帮助预防跌倒

信度研究方面,Berg平衡量表的Cronbach α系数为0.864,组内信度ICC为0.968~0.985,组间信度ICC为0.992~0.998。效度研究方面,Berg平衡量表与Barthel指数相关系数r=0.80~0.94,与Fugl-Meyer平衡部分相关系数r=0.62~0.94。

由于信度和效度较高,上述两个量表在平衡功能障碍的康复评定中使用广泛。然而,两个量表中的评定项目相对简单,且属于主观评定,容易受评定者主观因素影响,且仅依据临床功能的表现情况评分,不能提供平衡功能障碍内在因素的相关量化信息。

(三)平衡测试仪评定

平衡测试仪评定是采用专用评定设备对有关平衡功能的各项参数进行量化,包括静态平衡测试仪、动态平衡测试仪等。不论是静态还是动态平衡测试仪,一般都是由测试平台或压力台(即压力传感器)、显示器、电子计算机及专用软件组成,目的在于准确了解和分析平衡功能障碍的程度以及进行康复治疗前后的疗效评估。

1. 工作原理 19世纪中期,Romberg首先提出利用行为试验方法来评定平衡功能障碍,即观察和比较病人在睁眼和闭眼的情况下站立时身体自发摆动的情况,这是一种定性检查法。20世纪70年代以来,随着压力台技术的发展,人们将压力台技术与Romberg的平衡行为试验方法相结合,通过连续测定和记录身体作用于压力台表面垂直作用力的位置来确定身体摆动的轨迹,初步实现了对身体自发摆动状况的定量分析。

但是,由于垂直力测量仅仅记录了力的运动轨迹与范围,无法测定身高、体重等因素对身体平衡的影响,致使这项技术的应用受到了限制。20世纪90年代初,随着电子计算机技术的发展,一种人体动态计算机模型得到应用,它可以根据已知的身高和体重,由垂直力方向上的运动计算出人体重心的摆动角度,从而准确地反映平衡功能状况。

平衡功能检测所采用的压力台技术是通过连续测定和记录身体作用于压力台表面的垂直力位置来确定身体摆动的轨迹,对身体自发摆动状况进行定量分析。当被检查者双脚按照规定的位置站在压力台上时,压力台通过压电或晶体传感器将来自身体的压力信号转换成电信号,经计算机处理后获得与重心摆动有关的多项指标。

2. 静态平衡功能评定 重心移动或摆动测定是目前评定人体在静息状态下姿势的稳定性即静态平衡功能的主要方法,它可以客观、定量地记录身体重心摆动的程度和性质,进行准确的平衡功能评定。

(1)评定内容:静态平衡功能评定的方法包括双腿站立(双足分开及并拢)、单腿站立、足尖对足跟站立(双足置一前一后)、睁眼及闭眼站立。通过下肢各种站立方式,检查站立位支撑面大小和形状的变化对平衡功能的影响。闭眼检查的目的是为了去除视觉系统对平衡的影响,从而使被检查者更多地依靠本体感觉和前庭觉。静态平衡功能评定也可于坐位下进行。

(2)记录参数及结果分析:静态平衡功能评定参数包括重心移动(摆动)类型、重心移动路线或轨迹和重心移动范围。根据偏移距离显示重心的位置等以及衍生参数,如Romberg率、平衡指数等,客观地反映被检查者的平衡功能。

3. 动态平衡功能评定 在保持静态平衡的基础上,人体必须在动态条件下仍具有维持平衡和姿势稳定性的能力才可能参与实际生活中的各种活动。动态平衡功能所反映的是人体对随意运动的控制能力。

(1)评定内容:动态平衡功能的评定包括身体向各方向主动转移的能力和在支撑面不稳定时身体通过调节重新获得平衡控制的能力。

(2)记录参数及结果分析

1)稳定极限:身体的主动转移能力通过测

定稳定极限获得。测定可在站立位和坐位进行，要求被检查者有控制地将身体尽可能向所规定的目标方向（如前、后、左、右）倾斜，当重心超出支撑面范围时可诱发保护性上肢伸展反应。观察指标包括身体倾斜的方向，身体到达规定目标的时间、速度、路线长度（即支撑面到身体最大倾斜时重心位置的距离）或倾斜角度等。

2）调整反应：支撑面不稳定时，由于关节和肌梭感受器不能感受正常的踝关节运动反应，因而身体晃动加大。为保持平衡避免摔倒，要求被检查者能够主动地进行调节以重获身体的平衡。被检查者在应对支撑面的变化进行调整反应时，测试仪记录重心摆动轨迹、摆动长度及重心摆动范围等指标。

二、协调功能评定

协调功能评定主要是观察被检查者在完成指定动作的过程中有无异常，常用的评定方法包括：指鼻试验、指 - 指试验、轮替试验、示指对指试验、拇指对指试验、握拳试验、拍膝试验、跟 - 膝 - 胫试验、旋转试验、拍地试验等。观察动作的完成是否直接、精确，时间是否正常，在动作的完成过程中有无辨距不良、震颤或僵硬，提高速度或闭眼时有无异常。评定时还需要注意共济失调是一侧还是双侧，什么部位最明显，睁眼、闭眼有无差别。

第四节 平衡和协调功能的 康复训练

一、平衡功能训练的原则

（一）循序渐进

1. 训练时支撑面积逐渐由大变小 即从最稳定的体位逐步过渡到最不稳定的体位。开始时可以在支撑面积较大或使用辅助器具较多的体位进行训练，当病人的稳定性提高后，则减小支撑面积或减少辅助器具的使用。例如，开始时进行坐位训练，再逐步过渡至站立位训练。站立位训练时，两足之间距离逐渐变小至双足并拢，然后单足站立再到足尖站立，逐渐增加平衡训练的难度。

训练时除了支撑面由大变小外，还应由硬而平整的支撑面逐步过渡到软而不平整的支撑面。例如，开始时在治疗床上进行训练，平衡功能改善后，过渡到软垫和治疗球上。

2. 重心由低到高 训练时体位变化：仰卧位→前臂支撑下的俯卧位→肘膝跪位→双膝跪位→半跪位→坐位→站立位，重心由低到高，逐渐增加平衡功能训练的难度。

3. 从睁眼到闭眼 视觉对平衡功能有代偿作用，因而开始训练时可在睁眼状态下进行，当平衡功能改善后，可增加训练难度，在闭眼状态下进行。

4. 从静态平衡到动态平衡 首先恢复病人保持静态平衡的能力，即能独坐或独站。静态平衡需要肌肉的等长收缩，因此可以坐位或站立位下通过使躯干肌肉保持一定的肌张力进行等长收缩来进行静态平衡的训练。当病人具有良好的静态平衡能力之后，再训练动态平衡。

动态平衡的维持需要更多的肌肉进行等张收缩。自动态平衡包括不同方向伸手够物等。在他动态平衡的训练过程中，当病人能保持独坐或独站时，治疗人员从前面、后面、侧面或对角线的方向上推或拉病人，使其失去静态平衡的状态，以诱发其平衡反应，然后让病人回到平衡的位置上。动态平衡训练要掌握好力度，逐渐加大难度，以防出现意外。

（二）综合训练

存在平衡功能障碍的病人往往同时存在肌力、肌张力、关节活动度或步态等方面的异常，如果是脑卒中或脑外伤的病人还可能存在认知、言语等功能障碍。因此，在训练平衡功能的同时，也要进行肌力、步态、认知、言语等的综合训练，这也能促进平衡功能的改善，促进病人各项功能的恢复。

（三）注意安全

训练平衡功能时，一方面一定要让病人有安全感，否则病人可能因害怕而诱发全身痉挛出现联合反应，加重病理模式；另一方面在密切监控防止意外之余，不能过度保护病人，否则无法发挥病人的潜能，将影响训练效果。

二、平衡优化技巧训练

越来越多的研究表明，平衡能力可以通过把

注意力放在任务本身得以提高,也就是说,平衡是运动所产生的效应,而不仅是平衡训练本身。Wulf 等指出,运动系统是一个精巧的系统,它是以运动效应为基础来优化躯体的姿势控制的过程,这种运动效应与执行者所要完成的任务(目的或目标)相关。通过在不同环境下进行多种形式的训练,病人有机会重新获得保持平衡的技能,而不用反复思考他们该如何做才能达到身体平衡。但是有一点始终是重要的,即所要完成的任务必须是具体的,这样才能保证成功,并且其他的活动受益也可以快速见效。

任务导向性训练的目标包括:①减少或防止对平衡功能的损伤;②发展有效的任务特异性策略包括感觉策略、运动策略和认知策略;③在不断变化的环境下,随姿势控制需要进行功能性活动的再教育。

任务导向性训练的内容应根据平衡功能评定所发现的姿势控制障碍进行选择。根据病人身体不稳的程度(即依赖于个体的活动能力)逐渐进展到更富挑战性的练习,包括改变支撑面的方向、面积和稳定性的训练;进行静态、动态的任务训练;进行身体单一节段、单一感觉系统的训练以及多节段、多感觉系统的训练;进行可预见性以及不可预见性的任务训练;进行单项任务训练以及双重或多重任务的训练等。此外,对病人进行训练要点的书面指导,保证病人掌握自我监督的方法对于确保训练质量也是必不可少的。可以进行的训练包括:①迈步去拾起放在病人稳定极限外的物体,这会促使病人必须进行迈步;②按地板上的标记进行交叉式跨步;③向各个方向快速迈步;④随着音乐的节奏准确踏步或跳舞;⑤对外界有时间要求的活动做出相应反应,如接球或抛球、拍球、踢球以及站立位下玩计算机游戏(如Nintendo Wii);⑥处理环境中复杂的和有不确定性的情况,比如通过有障碍物的场地、从障碍物的上面或下面穿过、通过自动电梯门、突然停止或转身、左右脚前后一条线走、交叉步行走、跨过障碍物等,或者同时进行两个任务,如边走边说话、拿着东西行走等。

目前关于平衡功能障碍治疗的强度、频率和持续时间尚无定论,但对一般的治疗时间进行了评估,即每次 30min ~ 1h,每周 1 ~ 3 次,持续 2 周 ~

6 个月。特定的平衡和协调训练与传统的肌力训练相比,对改善脑损伤后平衡功能效果显著。部分体重支持步态训练、虚拟现实平衡功能训练、机器人训练等可以改善脑损伤病人的运动表现,但这些改善与相同治疗量的传统治疗干预相比并没有统计学差异。社区日间中心可以开展太极运动,以改善个人的协调性和灵活性。对于平衡功能障碍的病人,可以使用辅助设备,包括那些维持平衡和支持体重的设施,如步行器和拐杖,以及那些帮助固定肢体位置的设施,如髋、膝、踝、足部矫形器。虽然这些辅助设备可能提高信心,改善平衡,提高安全性,但是可能会对步行模式和实现独立行走产生不良影响,应在全面评估对病人的利弊后使用。

三、协调功能训练

(一)共济失调的运动疗法

共济失调步态的特点是步行速度慢、步行不规则、肢体协调困难和姿势稳定性下降,导致病人摔倒的风险增高。运动疗法是共济失调步态的主要治疗方法,但是关于治疗效果的高质量研究很少。现有研究表明,一系列运动疗法干预措施对步态有积极影响,包括动态平衡训练、使用 Bobath 方法进行物理治疗、个体化的步态训练、跌倒的预防和安全策略、针对平衡功能和 ADL 独立性的训练等。选择合适的助行器也很重要,可以选择适合病人身高的手杖和步行器。其他策略包括穿着加重背心以增加躯干负重,这可能会使一些病人受益。

(二)共济失调的作业治疗

关于共济失调作业治疗的文献有限,治疗常集中在任务特定的训练、教学环境策略和适应性运动技术等,使安全性和 ADL 独立性达到最大化。作业治疗的干预措施包括使用矫形器(如腕托)和 / 或环境适应(如前臂支撑在桌子上、坐在椅子上时支持背部休息)来增加肢体和躯干的支撑以增加稳定性;通过肢体负重来增加稳定性;在球类引导下进行平滑运动的训练;运动控制再训练等。另外,使用一些设备,如控制电脑鼠标和使用电脑的辅助技术,可能有助于代偿动作、减轻震颤和提高 ADL 能力。放松技巧和生物反馈可能有助于改善执行上肢任务之前的焦虑。

（王　强）

参 考 文 献

[1] KANDEL ER, SCHWARTZ JH, JESSELL TM. Principles of neuroscience.4th ed. New York: McGraw-Hill, 2000.

[2] BRONSTEIN AM, BRANDT T, WOOLLACOTT M. Clinical aspects of balance and gait disorders. London: Edward Arnold, 1996.

[3] SHEPARD J, ROWELL L. Handbook of physiology, section 12.Exercise: regulation and integration of multiple systems. New York: Oxford University, 1996.

[4] MAGNUS R. Some results of studies in the physiology of posture. I. Lancet, 1926, 221: 531-536.

[5] Ç, SHUMWAY CA. Attention and control of posture and gait: a review of an emerging area of research. Gait Posture, 2002, 16(1): 1-14.

[6] YANG JF, WINTER DA, WELLS RP. Postural dynamics in the standing human. Bio Cyber, 1990, 62(4): 309-320.

[7] WINTER DA, PATLA AE, FRANK JS. Assessment of balance control in humans. Med Prog Technol, 1990, 16: 31-51.

[8] MASSION J. Movement, posture and equilibrium: interaction and coordination. Prog Neurobiol, 1992, 38: 35-56.

[9] LIN JH, HSUEH IP, SHEU CF, et al. Psychometric properties of the sensory scale of the Fugl-Meyer Assessment in stroke patients. Clinical Rehabilitation, 2004, 18(4): 391-397.

[10] RABANI MH, RABADI FM. Comparison of the action research arm test and the fugl-meyer assessment as measures of upper-extremity motor weakness after stroke. Arch Phys Med Rehabil, 2006, 87(7): 962-966.

[11] 瓮长水, 王军, 王刚, 等 . Berg 平衡量表在脑卒中病人中的内在信度和同时效度 . 中国康复医学杂志, 2007, 22(8): 688-690.

[12] 金冬梅, 燕铁斌, 曾海辉 . Berg 平衡量表的效度和信度研究 . 中国康复医学杂志, 2003, 18(1): 25-27.

[13] BERG K, WD SL, WLIIIAMS JI. The balance scale: reliability assessment with elderly residents and patients with an acute stroke. Sci and J Rehabil Med, 1995, 27 (1): 27-36.

[14] MAO HF, HSUEH IP, TANG PF, et al. Analysis and comparison of the psychometric properties of three balance measures for stroke patients. Stroke, 2002, 33: 1022.

[15] 燕铁斌, 金冬梅 . 平衡功能的评定及平衡功能训练 . 中华物理医学与康复杂志, 2007, 29(11): 787-789.

[16] 黄晓琳, 燕铁斌 . 康复医学 . 5 版 . 北京: 人民卫生出版社, 2013.

[17] DNNIEL CB, CRIS Z, DIANEL D. Effectiveness of physical therapy for improving gait and balance in ambulatory individuals with traumatic brain injury: a systematic review of the literature. Brain Injury, 2011, 25(7-8): 664-679.

[18] STEPHEN CD, BRIZZI KT, BOUFFARD MA, et al. The Comprehensive Management of Cerebellar Ataxia in Adults. Curr Treat Options Neurol. 2019, 21(3): 9.

[19] KELLY G, SHANLEY J. Rehabilitation of ataxic gait following cerebellar lesions: Applying theory to practice. Physiother Theory Pract. 2016, 32(6): 430-437.

第五章 步行障碍

第一节 基本概念

一、步行和步态

步行障碍是最常见的下肢功能障碍,独立步行是病人最迫切期待恢复的功能。因此步行能力的评定和训练是康复医疗的重要内容之一。

（一）步行

步行（walking）是指以身体直立移动为基本形式的运动方式;步行动作是在躯干直立的前提下,通过双脚的交互动作移行身体的活动方式,步行时总是一只脚在前,一只脚在后。步行能力主要受运动和感觉神经、肌肉、骨骼、关节、心肺功能、平衡功能等生理因素的影响。步行是人类与其他动物的本质区别,并以此解放双手。

（二）步态

步态（gait）是指人体行走时的姿态,即步行的行为特征。步态除了受运动生理因素的影响之外,还受心理、认知、社会、职业、年龄、性别、教育、环境和疾病的影响。步态分析应反映步态的详细特征,更应综合上述影响因素,给临床诊断与治疗提供依据。孤立的步行动作分析不是步态分析。步态可以表述为特定的步行模式,例如划圈步态、跨阈步态、偏瘫步态等。

（三）运动模式与步行的控制

步行是一种特殊的运动方式,即行动时大脑皮质控制动作的启动、变化或者结束,但是在步行中我们可以不假思索。那么是什么机制来控制步行呢?

多年来动物实验研究证实,脊髓的中枢模式发生器（central pattern generator, CPG）在步行控制中发挥着重要作用。脊髓被离断的猫的后肢不仅能在活动平板上进行步行,如果用玻璃棒触碰摆动相的猫爪顶部时,被刺激腿将表现屈曲反应,同时对侧伸展,它抬起被刺激腿并越过障碍物。上述研究提示脊髓模式发生器能够引起刻板的运动模式,并且能表现出特定的适应功能,而高位中枢的下传通路和外周感觉反馈使步行模式随着环境变化有一定的适应性改变。脑干的"中脑运动区"在步行控制中有非常重要的姿势调节作用,基底节 - 脑干 - 脊髓通路构成运动的自动控制,小脑参与步行中肌肉张力和运动节律的调节,而大脑皮层在步行技能方面更为关键,尤其是在不平的地面或是特殊的环境下行走。

二、步行周期及其特征

步行周期（gait cycle）是指一侧下肢完成从足落地到再次落地的时间过程,根据下肢在步行时的空间位置分为支撑相和摆动相（图 2-5-1）。

（一）支撑相

支撑相（stance phase）指步行时下肢接触地面和承受身体重力的时间段,约占步行周期的60%。支撑相可分为早、中、晚三个时相。支撑相大部分时间是单足支撑,即支撑相中期,与对侧下肢的摆动相一致,约占步行周期的40%。双支撑相是指两足都在地面支撑身体的时间。相当于支撑足首次触地及承重反应期或对侧足的摆动前期与足离地。双支撑相的身体稳定性最好。双支撑相的时间与步行速度成反比,在步行障碍和任何有危险的环境下,双支撑相的时间都相对延长,以增加身体的稳定性和活动的安全性。

1. **支撑相早期（early stance）** 指支撑相开始阶段,包括首次触地和承重反应,占步行周期的10% ~ 12%。

（1）首次触地（initial contact）:指足跟接触地面的瞬间,下肢前向运动减速,足接触地面从摆动相进入支撑相,是支撑相异常最常见的时期。

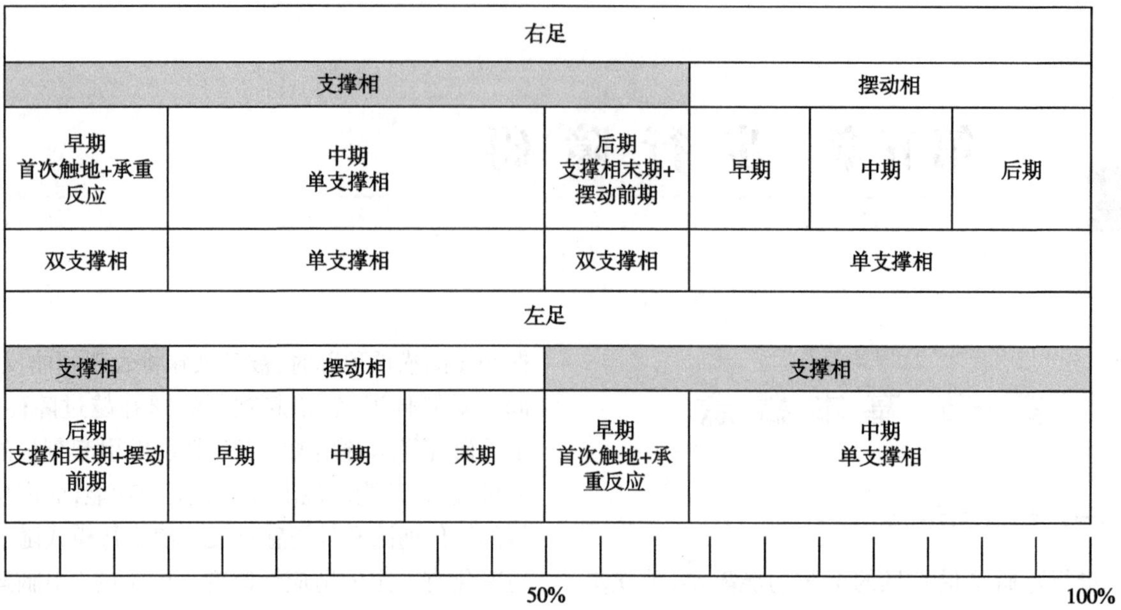

右足					
支撑相			摆动相		
早期 首次触地+承重 反应	中期 单支撑相	后期 支撑相末期+ 摆动前期	早期	中期	后期
双支撑相	单支撑相	双支撑相	单支撑相		
左足					
支撑相	摆动相			支撑相	
后期 支撑相末期+摆动 前期	早期	中期	末期	早期 首次触地+承 重反应	中期 单支撑相

50%　　　　　　　　　　　　　　　　　　　　100%

图 2-5-1　步态周期示意图

此期的关键点是足跟首次落地。如果步行时患侧足跟不能首先触地，步行的缓冲能力有可能严重受损，不仅会直接导致步态的异常，也往往导致踝关节、膝关节和髋关节的继发性损伤。此期关节活动度为髋关节屈曲 30°，膝关节 0°，踝关节 0°。

（2）承重反应（loading response）：又称为第一次滚动，指首次触地之后重心由足跟向全足转移（滚动）的过程。此期是保证躯干和下肢平稳前移的关键。此期的关键点是髋稳定，控制性膝关节屈曲，踝关节跖屈。此期涉及到足落地的位置、躯体重心转移方式、重心前移的速度控制等，上述过程存在问题可以导致躯体稳定性异常。此期关节活动度为髋关节屈曲 30°，膝关节屈曲 20°，踝关节跖屈 10°。此期参与的肌肉比较复杂，包括臀大肌、臀中肌、股四头肌、腘绳肌、小腿三头肌、胫前肌等，直接影响病人的步行速度和安全性。此期的异常将导致足偏角异常、稳定性异常、膝关节过伸、前向动力受损和踝关节不稳。

2. 支撑相中期（mid stance） 指单腿支撑阶段。此时支撑足全足着地，承担全部身体重力，对侧下肢处于摆动相，是唯一单足的时相。正常步速时大约为步行周期的 38% ~ 40%（图 2-5-2）。此期关键点为支撑体重，保持膝关节稳定，控制胫骨前向惯性运动。此期的关节活动度为髋关节 0°，膝关节 0° ~ 5°，踝关节背屈 5°。此期参与的肌肉最少，主要为臀肌和小腿三头肌。如果下肢对线良好，可以利用膝伸直来维持直立姿势，而没有明显的肌肉活动。但是只要此期处于屈膝姿势，下肢几乎所有肌肉都不得不参与活动。下肢支撑能力较差或身体不稳定时，此期缩短，以将重心迅速转移到另一下肢，保持身体平衡。

3. 支撑相后期 包括支撑相末期与摆动前期两个阶段，开始于足跟抬起，结束于足离地，约为步行周期的 10% ~ 12%。

（1）支撑相末期（terminal stance）：指下肢主动加速蹬离的阶段，此阶段身体重心向对侧下肢转移，此期关键点为足跟提起，踝关节由背屈位进入跖屈，此期有蹬离动作时，参与的肌肉主要包括髂腰肌和小腿三头肌。如果没有蹬离动作，则主要由髂腰肌、踝背屈肌群参与。如果下肢对线不良，例如屈髋、屈膝、踝背屈姿势，所有下肢肌肉都将激活。

（2）摆动前期（pre-swing）：是指足跟离地到足趾离地的过程，此期踝关节背屈肌群的迅速激活非常关键，使进入跖屈位的踝关节转向背屈，实现足趾顺利离开地面的动作，进入摆动相。

（二）摆动相

摆动相（swing phase）指足离开地面向前迈步到再次落地之间的阶段，占步行周期的 40%，相当于对侧下肢的单支撑相。

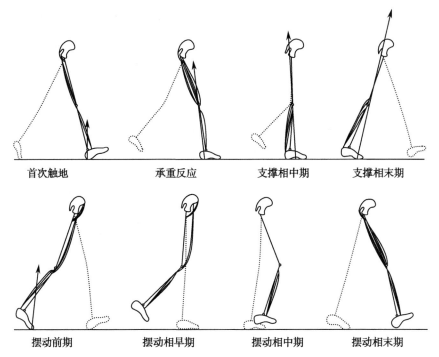

首次触地　　　　承重反应　　　　支撑相中期　　　　支撑相末期

摆动前期　　　　摆动相早期　　　　摆动相中期　　　　摆动相末期

图 2-5-2　步行下肢时相和反作用力示意图

1. **摆动相早期**（initial swing）　指足刚离开地面的阶段，主要动作为足廓清（clearance）地面和屈髋带动屈膝，加速肢体前向摆动，占步行周期的 13% ~ 15%。此期的关键点为膝关节被动屈曲至 40°。此期的关节活动度为髋关节 0°，膝关节屈曲 40°，踝关节背屈 20°。主要参与的肌肉是髂腰肌、股直肌、胫前肌。此期的屈膝动作是随着屈髋自然产生的，不需要腘绳肌主动收缩。除了膝关节解剖因素导致的膝关节活动受限之外，屈膝角度取决于髋关节屈曲的角度和步长。屈髋不足和步长过短都是导致膝关节屈曲不足的功能性因素，而不要误以为是腘绳肌肌力不足的结果。

2. **摆动相中期**（mid swing）　指迈步的中间阶段，足廓清仍然是主要任务，占步行周期的 10%。此期的关键点为髋屈曲 15°，膝屈曲到膝关节步行中最大屈曲角度 60°。此期的关节活动度为髋关节 15°，膝关节屈曲 60°，踝关节跖屈 10°。此期的髋关节和膝关节屈曲角度达到最大，平地步行时一般都在 60° 左右。参与的肌肉与摆动相早期相似。如果髋关节或者膝关节屈曲受限，病人可以出现功能性下肢过长的现象，导致足廓清障碍，而采用下肢划圈或者跨槛动作来代偿，称之为划圈步态或跨阈步态。

3. **摆动相末期**（terminal swing）　指迈步即将结束，足在落地之前的阶段，主要动作是下肢前向运动减速，准备足着地的姿势，占步行周期的 15%。此期的关键点髋屈曲至 30°，踝背屈至 0°，足趾廓清地面。此期参与的肌肉数量最多，运动控制最为复杂，是步行的关键时期。主要参与的肌肉包括髂腰肌、臀肌、股四头肌、腘绳肌、胫前肌、蹈长伸肌、趾长伸肌、腓骨长短肌等。这个时期的主要异常表现在步频、步长、步宽和落地姿势。

三、影响步行和步态的基本因素

（一）行为与心理

影响步态的行为因素包括年龄、性别、职业等。

1. **年龄**　儿童的运动控制尚未发育完善，步态表现不稳定，步频较快，容易跌倒。初学步的儿童存在步长短、步宽大、单支撑时间短、屈髋屈膝角度较大等特点。2 ~ 3 岁正常儿童常见有踮足步行现象，有可能误判为脑瘫。老年人步行时同样出现步态不稳、容易跌倒的现象。儿童和老人的问题都需要考虑是否存在运动控制障碍。

2. **性别**　一般情况下男性的步长、步宽都大于女性。

3. 职业 特定职业具有步态特征,例如船员的步宽增加,服装模特的步宽较窄,军人、演员等职业也有比较明显的步态特征。

(二)感知认知功能

儿童、老人和脑损伤后认知障碍、视野缺损、偏侧空间忽略等病人都可能由于感知认知能力的不充分而导致运动控制不足,由于对于环境认识和判断的失误以及由于失误导致的负面情绪而产生的恐惧心理,都可能导致步态的异常。

(三)感觉功能

部分疾病可以导致感觉功能障碍,例如神经末梢病变、糖尿病足等,可以导致步行时感觉传入反馈障碍,从而影响步态。

(四)肌肉功能

肌肉是步行的动力源和姿势控制源,是影响步行能力和步态的关键因素之一。神经疾病、肌肉疾病、畸形和疼痛等都可以影响肌肉功能。

(五)骨关节功能

步行时骨骼的作用是支撑体重和动力杠杆。骨关节的对位对线、骨关节畸形和疼痛都会影响步行和步态。下肢长度不等也可以造成步态的显著异常。

(六)躯体对线

躯干的位置和对线影响身体重心,从而对步态有直接的影响,例如脊柱后凸(驼背)、脊柱侧弯、脊柱不稳和疼痛都可以明显影响步行与步态。

(七)平衡功能

平衡障碍导致步行不稳定,同时造成肌肉过度活动,大大增加步行能耗,导致步态异常。

(八)心肺功能

心肺功能对步行动作没有即刻影响,但是对运动耐力有明显影响,从而影响长距离步行能力和步态。

第二节 步态分析

一、概念和价值

步态分析旨在通过生物力学和运动学手段,揭示步态异常的关键环节和影响因素,从而指导康复评估和治疗,也有助于临床诊断、疗效评估、机制研究等。步态分析的基础是自然步态,在自然步行的基础上,可以附加其他步行方式,包括踮足、足跟行走等方式,以暴露较轻的问题。

二、步态分析方法

(一)运动学分析

运动学分析(kinematics)是研究步行时肢体运动时间和空间变化规律的科学方法,主要包括人体重心分析、廓清机制、步行时间-空间测定和肢体节段性运动测定。

1. **人体重心(center of gravity,COG)** 研究认为,体型匀称的人重心位于第二骶骨前缘,两髋关节中央。步行时减少重心摆动是降低能耗的关键。人体重心在步行过程中的变化如下:①在矢状面内,重心在单支撑相最高,双支撑相最低,上下摆动范围8~10cm;②在水平面内,重心左右移动,右侧单支撑相时重心达到最右侧,但通常位于下肢力线的内侧,同样,左侧单支撑相时重心达到最左侧。

2. **廓清机制** 主要包括摆动相早期-中期髋关节屈曲、摆动相早期膝关节屈曲、整个摆动相踝关节背屈。骨盆稳定性参与廓清机制,一侧支撑相的稳定对另一侧的廓清产生影响,例如脑卒中偏瘫侧单支撑时间明显缩短时,会影响非偏瘫侧的廓清。

3. **时间-空间参数测定** 传统的测定方法为足印法,即在足底涂上墨汁,在步行通道(一般为4~6m)铺上白纸。受试者走过白纸,用秒表记录步行时间,并通过足迹测量步行距离,并进一步计算响应的步态参数。现代实验室也可采用数字化三维分析或电子步态分析系统,主要参数为:

(1)步长(step length):指一足着地至对侧足着地的平均距离,分为左步长和右步长,异常步态有可能双侧步长相差明显。

(2)步长时间(step time):指一足着地至对侧足着地的平均时间。

(3)步幅(stride length):指一足着地至同一足再次着地的距离,也可称为跨步长,左右侧的跨步长基本相等。

(4)平均步幅时间(stride time):指一足着地

至同一足再次着地所需要的时间,相当于支撑相与摆动相之和。

（5）步频（cadence）:指每分钟的平均步数（步/min）,步频=60（s）÷步长平均时间（s）。由于步长时间两侧不同,所以一般取其均值。要按左右步长单独计算步频,以表示两侧步长的差异。

（6）步速（velocity）:指步行的平均速度（m/s）,步速=步幅÷步行周期。

（7）步宽（walking base）:也称之为支撑基础（supporting base）,指两脚跟中心点或重力点之间的水平距离,也有采用两足内侧缘或外侧缘之间的最短水平距离。

（8）足偏角（toe out angle）:指足中心线与同侧步行直线之间的夹角。左右足分别计算。

4. 节段性运动（segmental motion）测定 指步行时关节活动角度的动态变化及其与时相之间的关系。常用的分析方式有:①摄像分析,在4~8m的步行通道的前面和侧面设置2台摄像机,记录步行过程,并采用同步慢放的方式,将受试者的动作分解观察和分析;近年来采用3D摄像机结合相应的计算机算法可较快地完成上述分析。②三维数字化运动分析,通过6~12台甚至更多的数字化摄像机获取步行时关节标记点的反射信号,转换为数字信号,通过电脑进行三维图像重建和分析关节角度变化、速率和时相。③非光学运动捕捉系统使用的检测装置是内含加速度计和陀螺仪等惯性测量模块的传感器,绑定在受试者骶骨、双侧股骨中段前侧、胫骨中段内测、足背平坦处等位置,并将数据通过无线传输技术同步传输到配套软件,经过算法进行分析出运动学参数和时空参数。

（二）动力学分析

是对步行作用力和反作用力的强度、方向和时间进行分析的研究方法。步行动力特征包括:

1. 地面反作用力（ground reaction force,GRF） GRF是体重和加速度的综合,正常步速时为体重的120%~140%。步速越快,GRF越高。下肢承重能力降低时可以通过减慢步速,减少GRF对活动的影响。正常步行时GRF呈双峰型。下肢承重能力降低或步行速度降低时,GRF双峰曲线降低或消失。

2. 剪力（shear force） 前后剪力表现为反向尖峰图形。左右剪力形态相似,但是幅度较小。

3. 力矩（torque） 反映步行过程中关节周围的动态力,相当于关节周围的肌肉、韧带等组织产生的力的合力乘以这个力矢量相对于关节中心的力臂,是动力学与运动学的结合点,受肌肉力量、关节稳定度和运动方向的影响。力矩用以维持行走时的身体的重力作用在关节近端,而惯性阻碍运动变化。力矩的单位是牛·米（N·m）。不同受试者的结果可用其体重和身高来归一化［即,N·m/（kg·m）］。

4. 功率 功率是指动态力的快速爆发,其数值等于关节力矩乘以关节的角速度。功率的爆发多数发生在肌肉收缩模式从离心转为向心时,例如股四头肌的离心力矩在承重反应阶段负责维持肌肉的负载,当要进入单下肢支撑状态时,该力矩变成向心功率的爆发。这种转变的原因目前尚未确定。功率的单位是瓦特（W）,正功率表示能量产生,通常对应于向心收缩,负功率表示能量吸收,通常对应于离心收缩。

步行动力学数据需要测力台（force plate）或足测力板（foot pressure）来辅助测定。测力台可以测定人体站立或行走时的地面反作用力,并经过计算得出步行时关节的力矩和功率,获得反映人体下肢的结构、功能乃至全身协调性等方面的信息,以帮助临床判断。

（三）动态肌电图

动态肌电图用于检测步行时肌肉活动与步行的关系。表浅肌肉一般采用表面电极,放置于与相邻肌肉距离最远并且接近肌腹的部位。深部肌肉可以采用植入式线电极,其导线表面有绝缘物质覆盖,导线两端裸露,一端与肌肉接触,另一端与肌电图仪连接。肌肉活动是步行动力的基础。参与步行控制的肌肉数量和质量均有很大的储备力,因此关节运动与肌肉活动关联复杂。步态异常与肌肉活动的异常通常有密切关联（表2-5-1）。动态肌电图对于问题的鉴别起关键作用。但体表肌电仍有一定的先天缺陷,如其信号不稳定,受外界环境的干扰较大;肌电信号的量化方式与标准等,限制了其进一步的推广应用。

表 2-5-1 正常步行周期中主要肌肉的作用

肌肉	在步行周期中的收缩时相
胫前肌	首次触地至承重反应结束,足离地至再次首次触地
腓肠肌和比目鱼肌	支撑相中期至蹬离,首次触地
臀大肌	摆动相末期,首次触地至支撑相中期
腘绳肌	摆动相末期,首次触地至承重反应结束
髂腰肌和股内收肌	足离地至摆动相早期
股四头肌	摆动相末期,首次触地至支撑相中期
股直肌	摆动相末期,首次触地至支撑相中期,足离地至摆动相早期

(四)能量代谢参数

耗氧量被视为是人体新陈代谢过程的一个指标。运动时,人体对氧的需求量增加。目前评估运动时能量消耗的指标主要有两种,一是能量消耗指数(energy expenditure index, EEI),以一定速率步行时的心率变化为基础进行测量;另一种是步行时单位体重的氧耗量,即氧价(oxygen cost, OC)。对于评估运动能量消耗来说,测量氧气消耗则显得更为可靠。

氧价是指运动时人体单位体重、单位距离所消耗的氧气量,是步行时耗氧量和步行距离的商($OC=VO_2/meter$)。可通过气体代谢分析仪来测量,主要原理是利用氧气和二氧化碳传感器测量人体呼出和吸入的氧气和二氧化碳含量,进而分析人体运动时的能量代谢状况。氧价越低,说明步行运动的能量消耗越省,自然步态的标志就是最节约能量的步行方式。氧价分析将成为未来十分有发展前景的技术。

第三节 步 行 障 碍

一、步行障碍的病理基础

(一)骨关节

由于运动损伤、骨关节疾病、运动损伤、先天畸形、截肢、手术等造成的躯干、骨盆、髋、膝、踝、足静态畸形和两下肢长度不一。疼痛和关节松弛等也对步态产生明显影响。

(二)神经肌肉

中枢神经损伤,包括脑卒中、脑外伤、脊髓损伤和病变、脑瘫、帕金森病等造成的痉挛步态、偏瘫步态、剪刀步态、共济失调步态、蹒跚步态等。原发性因素是肌肉张力失衡和肌肉痉挛;继发性因素包括关节和肌腱挛缩畸形、肌肉萎缩、代偿性步态改变等。

二、步行障碍的基础分类

(一)支撑相障碍

下肢支撑相的活动属于闭链运动,足、踝、膝、髋、骨盆、躯干、上肢、颈、头均参与步行姿势。闭链系统的任何改变都将引起整个运动链的改变,远端承重轴(踝关节)对整体姿态的影响最大。

1. **支撑面异常** 足内翻、足外翻、单纯踝内翻和踝内翻伴足内翻、单纯踝外翻和踝外翻伴足外翻、足趾屈曲、蹈趾背伸。

2. **肢体不稳** 由于肌力障碍或关节畸形导致支撑相踝过分背屈、膝关节屈曲或过伸、膝内翻或外翻、髋关节内收或屈曲,致使肢体不稳。

3. **躯干不稳** 一般为髋、膝、踝关节异常导致的代偿性改变。

(二)摆动相障碍

摆动相属于开链运动,各关节可以有孤立的姿势改变,但是往往引起对侧下肢姿态发生代偿性改变;近端轴(髋关节)的影响最大。

1. **肢体廓清障碍** 垂足、膝僵硬、髋关节屈曲受限、髋关节外展受限。

2. **肢体行进障碍** 膝僵硬、髋关节屈曲受限或对侧髋关节后伸受限、髋关节内收。

三、步行障碍的简易评定

(一)6min 步行

以最大能力连续行走 6min,测定行走距离。用于评定步行耐力及心衰程度。

(二)Hoffer 步行能力分级

Ⅰ级:不能步行;Ⅱ级:非功能性步行,借助于膝 - 踝 - 足矫形器、杖等,能在室内步行,又称治疗性步行;Ⅲ级:家庭性步行,借助于踝 - 足矫形器,手杖等在室内行走自如,但在室外不能长时间行走;Ⅳ级:社区性步行,借助于踝 - 足矫形器、手杖或独立可在室内或社区内步行、散步等自由活动,但时间不能够持久,如需要离开社区长时间步行仍需借助轮椅。

(三) Holden 功能性步行量表

Holden 功能性步行量表 (functional ambulation category scale, FAC)国内常称 Holden 步行功能分级,是由 Holden MK 在 1984 年发表并广泛应用于临床。该量表将病人的步行能力分为 0～5 级,能够粗略地反映病人的步行能力水平。0 级:不能步行或需 2 人以上的协助;1 级:需要 1 人连续不断地帮助才能行走;2 级:需 1 人在旁以间断的接触身体帮助行走,步行不安全;3 级:需 1 人在旁监护或用言语指导,但不接触身体;4 级:在平地上独立步行,在楼梯或斜坡上行走需帮助;5 级:任何地方都能独立步行。此量表也可以用分类方式表述,即 I 级:需大量持续性的帮助;II 级:需少量帮助;III 级:需监护或言语指导;IV 级:平地上独立;V 级:完全独立。

(四) 计时 "起立 - 行走" 测试

计算病人从座椅上站起、步行 3m、折返并回到座椅并坐下的时间。允许使用支具和拐杖,但其间不能给与任何接触性帮助。其结果与步行能力、平衡能力和运动控制能力均相关,不是单纯的步行能力测定。

(五) 10 米步行测试

是用于测试步行速度的常用量表之一,通常采用 14m 跑道,选取其中 10m 计时,分为自选速度步行和快速步行两种,测试其所需要的时间,在脑卒中、脑瘫、骨关节疾病中均有应用。10 米步行测试在下肢手术后的病人中体现出良好的重测信度。

(六) Tinetti 步态分级

最初设计用于评估老年病人的步态干扰,目前常常用于神经损伤的病人,尤其是帕金森病的病人。TGS 有 10 个项目,每一项 0～1 分或 0～2 分,最高分为 16 分,研究认为其对帕金森病敏感性较高。

(七) Rivermead 视觉步态评估

1998 年发明,用于评估神经损伤病人的步态异常,包含 20 个项目,其中 2 个评估上肢、18 个评估躯干和下肢,每一个项目都分为 0～3 分 4 个级别。双侧损伤的病人应当分别评估每一侧。在病人中的评估认为 10.5 分以上有可能为显著异常。

(八) 步态评估与干预工具

步态评估与干预工具 (Gait Assessment and Intervention Tool, GAIT)是 2009 年由一个神经康复专家团队提出的,共 31 个项目。GAIT 适合临床和科研,表现出来信度、效度、敏感性、同一性、综合性均较好,非常适用于脑卒中病人。

(九) Wisconsin 步态分级

Wisconsin 步态分级 (Wisconsin Gait Scale, WGS)量表是专为评估脑卒中病人步态质量而设计的,包含 14 项步态观察性的参数:13 项观察步行中的下肢(除了第 11 项为 1～4 分以外,所有项目均为 0～3 分 4 个级别),1 项评估步行辅助工具(为 1～5 分)。WGS 能够反映步行能力的变化,和 Brunnstrom 恢复分期与 Barthel 指数有较好的相关性,评估者内信度和评估者间信度均很高。

(十) 动态步态指数

DGI 是用于评估老年人步行活动的平衡控制及跌倒风险的量表,它包含 8 个项目(平地步行、步行时左右转头、上下转头、加速减速、跨越障碍物、绕过障碍物、步行中 180°转身和上下一层楼梯),每个项目分为 0～3 分 4 个级别,总分 24 分,得分越高步行稳定性越好。其重测信度及评估者内及评估者间信度尚可,在脑卒中后 3 月社区老年人中没有出现天花板和地板效应。

(十一) 功能性步态指数

功能性步态指数 (functional gait index, FGI)是 DGI 的修改版,增加了步行难度较高的项目(直线步行、闭眼步行和倒退走),并变更了 DGI 几个项目评分方式,减少了 DGI 的天花板效应。FGI 总分 30 分,在平衡障碍和前庭功能损伤的病人中体现出良好的信、效度。

(十二) 功能性活动分级

2004 年由 Graham HK 等报道,评估脑瘫患儿在家中、学校和社区中的步行能力、需要辅助具和帮助的程度,每一个方面都分为个 1～6 分共 6 个级别,在脑瘫病人中表现出非常好的评估者间信度。

(十三) 改良步行效率分级

由 Newell AM 等于 2012 年报道,共 10 个项目,让老年人评估日常生活各种中步行条件下的信心,发现其重测信度及效度良好,且评估社区老年女性的步行信心的结构效率较高。

四、步行障碍分类

(一)以髋、膝、踝动作为特征的分类

1. 足下垂步态　足下垂指摆动相踝关节背屈不足,常与足内翻或外翻同时存在,可导致廓清障碍。代偿机制包括:摆动相增加同侧屈髋、屈膝,下肢划圈行进,躯干向对侧倾斜。常见病因是胫前肌无活动或活动时相异常、腓肠肌和比目鱼肌张力过高、跟腱挛缩等。足下垂主要见于中枢神经系统损伤(脑损伤、脊髓损伤、脑瘫)、儿麻、外周神经损伤等。

2. 足内翻步态　多见于上运动神经元综合征病人,常合并足下垂和足趾卷屈。步行时足触地部位主要是足前外侧缘,特别是第五跖骨基底部,常有承重部位疼痛,导致踝关节不稳,进而影响全身平衡。支撑相早期和中期由于踝背屈障碍,可能造成支撑相中期和末期膝关节过伸。髋关节可发生代偿性屈曲,患肢地面廓清能力降低。相关肌肉包括:胫前肌、胫后肌、趾长屈肌、腓肠肌、比目鱼肌、踇长伸肌和腓骨长肌。

3. 足外翻步态　骨骼发育尚未成熟的儿童或年轻病人多见(例如脑瘫),表现为步行时足向外侧倾斜,支撑相足内侧触地,可有足趾屈曲畸形。可以导致舟骨部位胼胝生成和足内侧(第一跖骨)疼痛,明显影响支撑相负重。步行时身体重心主要落在踝前内侧。踝背屈往往受限,同样影响胫骨前向移动,增加外翻。严重畸形者可导致两腿长度不等,跟距关节疼痛和踝关节不稳。支撑相早期可有膝关节过伸,足蹬离力量减弱。相关肌肉包括:腓骨长肌、腓骨短肌、趾长屈肌、腓肠肌、比目鱼肌。

4. 直膝步态　常见于上运动神经元综合征病人。支撑相晚期和摆动初期的关节屈曲角度小于40°(正常为60°),同时髋屈曲程度及时相均延迟。摆动相膝屈曲是由髋屈曲带动,髋屈曲不足将减少膝屈曲度,从而减少其摆动相力矩,结果导致拖足。病人往往在摆动相采用划圈步态、尽量抬髋或对侧下肢踮足(过早提踵)来代偿。相关肌肉包括:股直肌、股中间肌、股内肌和股外肌、髂腰肌、臀大肌和腘绳肌、腓肠肌、比目鱼肌。

5. 膝屈曲步态　指支撑相和摆动相都保持屈膝姿势,典型者称为蹲伏步态。病人步长缩短,股四头肌过度负荷,以稳定膝关节,全步态周期踝关节处于背屈位。相关肌肉包括:腘绳肌、股四头肌、腓肠肌、比目鱼肌、胫骨前肌等。

6. 膝过伸步态　膝过伸很常见,但一般是代偿性改变,多见于支撑相中末期。踝跖屈肌痉挛或挛缩导致膝过伸;膝塌陷步态时采用膝过伸代偿;支撑相伸膝肌痉挛;躯干前屈时重力线落在膝关节中心前方,促使膝关节后伸以保持平衡。

7. 膝塌陷步态　小腿三头肌(比目鱼肌为主)无力或瘫痪时,胫骨在支撑相中期和末期前向行进过分,支撑相膝关节过早屈曲,同时伴有对侧步长缩短,同侧足推进延迟,如果病人采用增加股四头肌收缩的方式避免膝关节过早屈曲,并稳定膝关节,将导致同侧膝关节在支撑相末期屈曲延迟,最终导致伸膝肌过用综合征。在不能维持膝关节稳定时往往使用上肢支撑持膝关节,以进行代偿。相关肌肉包括:小腿三头肌和股四头肌。

8. 髋屈曲步态　表现为支撑相髋关节屈曲,特别在支撑相中末期。如果发生在单侧下肢,则对侧下肢呈现功能性过长,步长缩短,同时采用抬髋行进或躯干倾斜以代偿摆动相的廓清功能。相关肌肉包括:髂腰肌、股直肌、髋内收肌、伸髋肌和棘旁肌。

9. 剪刀步态　常见于脑瘫。摆动相髋内收,与对侧下肢交叉,步宽或足支撑面缩小,致使平衡困难,同时影响摆动相地面廓清和肢体前向运动。此外还干扰生活活动,如穿衣、卫生、入厕和性生活。相关肌肉包括:髋内收肌群,髋外展肌群、髂腰肌、耻骨肌、缝匠肌、内侧腘绳肌和臀大肌。

10. 划圈步态　屈髋肌无力或伸髋肌痉挛/挛缩可造成髋关节屈曲不足,引起廓清障碍。股四头肌痉挛造成直膝步态也是常见原因。病人可通过髋关节外旋和提髋动作,接着内收肌收缩来代偿。对侧鞋抬高可以适当代偿。

11. 长短腿步态　疼痛、两下肢不等长、单腿支撑能力不足等都可以导致一条腿的支撑时间缩短,从而对侧腿的摆动相缩短,呈现为两腿步长不一致。

12. 蹒跚步态　表现为步态不稳,小步快行。常见于帕金森病、小脑病变、老龄、慢病恢复期等。

（二）疾病与损伤的特征步态

1. 偏瘫步态 支撑相踝跖屈过度、足内翻、膝过伸、支撑相末髋伸展不足，患侧支撑时躯干向病人摆动；摆动相足下垂伴足内翻，摆动相屈膝不足、骨盆代偿性抬高、髋关节外展外旋、划圈步行。同时由于患肢的支撑力降低，病人一般通过缩短患肢的单支撑时间来代偿。部分病人还可以采用侧身，健腿在前，患腿在后，患足在地面拖行的步态。

2. 截瘫步态 截瘫病人如果损伤平面在 L_3 以下，有可能独立步行，但是由于小腿三头肌和胫前肌瘫痪，摆动相病人有显著的足下垂，只有增加屈髋跨步来克服地面廓清的障碍，称之为跨阈步态。足落地时缺乏踝关节控制，所以稳定性降低，病人通常采用膝过伸的姿势以增加膝关节和踝关节的稳定性，这一类病人步行常需要使用踝足矫形器和拐杖的帮助。L_3 以上平面损伤的步态变化很大，与损伤程度有关。

3. 脑瘫步态 痉挛型脑瘫常见：

（1）踮足步态：支撑相踮足伴膝过伸，摆动相足下垂伴足内翻、直膝划圈步行，足宽减小，甚至呈剪刀步态，躯干扭动增加。

（2）蹲伏步态：支撑相屈髋、屈膝、踝背屈。摆动相躯干大幅度左右摆动，腰部前凸，足宽增加。共济失调型脑瘫由于肌肉张力的不稳定，步行时通常通过增加足间距来增加支撑相稳定性，通过增加步频来控制躯干的前后稳定性，通过上身和上肢摆动的协助，来保持步行时的平衡。因此在整体上表现为快速而不稳定的步态，类似于醉汉的行走姿态。

4. 臀大肌步态 臀大肌是主要的伸髋及脊柱稳定肌。在足触地时控制重心向前。肌力下降时其作用由韧带支持及棘旁肌代偿，导致在支撑相早期臀部突然后退，中期腰部前凸，以保持重力线在髋关节之后。腘绳肌可以部分代偿臀大肌，但是外周神经损伤时，腘绳肌与臀大肌的神经支配往往同时损害。臀大肌步态表现出支撑相躯干前后摆动显著增加，类似鹅行姿态，又称为鹅步。

5. 臀中肌步态 臀中肌是髋外展动作的主要肌群，臀小肌和阔筋膜张肌则是次要的髋外展肌群。这三块肌肉都由同一脊神经根和周围神经支配。正常步态时髋外展肌群，尤其是臀中肌，在单支撑相时控制对侧骨盆以免过度下降。因髋外展肌力减弱而引起骨盆过度倾斜或冠状面骨盆不稳定，可表现为对侧肢体摆动相中期足部廓清困难。非代偿性臀中肌步态的特点是过度骨盆倾斜、支撑相患侧骨盆向侧方突出以及对侧强制性跨阈步态。这种步态引起的过度能量需求可通过代偿性臀中肌步态而得到减轻。在代偿性臀中肌步态中，病人躯干向患侧肢体过度倾斜，表现为单支撑相躯干左右摆动显著增加，类似鸭行，又称为鸭步。除了支撑相躯干向患侧倾斜，还可以通过对侧使用手杖进一步减轻髋关节负荷。最后，与大多数其他异常步态相反的是，随着步行速度加快，臀中肌步态反而越不明显，其原因是随着支撑相时间缩短，为保持骨盆稳定的髋外展肌群收缩持续时间也变短。

6. 股四头肌步态 股四头肌无力使支撑相早期膝关节处于过伸位，用臀大肌保持股骨近端位置，用比目鱼肌保持股骨远端位置，从而保持膝关节稳定。膝关节过伸导致躯干前屈，产生额外的膝关节后向力矩。长期处于此状态将极大地增加膝关节韧带和关节囊负荷，导致损伤和疼痛。

7. 小腿三头肌步态 小腿三头肌肌力减弱导致膝塌陷步态。

8. 共济失调步态 病人由于肌肉张力的不稳定，步行时通常通过增加足间距来增加支撑相稳定性，通过增加步频来控制躯干的前后稳定性，通过上身和上肢摆动的协助，来保持步行时的平衡。因此在整体上表现为快速而不稳定的步态，类似于醉汉的行走姿态。

9. 帕金森步态 帕金森病以普遍性肌肉张力异常增高为特征，因此表现为步行启动困难、下肢摆动幅度减小、髋膝关节轻度屈曲、重心前移、步频加快以保持平衡，表现为蹒跚步态或者慌张步态。

10. 截肢步态 截肢步态的特点是与截肢部位与假肢技术（接受腔与悬吊、假肢关节与材料等）相关。膝上截肢和膝下截肢对步态有显著影响。残肢越短，控制假肢的杠杆越短，步行的稳定性就越差。通常假肢的长度要稍短于正常肢体。下肢长度过长或者过短、假肢关节不稳定、接受腔或者悬吊不适等都将影响假肢单支撑能力和摆动相的廓清能力，导致假肢侧髋部抬高和假肢外展步态或健侧跳跃步态。足踝部件对支撑相的影响较大。假足从足跟触地至全足放平的速度越快,GRF 作用线移动到膝关节轴前方的速度也就越快,产生膝关节伸展力矩。单轴假足因为跖屈缓冲器过度僵硬而造成踝跖屈受限,会导致支撑相早期假膝不稳定。由于支撑相中期至支撑相末期的踝背屈力矩,单轴假足的背伸缓冲器磨损可引起踝背屈失控,导致支撑相末期假肢的膝关节塌陷。

第四节 步行训练

一、步行训练的基本条件

步行训练是步行障碍的康复手段。值得重视的问题是,在不符合条件的基础上过早进行步行训练,可以导致不适当的代偿动作,而导致步态异常。对步行基础能力的理解,是循序渐进有针对性地进行步行训练,达到步行能力康复的前提。

(一)站立能力

站立能力是支撑相的基础,取决于:

1. **下肢对线** 理想的对线是身体重力线经过膝关节前部落在足弓的后部。如果有下肢对线异常,例如膝屈曲挛缩畸形,将大大增加步行能耗。

2. **骨骼和关节** 没有骨折或脱位,没有疼痛,不影响支撑体重。下肢不能支撑全部体重,将显著影响单支撑能力和对侧步长。

3. **平衡能力** 能够维持站立时姿势控制和稳定。把站立能力障碍都归咎于平衡障碍,是常见的误区。

(二)下肢摆动能力

下肢摆动能力是躯体前后移动的基础,取决于:

1. **肌肉能力** 肌力是下肢驱动力来源和关节稳定性的基础。肌力不足或者肌肉痉挛都导致步行运动障碍,而出现代偿性步态。

2. **关节活动** 下肢关节处于中立位是身体重心合理的基础;关节活动度是摆动相廓清以及支撑相早期与末期身体重心移动的基础。关节不能达到中立位和关节僵硬会明显影响步态,产生代偿动作。

3. **运动控制** 运动控制能力是步行稳定性的基础。运动控制障碍是上运动神经元综合征常见的临床表现,也是步行障碍的常见原因。

二、步行训练的传统手段

(一)改善站立能力

1. **纠正下肢对线** 关节挛缩畸形采用牵伸训练或者矫形器。

2. **骨骼和关节** 保证骨折愈合,缓解疼痛,单腿支撑能力训练和关节活动范围训练。

3. **平衡能力** 确定平衡能力障碍时,进行平衡训练。

(二)下肢摆动能力

1. **肌肉能力** 肌力不足时采用开链肌力训练。肌肉痉挛时采用牵伸训练、热疗、肉毒毒素注射以及闭链肌力训练。

2. **关节活动** 关节活动受限采用关节活动训练和关节松动术。关节过度活动采用矫形器控制。

3. **运动控制** 由近及远的运动控制能力训练。

(三)辅助器步行

1. **助行器** 需要单下肢免承重步行,或者两下肢承重能力都小于 50% 体重时采用。稳定性最好,灵活性差,不能适应复杂地形。

2. **腋拐** 稳定性好,双腋拐与助行器的作用相似。

3. **肘拐** 稳定性较好,可用于单下肢支撑能力 50% 左右者,也用于腕指关节控制不良者。

4. **四脚拐** 用于偏瘫病人,单侧稳定性较好,患腿支撑力达到 50% 左右。

5. **单拐** 用于老年人以及轻度步行障碍者,要求两腿支撑能力基本正常,上肢运动控制能力良好。

三、步行训练新手段

(一)下肢智能运动训练装置

下肢智能起立床和下肢机器人可以把步行训练提前,在病人不具备下肢独立承重、平衡和肌肉驱动力的情况下,通过悬吊减重,按照步行运动轨迹设计动作,机器驱动下肢产生模拟步行,从而使步行训练的时间点大大前移,目前已在临床应用。

（二）下肢功能性电刺激

利用身体重力传感器在摆动相触发腓总神经电刺激，促使踝背屈，纠正足下垂，改善足廓清；另有根据下肢肌肉步行活动模式设计的多组功能性电刺激，将更利于步行中下肢的控制。

（三）肉毒毒素注射

有利于选择性地降低下肢肌肉痉挛，增加运动控制能力。

（陆 晓 朱 奕）

参 考 文 献

［1］ FRONTERA WR, JETTE AM, CARTER GT, et al.Delisa 物理医学与康复医学理论与实践. 5 版. 励建安, 毕胜, 黄晓琳, 译. 北京: 人民卫生出版社, 2013.

［2］ JACQUELIN P, JUDIYH M, BURNFIELD. 步态分析: 正常和病理功能. 姜淑云, 译. 上海: 上海科技出版社, 2017.

［3］ ROSE J, GAMBLE JG. Human Walking.3rd ed. Baltimore, MD: Lippincott Williams & Wilkins, 2005.

［4］ DITINNO JF, BARNEAU H, DOBKIN B, et al. Validity of the walking scale for spinal cord injury and other domains of function in a multicenter clinical trial. Neurorehabil Neural Repair, 2007, 21: 539-550.

［5］ FERRARELLO F, BIANCHI VA, BACCNINI M, et al. Tools for observational gait analysis in patients with stroke: a systematic review. Phys Ther, 2013, 93 (12): 1673-1685.

［6］ ISHIMARU M, SHIRAISHI Y, IKEBE S, et al. Three-dimensional motion analysis of the patellar component in total knee arthroplasty by the image matching method using image correlations. J Orthop Res, 2014, 32 (5): 619-626.

［7］ DOMAGALSA M, SZOPA A, SYCZEWSKA M, et al. The relationship between clinical measurements and gait analysis data in children with cerebral palsy. Gait Posture, 2013, 38 (4): 1038-1043.

［8］ STEIN RB, CHONG SL, EVERAERT DG, et al. A multicenter trial of a footdrop stimulator controlled by a tilt sensor. Neurorehabil Neural Repair, 2006, 20: 371-379.

［9］ DALY JJ, ROENIGK K, HOLCOMB J, et al. A randomized trial of functional neuromuscular stimulation in chronic stroke subjects. Stroke, 2006, 37: 172-178.

［10］ FORSSBERG H, GRILLNER S, ROSSIGNOL S. Phasic gain control of reflexes from the dorsum of the paw during spinal locomotion. Brain Res, 1977, 132: 121-139.

［11］ HOLGEN MK, GILL KM, MAGLIOZZI MR, et al. Clinical gait assessment in the neurologically impaired. Reliability and meaningfulness, Phys Ther, 1984, 64 (1): 35-40.

［12］ GGF MD, CANO CR, CT M, et al. Observational Gait Assessments in People With Neurological Disorders: A Systematic Review. Arch Phys Med Rehabil, 2016, 97 (1): 131-140.

［13］ ZIMBELMAN J, DALY JJ, ROENIGK KL, et al. Capability of 2 gait measures for detecting response to gait training in stroke survivors: Gait Assessment and Intervention Tool and the Tinetti Gait Scale. Arch Phys Med Rehabi, 2012, 193: 129-136.

［14］ JONSDOTTIR J, CATTANE D. Reliability and validity of the dynamic gait index in persons with chronic stroke. Arch Phys Med Rehabil, 2007, 88: 1410-1415.

［15］ WRISLEY DM, MARCHETTI GF, KUHARSKY DK, et al. Reliability, internal consistency, and validity of data obtained with the functional gait assessment. Phys Ther, 2004, 84 (10): 906-918.

［16］ WRISLEY DM, KUMAR NA. Functional gait assessment: concurrent, discriminative, and predictive validity in community-dwelling older adults. Phys Ther, 2010, 90 (5): 761-773.

［17］ ZANUDIN A, MERCER TH, JAGADAMMA KC, et al. Psychometric properties of measures of gait quality and walking performance in young people with Cerebral Palsy: A systematic review. Gait Posture, 2017, 58: 30-40.

第六章 吞咽障碍

第一节 概 述

一、概念

吞咽（swallowing）是指从外部摄取的食物和水分通过口腔、咽和食管进入胃的过程。它不仅是维持生命活动必不可少的基本生物学功能，还与人们的生活质量密切相关。

吞咽障碍（dysphagia）是一个总的症状名称，是指口腔、咽、喉、食管等吞咽器官发生病变时，食物不能经口腔到胃的过程，这是一般所指的狭义吞咽障碍。近年来由于新的医学模式的应用，使得吞咽方面的问题从单纯的吞咽过程扩展到精神心理认知等原因引起的行为问题。因此，在看待吞咽问题的时候也应从广义的摄食 - 吞咽的观点来理解。它包括摄食障碍和吞咽障碍两个方面。

摄食障碍指由于精神心理认知等方面的问题引起的行为和行动异常导致的吞咽和进食问题，如厌食症。

吞咽障碍指解剖和生理学异常引起的吞咽困难，主要有三期模式。

摄食 - 吞咽障碍是症状描述而不是一个疾病诊断。流行病学资料显示，大约1%的儿童有不同程度的吞咽问题；社区老年人群吞咽障碍发生率为11.4%～33.7%；养老机构老年人群吞咽障碍发生率为38%～40%，住院患有肺炎的老年人群吞咽障碍发生率为55.0%～91.7%；脑卒中病人吞咽障碍发生率为27.3%～68.5%；帕金森病人群中通过主观评估患病率为25%～35%，客观评估结果为80%～95%；痴呆病人中，据看护者报道的吞咽障碍发生率为19%～30%，仪器检查到的吞咽障碍发生率为57%～84%。

临床上可用容积 - 黏度吞咽测试（V-VST）评估吞咽安全性和有效性，吞咽造影检查（VFSS）和软式喉内镜吞咽功能检查（FEES）是诊断吞咽障碍的"金标准"。应用这些设备的检查能更直观、准确地评估口腔期、咽期和食管期的吞咽情况，了解吞咽气道保护功能完整性，对于诊断、干预手段选择和咽期吞咽障碍的管理意义重大。

二、分类

（一）按有无解剖结构异常分类

1. 功能性吞咽障碍（functional dysphagia） 此类障碍解剖结构没有异常，属于口咽、食管运动异常引起的障碍。除老年人吞咽器官组织结构萎缩、神经反射和运动反射功能降低、功能失调等生理性因素外，多由中枢神经系统及周围神经系统障碍、肌肉病变等病理因素所致。包括：①肌肉病变，如重症肌无力、多发性肌炎、硬皮病、颈部肌张力障碍等；②神经系统疾病，如脑卒中、痴呆、帕金森病、多发性硬化、吉兰 - 巴雷综合征、肌萎缩侧索硬化症等；③胃食管动力性病变，如胃食管反流病、食管 - 贲门失弛缓症、弥漫性食管痉挛、环咽肌失弛缓症等；④心理因素，如癔病。

当吞咽障碍是由于神经性疾病所致时，称为神经性吞咽障碍。目前临床上最常见、研究最多的是脑卒中后吞咽障碍。

2. 结构性吞咽障碍（constructional dysphagia） 是口、咽、喉、食管等解剖结构异常引起的吞咽障碍。常见原因有吞咽通道及邻近器官的炎症、损伤或肿瘤，头颈部的肿瘤，外伤手术或放射治疗等。

（二）按发生的部位分类

1. 口咽吞咽障碍 口咽吞咽障碍病人不能进行正常咀嚼，完成吞咽动作，口、咽、喉是存在问题的部位。

2. 食管吞咽障碍 食管吞咽障碍可能的发

生部位多在近端和远端食管,分别称为"高位"和"低位"吞咽障碍。

三、临床表现

临床上常见的症状有流涎、饮水呛咳,多在吞咽时或吞咽后呛咳明显;口内食物咽下困难或需多次小口吞咽,进食时发生哽噎;进食感觉异常,包括咽部有异物感,吞咽时有烧灼痛、堵塞感,进食后喉部有梗阻感;口、鼻反流,进食后呕吐,食物由鼻孔返出;发声湿润低沉;原因不明的肺炎,且反复发生;隐性误吸等。

吞咽可以分为口腔前准备期、口腔期、咽腔期、食管期,各期都有其特定的生理功能,假如某一期因为疾病受到损害,将会表现出特定的症状。

四、处理流程

在北美多国及日本,对吞咽障碍的评估与治疗的程序基本上已达成以下共识:对于所有急性脑卒中病人,在入院后24h以及经口进食前均要进行吞咽功能筛查;入院后48h内由语言治疗师进行详细吞咽评估;伴有吞咽障碍的卒中病人,

48h内由营养师进行营养状况评估;制订一个与吞咽障碍治疗相匹配的综合康复计划并实施;此外,对在院的病人和家属提供相关信息,并进行教育和培训,为病人出院后返回社区提供指南。

我国于2013年首次发表吞咽障碍专家共识,并于2017年再次发布新的共识,对于吞咽障碍的筛查、评估与治疗有许多建设性建议。

五、评估流程

评估建议由筛查开始,并作为工作常规,初步判断是否存在吞咽障碍,如果有则做进一步的临床和/或仪器检查。根据2017年版中国吞咽障碍专家共识:①筛查主要侧重有无吞咽障碍,而评估更重要的是检查评估吞咽安全性和有效性,强调以团队合作模式进行评估(图2-6-1);②对于疑似有吞咽问题的病人或老年人,应进行吞咽障碍的筛查,筛查一般由护士完成,其他专业人员也可参与,需强调的是,筛查并非用于量化吞咽障碍的风险程度或指导吞咽障碍的管理,筛查不能取代临床功能评估和仪器检查;③全面了解病史,对于选择进一步的评估和正确的治疗决策,具有事半功倍的效果。详见图2-6-2。

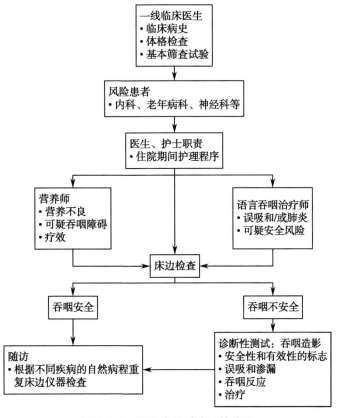

图 2-6-1 团队合作模式及其分工

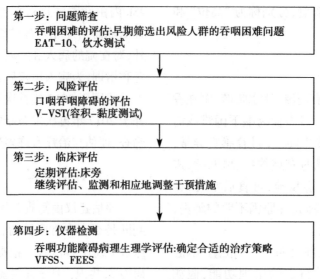

图 2-6-2 吞咽障碍评估流程

六、治疗流程

一旦确诊吞咽障碍,医师与语言治疗师应制订出适合病人个人需求的治疗与管理方案。吞咽障碍的治疗包括对受损功能特定的、有针对性的干预治疗,对已丧失的功能实施代偿,新技巧的学习(尤其是婴幼儿)或综合性方法。以脑卒中为例,治疗流程见图 2-6-3。

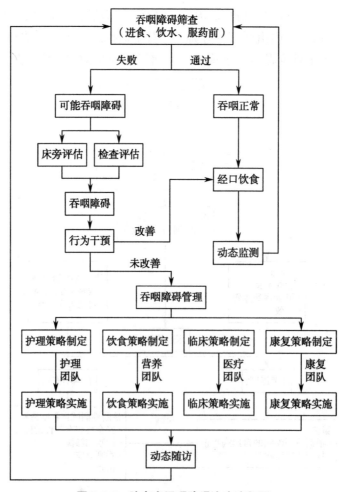

图 2-6-3 脑卒中吞咽障碍治疗流程图

七、现状

吞咽是人类赖以生存的最基本的生理活动之一,但是,很多疾病都与吞咽有关,国外在这方面已经作了很多临床与研究工作。在美国,1986年创办了专业杂志 *Dysphagia*,1992年成立了"吞咽障碍研究会(dysphagia research society)",迄今为止,这个研究会已召开了27次年会。很多医疗单位都有吞咽医学中心,对吞咽障碍进行专门的临床和科学研究。其中,由 Logemann 教授创立的西北大学医学院吞咽障碍研究所在美国最具权威和影响力。Logemann 教授1972年首次将钡餐透视应用到吞咽障碍检查中,并对造影剂及造影技术进行了不断改进,发展到今天的定性与定量吞咽造影检查。除此之外,肌电图、高分辨率咽腔食管压力测定等技术被广泛应用,跨专业、跨学科的交流日益盛行。日本吞咽障碍康复学会(Japan Society of Dysphagia Rehabilitation, JSDR)历届年会都盛况空前,由来自康复科、神经内外科、儿科、耳鼻喉科、口腔科、放射科、消化科等不同专业从事吞咽障碍临床及基础研究的医师、语言治疗师、营养师及护士们齐聚一堂,在多个分会场同时进行学术交流。

国内对吞咽功能的关注起步较晚,只有不到20年的历史。但最近10年来,无论在临床还是基础研究方面都取得了很大的进展。临床上涌现了许多新技术和新方法。自2013年第三届中国吞咽障碍高峰论坛发表首版《中国吞咽障碍康复专家共识(2013版)》以来,每年国内多次举办吞咽障碍学术交流会议,如学习班、沙龙活动、科普知识宣传等,2017修订了《中国吞咽障碍康复专家共识(2017版)》。中国康复医学会吞咽障碍康复专业委员会2017年11月在北京成立,标志中国吞咽障碍临床与研究将进入新时代。

第二节 吞咽障碍评估

吞咽障碍病人的临床表现有些很典型,但也有些病人即使食物进入气管,仍然一点症状都没有。有鉴于此,详细的检查与评估是必要的。在吞咽障碍评估过程中,如何辩证地看待获取的信息,找到分析问题、解决问题的钥匙,需要辩证的思考。

一、临床筛查

吞咽障碍的早期筛查是脑卒中后吞咽障碍干预措施中最重要的环节。筛查可以了解到病人是否有吞咽障碍以及障碍所导致的症状和体征,如咳嗽、肺炎病史、食物是否由气管套溢出等症状,筛查的主要目的是找出吞咽障碍的高危人群,确定是否需要作进一步诊断性的检查。脑卒中吞咽障碍常用的筛查方法包括反复唾液吞咽试验、洼田饮水试验、标准吞咽功能评价和进食评估问卷调查等,临床常用方法如下:

(一)饮水试验

通过饮水来筛查病人有无吞咽障碍及其程度,先让病人单次喝下2～3茶匙水,如无问题,再让病人像平常一样喝下30ml水,然后观察和记录饮水时间、有无呛咳、饮水状况等。饮水状况的观察包括是否啜饮、含饮、水从嘴唇流出、边饮边呛、小心翼翼地喝等表现,饮后声音变化、病人反应、听诊情况等。吞咽障碍的程度按5级分级进行评价记录。饮水试验不但可以观察到病人饮水的情况,而且可以作为能否进行吞咽造影检查的筛选标准,此方法只是一个筛查方法,呛咳是一个重要指标,但对隐性误吸病人,易出现假阴性,没有咳嗽反射病人不适用此筛查。

(二)进食评估问卷调查

进食评估问卷调查(eating assessment tool, EAT-10)有10项受吞咽障碍影响的问题。每项分4个等级,0分无障碍,4分严重障碍,一般在3分以上视为吞咽功能异常。EAT-10有助于识别误吸的征兆和隐性误吸,异常吞咽的体征。与饮水试验合用,可提高筛查试验的敏感性和特异性。

(三)染料测试

染料测试(dye test)是利用蓝色染料美蓝(是一种无毒的蓝色食物色素)筛检气管切开病人有无误吸的一种方法。

床边临床筛查虽然简便、易行,但研究显示,有38%～40%的误吸病人在床边检查中漏诊。McCullough 将传统的临床检查联合90ml饮水试验后,对误吸的检测特异性达到95%,但敏感度只有48%。一项回顾性系统研究表明,脑卒中病人入院时,使用床边简易吞咽筛查只有

37% ～ 45% 的病人检出,而由语言治疗师采用更详细的临床量表评估时,提高至 51% ～ 55%,联合使用仪器检查时可达到 64% ～ 78%。

上述筛查方法一般由受过训练的护士完成即可,不需要非常专业的语言治疗师或临床医师的评测。请记住筛查不能用于量化吞咽障碍的严重程度或是指导吞咽障碍的处理,筛查工具并不能代替语言病理学的评估。

二、临床吞咽评估

吞咽功能评估是临床进一步决策的基础,主要包括口咽运动、感觉功能的评估及病人吞咽功能的观测。在临床评估中,难能可贵的是仔细排查,通过蛛丝马迹,找到问题所在。主要包括全面的病史评估、口颜面功能与喉部功能评估、进食评估三个方面。

(一)全面病史评估

有利于正确的治疗决策,包括以下方面:

1. 搜集病人基本信息及临床诊断相关的信息,病人的病史,摄食、吞咽障碍的既往史,病人及护理者对于喂食、吞咽障碍的理解和认知度。

2. 描述病人的摄食、吞咽能力,包括病情的严重程度和损伤的水平。

3. 评估病人的认知功能、沟通能力。

4. 判断病人的依从性。

5. 评估病人的营养状况和口腔卫生情况。

6. 评估病人呼吸功能,包括气道通畅性、呼吸方式、插管与否、是否使用呼吸机等,以及吞咽与呼吸的协调性。

7. 精神状态,包括病人的清醒程度和意识水平。确认病人意识水平的变化,以及病人是否可在清醒状态下进食。临床常用格拉斯哥昏迷量表(Glasgow coma scale, GCS)来评价意识状态。

8. 判断进一步行诊断相关研究的必要性。

(二)口颜面功能与喉部功能评估

1. **口颜面功能评估** 包括唇、下颌、软腭、舌等与吞咽有关的解剖结构的检查,包括组织结构的完整性、对称性、感觉敏感度、运动功能等以及咀嚼肌的力量。

2. **吞咽相关反射功能** 包括吞咽反射、咽反射、咳嗽反射等检查。

3. **喉功能评估** 喉的评估包括音质/音量

的变化,发音控制/范围,主动的咳嗽/喉部的清理,喉上抬能力等方面。言语与吞咽的解剖神经肌肉系统是相关的,如何鉴别两者之间的问题,检查中必须注意声音质量与大小的改变。此症状可反映出喉的开合和保护气管的能力,嘶哑音质常提示声带关闭不全。言语缓慢、费力、鼻漏气、气息音是吞咽肌及产生言语的肌肉肌力减弱的依据。

(三)床旁进食评估

在确认病人有适应证后,建议所有的床旁进食评估都要进行容积 - 黏度测试(volume-viscosity swallowing test, V-VST)。容积 - 黏度测试作为一种摄食评估方法,从吞咽摄食角度,评估病人吞咽的有效性和安全性。有效性指病人摄取所需热量、营养和水分时,从口全部进入到胃的能力;安全性即指病人摄食期间避免食物进入到呼吸道,导致喉部渗漏和误吸风险的能力。国外测试时选择的容积分为少量(5ml)、中量(10ml)、多量(20ml),稠度分为低稠度(水样)、中稠度(浓糊状)、高稠度(布丁状),国内根据饮食文化和进食习惯的不同,将容积改为少量(3ml)、中量(5ml)、多量(10ml),稠度不变,称之为中国改良版 V-VST(volume-viscosity swallowing test-Chinese version, V-VST-CV)。按照不同组合,完整测试共需 9 口进食,观察病人吞咽的情况。根据安全性和有效性的指标判断进食有无风险,具体流程见图 2-6-4。

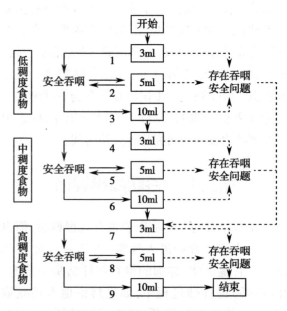

图 2-6-4 改良版 V-VST 评估流程

1. **安全性方面的临床特征** 提示病人可能存在误吸,导致呼吸系统并发症、肺炎的相关风险,基于安全性指征,以下指标可判断是否有必要增加稠度继续检测或暂停测试。

(1)咳嗽:进食吞咽时相关的咳嗽提示部分食团已经进入呼吸道,可能发生了误吸。

(2)音质变化:吞咽后声音变得湿润或沙哑均提示可能发生渗漏或误吸。

(3)血氧饱和度水平下降:基础血氧饱和度下降大于3%,提示发生了误吸。

2. **有效性方面的临床特征** 提示病人未摄取足够热量、营养和水分可能导致营养不良和脱水等相关风险,因其不会使病人的健康受到威胁,故没有调整稠度的必要。基于有效性方面的特征需进行以下相关记录。

(1)唇部闭合:闭合不完全导致部分食团漏出。

(2)口腔咽部残留:提示舌的运送能力受损,或咽部食团清除能力受限,导致吞咽效率低。

(3)分次吞咽:无法通过单次吞咽动作吞下食团,降低摄取有效性。

3. **适应证** 注意力良好、合作、呼吸平稳,在体格检查中有喉上抬的病人比较适合做进食评估;有保护气道的能力、有足够的体力/耐力完成进食评估的病人适合;气管切开的病人在进行此项评估时应准备吸痰设备,言语治疗师应接受过吸痰培训,以确保需要时能够提供支持。

4. **禁忌证** 病人若有呼吸道问题、精神状况较差、不合作的情形,不建议进行此项评估。

V-VST测试简单、安全、所需准备材料较少,敏感性94%,特异性88%。可以在医院或护理中心的病人床旁或门诊情况下使用,基于病人疾病进展情况,可以重复多次检测,可帮助决定是否需要进行更详尽的仪器检查(VFSS、FEES等)。

三、吞咽造影检查

吞咽造影(videofluroscopic swallowing study,VFSS)一直以来是吞咽障碍临床最常用的仪器检查方法,被视为吞咽障碍评估的"金标准"。VFSS通过透视观察病人在吞咽不同体积和黏稠度的钡餐时,唇、舌、腭、咽、喉的结构及其运动情况,食团各期运动时程,环咽肌的开放,吞咽后口腔、会厌谷、梨状窝的食物残留,误吸量及清除误吸物的能力以及吸入与吞咽的关系,评估口咽时序性、肌肉活动的协调性,从而确定吞咽的有效性与安全性。多项研究证实,VFSS的信度和效度均较高,且对设备要求不高,简单易行,能确定吞咽障碍存在与否及其严重程度,尤其对隐匿性误吸的诊断具有确诊意义,为确定病人能否经口进食、食物的稠度选择、评定治疗效果提供可靠依据。但进一步的临床实践表明:VFSS虽然可实时观测吞咽问题发生的部位及症状,但不能对诸如残留、误吸、咽缩无力等症状进行量化分析,不能定量分析口咽部组织结构的空间变化及食团运送的时间变量,如舌骨位移、喉位移、会厌翻转角度;上食管括约肌开放幅度;食团通过咽腔时间、咽收缩持续时间、上食管括约肌开放持续时间等,这已成为深入进行吞咽功能研究的"瓶颈"。

近年来,随着电子计算机技术的发展,图像编档和通信系统在医学影像学方面得到了广泛应用,图像资料可以数字信号储存于电子计算机的大容量硬盘、光盘等存储设备中。在国外许多吞咽障碍研究机构中,临床医师与言语治疗师已经逐步开始使用动态造影分析技术,进一步的测量与计算吞咽造影生成的视频及图像。这种动态造影分析技术提供了咽部吞咽过程和生物力学相关的详细信息,可用于确定食团通过时吞咽器官运动之间的关系。首先,使用数字胃肠X线机或数码相机以30帧/s以上的速度录下吞咽过程,然后在图像处理软件中逐帧回放,截取感兴趣的画面测量关键参数。可测量的数据包括:①食团在口腔、咽、食管通过时间;②侧位下咽区静息及最大收缩时的面积;③舌骨静息时的位置及吞咽时向前向上最大位移、会厌翻转角度;④食管上括约肌开放时的前后径长度;⑤在语言应用方面还包括病人发特定的音如"啊""衣"等时,舌及下颌活动范围测定,发声时喉部一些相关参数测量如声襞闭合的程度与范围,声带的长度与厚度等。有人通过对卒中后吞咽障碍病人及健康中老年人进行检查,证实了吞咽障碍组病人口、咽时相通过时间较对照组明显延长,梨状窝、会厌谷钡剂残留发生率高。另一项研究表明,在吞咽较大体积食团时,食管上括约肌通过开口更宽和更久来使得食团内压保持在一个很窄的生理学范围内。Kellen 等人对吞咽各关键生理动作的时序性进行了详细的评估和测量后发现，正常吞咽时食管上括约肌最大开放发生在咽部最大收缩前约 0.15s。

四、软式喉内镜吞咽功能检查

软式喉内镜吞咽功能检查（flexible endoscopic examination of swallowing, FEES）是指通过软管喉镜，在监视器直视下观察病人基本自然状态下平静呼吸、用力呼吸、咳嗽、说话和食物吞咽过程中鼻、咽部、喉部各结构如会厌、杓状软骨和声带等的功能状况；了解进食时色素食团残留的位置及量，判断是否存在渗漏、误吸。可在一段时间内多次重复评估各种吞咽策略的效果，包括头的转向、屏气等方式。附带的视频系统可以将内镜所见内容录制，可反复观看，详细分析。

（一）FEES 的应用

根据评价目的不同，FEES 检查中观察的重点也不同。FEES 检查主要包括：①咽的解剖结构，在镜头到达鼻咽部时，通过发声和咽下唾液，并根据软腭和咽后壁的收缩来对鼻腔闭锁功能进行评价；②咽喉部结构的运动，通过嘱病人发"啊""咿"音，检查杓状会厌襞、声带的运动功能；③分泌物积聚情况，通过观察会厌谷、梨状隐窝处的分泌物潴留，来评估咽部收缩功能和感觉功能；④进食食物直接评估吞咽功能，通过病人咀嚼、运送食物的全过程，评估舌根对食物的推挤作用、喉上抬能力和咀嚼的效率、误吸程度等；⑤评估代偿吞咽方法的疗效，在内镜下嘱病人空吞咽与交互吞咽，残留较多者可让病人做左、右转头吞咽，一侧咽腔麻痹者将头转向麻痹侧吞咽，通过残留食物的去除情况来评价疗效；⑥评估反流情况，通过将内镜固定在检查部位一段时间以观察数次吞咽后的反流情况。

（二）FEES 的评价

FEES 是检查吞咽时气道保护性吞咽反射和食团运送功能的一种重要方法，对吞咽障碍的诊断和治疗具有指导意义。FEES 较 VFSS 能更好地反映咽喉部解剖结构及分泌物积聚情况，适用于颅神经病变、手术后或外伤及解剖结构异常所造成的吞咽功能障碍，也适用于误吸等各种吞咽障碍病人。但是 FEES 并不能直接观察食团运送的全过程，仅能通过食团吞咽后在咽部分布的间接信息来判断吞咽的效果，不能直接观察环咽肌开放的情况。因此，FEES 对吞咽器官之间的协调性不能做出直观评价。此外，当吞咽的量达到最大或食物盖住喉镜镜头时，内镜将不能成像，称之为白光现象。FEES 检查的另一优点是无 X 线辐射，因此可反复进行检查，且每次检测时间在病人耐受的情况下可长于 VFSS。FEES 设备携带方便，可床边检查，使用率高。此外，FEES 能反映杓会厌襞的感觉功能是否正常，同时反映口咽对食团的感觉程度。

五、咽腔测压技术

测压技术（manometry）主要用于咽、食管压力测定。在吞咽障碍评估中，可用以评估咽和食管运动、压力和协调性与量化静态和动态的变化，比较准确地反映其功能状态。口咽部测压检查是目前唯一能定量分析咽和食管力量的检查手段。

（一）测压技术的应用

咽部测压技术可以动态连续地直接反映整个吞咽过程中的咽腔压力的变化。可用于：①正常咽部生理的评价；②吞咽造影检查未能发现的异常；③咽部及食管括约肌压力的定量确认；④食管括约肌的松弛不全检测；⑤对咽部及食管括约肌协调性紊乱潜在可能的食管功能的评估。目前，不同研究者所用部测压设备及操作流程不完全一致，咽部测压的部位也尚未统一。导管的直径与形状，传感器在导管中的位置，单向灌注孔与环周感应器，测压部位与咽部结构的关系，检查时病人的体位与头部的位置以及吞咽食团的种类与数量均会影响测压结果。由于咽部长度通常小于 10cm，故应用测压点间距较近的导管较为合适。一些实验室也应用一些记录点间距不规则的导管。因而，所得的数据必须与相应导管的类型、直径与形状得到的正常值相比较。

（二）测压技术的发展

在 20 世纪上半叶，非灌注、末端开放的导管束被用于观察动力收缩和蠕动收缩。低顺应性、气动液压灌注系统和侧孔导管的使用提高了测量精度，含有内部传感器的固态传感器也得到了应用，这些发展使得压力测量系统在临床实践中得到了广泛应用。近年来,能够在导管上配备高达36个压力传感器的新颖固态技术的发展,使得"真正的"高分辨率压力测量(high-resolution manometry, HRM)成为现实。这种装置使用专有的环绕触知微压力测量技术,此技术允许36个压力传感器中的每个传感器都能测量一个圆周上12个2.5mm长离散部位的压力。对于细微的,快速的压力变化相对其他技术优越许多。

(三)高分辨率压力测量法的临床应用

1. 咽部吞咽 由于咽部和UES由横纹肌组成,测量设备的响应时间必须非常快,而水灌注传感器压力测量不具备这一特性。HRM能同时满足这两个需要。Takasaki等选择了33名身体健康的日本成年人作为研究对象,使用HRM测量了舌根、下咽和上食管括约肌在吞咽(干咽和5ml水)时的最大压力值,干咽时压力分别为(141.1±73.5)mmHg、(175.3±59.7)mmHg、(172.7±73.8)mmHg(1mmHg=133.322Pa)。同时也测量了上食管括约肌静息压力为(70±30)mmHg,舌根、下咽和上食管括约肌在吞咽5ml冰水时的最大吞咽压力要高于干咽时的最大吞咽压力。每个部位的最大吞咽压力在男性和女性间并没有显著不同,这表明男性和女性的吞咽生理结构是相似的(图2-6-5)。

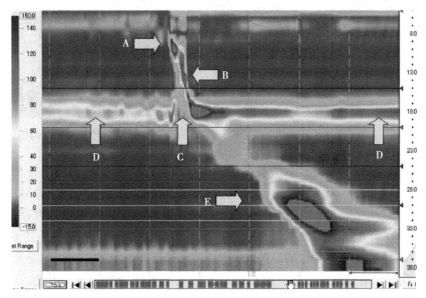

图2-6-5 从鼻咽到上食管的吞咽压力活动高分辨压力测量结果时空分布图

McCulloch等研究了健康志愿者不同体位下对吞咽生理过程压力的影响,发现在转头吞咽时,腭咽部压力持续时间增加,UES静息压下降,UES开放负压下降。在低头吞咽,腭咽部压力持续时间也增加,UES静息压下降。提示这两种体位均有助于食团的向下运送,可根据吞咽困难的具体情况选择适合的体位。

2. 视频测压技术 近年来,吞咽造影同步咽腔测压(manofluorography, MFG)技术的研究给出了咽部吞咽过程和生物力学相关的详细信息,可用于确定食团通过吞咽器官时腔内压与解剖结构运动之间的关系,并阐明了这些特性和食团体积及食团浓度间的相互关系(图2-6-6)。这给出了很多前所未有的细节信息,比如在大口吞咽时

UES如何通过开口更宽和更久来使得食团内压保持在一个很窄的生理学范围内,以及此部位的反常结构或功能异常如何增加流动阻力和显著增加驱动食团流动所需的驱动力。因此,HRM测量结果确认了在吞咽造影中看到的咽部-食管内的位置和病理学上的问题。

六、其他影像学检查方法及应用

(一)超声检查

可通过超声探头与皮肤接触,从而获得吞咽过程中动态实时的软组织影像。超声检查不要求使用任何特殊的食团或造影剂,能在床边进行检查,并能为病人提供生物反馈治疗。与其他检查相比,超声检查对发现舌的异常运动有明显的优

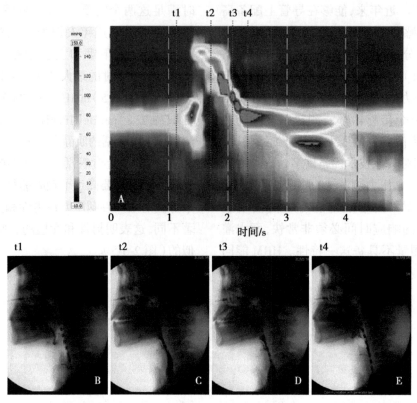

图 2-6-6 正常吞咽活动从鼻咽到上食管的高分辨率测压时空图与吞咽造影截图的相关关系

越性,特别是对口底肌肉和舌骨位移测量具有较高的可靠性。

(二) CT 检查

具有良好的分辨率,可以清晰地观察到双侧会厌、梨状隐窝、口咽腔、喉腔和食管的结构和病变情况,对器质性病变具有良好的诊断价值。320排动态 CT 可以看到吞咽过程中任何一个角度的空间立体图像,最小能达到 0.5mm 的分辨率,每秒可摄录 10 帧以上图像,通过连续拍摄可以得到吞咽过程中的动态数据。3D 动态 CT 可以生动形象地模拟口腔、咽腔至食管上段的立体解剖结构,重建 5、10、20ml 浓流质食团通过 UES 的立体影像。研究结果发现,不同体积的食团通过口腔、咽腔及 UES 时吞咽活动的时序性及持续时间都是不同的。他们的研究从一个全新的角度揭示了与吞咽有关的各解剖结构在吞咽的三个阶段的活动规律。

第三节 吞咽障碍治疗

一、肠内营养

肠内营养(enteral nutrition, EN) 是指通过口服或置管给予营养液,用于补充机体所需要的全部或部置分营养。在吞咽障碍治疗中,因为病人将食物从口腔正常运送至胃存在问题,营养状态通常不容乐观。营养状况不佳不仅会导致营养不良,还会增加并发症发生风险及感染率、死亡率,阻碍病人的康复进程。因此,吞咽障碍的治疗不仅要关注如何使病人恢复安全经口进食,更应首先让病人得到合理的营养,包括营养的方式、营养的剂量及成分。

(一)肠内营养是首选的营养方式

当病人不能正常且安全地经口摄取足够的营养物质时,首先应该考虑应用什么途径让病人摄取足够的营养。营养途径通常有肠外营养(parenteral nutrition, PN)和肠内营养(enteral nutrition, EN)两种方式。肠外营养即经静脉输注氨基酸、脂肪和糖类 3 大类营养物质,以及维生素和矿物质,又称全肠外营养(total parenteral nutrition, TPN)。20 世纪 70 年代,国际上对需要营养支持的病人提出的口号是:"当病人需要营养支持时,首选静脉营养。"但肠外营养的并发症较多,且随着临床营养支持的发展,人们逐渐认识到胃肠的屏障功能对人体的重要性及肠内营养对维护肠黏膜的生长及增殖具有的特殊性,人们在营养途径的选择上也慢慢发生了改变。当前,选择营养支持的口号是:"当肠道有功能,且能安全应用时,就应用它。"

肠内营养与肠外营养相比具有以下优点:①肠内营养可改善和维持肠道黏膜细胞结构与功能的完整性,维持肠道机械屏障、化学屏障、生物屏障、免疫屏障的功能,防止细菌易位的发生;②营养物质经门静脉系统吸收输送至肝脏,使代谢更加符合生理要求,有利于蛋白质的合成和代谢调节;③刺激消化液和胃肠道激素的分泌,促进胆囊收缩、胃肠蠕动,减少肝、胆并发症的发生;④在同样热量和氮水平的治疗下,应用肠内营养病人体质量的增长和氮潴留均优于肠外营养;⑤促进肠蠕动的恢复;⑥技术操作与监测简单,并发症少,费用低。只要胃肠道解剖与功能允许,并能安全使用,肠内营养是我们首先选择的营养方式。但肠内营养亦存在一些令人困扰的并发症,其中最常见的是腹泻、恶心、呕吐,而在吞咽障碍病人中,许多病人存在误吸的风险,因此反流所造成的误吸及经口进食过程中的误吸无疑成为吞咽治疗过程中不容忽视的问题。面对这些胃肠道不耐受的现象,我们应进一步考虑是应该改变管饲营养的途径(幽门后喂养),还是应该使用药物治疗,同时,还应该思考临床护理是否规范。

综上所述,营养是吞咽障碍病人需要首先解决的问题,肠内营养是首选。医师、治疗师应该根据病人的功能状况选择经口进食,经鼻胃管喂食,经口胃管喂食,胃造瘘术喂养(经皮内镜下胃造瘘术),空肠造口术等途径。

(二)经皮内镜下胃造口术与鼻饲管的选择

当吞咽障碍病人不能经口进食时,临床上在考虑管饲营养的同时还要考虑选择何种管饲方法。长期留置鼻饲管易造成鼻咽部充血水肿,疼痛不适,且易增加误吸风险及营养不良发生的风险。多项研究的结论是,长期肠内营养支持选择经皮内镜下胃造口术(percutaneous endoscopic gastrostomy,PEG)途径优于留置鼻胃管(NGT),前者能保持营养物质摄入充足,维持病人良好营养状况,且操作失败率低;后者置管率高。Park等的一项 RCT 研究结果表明,PEG 喂养可改善病人的营养状况(体重、中臂围和血清白蛋白)。《中华医学会肠外肠内营养学分会肠外肠内营养临床指南》推荐,任何原因引起的神经性吞咽困难病人,短期吞咽困难推荐鼻胃管喂养;长期吞咽困难(超过 1 个月)推荐 PEG 喂养。但是,PEG 是一项有创伤的手术,在中国,许多病人及家属难以接受此种营养方式,目前在吞咽障碍病人中推广率不是很高。

(三)间歇置管喂食

间歇置管喂食是指在每次进食时插入胃管给予食物,在注食后将胃管拔出,从而减少插管的不适感及导致的并发症。此方法适用于单纯经口进食无法摄取足够营养,不能耐受长期留置胃管,咽部分泌物多,易发生胃食管反流者。同时,由于在插入胃管的过程中可诱发吞咽反射,间歇置管喂食也起到一定的治疗作用,从而防止吞咽废用。因此,这种方法也是吞咽障碍治疗的一种手段。有研究表明,间歇置管喂食可使消化道保持正常的生理结构,促进吞咽功能的恢复,手法简单、安全,不会对皮肤黏膜造成压迫,因此无皮肤黏膜溃疡发生的可能,因管道不进入胃,无消化道出血的风险,能避免长期置管所致的呃逆及反流性疾病。但每次进食均需要置入饲管并确定安全性,增加护理人员及家属的工作量。

二、吸入性肺炎

(一)吸入性肺炎及其危险因素

1. **吸入性肺炎(aspiration pneumonia)** 吸入带有病原菌的口咽部分泌物或经过口咽部的食物等,细菌进入肺内繁殖,最终导致肺部混合性感染,严重者可发生呼吸衰竭和急性呼吸窘迫综合征。吸入性肺炎最常发生于有误吸倾向的病人,如延髓病变,但误吸不一定都形成吸入性肺炎。据报道,吸入性肺炎发生率为 10% ~ 43%,吸入性肺炎是吞咽障碍绕不开的话题。

2. **危险因素** 导致吸入性肺炎的危险因素很多,下列因素至关重要。

(1)吞咽障碍:是吸入性肺炎最常见的危险因素之一。有研究显示,伴吞咽障碍的卒中病人,肺炎的风险增加 3 倍以上,而存在误吸的病人,肺炎发生的风险增加 11 倍。吸入性肺炎是急性脑卒中后吞咽障碍的主要并发症,脑卒中病人中 10% 死于肺炎,最主要的就是吸入性肺炎。吞咽问题引起食物误吸和吸入性肺炎在家庭护理中也很常见,有吸入性肺炎的严重痴呆病人6个月的死亡率可达46.7%。

(2)气管切开后的获得性误吸:也是误吸和发生肺炎的危险因素。可能原因包括呼吸气流的改变和声门下压力降低;喉上抬幅度下降;下咽和喉部感觉功能受损;声门关闭反射受损;食管壁受压等。从理论上分析,通气装置可预防误吸,但同时可刺激呼吸道分泌物增加,故实际上没有起到此作用。另外,机械通气可增加腹压,也是导致胃内容物反流而致误吸的一个原因。

(3)呕吐:呕吐可从几个途径产生误吸。病人缺乏足够的反射来保护呼吸道,由突然、高压力的胃内容物反流到咽喉部;呕吐常使喂养管移位,甚至进入食管。有学者分析,这主要与胃内容物过多、扩张或者与胃肠动力减慢有关。

(4)口腔卫生不良:对于长期吞咽障碍的病人,口腔和牙齿均成为致病菌的栖息地,在一定程度上增加了误吸的发生率。

(二)吸入性肺炎的诊断

通过临床表现、两肺听诊、血常规和胸部X片辅助检查、必要时胸部CT检查的特征性表现,吸入性肺炎的诊断并不困难。此外,通过吞咽造影、软管喉内镜、气管内分泌物糖含量、染色法测定、胃内残留物容量测定、核素标记、胃蛋白酶测定等检查手段判断是否存在误吸。

(三)吸入性肺炎的预防

吸入性肺炎的预防包括保持口腔卫生、防止误吸、增强咳嗽保护反射、减少细菌负荷和增强机体抵抗力等综合措施。此外,针对鼻胃管能否预防吸入性肺炎这个问题,应该有清醒的认识。对于吞咽障碍不能经口进食的病人,一般推荐鼻胃管作为一种有效、安全的营养供应方法。对100例急性脑卒中因吞咽障碍插胃管的病人进行18个月的前瞻性研究发现,44%的管饲病人被诊断为肺炎,大部分病人在卒中后第二或第三天出现肺炎,肺炎发生的独立预测因素为意识水平下降和严重的面瘫。由此认为,急性脑卒中吞咽障碍病人采用鼻胃管进食对吸入性肺炎的保护作用有限。

三、口腔感觉运动治疗

(一)技术背景

口腔感觉运动训练技术,主要用于口腔内的感觉和口周、舌肌肉功能治疗,帮助改善口腔器官的感觉及口周、舌运动功能。其灵感来源于躯体感觉运动控制技术。把口腔类比为肢体,利用触觉和本体感觉刺激技术,遵循运动机能发育原理,促进口腔器官的感知正常化,抑制口腔异常模式,逐步建立正常的口部运动模式。目前开展的口腔感觉运动技术包括舌压抗阻反馈训练、舌肌主被动训练、K点刺激、振动训练、气脉冲感觉刺激训练等口腔综合运动及感觉训练方法,临床实践效果满意。

(二)技术操作及临床应用

1. **舌压抗阻反馈训练** 舌的主要功能是将食物搅拌形成食团,并把食团由舌前部输送到咽部。脑干病变、脑外伤、鼻咽癌放疗后、舌癌术后等疾病常导致舌部肌肉力量不足,无法把食物送至咽部。使用舌压抗阻反馈训练仪,嘱病人舌用力上抬,在舌与硬腭之间挤压一个小水囊,通过视觉反馈观察治疗仪上数字压力显示的变化,病人可较快速地提高舌肌力量。此外,通过临床实践发现,舌压抗阻反馈治疗也可以改善病人的吞咽动作协调性,重新建立吞咽反射神经通路,在治疗吞咽动作不协调、吞咽反射延迟和吞咽启动困难方面也有良好的疗效。

2. **舌肌主被动康复训练** 临床上应用吸舌器的吸头吸紧舌前部,轻轻用力牵拉舌头;把吸舌器放于上下磨牙间,嘱病人作咀嚼或咬紧动作;用上下唇部夹紧吸舌器的头部,使之抗阻力或嘱舌肌后缩主动抗阻训练等,对舌肌进行被动牵拉或舌肌后缩主动抗阻训练。此方法可以增强舌头活动范围,强化舌肌力量和灵活性,增强舌对食团的控制能力。

3. **K点刺激** "K点"也叫K-point,位于磨牙后三角的高度,腭舌弓和翼突下颌缝的中央位置,日本学者小岛千枝子发现,轻轻用力按压刺激此部位(图2-6-7)可以诱发病人的张颌反射和吞咽反射。因此,此方法主要应用于上运动神经元损伤致张口困难的吞咽障碍病人。

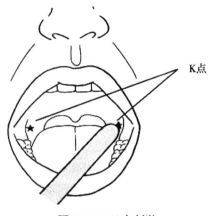

图 2-6-7　K 点刺激

4. 改良震动棒振动训练　应用电动牙刷改良的振动棒做口腔的浅感觉及深感觉的振动刺激，可以促进口腔感觉的改善或恢复。这种改良的振动棒振动训练可适用于各类口腔感觉障碍病人，通过临床实践发现，它的安全性更强，配合度高的病人还可以使用做自我训练。

5. 简易气脉冲感觉刺激　把简易气囊与导气管相接，导气管末端置于病人前咽弓、舌根部、咽喉壁，快速按压气囊 3 ~ 4 次，将气脉冲送至这些部位，引出吞咽动作或嘱病人作吞咽动作。此方法适用于吞咽反射消失或吞咽启动延迟的吞咽功能障碍病人，不同年龄段的病人均可应用简易气脉冲刺激帮助病人。具有加快吞咽启动，强化口咽腔吞咽功能的作用。与电刺激相比，绝对安全。

四、电刺激治疗

用于吞咽障碍治疗的电刺激形式主要是神经肌肉低频电刺激，因其安全、疗效可靠、操作简便等特点，在康复领域的应用历史悠久，而在吞咽障碍的临床治疗中也有 10 余年的历史。其主要生物学效应包括：①电流作用使神经肌肉接头或运动终板处的神经去极化，当动作电位传导至肌纤维时，通过兴奋收缩偶联产生肌肉收缩，从而增加肌肉内的收缩蛋白含量以及肌纤维的氧化能力，改善肌肉的运动功能。②电刺激比正常肌肉收缩更能强化 II 型肌纤维（快肌纤维）的募集，增强肌肉的爆发力。③大脑皮质功能重组。电刺激通过增加神经组织的兴奋性或通过激活相关感觉通路促进大脑的可塑性，这是现阶段基础研究的热点，其机制的研究还在进一步深入。目前国外吞咽障碍应用的外周低频电刺激方式主要有三种：表面电刺激、口咽部电刺激和肌肉内电刺激。

（一）低频电刺激治疗吞咽障碍的困惑

国内外大量临床研究表明，低频电刺激与基础吞咽训练相结合有助于吞咽功能改善。然而这些研究多集中于临床运用的经验总结或是疗效观察上。国际上对该技术的适应证、参数以及生物力学作用方面一直颇有争议。有鉴于表面电刺激在吞咽中的生物力学研究与临床观察结果不符，以及目前可获得的临床研究的局限性，美国言语语言听力协会的吞咽障碍指南把这种方法列为很有前景，但评级仅为 1 级，推荐强度很低。

（二）低频电刺激治疗吞咽障碍的前景

1. 如何循证　吞咽障碍的临床研究需要长期的观察、设计合理的多中心随机对照试验，且最好是同质化的病人（如慢性期），因为吞咽障碍有自然恢复的可能。对于颈部表面电刺激的使用也许应慎重，需要具体分析病人的吞咽障碍严重程度和类型，避免增加不必要的误吸和肺炎的可能。

2. 开辟新的电刺激途径　咽腔电刺激是一种相对较新的治疗方法，采用管腔内的电极直接刺激咽喉部吞咽相关的黏膜和肌肉，可能通过感觉和运动调节大脑的可塑性，改善吞咽功能。Fraser 等进一步研究了刺激频率的影响，分别给予 1Hz、5Hz、10Hz、20Hz、40Hz 频率的刺激，其中 10Hz、20Hz、40Hz 的电刺激造成咽兴奋的抑制，而 5Hz 可以最大程度提高咽兴奋。该结果表明，不同频率的电刺激可以改变咽皮质的兴奋状态，不恰当的刺激频率会抑制吞咽皮质重组。Fraser 等继续采用 5Hz，75% 的最大耐受强度，每次刺激时间 10min，每天一次，连续 3 天。通过功能性磁共振观察发现，这种电刺激有助于吞咽肌投射的皮质发生重组，这个过程可维持 30 ~ 60min。更重要的是，对脑卒中病人而言，还激活了没有损害半球的皮质和延髓的活性，且与影像学 VFSS 显示的吞咽功能证据一致，即缩短吞咽反应和咽转运时间、减少误吸。此研究为咽腔电刺激治疗吞咽障碍提供了有力的理论依据。据笔者了解，国外咽部电刺激导管价格昂贵，不能消毒，使用寿命短，这在很大程度上限制了推广应用。

五、导管球囊扩张术

采用机械牵拉的方法,使得环咽肌张力、收缩性和 / 或弹性正常化,促进上食管括约肌生理性开放,解决环咽肌功能障碍导致的吞咽困难,称之为扩张技术。常用的扩张治疗方法包括在内镜或无内镜引导下,用探条、导丝引导的聚乙烯扩张器、充气气囊或充水球囊、水银扩张管对环咽肌(cricopharyngeus muscle, CP)进行扩张。国内有学者于 2005 年率先创新性地使用改良式导管球囊扩张治疗脑干病损后环咽肌不开放 / 开放不完全(环咽肌失弛缓症),采用适当号数球囊导管经鼻孔或口腔插入食管,在食管入口处,用分级注水或注气的方式充盈球囊,通过间歇性牵拉环咽肌,激活脑干与大脑的神经网络调控,恢复吞咽功能。这种导管球囊扩张主要应用于神经疾病导致的环咽肌功能障碍病人。多年的临床实践表明,球囊扩张法具有最佳的成本 - 效益、无创且简便,疗效确切。

(一)导管球囊扩张术的理论基础

1. 环咽肌障碍的病理生理基础 上食管括约肌(UES)是咽与食管交界处的屏障,生理状态下呈间歇性的开放与关闭。其中,环咽肌是 UES 主要的关闭肌肉,具有双向阀门作用。在呼吸时维持张力性收缩,防止空气进入食管;吞咽时,舌向后推进食团尾端,咽中缩肌和下缩肌收缩,UES 处于开放状态。UES 由环咽肌(cricopharyngeus muscle, CP)和咽下缩肌共同组成,其中 CP 是 UES 的主要成分。当 UES 在吞咽过程中因神经疾病和头颈放射性损伤后神经调节障碍处于紧张状态而无法放松(失弛缓)时,将会发生吞咽的协同困难。如果吞咽时咽部推动力不足,舌骨和喉部的上抬以及前移运动不足或不能,将导致环咽肌开放不完全或完全不开放;如果支配环咽肌的迷走神经功能障碍,也严重影响环咽肌的开放。这几种情况都可导致全部或部分食团滞留在咽、会厌和梨状窦内,并且在吞咽后引起误吸。一项前瞻性研究提示,脑干病变中由于上食管括约肌不能开放或开放不完全[又称环咽肌功能障碍(cricopharyngeal disorder, CPD)]引起的吞咽困难的发生率高达 80%。临床表现为病人难以吞咽固体和液体食物,出现进食后食团反流、咳嗽、咽部滞留和误吸等,最终导致吸入性肺炎、营养不良、脱水和体重下降。

2. 导管球囊扩张术的治疗作用 针对 CPD 的导管球囊扩张术是一项创新性的治疗方法,包括一次性导管球囊扩张术和分级多次导管球囊扩张术,临床上多采用后者。根据导管进入的途径可分为经鼻导管球囊扩张及经口导管球囊扩张;在扩张过程中,根据病人参与的程度可分为主动导管球囊扩张及被动导管球囊扩张;根据球囊扩张术应用人群又可分为成人导管球囊扩张及儿童(幼儿)导管球囊扩张。无论哪种导管球囊扩张方式,一般由 2 名治疗师合作完成此项治疗操作。一人为主要操作者,另一人为助手协助。导管球囊扩张术通过导管球囊对 CP 的循序渐进式的机械牵拉,不断地重复刺激 UES 内膜,反射性地恢复脑干、大脑的神经调控,增强咽缩肌力,降低环咽肌张力。通过主动吞咽指令,不断强化皮质及皮质下吞咽中枢,改善吞咽的时序性、协调性,达到吞咽时有足够的喉部上抬以及前移运动,有助于牵拉 UES 入口,促进环咽肌协同开放,最终恢复吞咽进食功能。

3. 应用范畴 脑干脑卒中、各种脑干损伤、炎症、放射性脑病等所致环咽肌失弛缓症是治疗首选。

(二)创新性治疗技术面临的挑战与提高

导管球囊扩张是一项适宜性治疗技术,成本较低,疗效显著,安全可靠,无不良并发症,操作简单,病人依从性高,在国内外得到广泛使用。但是,目前关于 CPD 治疗的大多数文献为小样本病例报告,缺乏随机对照研究,各研究之间球囊扩张技术的治疗方案尚无统一标准。尽管已有个别指南发布,但球囊的直径和压力、每次扩张的持续时间均不同,多依赖于操作者的个人喜好和经验。有报道认为,能够缓解症状的最大球囊直径成人为 20mm,婴儿为 10mm。既有采用单一尺寸球囊的研究,也有采用球囊直径逐级递增的扩张方案,如起始直径为 10mm 或 12mm,之后渐增至 18mm 或 20mm。扩张时若在内镜引导下进行操作,而病人又处于镇静状态,则可能降低治疗效果、增加不适感和引起创伤。导管球囊扩张术的核心装置是球囊,基于临床实践中球囊注水或打气量全凭操作者的经验,球囊很难固定在扩张部位等不足,不断有报道进行改良并申请专利。改良的导管球囊扩张技术相当安全可靠,成本低廉,操作简单,病人依从性高,临床实践表明疗效肯定。尽管医生、护士、言语治疗师均可操作,但要获得较好的疗效,严格掌握适应证很有必要,作为一种适宜治疗技术,应避免误用及滥用。

第四节 吞咽障碍治疗的新理念及新技术

一、环咽肌肉毒毒素注射

针对环咽肌失弛缓引起的吞咽障碍,肉毒毒素注射不失为一种有效方法。但是其定位引导方法和注射剂量及用法等问题将是以后研究的方向。首先,环咽肌位于食管入口,前方为气管,且与颈动脉、迷走神经等毗邻,体表定位困难,直接经皮注射风险极大。目前文献报道采用的引导注射方法主要有肌电图引导、内镜下引导、CT引导,因需特殊设备临床应用时有一定的限制。食管球囊造影联合CT引导下环咽肌肉毒毒素注射治疗,定位准确,注射精准,安全性高。另外,同样原理,可用超声、球囊引导联合肌电图引导注射。该方法不但从解剖学上定位,而且结合电生理方法进行精准定位,为注射技术提供了有力保障。

其次,肉毒毒素注射最佳配方、注射部位、最佳剂量、远期疗效、是否重复注射均没有基于循证医学的共识。现有研究显示,剂量不一,但通常在20～100单位范围内,建议以低体积、高浓度稀释液制备,以最大限度地减少毒素向其他组织扩散的可能性。各研究中注射位点也并不统一,有报道注射2个点,或3个点。多项临床研究显示,注射后吞咽功能改善,远期疗效方面,最长观察到12个月。

二、神经调控技术

神经调控技术可通过改变目标脑区的兴奋性诱导脑可塑性的变化。目前常用的无创经颅刺激技术包括:重复经颅磁刺激(repetitive transcranial magnetic stimulation,rTMS)和经颅直流电刺激(transcranial direct current stimulation,tDCS)等,在吞咽障碍领域正处于临床研究与初步应用阶段,值得关注。

(一)重复经颅磁刺激

rTMS利用时变的脉冲磁场使作用部位产生感应电流,作用于中枢神经系统(主要是大脑),改变皮质神经细胞的膜电位,影响脑内代谢和神经电活动,从而引起一系列生理生化反应。rTMS对脑区兴奋性的调节主要取决于频率的不同。研究已经证实低频(≤1Hz)的rTMS对中枢有抑制作用,高频(≥5Hz)的rTMS对中枢有兴奋作用。研究发现,高频刺激患侧咽部皮质代表区,可提高咽肌兴奋性,并改善吞咽功能。Cheng等人新发表的研究报道,脑卒中后慢性吞咽障碍病人采用高频rTMS刺激健侧或者患侧的口颜面运动皮质代表区,可改善舌的活动能力,而低频rTMS可使口腔运送时间与吞咽启动时间延长。快速短阵脉冲刺激(theta burst stimulation,TBS)作为一种特殊的重复经颅磁刺激,分为持续短阵快速脉冲刺激(continuous theta burst stimulation,cTBS)和间歇短阵快速脉冲刺激(intermittent theta burst stimulation,iTBS),分别产生与低频和高频rTMS类似的生物学效应,因刺激时间更短,所需刺激强度较低,安全性则更高。研究发现,生理状态下,cTBS可以抑制大脑半球舌骨上肌群运动皮质区的兴奋性,而iTBS则可以提高相应皮质区的兴奋性,持续时间长达半小时以上。多项研究均认为rTMS结合吞咽训练对吞咽功能的恢复有效,但其刺激参数和恢复机制有待进一步研究。

(二)经颅直流电刺激

tDCS不但能使细胞膜极化而改变皮质脊髓束的兴奋性,而且能改变神经网络的兴奋性,并产生较长时间的后效应。研究表明,阳极tDCS能提高吞咽皮质兴奋性,阴极能抑制吞咽皮质兴奋性。采用的刺激强度一般认为在2mA左右,刺激持续10～20min。与rTMS类似,目前仅处于临床初步应用阶段,尚不明确其刺激部位、刺激强度对吞咽功能的影响,及其机制不明,所产生的效应也因人而异。

不同模式的中枢神经调控技术与外周刺激或者吞咽任务相结合进行双向干预可能是改善吞咽功能的新思路。

三、未来的治疗与研究展望

吞咽障碍评估与治疗的未来主要取决于从事吞咽障碍的临床专业人员与研究者能否收集更多的资料,进一步支持目前及未来吞咽障碍病人的治疗方法。治疗师均应尽可能参与这样的研究,并且从循证医学的角度系统地总结每位吞咽障碍病人的治疗成效。在未来若干年内,下列问题值得进一步深入研究。

(一)探讨感觉评估与吞咽障碍治疗的结合

证据显示,在未来10年内将会有很多领域的研究成果,这些领域包括探讨感觉评估与吞咽障碍治疗的结合,为达到以下目的,专业人员需要进一步发展相关策略。

1. 更系统仔细地观察不同年龄阶段的正常人及特定吞咽障碍群体的感觉及认知功能。

2. 更系统地强化感觉输入,以代偿感觉缺失所造成的口咽吞咽障碍,气脉冲治疗、生物反馈已在此领域做出了有益尝试。

(二)呼吸与吞咽功能的整合

大量研究证实,人类吞咽和呼吸功能的协调对于维持正常吞咽功能非常重要。研究两者如何相互影响是未来研究的另一个重要领域。

探讨声门下气压(subglottic air pressure, Psub)的变化导致上气道流体动力学的变化及其与误吸之间的关系是其中的研究方向之一。这将为临床上采取说话瓣膜等干预手段恢复气管切开术后病人的呼吸-吞咽协调、改善其吞咽功能提供依据。我们研究确实表明脑损伤气管切开术后病人吞咽生物力学受损、吞咽时声门下压力降低,上气道气流阻力增加,导致误吸的发生。吞咽说话瓣膜的应用能改善气管切开术后病人整体吞咽协调性,重塑完整气道通路,增加Psub,缩短拔管时间,改善病人腭咽收缩功能,恢复正常吞咽功能。

研究显示,肺部疾病病人伴有吞咽障碍时,进行各种呼吸训练技术后,其吞咽功能也有所恢复,然而其介入时机及其作用机制也需要进一步探讨。

(三)认知与吞咽:执行功能与吞咽功能网络之间如何相互影响?

吞咽障碍是在认知障碍病人整个病程中各个时期都比较常见的并发症。研究也发现认知功能与吞咽功能之间存在较大的关联。完整的吞咽过程包括食物的识别和运送、进食节律的维持,是一种涉及口面部、咽喉部位多组肌肉时序性活动的精细运动功能,毋庸置疑需要认知功能,尤其是执行功能的调控。研究也表明,执行功能的多个要素都与吞咽有关。在过量进食或看到不喜欢的食物时,抑制性控制可抑制进食相关食品或食欲。定式转换与工作记忆有利于维持良好的进食习惯,可能从多方面影响摄食行为,包括食物的感觉刺激、情感以及选择食物种类、进食频度的决策等。

比较认知功能与吞咽功能的神经影像学研究显示,同时负责认知功能及吞咽功能的中枢调控区域包括前额叶、岛叶、前扣带回等,尤其是前额叶背外侧皮质。也表明这些功能节点在执行与吞咽皮质功能代表区存在相互交叉,二者可能具有网络连通性。执行功能与吞咽功能相互影响,一方的结构或功能改变对另一方具有直接或间接的影响。我们前期吞咽障碍系列应用研究的工作基础和临床研究初步发现,执行功能与吞咽功能的神经网络调控确实存在一定关联,但执行功能的各个亚成分与吞咽功能之间存在何种关系,干预后两个神经网络如何发生重组等尚有许多问题亟待进一步探索。

(四)吞咽皮层各区间的相互联系

1. **大脑吞咽皮质之间如何联系** 近年研究发现,这些脑区之间并不是以等级关系分级支配,可能更多的是以神经网络的方式进行,但是吞咽涉及的脑区众多,如何筛选其网络节点,为干预措施的选择提供依据是未来研究的方向。

2. 除了大脑皮质外,小脑皮质及深部核团可能也参与吞咽功能的调控。已有研究证实,小脑磁刺激干预可影响吞咽皮质代表区的兴奋性,表明小脑的干预可能成为吞咽障碍另一个潜在的治疗靶点。小脑深部核团通过丘脑等与大脑之间存在较为明确的神经环路,浦肯野细胞的爬行纤维传导到深部核团(主要为齿状核),齿状核向上传导至背外侧丘脑,至对侧大脑皮质运动区;而大脑皮质发出的纤维可通过脑桥的下行纤维与小脑连接。当小脑、脑干或皮质吞咽中枢发生病变时,小脑-丘脑-大脑皮质-脑桥-小脑的神经环路传导障碍,橄榄小脑束与脑干吞咽模式发生器之间的通路是否可能成为吞咽功能恢复的代偿路径,还需进一步研究证实。

(窦祖林)

参 考 文 献

[1] 窦祖林. 吞咽障碍评估与治疗. 2 版. 北京：人民卫生出版社，2017.

[2] ROFES L, ARROELA V, PERE C. The Volume-Viscosity Swallow Test for Clinical Screening of Dysphagia and Aspiration. Clinical Nutrition, 2008, 27（6）: 806-815.

[3] KELLY EA, KOSZEWSKI IJ, JARADEH SS, et al. Botulinum toxin injection for the treatment of upper esophageal sphincter dysfunction. Annals of Otology Rhinology & Laryngology, 2013, 122（2）: 100-108.

[4] YANG EJ, KIM KW, LIM JY, et al. Relationship between dysphagia and mild cognitive impairment in a community-based elderly cohort: the Korean longitudinal study on health and aging. Journal of the American Geriatrics Society, 2014, 62（1）: 40-46.

[5] SU M, ZHENG G, CHEN Y, et al. Clinical applications of IDDSI framework for texture recommendation for dysphagia patients. Journal of texture studies, 2018, 49（1）: 2-10.

[6] 中国吞咽障碍康复评估与治疗专家共识组. 中国吞咽障碍评估与治疗专家共识（2017 年版）第一部分 + 评估篇. 中华物理医学与康复杂志, 2017, 39（12）: 881-892.

[7] 中国吞咽障碍康复评估与治疗专家共识组. 中国吞咽障碍评估与治疗专家共识（2017 年版）第二部分 + 治疗与康复管理篇. 中华物理医学与康复杂志, 2018, 40（1）: 1-10.

[8] LIN T, JIANG L, DOU Z, et al. Effects of Theta Burst Stimulation on Suprahyoid Motor Cortex Excitability in Healthy Subjects. Brain Stimul, 2017, 10（1）: 91-98.

[9] 朱琪, 杜宇鹏, 徐守宇. 经颅直流电刺激对脑卒中后吞咽障碍恢复的研究进展. 中国康复理论与实践, 2016（1）: 58-60.

[10] TURLINGTON L, NUND RL, WARD EC, et al. Exploring current sensory enhancement practices within videofluoroscopic swallow study（VFSS）clinics. Dysphagia, 2017, 32（2）: 225-235.

[11] LANGMORE SE. History of fiberoptic endoscopic evaluation of swallowing for evaluation and management of pharyngeal dysphagia: changes over the years. Dysphagia, 2017, 32（1）: 27-38.

[12] DZIEWAS R, BAIJIENS L, SCHINDLER A, et al. European Society for Swallowing Disorders FEES Accreditation Program for Neurogenic and Geriatric Oropharyngeal Dysphagia. Dysphagia, 2017, 32（6）: 725-733.

[13] LAN Y, XU G, DOU Z, et al. The correlation between manometric and videofluoroscopic measurements of the swallowing function in brainstem stroke patients with Dysphagia. J Clin Gastroenterol, 2015, 49（1）: 24-30.

[14] DOU Z, ZU Y, WEN H. et al. The effect of different catheter balloon dilatation modes on cricopharyngeal dysfunction in patients with dysphagia. Dysphagia, 2012, 27（4）: 514-520.

[15] LAN Y, XU G, DOU Z, et al. Biomechanical changes in the pharynx and upper esophageal sphincter after modified balloon dilatation in brainstem stroke patients with dysphagia. Neurogastroenterol Motil, 2013, 25（12）: e821-e829.

[16] CHENG IK, CHAN KM, WONG CS, et al. Preliminary evidence of the effects of high-frequency repetitive transcranial magnetic stimulation（rTMS）on swallowing functions in post-stroke individuals with chronic dysphagia. Int J Lang Commun Disord, 2015, 50（3）: 389-396.

[17] 岳寿伟, 怀娟, 关家文, 等. 食管球囊造影联合 CT 引导下环咽肌肉毒毒素注射治疗脑干损伤后吞咽障碍 1 例报告. 中国康复医学杂志, 2017（09）: 76-78.

[18] VASANT DH, MICHOU E, MISTRY S, et al. High-frequency focal repetitive cerebellar stimulation induces prolonged increases in human pharyngeal motor cortex excitability. J Physiol, 2015, 593（22）: 4963-4977.

[19] MICHOU E, MISTRY S, JSFFERSON S, et al. Characterizing the mechanisms of central and peripheral forms of neurostimulation in chronic dysphagic stroke patients. Brain Stimul, 2014, 7（1）: 66-73.

第七章　语言交流障碍

第一节　语言交流链及信息障碍

一、语言交流链概述

人与人的交往离不开语言交流,即通过各种感知觉(听觉、视觉、触觉等)、言语、语言和认知等不同的过程交换信息和观点。人类的交流成分是动态的、多维度的,受生理、心理和环境等因素的多重影响。语言交流链主要由语言接收、中枢理解表达和语言表达三个部分组成,任意一个环节障碍都会导致语言交流障碍,如图2-7-1。

根据交流障碍(communication barrier)的障碍点集中位置可分为:①听觉功能障碍,如聋儿;②语言功能障碍,如失语症;③认知及行为障碍,如痴呆的语言交流障碍,多表现为继发性语言交流障碍;④言语表达障碍,如构音障碍,发声功能障碍,流利性交流障碍,交流态度障碍;⑤非口语交流障碍,如失读症。

根据交流障碍的形式又可分为:口语交流障碍、阅读障碍、书写障碍等。

二、听觉功能障碍

听觉功能障碍(hearing dysfunction)是指听觉系统中的传音、感音以及对声音的综合分析的各级神经中枢发生器质性或功能性异常而导致听力出现不同程度的减退,是儿童期的主要残疾之一。正常的听力是言语认知、言语产生和言语表达能力发展的先决条件。完整听力反馈系统的缺乏将会严重影响言语的学习和认知能力提高。

人对声音的感觉是通过耳的传音系统、感音器官和大脑的听神经及听觉中枢共同实

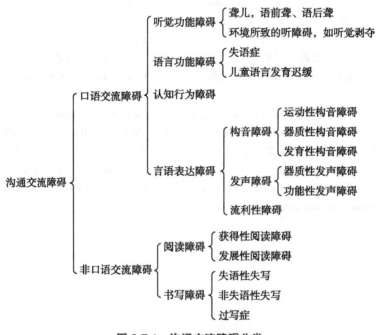

图2-7-1　沟通交流障碍分类

现的。

听觉功能障碍除了不能获取对声音的感知，还会影响语言的获得与表达。如在幼儿或胎儿时期听觉系统就已发生严重病变，以致听力缺失而丧失学习语言的机会，便成为聋人，导致不学习语言或语言发育迟缓成为聋哑，成年后的长时间耳聋会影响言语表达的清晰度，导致沟通能力的退化和语言交流障碍。

脑干听觉诱发电位（brain stem auditory-evoked potentials, BAEP）可作为一种客观、无创的方法来早期识别听觉功能障碍。

三、语言功能障碍

语言功能障碍的典型表现包括失语症和儿童语言发育迟缓（language retardation）。其中失语症是由于脑部器质性损伤，导致大脑语言及相关区域受到损伤，而造成原语言交流功能受损或者丧失的一种综合征，包括对语言的理解、表达等某一方面或某几方面的功能障碍。

（一）失语症

失语症（aphasia）是由于脑损害引起的语言能力受损或丧失，即因大脑局部病变导致的语言障碍。病人在无意识障碍情况下，对交流符号的运用和认识发生障碍。即对语言的表达和理解能力受损或丧失，且并非因感觉缺损（听觉或视觉下降或丧失），病人能听到言语声或看见文字，但不能理解言语或文字的意义；无口咽部肌肉瘫痪、共济失调或不自主运动，能清晰地说话或说出的话不能表达意思，听者难以理解。失语症是对词语的声音和意义的记忆丧失，而对所有其他体验和知识的记忆完整。

自从 Broca 报道首例运动性失语症以来，对失语症的研究已长达一个半世纪。临床工作者一直采用临床症状来描述对失语症的认识，根据表达流利性、复述、命名、听理解等方面进行失语症的分类。1885 年 Lichteim 研究了 Wernicke 的观点后提出了一种"房屋模式"来描述语言障碍的分类和机制，分皮质下和皮质性语言中枢处理。1979 年 Benson 在《失语、失读和失写》中将失语分类如表 2-7-1。

表 2-7-1　Benson 失语分类法的主要内容

分类	失语类型
外侧裂周围性失语综合征	Broca 失语（Broca aphasia, BA） Wernicke 失语（Wernicke aphasia, WA） 传导性失语（conduction aphasia, CA）
分水岭区失语综合征	经皮质运动性失语（transcortical motor aphasia, TMA） 经皮质感觉性失语（transcortical sensory aphasia, TSA） 经皮质混合性失语（mixed transcortical aphasia, MTA）
皮质下失语综合征	基底节性失语（basal ganglion aphasia, BaA） 丘脑性失语（thalamic aphasia, TA）
完全性失语	完全性失语（global aphasia, GA）
命名性失语	命名性失语（anomic aphasia, AA）
其他	纯词聋（pure word deafness） 纯词哑（pure word umbness） 失读症（alexia） 失写症（agraphia）

然而在过去的 25 年里，通过语言认知心理学理论的不断发展与完善，认知神经心理学个案研究技术和功能影像技术、神经电生理技术的发展，研究者对失语症特征的分析已经从语言任务的描述转换到对语言认知加工损害的确定。目前，国际上对失语症的认识已经远远超出了经典的分类，对语言功能的诊断已经不是模糊分类（如感觉性失语、运动性失语等），而是功能模块化。

失语症主要针对言语-语言障碍的性质、类别以及严重程度，对残存的交流能力及语言模式障碍水平进行评估，从而使语言治疗更具针对性。评价目的在于依据正常语言构成单元，识别失语病人各受损单元及残存单元及其相互作用关系，使干预治疗更为有效。与经典的失语症分类方法相比，语言认知心理加工模型能够解释失语症临床症状的表现，有助于康复治疗师制订针对性的训练计划。为失语症损害类型提供了进行有条理的、有逻辑的分析的思维方法，为失语症的评定和治疗开辟了一条新途径。但是对临床诊断分类界定不如 Benson 失语症分类法清晰，与病变部位关联性不强。所以两种分类方法均有待研究。建议可同时使用，互相补充。

（二）儿童语言发育迟缓

语言发育迟缓是指在发育过程中的儿童其语言发育没达到与其年龄相应的水平，这些儿童多数表现为语言方面的总体落后，比如精神发育迟缓儿童，或者语言某些功能落后，如语言的理解、表达以及交流行为等某一方面落后为主。语言发育迟缓分为继发性与原发性。其中继发性的语言发育迟缓儿童改善其发病原因很重要。

常见的继发性语言发育迟缓的原因有：①听觉障碍；②儿童孤独症（又称为自闭症）；③智力发育迟缓（精神发育迟缓）；④受语言学习限定的特异性障碍（发育性运动性失语，发育性感觉性失语）；⑤癫痫；⑥脑瘫；⑦构音器官的异常（腭裂为代表）；⑧语言环境的脱离和不良。

语言发育迟缓有很多的表现，其中主要归纳为：①语言的输入障碍，可以表现为字、词、语句的听理解困难以及认知障碍；②自发表达晚，一般孩子在一岁左右开始有意识说话或者开始叫人，如"爸爸、妈妈"等，但是语言发育迟缓的儿童大多数超过了这个年龄甚至2～3岁还不会叫人，甚至只会"咿呀"的无意识的语言；③语言发育慢或出现停滞，一部分孩子开始说话的时间与正常儿童相似，但是与同龄的儿童语言的发育速度相比要缓慢或者明显缓慢。甚至出现相对停滞或者倒退现象；④语言技能较低，这些儿童具有一定的词汇，也会用句子表达，但是词汇和语法应用困难，明显低于同龄儿童；⑤词汇量少，句子简单，一部分儿童词汇量少，不但不会用句子表达，在单词表达时还多伴有较多的手势、肢体语言、甚至象声词。一部分年龄较大的儿童只能用简单的句子表达，在语言能力方面弱于同龄儿童；⑥回答问题反应差，遵循指令困难，这些儿童在会话的过程中回答问题反应差，有些儿童由于语言理解差或者注意力过分不集中以致执行指令困难。

四、认知及行为障碍

认知及行为障碍引起的语言问题多表现为继发性语言交流障碍，如痴呆的语言交流障碍等，主要分为：认知因素导致的语言交流障碍和精神行为因素导致的语言交流障碍。在本书其他章节有详细论述。

五、言语表达障碍

言语表达障碍指大脑产生口语语义表达，组成语音，到实现完整口语表达的全过程出现的障碍，这其中在外部表现为语言交流的障碍，包括：语音障碍（构音不全）、发声障碍、流利性障碍。另外，继发出现的言语表达障碍有：失语症、发育性言语障碍、言语失用、认知导致的言语障碍、精神行为导致的言语障碍、听力导致的言语障碍、交流态度导致的言语障碍。这里主要叙述语音障碍中常见的：构音障碍、发声障碍和流利性障碍。

（一）构音障碍

构音障碍（dysarthria）是指由于构音器官先天性或后天性的结构异常，神经、肌肉功能障碍所致的发音障碍以及虽不存在任何结构、神经、肌肉、听力障碍所致的言语障碍。构音障碍可细分为运动性构音障碍、器质性构音障碍、发育性构音障碍。

1. 运动性构音障碍（motor dysarthria） 运动性构音障碍与病人损伤区域及病变性质有高度的相关性，又分为神经源性构音障碍和肌源性构音障碍。脑卒中病人的大脑皮层下、内囊、放射冠、脑干、小脑等受累时，均可出现运动性构音障碍，而几乎所有类型的运动性构音障碍都会出现错误语音，有研究显示，Wernicke脑病导致构音障碍病人的元音与正常人之间可能存在差异。构音障碍的表现可能是脑局部缺血首发的临床表现。

2. 器质性构音障碍（organic dysarthria） 器质性构音障碍是由于构音器官的形态异常导致机能异常而出现的构音障碍。65%是先天的，如先天性唇腭裂、先天性面裂等。

3. 发育性构音障碍（developmental dysarthria） 发育性构音障碍是指病人构音器官在解剖结构上无器质性病变、无运动及形态异常，听力和智力发育正常，语言发育达4岁以上，却仍然出现构音错误并呈固化状态，其语音清晰度明显低于正常人；有研究显示，儿童中发育性构音障碍的患病率为1%～4%。发育性构音障碍不仅表现为语音清晰度低，语言表达效果差，而且影响病人的心理健康。近几年对该类病人的研究越来越成熟，但大多数研究侧重于常规的语音训练，而常规的语音训练主要是针对音位的训练,忽略了口部肌肉在不同音位发音中的作用,强化口部肌肉训练有益于发育性构音障碍患儿语音清晰度改善。

（二）发声障碍

发声障碍（dysphonia）又叫嗓音障碍,主要分器质性发声障碍和功能性发声障碍。发声障碍主要表现为不同程度的声音嘶哑和异常的共鸣方式,音调、响度和音质异常。发声不同于发音,发音是指声门以上的声道以及调音器官构成语声的过程。

（三）流利性障碍

流利性障碍（fluency disorder）又称"口吃""结巴"。交流态度障碍与交流者自身的情绪行为、交流时外部环境、交流双方的地位等有关。

六、非口语交流障碍

人与人交流的目的是为了信息的传递,其形式可以多种多样,口语是最主要的形式,另外还可通过书面语的阅读和书写交流、手势交流、眼神交流等。

（一）阅读障碍

阅读是通过视觉接受的书写符号激活语言与概念之间联系的过程,指从文字系统中提取信息的过程。阅读障碍（dyslexia）可分为获得性阅读障碍和发展性阅读障碍。

1. 获得性阅读障碍　获得性阅读障碍（acquired dyslexia）是指由于大脑损害导致对已获得的书面语言的理解能力丧失或受损,可伴或不伴朗读障碍。典型表现为失读症,它是指没有视觉障碍或智能障碍的病人,由于大脑病变导致对语言文字的阅读能力丧失或减退。近几十年来,国内外学者对大脑损伤后所致的阅读障碍提出了不同分类。Coslett 按照损伤的阅读认知过程将阅读障碍分为:周围型阅读障碍（peripheral dyslexia）和中枢型阅读障碍（central dyslexia）,并将前者再分为纯失读、注意性阅读障碍和疏忽性阅读障碍,后者分为深层失读、语音性失读和浅表性失读。

2. 发展性阅读障碍　发展性阅读障碍（developmental dyslexia）是一种特殊学习障碍,其典型特征为难以精确和 / 或流利地认知单词,单词拼写和解码能力差,而且这些困难被认为是由于语言中语音成分的缺陷造成的。学者对造成发展性阅读障碍的原因提出了语音缺陷理论、一般感知觉缺陷理论、小脑理论（自动化加工理论）等。

（二）书写障碍

书写障碍（writing disorder）中大脑病变所致的书写能力丧失或衰退,称为失写症,可分为失语性失写、非失语性失写和过写症三大类。

1. 失语性失写（aphasic agraphia）　有 9 种表现,分别是:①非流畅性失写,书写表现为写出量少,书写费力,字体笨拙。常遗漏笔画,书写简短,缺乏语法词,比口语中语法缺失明显。但书写内容可反映出中心含义。②流畅性失写,书写时写出量较多或很多,书写不费力,字形尚可,句子长短正常。但拼写困难,缺实质性词,出现大量语音性和词义性错写。病人边写边大声朗读,大多是类似乱语样或错语样朗读。③其他失语性失写,完全性失语病人表现为严重失写,具有非流畅性失写特点,但写出量很少,可能只有固定的几个字,且不成字形,抄写也不能。经皮质混合性失语的失写表现为抄写相对好,其余表现如非流畅性失写。命名性失语者的失写,表现为抄写明显优于自发书写,自发书写时表现为提笔不知选用什么字词。④失读伴失写,此类病人的阅读和书写能力均有受损,即所谓后天文盲。伴有命名困难,书写不费力,可写简单字词,但杂乱无章,由于失读,对书写的内容不会纠正。⑤ Gerstmann 综合征病人的失写有四个主要症状:失写、失计算、手指失认、左右失认,常由于优势半球的顶叶角回病损所致。失写表现为流畅性失写,书写不费力,有字母遗漏,或者字母秩序错误而组成无意义词。⑥纯失写,指除书写障碍外其他的语言功能正常或接近正常。这些病人多为左顶叶病变使产生视觉控制下的手运动缺陷而导致单纯书写功能的障碍,可引起纯失写,也有其他部位局灶病变可引起纯失写的报告。⑦精神错乱状态失写症,是指在各种原因引起的精神错乱状态下,如药物中毒、代谢性脑病或麻醉状态,发生语言功能障碍。有些病人的口语表达、理解、复述、命名和阅读能力正常或接近正常,但书写功能受损,表现为字形笨拙,书写量少,不能反映书写主题。⑧深层失写症,指病人在书写中出现词义替代,即词义性错写。⑨分离性失写症,多出现在胼胝体切除术后,病人用右手书写正常或接近正常。左手抄写尚可,但自发书写完全失败,不能写出有意义的文字材料。

2. 非失语性失写(non-aphasic agraphia) 书写功能除与语言功能密切相关外,还与运动和视空间功能有关。因此,运动或视空间功能受损都可干扰书写的正常进行,甚至产生严重的书写障碍。主要有三种类型:①运动性失写,又分为瘫痪性失写、运动过少性失写(小写症)、运动过多性失写、重复性失写。②视空间性失写,如对左侧空间的注意障碍,病人可出现左侧书写疏忽,表现为只在纸的右半部分书写;由于空间视觉的改变,病人写一行字时,向纸的上方或下方倾斜;由于复视或注意障碍,病人书写字母的间隔不等,破坏了书写的空间完整性。③癔症性失写,过写症,人格改变的病人书写内容多,带有强烈的情绪色彩;精神分裂症病人书写过多,内容稀奇古怪,反映病人严重的思维紊乱。

3. 过写症(overwriting) 过写症中的镜像书写是脑部疾病引起的一种特殊类型的书写障碍,它是指书写时出现字体及笔画顺序的逆转。其机制可能为运动-图式联系通路理论。非口语交流障碍的研究是对口语交流研究的一个很好补充。

第二节 针对各障碍点的定量评估

一、评定概述

语言功能评定主要是通过交流、观察、使用通用量表或计算机辅助软件形式来评定,判断语言交流障碍性质、类型、程度及可能原因;判断是否需要言语治疗以及采取哪种有效的治疗方案;治疗前后进行评定以了解治疗效果以及预测语言交流障碍预后程度。

其中交流观察、量表检测及计算机辅助评定因其使用简便、效率高、费用低等优点,主要用于日常的临床工作,而神经影像学检查、神经电生理检查、放射性核素检查操作繁琐、耗时长、费用高,主要用于疑难语言交流障碍的脑功能损伤定位及定性评定。

神经影像学检查包括头颅CT、磁共振成像等,主要用于语言交流障碍病人的疾病检查。对语言功能的神经影像学检测主要利用功能性磁共振成像技术(fMRI)。如Bold-MRI、DTI、MRS等对语言认知功能定位意义重大。

神经电生理检查主要包括事件相关电位(ERP)及脑磁图(MEG)。ERP可以反映人脑处理语言文字等高级功能活动,通过P300、N400、P600等ERP成分来反映语言认知加工过程,而MEG最突出的特点是可以实时地记录脑电生理变化,反映语言等任务刺激下即时反应及确定反应部位,即具有高度的时间及空间分辨率。

放射性核素检查主要有单光子发射计算机断层脑显像(SPECT)和正电子发射断层扫描(PET)。SPECT可获得语言任务刺激下局部脑血流量变化和脑代谢变化图,对失语症及脑生理功能的研究有价值。PET是近年应用于临床的一种无创性探索人脑生化代谢过程的技术,能判断失语症病人语言功能模块的功能状况。其检测效果优于SPECT,但费用较高。

计算机语音识别技术、计算机智能运算、人机交互技术、数据库处理、多媒体技术、图像识别技术、互联网技术等对语言交流康复的发展意义重大。通过计算机技术的辅助,目前可实现定量评估语言障碍人群的语言交流等级。然而,在计算机辅助高级脑神经功能诊断领域,目前仍处于初期发展阶段,暂时只能起到辅助筛查作用。其优势在于:①初步筛选出语音信号,结合语言其他能力区分语言获得前后的听觉障碍;②能直接分析出各种语音参数的差异,推测构音障碍的轻重;③通过语言和认知能力的题目设计,协助失语和智能障碍的区分;④进行听力、言语、语言、认知能力分级,有利于各类型残存能力评定及分类。

二、听觉障碍评定

(一)听力学检查

听力检查是对受试者的听力情况做出量化的评定。常见的听觉功能检查方法主要分为主观测听和客观测听。

（二）听觉障碍儿童的语言评定

对于听觉障碍儿童的语言评定主要从发音、构音和语言发育三个方面进行。早发现儿童的听觉语言障碍，采取早期干预措施，对减少听力及语言残疾的发生至关重要。

（三）听觉客观评定

电测听可进行听判断。听诱发脑干反应可估算客观听阈及诊断听觉系统病变。目前是临床应用最广、实用价值最大的电生理检测技术。

三、失语症评定

失语症评定的目的是通过系统全面的评定发现病人是否存在失语及其程度，鉴别各类失语，评定病人残存的交流能力，制订语言康复计划和判断预后。目前临床的评定方法主要有量表评定和影像学检查。

（一）汉语失语症的评定量表

汉语失语症神经心理学检查可以衡量语言障碍的性质、类别以及严重程度，评定病人残存的交流能力，使语言治疗更具有针对性、合理性和科学性。目前，国内常用的汉语失语症检查量表有外文翻译和自行设计两大类。翻译版本有波士顿诊断性失语检查（BDAE）、西方失语症成套测验（WAB）、日本标准失语症检查（SLTA）、Token测验，林谷辉、陈卓铭等根据国际双语设计原则设计的普通话-粤语、英语-普通话、英语-粤语双语失语检查法等。中国康复中心在SLTA的理论体系下设计了汉语失语症检查法（CRR-CAE），高素荣等在WAB的理论体系下设计了汉语失语成套测验（ABC），这两种检查方法各有优缺点，在临床上广泛使用。

（二）失语症影像学及脑电检查

1. 功能性磁共振成像（fMRI） 可用于观察失语症病人语言功能区及其周围损伤情况，帮助评估病人语言障碍程度及功能预后。

2. 正电子发射断层显像／正电子发射体层摄影（PET） 目前PET可用于脑功能的研究，判断失语症病人语言功能区的功能激活状况，判断失语症康复疗效。

3. 脑磁图（MEG） 通过MEG可对某些语言交流障碍的恢复过程进行跟踪研究，可了解其代偿途径，寻求最佳语言康复训练方案。

4. 事件相关电位（ERP） 事件相关电位是指诱发电位检测中用听或视语言等人为事件刺激，检测到与该事件相关的电位变化，反映人脑处理语言文字等高级功能活动的情况。

目前失语症病人的ERP研究显示，N400波幅可能与理解障碍的程度相关。ERP可用于失语症病人的词义提取、语义匹配等心理检测，还可用于判断双语或多语失语症病人的优势语，即优先恢复语言，其意义对于双语或多语失语症病人，无论其能否表达，经过ERP检测之后对康复训练有帮助，就可辅助确定具体的康复计划。另外，目前已见P600的研究报道，即在600ms潜伏期附近的一个正相事件相关电位波，该电位变化可能提示大脑对语义的深加工。

（三）脑神经功能成像及神经电生理技术在失语症康复中的应用价值

1. 揭示获得性语言障碍的神经机制 在了解语言交流链之后，能够揭示语言功能障碍所在，包括脑区、环路或网络的功能异常；揭示远隔区功能障碍以及语言中枢间的功能联结异常。

2. 揭示获得性语言障碍恢复机制 目前获得性语言障碍的可塑性研究刚刚起步，对于右半球对应脑区或左半球病灶周围区的可塑变化在语言恢复中哪个更关键，存在一定分歧。这些分歧可能与恢复阶段及损伤部位不同有关，其在语言恢复中的作用也不能一概而论。

3. 对获得性语言障碍恢复的预测 根据脑激活模式来预测结局要优于常规检测的结构像或临床量表，其优势在于对病理定位及激活功能分析。如病人出现较早的左半球语言损伤区周围组织的激活，可能预示着语言功能恢复较好；持续存在的右半球代偿激活相对预示着恢复不佳；损伤急性期左半球整体代谢率的高低和语言恢复呈正相关；左侧及右侧颞顶区的功能活动高低均和语言恢复呈正相关。

4. 帮助选择更加合理的治疗策略和方法 脑功能成像可以帮助了解正常语言功能的神经机制、掌握特定病人语言交流链的损伤节点、明确不同时期、不同部位大脑重塑的利弊和康复趋势，对采取不同治疗策略、制订针对性治疗方案、选取最佳的刺激材料有直接的指导意义。

5. 预防语言障碍发生或降低损害程度 对脑肿瘤、脑出血、脑血管畸形、癫痫等进行术前语言区定位，尽量保留或避免损伤脑功能模块。在急性期进行语言区功能活动评定以便尽早采取针对性措施并发现语言区低灌注现象，通过提高血压、改善循环，适当进行针对性的语言刺激等方式防止语言区长期低灌注而出现二期损伤。

目前语言交流障碍的非量表检测技术发展迅速，通过事件相关的设计可检测出你想说什么，你在用大脑哪个区域说话，然而这些技术目前大多仍处于研究及个案检测阶段。这些手段必须与传统人工检测技术结合，才不致于出现盲人摸象的结果，可以坚信脑功能成像技术将来会成为一线临床服务的有力工具。

四、构音障碍评定

构音障碍的评定主要包括对呼吸、共鸣、构音器官、构音器官运动功能以及社会心理的评定，其评定指标主要包括语音清晰度、口腔轮替运动速率以及鼻流量等。随着科学技术的发展，构音障碍的评定手段逐渐增多，包括主观评定、半定量评定和客观评定。

（一）主观评定

主观评定主要由有经验的语言治疗师通过听及观察来判断病人是否存在构音障碍及其严重程度，通过言语主观知觉评定和言语清晰度评定来进行分级。包括描记法、音标法、可理解度分析法。

（二）半定量评定

半定量评定是指语言治疗师根据标准化量表对个体的构音进行筛查和评定，其特点是既存在语言治疗师的主观性，又有标准化量表对评定结果的客观保障。

国外常见的筛查量表有语音进程评定表、弗拉哈缇学前儿童言语语言筛查表、最小构音能力测试等，用于构音障碍的筛查。正式评定量表有亚利桑那构音能力量表、费希尔-洛奇曼构音能力测试等。国内广泛应用的标准化检测方法是中国康复研究中心构音障碍检测法、改良 Frenchay 构音障碍检测法及计算机辅助构音障碍检测法。

1. 中国康复研究中心构音障碍检测法 此检测法的优势是对语音的判断较全面，检测较细。

可检查出病人是否存在运动性构音障碍和程度，也适用器质性构音障碍和功能性构音障碍。但该评价标准以汉语普通话为主，对部分地区的老年病人有语言的局限性，不能准确评定其错音情况，从而影响治疗措施的制订，等级量化不明显，不便于临床康复疗效的分析和比较。

2. 改良 Frenchay 构音障碍检测法 此检测法优势是对构音器官功能性评定为主，判断构音障碍严重程度较佳。其特点是着重于运动性构音障碍，评分能量化功能受损程度，检测方面分级较细，评分方便，能为临床提供客观依据。但该评价方法无错音评价，对错误构音点的指导性和临床错误语音治疗针对性不强。

3. 计算机辅助检测法 近年利用计算机进行声谱分析得到了快速的发展。通过计算机的人工神经网络系统，制订标准的语音频谱曲线图，对受试者的语音通过语音识别系统与标准样本比较，从而能对语音进行分析，更具有客观性和稳定性。目前国内具有代表性的计算机辅助检测仪有语言障碍诊治仪 ZM2.1 构音评估与训练系统，该检查法较传统的人工检测优势在于检测指标更客观、评定更量化、过程更严谨、操作更方便。其中，语言障碍诊治仪的诊断筛选是基于宏观功能模拟的智能运算，其诊断过程是建立在心理语言学基础上的。其机制是从语言链的主要传递环节出发，分析各环节语言信号的转变，各环节阻碍对每一个体语言输入和输出的信号质和量的影响；通过运用贝叶斯决策诊断模型、最大似然诊断模型，通过模糊集合运算，提取每一病人的语言障碍特征（包括各功能亚项成绩分布、声调、语速等语音参数）分阶段、分层次集合归类，不断细分各模糊集合，模糊运算出可能的诊断类型，另外，将被试者各监测信息与预设的理想模型模糊匹配，智能输出诊断符合率，根据诊断符合率对可能的诊断类型进行排序，并通过直方图和各参数显示被试者各项语言能力。构音评估与训练系统采用主客观相结合的构音功能评定，包含了构音器官评定、运动评定、发音评定和交谈评定，能定量分析出下颌距、舌距、舌域距、口腔轮替运动速率、浊音起始时间、音征长度、走势、送气时间比率、清浊音比率、语音类型和构音清晰度等语音学参数及相关的舌位图、声位图等。

（三）客观评定

客观评定指采用精密仪器设备对构音器官和构音功能进行评定，能更精确地揭示构音器官的生理和病理状态。其中声学评定能够定量、客观、准确地评定出构音障碍的临床表现、严重程度及特征，确定康复训练点，还能评定病情的预后及监控疗效。

用多维度嗓音程序（MD-VP）进行定量声学分析，能对嗓音进行迅速而标准的评价，可作为嗓音障碍特征性评价工具。而国内有将此技术用于正常人群及喉科疾病病人的嗓音研究，以及腭裂、帕金森病和脑瘫病人语音特征的研究，尚未见运用多维度嗓音程序对脑血管病及脑外伤所致构音障碍进行声学分析研究的报道。

国际上有用多维度嗓音程序、射线照相（造影）设备、语图仪、语音频谱分析仪、空气动力学检测设备、纤维频闪喉内镜、鼻流量检测仪等大量仪器设备用于构音障碍的研究，但多为印欧语系的研究，对汉语构音障碍的参考价值不大。而国内将嗓音分析的检测仪器用于构音障碍的研究较少，主要侧重于构音障碍声学机制方面。随着科学技术的进步，许多耳鼻喉科的先进技术和设备可以应用于构音障碍的评定，使得构音障碍的评定手段更加定量化、精确化和客观化。

五、发声障碍评定

针对发声障碍的矫治，需先进行发声功能评定，以此判断发声障碍的类型及其严重程度，继而制订相应的矫治方案。

（一）音调的评定

主观评定音调的方法有两种：一种是"嗯哼"法，其具体步骤：双腿站立，左脚向后退一步时深吸一口气，同时手掌感觉腹部隆起。然后重心前移，左脚向前走第一步时发"嗯哼"的音，同时手掌感觉腹部回缩。当右脚向前走第二步时，再发"嗯哼"的音。两次发声在一口气内完成，发声延续到呼气末，同时手掌感觉腹部回缩。重复数次。第三步以同样的方式，进行多步"嗯哼"练习。退一步吸气后，向前走步。每走一步都发一个"嗯哼"，所有发声均在一口气内完成。但要注意用腹式呼吸进行发声，操作时要有节奏的移动步伐。另一种方法是音乐辅助法。

音调的客观评定主要包括通过言语测量仪进行音调定量测量，另外还可通过喉发声检查和喉空气动力学检查进行测量，还可利用言语测量仪记录病人的发声情况，并实时对声波和声波的基频特征进行分析。

（二）响度的评定

主观评定响度分为：耳语声、轻声、交谈声、大声、喊叫声五个不同等级。

客观评定响度是：检测者利用实时言语测量仪记录病人发声，并实时对声波和声波的强度特征进行分析。

（三）音质测量

主观评定主要应用 GRBAS 嗓音评定系统和鼻流量计检查。客观评定，声学测量使用嗓音疾病评定仪测量。

另外临床常用的发声障碍检查还包括：声带视诊、声带振动检查、喉头肌电图检查。

六、阅读或书写障碍评定

（一）失读症（获得性阅读障碍）

失读症常为失语症的表现之一，一般失语症检查都包含了阅读检查。汉语失读症检查法尚在探索中。1987年王新德制定了"汉语失读症的检查方法"，其基本内容包括词的视觉认知和阅读两大方面。伍巍曾编制的汉语失读检查法，用于汉语失读症的临床检测。

（二）发展性阅读障碍

国外研究一般采用定性和定量分析相结合的办法诊断和筛选阅读障碍。国内常用的阅读障碍诊断测验有：①小学国语默读诊断测验；②儿童语言学习困难诊断测验；③汉语阅读技能诊断测验（CRSDT）；④儿童汉语阅读障碍量表（DCCC）；⑤汉语阅读障碍儿童识字状况测验（CCLD）；除了上述这些专项阅读障碍诊断测验以外，在实际诊断阅读障碍时，研究者也会运用一些其他的成套成就测验，如广泛成就测验中的阅读分测验，Peabody 个人成就测验等。

（三）书写障碍

一般失语检查法都包含失写检查项目，适用于临床筛查，详细的汉语失写检查法（CAB）由刘晓加等人于1996年编制，根据汉语文字的特点、书写行为的相关因素及我国的文化背景设计，包括自动书写、抄写、听写、看图书写、主动书写及相关能力的检查六个部分。

第三节 针对各障碍节点的康复

一、康复概述

语言治疗大多针对于言语方面进行治疗,其中言语治疗又称为言语训练或言语再学习,是指通过各种有效方法对有语言交流障碍的病人进行针对性治疗,从而改善病人言语功能。

(一)治疗原则

语言治疗是促进交流能力的再获得,治疗人员给予某种刺激,使病人作出反应,正确的反应要强化(正强化),错误的反应要加以更正(负强化),反复进行可以形成正确反应,纠正错误反应。

(二)治疗途径

①个体言语训练;②手法介入;③电刺激训练;④替代方式(包括非语言交流、辅助具的使用等);⑤小组交流训练;⑥日常生活指导。

(三)语言障碍的辅助康复设备

语言障碍的辅助设备针对各个障碍节点,设计对应的康复设备分点,康复设备及辅助交流设备。其中语言康复设备有三大系列:听觉功能检测及康复系列、语言功能检测及康复系列、言语功能检测及康复系列。听觉功能检测系列通常以听觉发育的四阶段理论(听察知、听分辨、听识别、听理解)为指导进行设计,将详实、科学、丰富的视觉和听觉材料有机结合,配有专业、生动有趣的视觉反馈动画,强化听觉康复训练的效果。语言功能检测处理系列则根据使用者与社会进行互动交流的所有沟通能力训练点进行设计,用于与语言障碍有关的认知能力、语言的表达能力(词组、句子)以及各种社交情景的模拟语言场景等相应的综合性能力评定诊断和康复训练。而言语功能检测处理系列则是根据言语形成过程中的每一个障碍点进行设计,主要遵循从呼吸、发声到构音的每一个环节的言语能力的特点,以不同的语音训练点作为区分进行评定和训练,用于与言语障碍相关的发声器官的呼吸、发声、共鸣、构音、语音和言语重读等方面的评定与训练。以上三大系列中

设备功能逐渐出现了基于互联网的儿童璟云康复训练平台,老年人的璟彩康复训练平台,实现了远程评估和康复医学诊断和治疗,方便病人在家中进行康复训练,为医疗水平不发达地区提供医疗服务。近几年国内已经有大量的儿童及痴呆老人长期接受这样的互联网康复服务。

二、听觉障碍的康复及教育

(一)预防

听觉障碍的早期预防以及护耳保健宣传非常重要。

(二)治疗

耳聋病人应尽可能住院治疗,卧床休息,限制水、盐摄入,针对不同的病因进行对症治疗。对于不能纠正的耳聋要早期补偿听力,把握早期、合适、有效的治疗原则,选用合适的助听器进行佩戴,助听器效果不佳的可考虑进行电子耳蜗植入治疗。

(三)电子耳蜗植入后的言语训练

听觉障碍儿童的训练计划要以语言构造获得的单元为中心,感知学习语言进行语言符号系统学习。电子耳蜗技术在不断向更趋向于人耳听觉的方向发展,使转换输出来的声音与自然界声音更为一致,另外,进一步减少转换过程中的噪声输出,提高目标声音的清晰度。这时介入年龄显得尤为重要,其次就是高强度、高质量的言语训练,近几年好的言语训练已经使聋儿,从单一手语交流,到手语口语混合交流,目前国内主流言语训练已经使大多数患儿发展有声语言,回归主流社会,实现"聋而不哑",未来实现"不聋不哑"。

(四)促进心理康复

设法消除聋儿的不良行为方式和抵触情绪,建立和谐、信任的人际关系,使聋儿拥有健康的心理,积极主动地接受语言训练。

听觉障碍与语言发育缺陷的关系已被人们广泛重视,改善听力、促进语言发育也已成为研究的热点。然而,语言只是多元认知的一个方面,对聋儿的非言语认知能力,如注意、记忆、抽象思维、操作、运动能力及社会适应能力等方面却缺乏系统的研究,值得学者进一步关注。随着助听器和电子耳蜗使用的普及化,要求学习口语交流的聋儿

越来越多。语音交流质量要求越来越高,训练的介入难度也就越来越大。随着计算机科学技术的快速发展,计算机辅助的听觉康复训练和言语训练为听觉障碍儿童的训练提供了新方向。结合计算机原理和多媒体技术,听觉康复训练系统可实现个性化的训练方案,同时通过声音、动画实现听觉与视觉的有机结合,充分调动和维持听觉障碍儿童参与康复训练的兴趣和积极性。

三、失语症康复

脑血管意外导致失语症的发病率较高,其主要是由于脑部与语言相关的结构损伤引起的,因此最主要的问题是交流困难。目前国际上大多数认可的恢复理论依据为脑的可塑性,主要包括功能代偿和功能重组两种学说。

国内外对于失语症的临床治疗方案主要有语言康复训练、药物治疗、计算机辅助治疗以及中医传统疗法等。目前针对失语症的康复训练方法如下:

(一) Schuell 刺激法

Schuell 的失语症刺激疗法是多种失语症治疗方法的基础,是应用最广泛的方法之一,有研究表明频率效应在失语症康复中有意义。但对于严重损伤或平台期的病人,仅采用常规治疗难以使其语言功能进一步改善。

(二) 阻断去除法

Weigl 于 20 世纪 60 年代在简单再学习机制的假设上提出阻断去除法,利用未受阻断的、语言形式完整保留的语言材料作为"前刺激"来引出对另一种语言形式中在语言功能上有某种关联的语言材料的正确反应,从而去除阻断。

(三) 程序操作法

Lapointe 提出运用操作条件反射原理,把认知刺激法和操作条件反射法互相结合,通过对自发正常状态下获得的行为进行结构分析并设计一系列细致的、严格限制的逻辑性步骤,指导病人逐步接近目标词。此方法最大的特点是在刺激的基础上结合了条件反射,重视了病人的反应,但却忽略了失语症治疗过程中的不可预测性,把治疗步骤严格限制,不能根据病人的恢复情况灵活改变。

(四) 功能重组法

Luria 所提倡的功能重组法系通过对功能系统残存成分的重新组织或再加上新的成分,以便产生出一个适合于操作的新功能系统,从而达到改善语言交流能力的目的。

(五) 旋律语调治疗法

是近年来出现的一种新技术,陈卓铭等对汉语失语症病人的声调研究,证明汉语声调损伤有别于声母和韵母损伤;声调是优先康复的语音;提出"声调优先康复"的理论及康复方案。主要用于重度失语症或经其他语言治疗后疗效欠佳的病人。

(六) 交流效果促进法

交流效果促进法(PACE)是促进实用交流能力训练的主要方法之一,其目的是利用接近实用交流的途径来刺激病人。信息在治疗人员和病人之间相互传递,治疗师和病人处于同等地位。具体方法是将一叠图片正面朝下放在桌上,训练者与病人交替摸取,不让对方看到自己手中的图片,双方利用各种表达方式将图片信息传递给对方,使病人尽可能地调动自己的残存能力来提高自己的交流技能,接受者通过重复确认、猜测询问等方式进行适当反馈。

(七) 经颅磁刺激法

经颅磁刺激法(TMS)是一种非侵入性无痛性的神经系统检测和治疗技术。目前用于语言、知觉、注意、学习、可塑性及意识等领域的研究。研究证明,不同参数的 TMS 刺激可以产生不同的效果:暂时性的虚拟损伤类似于脑损伤的效果,可以很快恢复,适用于做研究;兴奋性或者抑制性的一次连续刺激的效果可持续 1 ~ 2h,会伴有明显的血流量变化,恢复时间缓慢,适用于研究和治疗;长时程兴奋或抑制是使用周期性的连续刺激,有较强的可塑性,可用于治疗。目前认为高频 TMS 可易化神经元使兴奋性增强;低频 TMS 可抑制神经元使兴奋性减弱。

应用低频 rTMS 抑制右侧额下回三角部的方法,对图命名能力进行改善,提高准确率,降低反应时。对自发性言语和听理解能力改善的情况还有待更多的研究。

临床研究观察表明 TMS 可能有如下副作用:头痛、恶心、面部抽搐、癫痫发作、情绪改变、长时程的潜在影响、内分泌影响和对学习能力的影响。因此在使用的时候需要谨慎对待,遵循一些安全性的规定和原则。

（八）经颅直流电刺激法

自20世纪90年代起，科研人员就对经颅直流电刺激不断地进行研究。尽管如此，这项技术并没有广泛地进行临床应用。经颅直流电刺激法（tDCS）操作简便且副作用小，可与语言任务同时进行。tDCS在失语症的临床研究和治疗应该有广阔的前景。

值得注意的是，研究对象的病程不同，有可能会导致不同的电刺激实验结果。脑损伤后不同时期的皮层激活状态是不同的，因此选取对头部某一部位的阴极或阳极刺激前，应考虑语言任务对大脑皮层的激活状态，并且需要考虑损伤范围的大小，如果损伤范围较大，那么对侧是否会出现代偿？在进行失语症的tDCS研究时，相同的刺激方法会因为病灶不同、发病时间不同而导致不同的实验结果。

（九）药物治疗

近年来，药物治疗失语症的报道多集中在多巴胺类和脑保护性药物的作用。主要作用点为：①增加脑内多巴胺含量，以改善言语的输出；②增加脑内去甲肾上腺素含量，以提高病人警觉性；③促进胆碱和兴奋性氨基酸的释放，以改善学习和记忆功能；④增加脑内的乙酰胆碱含量，以改善命名和语言理解。

（十）计算机辅助治疗

随着计算机技术的发展，应用计算机辅助语言治疗已逐渐成为一种趋势，计算机辅助语言障碍的康复训练日益受到重视。对计算机辅助语言治疗主要进行了以下研究：①脑卒中病人利用计算机辅助治疗的可行性与大脑损伤部位的关系；②对于脑卒中病人在无人监督下进行计算机辅助治疗的自主行为，安全性等评定；③言语识别软件在失语症言语障碍或书写障碍中的作用；④计算机辅助治疗对于句法、词法加工模式纠正效果的评价；⑤计算机辅助训练对于慢性失语症病人的找词和交流能力改善的作用。计算机专家诊治系统的实现将会推动语言交流障碍的远程医学诊断和治疗进展，开放性远程医疗系统包括远程诊断、专家会诊、信息服务、在线检测和远程学习等。远程医疗网络将会方便病人在家中进行康复训练，为医疗水平不发达地区提供医疗服务。近年随着

移动终端系统的迅猛发展，基于移动终端设备的智能化第三方应用程序（APP）已开始初露锋芒，其中包括有汉英双语语音治疗应用程序等语言训练应用软件。

（十一）中医传统疗法

近年来，中医对脑卒中后失语症的治疗报道很多。大量试验证实中医传统疗法可有效改善脑卒中后失语病人的语言功能，尤其在口语表达、阅读、书写等方面，并可提高病人日常生活语言沟通能力，治疗效果有明显累加蓄积效应。然而大多数研究试验依托的主要是中医阴阳五行及经络穴位等传统理论，缺乏定量化，作用点及作用机制不清晰。随着镜像理论的发展以及学习神经科学的兴起，是否能将两者互相联系？这值得学者进一步深思和探讨。

（十二）高压氧治疗

高压氧治疗可以在一定程度上激活神经元，兴奋神经组织，有效调节语言中枢脑组织的兴奋，有利于损伤神经的修复，促进大脑语言半球功能的恢复，对于改善病人的失语症状有着十分积极的临床意义。

（十三）辅助沟通

辅助沟通又称为扩大性和替代性沟通，它是一个集临床、教育、研究实践为一体的新兴领域，辅助沟通是由沟通符号、辅助器材、沟通技术及沟通策略等四部分联系，用以增进个体沟通能力的系统。目前针对不同的语言障碍病人采取不同的辅助沟通手段，根据语言沟通中脑的语言链的不同环节障碍分为：辅助听觉、辅助理解、辅助发音、辅助控制、辅助行为。

四、构音障碍康复

构音障碍康复的目的是促进病人说话发声，使构音器官重新获得运动功能。构音障碍的康复治疗目前普遍采用的是构音器官运动训练、刺激训练和语音矫正训练等途径，依据构音器官和构音评定的结果来确定。

构音障碍康复的侧重点往往针对的是异常言语表现，而不是按照构音障碍的类型进行治疗。构音器官评定所发现的异常部位便是构音训练的重点部位；构音评定所发现的哪些音可以发、哪些音不能发、哪些音不清晰等便决定了构音训练

时的发音顺序。

构音障碍康复的具体方法很多,主要分八个方面:①呼吸训练,主要训练气流的量及控制;②放松训练,主要训练构音器官相关肌群;③构音器官的运动训练,分咽喉、下颌、舌、唇训练,利用口部构音运动训练器可进行各种构音器官的辅助运动训练。可对发音肌行电刺激疗法,可应用 A 型肉毒毒素注射治疗改善构音相关肌群的张力,促进构音器官的有目的运动,以便正确发音;④语音训练,针对各构音器官的语音训练,语速控制训练,听音辨别训练,听视辨别训练;⑤克服不正确干扰的训练,主要克服鼻音化、费力音、气息音训练;⑥韵律性运动治疗(Rhythmic Movement Therapy)是由一位瑞典特殊教育专家 Harald Blomberg 博士,经长期观察婴孩活动,发现脑部发展与特定婴孩韵律运动具有非常密切的关系;⑦使用交流辅助系统的训练;⑧其他训练,目前国内还兴起音乐辅助训练、中医传统疗法训练、语音小组训练、网络辅助训练等。

五、发声障碍康复

发声障碍的训练是指通过功能锻炼的方法纠正病人错误的发音模式,异常的音调、音质和音量的过程。

针对发声障碍的病人,还可利用特定的语音处理技术将语音信号转化为不同的动画形式显示在电脑屏幕上,并对声学和生理现象作出评价,包括发声的起音、声强、持续时间等参数评定,记录发声时舌、腭位的视觉生物反馈。病人根据图像判断发声的音量大小、准确程度、模仿正确的发声模式并不断纠正。例如,构音评定与训练系统的发声训练、言语矫治训练系统的发音矫治训练等,通过语音声控游戏融治疗与视听反馈技术为一体,使康复训练更具科学性和趣味性。

发声障碍的预防主要包括:①适当用嗓;②声带护理;③放松训练。

另外,对于无喉病人来说,一小部分的无喉者未经过特殊训练就可以运用食管发声,但对大多数病人来讲,还是需要系统的训练才能掌握食管发声的技巧。

六、阅读或书写障碍康复

(一)失读症康复治疗

失读病人常与口语的失语并存,阅读或书写康复设计往往是作为口语恢复的辅助措施,作为康复训练的主要方式而不是在恢复失读本身,而且口语康复任务重、时间长,不易涉及失读本身的康复,当然在促进口语过程中,失读也有一定的进步。

在利用计算机的辅助训练中,应用在失读症病人的训练比失语症的训练方式多,应用效果相对好。如语言障碍诊治仪就是将计算机多媒体技术应用在汉语阅读障碍中。计算机辅助阅读障碍的康复,可方便的运用于操方言者,实行个体化语言障碍全方位康复。

(二)发展性阅读障碍康复训练

英语发展性阅读障碍儿童的干预研究已经相对成熟,形成了一套完整、科学的训练体系。主要的康复方法分为:以语音加工为基础的训练方法和以感知觉加工为基础的训练方法。目前国内学者提倡在训练中将语音意识和语素意识相结合,及早介入训练。但总的来说,针对汉语阅读障碍的康复方法尚无广泛接受的理论和标准,也缺乏行为实验的具体证明。

(三)书写障碍治疗

书写训练分为三个阶段,这三个阶段的适合对象及训练目标见表2-7-2。

表 2-7-2 各阶段书写训练主要对象及目标

书写训练阶段	主要对象	训练目标
临摹与抄写阶段	重度书写障碍、非利手书写者、视空间性失写、中度和重度智力障碍失用症	促进视文字→复制式书写表达过程,重点在字的辨认和理解,书写中各器官的联合动作
提示书写阶段	轻、中度书写障碍者、中度智力障碍	促进视文字→按提示要求组织文字→书写表达的过程,重点提示的形式(文字、图片或语音)、提示性质(直接提示、间接提示)提示的量
自发书写阶段	轻度书写障碍者、轻度智力障碍者	促进自发书写意愿→自发书写表达,重点形成合乎逻辑的书写意愿,组织出完整的句子及章节,表达完整的故事情节

第四节 进展和展望

一、沟通交流障碍的分类精细化

（一）以功能特点引导的精细化

功能障碍学诊断（diagnosis of dysfunction）是康复医学重要技能和方法学，涉及精准功能定位及功能评定，为精准康复治疗提供前提和保障。沟通交流障碍按功能障碍进一步精细化，目前主要分为五类：①听觉功能障碍；②语言功能障碍；③认知及行为障碍；④言语表达障碍；⑤非口语交流障碍。随着功能障碍学诊断不断精细化，分类也将精细化。如"认知及行为障碍"，将来可能进一步精细分为"注意力障碍""记忆障碍"等，使得沟通交流障碍的分类更加精细化。

（二）以病变特点引导的精细化

疾病诊断亦是康复医学重要的技能和方法。不同的疾病可以导致相同的功能障碍，如脑出血及脑梗死，前者为出血性脑血管病，而后者为缺血性脑血管病，若两者病灶发生在相同的部位，那么，它们可能导致完全相同的功能障碍，但是它们的治疗方法、转归和预后却不尽相同。因此，病变特点的精细化，必然导致沟通交流障碍分类的精细化。

二、科技发展使多方面评估的定量化

科技发展未来会有更多的评估定量化的方法，如 Bold-MRI、DTI、MRS 等对语言认知功能评估意义重大。功能性近红外光谱技术（functional near-infrared spectroscopy，fNIRS）将来可能会与fMRI 等其他成像技术进行结合，开展婴幼儿和特殊人群的认知神经科学研究以及自然情境下大脑认知的神经机制研究，使行为评估及科技定量化发展有机的融合，逐渐实现人工智能的评估。

三、康复训练精准化及人性化

（一）计算机科技应用

计算机语音识别技术、计算机智能运算、人机交互技术、数据库处理、多媒体技术、图像识别技术、互联网技术等对语言交流康复的发展意义重大。通过计算机技术的辅助，目前可实现定量评估语言障碍人群的语言交流等级。未来，在计算机辅助高级脑神经功能诊断领域更精准更人性化。

（二）互联网科技应用

目前互联网科技发展迅速，针对儿童的璟云康复训练平台有评估及智能康复的内容。针对老年人的璟彩康复训练平台，可以实现老年人在游戏中得到评估及精准化和个性化的康复训练。而且 5G 的互联网传输逐渐开始使用，未来可实现远程评估和康复医学诊断和治疗，方便病人在家中进行康复训练，为医疗水平不发达地区提供医疗服务。近几年国内已经有大量的儿童及痴呆老人长期接受这样的互联网康复服务，未来应用会越来越广泛。

（陈卓铭 肖 端）

参 考 文 献

［1］LIN Q, LU JL, CHEN ZM, et al. A Survey of Speech-Language-Hearing Therapists' Career Situation and Challenges in Mainland China. FOLIA PHONIATRICA ET LOGOPAEDICA, 2016, 68（1）: 10-15.

［2］BARNES MP, GOOD DC. Disorders of communicatio: dysarthria. Neurological Rehabilitation: Handbook of Clinical Neurology, 2013, 110: 273.

［3］陈卓铭, 杜志宏. 痉挛型构音障碍脑性瘫痪病人不同发音部位辅音发音的特点. 中华物理医学与康复杂志, 2011, 33（11）: 827-829.

［4］陈卓铭. 语言障碍的诊治新进展. 广东医学, 2009, 30（5）: 669-671.

［5］MOU Z, CHEN Z, YANG J, et al. Acoustic properties of vowel production in Mandarin-speaking patients with post-stroke dysarthria. Sci Rep, 2018, 21, 8（1）: 14188.

［6］姚滔涛, 陈卓铭, 全交界. 失语症恢复的血氧水平依赖性功能性磁共振成像研究. 中华物理医学与康复杂志, 2011, 33（11）: 870-872.

［7］SIYUAN, JIN HH, CHEN ZM, et al. Failure in developing high-level visual functions after occipitoparietal lesions at an early age: A case study. Cortex, 2013, 49（10）: 2689-2699.

［8］陈卓铭, 凌卫新, 黄伟新, 等. 语言障碍诊治仪 ZM2.1 的诊断设计. 中华物理医学与康复杂志, 2005, 27

（9）：566-570.

［9］陈卓铭.计算机辅助语言障碍评定的现状与展望.中华物理医学与康复杂志，2005，27（2）：124-126.

［10］陈卓铭，金花.临床语言认知检测的新方法——血氧依赖性功能磁共振成像技术.广东医学，2009，30（5）：672-673.

［11］TSAOUSIDES T, GORDON WA. Cognitive rehabilitation following traumatic brain injury：assessment to treatment. Mount Sinai Journal of Medicine：A Journal of Translational and Personalized Medicine, 2009, 76（2）：173-181.

［12］PETERSON NR, PISONI DB, MIYMOTO RT. Cochlear implants and spoken language processing abilities：review and assessment of the literature. Restorative neurology and neuroscience, 2010, 28（2）：237-250.

［13］金花，陈卓铭，莫雷，等.脑功能可塑性研究：早期脑损伤儿童的语言发育.语言科学，2004，3（1）：87-94.

［14］陈卓铭.利用汉语语言特点设计语言康复.新医学，2001，32（9）：526-527.

［15］SHAH P, SZAFLARSKI JP, ALLENDORFER JB, et al. Induction of neuroplasticity and recovery in post-stroke aphasia by non-invasive brain stimulation. Frontiers in Human Neuroscience, 2013, 7：888.

［16］LI Q. Hyperbaric oxygen therapy at different pressure levels for aphasia following craniocerebral injury：efficacy safety and patient adherence totherapy. Nan Fang YiKe Da Xue Xue Bao, 2015, 35（8）：1206-1210.

［17］KOUL R, CORWIN M, HAYES S. Production of graphic symbol sentences by individuals with aphasia：Efficacy of a computer-based augmentative and alternative communication intervention. Brain and Language, 2005, 92：58-77.

［18］LORCH MP. Examining language functions：a reassessment of Bastian's contribution to aphasia assessment. Brain, 2013, 136（8）：2629-2637.

［19］闵志云，李峰，徐丽娜，等.强化口部肌肉训练对功能性构音障碍患儿语音清晰度的影响.听力学及言语疾病杂志，2018，26（01）：8-11.

［20］董瑶，张雪琳，杨鹏，等.基于模糊主成分的老年人语言交流能力综合评估算法.中国康复理论与实践，2017，23（11）：1346-1350.

第八章 认知功能障碍

认知障碍涉及多种疾病,神经变性疾病如阿尔茨海默病、帕金森病等,非神经变性疾病如脑外伤、脑卒中、孤独症等。研究证据表明,认知损害是影响病人最终康复效果最为重要的因素。本章将围绕认知障碍的相关问题展开讨论。

第一节 概 述

一、基本概念

(一)认知功能

认知(cognition)是指人在对客观事物的认识过程中对感觉输入信息的获取、编码、操作、提取和使用的过程,这一过程需要知觉、注意、记忆、思维、执行以及语言等参与。认知过程是高级脑功能活动,由脑皮质和皮质下结构(包括皮质下白质、边缘系统、间脑神经核团、脑干核团及小脑等)共同参与。不同的认知活动激活相应的脑区和皮质下结构。

(二)认知障碍

认知障碍(cognitive impairments)泛指各种原因导致的认知功能损害,包括各种程度的认知损害直至痴呆。轻度认知损害(mild cognitive impairment,MCI)特指正常老化和老年性痴呆之间的一种中间状态,损害尚未影响到日常生活能力。MCI包括两种亚型即遗忘型MCI和非遗忘型MCI。前者以记忆损害为特征,后者则以其他认知功能损害为主要表现。2002年以来,MCI的概念已被引申并运用到获得性脑部疾病中,如血管性MCI和帕金森病MCI。血管性认知障碍(vascular cognitive impairment,VCI)是由血管源性危险因素导致的各种程度、各种类型的认知障碍的总称。根据认知障碍严重程度和临床特点,VCI分为轻度VCI(mVCI)、无痴呆型血管性认知障碍(vascular cognitive impairment-no dementia,VCI-ND)、血管性痴呆(vascular dementia,VaD)及混合性痴呆。VCI分型实际反映了认知功能下降的演变过程。

二、认知康复的起源与发展

(一)功能定位理论

功能定位学说的发展以优势半球理论和大脑功能偏侧化理论为代表。由于Broca区和Wernickc区的发现,Jackson于1874年提出了优势半球理论。该理论认为左半球在认知加工过程中起主导作用即为优势半球,由于当时未发现右半球有何功能而将其称为非优势半球或哑区。该理论主导了近百年对大脑半球功能的认识。经典的裂脑人研究结果是Sperry等于20世纪60年代中后期的里程碑性成就,据此他提出了大脑功能偏侧化和功能不对称的观点,认为左右半球在任务操作过程中分工不同,各自具有独特的优势。左半球主管人类的语言能力,右半球主管情绪、空间关系、图形及音乐等。

(二)功能系统理论

神经心理学创始人Luria通过长期临床观察,总结了大量脑损伤病例,于1973年提出脑的三个基本功能系统的理论,即以脑的三个基本功能联合区的新范畴来探讨人脑在各种认知活动过程中的功能组织原则,并相应地把大脑皮质联合区分成三大块功能单元:①调解觉醒状态的联合区,以脑干网状系统为主;②接受、加工和存储信息的联合区,颞顶枕及其联合区;③产生意图、制订规划程序、控制调节执行的联合区,以前额叶为主。该理论强调了人的认知与行为的正常关系有赖于大脑三个功能区相互配合的一个系统化的活动。

(三)人脑连接组概念的提出

多学科和跨学科(如分子生物学、认知神经

科学、神经心理学以及康复医学等）参与成为 21 世纪脑功能研究的重要特征。随着正电子发射层描技术（PET）、功能性磁共振成像（fMRI）等无创影像技术的发展，大量的新事实对传统的定位理论产生了冲击，人们对认知功能有了新的认识。神经科学家在 21 世纪初正式提出人脑连接组的概念，即研究和构建大脑网络式结构连接和功能连接，试图从宏观（脑区）到微观（单个神经元）的各个层次上，全面而精细地刻画和探索人类从总体到个体水平的大脑结构网络图谱及网络的连接规律和神经活动规律，使人们对大脑的信息处理模式和各种认知功能的工作机制等重要问题有了创新性的认识和理解，其意义等同于绘制人类基因图谱。相信在未来的研究探索中，通过探讨由疾病导致的脑结构和功能网络的异常变化以及损伤后结构与功能网络重建，将为揭示各种脑损伤及康复的神经机制提供新的启示，也必将为认知障碍的早期诊断、康复治疗以及疗效评估提供极具价值的客观依据，并有望成为重要的辅助诊断工具。

（四）认知康复

以往认知功能研究注重从神经科学的角度研究正常人的大脑和行为的关系或以病人为研究对象，通过研究认知的障碍和保留的环节推测正常人大脑的认知机制。随着认知科学与康复医学的发展和越来越紧密地结合，研究不同性质脑损伤导致的认知障碍的发生、发展和治疗策略也逐渐成为热点，并正在将这些成果转化应用到康复医学领域。认知康复是在临床神经心理学（即对认知功能障碍的定位、定性诊断）的基础上，重点研究认知损害对日常生活活动能力的影响以及康复干预的方法。自 20 世纪 80 年代初首例获得性脑损伤后认知康复的个案报道发表开始，基于临床经验的认知康复逐渐成为神经康复的一个常规治疗部分。进入 21 世纪，认知康复开始进入到基于科研证据的认知康复阶段。

三、流行病学

脑卒中后，50% ~ 70% 的病人出现不同程度的认知障碍，1/3 会发展为明显的痴呆。与健康老人比较，有脑卒中史的老年人痴呆的发生大约提前 10 年。按照流行病学研究资料推算，我国可能有 800 万的脑血管病病人和 1 600 万以上的认知功能损害的病人。认知障碍是脑外伤突出症状之一，认知障碍患病率为 25% ~ 70%，认知障碍的程度及损害领域与脑损伤范围（弥漫或局灶）和损伤部位密切相关，部分病人可能会遗留永久性认知功能障碍，重度脑外伤发展为阿尔茨海默病的风险增大。

第二节　认知的重要成分及其障碍

认知障碍涉及知觉（包括失认、失用、视空间技能等）、注意、记忆、运算、思维、执行功能、信息加工速度以及语言等多个领域。尽管认知功能损害涉及多领域，但本节将重点讨论注意、记忆及执行功能。

一、注意障碍

注意损害是获得性脑损伤后普遍存在的认知障碍，尤其是创伤性颅脑外伤后最常见的功能障碍。相对轻微的注意损害就可能对病人的日常生活活动能力造成严重影响。因此，注意障碍的康复应引起足够的重视。

（一）概念

从心理学角度而言，注意是指心理活动选择性地指向与集中于某一种刺激，同时忽略其他无关刺激的过程。注意具有多个维度特征，包括注意的集中、维持、选择、转移及分配。注意不是一个独立的认知过程，而是支持其他所有认知功能的基础技能，与感觉、知觉及各种认知活动密切相关且至关重要。

（二）注意相关的脑结构与神经机制

大量的神经影像学及脑损伤动物神经心理学的研究证据表明，大脑皮质、皮质下结构和脑干均参与了注意的调节。注意网络理论由 Posner 和 Peterson 于 1990 年提出。该理论认为，注意系统操作涉及广泛的脑结构，注意网络系统包括：

1. 感觉选择注意系统　亦称为后注意系统，负责定向、参与注意和脱离注意以及物品识别，该系统由顶 - 颞 - 枕叶区调控。

2. 警觉系统　维持对输入刺激的高敏感状

态,与唤醒和注意的维持相关,也与调节情绪和动机相关。该系统由中脑网状激活系统调节,边缘系统也参与该系统调节。

3. 前注意系统 负责注意反应的选择与控制,参与有意识控制以及信息操作、注意的主动转移和抑制等策略的应用,前额叶、前扣带回、基底节及丘脑参与调节。右大脑半球负责调节警觉及注意的维持,左半球负责注意的选择性注意和集中性注意。

(三)注意障碍分型与临床表现

根据脑损伤病人注意障碍的不同临床表现,将注意分为五个类型:

1. 集中性注意(focused attention) 指对外界刺激(视、听、触觉等)的基本反应的能力。网状结构功能损害时,对刺激的反应能力和兴奋性下降,表现为反应迟钝、缓慢。

2. 维持性注意(sustained attention) 指在一个持续或重复的活动中保持一致的行为反应的能力,即注意的稳定性。注意维持障碍主要表现在不能较长时间专注一项任务或活动,仅能维持数秒或数分钟,易于中断,因此难以掌握所学知识或学习缺乏深度。

3. 选择性注意(selective attention) 指专注于目标信息而抑制或忽略其他非目标信息的能力。该水平损伤者很容易被外来的无关刺激吸引而无法关注或完成当前任务。

4. 转移性注意(alternative attention) 指个体在不同任务和活动之间转换关注焦点的能力,是思维灵活性的表现。此类病人在康复治疗过程中不能跟随治疗师的指令变化训练内容,难以从一个动作转换到下一个动作,影响完成新训练任务。

5. 分配性注意(divided attention) 注意的最高水平,是指对两种或两种以上的刺激同时进行反应,即将注意分配到不同的活动的能力。在此水平损伤的病人,肢体康复训练及日常生活都将受到极大影响。几乎所有的脑损伤都可导致注意障碍,但以脑外伤病人最为突出。同一病人多种类型的注意障碍常常并存。障碍程度因障碍类型、病变部位及范围不同而有所差异。

二、记忆障碍

由于记忆功能的存在,使人们能够利用以往的经验和学习新的知识。记忆随年龄增长会有所减退;当各种原因的损伤累及记忆相关的神经结构(如脑外伤、脑卒中)或神经递质(如老年性痴呆)时,可以出现永久性的记忆障碍。

(一)相关概念

1. 记忆的加工过程 记忆是指获得的信息或经验在脑内存储和提取的神经过程,是有意义地追忆经历。大多数学者认为记忆包含4个基本过程:注意、编码、存储和提取。①注意被认为是记忆的必要前提条件;②编码是对需要记住的材料即将语言和非语言信息分别以不同编码策略进行加工的阶段;③存储是指将一个短暂的记忆转成或转移到用于永久保留或访问的形式;④提取是指寻找或激活现有的记忆痕迹,提取分为再认和再现(即回忆)。

2. 记忆的分类 根据信息的保持时间和信息存储量,将记忆分为瞬时记忆、短时记忆和长时记忆。在临床工作中,重点考察短时记忆和长时记忆。短时记忆信息保留时间很短(1min以内)且记忆容量十分有限;长时记忆永久存储信息并且具有无限的存储容量,信息可在长时记忆中保留数分钟至数年。长时记忆中,根据信息提取(回忆)过程有无意识,分为陈述性记忆,又称外显记忆和非陈述性记忆,又称内隐记忆。陈述性记忆又进一步分为情节记忆和语义记忆。各种记忆互有区别又相互联系。

(二)记忆相关的脑结构

记忆功能并非局限于某一个脑区,不同的脑结构影响记忆的不同方面。前额叶和皮质下结构是参与信息提取的主要脑结构;位于颞叶内侧的海马、海马回及海马旁回和内嗅区是学习的重要结构,这些结构保持信息直至被存储到语义记忆区。参与记忆和学习新知识的神经解剖结构包括外侧颞叶皮质、海马、丘脑腹内侧核及额叶。前额叶损伤者常表现为不能自由回忆信息,但可在提示下提取;皮质下结构如海马、杏仁体或纹状体损害可破坏陈述性记忆;小脑和基底节损害可破坏有关运动学习的程序性记忆。

(三)记忆障碍临床表现

临床上常见的记忆障碍有记忆减退、遗忘和记忆错误。

1. 记忆减退 记忆减退是指记忆的识记、保存、再认和再现功能普遍减退,临床上比较多见。临床上早期往往是再现减弱,特别是对日期、年代、专有名词、术语及概念等的回忆发生困难。

2. 遗忘　器质性脑损伤引起的遗忘又分为顺行性遗忘和逆行性遗忘。顺行性遗忘(anterograde amnesia)指不能记住病后发生的事件和学习新知识。逆行性遗忘(retrograde amnesia)指不能回忆病前的经历或事件。在许多病例中,逆行性遗忘是暂时的,病前生活事件(某一时期直至脑损伤前)的各种记忆会逐渐地完整建立起来。脑外伤后短时间的逆行性遗忘十分常见,病人通常记不住事故发生前及过程中的细节。

3. 错构与虚构　额叶损伤病人很容易出现记忆的扭曲,即错构和虚构。错构(distortion)是对过去实际经历过的事物,在其发生的时间、地点及情节上有回忆错误,往往将日常生活经历中的远事近移并坚信是事实。虚构(confabulation)也是一种记忆错误。病人以从未发生的经历回答提问,回答不仅不真实且奇特、古怪,或者以既往的经历回答当前的提问。脑损伤后,语义记忆多有保留,但情节记忆受损,因此可表现为能够利用旧知识,但不能扩展语义记忆和学习新知识。

三、执行功能障碍

执行功能是额叶的主要功能之一。在神经心理学或临床中,"执行功能"一词常常与"额叶功能"混用以致将"执行功能"作为"额叶功能"的代名词,误导人们将额叶功能片面地等同于执行功能,而实际上执行功能仅仅是额叶多种功能之一。确切而言,执行功能是额叶的一个区域即前额叶皮质的主要功能。前额叶皮质在人类的认知功能中的作用是现代神经科学研究的前沿和热点。

(一)基本概念

执行功能(executive function, EF)是指个体在实施以目的为导向的行为过程中以动态、灵活而优化的方式协调多个认知子系统活动的复杂认知过程,为高级认知功能。因此,执行功能是"综合性的认知过程,它通过对基本的认知(如注意、记忆)、行为和情感过程进行调控,管理有目的性的行为,使日常生活各项活动得以有序进行"。执行功能的主要功能成分包括制定目标、计划与组织、事件排序、启动、任务坚持、反应抑制和自我监控。工作记忆与前额叶皮质(及其他脑区)功能密切相关,因此也被包括在执行功能的范畴中。

(二)执行功能相关的脑结构

神经影像学和病变研究已明确揭示了执行功能与前额叶皮质的特定区域如背外侧前额叶、前扣带皮质及眶额叶皮质存在相关性。前额叶虽然参与所有执行功能的调控,但并非是唯一参与执行功能的脑结构。前额叶上述三个脑区之间以及它们与皮质其他各叶(如顶叶和颞叶)、皮质下结构(如基底节)有着广泛而密切的联系。目前公认的研究结果表明,与执行功能相关的脑结构包括额叶-纹状体环路和小脑等。额叶-纹状体环路包括背外侧前额叶、眶额叶、前扣带回和基底神经节等。由此不难理解,额叶-纹状体环路内任何部位的损伤均可导致执行功能障碍。由于损伤病灶部位不同,认知损害既可以表现为以皮质损害特征为主(记忆、语言),也可出现以执行功能障碍特征为主;当基底节区损伤(如脑卒中、帕金森病)时可出现执行功能损害导致的行为变化。

(三)临床表现

执行功能的复杂性使其对脑组织的变化极为敏感,因而执行功能障碍的患病率很高。就功能独立性和生活质量而言,执行功能损害是毁坏性的,并影响病人参与所有形式的康复。由于执行功能是整合和协调不同认知功能的操作,因此尽管额叶损伤病人执行功能受到损害,其他认知功能(如记忆)仍可以表现正常。

执行功能障碍多发生在新的或不熟悉的环境中,病人不能适应非常规的思维和行为,不能应对突发事件或纠正错误。病人表现为没有抽象思维能力或能力下降;在自我意识、预见问题、分析形势、计划解决方案等方面存在问题,在实施方案过程中不具有灵活性、不能进行自我监控(即发现和纠正错误,接纳他人的反馈)等。情感淡漠、意志缺失或运动不能性缄默症,仅满足进食、水等基本需求,对社会或职业活动无兴趣;可表现为冲动、好斗和反社会行为;调节和控制自己情绪的能力丧失或下降,当经历情感事件时,可导致病人情绪极不稳定,大起大落。上述表现反映出执行功能障碍者思维、情感和行为的自我调节障碍。

尽管许多神经或精神疾患均可导致额叶功能

损害,但脑卒中、创伤性颅脑损伤以及肿瘤是影响额叶功能特别是前额叶系统最常见的获得性脑损伤。脑卒中和脑外伤病人的执行功能损害、行为和情绪障碍比记忆损害更为突出,帕金森病、脑瘫的认知损害也以执行功能障碍为主要症状。

第三节　与认知障碍评定有关的问题

一、重视认知障碍的早期发现和早期诊断

无论何种 MCI,如不能够及时发现和及时治疗,最终可能逃脱不了痴呆的结局。以脑卒中后认知障碍为例,2016 年 5 月,美国心脏协会(American heart association, AHA)与美国卒中协会(American stroke association, ASA)联合发布了《成人卒中康复指南》,I 级推荐所有卒中病人在出院前进行认知障碍筛查,并建议在应用标准化测量工具评定的基础上制订康复治疗计划,旨在改善病人的功能性活动能力。2017 年 8 月发表的《卒中后认知障碍管理专家共识》强调了对卒中后认知障碍(post stroke cognitive impairment, PSCI)病人的早期筛查评估。指南与共识均提出了早期筛查 PSCI,其重要性在于,传统的卒中后痴呆诊断标准的局限性(广泛接受的痴呆诊断标准把记忆障碍作为基本特征)致使 PSCI 发病率被低估,一部分存在其他认知损害的病人被排除在外,待病人达到痴呆诊断标准时常已错过早期防治的最佳时机。因此,PSCI 筛查具有重要的临床和社会意义。

二、认知功能评定方法的选择

(一)分类

神经心理测验是诊断认知障碍的主要工具。认知功能评定的神经心理测验可分为四大类,即筛查、特异性检查、成套测验以及功能活动检查。

1. 筛查法　快速的认知综合功能的甄别测验。筛查法从总体上粗查病人是否存在认知障碍,但不能为某一认知领域诊断提供充分依据,即不能通过筛查或仅仅依靠筛查来诊断病人存在何

种认知障碍。此类量表很多,目前临床研究最常用的认知功能筛查量表是简易精神状态检查量表(mini mental state examination, MMSE)和蒙特利尔认知评估量表(montreal cognitive assessment, MoCA)。这两个量表在诊断敏感性和特异性方面各有特点,应用时应根据检查目的进行选择。MCI 和 mVCI 概念提出的意义在于早期发现和防治认知功能下降,因此诊断中对认知障碍敏感性的判定意义远大于特异性。大量研究结果显示,MMSE 不能全面检测认知的多个领域,且对 MCI 或 mVCI 和执行功能均不敏感。MoCA 是一个简便、快速,既可用于 MCI 或 mVCI 筛查,又可探查执行功能障碍并具有一定敏感性的工具,但对执行功能的检查并不全面。

2. 特异性检查法　用于进一步明确诊断特定领域的认知障碍。例如,可选择持续作业测验、划销测验用于注意维持的评定、连线测验 B 可用于注意转移的检查;Stroop 测验用于注意选择的评定。言语短时、长时记忆评定可采用加利福尼亚言语学习测验;非言语记忆评定采用 Rey-Osterrieth 复杂图形测验等。威斯康星卡片分类测验、言语流畅性检查等用于检查执行功能障碍。

3. 成套测验　标准化的成套测验用于认知某一领域的系统评定。例如,洛文思顿作业疗法用认知成套测验主要用于知觉功能检查;韦氏成人记忆量表、Rivermead 行为记忆测验用于记忆障碍的检查;执行缺陷综合征行为学评价用于执行功能障碍评定。成套测验多围绕特定领域认知功能的多个维度展开,从而使测试者对被试的该领域功能有一个相对全面的了解,也为制订康复治疗计划提供依据。

4. 功能检查法　通过直接观察病人日常生活活动的表现来评定相关领域的认知障碍对日常生活能力的影响以及认知障碍程度如日常注意测验(test of everyday attention, TEA)。此类测验选取日常生活活动为测验项目,特别适用于康复医学领域。

(二)NINDS-CNS 推荐方案

美国国立神经疾病和卒中研究所与加拿大神经心理学卒中网络工作组,2006 年推荐了 3 种(60min、30min 及 5min)测验方案用于 VCI 及其他脑部疾病所致认知障碍科研使用。60min 方案

包括了执行／能动性、语言、视空间和记忆 4 个方面的推荐测验以及精神行为改变和情绪的测验，适用于需要详细了解认知某一领域功能下降的情况。30min 方案选自部分 60min 方案的测验项目，适用于可疑 VCI 病人的临床筛查。5min 方案由蒙特利尔认知评估量表（MoCA）中的部分测验项目组成，包括 5 个单词的即刻回忆和延迟回忆测验、6 个项目的定向力测验以及 1 个字母的语音流畅性测验（字母 F），用于初级保健医师、护士和联盟中的其他医疗人员做快速筛查，亦可用于超大规模流行病学研究或临床试验。

第四节 认 知 康 复

美国脑损伤学会将认知康复定义为："认知康复是指系统地运用医学和治疗学手段用以改善认知功能和因单一或多方面认知损害而受到影响的日常活动"。而美国康复医学会脑损伤多学科特别兴趣小组（the ACRM brain injury interdisciplinary special interest group, BI-ISIG）的定义为："认知康复是在对病人脑 - 行为关系的损害评价和理解基础上，围绕功能展开的治疗性活动体系，强化、重建既往已学会的行为模式，或建立新的认知活动模式及代偿机制来适应功能性的变化。"

认知康复治疗包括多种手段如药物治疗、认知康复训练、运动训练、神经调控技术如经颅磁刺激技术（TMS）等。

一、药物治疗

用于改善认知功能、并具有循证医学证据的治疗药物有三类：①胆碱酯酶抑制剂（如多奈哌齐、卡巴拉汀、加兰他敏等）；②兴奋性氨基酸受体拮抗剂（如美金刚）；③钙拮抗剂（如尼莫地平）。尼莫地平可延缓病人认知功能障碍的发展，同时降低脑血管性不良事件的发生，尤其对于皮层下缺血性 VCI 有益。上述药物是改善总体认知状况，而并非针对某一种障碍。

二、认知康复训练

（一）认知康复策略

包括恢复、代偿和环境重建。康复训练是脑

损伤后认知功能再学习的过程；若通过再学习仍不能重获这些技能，则需要教授新方法以代偿丧失的认知功能。美国认知康复学会于 2004 年在所发表的"获得性脑损伤认知康复治疗的最佳实践推荐"中，推荐康复治疗过程应包含的教育、功能训练、发展和实施策略及功能活动训练 4 个阶段或方法。AHA/ASA 联合发布的《成人卒中康复指南》Ⅰ A 级推荐卒中病人应进行认知功能训练。

（二）认知康复训练的形式

认知康复训练包括一对一人工训练、小组训练、计算机辅助训练以及远程训练。

1. **一对一人工训练** 一对一人工训练是以治疗师为主导的、面对面训练的传统康复训练形式。训练材料简单，不需要特殊环境条件即可开展治疗。但这种看似低廉的治疗形式实则人工成本很高，且训练内容变化有限，最突出的问题是疗效与治疗人员的技术水平密切相关。研究证据显示，采用同样的训练素材进行训练，人工训练的疗效差于计算机辅助训练疗效。

2. **小组训练** 小组训练用于认知障碍水平大致相同的病人，通过病人之间的互动和竞赛式训练，增强信心、改善心理状况从而更加积极主动参与训练。

3. **计算机辅助认知康复训练** 80 年代后期美国许多康复机构开始利用计算机进行认知康复训练并取得疗效。计算机辅助治疗认知障碍之所以可以取得更好的疗效，得益于治疗技术与计算机技术的结合，从而为病人提供了更加丰富的、针对性极强的训练内容和环境刺激。计算机辅助认知康复训练已成为主流康复训练形式。

4. **远程认知康复训练** 认知障碍的康复是一个长期的治疗任务，即便出院后仍需要继续康复治疗。然而，大部分病人分散在不同省市、地区和社区，且受身体情况的限制，无法独立或坚持定期到专业康复机构接受康复治疗。基于互联网和认知康复技术的远程认知康复训练作为计算机辅助治疗的一种延伸和补充治疗形式，部分解决了病人的康复需求，具有很好的应用前景。

三、运动训练

运动训练可以改善卒中病人的认知障碍已

获得多项荟萃分析研究的证实。研究结果表明，仅单一进行有氧训练对于认知障碍无显著改善作用；而双任务训练，即运动 - 运动、运动 - 认知训练对于改善认知功能具有促进作用。运动方式包括有氧运动、平衡训练以及舞蹈等。通过双任务训练可改善病人的注意、加工速度、工作记忆以及执行功能状况。与单一的认知训练或单一有氧运动训练比较，两种因素或两种运动模式相结合的干预措施旨在诱导累积效应，通过整合认知和运动功能以改善全脑神经网络的完整性。

四、重复经颅磁刺激

重复经颅磁刺激是一种无痛、无创的神经电生理技术。脉冲磁场以磁力线的形式透过皮肤、颅骨刺激皮层神经元，实现对于中枢神经系统的调控治疗作用。应用皮层刺激技术旨在纠正由脑卒中诱发的脑功能和结构异常改变以增强康复期适应性脑可塑性变化。该目标可通过改变局部皮质兴奋性或改变神经网络中的连通性实现。基础与临床试验表明，rTMS通过增加（患侧）大脑半球的兴奋性或降低对侧（健侧）半球的兴奋性，可降低对损伤半球的抑制作用，以期建立左、右半球皮层兴奋性的新平衡。AHA/ASA 联合发布的《成人卒中康复指南》B 级推荐 sTMS 对单侧忽略病人进行康复治疗。

第五节　认知康复研究展望

一、关于认知康复的脑机制研究

虽然仍然在探索研究中，但越来越多的神经

影像学研究证实，单一认知领域的功能活动并非仅仅通过某一独立的脑区实现，而是多个脑功能区和神经结构通过复杂的多通路、分布式的神经结构网络和功能网络协同调控而完成。由此不难理解，脑损伤后结构与功能网络中的任何一个环节受到损害，都可以引起相应领域的认知障碍。脑结构与功能的可塑性为改善与恢复认知功能提供了可能性。不同的认知功能损害后康复干预对脑的结构网络和功能网络究竟产生怎样的影响，是否存在脑的结构或功能重组还有待深入研究。随着医工结合不断深入、高科技快速发展，功能性近红外光谱技术、功能性磁共振等无创性脑功能成像技术成为研究认知功能的重要手段。

二、虚拟现实与现实增强技术的应用研究

虚拟现实技术是综合利用计算机图形系统和各种现实及控制等接口设备，在计算机上生成可交互的三维环境，制造逼真的人工模拟环境，使用户能够有效地模拟在自然环境中视、听、触、动作等各种感知行为的一种高级人机交互技术。已用于注意、记忆以及执行功能康复训练中并显示了有效性。虚拟现实技术的应用使训练内容更接近真实的生活而更具有实际意义，较常规作业疗法具有更高的迁移度，因而已成为认知康复的一个令人期待的发展方向。增强现实技术是在虚拟现实技术的基础上在屏幕上将虚拟世界与现实世界融合并进行互动，进一步为认知康复开启更具现实感的训练途径。

（恽晓平）

参 考 文 献

[1] MCCREA M, PLISKIN N, BARTH J, et al. Official position of the military TBI task force on the role of neuropsychology and rehabilitation psychology in the evaluation, management, and research of military veterans with traumatic brain injury. Clin Neuropsychol, 2008, 22（1）: 10-26.

[2] HACHINSKI V, IADECOLA C, PETERSON RC, et al. National institute of neurological disorders and stroke-Canadian stroke network vascular cognitive impairment harmonization standards. Stroke, 2006, 37（9）: 2220-2241.

[3] CONSOLIA, PASI M, PANTONI L. Vascular mild cognitive impairment: concept, definition, and directions for future studies. Aging Clin Exp Res, 2012, 24（2）: 113-116.

[4] LEHRER J. Neuroscience: making connections. Nature, 2009, 457（7229）: 524-527.

[5] PENDLEBURY ST, ROTHWELL PM. Prevalence, incidence, and factors associated with pre-stroke and post-stroke dementia：a systematic review and meta-analysis. Lancet Neurol, 2009, 8 (11)：1006-1018.

[6] JELLINGER KA. Mild cognitive impairment in Parkinson disease：heterogenous mechanisms. J Neural Transm, 2013, 120 (1)：157-167.

[7] POSNER MI, PETERSIN SE. The attention system of the human brain. Annu Rev Neurosci, 1990, 13：25-42.

[8] SOHLBERG MM, MAateer CA.Introduction to cognitive rehabilitation：theory and practice. New York：Guilford Press, 1989.

[9] EAMUND C. Haskins LETA.Cognitive rehabilitation manual：translating evidence-based recommendations into practice. American Congress of Rehabilitation Medicine, 2012.

[10] ALVAREZ JA, EMORUY E. Executive function and the frontal lobes：a meta-analytic review. Neuropsychol Rev, 2006, 16 (1)：17-42.

[11] CLARK L, BECHARA A, DAMASIO H, et al. Differential effects of insular and ventromedial prefrontal cortex lesions on risky decision-making. Brain, 2008, 131 (5)：1311-1322.

[12] 高明明, 恽晓平, 张慧丽, 等 . 记忆障碍康复训练的疗效研究 . 中国康复理论与实践, 2011, 6：527-530.

[13] 恽晓平, 白晶, 张慧丽, 等 . 基于因特网的认知远程康复治疗系统的构建 . 中国康复理论与实践, 2007 (10)：901-903.

[14] NAIR RD, LINCOLN NB. Cognitive rehabilitation for memory deficits following stroke. Cochrane Database Syst Rev, 2007,(3)：D2293.

[15] LOETSCHER T, LINCOLN NB. Cognitive rehabilitation for attention deficits following stroke. Cochrane Database Syst Rev, 2013, 5：D2842.

[16] HONEY CJ, SPORNS O, CAMMOUM L, et al. Predicting human resting-state functional connectivity from structural connectivity. Proc Natl Acad Sci, 2009, 106 (6)：2035-2040.

[17] WINSTEIN CJ, STEIN J, ARENA R, et al. Guidelines for Adult Stroke Rehabilitation and Recovery：A Guideline for Healthcare Professionals From the American Heart Association/American Stroke Association. Stroke, 2016, 47 (6)：e98-e169.

[18] 董强, 郭起浩, 罗本燕, 等 . 卒中后认知障碍管理专家共识 . 中国卒中杂志, 2017, 12 (06)：519-531.

[19] MURA G, CARTA MG, SANCASSIANI F, et al. Active exergames to improve cognitive functioning in neurological disabilities：a systematic review and meta-analysis. Eur J Phys Rehabil Med, 2018, 54 (3)：450-462.

第九章 心理障碍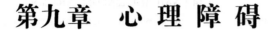

第一节 概 述

心理障碍的康复是医学心理学和康复医学交叉的一个特殊领域，它针对残疾和慢性健康问题人群，研究和应用心理学知识和技能，以帮助其最大程度获得健康、福利、机遇，最大程度提升其功能、能力和社会角色参与度等。通过心理干预，使其克服消极心理因素，发挥心理活动中的积极因素，唤起他们的乐观积极情绪，调动起主观能动性，发挥机体的代偿能力，使其丧失的功能获得恢复或改善、心理创伤获得愈合、社会再适应能力获得恢复、生活质量得到最大限度的提高。

一、心理康复的发展历程

（一）心理康复的开端——缘于战争

心理康复起源于美国，几乎与康复医学同时出现，并随着康复医学的发展而发展。第二次世界大战后，战争使成千上万的士兵不仅经受身体的摧残，也遭受了心理上的打击，一系列心理社会问题由此产生。为使他们尽早回归家庭和社会，在躯体上、心理上以及社会职业等方面得到全面康复，美国政府采取了一系列措施，成立了各种各样的康复机构，使得康复医学得到迅猛发展。经过美、英等国的积极实践和大力倡导，康复医学成为一个独立学科。

20世纪50年代初期康复心理学得到公认和发展。1956年美国心理学会成立康复心理分会，其目标有8个：①鼓励会员推广和交流与康复有关的心理学学术成果和资料；②召集与心理学问题有关的同道们，更好地为残疾者服务；③发展残疾者与其组织的联系；④与其他有共同目标的组织合作；⑤向群众宣传残疾者的心理和社会的因素；⑥向立法与管理机构解释康复工作中心理和社会因素的重要性和康复心理学的价值；⑦促使康复心理学成为一个独立职业专科；⑧努力为康复心理学家们创造合适的训练标准和方案。

随着社会的发展，心理康复服务逐步从机构走向社区和家庭。心理康复工作者在工作中主要研究残疾人及其家属的行为、经历、态度，评定康复治疗的有效性，评估残疾人及其所处的环境，设计和实施康复方案，并控制整个实施过程。在临床心理康复实践中主要处理各种社会、心理和实际问题，诸如社会活动状态、情绪好坏、家庭关系、日常生活、就业和独立等。

（二）中国的心理康复

我国在1994年由中国康复医学会成立康复心理学专业委员会，有力推动了国内心理康复工作。2008年汶川大地震发生后，从政府、有关机构和民间组织的各个层面开展了大量的心理救援和心理康复，对我国心理康复的研究和人才培养等方面都起到了积极的推动作用。

二、心理障碍的康复支持系统

1. 健全个体心理调节机制 心理康复的过程是让病人建立个体心理调节机制的过程，让病残人群通过接受系统的心理干预，逐渐适应生活、学习、家庭或者工作等方面发生的变化，主要面对出现的各种困难，并在此基础上形成一种积极的心理调节机制，以应付可能出现的各种心理问题，保持心理的健康。

2. 建立有关人员（同事或家属等）协助支持系统 病残人群生活在一定的群体之中，相关人员的态度对于其心理状态有着重要的影响，特别是家属、同事、病友等联系密切的人员的态度对于病人心理状态的调节是十分重要的，因此，心理康复不仅要重视病人本身的心理及其变化，也要注意这些人员的心理辅导工作，让他们理解残疾造成的心理问题,并且要解除由于家庭与小团体中出现病残人群而造成的心理压力,从而为他们的心理康复创造一种良好的心理氛围。

3. **建立专家协助支持机制** 心理康复是一个长期的调节过程,病残人群在这个过程中要接受专家的指导与帮助,逐渐摆脱消极心理的影响,建立起积极的人生目标。康复心理医师是接受专门训练的人员,他们必须掌握心理咨询与治疗的理论与方法,拥有从事心理治疗的技能与临床经验,并且要有极为敏感的观察力以及分析问题与解决问题的能力。康复心理治疗不同于其他临床医疗,有其特殊性,只有经过专门训练的人员才能从事此项工作。

4. **建立社区辅助支持系统** 残疾的康复过程常常是伴随其一生的过程,当病残人员回到家庭与社会后,社区辅助系统的支持就显得非常重要了,要发挥社区中有关专家与相关人员的作用,在病残人群出现心理问题的时候,随时给予必要的支持与帮助,从而更好地为残疾者的心理康复提供保障。

随着时代发展,社会对心理障碍的康复需求日益增加,不同年龄段的慢性健康问题如儿童时期的发育障碍到老年人群的认知功能障碍、因病因伤致残如各种灾难的幸存者等均需要心理康复。病残人群的心理障碍不仅影响其本人康复,也影响着照料者,更影响其自身权利和责任发挥。具有认知损害的病残者如脑卒中、脑外伤病人更加需要对其进行心理评估和干预。

第二节 心理障碍的评定方法

一、心理评估的定义

应用心理测验的手段测验和评定伤病残病人心理行为变化情况和心理特征,了解其心理障碍的性质和程度,掌握康复过程中的心理行为变化情况,研究其心理变化规律。

二、心理评估的目的

对康复病人进行心理评估的意义包括:①临床中,当需要对多种疾病进行鉴别诊断时,心理和神经心理评估可以提供重要线索;②科研中,在干预治疗前进行心理评估,可以更好地观察疗效。

三、心理评估的种类

1. **心理评估与神经心理学评估** 心理评估侧重于心理病理学维度上区分不同类型,也包括广泛的认知和情感功能状态。神经心理评估侧重于将认知评价中的行为学表现与脑功能联系,当存在多个精神和/或神经病学诊断时提供鉴别依据。

2. **结构化心理量表评估** 常用心理量表评估包括智力测验、个性/人格测验、情绪评定、应对方式评估、功能状态和生活质量评估、病理心理评估等。

(1)智力测验:主要用于评估康复前后智力水平,尤其检查与康复训练有关的智力,如学习智力、言语表达能力、感知运动能力等适应社会环境的能力。

(2)个性/人格测验:用于了解病人的需要、动机、兴趣、爱好、性格、情绪、气质、价值观念及人际关系等。临床医院中常用的有埃森克人格问卷、明尼苏达多项人格测验和卡特尔16因素人格测验。

(3)情绪的评定:主要用于观察焦虑、抑郁等症状。临床医院常用的包括:汉密尔顿抑郁量表、抑郁自评量表、贝克抑郁自评量表、焦虑自评量表、汉密尔顿焦虑量表、焦虑状态/特性询问表及Marks恐怖强迫量表等。

(4)应对方式评估:应对方式评估是研究不同应对策略的心理测量方法。常用的有应对方式评定量表、医学应对方式问卷。医学应对方式是研究不同疾病病人的不同应对策略,所包含的三类应对策略"面对(或斗争)""回避""屈服(或接受)"符合人们面临危险事件时的基本反应。

(5)功能状态和生活质量评估:这一维度与康复预后、疗效有明确的相关性。常用量表包括90项症状清单、生活事件量表及功能活动调查表。

(6)病理心理评估:主要评估精神病性症状等。

(7)神经心理学评估:主要评估七个认知功能维度,包括定向、注意、执行、语言、记忆、视空间注意和高级运动控制。

3. **非结构化访谈法** 如各种投射测验、精神动力性访谈。

第三节 影响其他躯体疾病的心理因素

一、概念

（一）定义

影响其他躯体疾病的心理因素（psychological factors affecting other medical conditions, PFAOMC）是一种心理疾病,当一般躯体疾病受到心理或行为因素的不利影响,这些因素可能引发或加重躯体疾病、干扰治疗或增加发病率和死亡率时,可诊断为影响其他躯体疾病的心理因素（PFAOMC）。

（二）症状特点

①不是其他精神障碍的亚诊断;②可能表现包括退行、焦虑、回避、特定内容恐惧、否认、破坏治疗关系、自我控制力的丧失;③抑郁亚综合征症状（如情绪不良）,而不是完整的综合征或精神障碍（如单相重性抑郁）;④心理或行为因素对医疗状况有下列不利影响之一,包括心理因素与病情发展、恶化或延迟康复之间的密切的暂时性关系、干扰疾病治疗的因素（如较低的依从性）,这些因素对个体构成了额外的明确的健康风险、会影响相关的病理生理学、症状的恶化或额外的医学关注;⑤上述一条中的心理和行为学因素不能被其他疾病所解释（如:惊恐发作、重度抑郁症、创伤后应激障碍）。严重性分为轻、中、重和极重四类。

二、治疗

（一）治疗原则

①临床医师、护理人员、家属给予病人充分的共情、有效的聆听、建立治疗联盟;②无法描述自我感受的病人帮助其宣泄自己的情绪并阐述自己的感受;③进行关于躯体疾病的健康宣教;④使病人理解自己的心理障碍不一定使躯体疾病治疗无法康复;⑤临床人员、病人、家属对康复目标达成一致;⑥讨论周围康复较好的病人、吸取积极经验;⑦提供院内及院外的资源支持。

（二）治疗方法

治疗方法应针对病人出现了哪些心理因素并影响了躯体疾病的治疗,包括焦虑、抑郁、退行、否认、愤怒及依从性差等。

1. **问题解决短程治疗** 采用问题解决短程治疗,使病人学习适应性应对技巧。步骤包括:识别问题、说明问题、制定方案、假设每种方案的利弊、选择最适宜方案和实施方案。

2. **改善退行行为** 采用解释、安慰、社会支持、安排定期定时探访,改善病人的退行行为。

3. **学习疼痛处理策略** 在尊重病人隐私的基础上,帮助病人确定恐惧的特定内容,改善病人的焦虑、特发性恐惧,学习疼痛处理策略,可暂用苯二氮䓬类药物。

4. **增强自我控制感** 鼓励病人表达住院康复的益处、鼓励病人积极参与治疗计划的制定,而不是被动地"扮演"病人的角色。

5. **干预** 通过判断病人是否存在适应不良来确定病人的过度否认是否需要干预,干预的重点是否认行为所掩盖的感受,避免直接的质问或要求病人配合,病人的对抗会加剧其恐惧的感受、否认甚至出现擅自出院或中止治疗的行为。医疗护理人员需要表达共情和改善人际关系,提高病人的内源性自控力,同时使可以影响病人的亲属参与康复治疗计划,如果否认不影响康复则可以暂不干预。

6. **解读情绪** 如果病人出现愤怒或攻击行为,从心理学层面解读其存在的情结,积极解决客观矛盾事件和人际关系。

7. **提高依从性** 包括提高药物依从性、康复依从性等。药物治疗依从性包括按照处方的剂量、频率和时间安排服药。依从性可根据特定时间段内按处方剂量摄入药物的百分比进行量化,或按类别表示（如依从性好、部分依从和依从性差）。对于多数疾病,表示依从性较好的标准是至少已服用处方剂量的70%或80%。病人自身的依从性可随时间变化,对不同药物的依从性也可能变化。

依从性差的心理因素包括:①因肢体功能障碍或躯体疾病出现的病耻感;②对疾病感到无助;③对医护人员存在偏执的非理性信念;④因疾病对临床医护人员或医疗机构产生的愤怒。

处理时应首先确定病人依从性差的原因,研究表明依从性差的首要原因是心理因素,但表现是多样的。采用非批判性的方式与病人沟通,并确定病人如何理解自己的疾病、了解病人对康复的态度和期望、病人是否认为自己没有生病或病情不严重,如"每天重复地康复训练,是不是会让人觉得没有盼头呢? 这种想法多久出现一次呢?"。如果病人承认依从性差,进一步鼓励其回答开放性问题,如"可不可以再聊聊哪些具体的训练动作会让你觉得没有意思呢?"。

提高药物依从性的关键包括三方面:①"可接纳"即使病人接受药物治疗的前提是使病人接纳自己的功能障碍;②"可理解"即使病人理解药物治疗的原理,让病人用自己的语言复述其如何理解疾病和治疗方案;③"可控制"即经济问题和便利性影响依从性。

提高药物依从性的心理沟通技巧包括:①询问既往进行药物治疗的情况;②引出病人对药物的非理性看法和消极态度并立即给予反馈;③强化令人满意的行为和结果。

8. 康复中的消极预期 由心理因素引起的称为反安慰剂效应(nocebo effect)。可用的解决技巧包括:①讨论潜在不良结局、指出有意义的具体获益;②指出病人的不良体验很多是暂时的;③鼓励病人多尝试新方法。

具体步骤包括:①强调对病人的重要获益;②解决病人对康复治疗的错误观念和消极态度;③提供有关康复的简单明确的指导;④建议病人提前分配好每个训练日的每项治疗内容;⑤建议采用提示信息引导病人;⑥使家庭成员参与其中;⑦当病人感觉良好时讨论使其积极康复的原因。

三、注意事项

第一,不建议采用心理动力学派治疗。因为临床医疗人员与病人之间这种短期、不稳定的关系不能使病人产生足够的"心理安全感"、病人与临床人员的治疗关系未稳定到可以挑战病人的防御机制、人格结构,可能会触发病人极端负性情绪或行为。

第二,对于人格障碍病人,临床人员需要使病人体验到"被尊重感"。

第三,治疗关系应为建设性的。不明确的、过度的、过早的安慰可能使病人感到"不被理解"。

第四,及时反思、调整对病人的反应和反复出现的行为模式。

第五,当病人谈论对疾病的恐惧、对未来的不确定性时,医疗人员是否因自己出现焦虑、紧张而对病人的话题有回避言语或防御性肢体反应。

四、转诊时机

存在看似控制欠佳的精神障碍因素时,如抑郁障碍(单相重性抑郁)、焦虑障碍(广泛性焦虑障碍)或人格障碍(边缘型人格障碍);当心理因素极端、持续、显著干扰治疗,或病人无法改变适应不良性行为;病人的行为已严重影响躯体疾病治疗,需要精神专科干预,否则会加剧躯体疾病或干扰治疗。

第四节　心理障碍的治疗方法

对于综合医院住院病人,心理障碍的康复方法需要选择疗程短、获益快、可反馈的方法。因此,短程支持、认知行为学派的治疗常被推荐。

一、精神支持疗法

一般精神支持疗法是当前应用比较广泛的疗法,是治疗师在基本心理学理论基础上,合理地采用劝导、启发、鼓励、同情、支持、评理、说服、消除疑虑和提供保证等交流方法,帮助病人认识问题、改善心境、提高信心,从而促进心身康复。它特别适合病、伤、残者在抑郁焦虑、消极悲观时的心理治疗。

二、行为疗法

行为疗法在康复医学中应用最为普遍,是以行为学理论为指导,按一定的治疗程序来消除或纠正人们异常或不良行为的一种心理疗法。行为疗法强调病人的异常行为或生理功能可以通过条件反射作用的方法,即学习的方法来矫正或消除,或者建立新的健康的行为来替代它们。心理康复干预中行为疗法有很多种,如自我调整疗法、松弛训练、生物反馈技术、运动疗法等。

三、认知疗法

认知疗法是根据认知过程影响情感和行为的理论假设,通过认知和行为技术来改变病人不良认知的一类心理治疗方法的总称。认知过程及其导致的错误观念是行为和情感的中介,适应不良行为和情感与适应不良性认知有关。治疗师与病人共同找出这些适应不良认知,并提供学习或训练方式矫正这些认知,使病人的认知更接近现实和实际。随着不良认知的矫正,病人的心理障碍也逐步排除。

四、理智 - 情绪疗法

理智 - 情绪疗法是在认知行为学理论基础上形成的,认为人类心理问题取决于其对周围事物的判断、推理、评价、假设和预期,情绪是认知的产物,心理障碍的根本原因是非理智、非逻辑的思维方式。心理障碍的原因是非理性思维,看问题极端,绝对化造成的反复"自我挫败",要改变认知,打破恶性循环。学会用理性思维方式分析、解决问题、制订计划。

五、咨客中心疗法

咨客中心疗法是以人本主义理论为基础的治疗方法。鼓励病人接受自我,尝试利用个体的潜能,包括创造一个宽松的无威胁性的环境,有利于病人采取开放的态度审视自己。设身处地地理解病人独特的世界观。鼓励病人完全地自我接纳和自信,在此基础上作出行动的选择。

心理康复随着各学科的发展而蓬勃发展,治疗形式也更加多样,反过来也促进了各自理论的发展。

第五节 肢体功能障碍的心理康复

肢体功能障碍的心理康复方案是高度个体化、特异性的。总的原则:①分清利弊、及早干预、综合治疗、评估用药;②药物治疗针对症状减少、心理干预针对心理、社会及职业康复。

常用药物包括抗抑郁药、抗焦虑药、镇静催眠药和抗精神药等。心理干预需从教育及护理、咨询、治疗三个层面递进。心理干预要注意病人是否存在失语、认知功能障碍影响交流;最重要的是病人是否有求助动机。

一、脊髓损伤的心理康复

(一)心理康复的意义

脊髓损伤病人不仅需要治疗肢体功能障碍,创伤还会对他们的配偶、子女和其他家庭成员造成心理创伤。陪伴者的心理创伤在病程初期不易被觉察,因此提供恰当的社会服务和心理支持、咨询是非常重要的。

需要定期评估脊髓损伤病人的精神状态。这类病人除了关注其是否出现抑郁、创伤后应激障碍的症状,还需要特别关注生活压力源(life stressors)、自杀意念(suicidal ideations)。

(二)心理康复的原则

1. **去除阻抗** 在脊髓损伤发生初期,许多病人会对早期或医院提供的心理治疗干预产生阻抗或不情愿。鉴于许多存在心理问题的脊髓损伤病人并不具有足够的内省力,若让其强行接受心理治疗,会让病人感到被侮辱、被"贴标签"。

2. **预防自杀** 循证医学调查对于年龄小于55岁的创伤性脊髓损伤病人,自杀是死亡的主要原因;脊髓损伤病人75%的自杀事件发生于损伤后的最初5年内。因此有必要将心理评定作为入院检查流程的必需环节。

3. **改善应对方式** 脊髓损伤病人心理康复的重点应是接纳并理解自己的痛苦感受、建立有效的应对策略、促进健康行为。

4. **及时评估** 无论何种原因导致抑郁均需及时治疗;一些病人因肢体障碍出现持久的抑郁状态,此时有必要评估是否需要加用抗抑郁药物;当病人出现拒绝治疗的情况,应立即评估是否出现其他合并症或严重的心理并发症;及时评估病人问题 - 决策能力。

5. **心理适应阶段** 脊髓损伤心理适应阶段包括震惊阶段、否定阶段、抑郁反应阶段、对抗独立阶段、适应阶段。应根据病人所处阶段的应对方式选择不同的治疗策略。

6. **方法的选择** 在住院康复阶段,由于脊髓损伤病人缺乏足够的自省力,传统的领悟式心理治疗无论对于个体还是团体都是不适合的,可以采用短程认知行为学派的治疗。

（三）主要心理问题的康复

1. 抑郁 抑郁是脊髓损伤后最常见的情绪障碍。抑郁患病率在一般人群中为7%左右,而脊髓损伤病人中近50%在损伤后3个月内出现不同程度的抑郁情绪、抑郁状态,甚至被诊断为抑郁症。不应假定抑郁等情绪障碍的出现是脊髓损伤后的"正常"反应而不需要治疗,由于其具有高患病率和严重后果,所以应定期筛查脊髓损伤病人是否出现抑郁症状。

脊髓损伤后抑郁的相关因素包括:①损伤前30天内被诊断为任何程度的抑郁障碍;②损伤前被诊断为其他心理障碍;③损伤后药物或酒精滥用;④低水平的事件应对方式;⑤脊髓损伤并发症如神经源性膀胱、压疮、性功能障碍等。相反,具备良好地问题处理技术、强烈求助动机的病人抑郁发生率较低。其他积极因素还包括:工作稳定、较高的社会支持水平以及在SCI后积极地参与各种体育活动、特别包括轮椅运动。

应当对脊髓损伤后的抑郁和焦虑予以治疗。推荐的干预措施包括药物治疗、认知行为治疗以及文体疗法。

（1）药物治疗:多数抗抑郁药物研究对象都是非脊髓损伤病人。药物治疗包括:①三环类抗抑郁药,临床报道脊髓损伤病人用后副作用较明显;②选择性5-羟色胺再摄取抑制剂和其他抗抑郁药更适合脊髓损伤后抑郁的治疗。

（2）认知行为治疗:认知行为疗法适用于脊髓损伤后个体及团体治疗。治疗重点为改变病人的应对方式。积极调整应对策略的关键是:①接受已经发生的损伤现实;②创造高质量的社会支持水平;③具有积极再评价的行为能力;④有计划地进行问题解决。

（3）文体疗法:文体疗法是采用体育运动项目和娱乐项目作为手段对病人进行治疗的一种疗法。它强调治疗的社会性,具有劳动价值性,有利于帮助脊髓损伤病人社会角色的重建。可以依据损伤程度不同制订个性化方案。

2. 疼痛 脊髓损伤后疼痛常导致抑郁、物质滥用问题。由于其具有高患病率和严重后果,所以应定期筛查脊髓损伤病人是否出现抑郁症状。

严重疼痛和缺乏社会支持与病人具有抑郁和自杀高风险相关。

与疼痛相关的模型包括门控模型和心理社会模型。门控模型阐释心理因素在疼痛感知中的作用,有三条不同通路使心理因素参与疼痛处理,包括疼痛-感觉-区分、动机-情感、认知-评估中的主观体验。心理社会模型强调生物、心理、社会文化三者间的关系在疼痛中的作用。

（1）抗癫痫药:如加巴喷丁或普瑞巴林可能对神经源性的脊髓损伤后疼痛有效。

（2）认知-行为治疗（cognitive behavior therapy,CBT）:一项随机对照试验的研究证实,结合教育、认知、行为等干预方法在12个月后仍有效,主要使用的技巧包括适应环境改变的操作性学习技术、认知-行为技术（目标设定、问题解决、自信心训练）、抗抑郁或焦虑药物治疗、家庭治疗、放松训练、生物反馈、催眠、物质滥用治疗及性功能障碍治疗。

（3）领悟取向疗法（insight-oriented therapies）:基于心理动力学疗法,强调治疗关系的重建,治疗关系的构建过程中使病人体验、整合与疼痛类似的过去的情感和经历。该疗法需要筛选合适的病人,且治疗时间较长,更适宜慢性康复期病人。

（4）其他方法:包括物理治疗、牵张训练、外科手术及针灸等。

3. 酗酒和物质滥用 激励访谈技术是一种用来解决病人在问题各阶段改变动机的心理学干预技术,广泛用于戒烟、戒酒等问题团体治疗中。此外,这一特殊技术在增强病人短期目标和康复持续性上优于一般治疗技术。

4. 性功能障碍 注意下述几个方面:①需要心理治疗师提供从教育到性功能治疗的支持;②性功能障碍专科医师为病人设置专业的康复环境;③心理康复治疗师必须熟悉该领域,并让病人感到安全;④心理治疗师需要教育病人防止性传播疾病。对于社交焦虑的病人可以借助认知行为学技术改善不适和预防。

5. 压疮 脊髓损伤后压疮病人中22%～50%有不同程度的抑郁情绪,其中女性、年轻病人、接受过压疮相关创伤性治疗的病人,抑郁情绪发生率更高。压疮合并抑郁也是预测压疮复发的重要因素之一。"强化心理治疗"适用于脊髓损伤后压疮病人。

（四）心理教育

1. **结构性心理教育团体** 急性损伤导致的脊髓损伤病人可以参加结构性心理教育团体。与非结构团体、领悟取向、反应取向（affect-oriented）治疗相比，每一次治疗此团体更关注于脊髓损伤病人所必须面对的新现实，包括：①每次讨论最后都会提供教学方式的信息；②在同伴合作模式的背景下，一个脊髓损伤病人提供的体验常用来讨论；③家庭成员常被邀请参加，治疗常由康复小组成员领导；④心理治疗师的角色是组织小组日程、方便讨论、提供一次或多次小组治疗的信息。为缩短住院时间，治疗次数有所限制，因此治疗程序需要可重复、高操作性。可安排话题清单，包括：脊髓损伤治疗、性功能和生育能力、社交技巧、自信心、残疾立法、建筑和态度上的障碍、旅行、娱乐机会、管理看护、肠道和膀胱功能、饮食、皮肤护理、药物使用、物质滥用。

2. **工作目标** 治疗师在康复阶段初始要设立合理的目标，评估依据：病人既往史、人格类型、行为模式、发展关系、之前参与心理教育的过程。一旦目标设立，病人和家属可以在出院后仍与治疗师保持密切合作，同时也可为其他治疗提供依据。

3. **间接干预** 康复小组成员提供间接干预，包括指导行为管理技术、对有问题的情感反应或情境提供保护。

（五）心理干预注意事项

认知-行为治疗是脊髓损伤后情感障碍的常见心理干预方法。

1. **脊髓损伤干预目标** 脊髓损伤病人更多的问题是对未来的不确定感和恐惧感，自认应对能力差导致适应障碍。如果病人有信心能够控制，那么他更有可能采用问题焦点解决法来处理应对和适应的问题。脊髓损伤病人歪曲认知包括：对自我和他人过度负面概括、损伤后对自我价值的负面评价、对排斥他人和不足的期望、对持续失败的期望、发展过度的个人权利意识、过度的脆弱性。

2. **团体治疗模式** ①效果：认知-行为团体治疗可以降低病人住院费、提高自我适应力、降低

焦虑和抑郁、改变对损伤后果的负性评价、增强社会认可的看法；②内容包括：指导小组讨论、问题解决技巧训练、评价训练；③训练模式：7次治疗、每次70~75min、每周2次、每组6~9个人。

（六）朋辈咨询

朋辈咨询（peer counseling）就是让脊髓损伤病人与有类似损伤经历的同辈人互动，通过行为模式和情感支持，获得帮助。小组可以就脊髓损伤后独立生活等展开话题，从而达到分享问题、减少孤独感、增强动机的效果。最常见形式是一对一咨询。时机选择很重要，需要心理医师介入。

（七）职业和教育问题

对于年轻人来说，学生是重要的社会角色；毕业后参加工作就具有明显的社会角色。上述人群，与那些从未上过学或工作过的人相比，脊髓损伤后具有更优越的社会心理调整。对于脊髓损伤青少年，治疗师与教师协商如何介绍孩子重返校园环境的方法。与就业相关的心理因素包括：乐观、自尊、成就取向、使用角色模型。帮助脊髓损伤病人再就业方法包括：职业咨询、总结早期工作经验、具有强大道德价值的工作、参加职业教育项目、职业规划、在校期间兼职、职业兴趣测试。同时可以借助就业支持系统和在职辅助技术。脊髓损伤病人可以利用下述方法促进就业：利用工作见习时的同行进行更密集的工作探索过程、积极的同伴模型。

二、截肢后心理康复

截肢手术的成功是康复的开始，尽管情绪障碍如抑郁是常见问题，在年轻病人中更容易出现。压力源调查显示，截肢和丧偶的压力等级相同，亲友丧失导致的压力体验可持续1年，而截肢这一压力源导致的不良后果常超过1年。截肢后抑郁常导致食欲下降从而引发营养不良、延长住院时间、诱发应激性溃疡，甚至影响远期康复效果。

截肢病人的一般心理治疗可以参照脊髓损伤、脑卒中部分，包括：针对疼痛的药物治疗、物理和其他治疗；针对情绪障碍的认知行为治疗、团体治疗；改善社会功能的职业介绍、心理教育等。此外，特殊方面治疗主要是幻肢痛。

（一）上肢截肢与下肢截肢

与下肢截肢相比，上肢截肢后心理障碍如抑郁、焦虑、创伤后应激障碍等发生率更高，有 30% ~ 40%。原因可能为上肢与日常生活能力更相关，因此手功能与病人的生活质量和心理幸福感高度相关。截肢后的丧失感可能使病人产生长期的"哀伤体验"，影响康复。

（二）幻肢痛

1. 定义 幻肢痛（phantom limb pain，PLP）指感觉已被切除的肢体仍然存在，并伴有不同性质和程度的疼痛。

2. 主要症状 包括幻肢感、残肢痛、幻肢痛和焦虑抑郁等相关的心理伴随症状，且幻肢感以及残肢痛被发现在临床上经常与幻肢痛共同存在，发生率 60% ~ 90%。疼痛特点为多重复合、持续性的或者间断性的。病人常描述为间断的痛性痉挛或者烧灼痛。术后 6 个月发生率最高，频率和强度逐渐降低。持续超过 6 个月的幻肢痛常常变为慢性疼痛，难以治疗。

3. 机制 导致幻肢痛的可能机制包括截肢后的传入神经被阻滞、继发性神经纤维瘤、神经炎、血管舒缩及营养障碍和丘脑 - 皮质机制等。

4. 降低幻肢痛的积极因素 术前和术后进行充分的疼痛控制、抢先进行硬膜外麻醉。

5. 主要治疗方法 幻肢痛主要有五类治疗方法，即预防性用药、药物治疗、物理治疗、镜盒技术、外科干预。其中，镜盒技术有明确治疗效果。目前研究并未显示加巴喷丁具有一致的有效性。物理治疗例如针灸和冷热疗法可以缓解症状。外科手术为最末位推荐。

6. 积极的转归因素 ①积极的问题解决技巧与抑郁、内化的愤怒呈负相关，与接受并适应残疾呈正相关。②乐观倾向的病人更能适应功能障碍并做出调适。③调查高学历男性病人，其中 77% 能采取更积极的应对方式。④将截肢的后果视作积极应对的产物，包括：增加独立性、增强个人建设、对生活有不同的态度、增强应对能力、经济获益、减少疼痛、体验更好的生活方式、遇见新的朋友；减少对比，例如："至少还有一条腿，我不能失去两条腿"。

（三）性功能

现在的干预方法重点在于减少获得性残疾对性生活的影响，以及提供典型的方法以指导病人在残疾限制内仍保持性生活，并指导其如何和性伴侣进行交流。

（四）其他心理问题

假肢技术的有效性可以让病人独自面对截肢，因此截肢病人与脑卒中、脑外伤、脊髓损伤病人比，更不愿与亲朋分享自己的心理感受。治疗师应该对此积极引导，主动寻找共同话题，使不同病因的病人能够相互交流截肢前后的体验和感受。

三、脑卒中、脑外伤的心理康复

（一）诱因

脑卒中、脑外伤后心理障碍的发生机制包括脑部病灶直接作用的结果、社会心理因素作用的结果、内源性因素。

（二）相关因素

脑卒中后心理障碍的相关发病因素包括：①病灶累及左前额叶及尾状核、言语障碍、独居；②3 个月时日常生活活动能力评分为依赖需要帮助水平；③1 年后仍与社会隔离；④3 年后出现脑萎缩；⑤既往严重抑郁病史；⑥情绪障碍家族史；⑦卒中后失语的心理障碍与社会和躯体残疾有关，严重程度与肢体障碍程度无关。损伤部位与病灶关系：左半球比右半球及脑干更易产生心理障碍，左侧前部优势半球额叶皮质和基底节区损伤较其他部位更易出现抑郁。右侧多表现为病理性的欣快和躁狂。

（三）常见症状

抑郁是脑卒中后常见的心理障碍，脑外伤后心理障碍依损伤部位及程度不同，症状多样。

1. 卒中后抑郁 卒中后抑郁（post-stroke depression，PSD）特指发生于卒中后，表现出卒中症状以外的一系列以情绪低落、兴趣缺失为主要特征的情感障碍综合征，常伴有躯体症状。

（1）卒中后抑郁病因包括：①脑组织的结构改变；②对突发疾病致残的情感反应；③以上两者均有。可能机制及学说包括：基因学因素、神经生物学因素、性别（女性多发）、既往躯体和精神病史、卒中类型和病灶部位（额颞叶和内囊区梗死发生率更高）、功能和认知损伤、抑郁与病程有关。

（2）卒中后抑郁的神经网络模型包括：涉及

情绪处理的脑部区域，即从眶前额叶皮质和内侧前额叶皮质及前扣带（包括膝下皮质）至杏仁核和伏隔核的双向投射，调节该环路的 5-羟色胺能投射和对情绪的认知调节至关重要的脑部区域（前额叶背外侧皮质）；其他网络包括涉及杏仁核、海马和脑干的环路，以及涉及杏仁核和楔前叶的环路。多个脑区参与抑郁症的病理生理，包括额叶、颞叶以及部分纹状体、苍白球和丘脑。前扣带皮质和膝下前额叶皮质很可能在整合额叶皮质纹状体区功能障碍中发挥着关键作用。

（3）卒中后抑郁的诊断标准：需要综合参考症状学表现和抑郁评估量表的得分。推荐卒中后抑郁的诊断需要同时满足 A～E 项。A 项为至少出现以下 3 项症状（同时必须符合第一项或第二项症状中的一项），且持续 1 周以上：①经常发生的情绪低落（自我表达或者被观察到）；②对日常活动丧失兴趣，无愉悦感；③精力明显减退，无原因的持续疲劳感；④精神运动性迟滞或激越；⑤自我评价过低，自责或内疚感，可达妄想程度；⑥缺乏决断力，联想困难，或自觉思考能力显著下降；⑦反复出现想死的念头，或有自杀企图／行为；⑧失眠或早醒，或睡眠过多；⑨食欲不振，或体重明显减轻。B 项为症状引起有临床意义的痛苦，或导致社交、职业或其他重要功能方面的损害。C 项为既往有卒中病史，且多数发生在卒中 1 年内。D 项为排除某种物质（如服药、吸毒、酗酒）或其他躯体疾病引起的精神障碍（例如适应障碍伴抑郁心境，其应激源是一种严重的躯体疾病）。E 项为排除其他重大生活事件引起的精神障碍（例如离丧）。如果 A 项中病人出现了 5 个以上症状，且持续超过 2 周，可考虑为重度卒中后抑郁。

2. 脑外伤后心理障碍　多于一半脑外伤病人会出现激越、焦虑、抑郁、情感淡漠，病人对环境适应困难、常有偏执、多疑等人格改变，初期还可合并记忆力、注意力、睡眠模式障碍。情感淡漠、木僵状态是额叶外伤后特有的严重症状。其他常见急性症状还包括：脑震荡综合征、外伤性昏迷、外伤性谵妄、外伤性遗忘-虚构综合征等。

（四）治疗方法

除药物治疗外，脑卒中、脑外伤病人需要可操作性强、治疗周期较短、能够进行自我练习、指导

性强的心理干预方法，认知行为心理治疗是最适宜脑卒中病人的方法。此外还包括音乐治疗、一般支持性心理治疗等。电刺激疗法曾经被认为有益于卒中后抑郁，但现在基本被新型抗抑郁药取代。电惊厥疗法曾经被认为可有效治疗顽固性抑郁，现在也很少使用了。

1. 示范保健系统　目前美国推荐为脑损伤执行示范保健系统。脑卒中病人也可参照此结构。

（1）目的：①为脑损伤病人提供一个示范保健系统，强调连续和整体的保健；②发展和维持为脑损伤治疗和疗效的解释提供一个国家数据标准。

（2）主要处理内容：人口的统计，受伤原因，诊断的性质包括严重程度、受伤、残疾和障碍的程度，服务和治疗的类型，治疗花费，疗效的评价和预测。

（3）益处：①调查在住院病人转出康复单元后保健示范介入的疗效和其他恢复期的康复方法；②鉴定和评估介入方式包括那些可以提供职业效果和社区一体化的新型工具；③发展主要的康复效果预后，包括出院后的个人幸福感和长期随访；④确定保健花费，特殊治疗方式和功能预后之间的关系；⑤调查引起脑损伤的潜在暴力因素的治疗方式，康复花费和长期疗效；⑥调查在急性期后交替的治疗方式的效果，例如熟练的康复保健设施，亚急性康复设施和家庭照料。该系统与残疾评定量表（disability rating scale，DRS）和功能独立性评定（functional independence measure，FIM）具有一致性。

2. 适用于脑卒中、脑外伤后的心理治疗

（1）认知行为治疗：认知行为治疗以治疗的深度来区分，就支持性、再教育、重新建构三个层次而言，认知行为治疗至少包含了前两个层次。支持性关系是治疗初始最基本的要件，没有经验过支持性关系的治疗者，往往会遇到困难。强调在工作同盟的基础上协助指导病人学习和实践，其治疗机制也是一种重新的建构。

（2）行为学派心理治疗：强调治疗者主动直接的治疗态度，关系固定，演绎问题和行为症状并寻求突破口，从此时此刻的实际到将来的可能性进行重新建构。但对于脑外伤、脑卒中病人，有几

项原则需要强调:①治疗目标必须小而具体;②寻找量化指标;③必须顾及躯体疾病的病理和病人的主要关注焦点;④不能忽略躯体疾病和问题行为所造成的功能障碍;⑤将病人过去自我治疗的策略纳入评估;⑥了解自己的极限;⑦传统心理治疗所强调的"共情"仍然是基本工作基础;⑧确定病人是否、能否、愿否接受该形式治疗,失语症、认知障碍病人需要强化非言语信息。

（3）人际心理治疗:弄清并解决病人角色冲突、社会隔离、悲伤反应延长、角色转移。人际困难被视为脑外伤或卒中后抑郁的一个重要因素。

（4）家庭治疗:脑卒中、脑外伤对于家庭而言是一个应激生活事件,家庭关系不稳定是卒中、外伤后的一个继发因素,并持续存在、互相影响。

（5）短程心理动力学治疗:基于病人人格变化来缓解核心冲突。但需要专业环境、病人躯体状况较好。

（6）团体治疗:适用于住院及门诊病人,提高病人支持水平和认识。

（7）音乐治疗:主动音乐疗法是指使病人通过演奏乐器来达到提高肢体功能障碍病人上肢功能的目的。音乐疗法作为一种系统的治疗方法,可以改善病人多模态的功能障碍,比如改善失语症病人的语言流畅度、构音障碍病人的语言清晰度。言语治疗师通过乐器演奏的节奏性旋律,帮助病人打拍子、一对一口型提示,辅以语义支持、语音输出完型等言语治疗技术,在音乐节奏中,提高言语障碍病人的语言能力。

3. 药物治疗 药物治疗原则为:缓解症状、提高生活质量、预防复发。在个体化基础上,综合考虑风险因素(如癫痫、谵妄、跌倒等)、药物不良反应选择药物。治疗过程中,监控和评估药物治疗的依从性、疗效、不良反应、症状变化等,治疗剂量应个体化。

（1）抑郁:初始计量为最小推荐剂量的1/4～1/2,缓慢增减;药物治疗必须足量足疗程,在抑郁症状缓解后至少应维持治疗4～6个月以上,以预防复发。药物正规治疗后4～6周抑郁症状无明显改善,考虑精神科专科会诊。

1）选择性5-羟色胺再摄取抑制剂（selective serotonin reuptake inhibitor, SSRI）:SSRI类能选择

性抑制突触前5-羟色胺能神经末梢对5-羟色胺的再摄取而产生疗效,为目前一线抗抑郁药。舍曲林和艾司西酞普兰的疗效和安全性优于其他SSRI类,且舍曲林在老年卒中病人中配伍禁忌较少,因此被推荐为首选SSRI类抗抑郁药物。

2）5-羟色胺去甲肾上腺素再摄取抑制剂（serotonin-norepinephrine reuptake inhibitor, SNRI）:SNRI具有5-羟色胺和去甲肾上腺素双重再摄取抑制作用,代表药物有文法拉辛、度洛西汀。

3）去甲肾上腺素及特异性5-羟色胺能抗抑郁剂（noradrenergic and specific serotonergic antidepressant, NaSSA）:NaSSA类通过增强NE、5-羟色胺递质并特异阻滞5-羟色胺2、5-羟色胺3受体,拮抗中枢NE能神经元突触前膜α_2受体及相关异质受体发挥作用,代表药物为米氮平。

4）三环类抗抑郁药（tricyclic antidepressants, TCAs）:TCAs通过抑制5-羟色胺和NE的再摄取,及M1、α_1、H1受体阻断作用,起效较快。

5）其他药物包括:曲唑酮、黛力新。黛力新是氟哌噻吨和美利曲辛复方制剂,常用于抑郁合并焦虑的治疗。

近年,有人提出了针对PSD的早期优化治疗理念,落实分五步:早治疗、早随访、评估与调整、整体评价治疗方案和持续监测。此时线性药物(如舍曲林、文法拉辛等)相比于非线性药物(如氟西汀、帕罗西汀、氟伏沙明等)具有:①剂量调整后作用部位的血药浓度可预见性地按照比例变化;②有助于避免小剂量滴定和重复性血药浓度监测;③方便在治疗早期调整剂量从而达到最大的治疗获益等显著优势。

（2）焦虑:伴有严重焦虑的病人,可联合用NaSSA类抗抑郁药(如米氮平)或抗焦虑药(如坦度螺酮)。

（3）睡眠障碍:伴有严重焦虑的病人,可联合用NaSSA类抗抑郁药(如米氮平)或抗焦虑药(如坦度螺酮)。

（4）伴有严重精神病性症状:可联合非典型抗精神病药物,如奥氮平、阿立哌唑、喹硫平等。

4. 非侵入性脑刺激治疗技术

（1）经颅磁刺激（transcranial magnetic stimulation, TMS）:TMS与其他脑刺激技术相比,更容易实现

脑深部刺激。TMS 改善抑郁的参数设置仍需高等级的循证医学论证，但根据目前的荟萃分析研究，可能有效的设置为：高频（≥10Hz）刺激左侧前额叶背外侧（DLPFC）、低频（1Hz）刺激右侧前额叶背外侧、低频（0.5 ~ 1Hz）刺激双侧前额叶。其中以高频刺激左侧 DLPFC 改善抑郁效果最明显。其他可能有效靶点还有：前额叶腹外侧、前额叶腹内侧、前额叶背内侧。

（2）经颅直流电刺激（transcranial direct current stimulation，tDCS）：tDCS 以微弱直流电作用于大脑皮质。它的短时效应是降低（阳极）或提高（阴极）神经元的静息膜电位的阈值。阳极可以增加皮质兴奋性，使皮质神经组织得到易化，从而提高功能水平；阴极可以降低皮质兴奋性，对过度兴奋的皮质细胞起到抑制性作用。正负两极间形成的恒定电场对皮质神经元产生影响，促使钠 - 钾泵的运转和局部跨膜离子浓度发生变化，这些非突触改变造成了 tDCS 治疗后的持续作用。与其他脑刺激干预相比，tDCS 是通过改变参与心境调节的脑区神经网络功能发挥其抗抑郁作用的。靶点选择同 TMS。

5. 角色关系处理

（1）康复心理治疗师：可以辅助解决工作人员与病人和 / 或其家人之间的冲突，促进双方更好地交流，互相理解对方的压力、动机、担心和行为。无论出院后去哪里，康复心理治疗师在出院计划中都起了重要作用。强调康复出院后病人仍会有进步。

（2）家庭成员：积极因素包括家庭成员的利用率、问题解决能力和移情。负面因素包括过度保护。鼓励家庭成员积极参与到病人的康复中，为病人提供无可替代的情感支持和躯体照护，给予病人安全、归属感，减轻抑郁、孤独心境，引导病人宣泄负性情绪，鼓励与支持病人认识自身生存价值，提高自尊、自信，树立康复的信心，引导病人尽快进入康复治疗角色中。家庭成员应当鼓励病人做力所能及之事，避免过度照护，致使病人过度依赖、缺乏主动性。

6. 性功能康复 康复心理治疗师采用 PLISSIT 模型（允许、信息有限、特殊建议、强化疗法）。在康复过程中，至少应该完成前两项（允许、信息有限）。简单地提及此话题，然后合理讨论，提供一些最基础的建议。此外，可推荐一些视听资源。只有受过特殊训练的人才能施行强化疗法。

7. 职业功能康复 虽然脑卒中主要影响老年人，但相当一部分幸存者（15% ~ 20%）是处于工作年龄。脑卒中病人回归工作的概率是 21% ~ 73%，研究发现，随访的受试者中 41% 的人已经回归工作。脑卒中后回归工作变化范围是 3% ~ 84%，原因：经济状况、损伤的严重程度和地理位置。不可变更因素（如年龄、工作史、教育水平）以及可变更因素（如工作动机、认知缺陷、运输供应、情感应激），后者更容易干预。

左半球损伤的脑卒中以及失语症者最有可能回归工作，右半球损伤的脑卒中伴认知和 / 或知觉缺陷回归工作的可能性最小。女性、高学历更容易回归工作，年龄和教育背景对回归工作几乎没有影响。

（五）展望

心理障碍的康复不仅会愈来愈受到专科医师的重视，而且随着社会经济和文化的迅速发展，必将愈来愈受到病人及其家属的重视。可以预见，我国的心理康复事业发展前景将十分广阔。在评定方面，心理障碍相较其他功能障碍带有更大的主观性，未来需要着重研究和发展更为客观的评价手段；在康复方法方面，目前的方法都有方方面面的局限性，需要在临床实践中总结和发展适合我国国情的更为有效的康复治疗手段。

（宋为群）

参 考 文 献

[1] BINGEL U, Placebo Competence Team. Avoiding nocebo effects to optimize treatment outcome. JAMA, 2014, 312: 693.

[2] 卒中后抑郁临床实践的中国专家共识. 中国卒中杂志, 2016, 11（8）: 685-693.

[3] ROBINSON RG, JORGE RE. Post-Stroke Depression: A

Review. Am J Psychiatry, 2016, 173（3）: 221-231.

［4］TOWFGHI A, OVBIAGELE B, Husseini NE. Post stroke Depression A Scientific Statement for Healthcare Professionals From the American Heart Association/ American Stroke Association. The American Academy of Neurology affirms the value of this statement as an educational tool for neurologist. Stroke, 2017: 37-39.

［5］KEKIC M, BOYSEN E, IAIN C.A systematic review of the clinical efficacy of transcranial direct current stimulation（tDCS）in psychiatric disorders. Journal of Psychiatric Research, 2016, 74: 70-86.

［6］FRANK RG, ROSENTHAL M, CAPLAN B. Handbook of rehabilitation psychology. 2nd ed. Washington DC: American Psychological Association, 2010.

［7］ROBINSION RG. The clinical neuropsychiatry of stroke: cognitive, behavioral, and emotional disorders following vascular brain injury. New York: Cambridge University Press, 2006.

［8］WARREN AM, STUCKY K, SHERMAN JJ. Rehabilitation psychology's role in the Level I trauma center. J Trauma Acute Care Surg, 2013, 74（5）: 1357-1362.

［9］宋为群, 高谦. 康复心理治疗方案. 北京: 人民卫生出版社, 2008.

［10］SINGH N, DARRIN W. Clouse Upper Extremity Arterial Disease: Amputation. Rutherford's Vascular Surgery and Endovascular Therapy. USA: Elsevier, 2018.

［11］Rachel Cooper. Diagnostic and Statistical Manual of Mental Disorders, Fifth Edition（DSM-5）. Arlington: American Psychiatric Association, 2013.

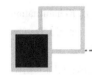

第十章 神经源性膀胱

第一节 概 述

一、定义

神经源性膀胱（neurogenic bladder，NB）是一类由于神经系统病变导致膀胱和／或尿道功能障碍（即储尿和／或排尿功能障碍），进而产生一系列下尿路症状及并发症的疾病总称。

神经源性膀胱涵盖因中枢或周围神经系统病变导致的各种类型的下尿路功能障碍。下尿路的主要功能包括储尿功能和排尿功能。任何对神经系统的干扰，都可能会导致神经源性膀胱症状，累及的程度和位置决定了下尿路功能障碍的类型，膀胱逼尿肌和／或尿道括约肌功能失调可表现为尿潴留、尿失禁或两者并存。神经源性膀胱长期失管理会导致一系列的远期并发症，最严重的影响是上尿路毁损、肾功能衰竭。因神经源性膀胱的症状和远期并发症并无相关性，所以对神经源性膀胱泌尿系症状的识别，并正确界定后续并发症的风险高低，对疾病的有效诊断和治疗至关重要。

二、临床表现

多种疾病都可能累及储尿或者排尿过程，甚至影响下尿路神经系统的调控，表现出神经源性泌尿系症状，其临床表现主要取决于神经系统病灶的部位和严重程度。一般人群的神经源性膀胱功能紊乱整体患病率尚无确切的数据，有文献报道其潜在的病因及神经源性泌尿系症状相关风险因素的流行病学数据。值得关注的是，绝大多数研究显示，神经源性膀胱的患病率和发病率的变化范围极其广泛，反映出该特殊群体临床症状的多变性（如：疾病早期或晚期阶段）和多数研究样本量不足的问题。因此，需要进一步进行流行病学数据的荟萃分析加以确定。

诊断神经源性膀胱必须有明确的相关神经系统病史以及全面的评估，这在神经源性膀胱的诊断和治疗中都十分重要。神经源性膀胱并非单病种疾病，所有可能累及储尿和／或排尿生理调节过程的神经系统（中枢性／外周性）病变，都有可能影响膀胱和／或尿道功能。病因隐匿者，应尽力寻找神经病变的病因。

神经源性膀胱的临床症状如下：

（一）泌尿生殖系统症状

神经源性膀胱的临床症状主要表现为泌尿生殖系统症状。最常见的为下尿路症状，包括储尿期症状、排尿期症状和排尿后症状。储尿期症状含尿急、尿频、夜尿、尿失禁、遗尿等；排尿期症状含排尿困难、膀胱排空不全、尿潴留、尿痛等；排尿后症状含尿后滴沥等。性功能障碍的症状也比较多见，男性注意是否存在勃起功能障碍、性高潮异常、射精异常等，女性注意是否存在性欲减退、性交困难等。还可能出现一些其他的症状，如有无异常的膀胱充盈感及尿意等膀胱感觉异常，有无会阴部感觉减退或者丧失，有无腰痛、盆底疼痛、血尿、脓尿等。

（二）肠道症状

最常见的是排便症状，如便秘、大便失禁等，以及直肠感觉异常、里急后重感等。

（三）神经系统症状

包括神经系统原发病起始期、进展期及治疗后的症状，注意肢体感觉运动障碍、肢体痉挛、自主神经反射亢进等症状。

（四）其他症状

如发热等。神经源性膀胱临床症状及其严重程度，并不总是与神经系统病变的严重程度相一致,因此不能单纯根据神经系统原发病变的类型和程度来臆断膀胱尿道功能障碍的类型。不同原因引起的神经源性膀胱,各自的临床特点有所不同。

脑卒中病人神经源性泌尿系症状类型可以表现为夜尿症、膀胱过度活动症(overactive bladder,OAB)、急迫性尿失禁(urge urinary incontinence,UUI)、逼尿肌过度活跃(detrusor overactivity,DO)等,而其他类型少见(欧洲指南)。57% ~ 83%的脑卒中病人病后1个月表现出泌尿系症状;71% ~ 80%的病人病后6个月可恢复自主排尿,且持续性尿失禁(UI)与不良预后相关。24%的大脑上、中额叶脑肿瘤可能引起膀胱尿道功能障碍,其症状与累及程度和范围有关,尿动力学多表现为逼尿肌过度活动,出现尿频、尿急、尿失禁等症状。创伤性颅脑损伤病人44%表现为储尿功能障碍,38%表现为排尿功能障碍,60%的病人尿动力学检查结果异常。62%的女性和58%的男性脑瘫病人表现为尿失禁(UI),70%的病人表现为逼尿肌过度活跃(DO)。超过10%的病人存在反复尿路感染病史和影像学异常。神经源性逼尿肌过度活动(NDO)和逼尿肌-尿道括约肌协同失调(detrusor-urethral sphincter dyssynergia,DSD)的发生率高达95%,逼尿肌活力低下高达83%,且取决于损伤平面。高达96%的脊柱裂病人出现膀胱功能受损。外周神经病变引起的泌尿系症状可以表现为尿频、尿急、尿失禁,疾病后期表现为膀胱感觉减退和逼尿肌活力低下。若手术操作损伤了与膀胱尿道功能相关的神经,亦会产生相应的排尿异常。很多脊柱外科手术,如颈椎或腰椎的椎板减压术、椎间盘切除术、椎管肿瘤摘除术等,手术牵拉、压迫或切割等对神经的刺激,术后可能产生不同类型和程度的排尿异常,其中脊柱外科手术后出现排尿困难者高达38% ~ 60%。一些盆腔的手术如经腹会阴直肠癌根治术、根治性子宫切除术,其神经源性膀胱发生率分别为20% ~ 68%、16% ~ 80%,多与盆丛神经纤维被切断、结扎以及疤痕牵扯、粘连等有关,盆腔的放疗可能加重这种病变。这些医源性损伤导致的神经源性膀胱可以是一过性的,但经常也有难以恢复的情况。

三、控尿过程的神经调控机制

(一)大脑高级调控中枢

大脑的结构异常复杂,功能作用更是网络化和立体化。研究证实,正常控尿过程需要完整的脊髓-丘脑-脊髓反射通路。大脑对下尿路控制有皮层、下丘脑后部、中脑、脑桥等多个重要区域。其中脑桥背外侧盖中间部为排尿中枢,兴奋膀胱逼尿肌,脑桥背外侧盖腹外侧部为储尿中枢,兴奋尿道外括约肌运动神经元,二者通过自己的直接通路互不影响,独自行动发挥各自功能。前额叶皮质与中脑导水管周围灰质存在直接纤维联系,在启动或抑制排尿反射过程中起协调作用,与社会环境相关的排尿决策相关。岛叶能够识别内脏神经信号,并将其转化为自我意识,该区损伤后排尿感或排尿急迫感均丧失。丘脑是与排尿有关的一个重要的中枢神经结构,一方面是联系脑桥与大脑皮质的中继站,另一方面下丘脑能够在储尿或排尿状态控制情绪。扣带前回及杏仁核均可能与排尿相关的认知及情绪调控相关。小脑作为调节许多脑桥反射的门槛,可能在储尿过程中提供抑制作用。目前虽对大脑控尿的部分相关领域及其作用有所总结,但其中的很多区域是推断性结论,因此还有很多的工作需探索进行,并不断挖掘和认识大脑控尿的系统结构。

(二)脊髓调控中枢

脊髓存在3个与控尿相关的低位中枢,即副交感中枢、阴部神经核和交感中枢。副交感中枢位于$S_2 \sim S_4$脊髓中间内侧柱,为逼尿肌初级控制中枢,冲动可由副交感神经发出,兴奋后引起膀胱逼尿肌收缩和尿道松弛。阴部神经中枢位于$S_2 \sim S_4$脊髓前角Onuf核,为尿道外括约肌的初级控制中枢,冲动经阴部神经传出,控制尿道外括约肌和盆底肌等骨骼肌的舒缩。交感中枢位于$T_{11} \sim L_2$脊髓侧角,冲动穿过交感干下段,经下内脏神经到达肠系膜上神经节,然后经过腹下上丛引起膀胱逼尿肌松弛和内括约肌收缩。

(三)外周神经支配

下尿路完成储尿及排尿功能的顺畅进行有赖于交感神经、副交感神经和躯体运动神经精密调控下,膀胱逼尿肌、尿道括约肌的协调舒缩。膀胱逼尿肌同时由副交感神经(M2、M3胆碱能)及交感神经（β₃、α1D 肾上腺素能）共同支配。膀胱颈部分平滑肌及近端尿道平滑肌共同组成尿道内括约肌，由 α1A 肾上腺素能交感神经支配。盆腔及尿道周围横纹肌构成尿道外括约肌，由阴部神经支配，随意志控制。

综上所述，人体控尿的简单模式：储尿期，膀胱和尿道兴奋经脊髓传导至位于中脑导水管周围灰质，随着膀胱的充盈强度增强，当传入神经的冲动超出正常阈值，神经纤维将信号再下传至脑桥排尿中枢（pontine micturition center, PMC），PMC 兴奋刺激脊髓副交感中枢，抑制交感中枢及阴部神经中枢，运动性传出神经支配逼尿肌收缩和尿道括约肌舒张，协同促使进入排尿期。正常情况下，上述排尿反射是被抑制的，传入信号不能直接激活排尿反射，而要通过前脑中继，脑桥的神经冲动经丘脑与大脑皮质各区发生纤维联系，当大脑皮层、扣带回、岛叶等高级中枢经过对周围环境、时间等因素进行综合分析，认为合适，才会允许脑桥排尿中枢下达排尿命令，以此确保排尿发生在合适的环境、时间和地点。

四、病理生理改变与分类

（一）病理生理改变

神经系统病变的不同部位与水平以及病变的不同时期均表现出不同的下尿路病理生理变化。

1. 脑桥及脑桥上病变 脑桥及脑桥水平以上的神经通路受到损害时，尽管下尿路神经反射通路完整，但大脑皮质无法感知膀胱充盈，对低位排尿中枢的抑制作用解除，常表现为逼尿肌过度活动（DO），不能随意控制排尿，往往出现尿失禁症状。逼尿肌 - 括约肌协同性通常正常，很少发生逼尿肌 - 尿道括约肌协同失调（DSD），因此对上尿路的损害通常较小。

2. 脊髓（脑桥下 - 骶髓上）病变 不同节段、不同程度的脊髓损伤会导致不同类型的膀胱尿道功能障碍，具有一定的规律性，但并非完全与脊髓损伤水平相对应。同一水平的脊髓损伤、不同的病人或同一病人在不同的病程，其临床表现和尿动力学结果都可能有一定差异。最常见的模式是逼尿肌过度活动（DO）以及逼尿肌 - 尿道括约肌协同失调（DSD）。常有残余尿增多，膀胱内压力升高，为上尿路损害高风险群体，严重者导致肾功能不全、甚或尿毒症。

3. 骶部及骶髓下病变 骶部及骶髓下病变可累及支配膀胱的交感和副交感神经，或同时累及支配尿道括约肌的神经。最常见的模式是逼尿肌收缩无力伴 / 或不伴尿道内、外括约肌控尿能力减低，常表现为尿潴留、压力性尿失禁，当伴有尿道括约肌力弱时，可同时伴有潴留和失禁。

（二）分类

欧洲泌尿外科学会按照神经源性膀胱病人逼尿肌与括约肌的功能状态将其分为四类级：逼尿肌 - 括约肌过度活跃、逼尿肌 - 括约肌活动不足、逼尿肌过度活跃伴括约肌活动不足、逼尿肌活动不足伴括约肌过度活跃（图 2-10-1），但临床工作中发现其不足以概括所有情况。国际尿控协会（International Continence Society, ICS）将下尿路功能障碍分为储尿期和排尿期两部分进行描述，并基于尿动力学结果，针对病人储尿期和排尿期的功能障碍提出一个分类系统。该分类可以较好地反映膀胱、尿道等下尿路的功能和临床症状，但未能反映上尿路功能状态。廖利民在既往神经源性膀胱分类方法的基础上，提出一种能够全面反映神经源性膀胱病人上尿路和下尿路功能障碍的分类方法（表 2-10-1）。廖氏分类方法全面评估、了解、描述和记录神经源性膀胱病人的上尿路与下尿路的病理生理状态及其变化，为进一步制订治疗与康复方案和随访，提供了全面、科学和客观的基础。

| 逼尿肌过度活跃伴括约肌过度活跃 | 逼尿肌活动不足伴括约肌活动不足 | 逼尿肌过度活跃伴括约肌活动不足 | 逼尿肌活动不足伴括约肌过度活跃 |

图 2-10-1 欧洲泌尿外科学会神经源性膀胱分类
实线表示肌肉过度活跃，虚线表示肌肉活动不足

表 2-10-1 廖氏神经源性膀胱病人全尿路功能障碍分类方法

下尿路功能		上尿路功能
储尿期	排尿期	
膀胱功能	**膀胱功能**	**膀胱输尿管反流**
逼尿肌活动性	逼尿肌收缩性	无
正常	正常	有:单、双侧
过度活动	收缩力低下	程度分级
	无收缩	I
膀胱感觉		II
正常	**尿道功能**	III
增加或过敏	正常	IV
减退或感觉低下	梗阻	V
缺失	过度活动	
	逼尿肌 - 尿道外括约肌协同失调	**肾盂输尿管积水扩张**
膀胱容量	逼尿肌 - 膀胱颈协同失调	无
正常	括约肌过度活动	有:单、双侧
增大	括约肌松弛障碍	程度分度
减小	机械梗阻	1
		2
顺应性		3
正常		4
增高		
降低		**膀胱壁段输尿管梗阻**
		无
		梗阻
尿道功能		
正常		**肾功能**
功能不全		正常
膀胱颈		代偿期
外括约肌		失代偿期
		氮质血症
		尿毒症

①膀胱输尿管反流的分级参照国际反流分级标准：I 级为反流至不扩张的输尿管；II 级为反流至不扩张的肾盂肾盏；III 级为输尿管、肾盂肾盏轻中度扩张,杯口变钝；IV 级为中度输尿管迂曲和肾盂肾盏扩张；V 级为输尿管、肾盂肾盏重度扩张,乳头消失,输尿管迂曲。②肾盂输尿管积水扩张分度标准为：1 度为肾盂肾盏轻度扩张、输尿管无扩张；2 度为肾盂肾盏中度扩张、杯口变钝,输尿管轻度扩张；3 度为肾盂肾盏中度扩张和输尿管中度扩张迂曲；4 度为肾盂肾盏重度扩张、乳头消失,输尿管重度扩张迂曲。

第二节 神经源性膀胱的评估

神经源性膀胱诊断主要包括三个方面：①导致膀胱尿道功能障碍的神经系统病变的诊断，如病变的性质、部位、程度、范围、病程等，应通过神经系统疾病相关的病史、体格检查、影像学检查和神经电生理检查明确，必要时请神经科医生协助诊断。②下尿路功能障碍和泌尿系并发症的诊断，如下尿路功能障碍的类型、程度，是否合并泌尿系感染、结石、肿瘤，是否合并肾积水、输尿管积水、膀胱输尿管反流等。应从相应的病史、体格检查、实验室检查、尿动力学检查和影像学检查、膀胱尿道镜加以明确。③其他相关器官、系统功能障碍的诊断，如是否合并性功能障碍、盆腔脏器脱垂、便秘或大便失禁等，应通过病史、体格检查、实验室检查、影像学检查加以明确。

本章节仅从与诊断神经源性膀胱密切相关的评估内容和评估方法进行相关介绍。

一、基础评估

所有神经源性膀胱病人，都应该接受以下基础评估。首先，应仔细询问病史，如起病时间、部位、致伤原因，伤后排尿情况和处理方式，日常生活活动能力、生活环境以及医疗和经济条件等。其次，详细询问并评估泌尿生殖系统症状和其他相关系统如消化系统，并详细体格检查，其中神经学检查尤其是会阴及鞍区感觉及运动检查对诊断及预后判断极为重要。再者，常规进行尿常规、肾功能、泌尿系彩超等临床辅助检查，主要用于初步评估泌尿系结构和功能的损害情况。仅凭病史及临床表现和常规影像学检查不足以对神经源性膀胱做出准确、全面的诊断。随着科技发展，磁共振泌尿系水成像造影技术可以清楚地显示肾盂输尿管扩张情况、输尿管走行和迂曲状态以及膀胱形态，无需使用造影剂，不受肾功能影响，尤其适用于肾功能恶化病人。膀胱尿道造影现也常与尿动力学检查结合用以评估泌尿系结构和功能情况。

二、尿动力学检查

尿动力学检查可揭示神经源性膀胱病人下尿路功能障碍的病理生理改变，对下尿路功能状态进行科学、客观和定量的评估，在神经源性膀胱病人的诊疗与随访中具有不可替代的重要地位。检查过程中认识和排除由受检者、检查者和仪器设备等因素产生的干扰，对正确分析和解释检查结果具有重要意义。检查前，确保直肠壶腹部粪便的完全排空；对于潜在的自主神经反射亢进的病人，检查期间，需监测血压的变化。常用的检查项目如下：

（一）排尿日记

排尿日记（voiding diary）是评估下尿路功能状况最简单，具有无创性、可重复性的一项半客观的检查方法。从排尿日记中可以得出很多重要的数据，如：排尿次数、尿失禁次数、单次尿量以及24h总尿量等。排尿日记一般记录3天以上，院内或院外均可执行。

（二）尿流率

可客观反映下尿路的排尿状态，对排尿功能进行初步评估，但不能反映病因和病变部位，可作为一线筛查项目。排尿后即刻通过导尿法或B型超声进行残余尿量测定，有助于评估膀胱排空功能。

（三）残余尿量测定

应用B型超声（或膀胱容量测定仪）或导尿法进行残余尿量测定可作为一线筛查项目，在排尿后立即检测，对下尿路功能状态的初步判断、疗效评估及随访具有重要价值。

（四）充盈期膀胱测压

可评估充盈期膀胱感觉、膀胱顺应性、逼尿肌稳定性及膀胱容量，同时需记录膀胱充盈过程中是否伴随尿急、疼痛、漏尿、自主神经反射亢进等异常现象。正常膀胱在充盈过程中只有很小的压力改变，在诱发条件下亦不发生非自主性收缩。逼尿肌过度活动是指在充盈期自发或诱发产生的逼尿肌无抑制性收缩。逼尿肌过度活动可以分为期相性逼尿肌过度活动和终末性逼尿肌过度活动两种模式。膀胱顺应性可反映膀胱容量变化（$\triangle V$）和逼尿肌压变化（$\triangle Pdet$）之间的关系，其计算方法为$\triangle V/\triangle Pdet$，单位为$ml/cmH_2O$，膀胱顺应性通常应在$20\sim40ml/cmH_2O$。

（五）漏尿点压测定

1. 逼尿肌漏尿点压（detrusor leak point pressure，DLPP） 在无逼尿肌自主收缩和腹压

增高的前提下,膀胱充盈过程中出现漏尿时的最小逼尿肌压,反映开放尿道所需的最小逼尿肌压,当 DLPP 大于 40cmH$_2$O 时,上尿路发生继发性损害的风险显著增加,因此将 DLPP 大于 40cmH$_2$O 推荐为上尿路损害的危险信号。其在神经源性膀胱的处理中具有重要意义,值得注意的是,严重的膀胱输尿管反流可缓冲膀胱压力。因此,在临床应用时需同时评估上尿路情况。

2. 腹压漏尿点压(abdominal leak point pressure,ALPP) 主要反映尿道括约肌对抗腹压增加的能力,该指标在神经源性括约肌功能不全的病人中具有价值。

(六)压力 - 流率测定

压力 - 流率测定检查展现的是排尿期逼尿肌和尿道的共同作用结果,适合于评估是否存在机械性或解剖性因素所致的尿道梗阻及程度,是目前唯一能准确判断是否存在膀胱出口梗阻的检查项目。此项检查在神经源性膀胱病人中与肌电图检查或影像学同步进行时,更具临床应用价值。

(七)肌电图检查

用以记录尿道外括约肌、尿道旁横纹肌、肛门括约肌或盆底横纹肌的肌电活动,间接评估上述肌肉的功能状态。尿动力学检查中的肌电图一般采用募集电位肌电图来反映整块肌肉的收缩和舒张状态。检查时同步进行充盈期膀胱测压或压力 - 流率测定,可反映出膀胱压力变化与尿道外括约肌活动的关系、排尿期逼尿肌收缩与外括约肌活动的协调性,对于诊断 DSD 有意义。

(八)尿道测压

可分为尿道压力描记和定点尿道压力测量,主要用以测定储尿期尿道控制尿液的能力,在反映尿道括约肌功能状态和膀胱出口阻力方面具有一定价值,其中膀胱压力 - 尿道压力 - 肌电图联合测定对于诊断 DSD 具有价值。但影响尿道测压的因素较多,结果变异较大。

(九)影像尿动力学检查

该项目将充盈期膀胱测压、压力 - 流率测定等尿动力学检查与 X 线、B 超等影像学检查结合起来,可采取完全同步和非同步两种结合形式,用于确诊 DSD,明确膀胱输尿管反流和漏尿点压,明确膀胱形态异常、后尿道状态变化和膀胱尿道结石等重要病理生理改变,是目前尿动力学检查中评估神经源性膀胱最为准确的方法,具有其他方法不可替代的价值。

三、神经电生理检查

神经电生理检查是对神经系统物理检查的延伸,是专门针对盆底和下尿路神经支配情况的检查,对神经源性膀胱和盆底功能障碍的诊断、治疗方法选择和预后评估有一定的参考价值。常用的检查项目如下:

(一)球海绵体反射

球海绵体反射主要用于下运动神经元损伤病人 S$_2$ ~ S$_4$ 阴部神经反射弧完整性的评估。通过电刺激阴茎或阴蒂神经,在球海绵体肌记录刺激后的电位变化(女性病人以肛门括约肌电位变化为参考),测定其潜伏期。目前国内外健康人群球海绵体反射潜伏期尚无统一标准,但一般认为典型均值为 33ms,若所测球海绵体反射潜伏期超过均值 ±(2.5 ~ 3)SD 或波形未引出可判为异常。球海绵体反射潜伏期在正常范围并不能排除骶髓反射弧轴突存在损伤的可能性。

(二)阴部神经体感诱发电位

从阴部神经刺激点到大脑皮层整个传导通路上任何一点存在损害,都可以导致体感诱发电位波峰、潜伏期和波幅的变化。它反映了神经冲动沿阴部神经传入纤维到达骶髓后,沿脊髓上行传导到大脑皮层通路的完整性。目前国内外健康人群该体感诱发电位潜伏期尚无统一标准,潜伏期 P40 的典型值为 39ms,延长或缺失可判断为异常。

(三)阴部神经运动诱发电位

阴部神经运动诱发电位可测定从大脑皮层沿脊髓下传到盆底部的运动传导通路的完整性。从大脑皮层到盆底整个传导通路上的损害,都可以导致运动诱发电位波峰、潜伏期和波幅的变化。目前国内外健康人群阴部神经运动诱发电位潜伏期尚无统一标准。

(四)阴部神经传导测定

阴部神经传导测定包括运动传导和感觉传导的测定。尽管神经传导测定在下尿路神经病变的数据较少,但此项技术对于鉴别膀胱病变的神经缺陷是有价值的。

阴部运动神经传导可使用特殊的 St Mark 阴

部神经电极,检查者示指尖端为刺激电极,示指末端为记录电极,测定运动动作电位的潜伏期和波幅。潜伏期正常 <5ms,多为 2ms,波幅为 1mV,延长或缺失为异常。

阴部感觉神经传导使用 2 对贴片电极,刺激电极贴于阴茎尖端、记录电极贴于阴茎根部,可测定感觉电位传导的潜伏期、波幅和传导速度。典型潜伏期为 1.5ms,波幅为 5μV,传导速度为 40m/s,延长或缺失为异常。

(五)自主神经反应测定

副交感神经使用特定的气囊尿管环形刺激电极和肛塞记录电极,刺激膀胱颈或尿道黏膜,记录肛门应答,可测定副交感反应的潜伏期。刺激后感觉电位的典型潜伏期为 55 ~ 70ms,延长或缺失为异常。

交感神经使用贴于阴茎或阴蒂的表面记录电极,刺激手掌正中神经,在阴茎或阴蒂记录应答,可测定皮肤交感反应(skin sympathetic response,SSR)的潜伏期与波幅,刺激后 SSR 的典型潜伏期为 1.5s,波幅为 2 ~ 3mV。延长或缺失为异常。SSR 是人体在接受引起神经电活动的刺激之后出现的皮肤反射型电位,可由外源性和内源性刺激诱发产生。SSR 可以评价下尿路相关交感功能的完整性。下尿路传入冲动在唤醒主观尿意感觉的同时能诱发 SSR。所以,SSR 可作为判断膀胱感觉的指标,有助于判断膀胱颈功能的健全与否及协同失调。

四、其他特殊检查

为确定有无逼尿肌反射存在,以及鉴别神经损伤平面位于上位神经元还是下位神经元,可在充盈期膀胱测压过程中行诱发试验。逼尿肌过度活动往往可以通过增加腹压、改变体位、快速灌注刺激性介质、注射拟胆碱药物等方式诱发出来。

(一)冰水试验

冰水试验(ice water test,IWT)是指在充盈期膀胱测压过程中应用冰盐水快速灌注膀胱,以诱发逼尿肌收缩的试验。冰水试验在鉴别神经损伤位于骶髓上神经元还是骶髓下神经元,以及判断膀胱感觉等方面有一定价值。对于骶髓上神经元损伤的病人,若无肌源性逼尿肌损伤,冰水试验可以诱发出逼尿肌收缩。但结果存在假阳性和假阴

性的可能,因此应结合其他检查项目对结果进行解释。

(二)氯贝胆碱超敏试验

氯贝胆碱超敏试验(bethanechol supersensitivity test,BST)基于一个观察现象,即去神经支配的组织对于来自损伤的神经系统所传递的递质具有增高的敏感性。对于逼尿肌来说,副交感神经递质为乙酰胆碱。因此可以在皮下注射拟胆碱药物(如氯贝胆碱)来诱发逼尿肌的收缩,从而证实膀胱神经支配的受损,有助于鉴别肌源性逼尿肌功能障碍。在神经源性下尿路功能障碍诊断中,BST 的诊断价值存在争议,其结果应结合其他检查项目进行解释。BST 对于预测口服氯贝胆碱的治疗效果有一定意义。

第三节 神经源性膀胱的康复治疗

神经源性膀胱的康复治疗目标包括首要目标和次要目标:①首要目标为保护上尿路功能(保护肾脏功能),确保储尿期和排尿期膀胱压力处于安全范围内,降低上尿路损害的发生率,防止肾功能恶化,以保证病人的长期存活率;②次要目标为恢复或部分恢复下尿路功能,提高控尿或排尿能力,减少残余尿量,预防泌尿系感染,提高病人生活质量。达到上述治疗目标的一般要求为:储尿期无逼尿肌过度活动或逼尿肌过度活动被抑制,逼尿肌漏尿点压 <40cmH$_2$O,膀胱顺应性 >20ml/cmH$_2$O,排尿期无 DSD 或 DSD 减轻、无膀胱输尿管反流等危害上尿路功能的病理生理改变,膀胱残余尿量一般控制在 100ml 以下。

神经源性膀胱的治疗原则应遵循个体化的综合治疗原则,首先要积极治疗原发病,在原发病变未稳定以前应以保守治疗为主。依据病史、症状和体征以及神经系统损害的程度和水平不能明确泌尿系情况,应尽早、定期进行影像尿动力学检查,以明确下尿路病理生理状态和改变,根据结果,制订治疗方案,选择治疗方式,调整治疗方案。还应综合考虑病人的性别、年龄、身体状况、社会经济条件、生活环境、文化习俗、宗教习惯、潜在的治疗风险与收益比,结合病人个体情况确定治疗

方案。选择治疗方式应遵循逐渐从无创、微创到有创的原则。由于神经源性膀胱病人的病情具有临床进展性,因此对神经源性膀胱病人治疗后的泌尿系状态应定期随访,随访应伴随终身,病情进展时应及时调整治疗及随访方案。

一、非手术治疗

(一)间歇导尿

对于神经源性排尿功能障碍病人而言,间歇性自我导尿或第三方导尿是优先选择的膀胱管理方式,是协助膀胱排空、维持生理排尿的"金标准",包括无菌间歇导尿和清洁间歇导尿(CIC)。CIC 对于神经源性膀胱病人近期和远期都是安全的,无菌间歇导尿更有助于减少泌尿系感染和菌尿的发生。间歇导尿的前提条件包括:①病人的膀胱容量尽量接近生理膀胱容量,规律饮水,保持 24h 尿量约 1 500 ~ 2 000ml;②每 4 ~ 6h 导尿 1 次,每天导尿次数不宜超过 6 次,根据膀胱安全容量,制订饮水计划,安排导尿次数及具体时间,并视安全容量及漏尿情况进行导尿次数增减,每次导出的尿量不超过膀胱安全容量;③病人病情稳定,不需要抢救、监护治疗或大量的输液治疗。间歇导尿的病人推荐每年至少随访一次,对于高风险神经源性膀胱病人,介入的时间间隔应该更短。随访内容包括体检、实验室检查、影像学和尿动力学检查。关于间歇导尿,sterile IC 或清洁 IC 技术的选择、有涂层和无涂层导尿管或其他任何策略,对泌尿系感染发生率或用户满意度的影响,尚未建立充分的证据链,需进一步对照研究。

需要指出的是,留置导尿和膀胱造瘘仍是发展中国家治疗神经源性膀胱的重要方法,由于经济等其他原因,有使用长期耻骨上造瘘代替间歇导尿的趋势。对于神经源性膀胱病人而言,原发神经系统疾病急性期时短期留置导尿是安全的;长期留置导尿或膀胱造瘘与一系列的并发症相关,同时会增加泌尿系感染的风险,应尽可能避免这两种导尿方式。

(二)手法辅助排尿

手法辅助排尿包括代偿性排尿训练及排尿反射训练。代偿性排尿训练适用于骶下神经病变,最常用的是 Crede 排尿法和 Valsalva 排尿法,两者均为通过外力挤压膀胱促进排空。排尿反射训练最常用的是扳机点排尿。扳机点排尿指骶上神经损伤的病人,通过叩击耻骨上膀胱区、挤压阴茎、牵拉阴毛、摩擦大腿内侧、刺激肛门等刺激,诱发逼尿肌收缩和尿道括约肌松弛排尿,本质是刺激诱发骶反射排尿,但其前提是具备完整的骶神经反射弧。由于手法辅助排尿可能导致膀胱压力超过安全范围,存在诱发或加重上尿路损害的潜在风险,且适宜手法辅助排尿的病人有限,应严格适用指征慎重选择。特殊情况下对于部分病情稳定,已经接受尿道括约肌切断术、A 型肉毒毒素尿道括约肌注射术等降低膀胱出口阻力治疗的病人,经过影像尿动力学检查排除潜在的诱发或加重上尿路损害的风险后,可以选择手法辅助排尿,应用期间必须长期严密随访。

(三)康复训练

康复训练在神经损伤后神经源性膀胱治疗中因疗效好、无创、费用低、操作简单、适用范围广等优点得到国内外学者越来越多的关注。这些方法对支配下尿路神经回路完整或尚保存部分低压储尿和自主排尿功能的病人有一定的疗效,对严重的完全性的神经性损伤,许多方法还处于临床探索阶段。

1. 行为训练 主要包括定时排尿和提示性排尿。定时排尿是指在规定的时间间隔内排尿,主要适用于由于认知或运动障碍导致尿失禁的病人,同时也是针对大容量、感觉减退膀胱的首选训练方法;提示性排尿指教育病人想排尿时能够请求他人协助,需要第三方的协助方能完成,该方法适用于认知功能良好、但高度依赖他人协助的病人。在进行上述训练的同时也应注意排尿习惯和膀胱控制的训练。推荐将行为训练作为其他治疗方法的辅助,应根据病人具体情况,结合排尿日记、液体摄入量、膀胱容量、残余尿量以及尿动力学检查结果等指标制定。

2. 盆底肌功能训练 盆底肌功能训练主要包括 Kegels 训练和阴道锥训练。Kegel 医生于 1950 年将 Kegels 训练应用于产后尿失禁病人,以加强盆底肌肉收缩力,大约 1/4 的病人尿失禁得以改善。阴道锥训练较 Kegels 训练复杂,该方法将阴道锥置入病人阴道内、肛提肌以上,当重物置于阴道内时,会提供感觉性反馈,通过收缩肛提肌维持其位置保证阴道锥不落下,依次增加阴道锥重量,从而提高盆底收缩力。本方法尤其适用于不完全去神经化的神经源性尿失禁及神经源性逼尿肌过度活动病人,不仅可以增强盆底与括约肌力量从而改善尿失禁,也可以通过感觉性反馈作用抑制逼尿肌过度活动。该方法的病人满意率为40%～70%。其优点在于可以自我学习且不需要仪器的监测,但存在阴道锥置入困难、阴道不适感、阴道流血等问题。

3. 电刺激 神经电刺激是目前治疗神经源性膀胱病人的一个研究热点。电刺激的目的是帮助神经源性膀胱的病人重塑膀胱功能。电刺激是通过激活传入纤维起作用,如阴部传入神经电刺激可以通过兴奋阴部传入神经而达到强烈抑制排尿反射和膀胱肌收缩力的治疗目的。电刺激具有低压、低频、无电解的特点,能对病人的感觉、运动神经产生强烈的刺激。主要包括外周短暂性电刺激(膀胱区电刺激,盆底电刺激,外周神经电刺激和经皮神经电刺激)、膀胱内电刺激、直接神经电刺激和脊髓电刺激等多种模式的电刺激治疗方法。

膀胱感应电可以作用于人体膀胱区,不仅可以增强膀胱平滑肌的张力,还能减少括约肌的肌张力,进而促进膀胱功能的恢复。盆底电刺激以低频间歇式电流刺激盆腔脏器或盆腔脏器的神经,从而兴奋脊髓神经并形成条件反射,促进盆底肌肉的反射性收缩,教育病人如何正确收缩盆底肌肉并提高病人治疗的依从性,以达到改善膀胱功能状态的一种无创治疗方法。对于盆底肌及尿道括约肌不完全去神经化的病人,使用经阴道或肛门电极进行盆底电刺激,改善尿失禁并抑制逼尿肌不稳定收缩。盆底电刺激结合生物反馈治疗可以在增加盆底肌肉觉醒性的同时使肌肉被动收缩。外周电刺激治疗神经源性下尿路功能障碍,尤其是联合盆底肌训练和肌电生物反馈,能够大幅度降低神经源性泌尿系症状。经皮神经电刺激是神经电刺激通过完整的皮肤,调节下尿路功能和尿道治疗应答,包括经皮膀胱电刺激、经皮阴茎背神经电刺激和经皮胫后神经电刺激等。有研究显示,盆腔电刺激及经皮电刺激联合盆底肌训练和生物反馈治疗疗效更确切。

膀胱内电刺激(IVS)是通过带有刺激电极的尿管插入膀胱内,电极以生理盐水作为介质刺激逼尿肌,通过逼尿肌与中枢间尚存的传入神经联系通路,诱导膀胱排尿时的感觉,从而继发性增加传出通路神经冲动,促进排尿或提高控尿能力。IVS 是既能够改善膀胱感觉功能,又能够促进排尿反射的治疗方法;只有当逼尿肌与大脑皮质之间的传入神经通路完整,并且逼尿肌尚能收缩时,IVS 才可能有效。膀胱内刺激技术所需治疗周期长,尚未有标准的治疗方案,临床应用较少。直接神经电刺激是将电极直接植入神经或神经附近的组织,通过直接刺激神经来影响靶器官功能,如骶神经电刺激等。脊髓电刺激是通过选择性刺激脊髓的逼尿肌中枢,控制逼尿肌兴奋收缩,可以改善病人排尿功能。但脊髓电刺激对治疗人员技术要求高,并发症多,如有植入电极感染或进一步损伤脊髓的风险,只能作为治疗神经源性膀胱的一种补充方法。

总之,神经源性膀胱病人膀胱康复的技术主要基于电刺激技术,电刺激膀胱康复治疗下尿路功能紊乱可能是有效的和安全的,但是需要更多设计严谨的、高质量的 RCT 研究证据支持以获得明确的结论。

4. 盆底肌电生物反馈 盆底肌电生物反馈是一种非侵入性功能性电刺激方法,是评价和治疗盆底功能障碍的高级训练方法,其作为盆底肌肉康复训练的一部分,可以让病人了解盆底肌肉的生理状态。生物反馈的形式包括视觉、触觉、听觉和语言。有研究显示,盆底肌电生物反馈治疗可以在增加盆底肌肉觉醒性的同时使肌肉被动收缩,能够加强肌肉收缩后放松的效率和调节盆底肌张力,起双向调节作用。联合其他多种治疗手段,可巩固盆底肌训练的效果。膀胱及括约肌功能活跃或低下均适用。

5. 磁刺激 尽管有研究显示,重复经颅磁刺激(repetitive transcranial magnetic stimulation, rTMS)能够改善 PD 和 MS 病人神经源性泌尿系症状,提示经颅磁刺激可能对于某些神经系统损伤引起的排尿问题起到一定的治疗作用。数量有限的研究报道了基于功能性磁刺激治疗尿失禁的研究,提示可以改善部分功能,认为功能性磁刺激是对局部神经电刺激的进一步改进。综上所述,虽然后续进行的一些随机对照试验和设备研发仍在继续,但由于目前证据有限,仍不推荐将涉及磁刺激的内容作为神经源性膀胱常规治疗的一部分。

6. 传统康复疗法 传统中医康复(如针灸、推拿)单独运用或配合现代康复技术,通过针刺/电针、推拿等方式作用于下腹部及腰骶部等部位的腧穴,通过神经、内分泌的生理调节机制达到治疗作用,改善病人的排尿功能,在临床得到广泛应用。目前传统康复方法主要以针灸为主,常见的有单纯针刺、电针、艾灸。现代研究大量报道针灸对膀胱功能有着显著的调节作用,可明显改善病人膀胱顺应性,提高安全容量,降低残余尿量,减少感染风险,提高生存质量。关于其作用机制目前尚未全面阐明,从神经学角度分析,取穴位置与膀胱控尿相关神经走行部位保持一致,提示其可能通过神经生理调控机制达到治疗作用。近年来,有学者开始进行针灸动物实验研究其作用机制,发现上述穴位针灸可通过提高脊髓组织中神经生长因子表达,提高膀胱逼尿肌内淋巴细胞Bcl-2、抑制凋亡相关分子 Bax、Caspase-3 等的表达,减轻膀胱组织病理损害程度,抑制膀胱逼尿肌反射亢进。但现有研究样本量少,多以临床疗效为评价结局,缺乏多中心大样本的临床随机对照研究,完善规范的疗效评定标准有待进一步完善。

(四)药物治疗

药物是神经源性膀胱治疗的重要方法,包括药物治疗在内的联合治疗能够取得最大治疗效果。

1. 治疗神经源性逼尿肌过度活动的药物

(1)抗毒蕈碱药物:神经源性逼尿肌过度活动(NDO)的一线治疗药物,有较多证据表明抗胆碱药物能够有效松弛过度活动的逼尿肌,提高膀胱容量,改善膀胱顺应性,通过抑制副交感神经通路来缓解 NDO 导致的膀胱内高压及尿失禁。长期使用托特罗定、奥昔布宁、盐酸曲司氯铵、盐酸丙哌维林对于治疗神经源性逼尿肌过度活动的有效性和耐受性已被证实,但均存在一定程度的口干等副作用,而新一代 M 受体阻断剂索利那新和达非那新以其较高的 M 受体亚型及膀胱组织选择性,在神经源性膀胱治疗中展现出良好的应用前景,其临床结局与其他抗毒蕈碱药物相当。新药咪达那新用于脑桥上病变和 SCI 病人神经源性膀胱的治疗能够获得令人满意的临床结果,且用

于神经系统疾病病人治疗的安全性也得以证实,不会导致病人认知功能的恶化。

研究显示,控制神经源性逼尿肌过度活动较特发性逼尿肌过度活动所需的药物剂量更大,抗毒蕈碱药物联合疗法用于神经源性膀胱病人的治疗,可能会获得最佳的临床治疗结局。然而这会增加药物不良反应的发生率,可能会导致病人提前终止治疗。尽管如此,NDO 病人治疗的依从性较特发性 DO 病人更高。这些药物具有不同的耐受曲线,若一种药物无效或副作用过大,仍可尝试另一种该类药物或更换给药途径,如膀胱内药物灌注。相比较每天口服 15mg 奥昔布宁,0.1% 奥昔布宁盐酸盐溶液 30ml 膀胱内灌注治疗能显著性降低不良事件的发生率。该类药物在减少神经源性逼尿肌过度活动的同时,也会降低逼尿肌收缩力导致残余尿量增加。因此,部分病人需要加用间歇导尿。

(2)香兰素、辣椒辣素和辣椒辣素类似物:这类药物均通过钝化 C 纤维敏感度以降低 DO,该脱敏作用可持续几个月,直至纤维感觉重新恢复。临床证据显示,与 A 型肉毒毒素(botulinum toxin A,BTX-A)逼尿肌内注射相比较,辣椒辣素膀胱灌注的临床有效性存在一定的局限性。当前,这些药物膀胱内处方的适应证,尚未获得正式批准。

(3)其他药物:新药米拉贝隆作为首个 β₃ 肾上腺素受体激动剂,在改善逼尿肌过度活动方面有较好的治疗结果,尤其是 β₃ 肾上腺素受体激动剂和抗毒蕈碱药物联合疗法能取得更显著疗效,但目前尚缺乏相关的大型临床研究证据支持。已有研究将 β₃ 肾上腺素受体激动剂用于 NDO 的治疗并评估其临床结局。一项大麻素类药物的荟萃分析显示,其能够改善每天尿失禁率、夜尿症、日间和 24h 排尿,不良事件风险低,提示其在 MS 病人中的应用可能是安全和有效的,在未来有望成为控制神经源性逼尿肌过度活动的有效治疗药物。

2. 治疗逼尿肌收缩无力的药物 目前尚无有效的药物能够治疗逼尿肌收缩无力,间歇导尿仍是治疗逼尿肌无反射的首选方法。改善逼尿肌无力药物应用的前提是无膀胱出口梗阻。拟胆碱类药物如氨甲酰甲胆碱和溴吡斯的明,可以改善逼尿肌收缩力,减少残余尿量,但临床应用效果不佳,因此,在临床实践中并不常用。仅一项临床前

研究证明大麻素激动剂膀胱灌注,对改善逼尿肌收缩能力有潜在的临床获益。拟 α- 肾上腺素类药物作用效果有限,临床很少使用。神经源性膀胱病人残余尿量增多可能源于逼尿肌 - 括约肌协同失调,因此,对于存在逼尿肌 - 括约肌协同失调的病人不推荐使用。

3. 降低膀胱出口阻力的药物 α- 受体阻断剂(坦索罗辛、萘哌地尔和西洛多辛等),竞争性结合尿道内括约肌 α1A 受体,抑制尿道内括约肌收缩,似乎能够有效降低膀胱出口阻力,显著降低逼尿肌漏尿点压力,降低残余尿液量,因其可竞争性结合膀胱逼尿肌 α1D 受体,松弛膀胱逼尿肌,可同时改善膀胱逼尿肌过度活动,且能作用于血管平滑肌 α1 受体,降低高位 SCI 病人神经源性膀胱相关的自主神经反射亢进。

4. 增加膀胱出口阻力的药物 目前尚无有效药物能够增加膀胱出口阻力治疗神经源性尿道括约肌功能不全。有研究显示,数种药物对选择性的、轻度压力性尿失禁病人有疗效,但是对于神经源性膀胱病人而言,尚无高质量证据支持。

(五)A 型肉毒毒素注射治疗

A 型肉毒毒素(BTX-A)是肉毒杆菌在繁殖中分泌的神经毒素。其注射于靶器官后作用在神经肌肉接头部位,通过抑制周围运动神经末梢突触前膜乙酰胆碱释放,引起肌肉的松弛性麻痹,注射后靶器官局部肌肉的收缩力降低,随着时间推移,神经轴突萌芽形成新的突触接触,治疗效果逐渐减弱直至消失。

BTX-A 膀胱壁注射适用于保守治疗无效但膀胱壁尚未纤维化的成人逼尿肌过度活动病人,以增加膀胱壁的顺应性,减少膀胱逼尿肌无抑制性收缩。对于同时合并肌萎缩侧索硬化症或重症肌无力的病人、怀孕及哺乳期妇女、过敏性体质者以及对本品过敏者禁用。多年随访结果显示,药物的效力似乎并不会因为重复注射而下降,甚至初始治疗低反应率的病人,更换不同类型的BTX-A 也能够改善病人对药物的反应性。神经源性逼尿肌过度活动病人接受 BTX-A 膀胱壁注射后,膀胱容量、顺应性、逼尿肌稳定性明显改善,尿失禁次数减少。最常见的副作用是残余尿量增多和泌尿系感染,因此大多数病人术后需配合间歇导尿。大多数病人接受注射 1 周左右起效,疗效平均维持 6 ~ 9 个月,随着时间推移治疗效果逐渐下降。因此,高度推荐应用 BTX-A 膀胱壁注射术治疗神经源性逼尿肌过度活动。

尿道外括约肌注射一定剂量的 BTX-A 可有效治疗逼尿肌外括约肌协同失调(DSD),剂量依据病人实际情况而定,一次注射疗效可以持续几个月的有效控制,而后需再次注射。临床研究显示,这种方法有效性较好,不良事件少。然而还需要更多 RCT 研究以评估 BTX-A 外括约肌注射的有效性,明确最佳的注射剂量及注射方式。

二、手术治疗

在经上述保守治疗无效的情况下,可进行手术治疗。鉴于神经源性膀胱的病因、病理生理机制、临床症状及病程演进的复杂性和多样性,治疗的首要目标是保护上尿路功能而不是单纯提高控尿和 / 或排尿能力。依据下尿路功能障碍的类型,神经源性膀胱的手术治疗方法分为治疗储尿功能障碍的术式、治疗排尿功能障碍的术式、同时治疗储尿和排尿功能障碍的术式和尿流改道术式四大类。

(一)治疗储尿功能障碍术式

重建储尿功能可以通过扩大膀胱容量为目的的自体或肠道膀胱扩大术和增加尿道控尿能力为目的的尿道吊带术和人工尿道括约肌植入术两条途径实现。

1. 以扩大膀胱容量为目的的术式 自体膀胱扩大术适合于经过 M 受体阻断剂等药物或 A 型肉毒毒素注射治疗无效的神经源性逼尿肌过度活动,但膀胱容量达到同龄人至少 70% 的病人。对于严重逼尿肌过度活动用自体膀胱扩大术效果不佳、逼尿肌严重纤维化或膀胱挛缩、膀胱顺应性极差、合并膀胱输尿管反流或壁段输尿管狭窄的病人宜选择肠道膀胱扩大术。广泛应用的是蛤式肠道膀胱成形术,术后膀胱须采用间歇导尿方法加以排空。

2. 以增加尿道控尿能力为目的的术式 这类术式主要应用于尿道括约肌功能缺陷导致尿失禁而逼尿肌功能正常的病人,在实施该类手术前应通过影像尿动力学检查确保膀胱的容量、稳定性、顺应性良好或可以控制,排除尿道狭窄、膀胱出口梗阻和膀胱输尿管反流等异常。手术方式包括:填充剂注射术、人工尿道括约肌植入术、吊带术。其中人工尿道括约肌植入术是获得控尿、不引起梗阻的唯一方法,应用该术式病人须具有正常智力及生活自理能力,双上肢功能良好,能够独立使用人工尿道括约肌装置,该术式长期结果良好。吊带术被证明在女性神经源性尿失禁病人中的成功率更高,术后须用间歇导尿来排空膀胱。

(二)治疗排尿功能障碍的术式

重建排尿功能可以通过以增加膀胱收缩力为目的的逼尿肌成形术和/或降低尿道阻力为目的的尿道外括约肌切断术及尿道支架置入术两条途径实现。增加膀胱收缩力的前提是保证尿道口无梗阻。

1. 以增加膀胱收缩力为目的的术式　逼尿肌成形术主要包括腹直肌转位膀胱重建术、背阔肌转位膀胱重建术等,适用于逼尿肌无反射的神经源性膀胱病人。施行该类手术的前提是必须解决尿道阻力过高的问题,术后需长期随访病人以避免形成或加重上尿路损毁。

2. 以降低尿道阻力为目的的术式　尿道外括约肌切断术、尿道支架置入术主要应用于骶上脊髓损伤病人逼尿肌-尿道外括约肌协同失调(DESD)等排尿障碍的治疗。术后呈现尿失禁状态需配合外用集尿器,因此这类手术主要适合男性脊髓损伤病人。近年来,随着间歇导尿观念的普及,仅对部分特定病人群体例如 DESD 合并残余尿量增多的男性四肢截瘫病人仍具应用价值。尿道支架置入术可以部分替代尿道外括约肌切断术。术后排尿期最大逼尿肌压力和膀胱漏尿点压力降低,残余尿量减少,自主神经反射亢进和泌尿系感染的发生率也显著降低。

(三)同时治疗储尿和排尿功能障碍的术式

骶神经后根切断+骶神经前根刺激术通过完全切断骶神经后根可以改善膀胱顺应性,抑制逼尿肌无抑制收缩,骶神经前根电刺激产生一种"刺激后排尿"模式协助膀胱排空。尽管术后平均观察随访 10 年的有效率为 85%,但因存在刺激电流所致难以忍受疼痛、便秘及反射性勃起消失等缺点,且毁损式手术创伤较大,仅适用于 DESD 合并反射性尿失禁、残余尿增多的骶髓以上完全性脊髓损伤病人。在肉毒毒素时代,骶神经去传入术的指征越来越少。由于骶神经去传入术的上述缺点,Craggs 采用联合骶神经前根刺激和后根调节术,可使用骶神经调节术(sacral neuromodulation, SNM)来抑制 DO 同时使用

Bridley 方法来排空膀胱。该术式是近年发展起来的一种治疗慢性排尿功能障碍的新方法。SNM 具有双向调节作用,它可以恢复尿路控制系统内部兴奋与抑制之间的正常平衡关系,其作用机制尚未完全阐明。

(四)尿流改道术

尿流改道包括可控尿流改道(continent diversion)和不可控尿流改道(incontinent diversion)两类。可控尿流改道术适用于神经源性膀胱合并膀胱肿瘤,膀胱严重挛缩合并膀胱出口功能不全,长期留置尿管产生尿道瘘、骶尾部压疮等严重并发症,因肢体畸形、尿道狭窄、尿道瘘、过度肥胖等原因经尿道间歇导尿困难的病人。短期可控尿流改道的控尿率超过 80%。当病人已行经腹壁膀胱造口或因上尿路积水、严重肾功能损害等原因无法接受可控尿流改道时,可选择不可控尿流改道。回肠膀胱术是最常用的术式,主要缺点为需要终身佩戴集尿袋。

第四节　神经源性膀胱研究现状思考与未来展望

一、现状思考

神经源性膀胱的研究是一个由来已久的难题,对其研究与探索至今方兴未艾。一般人群的神经源性膀胱功能紊乱整体患病率尚无确切的数据,值得关注的是,绝大多数研究显示,神经源性膀胱的患病率和发病率的变化范围极其广泛,反映出该特殊群体临床症状的多变性(如:疾病早期或晚期阶段)和多数研究样本量不足的问题。因此,需要进一步进行流行病学数据的荟萃分析加以确定。随着临床研究和实践的深入,各种常规疗法得到广泛应用、新的疗法层出不穷。神经源性膀胱的本质是一种由于下尿路神经支配异常或病变导致的功能障碍,全面了解尿路功能是制订治疗方案的前提,治疗方案的制订应着眼于长期效应,在处理下尿路时须重视上尿路功能的保护,使病人经治疗后长期获益,以确保生存寿命,其次才是改善下尿路功能,提高生存质量,应重视上、下尿路功能的整体性和统一性,在维系生命和改善生

活质量间努力寻找平衡。就目前的科学技术水平，无论是由于神经系统先天异常，还是后天病变或损伤导致的神经源性膀胱尿道功能障碍，在现有治疗方法下很难被完全治愈，因此在开始各治疗前应注意与病人及家属充分沟通，将病人对治疗的期望值降到恰当的水平，以减少医患纠纷的发生。

二、未来展望

神经泌尿学的未来在那里？我们需要改进的地方在何处？哪里需要创新？这些都是我们亟待解决的问题，因此任何有意义的研究、探索性新方法、新技术均应该得到鼓励。对待目前已成熟的治疗方法我们必须加以继承，并在此基础上发扬、改进，使其更能为病人所接受和坚持，服务于临床。比如关于间歇导尿，我们需要对照研究，以证明此技术是否较其他技术有不可替代的优越性。

药物治疗将集中在传入通路方面，肉毒毒素治疗的结果令人鼓舞。虽然骶神经去传入术具有明显的缺点，但联合前根刺激和后根调节的方法颇具前景，但 DSD 的问题需要克服。在膀胱组织工程技术，我们期望来自膀胱的细胞被种植在生物基质上，进而代替神经变性的膀胱。

总之，无论如何，进一步的努力均应该集中在如何避免破坏性手术、改进针对补偿缺陷进行的症状性治疗、开发更多的复原性重建治疗上。迄今为止，虽然神经泌尿学尚存在不足，但在脊髓休克期开始即对膀胱施行正确的初始处理、进行恰当的膀胱康复和终生的神经学关注，仍然是确保神经源性膀胱病人（四肢瘫和截瘫病人）享有几乎正常的生存寿命和较高生活质量的关键。

（刘雅丽）

参 考 文 献

[1] STOHRER M, GORPEL M, KONDO A, et al.The standardization of terminology in neurogenic lower urinary tract dysfunction with suggestions for diagnostic procedures.Neurourol Urodyn, 1999, 18（2）: 139-158.

[2] MANACK A, MOTSKO SP, HAAG MC, et al.Epidemiology and healthcare utilization of neurogenic bladder patients in a US claims database.Neurourol Urodyn, 2011, 30（3）: 395-401.

[3] European Association of Urology.Guidelines on neurogenic low urinary tract dysfunction（2012）.Website: www.uroweb.org.

[4] ABRAMS P, CARDOZO L, KHOURY S, et al.Incontinence, 3nd ed.Plymouth, UK, Health Publications Ltd, 2005.

[5] 廖利民，宋波. 神经源性膀胱诊断治疗指南. 北京：人民卫生出版社, 2011.

[6] 廖利民. 神经源性膀胱的治疗现状和进展. 中国康复医学杂志, 2011, 26（3）: 201-205.

[7] 廖利民. 神经源性膀胱尿路功能障碍的全面分类建议. 中国康复理论与实践, 2010, 16（12）: 1101-1102.

[8] WEIK B, HICKING D, MC KM, et al. A pilot randomized-controlled trial of the urodynamic efficacy of mirabegron for patients with neurogenic lower urinary tract dysfunction. Neurourol Urodyn, 2018, 37（8）: 2810-2817.

[9] ABRAMS P, KELLEHER C, STASHIN D, et al.Combination treatment with mirabegron and solifenacin in patients with overactive bladder: efficacy and safety results from a randomised, double-blind, dose-ranging, phase 2 study（Symphony）. Eur Urol, 2015, 67（3）: 577-588.

[10] ABO YN, SCHNEIDER MP, MORDASINI L, et al. Cannabinoids for treating neurogenic lower urinary tract dysfunction in patients with multiple sclerosis: a systematic review and meta-analysis. BJU Int, 2017, 119（4）: 515-521.

[11] APOSTOLIDIS A.Taming the cannabinoids: new potential in the pharmacologic control of lower urinary tract dysfunction. Eur Urol, 2012, 61（1）: 107-109.

[12] BRUSA L, FINAZZI AE, PETTA F, et al. Effects of inhibitory rTMS on bladder function in Parkinson's disease patients. Mov Disord, 2009, 24（3）: 445-448.

[13] BERNARDI G, KOCH G, MIANO R, et al.Effects of motor cortex rTMS on lower urinary tract dysfunction in multiple sclerosis. Mult Scler, 2007, 13（2）: 269-271.

[14] NAMBIAR A, LUCAS M. Chapter 4: Guidelines for the diagnosis and treatment of overactive bladder（OAB）and neurogenic detrusor overactivity（NDO）. Neurourol Urodyn, 2014, 33（Suppl 3）: S21-S25.

第十一章　神经源性肠道

第一节　概　述

一、定义

神经源性肠道（neurogenic bowel dysfunction, NBD），又称直肠功能障碍，指控制直肠功能的中枢神经或周围神经受到损害而引起的直肠功能障碍。康复医学临床实践中，神经重症病人发生边缘系统和下丘脑受累致神经源性胃瘫（甚至逆蠕动）合并神经源性肠道功能障碍，及脊髓损伤后发生的神经源性肠道功能障碍都是最为常见的神经疾病所致肠功能障碍，并以后者最具代表性。故本章拟以脊髓损伤（spine cord injury, SCI）后神经源性肠道功能障碍为例，对其病理生理机制、分型、康复评定或观察要点、康复观点的干预原则及其具体应用进行阐述。

二、胃肠系统正常功能（消化吸收与排便）及 SCI 后排便障碍发生机制

（一）消化吸收功能

此功能主要由第十对颅神经（迷走神经）及肠壁内的神经丛负责。脊髓损伤时，这些神经功能本身通常并未直接受损，因此，胃肠之消化吸收功能大致正常。不过，颈髓或高位胸髓急性损伤时，可能出现短暂的麻痹性肠梗阻，临床表现为腹部胀大、肠鸣音减弱或消失、叩诊全腹鼓音等，两三天后可出现自行排气，严重者需减压处理，排气恢复后可正常进食。研究表明，脊髓损伤后食物排出体外的总时间平均要长于正常人，同时对药物的吸收也比正常人慢，这些因素可能导致慢性腹胀和便秘。

（二）排便功能

正常排便过程分三个阶段，前两个阶段为非自主排便，第三阶段为自主排便。第一阶段食物进入胃或十二指肠引发结肠反射性蠕动（gastrocolic and duodenocolic reflexes），该蠕动的作用是将食物残渣向大肠远端推挤，如有残渣进入直肠，直肠壁被牵张，刺激肠壁感受器，冲动经盆神经、腹下神经传入至骶髓（S$_2$～S$_4$）的低级排便中枢，引发短暂的直肠收缩，同时肛门内括约肌反射性松弛，产生里急后重感觉，即引发第二阶段的排便反射（defecation reflex）。这两个阶段的反射在饭后站立时起到叠加作用，产生强烈的直肠收缩。但要完成真正的排便，需要大脑发出指令，将外括约肌放松，配合深呼吸、憋气、腹部用力，直肠肛门角变直，肛管阻力减小，才能最终将粪便排出体外。

（三）脊髓损伤后排便障碍机制

1. 神经学机制　骶髓以上水平脊髓损伤后，大脑皮层与 S$_2$～S$_4$ 的副交感神经的联系中断，神经传导功能受损，大脑对骶髓排便中枢的控制机能丧失，排便活动失去大脑皮层的控制，排便行为只有通过脊髓反射来进行，当直肠充盈时会发生反射性排便，肛门结肠反射消失，适应性调节反应也消失。如果排便反射弧的某个环节被破坏，如腰骶段脊髓或阴部神经受损伤，肛管直肠环断裂等，就会导致排便反射障碍，产生排便困难。

2. 直肠-肛管压力差机制　正常人自主排便过程中，直肠压力增加，肛管压力平均下降（20.2±12.2）mmHg，二者之间形成较大的压力梯度差为（32.4±16.3）mmHg，大便容易通过。而脊髓损伤病人用力排便时，直肠平滑肌的收缩与盆底横纹肌的松弛之间的协调性出现问题，肛管压力下降幅度极小，平均下降（5.1±1.2）mmHg，形成的直肠-肛管压力差为（−10.2±1.7）mmHg，这种反向压力梯度会阻碍大便排出。

三、神经源性肠道的临床分类

临床根据骶髓排便反射是否存在,将排便障碍分为上运动神经元性损伤和下运动神经元性损伤。

（一）上运动神经元性损伤

多发生于 $S_2 \sim S_4$ 节段以上的脊髓损伤,脊髓上传至大脑皮质的通路中断,不产生便意,但第一和第二阶段反射保留完整,故脊髓的排便反射存在。即便如此,研究表明,仍有43% SCI 病人会有模糊不清的不适感。另外,多数病人由于食物残渣在肠道内滞留时间较长,水分吸收多而导致粪便太硬,虽然上述排便反射存在,但不足以完全排空,导致乙状结肠处积粪仍然是大概率事件。还有一种情况是,如果病变在 $L_2 \sim L_4$ 段,则大肠失去抑制性调节,表现为结肠张力增加,由肌间神经丛介导的结肠集团运动将产生排便,即表现为失禁。

（二）下运动神经元性损伤

多发生于 $S_2 \sim S_4$ 节段以下的脊髓损伤,此时,第一和第二阶段的反射均明显降低或消失。远端结肠（降结肠）失去副交感神经的支配,直肠和乙状结肠部分因缺乏从圆锥发出的神经支配,均出现严重的肠蠕动减慢甚至消失;且内外括约肌均松弛,因此,常见的现象是粪便堆积在直肠内,甚至从松弛的肛门口就可见里面的粪便,此时,每天定期用手指将直肠远端的粪便挖出,再配合未受累的腹肌主动收缩增加腹压,还是能有效清除粪便的。另一方面,也正因为腹肌正常,而括约肌松弛,导致如大便较稀软时易发生"漏粪"现象（失禁）。

第二节 神经源性肠道功能障碍评估

凡病人原发疾病中有神经系统疾病相关病史或诊断的,临床工作中均应将是否合并神经源性肠道功能障碍列为常规评估内容。

一、病史评估

根据美国残疾退伍军人组织关于神经源性肠道管理的建议,对于神经源性肠道病人的病史评估包括以下几个方面:①发病前的胃肠道功能和医疗状况;②当前的肠道治疗方案,包括病人的满意度;③现有症状,包括腹胀、呼吸窘迫、早饱感、恶心、排便困难、非计划排便、直肠出血、腹泻、便秘和疼痛;④排便或肠道护理频率、持续时间和大便特点;⑤使用的药物和对肠道治疗方案的潜在作用。

排便管理的系统评估有助于识别问题和确定可能的解决方案,这些因素包括:①每天液体摄入量;②饮食（卡路里、纤维的摄入量,进餐的频率和总消耗量）;③活动情况;④每天活动的时间;⑤肠道刺激的频率及类型（化学、机械）;⑥使用的技术;⑦肠道管理的因素（频率、所需的帮助、持续的时间）;⑧粪便的特征（量、形状、颜色、黏液、血液）;⑨用药情况。排便困难包括:①延迟或排便时疼痛;②便秘;③坚硬的,圆形大便导致排便困难;④腹泻;⑤肠道护理期间发生非计划性排便。

也可以尝试用 Wexner 便秘评分量表作为筛查便秘的临床工具。

二、体格检查

（一）腹部检查

通过听诊确定肠鸣音有无异常,触诊腹部有无压痛、强直,有无触及降结肠、乙状结肠部位坚硬的粪块。

（二）肛门直肠检查

1. **观察肛门外括约肌形态** 在下运动神经元损害时外括约肌呈平整或扇形。做 Valsalva 动作,如大笑、打喷嚏、咳嗽时评估能否节制大便排出、是否有便意、是否有排便的紧急感等。

2. **触摸肛门皮肤** 可引起肛门外括约肌收缩,如果 $S_2 \sim S_4$ 反射弧未受损,则该反射存在。此反射与肛门内括约肌的功能无关。

3. **感觉评估** 检查肛门周围的皮肤触觉及针刺觉。

4. **直肠指诊** 评估感觉、随意收缩、耻骨直肠肌张力、直肠穿窿和粪便硬度。

（三）球海绵体反射

快速弹击或挤压阴茎龟头或阴蒂可触及直肠收缩。随着挤压阴茎头或压迫阴蒂识别出肛门括约肌张力增加,引出球海绵体反射。该反射在上运动神经元病变中表现活跃,而在下运动神经元病变中和脊髓休克期则消失。

(四)评定病人的知识、认知功能

判断病人可否自行完成肠道护理或需要他人协助。

三、实验室检查

可常规行大便潜血检查。

四、胃肠动力及肛门直肠功能检测

对于临床表现提示较为严重的神经源性肠道功能障碍者,特别是常规的饮食管理、肠道管理和常规药物使用2～4周,仍效果不佳的,推荐行胃肠动力及肛门直肠功能检测。

(一)胃肠道传输试验

常用不透X线的标志物(如直径1mm、长10mm的钡条20根),随同标准餐顿服,于48h拍腹部平片一次,如此时显示大部分标志物在乙状结肠以上,可于72h再次拍摄平片。根据标志物的分布和排出率,判断是否存在结肠慢传输、出口梗阻。如大于20%的标志物储留在结肠,提示传输延缓。标志物聚集在结肠远端提示排便障碍。该方法简易、价廉、安全,但评价方法不一致,建议建立自己的正常值标准。

(二)直肠动力学检查

直肠动力学检查尚处于研究阶段,其实际价值和对康复治疗的相关性还有待进一步探讨。该项检查用来测量肛管直肠内排出和阻止排出的力量作用,与研究膀胱排空的尿动力学很相似。在静止和肛门直肠刺激时测量,通过手指刺激、Valsalva动作、直肠快速扩张(即空气快速注入球囊和从球囊中排出从而引出直肠肛门抑制反射)、缓慢持续向直肠球囊灌注盐水刺激肛门直肠等方法,同时记录直肠、肛门压力和外括约肌的肌电图。

(三)其他检查

会阴神经潜伏期或肛门括约肌肌电图检查,可鉴别肌源性或神经源性肠道与功能性便秘;肛门测压结合内超声检查可显示肛门括约肌有无局部张力缺陷和解剖异常,可以帮助评估长期神经源性肠道功能障碍的继发性损害;传统的排粪造影也可帮助观察有无并发直肠的结构性改变。

第三节　神经源性肠道功能障碍康复治疗

神经源性肠道功能障碍的康复治疗包括:饮食管理、排便管理、药物应用、电刺激、磁刺激、针灸治疗和按摩治疗等。

一、饮食管理

脊髓损伤后神经源性直肠的管理要特别重视大便,可以通过调整饮食结构控制大便的性状,增加水分摄入可以软化大便,从而促进其在肠道内的传输,增加膳食纤维的摄入则有助于大便成形而防止大便失禁。

为指导病人估算饮食中的纤维含量及调整纤维的搭配,脊髓损伤多学科协会制定了合理的饮食方案供参考。推荐的膳食纤维摄入量是每天25～30g,近年研究发现,病人饮食中增加纤维,对便秘也存在负作用,并不能促进"正常肠功能",甚至可能有相反的作用,比如产气、腹胀等。有关纤维素的摄入量有待进一步研究测定。

推荐液体(不含酒精、咖啡、利尿剂)摄入量,以每天2 000～2 300ml为宜,有助于防止粪便干燥,另外某些水果汁(如:橘子汁、柠檬汁等)可刺激肠蠕动,促进排便。据统计,日饮水量少于1 000ml者便秘明显多于日饮水量多于1 000ml者。避免刺激性和难以消化的食物,在病人胃肠功能未完全恢复时,不能进食过多纤维素丰富的饮食,不吃辛辣刺激性食物;胃肠功能恢复后,多吃菜汁、水果汁或蜂蜜汁,进食富含纤维的食物如麦胶、水果、蔬菜、玉米等。然而,对于同时存在神经源性膀胱需间歇导尿的病人,其液体摄入量受膀胱功能及导尿次数限制,还需个体化评估以寻求理想的水平。

二、排便管理

使病人养成排便的规律性是科学管理脊髓损伤后神经源性直肠的一项主要内容。对于脊髓休克期的病人,肛门括约肌处于松弛状态,多表现为大便失禁,此时除注意局部清洁卫生外,一般不需

要作特殊处理。对于恢复期的病人,关键是要养成定时排便的习惯。

并非要求病人每天大便1次,一般保持2～3天1次即可,至于是早上还是晚上排便要取决于病人的习惯或需要,但是必须保持每次在同一时间进行。建议早餐后协助病人排便,因为早餐后由于肠蠕动刺激能产生多次的胃结肠反射,此时训练排便容易建立条件反射,日久便养成定时排便的习惯,即使无便意也应坚持定时排便。

研究表明,在排便规律方面,56%的病人隔天排便1次,24%病人习惯于每天排便;在排便时间方面,58%的病人习惯于早晨排便,39%的病人习惯在晚上排便。

排便的姿势以蹲位或坐位为佳,此时肛门直肠角能达到有效的排便角度,借助重力作用粪便易于通过,同时方便腹部加压,要注意腹肌和骨盆肌肉的力量在排便动作中起着非常重要的作用,应进行仰卧起坐、腹式深呼吸、提肛运动等进行腹肌训练、吸气训练。如果不能取蹲、坐位,则以左侧卧位较好。

对于肛门括约肌痉挛的病人,我们主张采用肛门牵张技术进行缓解。具体方法如下:将中指戴上手套,表面涂石蜡油,缓慢插入肛门,将直肠壁向肛门一侧缓慢持续地牵拉扩张,或者采用环形牵拉的方式,以缓解肛门内外括约肌的痉挛;同时扩大直肠腔,诱发直肠肛门抑制性反射。每天定时做1～2次,这样可刺激肛门括约肌,反射性引起肠蠕动,训练功能性排便。

三、药物应用

目前临床上已经有很多的药物应用到神经源性肠道的治疗,主要是针对便秘的治疗,但其疗效尚值得探讨,部分药物的副作用也应引起注意。主要包括减少食物在胃肠道通过时间的药物(如西沙必利、普鲁卡必利等)和缓泻剂。口服的各种缓泻剂有:

容积性泻药,又称膨化剂,可增加肠内渗透压和阻止肠内水分被吸收,增强导泻作用,包括多纤维素食物,如小麦麸皮、魔芋、琼脂、车前子制剂等。

渗透性缓泻剂,主要包括各种盐类和糖类渗透性泻药,口服盐类渗透性泻药如硫酸镁、硫酸钠等,可使肠内渗透压增高,阻止肠道回吸收水分,增加肠内容物的容积,从而刺激肠壁蠕动,促进排便,一般多用于肠道检查前清洁肠道。糖类渗透性泻药如乳果糖,可在肠道内被细菌酵解为单糖,增加渗透压,刺激结肠蠕动,产生腹泻。

刺激性缓泻剂,如番泻叶、比沙可啶,可增加肠道的动力以缩短水分的再吸收时间,增加肠腔内液体量,引起小肠和结肠的节律性收缩。

润滑缓泻剂,如多库酯钠,可润滑粪便,刺激肠蠕动,引起反射性收缩而排便。

对于大便失禁者,可给予较缓和的收敛剂,如次碳酸铋等。

而长期使用缓泻剂(特别是含有蒽醌)可损伤肠壁黏膜下神经丛,发生泻药性结肠炎,长期服用甚至可能引发如巨结肠等远期并发症。此外也可发生剂量依赖性副作用,如腹泻和电解质紊乱等。

另有直肠栓剂,如甘油栓剂即开塞露、比沙可啶栓剂、二氧化碳栓剂等,可以刺激肠壁引起排便反应并起到局部润肠的作用,有利于降低排便阻力,治疗便秘;其放置要点是:放置栓剂或小型灌肠剂时应尽可能高的将其插入直肠穹窿,贴着黏膜线放置。经常使用含有比沙可啶的栓剂,可刺激感觉神经末梢,使局部和肠管调节反射增加蠕动,常常以排气为信号。通常第一次排气需要15～60min,之后不久粪便排出。通过使用以聚乙二醇为基础的比沙可啶栓剂,而不是以植物性硬化油为基础的比沙可啶可以明显减少肠道护理时间。

在长时间等待栓剂起效时,可使用手指刺激。手指刺激可诱发出圆锥调节的反射性直肠蠕动波,完好的直肠肛门抑制性反射可诱发肛门内括约肌舒张和排便。但因直肠感觉减弱,故需定期进行排便。手指直肠刺激后自发性结肠蠕动性收缩在治疗期间及结束后5min内与治疗前比较,每分钟平均蠕动次数明显提高,蠕动频率在手指直肠刺激治疗期间和治疗结束后5min内没有变化,5min后刺激性蠕动消失。但需注意,手指直肠刺激易引发自主神经过反射,要注意监测病人的血压。

有报道采用肉毒毒素对肛门括约肌痉挛者予以局部注射,有较好的效果;当使用栓剂或手指刺激无效时可采用灌肠法（参见本节经肛门灌洗技术），一般用于其他排便手段失败后。但长期使用可产生灌肠依赖、肠穿孔、结肠炎、电解质紊乱等，并有直肠损伤和自主神经反射异常等副作用。

四、电刺激

电刺激疗法主要包括经皮电刺激疗法、经直肠电刺激疗法、经膀胱电刺激疗法，骶神经调节疗法，通过改善血流，促进蛋白质合成，加强肌肉力量，调节感觉的传入、传出及自主神经通路，改善肠道功能。相关文献通过分析指出，目前常用的电刺激疗法主要包括经皮电刺激疗法、经直肠电刺激疗法、经膀胱电刺激疗法和骶神经调节疗法。就目前的临床报道，电刺激疗法在一定程度上能提高病人的肠道控制能力，改善病人的大便失禁或便秘症状，但随机对照试验数量较少，样本量小、干预强度、结局指标、随访周期不一致，仍需进一步的临床研究以验证其效果。

五、磁刺激

Morren 等通过实验研究证实，对骶神经进行磁刺激可以增加脊髓损伤病人的直肠肛门压力，减少直肠腔内容积。但 Gallas 等人认为磁刺激对肠道功能的治疗效果有待于进一步研究。

六、针灸治疗

我国的传统医学在恢复肠道功能方面有着自己的特色，比如针灸。腹部是联络肛门直肠经络的敏感反射区，局部针刺可使胃肠道功能恢复，利于排便排气。

史淑芳等认为，排便时用示指按压天枢穴，有增加腹压，促进排便的作用。蔡俊萍等研究表明，通过耳穴贴压治疗，可以刺激耳穴调整经脉，使人体各部的功能活动得到调整以保持平衡而达到治疗疾病的目的，在治疗便秘方面具有良好的效果。临床实践证明，针灸对缓解便秘具有良好的效果，降低了使用缓泻剂的比例。

七、按摩治疗

下腹部按摩有促进排便的功效。具体方法介绍如下：病人取仰卧位，操作者将手掌放在病人脐的上方，用除拇指以外的 4 指从右向左，沿升结肠→横结肠→降结肠按摩。当按摩到左下腹时，向骶部加压，力度以病人不感到疼痛为宜。亦可用双手重叠，以摇桨的方式实行按压，按压时嘱病人呼气。需要注意的是，动作过度会损害膀胱和肠道功能，应该避免。有人主张采用前屈或侧屈体位诱导腹肌痉挛来增加腹内压。

八、盆底肌肉训练

腹肌和骨盆肌肉的力量在排便动作中发挥着重要作用，一方面，应协助病人进行腹肌训练和吸气训练，如仰卧起坐、腹式深呼吸和提肛运动等。另一方面，对于有部分盆底肌肉控制能力的病人，可指导行盆底肌肉训练。

盆底肌肉训练的具体方法是，平卧，双下肢并拢，双膝屈曲稍分开，轻抬臀部，缩肛、提肛 10 ~ 20 次，促进盆底肌肉功能恢复。每天练习 4 ~ 6 次。

医务人员可提供指导：指诊法，将示指插入肛门 3 ~ 5cm，叮嘱病人收缩盆底肌肉，手指有被挤压的感觉就表示训练方法正确。

九、生物反馈治疗

生物反馈治疗是一种生物行为治疗方法，对于便秘的病人可通过生物反馈治疗训练骨盆底肌肉放松和模拟练习排便。前者是在肛管或接近肛门的地方放置感应器，用于监测并给病人提供骨盆底肌肉的反馈信息；后者是在直肠内放置一个贮满水的气囊，模拟练习排便。

十、灌洗技术：一项前景良好的重建肠道控制方法

经肛门灌洗（transanal irrigation，TAI）系统是经肛门将灌洗液灌入直肠和结肠以辅助粪便从肠道排出。通过规律的排空肠道，TAI 能帮助重建肠道控制功能，使用者能选择排泄的时间和场所。对于大便失禁的病人，有效的排空直肠和结肠的粪便，使新产生的粪便在 2 天的时间内不能到达直肠，因此在二次灌洗前不会出现漏粪的现象。对于便秘的病人，规律地排出直肠、乙状结肠的粪便，可促进粪便在结肠内顺利地运输，预防嵌塞的发生。一多中心的研究结果显示，TAI 对于失禁的有效率是 68%，对于便秘的有效率是 63%。

Emmanuel 综述 TAI 是比保守的肠道管理更为有效的方法，可减轻病人的症状和改善其生活质量。由于长期的灌洗，病人发生肠穿孔的风险也将大于短期的临床试验观察，但是发生的情况较少，大约每 50 000 次灌洗发生 1 次。总体评价来看，TAI 值得被推荐用于大多数严重的神经源性肠道的病人。

十一、外科措施

对于存在顽固性便秘或失禁的病人，经综合的康复治疗方案无效时，常需要采用外科干预。常用的方法有选择性骶神经后根切断配合骶神经前根电刺激和肠造瘘。

选择性骶神经后根切断配合骶神经前根电刺激，是将微电极或微型芯片直接置于 $S_2 \sim S_4$ 前根，再配合骶神经后根切断术以除去反馈性抑制作用，可获得良好的排便效果。Chia 等通过肛门直肠测压研究发现，脊髓损伤病人骶神经根植入微芯片并灌输刺激物能提高肠道功能。

肠造瘘法包括结肠造口术和肠缩短吻合术。结肠造口术可以缩短肠道护理时间、增加自理能力和改善生活质量，是治疗脊髓损伤后慢性肠道功能紊乱的一种安全有效的方法。研究显示，结肠造口术后平均每天用于肠道护理的时间明显缩短，70% 的病人希望能尽早施行此手术。

十二、并发症的治疗

（一）常见的并发症包括

1. 直肠出血 创伤性表面黏膜侵蚀是目前为止脊髓损伤后直肠鲜红色出血最常见的原因，通常表现为手套或大便带血，这需要与痔疮引起的出血（即出血来源于痔疮内高压）鉴别，它通常表现为血滴在便桶里或管道血块。频繁发生直肠出血的病人通过潜血检查筛查结肠直肠癌价值不高，可以通过乙状结肠软镜检查筛查年龄大于 45 岁的病人，如果看见息肉或肿瘤，行完整的结肠镜检查。

2. 肛管直肠过度扩张 括约肌过度松弛张开、直肠脱垂常是非常大且硬的粪便慢性压迫所致。软化大便，且进行人工排便时操作手法应轻柔，以防过度牵拉括约肌使肛管直肠过度扩张。

3. 自主神经反射障碍 常发生于 T_6 以上脊髓损伤病人。粪便的嵌塞是引起自主神经过反射最常见的原因，其次是大面积腹胀和常规手指直肠刺激。人工排便时在润滑剂中加入利多卡因可减少额外的伤害性感觉冲动传入。

（二）注意事项

对于脊髓损伤的病人，当进行肠道排便时，必须考虑病人的转移能力、手功能以及是否需要有护理人员陪护；在使用马桶座椅时，要注意采取安全带等保护措施，以防止意外跌倒。

在进行排便之前，首先要排空膀胱，目的是防止膀胱中的尿液反流；当运用手指操作方法或腹部用力时，可能会出现痔疮、直肠周围脓肿、结肠皮肤瘘和直肠溃破等并发症。除肠道日常管理以外，应避免滥用 Valsalva 手法，以防止肠道意外发生。

饮食结构的改变和药物的副作用都可能影响肠道的功能或大便的硬度。比如长期使用番泻叶，可能会出现结肠黑色素沉着病；长期使用大量灌肠剂，可能引起直肠过度膨胀，导致自主神经反射异常。如果大便硬度发生了变化，要适当调整肠道管理计划。

对于年龄超过 50 岁的病人，如果大便带血应当常规行大便潜血等检查，以排除结肠直肠癌。

第四节　神经源性肠道功能障碍康复治疗的问题与展望

目前国内神经源性肠道功能障碍大规模临床研究仍较少，且存在诊断标准不统一、尚无高质量随机对照试验等问题。较多医疗机构对于神经源性肠道功能障碍相关治疗项目多嘱家属、护工或病人自行护理，其操作规范性、治疗基线水平、训练量无法得到有效保证，尚有诸多问题亟待解决。

现今为止，国内外现代医学对神经源性肠道暂无特效疗法、手术或药物疗法可治愈，故康复治疗改善神经源性肠道功能障碍的重要性日益突出。电刺激、磁刺激、肉毒素注射、生物反馈等疗法等作为神经源性肠道功能障碍较新兴的康复治疗手段，仍有待进一步的临床探索研究。

（陈作兵）

参 考 文 献

[1] BRADDOM RL. Physical Medicine and Rehabilitation.5th ed. Philadelphia：WB Saunders, 2016.

[2] WORSOE M, RASMUSSEN P, CHRISTENSEN, et al. Neurostimulation for Neurogenic Bowel Dysfunction. Gastroenterology Research and Practice, 2013, 3：11-18.

[3] COGGRAVE MJ, INGRAM RM, GARDNER BP, et al. The impact of stoma for bowel management after spinal cordinjury. Spinal Cord, 2012, 50（11）：848-852.

[4] DELISA JA, GANS BM. Rehabilitation Medicine, Principle and practice.5th ed. Philadelphia, Lippincott-Raven, 2010.

[5] 张缨, 岳寿伟. 脑卒中后排泄障碍. 中国组织工程研究, 2003, 7（5）：721-723.

第十二章 慢性疼痛处理的思路

第一节 概 述

一、定义

疼痛（pain）是一种与组织损伤或潜在的损伤相关的不愉快的主观感觉和情感体验。它既是一种主观感觉，也有伴随组织损伤后的情感反应。慢性疼痛是相对急性疼痛而言的，慢性疼痛的定义是，超出一般组织愈合时间（通常为3个月），且无明显生物学意义的持续性疼痛。由于慢性疼痛迁延不愈，临床表现复杂且多样化，准确诊断及有效治疗困难，容易导致焦虑、睡眠障碍等心理障碍。随着慢性疼痛被定义为一种疾病，已引起全世界的高度重视，2001年世界疼痛大会将疼痛确认为继呼吸、脉搏、体温和血压之后的"人类第五大生命体征"。

二、流行病学

在国内临床诊疗中，疼痛是最常见的主诉之一，也是门诊病人就诊最主要的原因。有研究者做了一项横断面研究（共计3 248人），发现63.36%的住院病人存在疼痛，其中76%病人为中度疼痛，21.98%病人遭受重度疼痛，是其他四大生命体征异常发生率的1.8～2.8倍。但高达一半以上的病人拒绝接受止痛药物治疗，原因在于害怕毒麻药上瘾和非甾体药物的副作用。国外学者做了一项大规模的流行病学调查，涉及15个欧洲国家和以色列。19%的被调查者曾有过持续6个月以上的中重度疼痛，中重度疼痛病人中66%为中度疼痛，34%为重度疼痛；21%患有与疼痛相关的抑郁，61%的人工作能力受影响。其中，最常见的疼痛部位是头部、颈肩部、背部、腰部、膝关节。

三、疼痛的解剖生理学基础

虽然疼痛是一种不愉快的个人体验，但是疼痛对于人体而言是身体的预警系统，及早识别、躲避外界伤害和潜在风险。疼痛从外界刺激到人体的感知过程，需要经历四个阶段，我们统称为疼痛系统，包括传导、传递、感知和调制，保障人体既能准确感知疼痛，但又不至于造成过度疼痛反应。而慢性疼痛则是疼痛系统的紊乱与障碍。

（一）传导

是将外界的有害刺激经过伤害感受器转化为动作电位的过程。伤害感受器是一类特殊的、游离的、无髓鞘的神经末梢，广泛分布于皮肤、肌肉、关节、内脏器官、血管等部位，感知外界信息行使报警功能，其主要感知机械刺激、温度刺激和化学刺激这三类伤害刺激。它提醒我们逃避潜在的伤害性刺激，包括极度机械外力、热刺激（>43℃）、冷刺激（<15℃）或化学环境变化（pH值、K$^+$等）。不同的轴突仅对特定的刺激产生最佳反应，即将各种物理或化学刺激转换成动作电位。Aδ伤害感受器可被低阈值或高阈值的机械刺激（即机械感受器）或温度刺激（温度感受器）激活。其中1型Aδ对热刺激阈值较低，在高于50℃的温度才会激活；2型Aδ在43℃即可被激活。C型伤害感受器可被绝大多数高阈值的温度、机械和化学刺激所激活。

（二）传递

将动作电位传递至大脑中枢的过程，主要经过三个主要元件，包括背根神经节、脊髓神经元、脑干和间脑神经元。按照Erlanger和Gasser对外周传入神经纤维分类法，可分为Aα、Aβ、Aδ和C纤维。在生理状态下，人体仅有Aδ和C纤维传递疼痛信号。疼痛信号进入脊髓后由初级传入神经纤维的中枢突投射至脊髓背角。一般情况下,细的有髓鞘 Aδ 纤维投射于边缘区或 Rexed 分区 I 层、II o 层(内部的腹侧区域);无髓鞘的 C 纤维主要投射于 Rexed 分区 I 层、II 层,但内脏 C 纤维可扩展超过五个阶段,广泛投射于同侧 Rexed 分区 I 层、II 层、X 层,和对侧 Rexed 分区 V 层、X 层。粗的、有髓鞘的 Aβ 纤维止于 Rexed 分区 III ~ V 层。伤害性感受投射神经元主要分为两种:广动力范围神经元(wide dynamic range, WDR)广泛分布于 Rexed 分区 I 层、IIo 层、V 层、VI 层、X 层,伤害特异性神经元主要位于 Rexed 分区 I 层、IIo 层。特异性神经元主要接收初级高阈值纤维传入的冲动信号,只能被伤害性刺激激活;广动力范围神经元则可以被所有感觉刺激激活。因此,低阈值的 Aβ 纤维传入广动力范围神经元,可抑制广动力范围神经元对伤害性刺激的反应,这也是疼痛闸门控制学说。

(三)感知

产生疼痛的主观感受,该过程由初级和次级躯体感觉和边缘皮质协调激活产生。早期以健康受试者为研究对象的神经功能影像学研究发现了在疼痛处理过程中最常激活的脑区,这些脑区相互链接,构成"疼痛矩阵"(pain matrix)。"疼痛矩阵"分为两条疼痛通路——内侧旁路和外侧旁路。外侧旁路主要负责疼痛躯体感觉的调控(包括疼痛的定位和持续时间),由初级躯体感觉皮质、次级躯体感觉皮质、顶岛盖和后脑岛组成。内侧旁路主要负责疼痛的情绪调控(如疼痛所引起的不愉快程度,具有一定自我保护作用),由丘脑内侧核、前脑岛、前扣带皮质和前额叶皮质组成。有研究者认为,疼痛本身就是一种动态变化的体验,其处理过程由"疼痛连接体"(pain connectome)进行编码,它是整合了疼痛的认知、情感和感觉运动因素的脑功能网络。"疼痛连接体"的概念是目前疼痛脑机制研究中的重要进展,与传统的"疼痛矩阵"概念有所不同。

(四)调制

主要发生于脊髓后角,多种神经递质系统参与,导致疼痛信号的增强与降低(中枢敏化)。脊髓之上中枢系统的下行调控可对脊髓后角神经元产生抑制(急性疼痛控制)和易化(慢性疼痛确立与维持)的双重效果,主要以中脑导水管周围灰质(periaqueductal gray, PAG)和延髓头端腹内侧(rostral ventromedial medulla, RVM)通路为代表。既往研究根据 RVM 神经元对躯体伤害性刺激的反应,将其区分为 ON、OFF 和中立细胞,其中 ON 细胞是易化性的,活化诱发痛觉过敏,OFF 细胞是抑制性的。

四、慢性疼痛机制——多样性与复杂性

(一)痛觉调制的外周机制——外周伤害性感受器的作用

第一,各种伤害性刺激使传入神经纤维末梢上特异的受体或离子通道的感受阈值降低、数量增加,或通过对电压依赖性钠离子通道的上调使初级传入神经纤维末梢细胞膜的兴奋性增强,致使正常时不能引起疼痛的低强度刺激也能激活伤害性感受器,这就是外周敏化过程。而外周敏化导致神经营养因子释放增加,促使 Aβ 纤维异化传导伤害性刺激,导致外周传入脊髓后角信号增多。其主要表现为以下三种形式:①伤害性感受器的激活依赖性敏感化;②伤害性感受器的调制;③非伤害性感受器的活化。

外周敏感化的形成说明传入神经纤维末梢对伤害性刺激并非是简单的换能作用,而是在换能过程中发生了主动性变化,将原本传导正常感觉的 Aβ 纤维的中枢终支发出芽支,深入到脊髓的 II 板层,导致低阈值的 Aβ 感受器兴奋疼痛神经元,产生疼痛感觉。

第二,交感神经系统介入使得周围神经痛觉感受器功能、痛觉传导通路产生异常。关于交感发芽介入疼痛的假说一直存在争议。现主要有直接耦联和间接耦联两种假说。"直接耦联"假说认为:神经损伤诱导交感神经轴突芽生并围绕损伤区域和脊髓 DRG 感觉神经元,其释放的去甲肾上腺素作用于 α_2 肾上腺素受体,导致外周伤害感受器敏化。而外周敏化机制进一步导致中枢过度兴奋和中枢敏化发生。"间接耦联"假说认为去甲肾上腺素释放后通过介导其他致痛化学物质和其对应的受体发生作用而导致疼痛,尚需进一步验证。

(二)痛觉调制的中枢机制

除伤害感受性疼痛的基本传导调制过程外,慢性疼痛的发生还表现出不同于急性疼痛的中枢发生机制:

1. 闸门控制学说 受 Wille 的感觉交叉理论的影响,Melzack 和 Wall 于 1965 年提出闸门控制学说(或称为门控理论),认为节段性调制的神经网络由初级传入 A 和 C 纤维、后角投射神经元(T 细胞)和胶质区抑制性中间神经元(SG 细胞)组成,SG 细胞起着关键的闸门作用。其中 Aα/Aβ 纤维兴奋 SG 细胞,关闭闸门(T 细胞),Aδ/C 纤维抑制 SG 细胞,开放闸门。20 世纪 70 年代到 80 年代,Melzack 和 Wall 等对闸门学说进行了进一步的调整和修订,认为影响疼痛的闸门有三个方面:输入纤维、髓内分节段反应和下行控制。进一步强调心理因素对疼痛的影响和下行抑制通道的作用。由于该学说的实验基础是基于生理状态下脊髓痛觉信息传递机制的研究结果,所以对病理性痛觉过敏、触诱发痛和自发痛(包括幻肢痛)的解释仍不全面。

2. 内源性痛觉调制系统 1975 年有研究发现,脑内存在内源性阿片肽,亮氨酸脑啡肽和甲硫氨酸脑啡肽为阿片受体的内源性配体。随后又相继发现了其他阿片肽,归纳起来有脑啡肽、内啡肽和强啡肽三大类。在此基础上,20 世纪 70 年代提出的内源性痛觉调制系统包括脑内具有镇痛作用的结构和相关的化学物质所形成神经网络。有实验证明,脊髓之上中枢系统的下行调控可对脊髓后角神经元产生抑制(急性疼痛控制)和易化(慢性疼痛确立与维持)的双重效果,主要以中脑导水管周围灰质和延髓头端腹内侧通路实现。

当然,内源性痛觉调制系统不是单一的,脑内有许多结构,包括脑干的中缝背核、蓝斑,下丘脑的室旁核、视上核和弓状核,边缘系统的海马、隔区和杏仁等,都具有镇痛作用。在中枢神经系统中,除阿片肽以外,还有 5- 羟色胺、乙酰胆碱和加压素等,都是内源性痛觉调制的基础。更多的调控系统尚需进一步的研究。

3. 中枢敏化 中枢敏化常指发生于脊髓后角、脑干、边缘系统和大脑皮层的受体和通道活性变化,导致疼痛反应放大。目前有研究表明,神经元可塑性变化和中枢敏感化在疼痛的产生和维持中具有关键作用,主要表现为以下四个方面:

(1)脊髓后角神经元的敏化:当机体遭受急性和持续性有害刺激时,传入感觉纤维释放谷氨酸,激活快速 α- 氨基羟甲基噁唑丙酸(α-amino-3-hydroxy-5-methyl-4-isoxazolepropionic acid, AMPA)受体,脊髓后角神经元建立对伤害性和牵伸刺激的初始基线反应。AMPA 受体使得突触后膜去极化,使得堵塞通道的 Mg^{2+} 移开后,N- 甲基 -D- 天冬氨酸(N-methyl-D-aspartate, NMDA)受体激活,Ca^{2+} 通道开放。NMDA 受体依赖于 Ca^{2+} 内流触发一系列信号级联,激活各类蛋白激酶,其中包括丝裂原蛋白激酶(mitogen activated protein kinases, MAPK)和蛋白激酶 C(protein Kinase C, PKC)。这些蛋白激酶的激活导致 NMDA 受体的磷酸化、通道开放时间延长和细胞膜去极化等效应。这些独特的现象发生于快速高强度刺激 C 纤维、外周神经损伤和炎症反应时,均可导致脊髓后角神经元高反应和过活跃,这种现象叫做中枢敏化(central sensitization)。

(2)下行抑制性调制系统功能的抑制:下行抑制性调制系统常以内源性脑啡肽、去甲肾上腺素和 5- 羟色胺等物质帮助中枢系统将疼痛信号控制在正常范围。但慢性疼痛常出现 γ- 氨基丁酸能、甘氨酸中间神经元凋亡,以及内生阿片受体系统受损导致疼痛抑制性机制弱化,中枢神经网络的兴奋性提高,进而出现中枢敏化现象。

(3)上脊髓神经元的敏化和下行调制系统活性的改变:研究表明,脊髓以上的丘脑、大脑皮质躯体感觉区及中脑灰质的神经元参与痛觉过敏。而神经损伤后,下行易化调制系统功能的改变则可能参与脊髓敏化的维持。

(4)胶质细胞的作用:有研究表明,神经胶质细胞的激活与痛觉过敏的产生和疼痛持续状态有密切关系。胶质细胞激活后能产生和释放大量细胞因子、炎性介质和神经活性物质,包括与疼痛相关的活性物质,触发一系列复杂的反应;释放神经活性因子,引起一系列生化和病理反应,参与脊髓疼痛调制过程,从而导致痛觉改变或痛觉过敏。

五、慢性疼痛的研究现状——热点与难点

(一)疼痛相关的信号通路

如 MAPKs、ERK1/2、JNK 等信号通路对疼痛的调节。神经损伤后,MAPKs 磷酸化后依次激活神经元、胶质细胞和星形胶质细胞,改变伤害性感受信号的传导,并导致疼痛行为的发生;ERK1/2

参与了背根神经节、脊髓背角和杏仁核等部位疼痛信息的处理。炎性疼痛动物模型中，MAPKs 通过代谢性谷氨酸受体 5（mGluR5）激活 ERK1/2 信号通路并调节钾离子通道 Kv4.2 的活性，导致伤害感受性神经元敏化；多种外周神经损伤模型，如神经损伤所致的神经病理性疼痛、组织损伤诱发的炎性疼痛和肿瘤生长诱发的癌性疼痛，均会出现脊髓 JNK 通路的长期激活，而抑制 c-Jun 氨基末端激酶（c-Jun N-terminal kinase，JNK）的激活可缓解部分动物模型的疼痛行为学表现。对这些信号通路的深入研究可能有助于疼痛治疗新靶点的发现，给病人带来新的希望。

（二）神经胶质和疼痛

胶质细胞的激活以及神经胶质间的相互作用是最新提出的慢性疼痛的关键性机制。研究表明，脊髓背角的星形胶质细胞与小胶质细胞在感染、缺血、机械压迫、炎症等刺激下被激活，继而上调环加氧酶 -2（COX-2）产生前列腺素 E_2，释放大量神经活性物质（包括白介素 -1、白介素 -6，肿瘤坏死因子 -α 等），调节突触传递、可塑性改变、增强突触与网络成熟，促进神经性疼痛回路的建立。损伤后模型、炎症模型、中枢脱髓鞘病变和糖尿病中均发现了胶质细胞的激活。

（三）神经可塑性与疼痛记忆

疼痛记忆的概念最早在 40 年前由 Melzack 等提出，极好地帮助我们理解疼痛慢性化的机制。现代脑科学研究表明，即使持续时间超过几分钟的疼痛都将在神经系统中留下痕迹，产生神经系统的可塑性改变。这些可塑性改变导致疼痛信号的放大，认为对损伤后组织修复和存活具有重要意义，但这也导致了急性疼痛的慢性化转变。关于疼痛记忆目前有两类主要学说：①外周感受器基因表达的变化，导致这些重要神经元的表型和功能永久性改变，进而出现疼痛可塑性改变；②脊髓后角、海马、皮层区域的神经突触的长时程动作电位变化在慢性疼痛的维持发挥重要作用。

（四）交感神经系统与慢性疼痛

系统性研究和实验性疼痛模型的研究已经确认了交感神经系统在疼痛产生中的作用。外周神经损伤后，交感去甲肾上腺素能神经元可能在许多方面影响传入神经功能，在体复制的动物模型的神经损伤表明，交感 - 初级传入神经元的"耦联"可能在神经损伤区及其附近，也可能在远离损伤区的地方出现。因此临床上常常出现一类特殊的交感神经相关疼痛。

（五）慢性疼痛的发生与认知的关系

众多研究表明，大多数慢性疼痛病人都伴有认知功能的损伤，主要表现在记忆、注意、执行任务的速度、对认知性任务的反应速度、语言能力以及心理适应性等方面。人类脑成像研究表明，与情绪决策有关的脑区会被疼痛所激活，这提示疼痛可能会影响决策任务的执行。然而，这些发现只是提示性的，因为有一些基本问题如：神经系统损伤导致的认知缺陷可能与疼痛相关的认知损伤发生相互作用；如何将疼痛的认知效应与疼痛的负性情绪效应以及药物治疗效应区分开来等，阻碍了我们进一步揭示疼痛对认知的影响。

（六）慢性疼痛与基因

临床上发现，不同个体对相同刺激的反应和敏感度差异巨大，这也提示基因因素可解释这种差异性。经过国内外学者的努力，发现外周神经系统慢性疼痛状态下有高达 2 000 个基因发生改变，还有大约 400 个可能的新基因被发现。中南大学郭曲练教授及其团队通过动物实验研究发现，用生物技术合成 PKCγ 基因（在慢性疼痛中枢敏化中起重要作用的致痛基因）的"克星" - siRNA 片段，将它与容易导入神经细胞的慢病毒载体重组，重组慢病毒载体注射到大鼠蛛网膜下腔后，干扰大鼠脊髓的 PKCγ 基因表达。对大鼠神经病理性疼痛有显著持久的镇痛作用，且对长期使用吗啡而产生的耐受性有重新激活作用。此外，多项实验均证实了基因治疗对慢性疼痛动物模型的有效性，为慢性疼痛的基因治疗提供了一定的理论基础。

慢性疼痛是由体内、外伤害性刺激引起的一种复杂的心理生物学过程。半个世纪以来，医学界对疼痛机制的认识有了长足的发展，经过对疼痛病理机制的深入了解和新药及新技术的开发，在多学科协同努力下，大多数慢性疼痛病人将能得到有效治疗，无痛苦地生活与工作。但由于疼痛形成和维持的参与因素复杂，目前仍然存在许多未知领域，需要进一步深入研究。

第二节　慢性疼痛评估

一、慢性疼痛的确诊是多学科面临的难题之一

2002年第10届国际疼痛学会（IASP）大会上，与会专家达成共识，即慢性疼痛是一种疾病。而一切疾病的有效治疗应该建立在正确诊断的基础上，所以诊断在治疗之前也是影响疗效的最主要因素。而在现实中疼痛疾病的准确诊断却难度较大，究其原因主要包括五个相互关联的因素：①缺乏客观观察指标，正如上文所诉，疼痛是一种主观反映，难以定量客观观测；②临床病情复杂，疼痛是一种复合感觉，涉及机体的感觉识别、情绪感受、认知评价和社会影响等多个维度，容易受情绪、环境和过去经验等多方面影响，个体差异性大，临床表现不一；③疼痛学说的不完善，目前学界对疼痛的发生和发展的机制理解尚不全面和精确，任何一种学说均难以解释所有的疼痛性疾病；④慢性疼痛是多学科面临的难题，多学科对同一症状的疾病认识不同，造成了同一症状在不同学科的临床诊断却不一样；⑤在临床工作中，医师过度积极处理疼痛症状，往往在诊断还未明确的情况下采取对症治疗。这不仅造成了药物的滥用，也掩盖了疼痛的责任性病灶，加大了疼痛准确诊断的难度。

二、病史采集与体格检查是疼痛的诊断最好的依据

随着CT、MRI等影像学技术的不断发展，为疼痛的准确诊断提供了可能，但导致临床医师的依赖性，逐步降低了病史采集和体格检查的重要性。尽管这些高新技术对疼痛病人的评估极其重要，但由于疼痛是一种主观感受这一特殊属性，疼痛衡量在很大程度上仍依赖于病人与医师之间的细致可靠交流。

耐心仔细的病史采集在疼痛的临床诊断中，占有重要地位。从病史中可以了解疾病的病变部位、范围、性质及原因。故采集的病史凡与诊断有关者必须详尽可靠，要突出疼痛的特点，有重点地采集与疼痛的发生、发展等有密切联系的病史。医师在收集、分析资料的过程中，切忌"先入为主"地对病情资料任意取舍，牵强附会地推理解释，即在"既定诊断概念"下去寻找支持这一概念的依据，从而失去诊断思维的客观性。应当在聆听病人叙述过程中不断思考、鉴别和判断，并有针对性地提出问题，力求病史资料的完整和客观。

在临床工作中，我们总结出疼痛疾病的病史采集的基本要素，使医师能根据病人的描述明确各种疼痛的综合性特征，以免遗漏，便于鉴别诊断。内容包括：病人一般资料、主诉、发病方式、患病时间及持续时间、发病的诱因、疼痛的主要特点、既往诊疗史、个人史及家族史等要素。国外的同行采用类似的方式，以一种公式化的方式开展疼痛病史采集，主要包括：发作形式、部位、慢性病程、发展速度（持续时间和频率）、特点和严重性、相关因素等。比较国内外病史采集的内容，关于疼痛的主要方面均涉及。但是国外的病史采集时，注重疼痛的心理、社会属性，同时涵盖有药物滥用、酒精滥用史。

体格检查是病史采集的延续，提供了客观的证据，高效系统的支持了病史线索，确保不忽略任何重要的发现。与此同时，在进行体格检查时要确保病人的全力配合，在国外多处文献均表明：疼痛病人的有效配合，使其最终从体格检查中获益。

三、疼痛的定量评估仍缺少可靠手段

疼痛评估是疼痛治疗的第一步，准确及时的疼痛评估可以给临床治疗提供必要的指导和帮助，还可以评估治疗干预的结果，是疼痛治疗必不可少的一步。在实践中，理想的疼痛测量应该是敏感的、精确的、可靠的、有效的，在临床和实验条件下都是适用的，而且可以将疼痛感觉与疼痛所引起的情绪反应分离开。但是测量疼痛最大的困难在于它是主观的，其测试依赖于病人对他们状态的准确描述，因此有效的疼痛测试，必须与各个潜在的变量有密切联系，其敏感性足以检测到组间和个体间的变化差异。

疼痛评估是主观感觉的客观化，仍难以摆脱主观性，出现偏倚。一些学者认为，疼痛作为一种主观体验，是每一个人的独特经历，并没有一种手段将其客观量化，只能进行间接评估。有研究显示，由于个体的差异性，对于疼痛的准确描述和一

致性方面存在欠缺。而在进行疼痛评估的时候，有赖于医患双方的有效交流和理解，难以摆脱其主观性，使评估数据出现偏倚。已有资料报道，在治疗前对病人预期遭受疼痛的程度进行评估，然后在治疗后马上评估他实际遭受的疼痛，他们的预期水平并非他们实际所遭受的疼痛程度。

疼痛强度评估，一种快速有效的评估方式。在临床实践中，疼痛强度测量量表为评价和监测病人临床症状的改善提供了一种简单、实用且有效的方式。最常用的评估疼痛强度的方法主要有视觉模拟评分法（visual analogue scale，VAS）、数字评分法、口头描述评分法。人们注意到有多种因素影响病人对疼痛描述，包括一天内不同时间评估。多种疼痛评估综合评分比单独使用一种方法反映治疗效果更可靠更灵敏。疼痛强度评估量表由于其简单易行，则必然也存在诸多难以避免的限制。它们都试图用指定的单个数值来面对复杂的、多因素的体验，有些病人很难决定如何选择一个单个数值区代表他的痛觉。另外，它们对"最剧烈的疼痛"没有真正的概念，在最顶端存在"天花板"效应。同时，为了给病人的疼痛强度提供一个数值，医师假定这就代表特定意义上的疼痛程度并以此作为治疗的依据。

而另一种主观疼痛强度的测定方法——痛阈的测定，是通过外界的伤害性刺激，如压力、温度或电刺激等，测定病人感受刺激的反应程度。尽管阈值一直被认为是纯粹评估疼痛感觉功能的指标，但现已明确它缺乏可靠性，因为它受非感觉因素的严重影响，以及病人期待和愿望的心理上的差异影响。

疼痛是个复杂的经历，多种精神、心理、环境因素影响疼痛的感知，其全面评估必然要求多维多学科的评估方法，多因素疼痛评估量表相比疼痛强度评估量表而言，可以从疼痛性质、心理、社会等多个因素提供更为详细的信息，对于评价那些疼痛可能有多个因素来源的复杂疼痛病人尤为有用。但是，这些工具相对繁琐和费时，且要求专业解释。因此，它们一般应用于临床研究或在综合的疼痛治疗中心进行深入多学科评价时才被使用。临床上最常用的多因素疼痛评估量表一般包括 McGill 疼痛问卷（McGill pain questionnaire，MPQ）和简明疼痛调查表（BPI）。

多因素疼痛评估量表以有效、可靠以及具有与病人所描述的疼痛感受相一致的描述词，能够区分不同类型的疼痛。此外，在急慢性疼痛的治疗过程中能敏感地感受到病人的反应并表现出来。但是其局限性在于需要时间太长，具有一定文化程度的病人才能完全理解、掌握和应用，且并不适用于短时间疼痛评估。同时，它也不能用于对疼痛多方面（感觉、情绪和可评估性）的充分评估，因为在分值的稳定性和测试的一致性方面还缺乏可靠性。

四、医用红外热像技术

医用红外热像技术是一种研究人体体表温度分布状态及记录人体热能分布的影像技术，对人体无伤害，对环境无辐射、污染的绿色检查。疼痛是神经发出的异常信号，凡是引起疼痛的疾病，红外热像均有明显改变。其温度分辨率达 0.05℃，图像空间分辨率超过 1.5 毫弧度，可敏感地反映人体体表温度的改变及其分布特点。因此，红外热成像技术能客观敏感地反映疼痛发生的部位、疼痛的性质等定性指标，亦可以通过体表温度的改变间接反映疼痛的改善程度，有助于临床医师更好地判断病情和动态地监测疼痛局部变化，实现定位、定性、定量的结合。

（一）人体表温度的红外热像分析

有研究者将健康人体用不同方格进行分割，发布了 19 ~ 59 岁之间人体 90 个部位的对称性的正常值和范围，揭示了健康人体体表温度分布规律，为红外热像图在疾病的诊断中的应用提供了客观依据。但目前国内正常人的体表温度红外热像分析仍沿用国外数据，国内相关研究虽有少量，但缺乏大样本量的正常人数据统计分析，且环境控制不严格，缺乏严格年龄、性别分层。国内杨洪钦等人对 208 名体格健康青年志愿者进行红外热像分析发现，无论男女，两侧同一部位的温度都较对称，各部位的左右平均值都在 0.2℃以内。这也提示我们红外热像在临床运用时常采取双侧温度对照法，对出现明显双侧温度不对称的区域进行分析。Feldman 认为上身躯干左右温差超过 0.62℃就是异常。国内张顺月等人利用红外热像分析对 50 例健康人的背部红外热像进行分析，发现按照颈、肩、背、腰的顺序向下的温度呈逐渐降低的趋势,脊椎正中线是高温区,温度向两侧逐步递减。

(二)医用红外热像技术的定量分析

Goodman 在对 31 个病例的背部和四肢的热图进行分析后发现,人体热图的对称性与人的年龄、性别、胖瘦、脂肪的含量是无关的。他还将人体的背部和肢体用大小不同的方格进行分割,计算不同方格中的统计量,发现人体的热对称性在两个星期内是比较稳定的。随后,Montoro 和 Anbar 提出在红外热图中将自己感兴趣的部位提取出来进行分析的概念,并提出了两种获取 ROI 区域的分割方法,促进了红外热像定量研究。在国内一些研究机构开展了红外热像可靠性的临床试验,发现在红外热像中局灶性病痛组织与非病痛性组织之间存在温差,对与温度密切相关的局灶性病痛的辅助诊断和诊断是有帮助的。目前国内医用红外热像技术的研究不断增多,主要是针对不同疾病的红外热像表现的研究。李自立等人对 100 例正常人和 66 例腰椎间盘突出症的远红外热像图表现进行对比分析,发现腰椎突出症病人的腰骶部菱形窝呈现高温区,而患侧下肢的温度则低于健侧。杨子彬等人认为,红外热像对检测血管病变,特别是肢体血管的供血状态、功能状态有一定的优势。主要表现为:动脉病变影响供血,其远端一定是低温;静脉病变其远端淤血,充血表现为偏高温改变;当血管离断时,血供支配区域往往会出现相应低温区,当血管离断恢复后血运支配区域则会出现复温现象。

(三)红外热像技术合理运用

红外热像所能表达的是与热有关的因素,而对于深部、解剖结构复杂的某些组织或器官病变,由于热信号的衰减和干扰,需与其他影像和临床结合进行深化研究。其理想的完整的影像学结果,应该利用 CT、MRI 等了解病人的组织结构变化情况,又通过红外热像图了解局部血液循环、神经状态等功能状况的变化,即结构影像与功能影像相结合,才能使临床诊断有较全面的影像学依据。

五、高分辨、三维影像技术拓宽诊断性神经阻滞技术适用范围

(一)诊断性神经阻滞技术的专家共识

合理的应用诊断性神经阻滞技术,但不可过分依赖其结果。人类的疼痛反应是由多种因素组成的,这些明显的或潜在的因素可能增强或抑制病人疼痛的表现。详尽的病史、体格检查和 X 线支持对评估疼痛病人非常重要,但这三项评估内容常无法确定病人疼痛的来源。这些不确定因素经常会导致很难准确诊断,尽管神经阻滞技术存在某些局限性,但通常是最好的诊断性"检查"方法,能为随后的神经毁损的成功或失败提供一定的预测价值,可以为临床医师提供十分有用的信息。医师应该谨慎分析由神经阻滞获得的信息,必须结合其他多种诊断手段对病人的疼痛做出诊断。如果诊断性神经阻滞的结果,与病人病史、体格检查、影像学检查、神经生理测试等发生冲突时,则极度可疑。

(二)影像学技术的发展

随着高分辨、三维影像技术的出现,诊断性神经阻滞技术的地位得到提升。由于医师操作的经验性以及病人解剖学的变异等因素的影响,严重阻碍了诊断性神经阻滞技术的发展。但随着医学影像学的不断发展,高分辨率、三维立体的 MRI、CT、DSA 技术的出现,使精确定位阻滞成为可能。与此同时,随着穿刺技术的不断发展,可实现选择性的电刺激诊断明确后再行进一步神经阻滞。在排除了病人行为学等相关因素后,选择性神经阻滞在根性神经痛方面的作用是否逐步提高,还有待进一步的研究。

六、功能性核磁共振(fMRI)在疼痛脑机制的研究中的应用

疼痛是人类共有的不愉快的主观感觉和情绪体验,往往与自主神经活动、运动反应、心理和情绪反应交织在一起。持久的疼痛给病人带来躯体上痛苦的同时,也使病人在精神上产生巨大压力,严重地影响病人的生活质量。众多证据提示:慢性疼痛是一种脑功能障碍性疾病,其可通过改变大脑区域之间的信息流动和整合而影响大脑的功能和行为。

功能性核磁共振改变了慢性疼痛脑机制的传统认识,一般认为外周伤害性信息由脊髓丘脑束传导,经脊髓背角浅层和丘脑腹后外侧核和丘脑腹后内侧核,到达大脑初级躯体感觉皮层,引起疼痛。但关于经皮电刺激及针灸镇痛的研究提示,

疼痛的感觉辨别成分的传递不仅包括外侧痛觉系统，而且涉及内侧痛觉系统、前额叶皮层、运动相关皮层以及广泛的皮层下结构的参与。然而，脊髓的伤害性感受单一模式起步较早，仍具有时间依赖性增高趋势，是目前疼痛学界研究的主流方向。

脑功能成像加深了中枢神经系统对慢性疼痛信息处理的理解，当前痛觉研究的方向已经从单纯的"定位"转向更具流动性、脑区相互关联的复杂神经网络上。最新神经成像研究表明：持续慢性疼痛可诱导疼痛中枢的显著激活；同时，疼痛本身可引起脑动力学改变，显著激活认知和情感脑区，IC 和 ACC 活动加慢性疼痛在中枢神经系统中可引起明确的结构改变，人们称之为"痛觉过敏中枢"。痛觉过敏在脑功能成像中主要表现为 PFC、IC、S1 和 S2 的激活。而在痛觉超敏情况下，常被激活的脑区包括 PFC、IC 和 ACC。

慢性疼痛与认知、情绪、注意力、记忆力的关系：持续性疼痛以一种神经疾病的方式显示与认知损害有关的改变。慢性疼痛作为一种持续显著的刺激，不断促进注意网络及大脑重要网络的重新形成，干扰人的认知能力。慢性疼痛病人痛觉的血液动力学变化也受认知和情绪成分的调节，表现为 PFC、ACC 和丘脑等结构脑区活动的改变。有学者认为，痛觉中情绪相关的成分在扣带皮层嘴部的膝部（perigenual ACC, PGC）整合，而临床研究发现，慢性疼痛病人都有中部 ACC 和 / 或 PGC 活动的异常。ACC 是认知网络的一部分，PGC 是情绪、情感区，可见慢性疼痛与认知、情绪、情感有着重要的关系。

脑功能成像研究开启了涉及疼痛处理机制的一个崭新领域，应用 fMRI 对整个大脑成像，可以分离出疼痛功能环路，研究人脑伏核、岛叶、杏仁核等特异性区域与痛觉加工相关的机制。慢性疼痛常见的特征是，当慢性痛发作时，其额叶激活显著增强，右侧丘脑和双侧 mPFC 的神经元在感觉传导通路过程中广泛失活。如慢性腰背痛病人在长期疼痛刺激下改变了大脑默认模式。特别是改变了大脑默认网络对在给予注意任务发现异常情况时的反应，破坏了默认网络（default mode network, DMN）的正常活动，增强了 DMN 及额叶的活化作用；这种对大脑结构和功能的影响

在静息状态时仍存在。腰背痛病人在静息状态下 mPFC、ACC 与杏仁核均出现显著增强的较高频 BOLD 振荡波（0.12 ~ 0.20Hz），去激活程度显著低于健康人，表明相关脑区的功能连接存在异常，DMN 已经失衡。说明杏仁核与尾状核在慢性疼痛处理机制中发挥特异性作用，其连接异常可能与其他相关脑区的协调异常有关。

目前脑功能成像研究仍偏向基础研究，临床应用之路还有待开发。疼痛作为一种复杂的生理心理活动，受被试者当时的状态、生活经历、认知水平等影响较大，因此目前还缺乏一套有效的疼痛评估机制。脑功能成像研究开启了涉及疼痛处理机制的一个崭新领域。脑成像研究技术可以直观地研究疼痛相关脑区活动变化以及神经递质变化，为疼痛研究提供了一个相对较为客观的指标，对实验性瞬时痛、持续性痛和临床病理性疼痛下的高级中枢（脑部）的活动变化，积累了很多重要的资料，加深了对痛觉机制的认识。但是，如何整合脑功能成像研究结果和解剖生理以及社会心理研究结果，系统地研究解释不同疼痛的中枢通路并应用于临床试验仍然是一个难题。

七、定量感觉神经功能测定与激光诱发电位测定

定量感觉神经功能测试仪能够量化有髓鞘粗神经纤维、有髓鞘细神经纤维和无髓鞘神经纤维（占感觉神经 90% 以上的神经纤维）的功能。不受皮肤温度、水肿或电磁场的影响。敏感度、特异度相对比较高。

激光诱发电位测试仪使用激光产生的放射热（波）脉冲使皮肤表层的游离神经末梢兴奋，激活有鞘神经纤维 Aδ 和无鞘 C 纤维，然后诱发产生头皮电位，临床上有助于判断损伤神经纤维的类型。

第三节 慢性疼痛治疗策略

一、慢性疼痛的治疗原则

疼痛性疾病的病因复杂，表现的症状各异，病人对疼痛耐受的程度和治疗的反应个体差异很大。因此，在临床上治疗的个体化、灵活性也较

大，很难界定统一的治疗标准。目前，临床上普遍按照以下原则治疗慢性疼痛：

（一）诊治兼重、先诊后治的原则

慢性疼痛在早期曾出现"轻诊断、重治疗"的误区，但多年的临床实践已证明，保证疼痛的治疗效果关键是正确的诊断和准确的操作。

（二）合理用药，以有效、安全为主的原则

合理用药的定义是"用药正确、保证疗效、剂量恰当、治疗期限合理，而且用药后产生的危害性极小"。

（三）先简后繁，先无创、后有创，保护组织，先可逆后毁损的原则

治疗慢性疼痛的方法很多，一种疼痛可有多种治疗方法，而一种疗法也能治疗多种疼痛。在保证安全和疗效相同的前提下，应首选简单、容易、无创或创伤小、病人易接受的疗法，必要时根据需要再选用注射、神经阻滞乃至手术等有创的、较复杂的治疗方法。

（四）多学科协作原则

疼痛是一种主观感受，不是单纯的生理问题，还涉及感觉识别、情绪感受、认知评价和社会影响等多个维度。传统的生物医学模式已不能解决疼痛所伴发的问题，新型生物 - 心理 - 社会多维度的医学模式，采取跨学科、多领域协作方式，综合解决疼痛所带来的疼痛、情感障碍、功能障碍和社会障碍等。"多学科协作的综合治疗策略"已证实可缓解疼痛、提高病人生活质量，可能成为慢性疼痛的首选策略。

二、慢性疼痛的无创治疗

（一）药物治疗是基础，但仍存在诸多争议

慢性疼痛的治疗更强调综合疗法，包括药物治疗、心理治疗、物理治疗、微创治疗和手术治疗等。药物治疗是疼痛治疗中最基本、最常用的方法，大多数慢性疼痛，通过药物治疗均能缓解和治愈。根据 WHO 的疼痛阶梯治疗原则，早期的疼痛治疗推荐以非阿片类药治疗为主（±辅助性用药），再逐步加强至弱阿片类药物（±非阿片类药物、辅助性用药），再过渡至强阿片类药物（±非阿片类药物、辅助性用药）。但至于选择何种药物进行治疗，主要依赖于疼痛的性质：是伤害性疼痛还是神经病理性疼痛。众多研究表明，非甾体抗炎药物比阿片类药物对于伤害反应性疼痛的治疗更有效；而在神经病理性疼痛中，抗抑郁药物和抗癫痫药物相比于阿片类药物更有效。因为慢性疼痛的病理复杂性，单一的药物和方法不可能达到充分镇痛。因此多途径的药物治疗方案可以使不同镇痛机制的药物相加和协同，达到充分镇痛，又可因药物剂量的减低使不良反应减少。

1. **阿片类药物** 主要是通过结合并激活位于中枢神经系统的阿片受体而显示其镇痛效应。三种公认的阿片受体为 μ、δ 和 κ 受体。σ 和 ε 最初分类为阿片受体，但后来的研究发现，它们在本质上都不是阿片受体，因为这两种受体都不具备阿片类的特异性。阿片类镇痛药的明显特征是，其镇痛效果存在剂量依赖关系，而没有明显的"天花板"效应。阿片类药物具有可靠的镇痛作用，是控制急慢性疼痛管理的重要一环。但伴随而来的却是消化道系统症状和呼吸抑制等不良反应以及滥用成瘾风险，其不良反应大多数可预防、治疗或逆转。但由于慢性疼痛常伴有心理复合疾病（焦虑、抑郁等），长期持续阿片类药物治疗，有可能存在滥用成瘾和躯体依赖等风险。大量临床研究报道，阿片类药物在慢性非癌性疼痛的效果不佳，甚至出现异常药物反应、身体损害和成瘾等问题。因此关于是否需要长期持续阿片类药物治疗在控制慢性非癌性疼痛中的作用仍存在争议。

2. **非甾体解热镇痛药** 是一类具有解热、镇痛、抗炎、抗风湿作用的药物。在伤害性疼痛的发生机制中主要涉及炎症反应，各类炎症因子的释放导致痛觉感受器增敏，而前列腺素（尤其 PGE_1 和 PGE_2）致血管扩张和组织水肿，也与缓激肽等协同致炎。非甾体抗炎药（NSAIDs）通过抑制环氧酶（COX），干扰前列腺素（PGs）的合成，达到抗炎止痛作用。但其长期使用，会导致胃肠道和肾脏方面的不良反应。

3. **辅助性药物**

（1）局麻药：具有悠久的历史，主要通过阻断细胞膜的钠离子通道，减少外周异常刺激的传入，降低脊髓感觉和三叉神经元的过度兴奋起效，其可提高动作电位的阈值并减慢动作电位上升速率。一般传导疼痛的无髓鞘 $A\delta$ 和细纤维 C 更易受到局麻药物的影响，较粗纤维更早被阻滞。

（2）抗抑郁药物：是治疗神经病理性疼痛的

一线药物。其作用机制主要是通过中脑下行到脊髓背角的去甲肾上腺素（NA）能、5-羟色胺（5-HT）能抑制通道来调节疼痛知觉。目前，抗抑郁药物主要包括三环类抗抑郁药、5-HT 再摄取抑制剂、NA 再摄取抑制剂和 5-HT/NA 再摄取抑制剂等。

（3）抗癫痫药物：最初用于治疗神经病理性疼痛，现已广泛应用于各类慢性疼痛，其镇痛机制未明，可能与其抑制神经元的异常放电、激活 γ-氨基丁酸抑制性递质和激活电压门控性钙通道相关。目前临床上对于神经病理性疼痛，广泛使用加巴喷丁、卡马西平和普瑞巴林等药物，取得了较好的临床疗效。

（二）物理治疗是慢性疼痛康复治疗的基石

1. 经皮神经电刺激　经皮神经电刺激（transcutaneous electrical nerve stimulation，TENS）是应用一定频率、一定波宽的低脉冲电流作用于体表，刺激感觉神经以镇痛的治疗方法。其作用机制目前公认有两种学说：Melzack 提出的闸门控制学说和 Wall 提出的内源性阿片样多肽物质释放学说。前者认为 TENS 关闭了疼痛传入的闸门，使疼痛冲动不能顺利地传入，而产生镇痛作用；后者认为一定的低频脉冲电流刺激，可能激活了脑内的内源性阿片多肽能神经元，引起内源性阿片样多肽释放而产生镇痛效果。虽然 TENS 在临床上已经广泛应用，但是，关于 TENS 作用机制的研究尚需进一步深入。

2. 超声波疗法　超声波是频率大于 2 000Hz 的声波，是目前常见的治疗疼痛的物理治疗手段，其作用有两种，一是热效应，可以增加组织的通透性、减轻炎症反应、减少关节僵硬和缓解肌肉痉挛；二是非热效应，有空化、声微流作用。但有大量研究认为，普通超声对疼痛没有缓解作用，高能量的超声似乎比低能量的超声对软组织疼痛疗效显著，但是过高的超声能量会对皮肤产生损害。聚焦超声克服了高能量超声可能对皮肤的损害，使超声的治疗能量能够更准确地作用于病变部位。临床试验也证实了聚焦超声治疗慢性软组织损伤的有效性和安全性。超声药物透入疗法是通过超声、中频电等综合手段，促使一定剂型的药物穿透皮肤和组织，在病变组织和器官的一定深度和范围内形成药物的高浓度浸润，并促使药物向细胞内的转运，从而形成声、电、药物共同作用于病变部位，达到靶向治疗的目的。但是目前仍尚无明显证据显示，超声治疗较安慰效应对疼痛的治疗更有效。

3. 体外冲击波疗法　冲击波是一种兼具声、光、力学特性的机械波，它的特性在于能在极短的时间内（约 10μs）高峰压达到 500bar，而且周期短、频谱广，因此，冲击波在穿越人体组织时，其能量不易被浅表组织吸收，可直接到达人体的深部组织。体外冲击波治疗疼痛性疾病，可能是一种综合作用的结果，利用冲击波在液电能量转换及传递过程中造成不同密度组织之间产生能量梯度差及扭拉力、分离粘连、伸展挛缩，同时使受冲击部位组织的微循环加速，改善局部组织血液循环，并可激活 Aβ 纤维导致疼痛闸门关闭，从而缓解疼痛，最终达到治疗目的。2018 年由 Cochrane 图书馆纳入 3 项小范围研究的荟萃分析，观察体外冲击波治疗在慢性前列腺炎、慢性骨盆疼痛综合征中的疗效，发现短期内确实可改善症状，并伴发少量并发症，但中期效应尚不明确。

4. 运动疗法　运动疗法（kinesiotherapy）指采用主动和被动运动，通过神经反射、神经体液因素和生物力学作用等途径，对人体全身和局部产生影响和作用，特别是运动对骨关节和肌肉、骨代谢、免疫功能和心理精神的影响有助于减缓疼痛。常用的治疗方法有关节松动术、手法治疗、有氧训练、水中运动、核心稳定性训练、呼吸训练等。目前普遍认为，主动运动较被动运动疗效好，但仍需要大样本、多中心随机临床对照试验提供有力证据。在 2019 年《运动疗法治疗腰痛的专家共识》中，对于肌力训练、有氧运动、深水跑步、悬吊训练等干预手段为弱推荐（Ⅱ级证据，C 推荐）；对于呼吸训练、肌肉能量技术、本体感觉神经肌肉促进技术、牵伸训练等干预手段为推荐使用（Ⅱ级证据，B 级推荐）；对于核心稳定性训练、麦肯基疗法、水中运动、普拉提运动等干预手段为强推荐（Ⅰ级证据，A 推荐）。

5. 肌内效贴扎技术　肌内效贴扎技术（kinesio tape，KT）于 70 年代起源于日本，是一种将肌内效胶布贴于体表以达到增进或保护肌肉骨骼系统、促进运动功能的非侵入性治疗技术，临床上主要有消肿、止痛，改善感觉输入及促进软组织功能活动的效用。尽管肌内效贴扎已广泛应用于运动损伤、疼痛领域，但目前尚无充足证据显示，该技术较安慰效应具有更好疗效。目前仅有少量小样本、低质量研究表明，肌内效贴可短期缓解肌筋膜疼痛综合征病人的肌肉功能障碍和疼痛，但中远期疗效尚不明确。

三、慢性疼痛的微创治疗

微创治疗的特点是创伤小，疗效确切，术后恢复快，病人痛苦少。微创技术在医学领域的应用，是医学发展和进步的一个标志。微创技术在慢性疼痛治疗中的应用，明显提高了疼痛治疗效果。但如此多的微创技术，如何正确选择和安全有效的应用是目前医师最为关注和亟待解决的问题。

（一）超声技术应用于诊断与引导穿刺

既往疼痛性疾病的有创性操作常采取盲穿、X线引导或CT引导的方式。其中盲穿方式因难以确定针尖所处位置，易造成医源性并发症；而X线或CT引导虽可显示精准治疗，但由于其具有辐射，会对病人及医务人员造成一定损伤，且难以观察软组织结构。为了寻找更绿色健康的引导方式，自1951年起美国康复医师界开展治疗性超声的应用与研究。随着现代设备简便化和超声技术的发展，超声技术广泛应用于骨骼肌肉源性疾病的诊断与治疗之中，开展肌腱、神经、肌肉、韧带和关节病的诊断与引导治疗。相比于其他影像学技术，超声具备其独特优势：软组织高分辨率高；实时显像；动态检查解剖结构；便携、价廉、无放射性；可进行引导下治疗；特别适合于妇女、儿童；无明显禁忌证。其亦存在缺陷之处：视野限制；穿透性不足；对关节内部详细结构显示受限；对骨关节疾病诊断不够精准；对操作者依赖大。

众多临床研究已表明，相比于传统的注射技术，超声引导下注射可显著提高注射的准确性，减少治疗药物剂量，降低医源性并发症，提高治疗效果。随着超声技术的进一步发展，对比增强超声、剪切波弹性成像、微血流成像等新技术的出现，将进一步扩展超声技术的临床应用。

（二）神经阻滞疗法

根据人体神经系统的解剖结构，将药物直接注射到神经末梢、神经干、神经丛、神经根、交感神经节等神经组织内或附近，达到神经阻滞功能，称为神经阻滞。治疗药物常添加肾上腺糖皮质激素具有明显的消炎、止痛作用，可增强局麻药的效果，对于由炎症、水肿引起的神经压迫性疼痛有良效。现还采取硬膜外间隙自控镇痛方式，让病人主动参与疼痛治疗，持续神经阻滞效应可减少疼痛刺激，降低一次性治疗药物副作用发生率，促进神经修复。常用药物治疗方案：浓度2mg/ml的盐酸罗哌卡因 + 地塞米松磷酸钠注射液10mg+ 生理盐水直至配制成300ml的溶剂，初始输注速度1ml/h，最大输注速度为10ml/h。罗哌卡因减少外周疼痛性信号传递至脊髓后角，降低中枢敏化；皮质类固醇抑制磷脂酶A2表达，降低花生四烯酸合成，产生抗炎效应，通过硬膜外注射降低局部炎症反应。

（三）针刀疗法

针刀疗法是朱汉章将传统中医针灸"针"和西医手术"刀"相结合产生的一种新的治疗方法，对于治疗慢性软组织损伤等引起的疼痛具有独特的功效。国家中医药管理局于2003年9月6日组织了听证鉴定会，从针刀疗法理论的科学性、实用性及在多学科领域的应用情况做了比较全面的论证和阐述。其疼痛治疗的主要机制在于以下几方面：①恢复动态平衡及力学平衡；②消除异常高应力；③恢复体液代谢平衡；④松解局部神经卡压；⑤改善局部血液循环。

（四）射频治疗

将频率在100MHz以下的高频电磁波应用于人体，以治疗某些疾病的方法，称为射频消融（radiofrequency ablation, RFA）。它是利用电极之间的电压差，产生高频电流，使组织中离子往返运动而产热，热量作用于邻近的神经节、根、干，以及筋膜和肌肉等组织，阻断痛觉传导的一种微创技术。

根据射频电流产生的方式，射频可分为连续射频（continuous radiofrequency, CRF）和脉冲射频（pulsed radiofrequency, PRF）。CRF是由连续式射频电流产生，具有高温效应，可以产生较高的温度，并实现对温度的精确控制；如果温度足够高，可使组织凝固，失去生物活性，达到治疗的效果，为传统射频热凝技术，多用于病灶的破坏、椎间盘消融减压等方面。PRF是间断射频电流，由射频仪间断发出的脉冲式电流传导至针尖的垂直前方的神经,射频电流在神经组织附近形成高电压,但在脉冲的间隙时间里,组织的温度被扩散,电极尖端温度不超过42℃,低温对神经纤维解剖结构无破坏作用,仅使疼痛传导纤维失去活性,术后不会出现感觉减退、灼热痛等并发症;而CRF产生的高温会导致所有传导纤维(包括感觉纤维、运动纤维等)永久失去活性,可能引起不必要的损伤及并发症。目前PRF止痛机制尚不明确,推测其可能机制包括:① Zundert等人提出,利用脉冲射频仪在神经组织附近形成高频率的脉冲电流,干扰或阻断疼痛信号的传导(涉及c-Fos,称为即可早期反应基因),从而抑制C纤维活性和对脊髓产生长时间的抑制;②通过刺激背根神经节(DRG),激活脊髓背角浅层神经元,抑制伤害性疼痛信号的传入。

(五)臭氧疗法

臭氧(O_3)是一种淡蓝色有浓烈特殊臭味的气体,极不稳定,在空气和人体组织中易分解为氧,常温下半衰期约20min。由于氧原子非常活跃,因而臭氧具有很强的氧化能力,该作用在瞬间完成,没有永久性残留。臭氧治疗疼痛的作用机制,主要包括臭氧的强氧化作用、拮抗免疫因子的抗炎作用和释放脑啡肽的镇痛作用等。

1998年Muto首次报道臭氧治疗腰椎间盘突出症,之后该技术在欧洲及巴西、印度等国广泛开展。我国从2000年开始引入这项治疗技术,目前,臭氧治疗已成为一种新的微创介入治疗腰椎间盘突出症、椎间盘源性下腰痛的方法。Steppan等对臭氧治疗腰椎间盘突出症的安全性和有效性进行随机效应的荟萃分析,进一步证实臭氧治疗的安全性和有效性。鉴于臭氧确切的抗炎镇痛作用,Alexander等将臭氧治疗用于腰椎退行性病变、骨关节病和背部手术失败综合征的治疗,采用臭氧椎间盘内注射、椎旁注射,结合神经松解术等综合治疗,临床疗效较满意。

臭氧治疗及臭氧联合治疗包括联合射频、等离子等治疗颈、腰椎间盘突出症虽然已在临床广泛开展,但仍缺乏多中心随机对照研究。

(六)脊髓电刺激

脊髓电刺激疗法(spinal cord stimulation,SCS)是将脊髓刺激器的电极置于脊柱椎管内硬膜外腔后部,通过电流刺激脊髓后柱的传导束和后角感觉神经元,从而治疗疼痛或其他疾病的方法。现在认为,SCS的镇痛机制有几个方面:①刺激脊髓后索产生的逆行性冲动和顺行性痛觉冲动发生冲突;②脊髓后索的逆行性冲动激活了脊髓后角的闸门控制系统,使疼痛冲动不能上传;③刺激脊髓后索的上行冲动在丘脑、皮层产生干扰作用;④高级中枢下行抑制通路的激活;⑤内源性镇痛物质的参与。

自1967年,Shealy等开始在临床应用,SCS在国际上已经有40多年的历史,是目前国际上公认的治疗慢性顽固性疼痛的先进疗法。因有创伤性和高额费用,一般病人不易接受,目前一般把它作为各种顽固性、难治性或其他方法无效的疼痛症的最后一道防线。但对其确切机制目前尚未完全阐明,有待进一步从电生理和分子水平深入研究并给出明确解释。

(七)深部脑刺激

深部脑刺激(deep brain stimulation,DBS)是指将电极植入中枢神经系统的深部核团,连续不断地传送刺激脉冲到深部脑组织区域,以达到缓解疼痛等治疗作用。迄今为止,已有多个脑区被鉴定为DBS镇痛的有效刺激靶点,目前临床上最常选用的刺激部位是中脑导水管周围灰质(PAG)、室周灰质(PVG)、丘脑腹后外侧核(VPL)、腹后内侧核(VPM)以及下丘脑。临床实践证实,DBS能够有效缓解多种顽固性疼痛,但是,人们对其安全性的怀疑影响了其在临床治疗中的应用。因此,需要进一步揭示DBS镇痛的神经机制,发掘更多的刺激部位和采用更合理的刺激模式,同时改良相关硬件和手术技术,以造福更多的慢性痛病人。

四、心理治疗

国际疼痛研究会将疼痛定义为不快的感觉和情绪感受,表明了疼痛存在着主观因素。说明疼痛既是一种生理感觉,又是一种情感反应。慢性痛病人通常都有心理和情绪问题,抑郁和焦虑的发病率很高。据统计,在慢性痛病人中有高达67%的人有心理异常,其中人格障碍占31%~59%。因此近年来随着对疼痛认识的加深,疼痛的心理治疗越来越受到人们的关注。

心理疗法的具体方法及内容主要分为行为疗

法、心理动力学疗法、支持疗法、催眠暗示疗法等。对各种不同性质、不同程度的疼痛病人在治疗的同时可采取不同的心理疗法。

五、慢性疼痛治疗展望

慢性疼痛的治疗是医学上的一个难题,如何有效地医治慢性顽固性疼痛是人类梦寐以求的追寻,目前,细胞水平的镇痛治疗、基因治疗在动物实验研究方面获得了大量的资料和经验,取得了突破性的进展。

细胞植入治疗是将体外培养的自体细胞或细胞株移植入体内,通过类似生物微泵的作用让这些移植细胞持续分泌抗痛蛋白、抗痛蛋白调控因子、酶或信号转导因子,从而增强抗痛蛋白的表达,达到镇痛的效果。

基因治疗是指改变人体内的基因表达、特异地干预疼痛的生物行为、以达到治疗目的的方法,也有学者将这一途经归为细胞治疗。

细胞水平的镇痛尽管在动物实验研究方面取得了丰富的成果和经验,但就临床应用研究而言尚处于探索阶段。

(黄国志)

参 考 文 献

[1] NAKAMURA Y, MORIOKA N, ABE H, et al. Neuropathic Pain in Rats with a Partial Sciatic Nerve Ligation Is Alleviated by Intravenous Injection of Monoclonal Antibody to High Mobility Group Box-1. PLOS ONE, 2013, 8(8): e73640.

[2] FANG JQ, DU JY, LIANG Y, et al. Intervention of electroacupuncture on spinal p38 MAPK/ATF-2/VR-1 pathway in treating inflammatory pain induced by CFA in rats. Molecular pain, 2013, 9(1): 13.

[3] CAO Y, LI K, FU KY, et al. Central Sensitization and MAPKs Are Involved in Occlusal Interference-Induced Facial Pain in Rats. The Journal of Pain, 2013, 14(8): 793-803

[4] SHI XD, FU D, XU JM, et al. Activation of spinal ERK1/2 contributes to mechanical allodynia in a rat model of postoperative pain. Molecular medicine reports, 2013, 7(5): 1661-1665.

[5] YANG KY, BAE WS, KIM MJ, et al. Participation of the central p38 and ERK1/2 pathways in IL-1β-induced sensitization of nociception in rats. Progress in Neuro-Psychopharmacology and Biological Psychiatry, 2013, 46: 98-104.

[6] BARTEL DL, FINGER TE. Reactive microglia after taste nerve injury: comparison to nerve injury models of chronic pain. Research, 2013, 2: 65.

[7] MIKA J, ZYCHOWSKA M, POPIOLEK BK, et al. Importance of glial activation in neuropathic pain. European journal of pharmacology, 2013, 716(1-3): 106-119.

[8] LIN JQ, LIN CZ, LIN XZ. Roles and mechanism of spinal glia and proinflammatory cytokines in rats withchronic prostatitis/chronic pelvic pain syndromes. China Practical Medicine, 2011, 6(23): 1-3.

[9] BUSHNELL MC, ČEKO M, LOW LA. Cognitive and emotional control of pain and its disruption in chronic pain. Nature Reviews Neuroscience, 2013, 14: 502-511.

[10] BERRYMAN C, STANTON TR, JANE BK, et al. Evidence for working memory deficits in chronic pain: A systematic review and meta-analysis. Pain, 2013, 154(8): 1181-1196.

[11] CAROL A, WARFIFLD, ZAHID HB. 疼痛医学原理与实践. 2版. 樊碧发, 译. 北京:人民卫生出版社, 2009.

[12] WALDMAN. 疼痛治疗技术. 倪家骧, 孙海燕, 译. 北京:北京大学医学出版社, 2011.

[13] 李焰生.《神经病理性疼痛诊治专家共识》解读. 中国现代神经疾病杂志, 2010,(10): 599-601.

[14] 中华医学会. 临床技术操作规范·疼痛学分册. 北京:人民军医出版社, 2004.

[15] RATHMALL JP. 影像学引导下区域麻醉和疼痛介入治疗图谱. 倪家骧, 岳剑宁, 译. 北京:科学出版社, 2009.

[16] 吴文. 脉冲射频对神经性疼痛的镇痛作用及其机制的研究进展. 中华物理医学与康复杂志, 2009, 31(5): 351-353.

[17] 毕胜. 超声 - 康复医生的新武器. 中国康复医学杂志, 2012, 27(5): 391-392.

第十三章 心肺功能

第一节 心肺功能障碍的评定

一、6min 步行试验

6min 步行试验为亚极量运动试验,病人 6min 尽最大能力所完成的步行距离,可初步评定病人的心肺储备功能,是安全、简便的试验方法,需要的设备较少。试验前向受试者解释试验的目的及方法,告诉受试者在 30 ~ 50m 的走廊上尽可能快步行走,病情需要时可自行调整速度(减慢或稍作停歇),最后测量其 6min 行走的距离。病人步行的距离划为 4 个等级:1 级少于 300m,2 级为 300 ~ 374.9m,3 级为 375 ~ 449.9m,4 级超过 450m。级别越低心肺功能越差。因年龄、身高、体重和性别均能影响 6min 步行距离(6min walking distance,6MWD)的结果,故目前多推荐使用 6MWD 绝对值变化进行比较,而不是每次的结果与正常值的比较。

6MWD 可预测心肺功能严重障碍病人的死亡率和对治疗的反应,已经并且至今仍是美国食品药品管理局和欧洲药品评价机构评估治疗效果唯一接受的肺动脉高压病人的运动终点。但对于年轻的心肺功能严重障碍的病人,其 6MWD 可以超过 500m,需要给病人进行额外的心肺测试,获得更可靠的心肺储备功能评定。

二、心肺运动试验

心肺运动试验(cardiopulmonary exercise testing,CPET)通过测定运动时的外呼吸状态即氧摄取量(oxygen uptake,VO_2)和二氧化碳排出量(carbon dioxide output,VCO_2)与内呼吸的氧耗量(oxygen consumption,QO_2)和二氧化碳生成量(carbon dioxide production,QCO_2)通过循环相互偶联,以反映全身器官系统的功能状态,是一种客观评价运动时心肺储备功能的无创性检测方法。由于运动需要心、肺、肌肉、神经、血液系统等脏器密切协调才能完成,因此心肺运动试验强调外呼吸和细胞呼吸偶联,即肺 - 心 - 骨骼肌群的联系,是唯一将心与肺偶联,在运动中同时对其储备功能进行评价的科学工具。心肺运动试验作为 20 世纪医学的第 50 项重大发明,尤其是近 30 年随着技术的进步,运动生理学研究的发展,CPET 的应用范畴得到极大拓展,为日常临床实践提供了大量有价值的信息。

(一)CPET 的常用指标

CPET 的常用指标包括基础指标(表 2-13-1)和由基础指标换算出来的延伸指标(表 2-13-2),需明确 CPET 常用指标的含义,才能准确解读 CPET 结果,服务于临床。

表 2-13-1　CPET 的常用基础指标及意义

基础指标	意义	正常值或正常反应
运动试验时间	● 包括 4 个阶段:静息、热身、运动负荷增加直至达到运动峰值、运动结束后的恢复期	● 依据病人的运动储备功能和运动试验的运动负荷方案决定,建议运动负荷增加直至达到运动峰值的时间在 8 ~ 12min 为宜
运动心率(heart rate,HR)	● 运动中心率最初的增加是副交感活性的减退所致,之后是交感活性的增加 ● 运动试验经常使用的年龄预测最大心率反映了最大或接近最大的 VO_2max	● 最大预测心率 =220- 年龄(岁)或者 =210- $0.65 \times$ 年龄(岁) ● 运动中 VO_2 每增加 3.5ml/(kg·min),心率约增加 10 次 /min,直至病人能承受的最大运动心率或者运动心率增加到 85% 的年龄预测的最大 HR

续表

基础指标	意义	正常值或正常反应
运动 BP（mmHg）	● 提示机体心血管系统对运动的反应和左室后负荷 ● 运动血压反应的异常包括过度升高、不升或血压下降。 ● 运动时血压过度升高经常见休息时高血压病人，但如果休息时血压正常，而运动时血压过度升高则预示血压控制的异常。运动诱发血压升高，是将要发生高血压的一个早期表现。如果休息时血压正常，运动时血压≥220/95mmHg 则被称为运动性高血压。这类人群中有 1/3 将在 5 年内发展为原发性高血压 ● 运动时血压不升：运动时收缩压升高较运动前收缩压低于 20mmHg ● 运动诱发的血压降低强烈提示交感控制血压的异常或心脏原因。目前，运动性低血压的诊断标准尚未统一，一般把运动时的收缩压低于运动前血压水平的称作运动性低血压 ● 如果随着运动强度的增加血压不升或者是血压下降，运动试验要立即终止，该反应预示着严重的异常，可以是心力衰竭、心肌缺血、或血流限制即主动脉瓣狭窄、肥厚型梗阻性心肌病、肺动脉疾病或中央静脉阻塞	● 运动中 VO_2 每增加 3.5ml/（kg·min），SBP 约增加 10mmHg ● 运动中正常最大 SBP 的上限范围为男性 210mmHg，女性 190mmHg ● DBP 保持不变或略有下降
峰值运动负荷（W）	● 病人能维持稳定转速 60～70r/min 的最大运动负荷	● 由病人的运动储备功能决定
峰值氧摄入量（peak oxygen uptake：VO_2peak）[ml/（kg·min）]	● 峰值运动时获得的最高 VO_2 ● 病人群体最大值通常被指定为峰值 ● 根据运动试验方案的负荷增加幅度，通常用不同时间（10～60s）的平均值来表示 ● 反映了病人的心血管和/或肺的功能以及外周（骨骼肌）功能 ● 广泛地反映了病人的疾病严重程度，包括心力衰竭、肥厚性心肌病、肺动脉高压/继发性肺动脉高压、慢性阻塞性肺病、间质性肺病 ● 常用的预后标志	● 受年龄和性别影响显著：年轻运动员和明显健康 80 岁女性差别可在 8～15ml/（kg·min） ● 由于整个生命周期，随着年龄增长，相关的心肺功能以及外周肌肉功能的下降，VO_2peak 伴有正常年龄相关的降低；正常的性别相关差异主要受到最大心输出量（cardiac output：CO）差异的影响 ● 使用表 2-13-3 中提供的公式可计算个体 VO_2 的预计最大值，病人的 VO_2 实测峰值与预计最大值的百分比可解释年龄和性别的分歧 ● 实测值/最大预测值% 应超过 100%
二氧化碳排出量（CO_2 output：VCO_2）（L/min）	● 决定 CO_2 排出量的因素包括 CO、血液的 CO_2 携带能力、CO_2 在组织之间的交换等 ● CO_2 在组织和血液中易溶解的特性，从呼吸中测得的 VCO_2 比 VO_2 与通气量更为相关	● 运动时每分钟通气量 VE 和 VCO_2 紧密相关

续表

基础指标	意义	正常值或正常反应
通气量（ventilation）、每 min 通气量（minute ventilation, VE）和潮气量（tidal volume, Vt）（L/min）	● VE 的增加是机体代谢需求增加的表现，以维持机体血气和酸碱平衡 ● 运动时通气量的增加必然包含潮气量（Vt）和呼吸频率的增加	● 健康人的低水平运动主要依赖于 Vt 的增加；当运动增加到峰值运动的 70% ~ 80% 时，通气量的增加则依赖 Vt 和呼吸频率的增加，且呼吸频率占主要比重。Vt 的高水平位于肺活量的 50% ~ 60%，但变异很大
休息和运动中的潮气末 CO_2 分压 PETCO$_2$（partial pressure of end-tidal carbon dioxide）（mmHg）	● 表示心血管和肺的通气和灌注的匹配 ● 广泛地反映了以下疾病的严重程度：心力衰竭、肥厚性心肌病、肺动脉高压/继发性肺动脉高压、慢性阻塞性肺病、间质性肺病	● 休息状态的 PETCO$_2$：36 ~ 42mmHg ● 运动初期到出现无氧阈值 PETCO$_2$ 可增加 3 ~ 8mmHg ● 无氧阈值运动后由于继发性的通气增加，VCO$_2$ 排出增加，从而 PETCO$_2$ 降低
SpO_2（%）	● 动脉血氧饱和度无创测定 ● 诊断无法解释的呼吸困难是否与肺机制相关 ● 肺动脉高压/继发性肺动脉高压、慢性阻塞性肺病、间质性肺病病人运动中出现的饱和度下降可作为疾病严重程度的分层	● 休息和运动时均应超过 95% ● 运动中不应降低 5%（绝对值）
主观症状（subjective symptoms）	● 用于确定受试者对运动限制的主观症状 ● 使用劳累程度评分（Borg scale）以及呼吸困难和心绞痛症状特异性量表进行量化 ● 异常呼吸困难是测试终止的主要原因（即呼吸严重困难以至于病人不能持续运动）提示病人的不良事件风险增加	● 因肌肉疲劳而运动受限，无明显呼吸困难或心绞痛

表 2-13-2 是 CPET 的常用延伸指标及意义，表 2-13-3 是 VO$_2$ 的预计最大的计算公式，便于计算病人的运动峰值 VO$_2$ 的实测值和最大预测值的百分数。

表 2-13-2　CPET 的常用延伸指标及意义

CPET 的延伸指标	意义	正常值/反应
无氧阈值（anaerobic threshold, AT）	● 运动中当有氧代谢已无法满足机体能量需求时，细胞动用无氧代谢，引起乳酸堆积，至机体缓冲系统失代偿时，乳酸浓度急骤增加，其急骤增加起点的 VO$_2$ 称为 AT，即尚未发生乳酸酸中毒时的最高 VO$_2$ 值 ● 判定 AT 的标准为：①随着运动负荷增加至一定功率后，VCO$_2$ 随着 VO$_2$ 的增加而增加，直到 VCO$_2$ 出现非线性增加的拐点；②运动负荷增加至一定功率后，VE/VO$_2$ 出现陡峭升高点，同时 VE/VCO$_2$ 未见明显降低；③PaO$_2$ 开始增加，而 PaCO$_2$ 仍未下降时 ● AT 是反映心肺功能、运动耐力和机体利用氧能力的一个良好指标	● AT 划分了几乎完全有氧代谢的运动强度的上限范围，在 AT 以下的运动完全维持在有氧代谢范围内 ● 久坐习惯的正常个体，AT 是可预测 VO$_2$max 的 50% ~ 60% ● AT 值大小受年龄、遗传、运动形式、特殊的运动方案所影响
氧脉（oxygen pulse: VO$_2$/HR）[ml/（min·beat）]	● 氧脉是 VO$_2$ 与 HR 的比值，反映心脏每一搏动的氧输送量，代表心脏每次射血的供氧能力 ● 随着功率增加，低平不变化的氧脉曲线反映了每搏搏出量的降低和/或骨骼肌氧摄取率的受限	● 正常人渐增运动时，早期 VO$_2$ 随着心率增加呈线性增加，随着功率增加氧脉的增加图形表现为双曲线，即低功率运动时氧脉快速增加，功率逐步增加，氧脉增加缓慢接近一渐近值，即增加到某一高限而不再增加，有些病理情况下还会进一步下降

续表

CPET 的延伸指标	意义	正常值/反应
$\Delta VO_2/\Delta WR$ [ml/(min·W)]	• $\Delta VO_2/\Delta WR$ 是每增加单位功率所需增加的 VO_2，是负荷试验定量运动强度的指标，表示向运动的肌肉组织增加运送 O_2 的程度 • Y 轴为 VO_2，单位 ml/min，X 轴为功率，单位为瓦 • 该参数的运动模式仅为下肢功率计 • 对疑似心肌缺血有诊断价值（运动导致左心室功能障碍）	• 运动试验时，随着运动负荷的增加，VO_2 持续线性上升 • 自行车递增运动试验中，正常的 $\Delta VO_2/\Delta WR$ 是 8.5 ~ 11ml/(min·W)
呼吸交换率（respiratory exchange ratio, VCO_2/VO_2, RER)	• VCO_2/VO_2 的比值叫做呼吸交换率（RER），稳态下，RER 等于呼吸商（respiratory quotient, R），数值的大小由代谢过程中提供能量的物质所决定 • 随着运动进展到更高的强度，VCO_2 远远超过 VO_2 • 目前是运动努力程度的最佳非侵入性判断指标	• 峰值 RER≥1.10 被广泛接受为非常努力的运动
VE/VCO_2 斜率	• Y 轴绘制 VE，X 轴绘制 VCO_2，单位为 L/min • 覆盖所有运动试验的数据用于计算 VE/VCO_2 斜率 • 提示通气和灌注之间的匹配 • 广泛地反映疾病严重程度以及预后，包括心力衰竭、肥厚性心肌病、肺动脉高压/继发性肺动脉高压、慢性阻塞性肺病、间质性肺病	• <30 认为正常，随着年龄的增加，数值会轻微增加 • 无氧代谢之前的 VE/VCO_2 斜率反映了血液中 PCO_2 变化对通气的影响，是触发化学受体感受器而得到的，无氧代谢之后的 VE/VCO_2 斜率与肺死腔增加、肺血流减少有关，反映了血液中 PCO_2 变化对通气的影响，主要是触发肌肉麦角受体得来的
震荡呼吸模式（exercise oscillatory ventilation, EOV)	• 目前无通用定义 • 常被定义为休息状态振荡模式持续存在，运动测试时振荡模式≥60%，幅度≥休息平均值的 15% • 推荐使用 10s 平均 VE 数据进行绘图 • 反映 HF 病人疾病严重程度和预后	• 在任何情况下，EOV 的出现都提示运动中异常的通气反应
峰值 VE/VO_2	• 取决于运动方案，常用 10 ~ 60s 平均值 • 反映运动峰值时 VO_2 的通气成本 • 协助诊断疑似线粒体肌病病人	• ≤40 • 50 为正常反应上限
心率储备（heart rate reserve, HR Reserve)	• 心率储备（heart rate reserve: HR Reserve）是指最大运动后心率的可增加程度，HR Reserve = 最大预测心率 - 最大运动时实测心率	• 正常情况下，心率储备≤15 次/min • 在有外周动脉疾病和心脏传导功能不全的病人，心率储备常增大
峰值运动后 1min 心率恢复：（heart rate recovery: HR recovery)	• 是指峰值运动结束后第 1min 心率的下降幅度，最大运动心率与之后 1min 心率的差值 • 了解副交感神经再激活的速度	• >12 次/min
VE/MVV（maximal voluntary ventilation, MVV)	• 最大运动时 VE 与休息时获得的 MVV 之比；两个变量单位 L/min • 虽然可用预测公式计算 $MVV=FEV_1×40$，如果可以应该直接测量 MVV • 可协助判断无法解释的呼吸困难与肺机制有关	• ≤0.80

续表

CPET 的延伸指标	意义	正常值/反应
FEV₁（forced expiratory volume in one second, FEV₁）(L/min) 和 PEF（Peak expiratory flow, PEF)(L/min)	● 肺功能测定 ● 由 CPET 的软件包自动生成其预测值：受年龄、性别和体型的影响 ● 具有诊断无法解释的呼吸困难与肺机制的相关性，特别是与肺机制有关的运动诱发的支气管痉挛 ● 当考虑无法解释的呼吸困难与肺机制相关时，应在 CPET 之前和之后进行测定，用于比较两者的变化	● 两个变量，CPET 前后的测定减少应 ≤ 15%

表 2-13-3　VO_2 的预计最大值的计算公式

Wasserman/Hansen 的公式	安静无活动习惯的男性	安静无活动习惯的女性
第一步：计算循环因子	循环因子 =50.72–0.372× 年龄	循环因子 =22.78–0.17× 年龄
第二步：体重分级	预测体重： 0.79× 身高（cm）–60.7 体重分级：分为三种 实测体重 = 预计体重 实测体重 > 预计体重 实测体重 < 预计体重	预测体重： 0.65× 身高（cm）–42.8 体重分级：分为三种 实测体重 = 预计体重 实测体重 > 预计体重 实测体重 < 预计体重
第三步：选择公式		
实测体重 < 预计体重	VO_2peak=（预测体重 + 实测体重）/2× 循环因子	VO_2peak=（预测体重 + 实测体重 +86）/2× 循环因子
实测体重 = 预测体重	VO_2peak= 实测体重 × 循环因子	VO_2peak=（实测体重 +43）× 循环因子
实测体重 > 预计体重	VO_2peak= 预测体重 × 循环因子 +6×（实测体重 – 预测体重）	VO_2peak=（预测体重 +43）× 循环因子 +6×（实测体重 – 预测体重）
第四步：运动试验设备的考虑	如果选用的是平板，第三步得到的 VO_2 预测值 ×1.11	如果选用的是平板，第三步得到的 VO_2 预测值 ×1.11

为便于识别病人的 CPET 结果，将常用的 CPET 指标用九宫图展示出来，以更好地反映内外呼吸偶联的各器官的病理生理状态。

（二）简易心肺功能评定指标

简易心肺功能评定指标是床边、社区及家庭康复时的评定工具。

1. 台阶试验　是反映人体心血管系统机能状况的重要指数。台阶试验指数值越大，则反映心血管系统的机能水平越高，反之亦然。男性台阶高度为 30cm，女性台阶高度是 25cm，根据男女身高的不同，台阶还可做适当的调整。

台阶试验节奏为每分钟踏 30 次（上下为一次），共 3min，在测试时左右腿轮换做。测试后，立即坐下，测量运动后 1 ~ 1.5min、2 ~ 2.5min、3 ~ 3.5min 这 3 个不同恢复期的心率。

评定指数 = 登台阶运动持续时间（s）×100/[2×（恢复期 3 次心率之和）]。

男性台阶试验：67 以上优秀、53 ~ 65 良好、46 ~ 52 及格、45 以下不及格。

女性台阶试验：60 以上优秀、49 ~ 59 良好、42 ~ 48 及格、41 以下不及格。

注意事项：心血管疾病病人，不得进行此项测试。

2. 简易肺功能评级　见表 2-13-4。

表 2-13-4 简易肺功能评级

分级	表现
0级	虽存在不同程度的肺气肿,但活动如常人,对日常生活无影响,活动时无气短
1级	一般劳动时出现气短
2级	平地步行无气短,速度较快或登楼、上坡时,同行的同龄健康人不觉气短而自己有气短
3级	慢走不及百步即有气短
4级	讲话或穿衣等轻微动作时即有气短
5级	安静时出现气短、无法平卧

3. 代谢当量 代谢当量(METs),音译为梅脱,是以安静、坐位时的能量消耗为基础,表达各种活动时相对能量代谢水平的常用指标,是评估心肺功能的重要指标。1MET 相当于耗氧量 3.5ml/(kg·min)或相当于 1kal/(kg·h)的代谢率。代谢当量可用于:

(1)评估体力活动能力和预后:<5METs 65 岁以下的病人预后不良;5METs 日常生活受限,相当于急性心肌梗死恢复期的功能储备;10METs 正常健康水平,药物治疗预后与其他手术或介入治疗效果相当;13METs 即使运动试验异常,预后仍然良好;18METs 有氧运动员水平;22METs 高水平运动员。

(2)评估心功能:心功能 Ⅰ 级 ≥ 7METs;心功能 Ⅱ 级 ≥ 5METs,<7METs;心功能 Ⅲ 级 ≥ 2METs,<5METs;心功能Ⅳ级 <2METs。

(3)评估残疾程度:一般将最大 METs<5 作为残疾标准。

(4)指导治疗及日常生活:

1)制订运动处方:运动强度过去较多采用靶心率的方法,但由于运动时测定有一定困难,另外心血管活性药物广泛使用,心率反应已经难以直接反映运动的情况,因此常用 METs 表示运动强度。热卡是指热量消耗的绝对值,METs 是能量消耗水平的相对值,两者之间有明确的线性关系,计算公式为:热卡 =METs×3.5× 体重(kg)÷ 200。在计算上可以先确定每周的能耗总量(运动总量)以及运动训练次数或天数,将每周总量分解为每天总量,然后确定运动强度,查表选择适当的活动方式,并将全天的 METs 总量分解到各项活动中去,形成运动处方。

2)指导日常生活活动与职业活动:心血管疾病病人不可能进行所有的日常生活活动或职业活动,因此需要在确定病人的安全运动强度之后,根据 METs 表选择合适的活动。要注意职业活动(每天 8h)的平均能量消耗水平不应该超过病人峰值 METs 的 40%,峰值强度不可超过峰值 METs 的 70% ~ 80%(表 2-13-5)。

表 2-13-5 代谢当量与工作能力

最高运动能力	工作强度	平均 METs	峰值 METs
≥ 7METs	重体力劳动	2.8 ~ 3.2	5.6 ~ 6.4
≥ 5METs	中度体力劳动	<2.0	<4.0
3 ~ 4METs	轻体力劳动	1.2 ~ 1.6	2.4 ~ 3.2
2 ~ 3METs	坐位工作,不能跑、跪、爬,站立或走动时间不能超过 10% 工作时间		

第二节 心肺康复的挑战

一、心脏康复的挑战

(一)急性冠脉综合征病人回归工作

2017 年大陆地区冠心病介入治疗总例数较 2016 年增长 13%,冠脉介入治疗平均置入支架 1.47 枚,九成以上经桡动脉路径进行介入手术。冠脉介入术后病人死亡率稳定在较低水平(0.23%)。ST 段抬高型心肌梗死病人中直接经皮冠脉介入术(PCI)比例为 42.2%,较 2016 年(38.91%)进一步提升。带病生存的冠心病病人人群持续增长。其中一部分病人为适龄工作人群,病人能否恢复工作关系到社会、家庭等各个方面。

急性冠状动脉综合征病人重新回到工作岗位是实现完全康复的关键一步。能否回归工作由病人的左室功能、残余心肌缺血、心律稳定性、心理社会因素以及病人职业需求决定。而病人以往职业的体能需求(重体力劳动、脑力劳动)、工作时间(夜班轮值)、往返上班的交通时间等因素也需考虑在列,如果病人以往职业造成心血管高风险,需给病人提出确定建议,避免重返社会失败并预防社会职业化的剔除,造成不良的心理和经济后果。而病人的抑郁状态、自我感知的健康状况和预先存在的认知障碍在很大程度上决定了重返工作的可能性,也需尽早给予识别和关怀。

急性冠脉综合征(ACS)病人年龄、工作类型的工作强度、CR 的参与和 CPET 的运动耐力和 VE/VCO₂ 斜率均为重返工作岗位的单变量预测因子。出院时,没有回归工作的病人 VO₂ 峰值为(21.0±5.2)ml/(min·kg),重返工作岗位的病人 VO₂ 峰值为(24.7±6.6)ml/(min·kg),重返工作岗位的病人均高于没有回归工作的病人。没有回归工作的患者 VO₂AT 为(13.6±3.4)ml/(min·kg),

重返工作岗位的病人 VO₂AT 为(15.7±4.5)ml/(min·kg),重返工作岗位的病人均高于没有回归工作的病人。而重返工作岗位的病人 VE/VCO₂ 斜率较低,VO₂/HR 较高。多变量分析中,无 ACS 的 CABG 病人其重返工作率降低了 32%(p=0.036),重体力工作类型(p=0.002)显著降低了重返工作率。每 48W 的工作负荷差异提高了 17% 的重返工作岗位(p=0.028),VE/VCO₂ 斜率升高与回归工作呈负相关(p=0.009)。CPET 对退休也有预后价值,随着运动能力的增加,退休的可能性下降(p=0.006)。CPET 是评估病人能够重返工作岗位的有效工具。表 2-13-6 是来自于德国的根据达到峰值 VO₂ 估算最大心肺能力及全职工作能力的建议。

表 2-13-6 德国根据峰值 VO₂ 估算全职工作能力的建议

CPET 的最大完成功率 /W	最大完成功率与体重的关系 /(W·kg⁻¹)	CPET 的耐力能力 /W	估计的能量消耗(METs)	工作强度
<50	1	<50	<3.1	非常轻
50~75	1~1.5	50~75	<4.3	轻
75~125	1.5~2	75~100	<6.4	中等
125~150	>2	>100	<7.4	高

心脏节律稳定性对于病人职业来说尤为重要,其中短期心律失常相关的意识障碍可能导致潜在的危险(如专业司机、高空作业工种等)。病人的治疗相关因素至关重要,冠状动脉旁路移植术后病人(CABG)干预后表现出更明显的认知下降。

对于 ACS 后的病人完成梗死后康复治疗,需要加大力度,最好不要拖延进行重返工作的评估,除了心脏因素外,病人重返社会主要取决于病人的心理认知和工作相关参数。可参照图 2-13-1 进行 ACS 病人重返工作的干预。

(二)运动方式——抗阻训练是有氧耐力训练的有效补充

既往认为抗阻训练对心血管病病人有害,不建议用于心血管病病人。近年来许多研究证实,抗阻运动对心血管获益,已有研究显示:抗阻运动可增加心脏压力负荷,增加心内膜下血流灌注;增加骨骼肌质量,提高基础代谢率;增强骨骼肌质量和力量,改善运动耐力。目前心脏康复指南

将抗阻训练作为有氧运动的补充推荐。但抗阻运动的强度和心血管获益之间的关系,抗阻运动同有氧运动比较对心血管危险因素改善以及心肌梗死、动脉粥样硬化、动脉血栓、室性心律失常的病理生理改善的机制有何差异,仍需要进一步研究。

常用的抗阻训练方法有中等强度循环抗阻训练(moderate intensity circuit resistance training, MICRT)和高强度抗阻训练(high intensity resistance training, HIRT)。MICRT 是一项低危险性运动,近几年应用广泛。它采用中等强度(45%~65% 1RM)、高重复次数(8~12 次)和短间隙(1min)的训练方式。HIRT 是一种高强度(65%~85% 1RM)的抗阻训练方法,随着阻力增大,训练强度可达到 85%~100%。中等强度的循环抗阻训练由于安全性较高,更为推荐。

(三)运动强度——缺血阈值强度的挑战

长期以来,冠心病临床及康复策略均致力于避免心肌缺血的发作,认为其可造成心肌细胞损伤,因此大部分的临床和实验研究均把运动训练

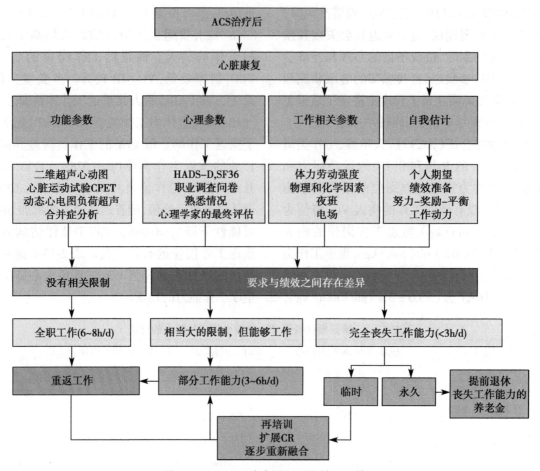

图 2-13-1 ACS 病人重返工作的干预策略

强度定为缺血阈值以下的强度。目前有很多研究显示,运动获益随着运动强度的增加而增加,高强度的耐力运动比中等强度的有氧运动显著增加摄氧量,可提供更好的心血管保护作用。很多研究都证实短暂心肌缺血可促进侧支循环的生成。研究发现,促进侧支生成作用的运动与运动强度有关,而运动可通过增加耗氧来诱发心肌缺血,并在停止运动或者降低运动负荷时,立即减缓心肌缺血,因此运动诱发的适宜可控性心肌缺血从而促进缺血区域侧支循环的生成可能是冠心病康复治疗的新思路。陆晓教授团队在动物实验中的结果显示,实现最大侧支循环生成的最小缺血强度为2min,最低缺血频率为每天 2 次,训练频率为每周3 ~ 5 次,训练时间为 4 ~ 8 周,至于在人体中是否适宜,还有待于进一步研究。

(四)运动时间——强调达到靶强度的时间

有氧运动就提高心肺功能而言,最少需要5min,因为在最低有效强度情况下(最大心率的 60%),能使呼吸循环系统克服惰性,充分动员起来的有效时间是 5min,而在较强运动时,启动心肺功能的有效时间是 3min。若包括准备活动及整理活动,实际运动所需时间最少为15 ~ 20min,这是有氧运动时间的最低限度,又称必要运动时间。

当然,必要运动时间只表示可以对机体产生刺激,而这种刺激是不充分的,在机体心肺功能动员起来之后,还应持续一段时间,只有如此,才能对其产生较深刻的影响,故一般的有氧锻炼的有效时间为 20 ~ 60min,即靶强度下的运动一般持续 15 ~ 60min。

(五)训练安排——恰当的准备活动及整理活动是心脏康复安全性的保证

每次训练都必须包括准备活动、训练和整理活动。

1. 准备活动 目的是预热(warm up),即让肌肉、关节、韧带和心血管系统逐步适应训练期的运动应激。运动强度较小,运动方式包括牵伸运动及大肌群活动,一般采用医疗体操、太极拳等,也可附加低强度步行。

2. 训练活动 指达到训练靶强度的活动,中低强度训练的主要机制是外周适应作用,高强度训练的机制是中心效应。

3. 整理活动 主要目的是冷却(cold down),即让高度兴奋的心血管应激逐步降低,适应运动停止后血流动力学的改变。运动方式可以与训练方式相同,但强度逐步减小。

充分的准备与整理活动是防止训练意外的重要环节,训练时75%的心血管意外发生在训练和整理这两个时期,同时充分的准备与整理活动对预防运动损伤也有积极的作用。

二、肺康复的挑战

(一)肺康复的历史及演变

1934年,Schütz受登山运动员用缩唇呼气克服登山中呼吸困难的启发,提出"缩唇呼气",并将其应用于支气管哮喘及肺气肿病人的治疗。20世纪50年代,临床医师逐渐开始意识到肺康复的作用,1952年,Barach等报告肺气肿病人进行运动锻炼的重要性,其后人们也开始将运动锻炼作为肺手术后、慢性支气管哮喘、肺气肿等慢性肺疾病的治疗方式。1969年,Petty等为慢性阻塞性肺疾病病人描述了一个全面的保健计划,该计划强调了运动训练对慢性阻塞性肺疾病(COPD)病人的重要性。然而,肺康复的早期研究不能明确提出生理训练适应的有利证据,因而,人们对肺康复的态度也是模棱两可。直至1974年,美国胸科医师学会(ACCP)首次提出肺康复定义。1997年,ACCP和美国心血管肺康复协会(ACCVP)发表了肺康复的循证医学指南(简称旧指南),为肺康复提供了有利证据。2007年,ACCP和ACCVP对该指南进行了更新(简称新指南)。

自20世纪90年代中期以来,以运动训练为基石的肺康复获得信誉,开创了"现代肺康复"的先河。到目前为止,肺病病人气流阻塞导致运动限制,运动强度无法设置到足够高的强度,因而无法产生显著的骨骼肌生理适应性的效果。20世纪90年代初,Richard的研究表明,高强度训练可能产生真正的生理学获益。1996年,Francois证明了这一点,当肺康复计划包括高强度运动训练时确实获得了病人的肌肉适应性改善;而临床疗

效由1994年Roger和1995年Andy的标志性研究进一步证实。2000年,Tim在一项随机对照研究中表示,肺康复后一年显著减少昂贵医疗保健的使用资源,节省了成本。英国医疗保健系统协会在正式的成本效益分析表明,可以在不增加成本的情况下实行肺康复的可能性很大。

(二)肺康复对象及其临床证据

表2-13-7是慢性呼吸道疾病的肺康复及康复效果。

表2-13-7 慢性呼吸道疾病的肺康复及康复效果

病人人群	结果
COPD急性发作期(AECOPD)	多项随机临床试验(RCT),改善与健康相关的生活质量和6min步行距离
哮喘	改善病人哮喘症状、生活质量、焦虑和抑郁
支气管扩张	结合了吸气肌训练和全身运动训练可改善步行距离和耐力
COPD(稳定)	多项RCT研究证实改善与健康相关的生活质量、6min步行距离和运动能力
囊性纤维化(CF)	改善运动能力
间质性肺病(ILD)	短期改善病人的6min步行距离、呼吸困难和生活质量
肺癌	增加运动耐受和运动耐力
肺移植	改善运动能力
肺减容手术	提高运动能力、6min步行距离和生活质量
肺动脉高压	改善6min步行距离、生活质量和功能分级

(三)肺康复策略及挑战

1. 肺康复方案的基本成分 肺康复的6个基本组成部分包括:入组评估和康复目标设定、教育和疾病自我管理策略、医生指导下的运动训练、社会心理干预和支持、营养和药理学干预及结果评估。

(1)入组评估和目标设定:在进入肺康复计划时,结合病人的病史和体检结果,设定个人康复目标,进行运动测试明确心肺运动储备功能,如6min步行试验、穿梭步行试验或心肺运动试验(CPET),并完成详细的书面评估,包括疼痛、营养状况、焦虑和抑郁等心理社会问题,运动能力和教

育需求,初步评估的重点是为病人量身定制个体化的肺康复计划。

（2）教育和疾病自我管理策略:涵盖 COPD 和非 COPD 疾病,包括呼吸技术、营养、能量保护、疾病恶化管理、呼吸系统药物、家庭锻炼、慢性肺病、气道清除和压力管理。重点在于促进病人的自我管理。尤其要注意制定慢性呼吸道疾病的自我管理战略,包括早期识别和治疗 COPD 急性加重的行动计划。

（3）运动训练和身体调理:病人接受个性化运动计划,使用高强度和低强度的有氧训练;上肢和下肢力量训练、平衡、灵活性和适当的身体力力量练以及呼吸肌肉力量训练。有几种不同的方式可以用于调节肌肉和改善心肺健康。最通常使用恒定负荷耐力训练;对于一些病人,低强度或间歇训练用于提高耐受性。抗阻训练包括上肢训练可以用来提高日常生活和处理家务的能力。

（4）心理社会干预和支持:高达 40% 的 COPD 病人有抑郁或焦虑症状,有证据表明,肺康复可以减少症状。参与者得到康复干预和支持,可缓解抑郁、焦虑、恐慌、认知等问题,如持续的烟草依赖、压力管理技术等问题。

（5）营养和药物干预:涉及与之相关的问题,包括营养摄入不足、恶病质、肥胖、饮酒、高血压、高胆固醇、钠和液体管理,以及任何与膳食有关的问题。患有慢性肺病的病人通常有体重减轻和体重不足状态,与死亡率增加有关,而体重不足的病人,能够提高营养增加体重,降低死亡风险。

（6）结果评估:病人将接受肺部健康测试等康复计划完成时的书面结果,以评估运动的变化能力,日常症状和整体健康相关的生活质量的改善情况。

2. 肺康复运动形式 肺康复除了传统的耐力训练外,还存在多种运动形式,没有研究表明哪一种运动形式更优越,可由病人偏好、症状、病情需要进行选择,根据病人特定的疾病和运动限制建议病人选择特定的运动形式,需要有经验的专业人士对病人的运动限制进行正确的解释。表 2-13-8 罗列了不同于传统耐力训练的肺康复的训练方式、运动效果以及实施的临床需求。

表 2-13-8 不同于传统耐力训练的肺康复训练方式、效果及实施的临床需求

运动方式	训练效果	实施的临床需求
间隔训练	病人功能改善不逊色于传统（耐力）训练,训练期间病人症状减轻,可减少额外的休息	简单,无需特殊设备
抗阻训练	与常规训练结合,可获得额外的肌肉力量益处 当用作唯一的形式训练时,效果等同耐力训练	简单,无需特殊设备
神经肌肉电刺激	代谢需求非常低,较强的肌肉外围刺激,增加骨骼肌功能	需要刺激器,病人在家里可以完成
全身振动	对运动耐受性和肌肉功能存在影响,可能对平衡和本体感觉存在影响	需要设备
单腿练习	在训练中可以做更多的工作,增强训练计划的生理效应	测力计自行车需要做一些修改
偏心训练	强化骨骼肌刺激,代谢负担较低	取决于运动形式的复杂度（例如偏心循环设备相当昂贵,下坡步行实行相对简单）
氧疗下训练	训练时可减少通气要求,缓解训练中的呼吸困难,可适应更高强度的训练;整体训练效果并不比没有氧疗好,但病人氧疗下训练可以更舒适地完成	在医院环境中轻松提供,初级保健单位可能难以获得
用 HeliOx 训练	进行高强度训练可能需要,减少呼吸做功、增加呼吸容量	对环境造成危害,不提倡
无创通气支持下训练	高强度的训练 非常严重的病人训练效果略好一些	需要呼吸机,运动强度大
吸气肌训练	减少呼吸困难的症状,在吸气肌无力病人中表现出对运动耐力的影响	需要吸气训练装置,需要培训和监督

3. **肺康复的标准化及个体化** 肺康复已成为一种公认的疗法,但缺乏标准化。明确指导肺康复计划最小需要的持续时间以及基本组成、位置、病人的类型等最佳程序内容或组成,在世界各地甚至在一个国家内都有可能不同。虽然运动训练通常被称为肺康复必不可少的成分,但即使是肺康复的运动处方都很难达成共识。从业者认为肺康复计划应个体化,没有"标准"计划可以提出。但做肺康复的标志性文件时,肺康复的持续时间、频率、必要组成和合适的病人,达成一致意见是非常有益于康复的可持续发展的,这是随后形成保险支付标准的基础。

肺康复课程提倡针对病人需求、偏好和病情,筛选标准化课程,为病人量身定做,并由训练有素的医疗专业人员提供。

肺康复的运动计划符合公认的运动训练法则:强度渐进(训练强度逐步增加)、特异性(根据训练目的而特异的制定)和可逆性(如果停止运动训练,获益会减少甚至消失)。肺康复已证明每周至少两次监督的训练方案可以增加康复效果,并且肺康复应持续足够长时间,带来显著和可衡量的获益,这有助于激励病人完成康复计划后仍保持运动习惯。

4. **肺康复的期限** 肺康复计划的期限从4～12周不等,但之前的研究证明,肺康复较短的疗程(4～7周)效果不佳,病人完成短期康复计划后没有获得为期8～12周康复计划相同的整体效益。研究表明,平均需要66天(范围:18～254天)建立新的健康习惯,如运动、戒烟和减压技术。慢性肺病病人采用新的健康行为习惯是肺康复计划的关键组成部分,较长的肺康复时间可以为病人提供确定他们需要纠正的生活方式所需的时间,完成肺康复初始课程后病人可获得健康相关的生活质量和运动相关的体力和耐力。因此,超过8周或更长的肺康复课程可能在许多病人中更为有效。

COPD病人完成肺康复的短期获益已毋庸置疑,一旦病人完成初始肺康复计划,获得的好处在接下来的6～12个月开始下降,尤其是病人没有维持某种类型的耐力和力量训练。如果病人继续进行某种类型的运动训练,病人可继续保持运动能力和健康相关的生活质量,最高可达到完成肺康复后2年。

如果临床医生和病人希望维持生活质量和运动相关的身体耐力和强度获益,有证据表明,病人从最初的肺康复课程结束后需要至少再增加12个月的课程,但指南没有相关数据。选择肺康复持续进行的方法,包括现场医学监督、维护阶段计划、基于网络的程序等专业指导下选择适合病人的训练方法,以保障病人的依从性。

5. **肺康复替代模式的优劣** 肺康复的荟萃分析揭示,肺康复在改善运动耐量、呼吸困难和生活质量方面,较支气管扩张剂高出几倍,这三个领域的获益都超过了临床治疗的阈值,在过去的25年肺康复已经明确了肺康复获益的生理基础。

肺康复与支气管扩张剂治疗的普遍可用性相比,只适用于一小部分COPD病人。这两种疗法都得到了强烈的国际推荐作为护理标准,并且肺康复比支气管扩张剂治疗具有更高的成本效益,因此肺康复界一直在努力寻求一个有别于肺康复传统模式的多学科专业人员组成的课程,以扩大肺康复的可用性。

最常见的阻碍康复依从性或可用性的问题是交通和康复设施的缺乏。20世纪90年代后期,荷兰的早期研究将家庭或初级保健基础康复治疗引入肺康复并显示其功效,但家庭运动训练对严重呼吸困难病人无法实施,而初级保健面临的挑战是难以组织真正有效的多学科团队。近期研究在社区结合了行为修正和步行训练,显示出对行走和体力活动影响的显著临床获益,但此类方案能否改善病人的其他并存问题,如合并骨骼肌肉无力、呼吸肌功能障碍、营养问题或自我管理不善,尚需证据以证实。

近来远程监督计划被提议作为肺康复的替代方案。在老年病人、慢性阻塞性肺疾病(COPD)和心力衰竭病人中,与疾病管理计划相结合,远程康复成功地提高了病人的运动耐力,减少了再入院,但需慎重选择病人、实施多学科的共同干预,可作为传统康复的有力补充。基于互联网的自我管理计划,以家庭为基础的最低限度监督康复,太极拳和瑜伽,这些干预措施和运动模式可能在管理方面占有一席之地,可以刺激病人学习或爱好这类运动形式的病人进行练习,但不意味着这是肺部康复的固有模式或肺康复的替代品。

6. 肺康复的长期维持战略 呼吸系统疾病病人的运动训练其实是病人有限储备的挑战,训练像运动员一样在病人储备功能的临界点进行,虽然使用相同的方法,需基于病人的个体化强度实施训练,以呈现最大的临床获益。肺康复的长期益处来自于肺康复计划完成之后的维护战略。由于运动训练的可逆性原则,病人如果需要维持康复计划的长期效果,将寻求一种可行和负担得起的维护方案,解决病人的长期依从性。

缺乏身体活动是呼吸疾病病人合并症快速发展的重要因素,目前尚不清楚增强适应性训练(例如运动耐力和肌肉功能)或增强身体活动对于肺病病人保持健康哪一种更重要。最近的研究表明,当病人的身体素质最低时增强身体活动的可能性更大。远程康复研究同样证明了体力活动在肺康复的重要性。建议所有病人在病情允许的条件下尽可能进行身体活动,实施了肺康复计划的病人。当康复方案结束时,建议维持体力活动,运动训练可在家庭、社区或远程康复指导下继续进行,以便病人保持最佳状态。证据基础尚需进一步的研究加以佐证。

7. 肺康复的团队建设 肺康复是一项全面的多学科干预。典型的多学科组成的肺康复团队可以由有康复专业知识的胸科医师、物理治疗师和/或运动训练专家、营养专家、心理学家、社工、职业治疗师和护士组成。

但国内肺康复的开展是否一定是全面的肺康复团队建设成熟后才可以开展肺康复呢? 2017年中国各地对肺康复认知和实施的调查发现,阻碍肺康复实施的主要障碍是人才缺乏,占74.9%,因此在中国需要加大力度进行肺康复人才的培养,建设肺康复团队。

第三节 神经系统疾病病人的心肺康复

一、脑血管病病人的心肺康复

(一)脑血管病病人心肺康复的必要性

脑血管病是目前成人神经性疾病致残的首要原因。自1980年以来,中国医院心脑血管病的出院人次数不断增加。2016年,中国医院心脑血管病病人出院总人次数为2 002.19万人次,占同期出院总人次数的12.57%,其中心血管病占6.30%,脑血管病占6.27%。心脑血管病病人出院人次数中,以缺血性心脏病和脑梗死为主,分别占36.87%和31.98%,1980—2016年,中国心脑血管病病人出院人次数年均增速为9.85%,快于同期出院总人次数的年均增速(6.33%)。心脑血管病中脑梗死在各病种出院人次数年均增速排位第一,为12.16%,缺血性心脏病排名第二,为11.42%。脑血管病的带病生存人群庞大。

心脏疾病是脑血管病病人常见并发症,尤其是冠状动脉粥样硬化性心脏病与脑血管病有许多相同的危险因素。有氧运动对各种危险因素具有干预作用,如有效降低血压、血脂和血糖等。美国卒中康复指南指出,卒中复发主要与高血压、糖尿病、高脂血症等危险因素有关,建议将积极干预卒中危险因素作为主要康复目标之一。

此外,卒中病人年龄较大,本身心肺功能有所下降,且卒中病人早期卧床也易导致心肺功能的下降。这些均会直接影响卒中病人训练的耐受度,从而影响病人感觉运动控制能力的提高。因此脑卒中病人进行心肺康复十分必要。

(二)脑卒中病人心肺功能的评估

评价心肺功能最常用的指标是VO_2max。但由于卒中病人大部分存在运动功能障碍,要达到最大负荷或接近最大负荷几乎不可能,因此有学者推荐使用亚极量运动试验或症状限制的运动试验,利用无氧阈或缺血阈值等参数,但目前最常用的仍为峰值氧耗量。在测量峰值氧耗量所选取的运动方式中,心肺运动试验是最常用的方式。对卒中后期恢复步行的病人可采用运动平板试验或踏车试验,对卒中早期病人有研究推荐采用健肢带动患肢的踏车或手摇车运动试验。

(三)脑卒中不同时期的病人如何实施有氧训练

目前,关于脑卒中病人早期有氧训练的研究相对较少。普遍认为,在脑卒中早期,由于运动功能尤其是下肢运动功能和平衡能力较差,病人难以进行步行等有氧训练,但有研究显示,脑卒中早期偏瘫病人可健肢带动患肢,进行踏车有氧训练。推荐训练方案为:①训练频率,每周3~5

次；②训练强度，靶心率＝（运动试验终止心率－安静心率）×（50%～70%）＋安静心率；③训练时间，15～30min，每次训练还包括除靶训练时间外3～5min的热身和整理活动。

在脑卒中恢复期，随着病人下肢运动功能和平衡功能的提高，有氧训练使用较多的是平板运动和固定踏车。普遍采用的恢复期有氧训练处方为：①运动方式，运动平板、步行、功率自行车；②运动强度，40%～70%峰值氧耗量或心率储备量；50%～80%最大心率；RPE 11～14；③运动频率，3～5次/周；④运动时间，20～60min。

二、脊髓损伤病人心肺康复

（一）脊髓损伤病人心肺康复的必要性

脊髓损伤（spinal cord injury，SCI）致残率极高，每年在100万人中，约有50人发生脊柱脊髓损伤。心肺疾病是脊髓损伤之后病人的主要死亡原因，直接或间接由心血管疾病致死的占40.5%。

SCI病人主要的心血管问题包括由自主神经功能障碍导致的心血管问题（心动过缓甚至心搏骤停、心律失常、基线血压低、体位性低血压、自主神经过反射等）以及制动和老龄相关的心血管问题（深静脉血栓形成、动脉粥样硬化、冠心病等）。

SCI急性期由于常处于脊髓休克状态，肋间肌弛缓性瘫痪，引起机械性通气机功能障碍，导致正常吸气过程中胸腔内负压减低，伴胸廓的反常回缩。高位脊髓损伤病人常有膈肌、肋间内、外肌和腹肌的麻痹，更容易出现吸气和呼气流量的减少，潮气量和肺活量下降。肋间肌无力或麻痹引起胸壁活动障碍，病人难以用力咳嗽清除气道内分泌物，从而产生限制性通气功能障碍或混合性通气障碍的种种表现。

病人进行有目的心肺康复运动训练，可提高心肺耐力，有助于提高病人的生活质量。同时能增加肺容积，防止肺部并发症，改善病人通气功能，有效防止因误吸所致的吸入性肺炎肺泡萎缩及肺不张的发生。

（二）脊髓损伤病人心肺康复策略

1. 有氧训练提高心肺耐力 有氧训练能改善下肢血液循环，利于预防体位性低血压和深静脉血栓，改善和增强心肺功能，提高病人心肺耐力，提高病人训练的耐受度，同时提高病人长距离的轮椅使用及步行能力，为脊髓损伤病人全面康复奠定基础。

其方式包括传统的上肢手摇功率车、功能性电刺激辅助下的踩车运动、机器人辅助下减重平板步行训练等。如Hooker、Thrasher TA等报道用功能性电刺激诱导脊髓损伤病人的下肢做踩车运动训练10例，四肢瘫及截瘫病人8例，每天10～30min，每周2～3次，共36次。训练时吸氧量、肺通气量、心率、心输出量及氧脉搏有显著增加，外周总阻力下降，周围动静脉氧差轻度增加。其效果似较手摇功率车运动更佳。近年来也有报道采用机器人辅助下减重平板训练可以改善脊髓损伤病人心肺耐力。

2. 呼吸训练 高位脊髓损伤后，损伤平面以下神经传导阻滞，使参与呼吸的肌肉不同程度地失去神经的支配，病人的肋间肌、胸腹壁肌肉功能均明显减退甚至消失，呼吸肌功能严重障碍，大部分病人 C_3～C_5 神经支配的膈肌也受到不同程度的影响。病人出现呼吸肌麻痹、瘫痪，呼吸困难等症状。此外，颈段SCI后，病人损伤平面以下肌肉瘫痪的同时，伴有肌张力增高，胸廓和腹部肌肉痉挛，导致胸壁顺应性下降，肺脏和胸腔的膨胀性也相应降低，这也是导致颈段SCI病人限制性通气障碍的原因。

腹式呼吸结合缩唇呼气，能减少呼吸频率，增加潮气量，减少功能残气量，提高肺泡通气，改善通气/血流比值，缓解呼吸困难。呼吸肌尤其是吸气肌的训练可提高呼吸效率。正确咳嗽及体位排痰，可清除肺部痰液，减少肺部感染。适当的呼吸功能训练最终改善病人呼吸困难症状，可促进肺残存功能的恢复，提高呼吸效率，改善肺功能，增加肺活量、最大通气量（MVV）及1s用力呼气肺活量，提高呼吸肌残余肌力，降低肺部感染发生率，从而提高病人的生存质量，为病人早日回归家庭、回归社会奠定良好基础。

（车　琳）

参 考 文 献

［1］ ATS Committee on Proficiency Standards for Clinical Pulmonary Function Laboratories. ATS statement: guidelines for the six-minute walk test. Am J Respir Crit Care Med, 2002, 166: 111-117.

［2］ Writing committee of EACPR. EACPR/AHA Scientific Statement: Clinical recommendations for cardiopulmonary exercise testing data assessment in specific patient populations. Circulation, 2012, 126: 2261-2274.

［3］ GUAZZI M, ARENA R, HALLE M, et al. 2016 Focused Update: Clinical Recommendations for Cardiopulmonary Exercise Testing Data Assessment in Specific Patient Populations. Circulation, 2016, 133 (24): e694-e711.

［4］ WASSERMAN K, HANSEN JE, SUE DY, et al. Principles of exercise testing and interpretation. 5th ed. London: Williams and Wilkins, 2012.

［5］ 胡盛寿, 高润霖, 刘力生, 等.《中国心血管病报告2018》概要. 中国循环杂志, 2019, 34 (3): 209-220.

［6］ REIBIS R, SALZWEDEL A, ABREU A, et al. The importance of return to work: How to achieve optimal reintegration in ACS patients. Eur J Prev Cardiol, 2019, 26 (13): 1358-1369.

［7］ HANSEN D, ABREU A, DOHERTY P, et al. Dynamic strength training intensity in cardiovascular rehabilitation: is it time to reconsider clinical practice? A systematic review. Eur J Prev Cardiol, 2019: 1-10.

［8］ 陆晓, 吴涛, 黄澎, 等. 短暂缺血阈强度运动对冠脉侧支循环生成的作用. 中国康复医学杂志, 2008, 23 (11): 967-971.

［9］ 陆晓, 励建安, 吴涛, 等. 短暂缺血阈强度运动促进心肌侧支循环生成的机制. 中华物理医学与康复杂志, 2009, 31 (9): 587-592.

［10］ TROOSTERS T, BLONDEEL A, JANSSENS W, et al. The past, present and future of pulmonary rehabilitation. Respirology, 2019, 24 (9): 830-837.

［11］ CORNELLISON SD, PASCUAL RM. Pulmonary Rehabilitation in the Management of Chronic Lung Disease. Med Clin North Am, 2019, 103 (3): 577-584.

［12］ GAO LJ, ZHAO HM. A nationwide online questionnaire survey of the understanding and implementation of pulmonary rehabilitation at all levels of medical institutions in China in 2017. Zhonghua Jie He He Hu Xi Za Zhi, 2019, 42 (4): 275-278.

［13］ American Association of Cardiovascular and Pulmonary Rehabilitation. Guidelines for pulmonary rehabilitation programs. 4th ed. Champaign (IL), Human Kinetics, 2011.

［14］ ROCHESTER CL, VOGIATZIS I, HOLLAND AE, et al. An Official American Thoracic Society/ European Respiratory Society Policy Statement: enhancing implementation, use, and delivery of pulmonary rehabilitation. Am J Respir Crit Care Med, 2015, 192: 1373-1386.

［15］ CASANURI R. Pulmonary rehabilitation: where we've succeeded and where we've failed. COPD 2018, https: // doi.org/10.1080/15412555. 2018.1503245.

［16］ MALTAIS F, DECRAMER M, CASABURI R, et al. An official American Thoracic Society/European Respiratory Society statement: update on limb muscle dysfunction in chronic obstructive pulmonary disease. Am J Respir Crit Care Med, 2014, 189: e15-e62.

［17］ CASABURI R, PORSZASZ J, BURNS MR, et al. Physiologic benefits of exercise training in rehabilitation of patients with severe chronic obstructive pulmonary disease. Am J Respir Crit Care Med, 1997, 55: 1541-1551.

［18］ OSADNIK C, LOECKX M, LOUVARIS Z, et al. The likelihood of improving physical activity after pulmonary rehabilitation is increased in patients with COPD who have better exercise tolerance. Int J Chron Obstruct Pulmon Dis, 2018, 13: 3515-3527.

［19］ TANG A, CLOSSON V, MARZOLINI S, et al. Cardiac rehabilitation after stroke-need and opportunity. Journal of cardiopulmonary rehabilitation and prevention, 2009, 29 (2): 97-104.

［20］ Anbesaw Selassie, Leah Snipe, Kendrea L Focht, et al. Baseline prevalence of heart diseases, hypertension, diabetes, and obesity in persons with acute traumatic spinal cord injury: potential threats in the recovery trajectory. Top Spinal Cord Inj Rehabil, 2013, 19 (3): 172-182.

第十四章 日常生活活动与生活质量

第一节 日常生活活动概述

一、定义

日常生活活动（activities of daily living，ADL）是指人们在独立生活中反复进行的、具有共同性的、最必要的基本活动。即进行衣、食、住、行、个人卫生等的基本动作和技巧。ADL能力是指人们在ADL方面的能力。

ADL是在童年期逐步形成获得，并随着实践而发展，最终趋于完善，健康人可自由地实施，简单易行。而对于病、伤、残者来说有不同程度的困难。康复训练的基本目的就是要改善残疾者的日常生活活动能力，因此，必须首先了解病人的功能状况，即进行日常生活活动能力评定，尽可能准确地了解并概括残疾者日常生活的各项基本功能的状况。日常生活活动能力评定是功能评估和康复诊断的重要组成部分，是确立康复目标、制订康复计划、评估康复疗效的依据，是康复医疗中必不可少的重要步骤。

二、分类

（一）基本性ADL

又称躯体ADL（physical or basic ADL，PADL or BADL），是指在每天生活中与穿衣、进食等自理活动及与坐、行走等身体活动有关的基本活动，一般指比较粗大的、无需利用工具的动作。BADL评定的对象多为住院病人。

（二）工具性ADL

人们在家庭评定和社区独立生活中常需要操作卫生和炊事用具，使用家庭电器及一些常用工具，故称为工具性ADL（instrumental ADL，IADL）。IADL反映较精细功能，如人们在社区中独立生活所需要的关键性的较高级的技能，如家务、骑车、驾车、休闲娱乐、工作情况等。IADL评定的对象多为生活在社区的伤残者及老人。

（三）其他

一些较新的ADL量表，除含有躯体功能外，还有记忆、注意、思维、言语等认知功能在内。

第二节 日常生活活动的评定

日常生活活动的评定是康复医学功能评定的重要组成部分，康复医学工作者要尽可能准确地了解病人是如何进行日常生活的，能做多少日常活动，要用科学的方法进行概括，采用让病人实际做做看或平时对他们进行观察，这样得到的结果较为客观。

一、日常生活活动评定方法

（一）直接观察法

在病人实际生活环境或在ADL功能评定室，由评定者亲自观察病人进行日常生活活动的具体情况，评估其实际活动能力。评定时，由评定者向病人发出动作指令，让病人实际去做。

（二）间接评估法

是指对于一些不能直接观察的动作，通过询问病人或家属来间接评定。例如通过询问了解病人是否能够控制大、小便、洗澡等。

（三）量表检查法

采用经过标准化设计，具有统一内容、统一评定标准的检查表评定ADL。每一项日常生活动完成情况被量化并以分数表示，量表经过信度、效度及灵敏度检验，可以对不同疾病病人进行评定。目前国内外ADL评估的量表有200余种，国内外应用较多的有Barthel指数（the Barthel index，BI）量表、改良巴氏指数（the modle Barthel index，MBI）量表、功能独立性评定（functional independence measure，FIM）量表等。

无论采取何种评定方法，评定者都要阅读病历、了解病史，与病人及家属或护理者进行交谈，充分获取有关资料。在评定时注重观察，而不能依赖其口述。评定步骤要灵活安排，可先从简单、安全项目进行，逐步检查到比较复杂的项目。

二、日常生活活动量表

（一）基本日常生活活动量表

基本的 ADL 是病人在家中和医院每天所需的基本活动和自理活动，其评定结果反映了个体粗大的运动功能，适用于较重的残疾。常用的标准化量表有：Barthel 指数、PULSES、Katz 指数、Kenny 自理评定、FIM 等。

1. Barthel 指数 BI 评定产生于 20 世纪 50 年代中期，是由美国 Floernce 和 Barthel 设计并运用于临床，因其评定简单、可信度及灵敏度高，可用于预测治疗效果、住院时间和预后，是康复医学中常用的评定方法，并被常用为"效标"进行其他量表效度研究。评定内容包括进食、洗澡、修饰、穿衣、大便控制、小便控制、用厕、床椅转移、平地行走、上下楼梯等 10 项内容。根据是否需要帮助及帮助程度的多少将其分为 15、10、5、0 共 4 个等级，满分为 100 分。但研究报道，BI 在使用中存在"天花板效应"，即 BI 量表的最高分值可以存在于许多残疾病人中。BI 量表不能对更高功能性水平的病人进行残疾的评价。另外，在 BI 效度研究中发现，虽然 BI 具有良好的信度及结构效度、预测效度，使用方便，易于掌握，但 BI 偏重运动功能，缺乏语言、认知、情感等方面的项目，其敏感性受到限制，"天花板效应"更加突出。因此，才有了不同的 ADL 量表的开发，严格来说 BI 并非指一个量表，它实际上已经成为许多从 BI 原表演变而来的一个"家族"的统称。

1989 年 Shah 等在 BI 的基础上改良形成 MBI，内容仍为原 10 项，满分 100 分，分值为（15、12、8、3、0；10、8、5、2、0；5、4、3、1、0）。MBI 的评分分值分为 5 个等级，不同的级别代表了不同程度的独立能力水平，最低是 1 级，最高是 5 级，级数越高代表独立能力程度越高。研究发现，MBI 与 BI 一样虽然有良好的信度、效度，但依然

存在天花板效应。

国外的扩展 Barthel 指数（extended Barthel Index，EBI）最早由欧洲多发性硬化康复小组开发，是一种相对较新的等级分类的研究，多用于德国慕尼黑医院的卒中病人、帕金森病人和多发性硬化病人，并用于德国其他一些神经病学医院中。相比 BI、MBI 它增加了认知、交往和社会功能评估部分，由 10 项身体功能和 6 项认知功能，共 16 项组成。每一项得分范围从 0（不可以）到 4（独立）。身体功能项目除了总分为 40 外，其余与 BI、MBI 一样，包括吃喝、修饰、穿衣脱衣、沐浴、转移、移动、上下楼梯、厕所、大便控制和膀胱控制。认知项目包括表达、理解、社会交往、解决问题、记忆和学习、视觉能力／忽视，认知项目的总分是 24 分，EBI 的总得分范围从 0 到 64，最高分值为 64。较高的值表示日常生活活动能力较高。1996 年 Prosiegel 及 Marolf 等已对该量表进行了效度、信度研究，已证实 EBI 是一个可靠、有效、敏感的量表，且 EBI 具有与 FIM 相当的可靠性和敏感性，应用更简单快捷。目前在国内已有专家学者在脑卒中病人中应用 EBI 量表进行评估，研究表明该量表具有良好的信度、效度，值得在临床推广应用。

2. PULSES（the pulses profile）评定量表 PULSES 量表产生于 1957 年，是由 Moskowitz 和 Mcxann 参考美国和加拿大征兵体检方法修订而成的，是一种总体的功能评定量表，由 6 项关键字母组成 PULSES（脉搏）一词，便于记忆。每项评分为 1 ～ 4 分，其中 P 表示身体状况：指内脏器官的疾患。U 表示上肢功能及日常生活自理情况，L 表示下肢功能及活动，S 表示感官与语言交流功能，E 表示排泄功能，指大小便自理和控制程度，S 表示社会活动，指智力和感情适应能力、家庭的支持、经济能力和社会关系。各项评分相加，其和为总分。6 分为情况最佳；>12 分表示独立自理生活严重受限；>16 分表示有严重残疾。其重复试验信度为 0.87；不同评定者间信度高于 0.95。与 BI、Katz、Kenny 量表比较，此表含有言语、视听、心理等内容，而前三者则缺乏。但 BI 指数在进食、步行方面的评定比较具体。

3. Katz 指数（Katz index） 该方法产生于 20 世纪 60 年代，Katz 等人通过研究大量不同病

种的老年慢性病人的日常生活活动而制定。Katz
评分法将日常生活能力分为进食、穿衣、大小便控
制、用厕、床、轮椅转移、洗澡6个方面，并将功能
独立情况分为A～G 7个等级。Katz指数在临床
中应用较广泛，可用于骨科、神经科的门诊及住院
病人，对成人与儿童均适用。Katz指数还可以用
来预测脑血管意外病人的住院时间。

4. Kenny自理评定（the Kenny self-care
evaluation）　该量表是Schoening和Kenny于
1965年提出，1973年修订，是一种经过标准化的
躯体功能评定法。它将ADL分为床上活动、体位
转移、移动、穿着、个人卫生、进食6项日常生活的
独立能力进行打分。每项分5个等级，记分标准
为0～4分，6项总分0～24分。该量表的信度
为0.67～0.74。虽然所规定的项目较详细，但是
并未提高其分辨能力，加之比较繁琐，故目前临床
应用较少。

5. 功能独立性评定（functional independence
measure，FIM）　该量表是1987年由美国纽约
州功能评估研究中心的研究人员提出的，并列入
美国医学康复统一资料系统。其内容包括自我照
顾、括约肌控制、移动能力、运动能力、交流和对社
会的认知等6个方面，并规定了详细的评分标准。
共有18项，每项分成7个等级，最高得分7分，最
低得分1分，共计126分。根据病人的独立程度
和他人帮助的程度的不同，病人所得分数不同。
FIM与其他量表相比较，内容上增加了交流与社
会认知两个方面，为病人进一步回归社会、回归家
庭提供了更加客观的评价指标与依据。但是FIM
量表不能对有视觉障碍或精神心理障碍的病人所
需的护理时间加以准确的预测。该量表仅对个体
功能障碍的一般状况加以评价，如果想要对病人
的精神、心理加以详细的测评，还需要与相应的量
表同时应用。虽然FIM量表可评定躯体、言语、
认知、社会功能，是较全面的ADL评估工具，但由
于版权等特殊原因，在国内推广应用较难。

6. 功能状态评定系统（functional status
rating system，FSRS）　该方法是1981年由
Forer提出并应用于临床的，包括自理功能、运
动功能、交流功能、心理社会功能、认知功能共
5个方面。该评定表较全面，评定者间信度为
0.81～0.92，灵敏度也较高，故不失为一个很好的

ADL评价表。

（二）工具性日常生活活动量表

IADL的评定能够反映出病人在家中、工作
单位及社会中的功能状况，对于了解病人的活
动能力以及了解长期预后均有一定意义。常用
的有功能活动问卷、Rivermead日常生活量表、
Nottingham扩展ADL量表及Frenchay活动量表。

1. 功能活动问卷（the functional activities
questionnaire，FAQ）　Pfeffer于1982年提出，
1984年制定。FAQ是典型的IADL，在现有IADL
量表中效度最高，因此，在评定IADL时应首先
选用，包括使用票证、支付票据、工作能力、自行
购物、参加技巧性的游戏或活动、使用炉子、准备
饭菜、关心和了解新鲜事物、理解注意、记得重要
约会、独自外出活动或去访友10个条目。采用
0～2分三级评分制。

2. Frenchay活动量表（Frenchay activities
index）　于1983年由Margaret和Clive首先提出。
它主要用于脑卒中病人IADL的评定。Frenchay活
动量表包括15个项目，涵盖了家务劳动、工作/休
闲和户外活动三大方面。每一项均根据病人在
最近3个月或6个月实际完成活动的频率评为
1～4分，其中1分表示活动能力最低，故其总
得分范围为15～60分。在信度方面，Frenchay
活动量表各项之间存在较好的内在一致性，评定
者内信度可以达到较好的水平，但在效度方面，
Frenchay活动量表与Barthel指数相关性一般。

3. Rivermead日常生活量表（Rivermead
activities of daily living scale）　1980年　由
Whiting和Lincoln首先提出。该量表内容既包括
生活自理能力（16项），也包括日常家务活动及相
关转移能力（两部分共15项），以病人的实际表
现为评定依据，评分等级是依赖、仅需言语提示及
独立三个等级，分别评为1～3分。Rivermead日
常生活量表具有较好的重测信度。

4. Nottingham扩展ADL量表（the Nottingham
extended ADL scale）　1987年　由Nouri和
Lincoln提出，量表共包括活动能力、厨房工作、
家务活动及休闲活动4个方面，共22个项目，以
问卷的形式由病人对自己日常生活中的实际行
为进行自评。每一项目的评价分为4个等级：
不能完成、需要帮助、独立完成但有明显困难和

独立完成,而得分则为不能完成及需要帮助得 0 分,独立完成但有明显困难及独立完成得 1 分。Nottingham 扩展 ADL 量表作为一个以邮寄方式由病人自评的量表,省却了面谈式量表的费时、费力,也避免了电话访谈所需的人员培训及相关偏倚,这使其在应用上具有一定优势。该量表在信度及效度方面均令人满意。

第三节 日常生活活动量表

日常生活活动评估的工具很多,如何选择适当的评估工具最为重要,选择 ADL 评估量表时,可以从以下几个方面进行考虑。

一、量表的目的

包括三个部分,描述、预测、评价。量表需要对病人存在的问题进行描述,可以通过评估对病人的预后进行预测,并对介入作业治疗的疗效进行评价。

二、量表的临床运用

量表的临床运用价值主要表现在评估的时间和费用两个方面。量表评价应尽可能简便快捷,并且可指导康复疗效。

三、量表的评定框架

包括三个部分,评定项目的选择,评价的水平、加权项目,评定项目的选择依据评价的目的。

四、量表的标准化

它是指进行广泛的研究,来确定一个量表的效度和信度。标准的评定量表有使用手册,说明测试的过程,评价分数的解释,测试者需要被观察的内容等。

五、量表的信度

它是指评估一个量表在测量人类 ADL 功能方面的真实差异程度,高的信度表现在不同观察者对同一个受试者进行评估时,可以得到同样的结果。高的信度依赖于清晰的操作标准,其主要有组内信度和组间信度。

六、量表的效度

它是指量表能够准确测出所需测量事物的程度,结构效度是指测试的结果和预定假设的一致性,当病人 ADL 的功能发生改变时 ADL 的量表分数也会改变。评估工具的结构、内容、标准都应该被报告。

七、量表的敏感度

敏感性可以清晰地反映病人的治疗变化,高的敏感度可以为治疗师对治疗计划的调整提供依据。

八、量表的通用性

评估的结果是否能和他人进行沟通,其他人员能否通过评估结果,了解病人的情况。这意味着评估工具是否能被国际承认和通用。

另外,在选择合适的评估量表时,应该准确地考虑评估的目的、过程、每次评估间隔的时间,所拥有的医疗条件和临床设施。

以上内容都为如何选择评估量表提供了选择的依据。随着计算机的发展,新科技的评估工具将对病人的 ADL 进行更准确、精细、便捷的评估。国内对 ADL 评定方面的研究也日趋深入。相信不久的将来,我国康复医学工作者在此基础上不断创新,设计出适合我国国情的康复评定量表。

第四节 生活质量

随着生物 - 心理 - 社会 - 医学模式的发展,生活质量的研究越来越引起学者的关注。生活质量(quality of life, QOL)又被称为生存质量或生命质量。不同学科、不同人员视角不同,对其认识各异,争论颇多。不少学者认为应把生活质量定义为纯主观体验的指标,但仍有一些学者认为必须考虑到个体生存的客观物质条件。

由 20 余个国家和地区参与制定的 WHO 生活质量定义是目前的主流认识,即考虑到了一定的文化价值体系,又弘扬了个性。他们认为,生活质量是指生活于不同文化和价值体系中的个人对于其目标、期望、标准以及所关注的事情、有关的生存状况的体验。主要包含 6 个领域的内容:身体状况、心理状况、独立能力、社会关系、生活环境、宗教信仰与精神寄托。

在健康以及康复医学领域，QOL是指个人的一种生存的水平和体验，这种水平和体验反映个体在不同的病伤情况下，维持身体活动、精神活动和社会活动处于良好状态的能力和质素。

对生活质量的不同理解导致了对生活质量的构成有不同看法，在认识上大体经历了3个时期的内容：

首先是所谓"硬指标"期，是因为早期研究多局限于所谓"硬指标"范畴，如生存时间、人均收入、身体结构完整、受良好教育、工作时间合理等客观指标而得名。

其次是主观感觉指标为主的时期，从60年代开始，生活质量的社会性在政治领域被接受，此时人们追求的是个体主观的幸福而不仅仅是生存的时间。必须获得评价对象主观上的感觉而不仅是用数量描述的收入或财产，其中构成以主观感觉指标为主，兼顾一些客观指标。

再者是主观感觉指标的时期，20世纪80年代中期后，生活质量的界定及测量越来越趋向于仅测量主观感觉指标。虽然也可涉及到一些客观项目（如住房状况），但主要侧重个体对住房状况的满意程度，而不是住房本身有多大，装备是否豪华等。

从上述发展过程可以看到，生活质量的认识在不断完善和丰富，虽然对生活质量的概念与构成尚未达成共识，但以下几点是比较公认的：①生活质量是一个多维的概念，包括身体机能、心理功能、社会功能等；②生活质量是主观的评价指标（主观体验），应由被测者自己评价；③生活质量是有文化依赖性的，必须建立在一定的文化价值体系下。

第五节　生活质量研究内容

一、生活质量的研究方法

（一）访谈法

由研究者通过与研究对象的广泛交谈来了解对方的心理特点、行为方式、健康状况、生活水平等，进而对其生存质量进行评价。对象主要是文盲、儿童或重病不能自评者。

（二）观察法

在一定时间内由研究者对特定个体的心理行为表现或活动、疾病症状及副作用等进行观察，从而判断其综合的生存质量。观察法比较适合一些特殊病人的生活质量评定，如精神病人、植物状态、痴呆及危重病人等。

（三）量表评定法

标准化的量表评定法是目前评测生活质量广泛采用的方法，即通过经考察具有较好信度、效度和反应度的正式标准化评定量表对被测者的生活质量进行多维度的综合评定。根据评定主体的不同可分为自评与他评两种。用于主观性较强的生活质量的评定，该法具有客观性强、可比性好、程式标准化和易于操作等优点。但要制定一份较好的、具有文化特色的评定量表并非易事，涉及许多问题的探讨。

这几类测定方法是在生存质量研究的不同发展过程中使用和建立起来的，其测定的层次和侧重点不同，因而其适应条件也不同。可以说标准化量表测评方法是生存质量应用实践和研究的主流。

二、与健康相关的生活质量的主要指标及研究意义

（一）身体状况

现代医学生活质量的重要内容之一，身体机能方面包括疼痛与不适、精力与劳累疲倦、性生活、睡眠与休息情况，以及身体感觉功能如嗅觉、视觉等，是衡量健康与否的重要标准。

（二）心理状况

包括对生活前途的自信感，自身思考、学习、记忆、思想集中情况，外貌的自我评价，消极情感如愤怒、压抑、悲伤、焦虑等内容。不仅重视局部形体的病理变化，而且重视心理、精神因素对健康的影响。

（三）独立能力

包括生活活动、日常生活活动能力，反映病人自我照顾、自我护理的能力。

（四）社会关系

现代生存质量注重人在社会中的人际关系，得到社会支持和给予社会支持的情况。良好的社

会支持对脑卒中病人的恢复有积极的促进作用。有研究提示，社会支持低的个体其身心健康水平低，致残率和病死率高。

（五）生活环境

生活质量环境因素中包括了身体安全、家庭环境、工作环境、财政资源等内容。人所处的社会环境、政治、经济地位的不同，不仅可以影响人的体质，也会对人的身心产生影响。

三、与康复医学相关的生活质量测评的实践范畴

世界卫生组织（WHO）制定的新的残疾与健康分类体系《国际功能、残疾和健康分类》ICF中认为，健康状况即障碍或疾病有三个范畴的体现：身体功能和结构；活动以及参与；而环境因素会对它们产生影响。ICF包括各方面的功能，如身体、个人和社会水平的功能。但是在实际评估和测试中，ICF的操作性不强。为此，WHO发展了世界卫生组织失能评估量表（WHO Disability Assessment Schedule, WHODAS 2.0），为不同文化背景下进行健康评估和测定提供了标准方法。

WHODAS 2.0是从全套ICF类目中筛选出来，是可以从人群水平或在临床操作中，对健康和失能进行测量的实用性、通用的测量工具。WHODAS 2.0包括了认知、移动能力、自理、与人交流、生活活动及参与六个领域。对于这六个领域，WHODAS 2.0提供了在跨文化成年人群使用的可信的测量功能和失能手册及总结。它提供了在功能上任何健康状态的影响的通用度量标准，能有效、敏感地评估同一病人治疗前后的差别，适用于各类疾病，对个人经历的活动受限和参与限制进行评估。

WHODAS 2.0的初始版为内容全面的36项访谈式评估，针对受访者近30天生活中的六个方面存在的问题进行提问。六个方面都有不同的内容和总分，分别是：理解与交流（认知）、到处移动（运动）、自理（照料个人卫生、穿衣、进食和独处）、与人相处（人际交往）、生活活动（家庭责任、娱乐和工作）、社会参与（参与社区活动）。目前，WHODAS 2.0已被翻译成20多种语言以及多个版本：36项版本、12项版本和改良12+24项版本。这三个版本分别适用于面谈、病人自我评估

和他人评估的模式。

然而，WHODAS 2.0询问"做"什么？对于一个人在某一特定领域"感觉"如何还需要生活质量的评估。

世界卫生组织开发了生活质量（WHOQOL）工具，以评估不同生活领域的主观幸福感，也就是在某一给定的生活领域对其表现满意的感觉。生活质量的测评维度目前主要有6个领域的实践：一般及特殊人群健康状况评定、肿瘤及慢性病病人生存质量测评、临床治疗方案的评价与选择、预防性干预及保健措施的效果评价、卫生资源配置与利用的决策、探讨健康影响因素与防治重点QOL评定，已广泛应用于脊髓损伤、脑卒中、糖尿病、高血压、肿瘤、截肢等病损病人。人们通过不同康复治疗中QOL的评测，可对临床康复治疗的方法作出结论性评价。

康复医学是一门以功能为导向的学科，注重病人整体功能的提高及病人社会角色的充分发挥，不仅要让病人回归社会，而且更要以最大限度的功能状态更好的生活。生活质量评估的目的与康复医学的目标是一致的，所以前者成为后者的一项评定指标是必然的。

第六节 生活质量测量量表

一、量表的心理学测量学评价

现在进行的生活质量的临床研究中，主要工具是量表。Francis Guillemin等认为生活质量所用的量表不外乎两种。一是重新制定的新量表，二是利用现成的国外著名量表。目前大部分的生活质量测定量表都产生并应用于英语及法语国家。由于文化类型的不同，不能将量表直接移植后应用，而需要进行适当的改造，使之成为适合本国文化背景的新量表。首先要进行量表的翻译及回译，再进行文化调适。考察量表的概念等价性、语义等价性、技术等价性及心理测量等价性，做出必要的修订，并进行量表可行性、信度、效度的研究之后方可应用。

生活质量是有文化依赖性的，必须建立在一定的文化价值体系下。国外的健康相关生活质量评价表在用于本国前必须经过跨文化适应过程。

这不仅仅是国外量表经直接的语言翻译的过程，而是一个较为严格的操作程序。国际生活质量评价（IQOLA）项目小组指出，量表的跨文化适应过程包括三个步骤：①量表的翻译（包括翻译质量的评价）；②量表心理测量学性质的考评；③量表的应用。量表的跨文化适应过程是检验不同国家和地区人群健康评定结果是否具有可比性的前提条件，也是了解健康相关生存质量跨文化差异的重要环节。有效的生存质量量表应具有跨文化可比性。

在选择生活质量评定量表时要考虑量表的效度、信度，其中效度是最重要的指标，其次是信度，所以也有"有效度才有信度"之说。效度方面常需要分析内容效度、标准关联效度和结构效度，其中结构效度被认为是最强有力的效度测量指标。信度分析通常用重测信度、分半信度和内部一致性信度，在应用时可采用一种信度分析或者几种联合使用。一个有反应度的测量方法能探测在一段时间内个体本身的微小差异。可行性主要是量表是否容易被人接受及完成量表的质量问题，通常用量表的接受率、完成率以及完成的时间来衡量，另外要考虑到病人不同程度的认知障碍和言语障碍，同时也应该参考该方法整体和个别条目以前的应答率。

二、量表的类型

生活质量的量表主要分为两种，即普适性量表（generic scale）和特异性量表（disease-specific scale）。

（一）普适性生活质量评定量表

用于一般人群生活质量测定，如 SF-36、WHOQOL-100 等。普适性量表并不针对特定某一年龄段，某一疾病，可用于进行不同疾病间、不同治疗效果之间的对比研究。普适性量表主要有医疗结局研究简表（medical outcomes study short form 36，MOS SF-36）、WHOQOL-100、WHOQOL-BREF、EuroQOL、疾病影响调查表（sickness impact profile，SIP）、诺丁汉健康调查表等。

1. 医疗结局研究简表（MOS SF-36） 调查提供者、病人和健康系统的特征对医疗结局的影响。适用于临床、社区和一般人群。内容包括躯体活动功能、躯体功能对角色功能的影响、躯体疼痛、健康总体自评、活力、社会功能、情绪对角色功能的影响和心理卫生 8 个领域，共 36 项，可由病人本人或通过面谈评估，评估时间约 5 ~ 10min。SF-36 是目前世界上公认的具有较高信度和效度的普适性生存质量评价量表。

2. 世界卫生组织生活质量量表-100 简称为 WHOQOL-100，该量表是由世界卫生组织领导 15 个国家和地区共同研制的跨国家、跨文化的具有普适性、国际性的量表，目前在国际上使用的语言版本近 30 种，其内容包括 6 个领域：生理、心理、独立性、社会关系、环境和精神支柱/宗教/个人信仰共 24 个方面。此量表结构严谨、内容涵盖面广，适合于多个学科的有关生存质量的研究。但 WHOQOL-100 测评耗时长，临床应用不方便，WHO 于 1998 年发展出了世界卫生组织生活质量测定简式量表 WHOQOL-BREF，包括生理、心理、社会关系、环境 4 个领域，简表具有良好的内部一致性、区分效度和结构效度。

3. 欧洲生活质量测量量表（Euro QOL） 调查表是英国于 1990 年制定的一普适性生存质量测量量表，包括移动能力、自理、日常活动能力、疼痛/不适和焦虑/抑郁 5 个部分量表，6 个小问题，3 种回答类型，还包括 1 个 0 ~ 100 的视觉分级测量，由病人根据自己的健康状况，全面地定量估算其健康相关的生存质量。研究发现其效度、信度较好。

4. 疾病影响调查表（sickness impact profile，SIP） 共 12 个方面 136 个条目，包括步行、活动、自身照顾、社会交往、情绪行为、交流、行为动作的灵敏度、睡眠与休息、饮食、家居料理、娱乐与休闲和工作等内容，完成全问卷耗时 20 ~ 30min。

5. 诺丁汉健康调查表（Nottingham Health Profile，NHP） 1970 年由 Hunt 等制定，为用于健康和疾病的流行病学研究而发展。设计用来反映对健康状态的非专业看法，而不是对健康的专业定义，适用于临床、社区和一般人群，由病人本人评估，其内容包括两部分，45 个条目。第一部分主要是反映病人的健康问题，包括：残损程度、睡眠影响因素、精力、疼痛、情绪反映和社会关系 6 个领域，第二部分是指健康对日常生活活动的影响，包括：职业、家务、社会生活、家庭生活、性活动、嗜好和休假 7 个领域。研究发现完成整个量表耗时 5～10min,重测信度和区分效度好,评定者之间的信度和收敛效度一般。

普适性量表具有适用于多种疾病的特点,即可明确影响生活质量的其他相关因素,也可使用同一评测标准对不同疾病、不同治疗方法进行对比研究(如若想将脑卒中病人的生存质量与其他疾病相比较时,应选择普适性量表)。在资料的采样、搜集与管理方面也较为方便。

普适性量表的使用也有其局限性,由于资料的收集方式主要以病人对自我感觉进行回答为主,对于伴有认知障碍、失语等交流困难的病人不太合适,而这些伴随症状在各类脑损伤病人中占有相当大的比例。另外在得分很低或得分较高的人群评测中,易出现封底效应或封顶效应,使得量表不能精确地体现这两类人群真实的 QOL 水平,不能敏感地反映治疗产生的效果。比如:在 SF-36 与 EuroQol 的应用中均出现过这种现象。当普适性量表应用于特定疾病时,还涉及到内容效度的问题。内容效度是指一个测试或评估工具是否能真正体现对特定人群最有意义、相关性最强的现象,又如:在应用于脑卒中病人时,问卷重点强调了影响较大的交流障碍领域。

(二)特异性量表

主要用于特定人群(病人及某些特殊人群如吸毒人群)等。特异性量表不能用于不同疾病的对比研究,但对于特定的疾病,敏感性较强。生存质量是病人各个功能领域的总和,其测量量表包括很多领域,项目较多,比较复杂,由于康复期间的病人往往年龄较大,合并症较多,大多有不同程度的认知和言语功能障碍,完成量表问卷存在一定的困难。为此在实际临床工作中拟选择条目较少的测定量表,但也必须看到条目过少又不能真实反映病人的生活质量,这给测量分析带来较大的困难。因此,多年来研究者在工作中发展和使用一些测量项目相对较少而针对性相对较强的测量量表,这些量表均适合以病人自答、面谈、电话访问和书信访问的形式来完成。

目前研究和临床工作中较为广泛应用的特异性 QOL 评定量表繁多,用于脑卒中的有:脑卒中影响量表(stroke impact scale, SIS);生活质量指数脑卒中版本(stroke-specific quality of life scale, SSQOLS)。在其他常见多发疾病人群应用的量表还包括:用于癌症病人的有 FLIC(the functional living index-cancer)、CARES(cancer rehabilitation evaluation system)、EORTC QLQ-C30(European Organization for Research and Treatment)等;用于糖尿病病人的糖尿病生活质量量表(Diabetes QOL Scale);用于呼吸系统疾病的慢性阻塞性肺气肿病人量表,用于吸毒者的 QOLDA(Quality of life for drug addicts)等。

QOL 的评测大多需要病人的自我感觉,对于伴有认知和失语的脑卒中病人来说,这种问卷的评测方式不太适合,因此亦有些专家设计了代理人(他评)量表,主要由病人的照顾者、家属进行回答,作为病人 QOL 的间接评测,如 SIS、SSQOL 量表均有此版本。但对于代理人量表的可信度尚有争议,如何评测交流困难的病人尚有待进一步的研究。

相对于普适性量表来说,特异性量表的针对性较强,如脑卒中专表 SIS、SSQOLS 等,均特别设计一些与脑卒中病人相关性较强的条目,易于体现随时间不同或治疗方式不同而产生的变化。但特异性量表有其自身的适用范围,而且这些量表产生的时间都较短,相关的资料较少,仍需不断地进行完善和修订。有些脑卒中病人的代理人量表的效度和信度尚未得到广泛的确定。

第七节 生活质量的影响因素

前期的一些研究表明,有些因素可能对生活质量存在影响,如年龄、性别、病损部位、ADL 水平、焦虑抑郁、社会及家庭的支持程度、医疗干预等,在分析病人的疾病预后和功能结局时均需考虑到这些因素。但对于具体某因素,不同的研究也会有相反的结论。

一、规范的康复治疗可提高生活质量

规范化的康复治疗对改善病人的生活质量有着重要的意义。有研究认为主要在于:早期给予全面的康复治疗,促进了病人躯体功能的恢复,或使丧失的功能得到替代和补偿,提高病人的日常生活活动能力,提高适应社会、重返社会和家庭的能力,从而改善病人的情绪和心理状况,促进病人自身心理历程的变化,提高生存质量。例如对脑

卒中病人进行 5 年的随访研究发现,经过康复治疗的病人,在身体机能、情绪、社会交往和睡眠领域均较未行康复治疗的病人得分高。

二、社会经济影响生活质量

不同国家社会经济发展会对生活质量的研究产生影响。国内对生活质量的相关因素研究,很多提及经济状况的影响。经济状况较好,生活质量较高。而国外的研究中提及经济状况的较少。经济状况影响人的生活水平、营养状况,间接影响人的就医能力、接受教育的程度,以及间接对人的心理产生压力,从而影响生存质量。有学者认为,在国外经济较发达国家,经济状况对生存质量影响较小。

三、个人感受与生活质量

病人自身对疾病的态度,也是重要的影响因素,若病人情绪低落,处于抑郁状态,对疾病的恢复及对外界事物的反映都会造成不利影响。有研究使用多种量表对脑卒中后一年的病人进行生活质量的测评,发现脑卒中后抑郁、女性尤其是家庭妇女受抑郁的影响最大。多数研究发现,脑卒中后抑郁严重影响轻中度脑卒中病人的 QOL 得分,导致死亡率上升。

对年龄的态度一直有争议。一般认为年龄越大,QOL 得分越低。也有资料显示,QOL 在年轻人和老年人无显著差异。有观点认为随着年龄的增长,对生活的期望值降低,因此生活满意度上升,QOL 得分增加。国内的报道多数认为年龄越大,生存质量越差。

四、家庭环境与生活质量

家庭支持程度与病人是否存在合并症也是重要影响因素。家庭支持良好可使病人感觉受到关心和照顾,觉得有价值、受到尊重,在需要的时候亦会乐意接受他人的帮助。提示良好的社会支持和及早治疗、控制合并症与脑卒中康复预后有关。但家庭照顾需要适当,过多的照顾或支持不足均会造成负面影响。有研究认为,由于配偶或其他照顾者给予了过多的照顾和保护使病人自信不足,依赖性增加,降低了生活质量。但也有人认为家庭支持似乎没有什么用处。亦有较多报道显示社会支持程度亦可影响生活质量。

生活质量的研究较为复杂,不同的研究,有时会得出相反的结论。这可能是由于在生活质量资料的收集过程中资料采集、数据分析等方法学上的差异造成的。一份效度、信度好,可行性高的量表,是收集准确生活质量资料的必要条件。

（毕　胜）

参 考 文 献

［1］周维金,孙启良.瘫痪康复评定手册.北京:人民卫生出版社,2006.

［2］恽晓平.康复疗法评定学.北京:华夏出版社,2006.

［3］刘若琳,王宁华.工具性日常生活活动能力评定量表在脑卒中病人中的应用.中国康复医学杂志,2011,26（02）:187-190.

［4］蔺勇,李鹏,刘世文.脑卒中病人日常生活活动能力评定.中国临床康复,2002,09:1249-1251.

［5］张学敏,毕胜,张嗣敏,等.扩展 Barthel 指数量表评定脑卒中 ADL 能力的效度研究.中国康复,2019,34（03）:134-137.

［6］兰月,黄东锋.脑卒中病人生存质量量表研究现状.中华神经科杂志,2005,05:340-342.

［7］刘嘉欣,夏萍.WHO 生存质量量表在我国患者中的应用现状.中国社会医学杂志,2013,30（03）:203-206.

［8］USTUN TB, KOSTANJSEK N, CHATTERJI S, et al. 世界卫生组织失能评定量表手册 WHODAS 2.0. 毕胜,译.北京:人民卫生出版社,2016.

［9］QUINN TJ, LANGHORNE P, STOTT DJ. Barthel index for stroke trials: development, properties, and application. Stroke, 2011, 42（4）: 1146-1151.

［10］MLINAC ME, FENG MC. Assessment of Activities of Daily Living, Self-Care, and Independence. Arch Clin Neuropsychol, 2016, 31（6）: 506-516.

［11］PROSIEGEL M, BOTTGER S, SCHENK T. Der Erwertiertr Barthel Index（EBI）-eine neue Skala zur Erfassung von Fahigkeitsstorungen bei neurologischen patieneten. Neurol Rehabil, 1996, 1: 7-13.

［12］WHO. The Development of the WHO Quality of life

Assessment Instrument. Geneva, WHO, 1993.

[13] OWOLABI MO. Impact of stroke on health-related quality of life in diverse cultures: the Berlin-Ibadan multicenter international study. Health and Quality of Life Outcomes, 2011, 9: 81.

[14] WHO. International Classification of Functioning, Disability and Health: ICF. Geneva, WHO, 2001.

[15] ANDERSON C, LAUBSCHER S, BURNS R, et al. Validation of the Short Form 36 (SF-36) health survey questionnaire among stroke patients. Stroke, 1996, 27 (10): 1812-1816.

[16] SKEVINGTON SM, LOTFY M, OCONNELL KA. The World Health Organization's WHOQOL-BREF quality of life assessment: psychometric properties and results of the international field trial. A report from the WHOQOL group. Qual Life Res, 2004, 13 (2): 299-310.

[17] DECLIN NJ, BROOKS R. EQ-5D and the EuroQol Group: Past, Present and Future. Appl Health Econ Health Policy, 2017, 15 (2): 127-137.

[18] BUSIJIA L, PAUSENBERGER E, HAINES TP, et al. Adult measures of general health and health-related quality of life: Medical Outcomes Study Short Form 36-Item (SF-36) and Short Form 12-Item (SF-12) Health Surveys, Nottingham Health Profile (NHP), Sickness Impact Profile (SIP), Medical Outcomes Study Short Form 6D (SF-6D), Health Utilities Index Mark 3 (HUI3), Quality of Well-Being Scale (QWB), and Assessment of Quality of Life (AQoL). Arthritis Care Res (Hoboken), 2011, 63 (Suppl 11): S383-S412..

[19] HUANG SW, CHANG KH, ESCORPIZE R, et al. WHODAS 2.0 Can Predict Institutionalization among Patients with Traumatic Brain Injury. Int J Environ Res Public Health, 2019, 26, 16 (9): 16 (9): 1484.

[20] LINS L, CARVALHO FM. SF-36 total score as a single measure of health-related quality of life: Scoping review. SAGE Open Med, 2016, 4: 1-12.

第三篇 疾病康复

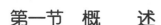

第一章 脑卒中

第一节 概述

一、定义

脑卒中（stroke）是指突然发生的、由脑血管病变引起的局限性或全脑功能障碍，持续时间超过24h或引起死亡的临床症候群，临床上表现为一过性或永久性脑功能障碍的症状和体征。它是一种突然起病的脑血液循环障碍性疾病，所以又称为脑血管意外（cerebrovascular accident，CVA）。

二、分类

脑卒中分为缺血性脑卒中和出血性脑卒中。缺血性脑卒中或称脑梗死（cerebral infarction），出血性脑卒中或称脑出血（cerebral hemorrhage），脑出血又分为颅内出血和蛛网膜下腔出血（subarachnoid hemorrhage）。缺血性脑卒中目前国际上公认的的分类标准是TOAST（Trial of Org 10172 in Acute Stroke Treatment），该标准侧重于缺血性脑卒中的病因学分类，自1993年公布以来已得到临床广泛认可。根据临床特点及影像学、实验室检查，TOAST将缺血性脑卒中分为以下5个类型：①大动脉粥样硬化性卒中；②心源性脑栓塞；③小动脉闭塞性卒中或腔隙性卒中；④其他原因所致的缺血性卒中；⑤不明原因的缺血性卒中。

三、流行病学

1. **国际资料** 脑卒中是危害人类生命与健康的常见病。每年的10月29日是国际脑卒中日（world stroke day），全世界每年新发脑卒中1 500万，每2s新发1例脑卒中，每6s有1例脑卒中死亡。全球每年有超过100万脑出血新发病例。在美国和英国，脑卒中是紧随心脏病和癌症之后、位于第三位的死亡原因。根据美国国家脑卒中学会（the National Stroke Association）的报告，脑卒中幸存者中有大约10%几乎完全恢复；25%有较少的功能障碍；40%存在中到重度的功能障碍，需要特别护理；10%需要在护理之家或长期照顾机构；15%在脑卒中后短时间内死亡；大约14%的脑卒中幸存者在脑卒中发生的第一年里面会发生第二次卒中。

2. **中国数据** 世界卫生组织数据显示，中国脑卒中发病率排名世界第一，每年有150万～200万新发病例，且正以每年8.7%的速度上升，比美国高出一倍。第三次国民死因调查结果表明，脑卒中已经升为中国第一位死因。近20年监测结果显示，脑卒中每年死亡人数逾200万，死亡率是心肌梗死的4～6倍，带来的经济负担是心肌梗死的10倍，每年高达400多亿元。我国现存脑卒中病人700余万人，其中约70%为缺血性卒中病人；存活者中70%以上有不同程度的功能障碍，其中40%为重度残疾。通常，脑卒中后两年内，25%的病人会再发脑卒中或其他血管性事件。脑卒中后5年内，42%的男性病人及24%的女性病人会再次发作脑卒中，且其中65%为缺血性脑卒中。因此，我国脑卒中具有发病率高、死亡率高、致残率高、复发率高的特点。

第二节 康复评定

脑卒中的康复评定是在临床检查的基础上，对病人的功能做进一步评定，为制定康复治疗方案提供客观依据。因此，康复评定应该包括临床检查。

一、临床评定

1. **一般检查** 临床一般检查包括病史、查体、实验室检查等。

2. **特殊检查** 如影像学 CT 或 MRI 检查等。

3. **脑卒中量表** 临床量表检查脑卒中最常使用的临床量表包括以下三种：①格拉斯哥昏迷量表；②临床神经功能缺损程度评分；③美国国立卫生研究院卒中量表（NIH stroke scale，NIHSS）。

二、功能评定

除了上述临床检查外，常用以下功能评定方法。

（一）运动功能评定

运动功能评定包括：① Brunnstrom 运动功能评定法；② Fugl-Meyer 运动功能评定法；③痉挛评定，常用 Ashworth 量表和改良 Ashworth 量表；④平衡功能评定，包括常用 Berg 平衡量表（BBS）、脑卒中姿势控制评定量表（PASS）、Brunnell 平衡评定量表；⑤步行能力评定，常用"站起 - 走计时测试"、Holden 步行功能分类、Hoffer 步行能力分级；⑥日常生活活动能力评定，常用 Barthel 指数（BI）和改良 Barthel 指数（MBI）；⑦生存质量评定，常用生活满意度量表和 SF-36 量表等。

（二）认知功能评定

认知功能评定包括注意、记忆、逻辑思维、判断和执行等功能。常用的评定方法有简易精神状态检查量表（mini-mental state examination，MMSE）、认知能力筛查量表（cognitive abilities screening instrument，CASI）和神经行为认知状态测试（the neurobehavioral cognitive status examination，NCSE）、洛文斯顿作业方法认知评定成套量表（the Loewnstein occupational therpy cognitive assessment battery，LOTCA）等量表。

（三）言语功能评定

言语功能评定包括失语证评定和构音障碍评定两个方面。①失语证评定：常用波士顿诊断性失语证检查（boston diagnostic aphasia examination，BDAE）、西方成套失语证检查法（the western aphasia battery，WAB）、标记测验（the token test）、汉语标准失语证检查（china rehabilitation research center aphasia examination，CRRCAE）、汉语失语成套测验（aphasia battery of chinese，ABC）。②构音

障碍评定：包括构音器官检查及构音检查。

（四）吞咽功能评定

吞咽功能评定包括临床检查法（clinical examination for dysphagia，CED）、饮水试验、摄食 - 吞咽障碍等级、电视荧光放射吞咽功能检查（videofluoroscopic swallowing study，VFSS）等方法。具体内容及评分标准见第二篇第六章。

（五）心理评定

心理评定常用方法有汉密尔顿抑郁评定量表和汉密尔顿焦虑评定量表等。

第三节 康复治疗

一、脑卒中的早期康复

（一）早期康复的概念

能否实施早期康复取决于病人能否得到早期诊断和及时治疗。过去，由于人们对脑卒中早期表现的认识不足，在症状发生的初期往往误以为是劳累、休息不好所致。发生脑卒中后常在家休息，症状完全显现后才去医院就诊，错过了早期治疗的时机，更加谈不上早期康复。近年来，随着脑卒中知识的普及，对脑卒中的知晓率不断提高，一些早期症状也引起了注意，提高了脑卒中的早期诊断和治疗的概率，使得康复的早期介入成为可能。但早期康复介入的最佳时间尚无定论。

一般认为，脑卒中病人的早期康复是在病情稳定、不再进展的情况下给予康复介入治疗。《中国脑卒中康复治疗指南（2011 版）》中建议的早期康复"病人早期在医院急诊室或神经内科的常规治疗及早期康复治疗"，"经急性期规范治疗，生命体征平稳，神经系统症状不再进展 48h 以后"，"多在发病后 14 天以内开始"。

由此看来，早期康复的切入点并非是从发病时间考虑，而更多的是考虑病情是否稳定。问题是既然脑卒中病人要接受"医院急诊室或神经内科的常规治疗及早期康复治疗"，那么关键是对早期康复内涵的理解。

（二）早期康复的内容

脑卒中病人早期康复的内容是围绕早期康复的目的，采取各种积极的手段，实施早期活动（如保持良姿位、定时翻身、各种肢体的主被动活动

等）以及预防各种由于卧床导致的并发症（如肺部和／或泌尿系感染、压疮、深静脉血栓形成等）。《中国脑卒中康复治疗指南（2011 版）》对早期康复介入的内容建议为"此阶段多为卧床期，主要进行良肢位摆放、关节被动活动，早期床边坐位保持和坐位平衡训练。"

二、脑卒中的超早期康复

（一）超早期康复的概念

近年来，欧美国家关于脑卒中康复正在形成一个新的概念："very early mobilization, very early and intense mobilization"。从字面上看是指"非常早期的活动"，可将其翻译为"超早期康复"。根据最初研究者们给出的概念，"very early mobilization"是指对那些没有严重并发症或脑水肿的脑卒中病人，在发病 24h 内就开始床上活动（bed mobilization）。

Cumming 等人观察了两家医院 71 例 24h 内入院、病情稳定的初发或复发脑卒中（梗死或出血）病人。入组标准为年龄 ≥ 18 岁（平均年龄 74.7 岁），收缩压 120 ~ 220mmHg、心率 40 ~ 100 次 /min、氧饱和度 >92%，体温 <36.9℃）。在症状发生 24h 内随机分为超早期、密集活动组和标准卒中单元组。超早期康复组在脑卒中后 24h 内就开始活动，此后定期活动；标准脑卒中单元组接受标准脑卒中单元治疗与康复。主要观察指标是恢复至独立行走 50m 所需的天数以及卒中后 3 个月、12 个月的 Barthel 指数和 Rivermead 运动功能评分。结果发现超早期康复组病人比标准卒中单元组恢复至行走的速度明显增快。多元回归分析显示，超早期康复组的功能结局明显优于标准脑卒中单元组，包括 3 个月时的 Barthel 指数和 3 个月以及 12 个月时的 Rivermead 运动功能评分。研究结果证明，对那些没有严重并发症或脑水肿的脑卒中病人，发病后 24h 内开始活动是安全、可行的。此项研究结果表明，早期活动有助于病人在没有辅助下快速恢复行走能力，病人可以早出院，在发病后 3 个月和 12 个月的功能结局更佳。早期活动也可以有效预防并发症如肌肉挛缩、深静脉血栓形成等。

（二）超早期康复的目的及内涵

1. 脑卒中早期康复的目的 保持良姿位、早期活动、预防各种并发症是国内外公认的脑卒中早期康复目的。目前的主流观念认为脑卒中早期康复必须要等病情稳定后才可以介入。对此我们不禁要疑问，对于那些病情不稳定的脑卒中病人，是否也可以像那些病情稳定的病人一样在发病后 24h 内介入康复呢？过去的答案是"No"，而现在的答案正在成为"Yes"。Van WR 等人的研究充分说明了这一点。

2. 脑卒中超早期康复的内涵 Wijk 等人发表了一项多中心、随机对照研究。发病 24h 内入住卒中单元的脑卒中病人被随机分为常规康复组（33 例）和超早期康复组（38 例），后者在常规早期康复的基础上另外给予早期离床活动（early out-of-bed therapy, VEM），记录 2 组康复治疗的时间、治疗量和类型、发生的不良反应等事件。2 组病人在脑卒中后 2 周内共接受了 788 次治疗，统计发现 2 组间在首次开始活动的时间、每天治疗量、次数、每次治疗时间以及离床活动的百分比差异均有显著性，3 个月内与活动有关的不良反应发生率差异无显著性。

Van 等人的研究对脑卒中超早期康复的最大贡献在于将 71 例入组对象分为超早期康复组（38 例）和早期康复组（33 例）；2 组对象中不仅包括 NIHSS<7 分的病情比较轻的病人（超早期康复组 15 例，早期康复组 15 例），也包括病情中度、NIHSS 8 ~ 16 分的病人（超早期康复组 13 例，早期康复组 11 例）或病情重度、NIHSS>16 分的病人（超早期康复组 10 例，早期康复组 7 例），因此，研究结果格外具有说服力。虽然超早期活动的远期效果有待进一步研究，但至少说明这种超早期活动对脑卒中病人是安全、有效的。

（三）超早期康复的内容

从已发表的研究结果不难发现，过去对脑卒中早期康复的认识存在一定的偏见，需要重新认识。早期或超早期康复的目的是预防脑卒中后由于卧床而可能出现的各种并发症，并尽可能的早期离床活动。因此，病情稳定方可实施康复是曲解了康复的内涵。

1. 床上活动

（1）保持正确的体位：保持良好的体位（良姿位或称良肢位）是脑卒中后早期康复的基本要素。由于病人健侧肢体可以自由活动，因此，良姿位实际上是针对患侧肢体而言。避免患侧肢体受压，预防患侧肢体发生痉挛或出现共同运动的异常模式是良姿位的基本内容。以上肢为例，具体做法是保持患侧肩胛骨前伸、肩关节外旋或中立位、肘关节伸直、前臂旋后或中立位。

（2）定时翻身：定时翻身是卧床病人的基本护理内容之一。对脑卒中后病人，定时翻身、改变体位，需要和良姿位结合起来，即定时翻身并保持良姿位。

（3）床上的主被动活动：通过肌肉的主动收缩（关节可以有或无活动）、借助于健侧肢体或设备使关节发生被动活动、利用各种物理因子促进肌肉收缩或关节活动，达到早期活动的目的。

1）清醒的病人：发病后就可以开始床上的主动活动，除了主动活动健侧肢体外，更重要的是主动活动患侧肢体或在健侧肢体的辅助下活动患侧肢体。如上肢的 Bobath 握手、下肢在少许帮助下的双桥、单桥活动等。

2）有认知障碍或不清醒的病人：只要条件许可，可以在他人的帮助下做一些肢体的被动活动或借助于设备被动带动患侧肢体的活动；也可以利用低频脉冲电刺激诱发瘫痪肌肉收缩。

2. 预防制动引起的并发症

（1）预防肺部感染：脑卒中后由于活动的减少使得肺部功能下降；呼吸肌力量降低导致肺部纤毛运动减弱，肺部的分泌物不容易排出。预防肺部感染首先是早期离床活动。对那些不能早期离床活动的病人，可以通过定时翻身、床上的呼吸肌训练，以及借助于肺部振动仪促进纤毛运动，改善呼吸功能。

（2）预防压疮：脑卒中后卧床期最容易发生的并发症是压疮，出现后治愈困难，因此，预防压疮的发生远较治疗重要。压疮的预防包括使用充气床垫、定时翻身并检查容易发生压疮部位的皮肤、尽早离床活动、促进受压部位的血液循环等。

（3）预防深静脉血栓形成：深静脉血栓多发生在脑卒中后瘫痪肢体的下肢，其主要原因是瘫痪侧下肢缺乏活动，失去了肌肉对血管的挤压作用。因此，预防深静脉血栓就是要恢复肌肉对血管的这种挤压作用。主动的肌肉收缩是最有效的方法，不论是等长运动还是等张运动都可以直接挤压血管。如果肌肉不能主动收缩，可以采取被

动的方法帮助血管收缩。例如，穿戴预防深静脉血栓形成的弹力袜、利用压力治疗仪挤压肢体及其中的血管、利用低频脉冲电刺激促进肌肉收缩、挤压血管等。

三、脑卒中的三级康复

脑卒中后的功能障碍常持续很长时间，需要长期康复治疗，但病人一般不可能长期在发病入住的医院接受住院康复，必然要经历不同层级的医院康复，逐渐过渡到社区康复、居家康复；即从急性期康复到恢复期康复的不同阶段的康复。

分层级康复是指脑卒中后根据病程及康复的介入逐渐从发病入住的三级医院的早期或超早期康复过渡到二级医院和康复医院，再到社区或家庭的恢复期康复。国内目前推广的脑卒中"三级康复"比较好的体现了这种分层级康复的理念，《中国脑卒中康复治疗指南（2011 版）》中比较详细的介绍了三级康复的内容。

第四节　无创性脑刺激技术在脑卒中康复中的应用

无创性脑刺激技术（noninvasive brain stimulation, NBS）是通过利用磁场或电场作用于大脑的特定部位，以达到调节大脑皮层神经元活动的技术。经颅磁刺激（transcranial magnetic stimulation, TMS）和经颅直流电刺激（transcranial direct current stimulation, tDCS）是近年来快速发展的代表性无创性脑刺激技术，因其可以促进或抑制大脑皮质的兴奋性，已被广泛应用于脑卒中后各种功能障碍的康复。

一、TMS 和 tDCS 的基本原理

经颅磁刺激（TMS）是一种利用脉冲磁场作用于大脑皮质，产生感应电流改变皮层神经细胞动作电位，从而影响脑内代谢和神经电活动的生物刺激技术。一般 TMS 作用的空间分辨率约 1cm，穿透深度约 2cm。TMS 的刺激模式主要有单脉冲（single-pulse TMS, spTMS）、双脉冲（paired TMS, pTMS）和重复经颅磁刺激（repetitive TMS, rTMS）。一般而言，频率≤ 1Hz 称为低频磁刺激，

用以抑制大脑皮质兴奋性;频率 ≥ 5Hz 为高频磁刺激,可提高大脑兴奋性。相对其他刺激模式,rTMS 的优势及治疗效应更突出,目前在临床科室中应用相对较普遍。

经颅直流电刺激(tDCS)是利用低强度、恒定的微弱电流(1 ~ 2mA)作用于大脑皮质,通过改变神经元膜电位的电荷分布,促其去极化或超极化,从而影响大脑皮质神经细胞兴奋性,最终调控大脑功能。tDCS 治疗设备通常由恒定电流刺激器、电极片及输出装置等部件组成。刺激电极通常置于目标皮质区域颅骨上方,参考电极则置于对侧眼窝上、肩上或颅外其他部位,电流从阳极流向阴极,并形成一个电流环路。电流在穿过颅骨作用于大脑皮质过程中,电流强度发生了衰减,故其治疗效果与电极片尺寸、极性、刺激部位、电流强度、电流密度、刺激时间、被刺激组织性质等多方面因素有关。大尺寸刺激电极会影响其聚焦性,致使其他脑组织受到影响,但小尺寸刺激电极容易在电极边缘产生逆电场。目前对于 tDCS 促进神经功能障碍恢复的确切机制尚不清楚,单一机制无法解释 tDCS 的多种作用,故通常认为 tDCS 对机体神经功能的调控是多种因素、多种机制相互作用的结果。

二、无创性脑刺激技术的临床应用

1. **TMS 在预测脑卒中后运动功能恢复中的作用** 目前临床研究表明,TMS 可一定程度地预测脑卒中后运动功能恢复情况。脑卒中后病人的 MEP 可表现为缺失、波幅降低或波形异常、潜伏期和中枢运动传导时间延长等。脑卒中病人早期 MEP 的改变可在一定程度上反映其预后情况,MEP 表现正常者其神经功能恢复较好,而 MEP 异常者则预后较差。

2. **TMS 和 tDCS 对脑卒中后运动功能恢复的作用** 根据大脑半球间竞争模型,两半球间的平衡在卒中后被打破:健侧半球的兴奋性增强,而患侧半球的兴奋性降低,同时健侧半球对患侧半球的抑制增加。但目前临床对于脑卒中后是采用低频 rTMS 抑制健侧半球还是采用高频 rTMS 兴奋患侧半球来促进肢体运动功能的恢复仍无定论。大多数研究表明:对于急性期脑卒中的病人,健侧采用低频 rTMS 刺激健侧大脑半球可能是有

效的;对于急性期和慢性期脑卒中的病人,采用高频 rTMS 刺激患侧半球可能是有效的,而对于慢性期脑卒中的病人,采用低频 rTMS 刺激健侧大脑半球可能疗效更好。Long 等曾比较低频 rTMS(1Hz)与低频 - 高频相结合 rTMS(1Hz 和 10Hz)对卒中后早期上肢运动功能的影响,他们首先采用低频刺激健侧半球以降低其兴奋性,减少对患侧半球的过度抑制,然后以高频刺激患侧半球以提高兴奋性。该研究表明低频 - 高频相结合的疗效更好,且治疗效果至少持续 3 个月。这为临床提供了新的思路,合理利用高、低频的方法既能够降低风险,也能提高疗效。

近年来应用 tDCS 治疗脑卒中后肢体运动功能障碍的临床研究逐渐增多。一项荟萃分析发现,采用阳性电极刺激损伤侧上肢运动功能区,能促进慢性脑卒中病人上肢功能恢复,但不同病人间恢复程度差异较大;采用阴性电极刺激损伤对侧 M1 区,有助于上肢瘫痪较重的慢性脑卒中病人运动功能恢复;通过对阴性刺激和阳性刺激的治疗作用进行比较,发现阴性刺激更有利于脑卒中病人手功能恢复;同时有研究发现,双侧刺激治疗效果较单一的阴性或阳性刺激更好。

目前有关 tDCS 对促进下肢及步行能力恢复的研究相对较少。有研究发现,tDCS 作为一种辅助治疗手段有助于脑卒中恢复期病人步行能力恢复,但平衡功能及步态量表评分与对照组间差异均无统计学意义($p>0.05$)。因此 tDCS 是否能促进脑卒中病人运动功能恢复尚需更多严格设计的高质量、大样本、多中心临床试验证实。

3. **TMS 和 tDCS 对脑卒中后失语的作用** 脑卒中后,有 21% ~ 38% 的病人在急性期会有失语的表现。虽然部分失语的病人有一定程度的自主恢复,但语言功能的恢复并不完全由损伤部位本身所决定,与两侧大脑区域复杂的重组模式有关,受病灶大小、部位、发病时间、训练类型和语言任务等影响。由于语言功能主要存在于优势半球,针对失语的 rTMS 治疗也表现出偏侧化(通常优势半球为左半球),通常采用高频的 rTMS 兴奋性刺激左侧半球以及采用低频的 rTMS 抑制右侧半球同源区域促进了兴奋性的再平衡,从而促进语言功能的恢复。而相关行为学研究发现,阳极 tDCS 刺激能提高健康受试者词汇速度、流利程

度及命名精确性。如阳极 tDCS 刺激左侧颞顶联合区能促进词汇学习,而刺激 Wernicke's 区则能提高语言学习能力。目前还没有明显证据证明阳极或阴极 tDCS 刺激对脑卒中后失语症病人有明显疗效。但阴极刺激较阳极刺激更有临床价值。Wu 等研究发现,阳极 tDCS 刺激联合言语训练能明显改善卒中后失语症病人图片命名及听理解能力,认为 tDCS 刺激不仅能直接调节极片下大脑白质兴奋性,而且还能够调控相应区域神经网络功能。

4. TMS 和 tDCS 对脑卒中后吞咽功能障碍的作用 卒中性吞咽困难(stroke related dysphagia,SRD)在卒中后的发生率为 42% ~ 67%,目前 SRD 的治疗包括感觉增强技术、功能性吞咽疗法、运动疗法和代偿治疗等,但疗效有限。近年来有研究表明,rTMS 和 tDCS 可能通过调节与吞咽功能相关的皮质神经网络,进而改善脑卒中后吞咽功能障碍。

尽管吞咽功能受两个大脑半球控制,但也存在相对的半球优势,而吞咽功能的优势半球在临床识别相对比较困难。因此有研究者建议采用 rTMS 双侧同时刺激大脑半球可以在不考虑优势半球的情况下实施,可能具有通用性强的优点。而 Momosaki 等研究的结果也证实了双侧刺激对 SRD 的改善具有良好的治疗效果。而 Cosentino 等研究认为,阳极 tDCS 刺激能够增强健康受试者对液体的吮吸能力,可能与 tDCS 刺激能促进与吞咽有关大脑皮质神经网络募集有关。Kumar 等发现阳极 tDCS 刺激能促进卒中后吞咽障碍恢复,其治疗机制可能包括 tDCS 能促进脑皮质输入及输出,增强与脑干相关吞咽感觉及运动控制能力,有助于吞咽障碍改善。Marchina 等研究发现,阳极 tDCS 刺激联合吞咽训练能促进脑卒中急性期病人吞咽功能恢复,可作为吞咽障碍康复治疗的有益补充。

5. TMS 和 tDCS 对脑卒中后认知功能障碍恢复的作用 脑卒中后认知障碍(post-stroke cognitive impairment,PSCI)是脑卒中后常见并发症,不仅增加病人的病死率,还严重影响病人康复进程及生活质量,给病人、家庭和社会均带来沉重负担。近年来,国内外许多研究证明,rTMS 和 tDCS 对卒中后认知功能的改善也有促进作用。

三、脑刺激技术应用于脑卒中康复中存在的问题与挑战

1. 安全性评价 尽管至今没有证据表明 TMS 对人的血压、心率和认知功能等有负面影响,但作为一种广泛使用且具体机制尚不十分明确的治疗手段,其安全性是临床工作者必须要考虑的问题。rTMS 最大的不良反应可能是诱发癫痫,受刺激的强度、频率、部位等因素影响,诱发癫痫的频率多在 10 ~ 25Hz,刺激强度均在阈强度以上;也有部分研究报道称 rTMS 治疗后病人出现头痛、失眠等现象,经过休息或使用乙酰氨基酚后可缓解。只要在操作中严格控制刺激参数、规范操作,采用 rTMS 治疗脑卒中也是相对比较安全的。

相对于 TMS 而言,tDCS 因不直接诱发动作电位产生,引起癫痫发作的危险较小。tDCS 最常见的不良反应为电极片下轻微麻刺感、痛感和疲惫感等,但存留时间较短,一般几小时内即消失;其他罕见的不良反应还包括轻度瘙痒、头痛、恶心及失眠等。tDCS 治疗的安全性与电流强度、电极片尺寸及刺激时间相关,目前认为 1 ~ 2mA 的电流强度、$21cm^2$ 的电极尺寸、每次持续刺激 20min 均相对安全。尽管有大量研究证实单次 tDCS 刺激和多次重复刺激是安全的,但延长 tDCS 刺激周期的安全性仍有待进一步证实。

2. 问题与挑战 TMS 和 tDCS 作为一种无创性脑刺激技术在临床已经取得显著成果,已被广泛应用到研究和临床。TMS 可通过不同频率刺激对皮质产生兴奋或抑制作用,开辟临床应用新领域。但目前仍存在以下主要问题:①对于参数设置、治疗时程和功效的评定仍存在一定争议;②定位问题,即如何将磁刺激定位于选定局限的解剖空间,如采用 MRI 及计算机辅助的无框架立体定位导航式 TMS,提高 TMS 刺激部位的准确性;③作用机制仍不十分清楚,对脑血流量的影响、神经递质、脑组织的病理生理改变等诸多方面仍需进一步探讨;④潜在的长期安全问题还需要进一步深入的研究。

tDCS 作为一种简单、安全、无创性的脑神经调节技术,对脑卒中所导致的功能障碍虽有一定疗效,但在许多方面仍存在争议,其刺激模式、刺

激时间、治疗周期、介入时间、远期疗效等还需进一步研究探讨；在 tDCS 疗效研究中除采用各种评定量表外，还需与神经电生理技术、MRI、PET 等联合应用，对治疗后病人脑功能重组情况进行

分析。关于 tDCS 治疗脑卒中的作用机制目前尚未明确，可从分子生物学、免疫组学、细胞学、血管生成、神经保护等方面进行探讨。

（胡昔权　郑海清）

参 考 文 献

[1] 中华医学会神经病学分会神经康复学组,中华医学会神经病学分会脑血管病学组,卫生部脑卒中筛查与防治工程委员会办公室.中国脑卒中康复治疗指南（2011 完全版）.中国康复理论与实践,2012,18(4):301-318.

[2] BRAININ M, ZOROWITZ RD. Advances in stroke: recovery and rehabilitation. Stroke, 2013, 44(2): 311-313.

[3] CUMMING TB, THRIFT AG, COLLIER JM, et al. Very early mobilization after stroke fast-tracks return to walking: further results from the phase Ⅱ AVERT randomized controlled trial. Stroke, 2011, 42(1): 153-158.

[4] VANWIJK R, CUMMING T, CHURILOV L, et al. An early mobilization protocol successfully delivers more and earlier therapy to acute stroke patients: further results from phase Ⅱ of AVERT. Neurorehabil Neural Repair, 2012, 26(1): 20-26.

[5] DUNCAN PW, SULLIVAN KJ, BEHRMAN AL, et al. LEAPS Investigative Team Body-weight-supported treadmill rehabilitation after stroke. N Engl J Med, 2011, 364(21): 2026-2036.

[6] MEHRHOLZ J, HADRICH A, PLATZ T, et al. Electromechanical and robot-assisted arm training for improving generic activities of daily living, arm function, and arm muscle strength after stroke. Cochrane Database Syst Rev, 2012, 6: CD006876.

[7] ZOROWITZ R, BRAININn M. Advances in brain recovery and rehabilitation 2010. Stroke, 2011, 42(2): 294-297.

[8] ENZINGER C, DAWES H, JOHANSEN BH, et al. Brain activity changes associated with treadmill training after stroke. Stroke, 2009, 40(7): 2460-2467.

[9] WOLF SL, THOMPSON PA, WINSTEIN CJ, et al. The EXCITE stroke trial: comparing early and delayed constraint-induced movement therapy. Stroke, 2010, 41(11): 2309-2315.

[10] HSU SS, HU MH, WANG YH, et al. Dose-response relation between neuromuscular electrical stimulation and upper extremity function in patients with stroke. Stroke, 2010, 41(4): 821-824.

[11] LO AC, GUAINO PD, RICHARDS LG. Robot-assisted therapy for long-term upper-limb impairment after stroke. N Engl J Med, 2010, 362(19): 1772-1783.

[12] WU P, MILLS E, MOHER, et al. Acupuncture in poststroke rehabilitation: a systematic review and meta-analysis of randomized trials. Stroke, 2010, 41(4): e171-e179.

[13] LEE MS, SHON BC, KIM JI, et al. Moxibustion for stroke rehabilitation: Systematic review. Stroke, 2010, 41(4): 817-820.

[14] KLUDING PM, DUNNING K, O' DELL MW, et al. Foot drop stimulation versus ankle foot orthosis after stroke: 30-week outcomes. Stroke, 2013, 44(6): 1616-1660.

[15] LONG H, WANG H, ZHAO C, et al.Effects of combining high-and low frequency repetitive transcranial magnetic stimulation on upper limb hemiparesis in the early phase of stroke. Restor Neurol Neurosci, 2018, 36(1): 21-30.

[16] LUDEMANN PJ, BOSL K, ROTHHARDT S, et al. Transcranial direct current stimulation for motor recovery of upper limb function after stroke. Neumsci Biobehav Rev, 2014, 47: 245-259.

[17] TAHTIS V, KASKI D, SEEMUNGALl BM. The effect of single session bi-cephalie transeranial direct current stimulation on gait performance in sub-acute stroke: A pilot study. Restor Neurol Neurosci, 2014, 32(4): 527-532.

[18] COSENTINO G, ALFONSI E, BRIGHINA F, et al. Transcranial direct current stimulation enhances sucking of a liquid bolus in healthy humans. Brain Stimul, 2014, 7(6): 817-822.

[19] KUMAR S, WAGNER CW, FRAYNE C, et al. Noninvasive brain stimulation may improve stroke-related dysphagia: a pilot study. Stroke, 2011, 42(4): 1035-1040.

[20] MARCHINA S, SCHLAUG G, KUMAR S. Study design for the fostering eating after stroke with transcranial direct current stimulation trial: a randomizedeontrolled intervention for improving Dysphagia after acute ischemic stroke. J Stroke Cerebrovasc Dis, 2015, 24(3): 511-520.

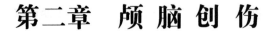

第二章 颅脑创伤

第一节 脑损伤和修复机制

颅脑创伤的病理机制非常复杂,多种损伤机制并存,而且不同的病程阶段会发生不同类型的损伤,一些病理变化也可能会长期持续存在。

一、急性期病理机制

1. 原发性损伤 原发性损伤是由直接暴力所致的对神经细胞、胶质细胞、血管以及轴索的损害,包括引起脑挫伤、撕裂伤以及颅内出血的接触性损伤导致脑组织局部破坏,或者加速/减速运动引起弥漫性轴索损伤从而导致弥漫性脑组织破坏。目前研究认为原发性损伤是不可逆的,它是外力打击后即刻发生的,只能通过头部的防护措施减少打击的力量或速度等,以达到减轻原发性损伤的目的。

2. 继发性损伤 原发性损伤可激活一系列有害反应,从而引起继发性损伤。继发性损伤包括系统性损伤和细胞损伤,持续时间可能为数小时到数周。系统性损害包括脑水肿、颅内压增高和出血,这些因素可能减少脑血流,引起脑缺血的发生。研究表明,大多数病人在外伤发生后会出现局部或者全脑的缺血,而缺血会导致一系列连锁反应,包括兴奋氨基酸毒性、钙超载、自由基生成、线粒体功能异常、炎性反应以及促凋亡基因激活等。目前大量的研究也致力于逆转继发性损伤过程,颅脑创伤的早期救治也是通过阻断或减轻继发性损伤实现的。

二、恢复期的病理变化与预后密切相关

以轴索分离为表现的轴索损伤是颅脑创伤恢复期最常见的病理变化,并且与病人的临床结局密切相关。传统观点认为大部分轴索损害(轴索分离)主要缘于原发性损害发生时外力对轴突的牵拉和撕扯,但是最近研究表明,继发的连锁性生化以及细胞损害可引发轴突变性。在细胞损伤过程中,神经元的坏死或程序性死亡导致最后数量的减少。这种变化过程可在颅脑创伤发生后长期存在,甚至持续数年。研究表明,颅脑创伤后神经元丢失的程度,决定了病人的长期预后。

除了轴索损害和神经元丢失,突触的可塑性损害和神经递质系统的异常,也是引起颅脑创伤病人神经功能障碍的重要原因,这也解释了一些轻中度颅脑创伤病人,即使没有发生轴索损害和神经元丢失,也可能会出现明显的神经功能缺损。

通过深入研究发现,慢性创伤性脑病是由于过多的磷酸化 tau 蛋白在脑内沉淀积累所导致,而这也可能是一种新的恢复期病理生理变化。因此,有学者认为颅脑创伤是阿尔茨海默病的一个高危因素,因为它可能会增加类淀粉样蛋白等物质在脑内沉积的风险。

第二节 脑损伤恢复机制对颅脑创伤康复的指导意义

一、神经重塑理论

传统的观点认为,成年哺乳动物的神经细胞受到损害后是不可再生的,其功能也不能够恢复。但越来越多的证据打破了这一观点,关于神经修复的各种理论和假说也不断被提出,其中最著名的是神经重塑理论。神经重塑理论认为,发育成熟的神经细胞的功能和结构在某些条件下能够以某些方式进行调整和改变,重塑过程可能通过某些手段得以促进或放大,从而影响神经功能的恢复速度和程度。神经功能联系不能指的是解剖位

置上远离病灶但彼此功能存在联系的神经细胞功能被压制,而 Monakow 首先提出通过减轻或者消除神经功能联系不能促进神经功能的恢复,例如改善脑部葡萄糖代谢,促进突触重塑和皮层重组等。

二、丰富环境对神经重塑的促进作用

动物实验已经证明,丰富环境可促使损伤大脑的神经重塑更加活跃,可增加神经细胞体积和密度、树突分枝以及树突棘密度、突触密度和体积等。在大鼠颅脑创伤模型的实验中,丰富环境具有改善大鼠认知行为和运动功能的作用。目前发现,暴露在丰富环境中的颅脑创伤大鼠其脑内的神经营养因子,尤其是脑源性神经营养因子表达显著增加,而后者对神经元的存活、分化以及成长起着重要作用。临床上可以充分模拟实验中的丰富环境,但如何使病人长时间的处于丰富环境,仍然是一项挑战,社区康复模式也许提供了相对现实的选择。

三、神经重塑与细胞因子

(一)神经递质与神经重塑

神经递质系统在颅脑创伤时受到影响,递质的合成、传递异常同样是颅脑创伤尤其是恢复期功能障碍的重要机制之一。例如,研究发现颅脑创伤后位于纹状体以及额叶皮层的突触前后多巴胺能蛋白发生变化,这可能影响到多巴胺的合成以及摄取;颅脑创伤可能令海马以及中隔处的细胞数量减少,胆碱能系统的神经传递效率也会降低;胆碱能系统向皮层以及海马的投射纤维也可能被损害,胆碱能细胞数量减少;皮层以及海马区域的 5-羟色胺受体表达,在颅脑创伤中也容易受到影响。近年来很多研究也发现某些作用于递质系统的药物可影响神经重塑从而改善神经功能。通过更深入的研究,充分认识神经递质在颅脑创伤神经重塑中的作用,将为颅脑创伤的治疗提供更多选择。

(二)炎症反应与神经重塑

炎症反应对神经重塑的影响主要发生在急性期。在急性期,颅脑创伤引起了连锁的炎性反应,导致继发性损伤。近些年相关研究较多,例如通过他汀类药物减轻炎症反应,可缓解海马区的神经变性,并且增加脑血流,而脑血流的增加有利于改善神经功能联系不能。但是也有的学者通过研究提出,抗炎治疗可能是一把双刃剑,应该对治疗时机、剂量以及疗程进行进一步的研究。

(三)内分泌与神经重塑

雌激素在颅脑创伤急性期可发挥神经保护的功能,而在恢复期,雌激素能协助几种神经适应性重塑的进程从而促进神经功能的恢复。但是也有研究发现,急性期使用雌激素可能增加死亡率,并且长期的应用雌激素也可能抑制神经重塑,但具体机制仍然不清楚。通过对颅脑创伤后下丘脑-垂体功能变化的研究,以及激素替代治疗的研究也发现,生长激素、甲状腺激素等在颅脑创伤后神经功能的障碍恢复中也发挥一定的作用。相关研究的深入可能为颅脑创伤的内源性激素替代治疗开辟新的道路。

(四)药物与神经重塑

研究发现,有的药物可以促进神经重塑,起到正性作用,而有的可阻碍神经重塑,起到负性作用。临床上尤其要注意尽量避免使用负性作用的药物。例如抗精神病药物如氟哌啶醇等可延缓神经重塑的发生,其机制可能同这些药物对 D2 受体的拮抗有关。另外抗惊厥类的药物,尤其是苯二氮䓬类和苯妥英钠也会延缓神经重塑,影响神经功能恢复。

四、神经干细胞技术仍然存在争议

近年来对干细胞的实验研究很多,也取得了一些令人鼓舞的结果。干细胞技术也逐渐开始被用于神经系统变性病、代谢性疾病、免疫性疾病以及脑损伤(脑卒中和颅脑创伤等)的临床试验。2009 年,胚胎干细胞临床试验首次获得授权,主要针对脊髓损伤的修复。随后肌萎缩侧索硬化的神经干细胞临床研究也被批准。然而迄今为止,虽然神经干细胞在实验室研究取得了一定的成功,但是却很难在临床实践中被复制。目前的干细胞的临床试验结果仍不令人满意,其有效性和安全性都有待进一步评估,广泛用于临床治疗神经损伤还面临很多困难。

综上所述,神经重塑可有多种方式,而很多因素能够促进或者妨碍这个过程的发生。深入研究颅脑创伤神经重塑的机制,促进重塑发生,减少抑制重塑的因素,对指导临床治疗和康复,改善病人的预后非常重要。

第三节 脑损伤功能障碍的复杂性及其对策

由于颅脑创伤损伤机制的复杂性和损伤部位的广泛性,导致了颅脑创伤后功能障碍的复杂性、多变性,常常会出现临床表现与影像学的不一致,不同时期病人的主要障碍可能不同,因而针对颅脑创伤病人的功能障碍评价与康复更强调全面性和个体化。颅脑创伤后意识障碍、精神心理障碍、认知障碍、言语和吞咽障碍、运动障碍及其他并发症等均有自身的明显特点,明显区别于脑卒中,在恢复时间窗和预后上也有一定差异,故需注重治疗与康复的长期性。

一、意识障碍的概念

(一)意识障碍概念的再认识

1. 植物状态(vegetative state,VS) 意识障碍是脑外伤最严重的并发症,多年来人们对意识障碍的认识不断深入,越来越多关乎医学以及伦理的问题成为争论的焦点。在过去,人们对死亡的认识仅仅停留于永久的呼吸停止上。20世纪60年代,人工呼吸机的发明让人们不得不重新认识死亡,由此"脑死亡"这一名词代替了呼吸停止的"死亡","闭锁综合征"等假性昏迷也开始渐渐被人们熟悉。但是很快人们就发现,很多严重脑损伤的病人从昏迷中醒过来但是却不能交流,也没有任何行为上的觉醒表现。这种意识障碍被称为"植物状态"或"去皮质综合征"(decorticate syndrome)或"醒状昏迷"(coma vigil)。之所以选用"植物"一词来形容这种意识状态,缘于此类病人的植物(自主)神经功能保存完好,如睡眠觉醒周期、呼吸心跳、体温调节以及消化功能。

此后根据"植物状态"持续时间的不同,又出现了"持续性植物状态"(persistent vegetative state)和"永久性植物状态"(permanent vegetative state)两个名词。各国对持续性植物状态和永久性植物状态的诊断标准认同不一,目前倾向于欧美国家的意见:植物状态超过1个月称为持续性植物状态;外伤性植物状态超过1年、非外伤性植物状态超过3个月称为永久性植物状态。但因两者缩写都为PVS,使用时很容易造成混淆。而且随着临床上越来越多的持续性或永久性植物状态病人在数年甚至数十年后恢复意识的报道,为了避免病人家属的心理压力和不必要的纠纷,持续性或永久性植物状态的诊断更加谨慎,也已逐渐较少在临床中使用。

2. 最小意识状态(minimally conscious state,MCS) 最小意识状态概念是1997年由Giacino等提出的,病人存在部分意识,如视追踪、听觉、疼痛觉、情感等反应,预后较植物状态好。临床也使用"低反应状态"(minimal response state,MRS),其含义与最小意识状态基本相同。最小意识状态也被分为两个层次,即MCS⁺和MCS⁻。前者指病人具有较高的行为反应(例如执行指令、可理解的语言,用手势或者说"是或否"来做出反应,以及非功能性交流);后者指水平较低的行为反应,存在非反射性运动,如对有害刺激定位、视觉追踪、对刺激做出恰当行为或者情感反应。"最小意识状态"的提出填补了植物状态和觉醒之间的空白。近来年的功能影像学研究表明,最小意识状态病人残留有皮层处理功能,使得进一步明确意识障碍的机制成为可能,有助于意识障碍病人的预后判断和康复治疗。

3. 无反应觉醒综合征(unresponsive wakefulness syndrome,UWS) 近些年电生理技术以及影像学的发展,使得人们能够对植物状态病人的脑部活动进行深入的了解,发现很多诊断为植物状态的病人其大脑对输入的指令有一定的反应。这说明,植物状态的诊断未必能够反映病人的真实状态。另外,"植物"一词似乎忽略了这些病人作为个体"人"的权利,从而产生伦理和法律上的一系列问题。针对这种情况,2011年有学者提出用"无反应性觉醒综合征"这一名词来替代植物状态。这是一个更加中性的描述性词汇,仅仅恰当地描述了病人的状态,摆脱了"植物状态"略带有贬义的缺点,而且这一概念的变化还有着更深层次的涵义,是随着意识障碍研究和认识逐渐深入的结果。

4. 功能性闭锁综合征(functional locked-in syndrome) 除此之外,功能影像学发现有一部分意识障碍病人能够对外界的指令做出反应,甚至通过恰当的设计,能够以某种方式正确回答问题。这些病人保留较高的认知功能水平,但是不能支配大脑产生行为或动作。例如通过 fMRI 研究发现,当给这类病人下达"打乒乓球"的指令时,其大脑皮层运动前区发生了反应,而运动区无反应,这说明任务的启动和执行两个部位之间失去联系。这种情况下诊断为"意识障碍"可能是不恰当的。因此有学者从传统的"闭锁综合征"(locked-in syndrome)的诊断中受到启发,认为这类病人诊断为"功能性闭锁综合征"更为恰当。

时至今日,我们对意识障碍的认识还远远不够,随着科技的发展,一些新技术、新方法的出现,对意识障碍的认识将不断会更新,也将有更多新的概念涌现,旧的概念或认识被淘汰。

(二)意识障碍的准确判断仍是一大难题

1. 临床评估 昏迷的诊断要相对容易,但是大部分颅脑创伤或者其他类型脑损伤的病人并不是始终处于昏迷状态,随着病程的变化,病人可能会清醒或者转入其他特殊类型的意识障碍。经验表明,医生对病人意识障碍的主观判断存在一定的错误风险,客观的评价量表相对较为可靠。意识障碍的临床评价量表很多,也在不断的发展更新,其中意识障碍恢复量表修订版(coma recovery scale-revised, CRS-R)是目前较为可靠的临床评价量表。近期美国康复医学会议组织了一项对意识障碍病人行为评估量表的系统性回顾分析,提出了循证指南,推荐使用 CRS-R 评估意识障碍病人,它在效度、可靠性、诊断有效性和预后的评估中都很重要。已证实格拉斯哥昏迷量表(Glasgow coma scale, GCS)不适用于评价这些特殊类型的意识障碍,而且只推荐在颅脑创伤急性期使用。另外也要避免使用其他非国际公认的临床评价方法。

2. 辅助诊断方法 由于临床评估的局限性,某些不恒定或因疲劳易消失的反应容易被忽略,导致判断的误差或错误。如果病人合并潜在的语言或非语言交流功能的缺陷,比如失语、失认或失用,会使判断更加困难。因此选用一些客观检查方法如脑电图、事件相关电位(event-related potentials, ERP)以及神经影像等,可作为评估意识障碍的辅助方法。但是由于人类意识的复杂

性,以及检查时可能出现的各种干扰,这些诊断技术目前只能提供判断意识情况和预后的佐证,还没有任何一项方法可以全面精确地判断病人的意识状态。但值得一提的是,通过这些辅助诊断方法可以帮助我们更加深入地了解意识的本质。

(三)促进意识恢复的方法仍需不断探索

意识障碍的治疗比诊断更具有挑战性,以至于有时候会使用"hopeless""frustrating"这样的词汇来形容部分病人的预后。即便如此,目前还是有很多措施在意识障碍的治疗中应用,并取得一定的疗效,其中主要包括康复治疗、高压氧治疗、药物治疗及针刺治疗等。临床上,通常是多种方法综合运用,这样可能起到最大的疗效。

1. 康复治疗 康复治疗包括躯体治疗策略和促进意识改善的治疗措施。其中躯体治疗策略指的是促进机体机能状态的提高,预防二次并发症;促进意识改善的治疗措施包括多种形式的刺激,如通过亲人的呼唤、音乐治疗、增加与环境的接触等诱发广泛的行为反应。此外,一些电刺激、磁刺激技术目前也用于治疗意识障碍,但确切的疗效仍有待评估。

2. 高压氧治疗 高压氧治疗能使大脑内毛细血管含氧量增加,促进侧支循环的生成,从而改善大脑的缺血状态,促进神经细胞功能的恢复。虽然目前没有高压氧治疗意识障碍病人的一级临床证据,但是临床上高压氧仍不失为一种应用广泛而且普遍被认可的治疗方法。高压氧治疗开始要早,疗程也可能需要较长,但目前尚无研究报道所需压力、疗程等确切的指标,需要今后进行更深入的研究和循证医学的证据。

3. 药物治疗 通过一些药物治疗亦可起到增加脑血流量,改善神经细胞代谢,从而促进神经功能恢复的作用,其中也可能有助于意识的恢复。研究显示,急性期应用钙通道拮抗剂、外源性神经节苷脂及自由基清除剂可能有助于减轻继发性脑损害,保护脑功能,促进意识的恢复,改善预后。近些年很多作用于神经递质系统的药物也被用于意识障碍的治疗,如利他林、金刚烷胺、盐酸氟西汀等。随着对意识障碍机制的研究和认识的深入,更多的药物会得到应用,药物治疗将是促进意识恢复的重要方法。

4. 针刺治疗 针刺作为一种特殊的刺激方

式,在国内一直被广泛应用于意识障碍病人的治疗。中医学认为很多穴位具有促进意识恢复的作用,例如百会、人中、涌泉等。这些穴位的共同特点就是能够提供一种强烈的感觉输入,提高大脑兴奋性。但是,目前的研究资料没有提供充分可靠的证据证实针刺的疗效,也缺乏作用机制的深入研究。

虽然目前我们的方法有限,疗效也不尽理想,但相信随着相关研究的深入以及更多新技术、新药物的出现,意识的本质会逐步被揭示,意识障碍的治疗也将会有更多的有效方法。

二、精神心理障碍

(一) 发病机制

其主要与相关脑组织结构直接损失有关,但受多种因素影响。

精神心理障碍是颅脑创伤常见的并发症,在不同程度的颅脑创伤病人中均较为常见,其发生原因比较复杂。目前认为其发生一方面与脑组织结构的直接损伤有关,另一方面颅脑创伤本身以及由此导致的长期功能障碍和并发症又可能会产生或加重精神心理障碍。脑损伤的严重程度与精神障碍的出现并不成正比,脑损伤较严重的脑挫裂伤与脑损伤较轻的脑震荡都极易出现精神问题,而其他性质的颅脑损伤如:颅骨骨折、颅内血肿、蛛网膜下腔出血、硬膜下血肿较少出现精神障碍。研究认为,颅脑创伤时脑细胞缺血缺氧,脑干网状结构及皮质层各部分突触连接的完整性受到破坏,造成相应部位脑功能及功能整合障碍,从而出现精神障碍,尤其额中后回后部、颞叶边缘系统、胼胝体等情感部位的损伤。如挫裂伤、血肿引起脑组织的缺血、缺氧坏死、水肿、自由基产生等均可导致脑功能的缺失或低下,可加重或诱发精神障碍。而颅脑损伤较轻的脑震荡出现的精神障碍被认为心理因素的作用更大一些。颅脑创伤的部位不同,精神心理障碍的临床表现不同。额叶损伤时主要以智能损害和遗忘、人格改变为主;颞叶损伤时主要以精神病性症状、情感障碍为主;边缘系统损伤与认知障碍和性格行为异常密切相关。另外精神心理障碍还受到病前人格心理特征、病后家庭社会环境等因素的影响。病前性格内向,情绪不稳定者更易出现精神心理问题。

(二) 临床症状复杂多变

颅脑创伤后精神心理障碍临床表现复杂多样,常常与意识障碍、认知障碍、言语障碍等并存,而且器质性与功能性因素并存。不同病程阶段也可能出现明显的发展变化,急性期可能以阳性症状多见,恢复期又可能表现为阴性症状。其诊断、评价和治疗均较为困难,并且其存在严重影响颅脑创伤的康复治疗,故需要引起高度的重视。

1. 精神病样症状 主要表现为幻听、被害妄想、关系妄想、嫉妒妄想、行为异常等。一些病人在急性期就可以出现精神症状,如在原发性昏迷逐渐好转时,可出现谵妄、幻觉、运动性兴奋、狂躁不安等,但经过治疗在短期内逐渐恢复。慢性期则主要表现为各种妄想、幻觉、癔病性发作等。

2. 激越、攻击和失控行为 行为和情感控制障碍也被描述为创伤后激越,在颅脑创伤病人中也较为常见。激越可以有多种表现,激越行为量表可用于评价高兴奋性和重复行为、情绪化、攻击性和认知障碍等不同状态。但由于同一病人在不同时期有不同表现,且可能因为一些突发的偶然事件或医务人员对激越行为的自身情绪反应而出现变化,所以评价具有一定的主观性。

与急性激越相比,慢性攻击性和易激惹通常具有不同的特征,病人有一定的社会功能,但存在与家庭、朋友、工作伙伴的社会摩擦,这些与正常人的人际问题相重叠。

3. 情感淡漠、启动不足及意志力缺乏 部分颅脑创伤病人表现为淡漠,对周围事物失去兴趣,缺乏主动性。而另一些病人被医生或家属描述为"启动缺乏",即当听任病人自行其是时,他们可能首先处于被动娱乐如看电视中,或什么也不做。个别病人甚至可以口头描述动作的整个过程,且表达出执行的打算,但仍旧什么也不做。还有些人建立了目标且计划执行,但因为周围环境分心而偏离意愿。"情感淡漠"的概念与"启动不足"的概念可能有部分重叠,但也不完全一致。这种建立意向、使意向与计划相连并监督计划直至解决的能力,被认为与扣带回和额叶执行系统的其他部分(如工作记忆和反应抑制)及其之间的联系有关。但这一区域局限性损伤的病人并不常见,而合并有弥漫性轴索损伤的病人可能会出现不同类型的启动不足。

4. 情感障碍

（1）抑郁：抑郁在颅脑创伤中非常普遍，对病人功能恢复及社会心理结局有显著影响。抑郁可能与神经损伤和社会心理因素有关。脑损伤中弥漫性轴索损害导致神经递质系统的急剧破坏，神经递质的损耗，特别是去甲肾上腺素能和血清素系统，可能导致急性抑郁症状。抑郁与脑损伤部位的相关性及损伤程度对情绪障碍的预测价值尚缺乏足够的临床证据。另外，抑郁可能与伤前及伤后的社会心理因素有关，伤前就有精神障碍史的人群较一般人群更易发生创伤后抑郁。

（2）焦虑：颅脑创伤后焦虑障碍的研究较少，文献报道发生率在 10%～70% 不等。病人的自信程度、所获得信息以及受教育的水平、来自亲人的反应和脑损伤的程度对焦虑的程度会有一定的影响。广泛性焦虑、特发性恐惧症、惊恐障碍等在颅脑创伤病人中比较常见。受伤前存在焦虑的病人更有可能发展为创伤后焦虑。

（3）急性应激反应（acute stress responses，ASR）和创伤后应激障碍（post-traumatic stress disorder，PTSD）：ASR 是由突然的精神冲击所致，由此引发的精神症状在遭受刺激后数分钟或数小时出现，历时短暂，可在几天至 1 周内恢复，预后良好。主要症状为意识障碍伴有强烈的情绪变化及精神运动兴奋或抑制（如激动、喊叫、乱动增多、情感爆发等）。PTSD 是指个体在亲历、目击或面临一个对自己或他人具有死亡威胁、严重伤害的创伤事件后所表现的应激反应。主要表现为以下症状群：分离症状、再历症状、回避症状和过度警觉。早期的观点认为颅脑创伤后不会出现 PTSD，因为意识丧失或创伤后失忆可使病人免除对创伤的再体验和回避，但 Hibbard 等采用更详细的 PTSD 定式评估方法得到不同的结果。有研究者发现，有急性应激障碍的颅脑创伤病人其 PTSD 发生率高，而那些对事件"失忆"而实际上有"岛状"创伤记忆的病人，部分会患 PTSD。而那些对创伤事件（创伤过程或住院经历等）有记忆的病人出现 PTSD 的风险更高。

（4）躁狂：主要与颞叶、右侧眶额皮层损伤有关，临床表现为激惹发作，和/或情绪高涨、精力充沛、冲动等。也有报道，颅脑创伤后躁狂发作的病人可能在病程的不同阶段也有抑郁表现，但缺乏大规模流行病学研究，所以双相障碍的发生率尚不明确。有学者认为颅脑创伤后躁狂与创伤后癫痫有关；而另外一些学者则认为颅脑创伤后躁狂明显与颞叶、基底节损伤相关，并不与颅脑创伤的类型或严重程度、躯体或认知受损程度、精神病家族史或个人史及创伤后癫痫相关。

5. 物质使用障碍

物质使用障碍主要包括酒精和药物的滥用，此问题在国外尤其受到关注。物质使用障碍不仅患病率高，而且常为创伤的潜在原因，还对预后有不良的影响：包括易激惹、昏迷时间长、急性期后神经心理作用、再次受伤的风险及重新融入社区的能力。研究显示，44%～66% 的颅脑创伤病人在受伤之前有明显的酒精相关问题，而且有 36%～51% 在受伤当时已是酒精中毒。那些受伤之前有明显酒精相关问题的病人，受伤后出现酒精相关问题的可能性是其他病人的 11 倍。另有研究发现 1/3 的颅脑创伤门诊病人有非法药物滥用史，首先是大麻，其次是可卡因。

（三）治疗原则

急性期谵妄给予肌内注射氟哌啶醇或口服非典型抗精神病药物如奥氮平一般控制良好，慢性期精神病症状如对病人的康复治疗和日常生活造成影响，可给予非典型抗精神病药物治疗。

急性激越病人需要医务人员及陪护人员严密观察，减少刺激性诱因。持续激越或有进行性攻击行为的病人，需要更积极主动的治疗方法，包括药物、行为矫正技术等。国外对慢性激越病人多采用传统的行为治疗技术，以减少不合作行为。因为缺乏良好的对照性研究和有效性评价，创伤后慢性易激惹和攻击性的药物治疗还存在争议。β 受体阻滞剂有效性证据较多，但其他药物包括抗惊厥药、情绪稳定剂、碳酸锂、5-羟色胺能抗焦虑抑郁药和典型、非典型抗精神病药物的有效性证据还不充分。

研究发现，去甲肾上腺素激动剂如去甲丙米嗪和阿米替林，多巴胺受体激动剂如左旋多巴、溴隐亭与丙基麦角林以及精神兴奋剂可能对活跃行为和支持维持行为的执行系统有效。依赖计时器加强的治疗方法对按作息时间完成一定任务有一定帮助。另外使用录音设备录下循序渐进的教程，通过病人自己的声音，可以帮助某些较大范围右额叶损伤的病人不依赖护理者的提示,启动和完成沐浴、穿衣和梳洗的步骤。已发现在特定时刻可以给予自动提示的数字传呼机、手机和其他便携式电子设备等,可以帮助有明显启动问题的病人以更加定时的方式开始日常工作和生活。但这些设备对有认知功能障碍的病人并不特别适合,所以解决启动问题的另一项治疗就是对家庭和治疗人员的教育。

目前没有统一的创伤后抑郁的药物治疗标准,抑郁的治疗通常需要持久的综合治疗,包括药物治疗和心理治疗等。临床上常用三环类抗抑郁药和选择性 5-羟色胺再摄取抑制剂,但三环类抗抑郁药物可能会增加癫痫的发作。与抑郁一样,焦虑障碍也可能与损伤后较差的功能预后相关。颅脑创伤后焦虑障碍治疗方面的研究较少,和一般人群的焦虑障碍一样,创伤后焦虑首选认知行为治疗,对严重焦虑的病人,可选用选择性 5-羟色胺再摄取抑制剂减轻症状。躁狂发作或持续可考虑给予丙戊酸盐或锂制剂治疗。大部分物质使用障碍病人并没有严重的依赖,但需要康复医生和心理医生加强教育、引导。

目前针对颅脑创伤后精神心理障碍的研究大多集中在临床管理及流行病学方面,关于发生机制和治疗方面的研究很少。精神科医生的工作对象主要是非器质性精神障碍,神经科和康复科医生重点关注的是神经功能缺失症状,常常对器质性精神障碍缺乏关注和临床经验。正是由于颅脑创伤后精神心理障碍的特殊性,需要神经科、精神科、心理科等相互协作开展这方面的临床与科研工作,规范其临床诊断和治疗。

三、认知障碍是颅脑创伤康复的重点与难点

(一)产生机制复杂,对病人预后影响大

认知障碍是中重度颅脑创伤病人最为常见的症状之一,不同程度病人都可能存在认知障碍,只是其表现形式和程度略有不同。颅脑创伤后认知障碍可以表现为记忆障碍、注意障碍、执行功能障碍、思维障碍等多种形式,当病人表现为反应能力下降、主动性减少、对周围事物漠不关心、近期记忆障碍等一种以及多种认知功能障碍时,会影响病人对康复训练的识记、巩固以及提取,将干扰和影响病人的运动再学习,进而影响康复疗效,给病人的日常生活带来重要影响,成为病人回归家庭及工作的关键。

引起认知功能障碍的机制十分复杂,目前尚不完全清楚。根据现有的资料,认知障碍的形成机制大致分为两个方面:即认知相关脑组织结构的破坏以及神经递质系统的异常。大脑的很多部位都参与认知功能的正常表达,例如额叶、颞叶、顶叶、海马等。研究表明:右半球损害造成的认知障碍更为严重,其中额叶的损害表现得尤为突出,尤其是额叶腹侧和内侧皮质的损害。额叶主要与执行功能相关,包括抽象能力、概念形成、选择性记忆和认知过程转移能力。海马区主要和学习以及记忆功能密切相关,海马区受损将会影响到对新知识的获得以及对已掌握知识的提取。另外顶叶可能也参与某些认知活动。近年来的研究表明,小脑可能也参与认知、情感等高级皮层功能,但是目前还缺乏肯定的证据。此外,与认知功能有关的神经递质包括:乙酰胆碱、多巴胺、去甲肾上腺素、5-羟色胺、γ-氨基丁酸、谷氨酸等。目前认为,脑损伤急性期神经递质变化对认知的影响可能是暂时的,而恢复期持续的认知障碍则同脑组织永久性损害以及长期的脑内神经递质系统功能变化相关。

(二)临床表现多种多样,以记忆、注意、执行障碍最为突出

由于颅脑创伤的损伤部位常常较为弥散,一些脑组织结构如额叶、边缘系统、胼胝体等同时与认知功能和精神心理密切相关,因此在颅脑创伤病人中,认知障碍与精神心理障碍关系十分密切,而且两者常常合并存在,有时甚至难以完全区分。在不同病程阶段,两者的表现可能有所不同,急性期往往以精神心理症状为主,而恢复期则认知障碍表现更加突出,对病人的长期预后影响更为明显。

1. 记忆障碍 记忆是非常基本的生理功能,包括识记、保存、认知和回忆四个过程。记忆障碍指个人处于一种不能记住或回忆信息或技能的状态,有可能是由于病理生理性的或情境性的原因引起的永久性或暂时性的记忆障碍。记忆障碍可以在记忆的四个过程中的不同部分发生,但一般都同时受损,只是严重程度不同而已。记忆障碍

是颅脑创伤后认知障碍最为常见、持久的认知缺陷,是许多病人的躯体功能恢复后影响其生活质量和社会适应的主要因素。轻度颅脑创伤主要表现为伤后立即出现短暂的意识障碍,常有记忆障碍,呈顺行性遗忘,常与意识障碍的程度和时间长短有关,一般在数天、数周或数月后恢复。中重度颅脑创伤病人的意识恢复后,可能存在严重、全面的记忆障碍,不能牢固地记住所感知的印象,尤以新近事物最易遗忘,病人往往以虚构或错构的人和事来填补所遗忘的情况,来掩盖自己的记忆缺失。研究发现,颅脑创伤病人常常外显记忆受损,而内隐记忆保存。内隐记忆是指未意识其存在能无意识提取的过程,即个体没意识到提取信息这个环节以及所提取的信息内容,只是通过完成某项任务才能证实其保持有某种信息。内隐记忆的正常存在是颅脑创伤病人认知康复训练的基础之一,为记忆康复提供了新途径。

2. 注意障碍 注意是心理活动集中指向特定刺激、同时忽略无关刺激的能力,包括注意广度、注意维持、注意选择、注意转移、注意分配和综合能力等方面。注意网络涉及大脑多个脑区,额、颞、顶叶与大脑皮质脑后区域(丘脑、丘脑被盖、基底节区)及脑干网状结构间形成了一个网络系统。大脑额叶在有目的的主动注意和集中注意中起着重要作用,海马及与之联系的尾状核是实现选择注意的重要器官,中脑和上脑桥平面以上网状结构的上行激活系统被认为是保证觉醒和注意力的最泛化状态的脑机构,这些部位的任何一部位损伤,都将导致注意力的下降或者影响注意系统的某一特定方面。颅脑创伤后可出现多种注意障碍,分别为持续性、选择性、分配性及转移性注意障碍,表现在信息加工速度、注意广度、集中/选择性注意、持续性注意、注意监管控制方面。也有研究发现,颅脑创伤病人的注意分配能力受损,抗干扰能力下降,而选择注意相对完整。注意障碍影响着病人的学习、记忆、交流、阅读、书写、执行功能及日常生活活动能力的恢复,持续注意、视觉选择注意与分配注意障碍与病人的平衡功能、日常生活能力、跌倒风险显著相关。

3. 执行障碍 执行功能是指在实现某一特定目标时,个体所使用的灵活而优化的认知和神经机制,包括计划、工作记忆、控制冲动、抑制、定

势转移或心理灵活性以及动作产生和监控等一系列功能。研究表明,与执行功能相关的脑结构包括额叶 - 纹状体环路和小脑等,额叶 - 纹状体环路包括背外侧前额叶、眶额叶、前扣带回和基底神经节等。作为大脑进化中最高级的部分,额叶处于额叶 - 纹状体环路的中心。研究发现,颅脑创伤病人中额叶受损的发生率是最高的,尤其是前额叶,因此执行功能障碍尤为突出,即使在轻度颅脑创伤后,仍可能会出现执行功能的异常。而额叶损伤的严重程度与执行功能障碍之间存在正相关。研究表明:前额叶是工作记忆的重要部位,背外侧前额叶皮层与物体形状、颜色的工作记忆有关,而腹侧前额叶与物体空间位置的工作记忆有关。额叶的不同部位受损对执行功能的影响也不同,如背外侧额叶损伤对注意、计划等影响较大,而眶额叶损伤的病人则在抑制功能、情绪等方面的障碍更为明显。前额叶受损后所产生的各种障碍,促使人们提出了多种额叶功能理论,近期的理论主要强调额叶在执行控制中的作用,而且不同的行为由不同的部位调节:眶额叶损伤引起行为和社会情感的失控;辅助运动皮层与随意运动的发动和抑制有关;而背外侧前额叶及扣带皮层参与更高级的认知和注意活动的调控。

(三)药物治疗和认知康复被广泛应用,但缺乏循证医学证据

目前尚缺乏针对颅脑创伤后认知功能障碍药物治疗的大规模随机对照研究和循证医学证据,所有的药物治疗经验均来自于一些小样本的研究,或是来自于其他原因脑损害(如老年性痴呆、血管性痴呆等)所致认知障碍的研究结果。一般认为,在开始药物治疗或治疗过程中,都需要进行多方面评价,包括对病人的认知功能评定、认知障碍的诊断、必要的神经影像学检查、对认知功能可能产生干扰的因素以及改善认知障碍药物的适应证和副作用等等,以确定恰当的用药种类以及是否需要调整药物剂量等问题。

目前主要用于改善颅脑创伤后认知障碍药物有作用于多巴胺能系统的药物(如溴隐亭、左旋多巴等),作用于儿茶酚胺能系统的药物(如盐酸金刚烷胺和盐酸美金刚等),作用于胆碱能系统的药物(如多奈哌齐、利斯的明、加兰他敏等),脑代谢激活剂(如胞磷胆碱等),以及激素替代治疗

（如生长激素、甲状腺激素和雌激素等）。临床上一些改善认知功能的药物也可能会改善病人的精神心理症状，例如盐酸美金刚证实可改善痴呆病人的精神行为症状。而某些治疗精神心理症状的药物也可能改善认知功能，例如第二代单胺类三环抗抑郁药普罗替林由于其兴奋刺激特性被建议用于治疗 TBI 病人的无变应性和动机缺乏，5-羟色胺再摄取抑制剂如盐酸氟西汀则可改善抑郁症病人的记忆功能。但治疗过程中还应尽量避免使用对认知功能恢复有负性作用的药物，如部分抗癫痫药（如苯妥英钠、苯巴比妥等）、抗精神病药（如氟哌啶醇等）、镇静安眠药（如地西泮、氯硝西泮等）等，如必须使用的情况下，尽量选择负性作用较小的药物。

认知康复也是针对颅脑创伤病人的认知障碍的一种有效康复治疗方法，目前开展的认知康复方法主要有作业疗法、内隐记忆康复、无错性学习、认知行为训练、电脑辅助和虚拟认知康复、通过互联网进行远程控制的认知康复以及电磁刺激等。认知康复与心理康复在一定程度上互相补充，也有互相重叠，两者可以相辅相成，以期取得最佳的康复效果。

四、交流障碍是颅脑创伤后最常见的言语问题

（一）交流障碍表现突出

颅脑创伤导致的局灶性优势半球损伤很少见，因而很少出现典型的失语症，这一特点与脑卒中后言语障碍有明显不同。有研究发现，颅脑创伤病人的语言问题主要包括对话、叙述和"语用学"障碍，这些领域的障碍影响到病人的认知与语言交流能力。另有研究显示，颅脑创伤病人在交流信息时，选择提供给他人的信息数量和种类时有困难。病人可能说得太多，但信息量不够，或是重复无用的信息。病人可能表达不切题，在叙述中难以抓住主题，且连贯性降低。

Bartle 等人研究显示重度颅脑创伤后大约1/3 的病人会出现构音障碍，颅脑创伤后构音障碍的病人存在舌 - 下颌之间的空间、时间上的失协调。Wang YT 等人研究显示颅脑创伤后构音障碍病人的呼吸时间短，并且中间有较长时间的不适宜的呼吸暂停；同时他们的语速较慢。

（二）选择合适的量表进行评价非常重要

如果言语治疗师只应用单一语言障碍评价量表例如失语症筛查量表对颅脑创伤病人进行评估，那可能只有少部分颅脑创伤病人经失语症筛查量表证实存在典型的语言障碍，而相当一部分病人存在认知交流障碍，在评价检查中经常会采用不合作的方式，依从性不好，因此难以通过普通的失语症筛查量表识别出来。一些研究显示，颅脑创伤后的语言障碍病人自认为自己的语言能力较好，但是与之对话的参与者却认为结果并不像病人自身感觉的那么乐观。

究竟哪些言语功能评估量表更适用于颅脑创伤病人？目前 La Trobe 交流问卷作为交流能力的评估已被认可，社会融入意识检查（awareness of social inference test，TASIT）也用于颅脑创伤后社会感知能力的评估。交流效果指数测定（communicative effectiveness index，CETI）可以测定构音障碍病人在 16 种情景下的交流能力，交流效果评测量表（communicative effectiveness survey，CES）可同时评测构音障碍病人及与之对话的正常人，能更客观的反映构音障碍病人的交流能力。那么临床上是否需要应用失语症筛查量表联合这类交流问卷进行评价，可以在今后的工作中进行相关的研究。

（三）康复治疗也要重点提高认知交流能力

目前临床工作中，颅脑创伤后语言障碍的康复方法仍主要沿用卒中后失语和构音障碍等相关的经典治疗方法。通过以上的相关研究结果可以看出，很多颅脑创伤病人存在认知交流障碍，比如对自身语言障碍不能确认（角色以及地位定向障碍）、注意力不集中、逃避交流，以及治疗、交流信息量不够、对自身需求或目的表达不切题等。因此，我们认为可以试着对他们的会话进行录音，结合听者的反馈，对其说话的内容进行分析、指导，让病人逐渐形成逻辑性的会话方式。颅脑创伤病人还可以通过模仿其他人的说话而提高自身的交流能力。此外，Wiseman-Hakes 等小样本研究发现，将语言损伤程度相似的病人聚集在一起，进行某些交流主题的会话练习，可能会使病人更容易接受，取得理想的效果。而应用一些特定的技巧例如手势、书写等方法，也有助于提高这些病人的语言交流能力。

五、吞咽障碍有不同于脑卒中后吞咽障碍的特点

(一)吞咽障碍不仅仅表现在口腔期,临床上受多种因素影响

普遍认为颅脑创伤后吞咽障碍主要集中在口腔期。Mackay 等对重度颅脑创伤后吞咽障碍病人进行研究,发现最常见的吞咽障碍类型为食团控制力下降及舌运动能力(尤其是前后方向的运动)减弱,其次为吞咽启动延迟、喉封闭及上抬力弱和双侧咽麻痹,少见的有吞咽反射消失及环咽肌失弛缓;且误吸最常发生在吞咽过程中,其次是吞咽前,最少见的为吞咽后。Rosa 研究认为,舌控制减弱是口腔期吞咽障碍的主要问题,而且咽期吞咽障碍很常见。但 Lazarus 等研究认为,颅脑创伤病人最常见的吞咽障碍类型为吞咽反射启动延迟或消失,其次是摄食运动减弱。

颅脑创伤后吞咽障碍相关的危险因素主要包括低 GCS 评分、低意识水平、气管切开史、机械通气时间 >2 周和认知障碍等。吞咽障碍与病人的意识状态高度相关,随着意识状态的好转经口进食也会得到改善。当意识水平低下时,咽部肌肉放松,气道闭锁不严,容易误吸。Huxley 等报道正常人在睡眠时 45% 会误吸,意识水平低下的病人70% 有误吸。

(二)康复治疗上加强口腔期的训练,同时关注其认知功能

针对颅脑创伤吞咽障碍目前还没有特殊的治疗方法,主要沿用了卒中后吞咽障碍的康复治疗方法,但是可能需要更多的进行口腔期的训练。需要注意,病人的认知障碍对吞咽功能的影响较大,最明显的例子是当病人注意力不集中的时候,很容易发生误吸。所以强化一些与进食有关的认知方面的训练可能会有助于病人吞咽障碍的恢复,这方面仍需进一步研究。

以往研究中,颅脑创伤后吞咽障碍的转归还是很乐观的。Winstein 回顾性研究了 55 例亚急性期颅脑创伤吞咽障碍病人,结果病人达到完全经口进食的平均时间约 13 周,84% 的病人出院时实现经口进食,随访发现 94% 的病人大约在 5 个月内达到功能性经口进食。而损伤程度越重、意识水平越低、舌控制能力越差、腭咽反射越迟钝、咽延迟时间越长,则吞咽功能越难恢复。

六、运动障碍具有多样性和复杂性

运动障碍是颅脑创伤常见的症状之一,重度颅脑创伤后运动障碍的发生率为 13% ~ 66%,其中锥体外系症状的发生率约为 18%。运动障碍可发生在颅脑创伤即刻或数月甚至数年之后。早期 CT 提示弥漫性脑水肿或脑组织局灶性损伤的病人常伴有运动障碍,而硬膜下和硬膜外血肿的病人则很少出现。运动障碍可由原发性或继发性损伤引起,但由于损伤机制不同,影像学表现常与病人临床表现及严重程度不相符。

(一)运动障碍的临床表现复杂多样,双侧或多系统损伤多见

运动障碍的临床表现多种多样,常出现痉挛性偏瘫或双侧瘫痪及平衡障碍,且可合并有几乎所有锥体外系损伤引起的运动障碍,包括肌张力障碍、舞蹈样动作、震颤麻痹、静止性、姿势性或意向性震颤,其中以震颤和肌张力障碍最为常见。重度颅脑创伤病人常表现为复杂多样的运动障碍,程度重,持续时间长;轻到中度颅脑创伤病人中仅有少数症状较为持续且能致残;大部分病人表现为较轻的静止性震颤,为非致残性且不需干预。

1. 锥体系损伤 偏瘫是颅脑创伤直接累及单侧皮质脊髓束的结果,但也可因缺血、缺氧或其他继发损伤产生,这种运动障碍类似脑血管病引起的偏瘫。需要注意的是,由于颅脑创伤累及额叶较多,临床可见单肢瘫,或是下肢重、上肢轻的表现,明显不同于基底节病变造成的偏瘫。而双侧瘫痪则是累及双侧肢体及躯干,为双侧皮质脊髓束损伤的结果,在颅脑创伤病人中也较常见,双侧损伤程度可不对称。偏瘫或双侧瘫同时合并锥体外系损伤导致的肌张力障碍、共济失调等也较为多见,临床上更为复杂,另外如果合并骨折、关节损伤、异位骨化等问题,则会使运动障碍问题更加棘手。

2. 锥体外系损伤 震颤是轻中度颅脑创伤病人锥体外系损伤的最常见症状之一,常表现为大幅度的姿势性和意向性震颤,影响运动功能。震颤可表现在运动全过程中,越接近目标物,震颤的幅度越大,有时也可表现为类似帕金森病的静

止性震颤。闭合性颅脑创伤后运动障碍常表现为意向震颤,多发生于车祸所致减速伤的驾驶者或被汽车撞伤的行人。震颤一般不是独立的症状,常与其他障碍同时存在。

肌张力障碍是一种不自主的、持续的、有固定模式的肌肉收缩引起的重复性旋转样动作或不正常的姿势。其表现多种多样,可伴随震颤或肌阵挛样运动,可在安静时出现,但更多的是在意向性运动时出现或加剧。其他比较少见的类型包括颈部肌张力障碍、节段性轴性肌张力障碍和痉挛性肌张力障碍。颅脑创伤后肌张力障碍常表现为单侧性。

3. 平衡障碍 维持平衡反应的条件需要足够的支撑力,正常的姿势控制,良好的视 - 前庭功能 - 深感觉,以及正常的神经系统整合功能。平衡障碍的发生可源于一个或多个平衡因素受到损害,如下肢负重能力下降、肢体或躯干共济失调、深感觉障碍、视觉或前庭功能下降、肌张力障碍、姿势控制障碍等。几乎所有中重度颅脑创伤病人均存在平衡障碍,表现为身体重心偏向健侧,姿势僵硬而不能任意、充分地向各个方向进行重心转移,或者保护性平衡反应被破坏时不能及时进行姿势调整。重症病人不能在坐位或者站立位时伸手向不同方向取物,不能弯腰取物,不能转头,甚至影响步行能力,而轻症病人可能仅在体育或娱乐活动中表现出来。

(二)康复治疗更强调个体化和持续性

1. 锥体系损伤 单纯锥体束损伤造成的偏瘫康复治疗与卒中后偏瘫类似,急性期注意良肢位摆放和关节被动活动,预防肩关节半脱位、肩手综合征、下肢静脉血栓等并发症,恢复期以诱发主动运动,控制肌张力,增强肌力训练为主。针对中枢性瘫痪造成的广泛性痉挛,临床上可使用盐酸替扎尼定,但需注意其嗜睡和无力的副作用,而巴氯芬或乙哌立松也可选择应用,针对局部痉挛或痉挛性疼痛可选择肉毒毒素注射,疗效肯定。双侧瘫痪的康复治疗较为困难,而且往往平衡问题突出,严重者可影响呼吸肌,所以需要强调平衡功能训练和呼吸训练。和卒中相比,有研究认为颅脑创伤后上肢和手功能恢复期相对较长,预后较好,而平衡功能和步行能力恢复期短,预后较差,但仅限于小样本的研究,而且个体差异较大。

2. 锥体外系损伤 颅脑创伤后锥体外系损伤较为多见,也是康复治疗的难点。除了适当的运动疗法、按摩或其他放松性训练降低肌张力,采用 Frenkel 体操训练改善肢体或躯干的共济失调外,目前颅脑创伤所致的锥体外系损伤仍以药物对症治疗为主。研究发现,左旋多巴针对颅脑创伤所致的震颤效果不理想,而 β 肾上腺素能受体阻滞剂反应良好,α 肾上腺素能激动剂、异烟肼、丁螺环酮及肉毒毒素也有应用报道。静坐不能使用抗胆碱能药物、溴隐亭、金刚烷胺、地西泮和 β 肾上腺素能受体阻滞剂。共济失调治疗有使用异烟肼、醋氮酰胺、抗胆碱能药物和卵磷脂的有效性报道。手足徐动可选择抗胆碱能药物、氟哌啶醇或丁苯喹嗪等。抽动症可选用氯硝西泮、可乐定、哌甲酯、利他林、氟哌啶醇或非典型抗精神病药物治疗。抗癫痫药物、苯二氮䓬类对肌阵挛、舞蹈症、偏侧投掷也有治疗报道。持续的肌张力低下可适当应用脊髓兴奋药物,但要适可而止;以肌张力增高为主时,可选用多巴胺降张力治疗;而肌张力多变时则不适合药物治疗。刻板行为可见于颅脑创伤后服用单胺类药物(如安非他明)所致的副作用,需考虑调整或停用该类药物。针对药物治疗效果不佳的某些顽固性锥体外系症状,也有外科手术治疗的报道,如丘脑切开术、齿状核定向切开术、小脑齿状核损毁术、小脑前庭电刺激等。以上药物或手术治疗多为小样本研究或个案报道,或是沿用其他锥体外系疾病的治疗经验,缺乏大样本的随机对照研究和循证医学证据,而且许多药物的作用机制不清,长期疗效也有待进一步证实。

3. 平衡障碍 平衡障碍是颅脑创伤后运动障碍康复治疗最棘手的问题之一。康复治疗前需要分析造成平衡障碍的因素,针对这些因素进行单独治疗和整合治疗。例如通过下肢负重训练提高身体支撑能力,纠正异常协同运动模式,进行正常姿势的控制训练,躯干与肢体协调功能的训练,前庭 - 视觉、躯体感觉功能训练,以及提高信息综合加工及反馈能力。平衡训练常用 Frenkel 体操训练法,由坐位到立位,由静态到动态,重心由高到低,接触面由大到小,必要时可应用辅助具。药物治疗如异烟肼、醋氮酰胺、抗胆碱能药物等也有报道,但有效性和安全性有待进一步研究证实。

第四节　并发症的处理

一、颅脑创伤后癫痫的诊断与干预

颅脑创伤后癫痫发作又通常分为三种类型：急性癫痫发作（immediate seizures）、早期癫痫发作（early seizures）和晚期癫痫发作（late seizures）。通常的研究不包括那些受伤后立刻或数分钟内就出现的癫痫发作，即急性癫痫发作（通常指伤后 24h 之内发作），其病理机制和临床特征尚不清楚，可能由外伤直接诱发，又称直接性癫痫发作。早期癫痫发作是指病人受到颅脑创伤直接影响期间的发作，通常定为 1 周。晚期癫痫发作通常指外伤后超过 1 周的非诱发性癫痫发作，又称迟发性癫痫发作。研究报道，在伤后 4 周内的癫痫发作，其中 90% 出现在第 1 周。而晚期发作主要出现在伤后 1 年内，虽然伤后数年以上也可能发作。

急性癫痫发作似乎不会明显增加以后发生癫痫的危险性。在不同严重程度的颅脑创伤中出现早期癫痫的概率为 2% ~ 5%，其中在儿童更为常见。受伤后出现的早期癫痫发作是皮层损伤严重程度的一个重要标志，在儿童的重型颅脑创伤中 30% ~ 35% 发生早期癫痫，而在成人中为 4% ~ 15%。而晚期癫痫的发生率在儿童与成人的颅脑创伤病人之间无明显差别，晚期发生的癫痫发作后复发的可能性为 65% ~ 90%。在越南颅脑创伤研究中得出结论，颅脑创伤病人在 15 年以上其癫痫的发生率才降低到正常人水平。外伤后癫痫的自愈率在 25% ~ 40%，而通过有效的药物干预后，治愈率更高。有研究显示，伤后首次癫痫发作出现的越晚，其自愈率越低，尤其是伤后 4 年以上出现首次发作的病人。

外伤后癫痫早期发作的独立危险因素有急性颅内血肿和急性硬膜下血肿（儿童）、严重的损伤（包括意识丧失或伤后记忆丧失 >30min）和慢性酒精中毒（成人）；晚期发作的危险因素有早期的外伤后癫痫发作和急性的颅内血肿尤其是硬膜下血肿（所有病人）、脑挫裂伤、严重的损伤（包括意识丧失或伤后记忆丧失 >24h）、受伤时年龄超过 65 岁。了解这些危险因素是非常必要的，这有助于对个体病人作出是否进行早期干预的临床决策。

有关基因的易感性在外伤后癫痫中所起的作用尚不了解。但多数研究发现癫痫的家族史并不是外伤后癫痫的一个显著的危险因素，Jennett 也发现仅在 16 岁以下的颅脑创伤病人中，晚期发作者其癫痫家族史更明显。而在越南颅脑创伤研究中，癫痫的家族史无论对于早期或晚期癫痫都不是一个显著的危险因素。

抗癫痫药物曾被用于预防颅脑创伤后癫痫的发生。据统计，在 20 世纪 70 年代有 60% 的神经外科医生对颅脑创伤病人预防性使用抗癫痫药物。此后进行了大量的前瞻性的随机双盲对照研究，包括苯妥英、苯巴比妥、卡马西平等药物以及联合用药，考察这些药物能否预防颅脑创伤后早发或晚发的癫痫。虽然许多研究证实这些药物在治疗的第一周能抑制早期癫痫的发作，但是大多数研究并没有显示它们能降低晚期癫痫的发生率，而且长期服用某些药物如苯妥英钠将会损害认知功能。尽管如此，目前临床上针对颅脑创伤病人预防性使用抗癫痫药物上，也缺乏统一的规范，许多医生还是凭经验用药，针对开放性颅脑创伤或开颅手术后病人，会预防性使用 3 ~ 6 个月。而一旦出现癫痫发作，则需要根据发作类型合理选择抗癫痫药物，用药剂量和时间则根据癫痫发作控制情况而定。

二、颅脑创伤后脑积水的处理

重型颅脑创伤病人并发脑积水十分常见，多见于外伤后蛛网膜下腔出血或出血破入脑室者。外伤性脑积水应尽早发现，并及时采取干预措施，否则可能对病人的病情、功能或预后产生重要的影响。

早期针对具有脑积水高危因素的病人，积极采取预防措施非常重要。尽量消除各种形成脑积水的因素，积极处理原发性损伤，清除血肿，解除压迫，降低颅内压，改善脑脊液循环。蛛网膜下腔出血病人可在无脑疝危险因素下腰穿放出血性脑脊液，出血多者可用腰大池置管持续外引流。脑室积血者行侧脑室穿刺外引流术。加强抗感染治疗，预防中枢神经系统感染。尽量减少不必要的大骨瓣减压；颅骨缺损者尽快行颅骨修补术，恢复颅腔容积的稳定性。脑室或蛛网膜下腔出血后要长期随访以期尽早发现可能出现的脑积水症状。

（一）急性脑积水治疗

急性脑积水应及时进行干预，部分轻症病人可不需任何治疗。对于脑室出血病人，应采用一系列措施，如脑脊液充分引流，血肿腔及脑室尿激酶液化冲洗，腰椎穿刺或置管恒压引流等治疗，如以上措施效果不好，可考虑行脑室-腹腔分流术治疗。

（二）慢性脑积水的治疗

对慢性脑积水的外科治疗方案有很多研究，使用内镜下穿刺引流、重力引流、脑室-腹腔分流、脑室-心房分流、短期脑脊液体外引流等等。目前脑室-腹腔分流术是国内外最为常用的治疗慢性脑积水的方法之一，但对临床症状的改善率目前尚缺乏客观深入的评定。CT的动态观察对诊断慢性脑积水具有重要意义，进行腰椎穿刺管长时间引流可能具有较高的预测价值。侧脑室扩大受脑萎缩、脑软化等影响较大，脑室大小与压力不存在线性关系，对其扩大必须考虑各种因素的作用比例，谨慎手术；反之，即使脑室扩大不明显，只要是由积水引起，则应及时手术。有研究认为，第三脑室球形扩大且直径>1cm者与侧脑室额角渗出明显者，脑室-腹腔分流术效果较佳。也有学者主张将第三脑室球形扩张作为外伤性脑积水行分流手术的指征。临床中，需要综合考虑病人病情，选择最佳治疗方法。

三、下丘脑-垂体功能异常

颅脑创伤后，多种因素可以造成下丘脑、垂体损伤，包括水肿、颅底骨折、出血、颅内压升高、缺氧等原因导致的垂体和/或下丘脑受压，或者直接暴力损伤下丘脑、垂体柄或者腺垂体。急性颅脑创伤后，由于机体的应激反应，中重度颅脑创伤病人伤后3~7天常表现为垂体激素水平升高。但伤后2周左右，激素水平会逐渐降至正常，甚至出现减低。任何程度的颅脑创伤都会造成不同程度的垂体激素水平变化，损伤程度越重，其功能异常的发生率越高。

急性期评价生长激素、性腺功能和甲状腺功能没有必要，因为研究证实在急性期提高以上激素水平并不能明显改善预后。对恢复期出现临床症状的病人，如易疲劳、持续低血压、性欲降低、月经紊乱、糖脂代谢异常等，需要进行相关激素水平的检查。多数学者还认为应对恢复期病人进行常规垂体功能检查，但检查的时机存在分歧。部分研究显示垂体功能减退随着病程的延长可出现部分自然恢复，但也有的垂体功能减退在长期随诊后才出现，所以尚未统一检查时间。一般认为，颅脑创伤后3个月激素缺乏的发生率最高，但有部分病例仍可以自行恢复正常，所以需要在颅脑创伤后6个月（儿童）和1年（成人）时复查才能确诊，部分病例则需要在长期随诊过程中复查（5年甚至更长）。

由于颅脑创伤急性期体内激素水平变化多数是暂时性的、可逆的，因此只需对原发病进行治疗。对于恢复期有明确激素缺乏的病人应采取治疗措施，但对于隐匿性的病人是否采取治疗以及治疗对预后的影响仍是一个问题。由于颅脑创伤所致的许多症状与垂体功能减退的症状有许多相似之处，因此通过激素替代治疗有可能提高颅脑创伤病人的功能和生活质量。对于垂体功能减退，尤其是生长激素缺乏的治疗，除了促进生长发育外还有许多其他的益处。有报道显示，颅脑创伤病人使用激素替代治疗，可以导致神经行为功能和生活质量的明显改善；也有报道显示，未成年生长激素缺乏病人通过生长激素替代治疗可以显著提高认知功能。而促甲状腺激素释放激素不仅具有神经内分泌调节作用，对中枢神经系统还有广泛的生理活性作用，曾被用于促进神经系统功能的恢复。雌激素替代治疗已被广泛应用于绝经后妇女，在颅脑创伤病人中也有临床报道，但其获益和风险也有待进一步评估。

四、颅脑创伤后综合征

颅脑创伤后综合征，是颅脑创伤病人在进入恢复期以后，长期存在的一组自主神经功能失调或精神性症状。常见于轻度或中度闭合性颅脑创伤病人，症状包括头痛、头晕、易怒、注意力不集中、记忆力障碍、失眠、疲劳等症状。如果这一组症状在颅脑创伤后3个月以上仍持续存在而无好转，则为颅脑创伤后综合征。

颅脑创伤后综合征的诊断为排除性诊断，

需除外可能存在的其他问题，如低颅压、脑积水、脑萎缩，或者由于脑局部病灶导致的认知障碍、感觉障碍、癫痫等。必要的检查包括脑脊液、脑电图、CT、MRI等，多数病人神经系统检查正常，影像学检查亦正常。而脑电图检查异常率极低，对于轻度颅脑创伤病人不建议作为常规检查项目。

因为颅脑创伤后综合征的发病原因尚不十分清楚，所以还不能从根本上进行预防。但研究发现，早期的心理治疗、高压氧等可以有效预防或减轻颅脑创伤后综合征的发生，尤其是心理方面，医护人员和家属应对病人主动关心、耐心开导，使其正确认识疾病，避免使用不恰当的言语、错误的概念，或者对病人漠不关心、不耐烦，给病人增加心理压力和精神负担。

很多颅脑创伤后综合征不需要药物治疗，只需要自身调整和心理治疗即可恢复。例如多参加户外运动，锻炼身体，生活规律化，尽早恢复力所能及的工作，多与朋友多倾心交谈，做到心情开朗，情绪稳定。另外让病人充分了解自身的病情，消除心理恐惧，树立战胜疾病的信心。如果通过自身调整和心理治疗效果不明显，或者症状较重，严重影响到病人的工作或生活时，需要考虑药物治疗。颅脑创伤后综合征一般预后良好，大部分病人经过自身调整、心理治疗或药物治疗后均可明显好转或者达到治愈。也有极少数病人症状可能持续数年之久，此时需要由专科医生排除是否存在其他病因，另外适当调整治疗方案或进行综合治疗。总之，随着颅脑创伤病程时间的延长和恰当的治疗，颅脑创伤后综合征的症状应该会逐步减轻或消失。

第五节　颅脑创伤研究的难点和热点

一、循证医学证据的缺乏

颅脑创伤的研究应当遵循转化医学的模式，从基础医学到临床医学，从经验医学到循证医学。Chalmers等认为低质量的临床试验浪费资源、误

导医疗行为、误导转化医学、误导医疗卫生决策，并且可能危害公共健康。我国目前颅脑创伤的研究大多是回顾性、病例报告，随机对照研究也出现不规范、不合格甚至得出错误结论的现象。所以循证医学证据的积累及颅脑创伤相关的多中心大样本临床试验的实施对于颅脑创伤整体治疗及其研究和发展至关重要。

二、个体间的差异和动物模型的局限性

颅脑创伤动物模型的建立和使用对了解这种高度复杂的疾病的病理生理仍然是至关重要的。颅脑创伤模型的最终目标是制作出能观察人类组织损伤的再生模式，复制性好，高度标准化，以便控制个体差异性，并最终为临床探索新的治疗方法提供帮助。然而临床实际情况表明，临床上病人的特征都有局灶性和弥漫性的组织损伤模式或是其各种组合，且往往表现为复杂的病变且轻重和区域分布不一，或由于发生二次损伤，如低血压、缺氧、缺血、创伤性事件发生的方式以及年龄、性别和异质性等个体之间的差异，使得动物模型与临床之间存在较大的差异性。在过去的几十年里，通过颅脑创伤动物模型进行的研究已经获得了受伤时及伤后情况的大量数据。没有一个单一的动物模型可以完全成功复制人类颅脑创伤，各种颅脑创伤模型有其研究及应用的侧重。

三、多学科合作和新技术带来的契机

由于颅脑创伤机制的复杂性，导致了临床问题的复杂性和多样性。在现代颅脑创伤康复中，不仅涉及到神经科学和康复医学，也涉及到其他临床学科、营养学、电生理学、影像学、心理学、康复工程学，甚至由于职业、家庭、社会等问题涉及到教育、法律、就业等问题，所以多学科合作是颅脑创伤康复的关键，合作能带来更多的契机。颅脑创伤的基础研究也需要生理学、生物化学、神经生物学、电生理学、细胞生物学、分子学等多学科的合作，从颅脑创伤的病理机制和修复机制上进行深入研究。

脑损害的评估长期以来缺乏定量的测量和预测指标，虽然对脑的认识已进入分子水平，但从整体角度评价脑的动力学行为却十分困难。传统

的诊断方法如CT、MRI、脑电图等仍是基础,随着诊断技术的发展,新的技术如功能性磁共振成像(fMRI)和弥散张量成像(DTI)可发现轴索损伤,量化受累白质的程度,并预测运动损伤程度和一般预后。磁共振波谱可能将成为确诊轻微颅脑创伤的重要手段。功能性近红外线光谱可评估体内光学性质的组织。定量脑电图、动态脑电图、脑磁图、诱发电位、事件相关电位等神经电生理检查也有新的突破。

颅脑创伤的药物治疗是国内外学者研究的热点,用于颅脑创伤治疗的药物很多,治疗机制涉及到原发性和继发性脑损伤,继发损伤以阻断神经细胞凋亡、轴索损伤及突出功能障碍为主,包括自由基清除剂、兴奋性氨基酸受体拮抗剂、糖皮质激素、钙离子通道阻滞剂、神经营养因子(NTF)、阿片受体拮抗剂等。

脑损伤的基因治疗及神经干细胞治疗也是近年来的研究热点。基因治疗一方面可以通过分子技术增加脑内神经保护因子和神经营养因子的表达,另一方面可能用分子手段阻止或减少内源性脑损伤因子的表达。但是脑损伤的基因治疗若应用于临床,还有许多问题尚待解决:如采用何种注射方式、选用何载体、基因治疗的具体机制等。由于神经干细胞具有很强的增殖和分化能力,故在中枢神经系统损伤的修复中有很好的应用前景。但目前应用有许多需解决的问题,如安全性及有效性等。

第六节 我国颅脑创伤康复面临的问题与挑战

一、使用名称上的混乱

颅脑创伤(traumatic brain injury, TBI)是指由于头部受到钝力或锐器作用力后出现脑部功能的改变,如思维混乱、意识水平的改变、癫痫发作、昏迷、局部感觉或运动神经功能的缺损。颅脑创伤也常常又被称为"脑外伤""颅脑外伤"或"创伤性颅脑损伤",这几个名称目前都在使用,虽说互相可以替代,但是容易造成困惑或混乱。"脑外伤"使用最广、最普及化,但其中缺少了"颅外伤"的内容,所以不规范;"颅脑外伤"和"颅脑创伤"基本等同,也在使用;而"创伤性颅脑损伤"最规范标准,但目前仅在学术性文章中使用。而其他一些名称如"头外伤"(head trauma)、"脑损伤"(brain injury)、"获得性脑损伤"(acquired brain injury)等在概念和涵盖的范围上与颅脑创伤有明显不同,不能互相混淆或代替。"头外伤"包括了头面部的软组织、骨性结构和脑组织的外伤;"脑损伤"则包括各种因素所致的脑组织损伤,包括自发性和非自发性因素;"获得性脑损伤"包括非自发性因素所致的脑组织损伤,如外伤性、中毒性等等。

二、颅脑创伤的高发病率、高致残率和高死亡率是各国面临的共同挑战

颅脑创伤在全世界范围内属于多发性疾病,发病率居创伤的首位或仅次于四肢骨折,占全身各部位创伤的9%~21%,战时发生率更高,其致死率和致残率居于创伤的首位。随着社会经济水平不断提高,高速交通工具的应用更为普及,建筑业高速发展,加之出现的各种快速、刺激性的体育运动,以及自然灾害和暴力冲突的频发,发病率呈持续升高的趋势。虽然由于医疗技术的发展和急救水平的提高,颅脑创伤的总体死亡率由30年前的50%降低至目前的30%左右,但是存活的病人中,轻度损伤病人10%会遗留永久残疾,而中度损伤病人可达到60%,重度病人则100%会遗留永久残疾。而且流行病学研究发现,颅脑创伤病人以15~45岁最多,男性较女性多2~3倍,是中青年致死、致残的第一大病因。而多数颅脑创伤存活病人可能会遗留各种功能损害(包括肢体、认知或某些器官等),部分病人可能在相当长的时间甚至终生处于残疾状态,需要长期的家庭社会以及康复医疗支持,如何提高这部分人群回归社会的程度以及改善生活质量,是世界各国面临的重要课题。

三、我国颅脑创伤康复存在的主要问题

颅脑创伤作为一个国家面临的重大公共卫生问题,受到各国政府部门的普遍重视。在许多国家,每隔一定时间(5~10年左右)就会组织

进行全国性的相关流行病学调查,得到相关的数据,以指导医疗决策。但我国迄今为止,缺少大规模的流行病学调查。我国的颅脑创伤治疗水平同发达国家相比有一定的差距,主要体现在医院内部各个学科之间、各级各类医院之间缺少协调、合作、转院(科)等机制,相互脱节,各级综合医院、各类专科医院的康复医学的资源配置及运作各有不同,没有形成一个完善的医疗/康复体系。我国目前大部分的颅脑创伤康复都依附于或完全复制脑卒中康复,但是颅脑创伤有不同于脑卒中的自身疾病特点,这种依附或复制脑卒中康复模式不利于康复质量的提高和学科的发展。相对于脑卒中,颅脑创伤病人发病年龄更轻,但损伤机制更为复杂,常合并有其他组织器官外伤如骨折、胸腹部外伤等,功能障碍尤其意识障碍、精神心理和认知障碍更为突出,并发症如癫痫和脑积水等更多见,预后影响因素更多。虽然颅脑创伤病人一般恢复期更长,但由于其基础状态相对较好,神经可塑性强,对康复治疗的敏感性和耐受性强,治疗依从性较好,因此其预后显著优于脑血管病的病人。

四、积极建立和推动颅脑创伤单元是当务之急

仿照卒中单元的模式,并结合颅脑创伤的自身特点,很多发达国家有完善的颅脑创伤救治体系,并已经建立起不同类型的颅脑创伤单元。积极推动颅脑创伤单元,尽早给颅脑创伤病人提供全面的、科学的医疗服务,对减轻残疾、改善预后、提高生活质量有重要的意义。在颅脑创伤单元中,神经外科医师同康复专业人员密切合作,可以保证病人在神经外科监护病房期间即开始介入康复治疗,为日后进一步的康复做好准备,最大程度地避免影响预后的不良事件的发生,使病人在病情稳定之后,能够很顺利地进入下一阶段的康复治疗,缩短急性期住院时间,改善康复预后,使病人获得最大程度的功能恢复。此外,在颅脑创伤的康复期,应利用我国现有的康复医学资源和条件,积极推动综合或康复颅脑创伤单元的建设并与社区康复医疗逐步接轨,使病人得到抢救-治疗-康复一体化的、全程的医疗保障。

(张 皓 张小年)

参 考 文 献

[1] 朱镛连,张皓,何静杰.神经康复学.2版.北京:人民军医出版社,2010.
[2] 费舟,章翔.现代颅脑创伤学.北京:人民军医出版社,2007.
[3] DONALD WM.颅脑创伤学.只达石,译.北京:人民卫生出版社,2004.
[4] BUCK HW, SHANKER N. The Rehabilitation of people with traumatic brain injury. Boston: Boston Medical center, 2000.
[5] BRUNS JJ, HAUSER WA. The epidemiology of traumatic brain injury. Epilepsia, 2003, 44(10): 2-10.
[6] YANG YC, LI SZ, CHENG XM, et al. The epidemiology of traumatic brain injury in six cities of China. Chi J Neurosurgery, 1987, 3(1): 23-26.
[7] 张皓.颅脑创伤单元:值得积极倡导的颅脑创伤管理模式.中华物理医学与康复杂志,2012,34:621-623.
[8] 宋振全.美国急性期和亚急性期脑外伤的康复治疗.中国临床康复,2001,5:22-23.
[9] AANDRADE AF, PAIVA WS, AMORIM RL, et al. The pathophysiological mechanisms following traumatic brain injury. Rev Assoc Med Bras, 2009, 55(1): 75-81.
[10] BAXTER P. Acute and chronic management of traumatic brain injury. Dev Med Child Neurol, 2013, 55(8): 680.
[11] 林元相,徐如祥.最小意识状态的定义、诊断标准及临床鉴别.中华神经医学杂志,2005,4(2):203-205.
[12] WARDEN DL, GORDON B, MCALLISTER TW, et al. Guidelines for the pharmacologic treatment of neurobehavioral sequelae of traumatic brain injury. J Neurotrauma, 2006, 23: 1468-1501.
[13] CICERONE KD, LANGENBAHN DM, BRADEN C, et al. Evidence-based cognitive rehabilitation: updated review of the literature from 2003 through 2008. Arch Phys Med Rehabil, 2011, 92: 519-530.
[14] KRAUSS JK, JANKOVIC J. Head injury and posttraumatic movement disorders. Neurosurgery, 2002, 50(5): 927-939.
[15] FAKHRY SM, TRASK AL, WALLER MA, et al. Management of brain-injured patients by an evidence-based medicine

protocol improves outcomes and decreases hospital charges. J Trauma, 2004, 56(3): 492-500.

[16] CONNOLLY BO, NEILL B, SALISBURY L, et al. Physical rehabilitation interventions for adult patients during critical illness: an overview of systematic reviews. Thorax, 2016, 71(10): 881-890.

[17] SINGH R, VENKATESHWARA G, KIRKLAND J, et al. Clinical pathways in head injury: improving the quality of care with early rehabilitation. Disability and Rehabilitation, 2012, 34(5): 4.

[18] CNOSSEN M, LINGSMA H, TENOVUO O, et al. Rehabilitation after traumatic brain injury: A survey in 70 European neurotrauma centres participating in the CENTER-TBI study. Journal of Rehabilitation Medicine, 2017, 49(5): 395-401.

[19] RONALD TS, MARK S, JOHN W, et al. Assessment scales for disorders of consciousness: Evidence-based recommendations for clinical practice and research. Arch Phys Med Rehabil, 2010, 91(12): 1795-1813.

[20] KREITZER N, RATH K, KUROWSKI BG, et al. Rehabilitation Practices in Patients With Moderate and Severe Traumatic Brain Injury. J Head Trauma Rehabil, 2019, 34(5): E66-E72.

第三章 脊髓损伤

第一节 概　述

脊髓损伤的出现和发展与人类文明的进步密不可分。纵观整个世界发展历史,脊髓损伤的发展大致经历了公元前、文艺复兴时代、19世纪中叶、第一次世界大战、第二次世界大战和现代医学共六个阶段。随着历史的演变,脊髓损伤的诊断和治疗在不断地取得进步,特别是进入21世纪以来,高新技术的发展为脊髓损伤病人的功能恢复创造了更多机会。

一、定义

脊髓损伤(spinal cord injury,SCI)是指由于脊髓受到外伤或疾病等因素的作用,引起受损平面以下的运动、感觉和自主神经功能障碍。脊髓损伤的原因有很多,其中外伤是最常见的原因,包括车祸、意外的暴力损伤、从高处跌落等。

目前脊髓损伤在全球呈现高发病率的趋势,美国的发病率为3.0/10万～3.5/10万,中国上海的发病率为13.7/100万,同时呈现高致残率(四肢瘫为67%)、高耗费(每年每位病人5万～7万美元)、低死亡率的趋势;病人主要为青壮年,70%的病人小于40岁。SCI已成为全球医疗的棘手问题,因此加强脊髓损伤基础研究、进一步提高临床救治水平及加强促进功能康复的研究具有十分重要的意义。

二、历史演变

对于脊髓损伤的认识,有着久远的历史。最早有关脊髓损伤的文献可以追溯到公元前2500年,在所发现的古埃及人的外科手卷中就有关于脊髓损伤的病例记载,当时就描述了病人的瘫痪、排尿障碍、腹胀等现象,并得出了脊髓损伤是"不

治之症"的结论。回顾人类医学的发展史,在很长一段时期内,脊髓损伤的治疗一直处于停滞不前的境地。直至19世纪中后期,伴随着现代外科治疗理念的出现,脊髓损伤治疗才得以重新蹒跚起步。

自20世纪以来,随着现代骨科学及其相关学科包括神经生物学、影像医学、分子生物学和生物工程学等的快速发展,脊髓损伤治疗步入了具有历史意义的时期。在实验研究与临床应用领域,取得了一些具有"里程碑"意义的进步。1990年,Bracken等首次提出在脊髓损伤后8h内应用大剂量甲泼尼龙具有促进脊髓功能恢复的作用,并成为脊髓损伤早期治疗的标准方案。虽然在随后的临床应用中此方案出现较大的争议,但依然是脊髓损伤治疗领域中首次提出的、可重复的、能改善神经功能的药物治疗方案。在基础研究方面,脊髓损伤模型的建立使人们认识到钙通道阻滞剂、阿片受体拮抗剂、激素、高压氧等因素在脊髓损伤发生与治疗中的作用。在临床应用领域,对于手术适应证和入路的研究使得脊柱外科手术得以大量开展并逐渐规范化,促进了脊柱创伤急诊救治模式的建立和发展。20世纪60年代,以Harrington棒的应用为代表的脊柱内固定系统的出现,促使脊柱生物力学研究与材料学研究进一步紧密结合;随后出现了大量的脊柱内固定系统,实现了脊柱力学稳定性的重建,使脊柱创伤外科手术治疗步入了一个新纪元。同时,"重建脊柱生理高度和曲度、重建脊柱力学稳定性、最大限度地恢复和保留病人的神经和生理功能"逐渐确定为脊柱创伤外科治疗所共同遵循的原则。在早期救治方面,大剂量甲泼尼龙的应用存在较大争议,而有助于维持脊髓灌注和防止早期继发性损害的药物已进入了临床试验阶段,如活性巨噬细胞、基质金属蛋白酶抑制物和神经生长克隆强化剂等。脊

髓损伤早期救治的原则演化为"早期稳定脊柱、维持充分的脊髓灌注和抑制脊髓早期继发损害"。

目前,临床实践及实验研究证明:脊髓损伤后继发性损害的防治、神经细胞移植和尽快开始康复训练对功能恢复是十分重要的,这显示了脊髓损伤后综合治疗的意义。20年前有学者提出了脊髓损伤的五步治疗法,即:①大剂量的甲基强的松龙注射;②外科干预和神经保护措施;③施万细胞移植;④克服再生屏障;⑤康复训练早期介入。以上疗法已得到全球神经科学工作者和临床医生的认同。

第二节 功能学评估与功能学分类

脊髓损伤后病人在感觉、运动、自主神经功能和心理状态等多个方面都受到一定影响。为了更系统全面地评估病人的残存能力,通常脊髓损伤的分型评估可按照损伤病理和功能障碍水平两种方式进行评估。

一、损伤病理分类评估

脊髓损伤病人在急性期由于出现脊髓休克,往往在损伤平面以下出现感觉、运动和自主神经功能完全丧失。随着休克期消失,损伤平面以下逐渐出现不同程度的感觉、运动以及大小便功能的恢复。临床上根据脊髓损伤的病理变化将脊髓损伤分为以下几种类型:

(一)脊髓震荡

系脊髓的功能性损害,脊髓实质在光镜下无明显改变或有少量渗出甚至出血。伤后早期表现为不完全截瘫,24h 内开始恢复,且在 3~6 周完全恢复者称之为脊髓震荡。

(二)脊髓休克

脊髓与高级中枢失去联系后,损伤平面以下的脊髓暂时丧失反射活动,处于无反应状态,这种现象称为脊髓休克。

(三)脊髓不完全性损伤

开始时出现脊髓休克,反射活动恢复时则与完全横断性损伤有所不同。反射活动包括:①伸肌推进反射,即病人卧位,被动屈曲下肢,用手掌推压病人的足,股四头肌及小腿后肌强烈收缩,肢体伸直;②给予病人足底伤害性刺激可出现屈肌反射,但幅度较小而且只达到膝部,与此同时,常出现对侧肢体强烈伸展;③轻度屈曲一侧肢体能引出对侧肢体伸展,屈曲肢体随后伸展,而对侧肢体屈曲,每侧肢体交互变化,犹如跨越步态。

(四)完全性脊髓损伤

临床标准为损伤平面以下:①深浅感觉完全丧失,包括鞍区感觉及振动觉丧失;②运动完全瘫痪,所有肌肉的主动收缩都丧失;③浅反射消失,深反射消失或亢进,病理反射可在脊髓休克过后出现,在以上三个标准下,肛门反射或阴茎海绵体反射,可以阳性或阴性;④大小便潴留,失去控制。以上症状持续 24h 以上,或在同期两次感觉诱发电位均为阴性,即为完全性脊髓损伤。

(五)脊髓损伤综合征

1. 中央束综合征 颈椎过伸型损伤可引起颈脊髓中央束损伤,损伤多为不完全性。血管损伤时,脊髓中央先开始受累,上肢的运动神经偏于脊髓中央,下肢的运动神经偏于脊髓周围,所以损伤为不完全性,上肢瘫痪可重于下肢。

2. 半切综合征 常见于刀伤或枪伤,脊髓结构只损伤一半。由于痛温觉纤维在脊髓交叉,因此一侧脊髓损伤造成同侧运动功能或本体感觉丧失而对侧的痛、温觉丧失。

3. 前束综合征 脊髓前部结构损伤,脊髓前部损伤造成损伤平面以下不同程度的运动和痛、温觉丧失而本体感觉存在。

4. 后束综合征 脊髓后部结构损伤,损伤平面以下本体感觉丧失,运动和痛温觉存在。

5. 圆锥综合征 脊髓圆锥损伤可致膀胱、肠道功能障碍和下肢反射消失、会阴区感觉丧失,而下肢运动与感觉功能存在。

6. 马尾综合征 为相应节段肌肉的弛缓性瘫痪及膀胱、肛门括约肌和下肢反射消失。

二、功能障碍水平评估

目前,国际上通常采用脊髓损伤神经学分类国际标准(2013 年修订)[美国脊髓损伤学会(America Spinal cord Injury Association, ASIA)],图 3-3-1。该标准从感觉损伤平面、运动损伤平面、残损等级等多个维度进行分类评估。

（一）感觉功能评定

脊髓损伤感觉的评估是特殊的，评估时使用关键点代替皮区（皮区指每个脊髓节段神经的感觉神经轴突所支配的相应皮肤区域）。之后用感觉评分表示感觉功能的变化，帮助判断神经平面（感觉平面）、部分保留带。

具体评估内容包括针刺觉（pin prick，PP）、轻触觉（light touch，LT）两类，但建议将位置觉和深压觉或痛觉检查列入选择性检查。针刺觉使用安全别针检查，轻触觉使用棉签尖头端检查。治疗人员需检查身体两侧各自的 28 个皮节的关键点（图 3-3-1）。每个关键点都要进行 2 种浅感觉检查，并按 3 个等级分别评定打分：0 分表示感觉缺失，或不能区别钝性和锐性刺激的感觉；1 分表示感觉障碍，包括感觉过敏；2 分表示感觉正常；NT 表示无法检查。感觉总分 112 分。另外，在可疑情况下，10 次中 8 次答案正确建议作为准确性的一个标准。如果没有感觉，得分也为 0。在骶段

最低处，即 S_4 ~ S_5（肛门黏膜皮肤交界处）处，区分出感觉的类型很重要，因为较低骶段的针刺觉保留，则神经恢复将有较好的预后。

用直肠指检来检查肛门深部的压觉（deep anal pressure，DAS）。检查者的手指在病人直肠壁上给予较强的压力，要求病人报告任何触摸或压力的感觉。肛门深部感觉记录为有感觉或无感觉。

（二）运动功能评定

采用代表脊髓有关节段的神经运动功能肌肉的徒手肌力测试法（MMT）进行评定，测试体位均为仰卧位。由于每组肌群都由两个节段支配，所以运动检查必查项目为检查身体两侧各自 10 个肌节中的关键肌。

运动功能的具体检查顺序为从上而下。上肢节段的 C_5、C_6、C_7、C_8 及 T_1 节段分别由屈肘、伸腕、伸肘、屈指及小指外展肌群的肌力测定结果代表。下肢包括 L_2、L_3、L_4、L_5 及 S_1 节段分别由屈髋、伸膝、踝背伸、蹋伸及踝跖屈肌力测定结果代表。两

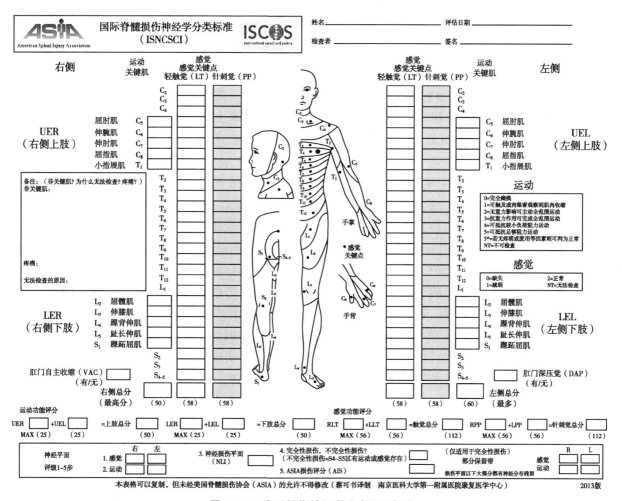

图 3-3-1 脊髓损伤神经学分类国际标准

侧运动评分分别按 0 ~ 5 级评分,正常时每侧满分为 50 分,两侧满分 100 分。对于无法检查的肌群用 NT 表示。有时,病人由于疼痛或长时间废用导致肌力检查无法进行时,若检查者认为其可以完成 5 级测试,则记录为 5 分,以表示病人运动功能等级。除对以上这些肌肉进行两侧检查外,还要检查肛门括约肌,以肛门指检感觉括约肌收缩情况,评定分级为存在或缺失。如果肛门括约肌存在自主收缩,则病人的运动损伤为不完全性。运动检查选择项目也可包括其他肌肉,但并不用来确定运动分数或运动平面,常进行评定的肌肉包括:①膈肌(通过透视);②三角肌;③腹肌(Beevor 征);④腘绳肌;⑤髋内收肌。肌力按无、减弱、正常来记录。

(三)神经平面的确定

神经平面可分为感觉平面、运动平面、神经损伤平面和单一神经损伤平面。

1. 感觉平面确定 是指感觉平面正常(针刺觉评分和轻触觉评分)的最高脊髓节段。如果轻触觉平面是 C_6 和针刺觉是 C_5,则感觉的整体平面为 C_5。如果起始于或高于乳头连线(T_4 的皮节)的感觉缺失,往往该病人 T_3 皮节感觉被分离。如果是在 T_1 和 T_2 皮节的感觉缺失,尽管在 T_3 皮节存在一些感觉,仍建议 T_3 皮节被评为缺失,有人认为乳头线以上被分离感觉部分由 C_4 支配。

2. 运动平面确定 由于邻近神经节段对同一肌肉的重叠支配,如果 1 块肌肉肌力在 3 级以上,则该肌节的上一个肌节存在完整的神经支配。在确定运动平面时,相邻的上一个平面的关键肌肌力必定是 5 级,可判定损伤平面在肌力为 3 级的这一节段。例如,C_7 支配的关键肌无任何活动,C_6 支配的肌肉肌力为 3 级,若 C_5 支配的肌肉肌力为 5 级,那么,该侧的运动平面在 C_6。需注意的是,由于两侧损伤平面也可能不一致,有时需左右分别记录。运动与感觉水平也可能不一致,一般以运动平面为主做记录。

3. 特殊节段损伤平面确定 对于那些临床应用徒手肌力检查法无法检查的肌节,如 $C_1 \sim C_4$、$T_2 \sim L_1$ 及 $S_2 \sim S_5$,运动平面可参考感觉平面来确定。如果这些节段的感觉是正常的,则认为该节段的运动功能正常;如果感觉有损害,则认为运动功能亦有损害。即如果一个人上肢所有关键肌肌力正常,下肢关键肌肌力为 0 级,而感觉平面在 T_4,则推测运动平面为 T_4 水平。

4. 部分保留带(ZPP) 此术语只用于完全损伤,指感觉和运动平面以下一些皮节和肌节保留部分神经支配。保留感觉和 / 或运动功能的最低节段即为感觉和运动 ZPP 的范围,应分为 4 个平面分别记录(R- 感觉、L- 感觉、R- 运动和 L- 运动)。

5. 神经损伤平面 指在身体两侧中每一侧有正常感觉和运动功能的最低脊髓节段。它包括左侧感觉、右侧感觉、左侧运动和右侧运动四个平面。

6. 单一神经损伤平面 指综合四个神经损伤平面,平面最高的节段作为单个神经损伤平面,例如,一位四肢瘫病人,左右侧感觉平面均为 C_7,左侧运动为 C_8,右侧运动为 C_6,则按定义病人的单一损伤平面为 C_6。

(四)其他相关功能评定

1. 肌张力评定 脊髓损伤平面以下会出现不同程度的肌张力增高。四肢瘫病人会出现上下肢肌张力均不同程度增高(颈膨大病变,上肢肌张力低),截瘫病人往往只出现双下肢肌张力增高。临床上评定肌张力常采用 Ashworth 痉挛量表和改良 Ashworth 量表(Modified Ashworth Scale, MAS),两者是应用最多的评定痉挛的量表,具有良好的效度和信度。二者的区别在于改良 Ashworth 量表在等级 1 与 2 之间增加了一个等级 1+,其他完全相同。虽然肌张力增高、痉挛出现会不同程度地影响关节活动度,但下肢肌张力增高时膝关节被动伸直,有助于病人站立。

2. 关节活动度(ROM)评定 脊髓损伤病人由于卧床时间长,往往容易出现受累肢体关节活动受限,加上痉挛的出现,进一步加重关节活动受限,甚至出现关节挛缩,严重影响关节功能。因此,脊髓损伤后需进行受累关节的活动度评定。

3. 步行运动指数(ambulatory motor index, AMI) 是对截瘫病人步行能力的预测。此时肌力评分为:0 分为无;1 分为差;2 分为尚可;3 分为良;4 分为正常标准。用以评定髋屈肌、髋外展肌、髋伸肌、膝伸肌、膝屈肌 5 个肌群的肌力,5 个肌群最高可得 20 分,此即为 AMI 的最高分。AMI

达 6 分才有可能步行；达 12 分才有可能在社区内步行；大于 6 分但小于 8 分时需用膝踝足矫形器 Knee Ankle Foot Orthosis（KAFO）才能步行。

三、损伤功能分级

脊髓损伤的功能等级划分主要有两种分级方法，即 Frankel 分级方法和 ASIA 分级方法。目前，Frankel 分级方法仍被临床医师所使用，但 Frankel 分级方法不能灵敏反映未变更等级时神经功能的微小变化，故临床诊疗主要参考的分级方法仍以 ASIA 分级方法为主。

（一）Frankel 分级方法

Frankel 分级方法，根据损伤平面以下运动功能或感觉功能保留与否，将损伤分为 5 个等级。

1. 完全性损伤（Frankel A） 损伤平面以下运动和感觉完全丧失。若损伤平面发生变化，且变化后的损伤平面以下运动和感觉功能仍完全丧失的，则在"完全性损伤"一栏里用向上或向下箭头表示。

2. 感觉不完全性损伤（Frankel B） 损伤平面以下保留部分感觉功能但完全丧失运动功能。包括鞍区感觉保留，但不包括运动和感觉平面存在轻微差异的情况。

3. 无实用价值的运动不完全性损伤（Frankel C） 损伤平面以下保留部分运动功能，但残留的运动功能无实用价值。

4. 有实用价值的运动不完全性损伤（Frankel D） 损伤平面以下保留有实用价值的运动功能。下肢可活动，在借助或不借助辅具时，很多病人可恢复步行能力。

5. 恢复（Frankel E） 病人不存在肌力减弱、感觉障碍、括约肌障碍等神经损伤的症状，但可能存在反射异常。

Frankel 分级方法的优点在于使用单个字母，就能描述某级别的神经损伤程度、鞍区功能保留与否及损伤平面以下运动和 / 或感觉功能保留的类型。通过重复的神经系统评估和记录，使用从 A 到 E 的字母，可便捷地表示某治疗方法在神经功能变化方面的显著影响。它是描述某位或某组病人功能进步的最实用方法。

（二）ASIA 分级方法

1982 年美国脊髓损伤协会（American spinal injury association，ASIA）首次公布了脊髓损伤神经功能分类标准。1992 年，国际脊髓损伤学会（international spinal cord society，ISCoS，formerly IMSoP）在上述指南的基础上，创建了真正的国际标准。包括自主神经功能评估在内，进一步细化的 ASIA 标准目前已经应用，同时，美国脊髓损伤协会公布了相关术语的具体定义。ASIA 残损分级（ASIA impairment scale，AIS）修改自 Frankel 分级，分别以 AIS-A、AIS-B、AIS-C、AIS-D 和 AIS-E 表示。AIS 分级标准表达更加准确，临床操作更加便捷。

1. AIS-A 指完全性损伤，即鞍区 $S_4 \sim S_5$ 平面无任何感觉或运动功能保留。

2. AIS-B 指不完全损伤，神经平面以下包括鞍区 $S_4 \sim S_5$ 无运动但有感觉功能保留，且身体任何一侧运动平面以下无 3 个节段以上的运动功能保留。

3. AIS-C 指不完全损伤，神经平面以下存在运动功能保留，且单个神经损伤平面以下超过一半的关键肌肌力小于 3 级（0 ~ 2 级）。

4. AIS-D 指不完全损伤，神经平面以下存在运动功能保留，且神经损伤平面以下至少有一半以上（一半或更多）的关键肌肌力大于或等于 3 级。

5. AIS-E 指正常，所有节段感觉或运动功能正常，且病人既往有神经功能障碍，则分级为 E。既往无 SCI 者不能评为 E 级。

第三节 神经修复与重塑研究进展

脊髓损伤后解剖重建和功能恢复是十分棘手的问题。当前修复研究的主要途径是从挽救受损神经元的迟发性损害和死亡、促进神经元轴突的再生（regeneration）和组织移植替代（replacement）三个方面来探讨脊髓修复及功能恢复的可行性。

一、神经修复

（一）神经元的存活与再生受损神经元的存活——神经再生的先决条件

首先是去除原发致伤因素，同时应用多种手

段，如减轻炎症反应、阻断兴奋毒性损伤、减少凋亡发生等，尽可能使继发性损伤的程度降低到最小；轴突的连续性中断导致神经元的靶源性营养供给减少和生理电信号及化学信号传递功能受损。针对这两方面的大量基础研究结果，为临床治疗提供了宝贵线索，包括营养物质的应用、电刺激治疗、与递质传递有关的药物使用等。而中枢神经细胞再生受到内因和外因的影响。内因是指通过使用神经营养素（neurotrophins，NT）家族和神经营养因子保护神经细胞和加强其再生能力。外因是指改善细胞外部条件，例如从对抗髓内抑制性蛋白等方面来开展。使用外源性辅助性细胞，例如中枢神经系统的嗅鞘细胞（olfactory ensheathing cells，OECs）和外周神经系统的施万细胞促进髓鞘再生以及使用外源性神经生长因子（例如 Trk 家族激动剂类）促进神经再生是微环境修复的两个重要方向。

（二）脊髓损伤后的神经元替代

过去 20 年，神经科学工作者一直在探讨脊髓损伤后促进轴突再生修复损伤脊髓和恢复运动功能的可行性，其中重要的策略是神经元替代，除了替代运动神经元、中间神经元、上行感觉轴突和诱导下行运动轴突再生外，还应考虑脊髓损伤的髓鞘再生、发芽以及控制运动的神经环路的建立。基础研究发现，胚胎脊髓移植、神经干细胞移植后神经元可以存活，可促进未损伤神经元轴突的延伸，可使损伤神经元轴突髓鞘化；另一方面，在神经细胞特异性转录因子介导下，通过单独或结合使用多能性因子可以从小鼠成纤维细胞中生成神经干细胞，并且具有分化为神经元、星形胶质细胞和少突胶质细胞的可能。在脊髓损伤后恢复运动功能过程中，尽管神经元替代策略暂时没有获得成功，但仍然是值得重视的研究课题。

（三）神经元轴突再生

轴突导向神经系统发育中，神经轴突到达远距离的靶细胞形成突触连接是最为关键的精细环节。成年哺乳动物中枢神经损伤后，轴突再生无法通过损伤处重新与靶器官建立连接，瘢痕即停止生长，说明这种障碍抑制了生长锥的前进。这与轴突生长抑制分子的产生、胶质瘢痕的抑制作用等有关。轴突导向分子在哺乳动物神经系统生长发育过程中通过各自的受体，可对轴突起排斥

作用。胚胎细胞治疗脊髓损伤的机制是发挥中介作用恢复受损的神经细胞，并使其轴突形成完整的神经环路，但目前轴突导向的障碍和靶细胞特异性突触的不可控性是所有胚胎细胞治疗中存在的主要问题，并且胚胎组织的来源和伦理学问题是制约胚胎细胞移植的瓶颈。

（四）克服再生屏障

脊髓受伤后损伤区域与正常组织之间由于星形胶质细胞增生形成胶质瘢痕，作为一个物理屏障阻碍了神经的再生，同时脊髓受损后神经元轴突缺少延长能力。最新研究发现，脊髓损伤后存在抑制因子，它能减少自发性轴突的再生和抑制诱发性轴突的再生能力，包括：髓鞘相关糖蛋白（MAG）和蛋白多糖（CSPG）等，并参与瘢痕的形成。

二、神经可塑性

神经可塑性是指中枢神经系统损伤或遇到环境变迁时具有调节和适应的能力，通过未损伤的健存神经元及轴突侧支发芽并长入已失神经支配的区域重新建立神经环路等方式代偿机体本已损伤的感觉及运动功能。成年人和动物中枢神经系统的轴突再生和延长能力有限，所以如何提高这种神经可塑性的能力成为治疗中枢神经系统损伤的关键。

（一）神经可塑性调节功能恢复和神经环路重构的形成条件

由于成年人中枢神经系统损伤的轴突再生能力十分有限，故任何脊髓损伤后自发性感觉运动功能的恢复均可视为轴突或树突延长连接导致神经环路重构的结果。这些神经环路的重构发生于从脊髓到脑干再到丘脑以及感觉运动皮层的多个水平。主要包括突触重构、轴突发芽和神经发生几个重要的部分，在神经环路重构的过程中这三方面缺一不可。

（二）促进神经可塑性改变的方法

1. **功能练习** 研究发现，中枢神经系统损伤后可通过功能练习提高神经可塑性，进而促进功能恢复。这些功能训练的潜在机制可能包括：上调神经生长因子的表达、重组脊髓内有关运动功能的神经网络等。尽管脊髓损伤后通过跑步训练促进功能恢复的成功率十分显著，但针对颈部脊

髓损伤后手和上肢功能恢复的康复治疗方案还未见系统的研究。重要的是,颈部脊髓损伤后即使是手部很小的功能恢复也可以引起病人明显的生活质量的改善。

2. 神经营养因子　神经营养因子家族主要包括神经生长因子(NGF)、脑源性生长因子(BDNF)等,这些神经营养因子可以通过结合神经元表面的受体(Trk 酪氨酸激酶、p75NGF-R)来增强神经元的活性。近来针对神经营养因子对脊髓神经元可塑性作用的研究显示:中枢神经和周围神经损伤后可以上调运动神经元内神经营养因子的表达水平。大量研究结果显示:运动神经元生长因子可以调节脊髓神经的发育和存活。

虽然上述研究近年来取得了重要进展,但目前受损脊髓仍然不能达到结构和功能的完全修复。存在的主要问题有:①利用现有的各种手段挽救神经元存活的数目有限,轴突再生延伸潜能也不能充分发挥;②再生纤维长距离延伸寻找其"靶"并建立功能性突触十分困难;③再生修复的神经结构要表现出有效的功能,还需要功能重塑。随着研究的深入,人们逐渐认识到增加再生纤维的数目和促进再生纤维与"靶"间突触连接的结构和功能重塑才是 SCI 修复的关键所在。因此,就目前研究水平,距离"让截瘫病人站起来"的目标,还有一段漫长而艰辛的道路。

第四节　临床药物治疗的现状与进展

药物治疗是脊髓损伤后重要的处理措施之一,但由于 SCI 生理病理学机制复杂,使药物疗法的效果千差万别,且禁忌证、并发症各有特点,如何选择合理药物疗法以便有效保护脊髓、减少继发性损伤、促进受损神经元再生一直是脊髓损伤药物治疗研究的重点。目前临床常用药物如下。

一、类固醇类

甲基强地松龙(methylprednisolone, MP),简称甲强龙,是一种合成的中效糖皮质激素,通过上调抗炎细胞因子的释放、减少氧化应激从而提高细胞的存活概率。甲强龙由于临床用量不同而表现出不同的临床作用,其作为常规药物用于治疗脊髓损伤病人始于 20 世纪,是唯一被美国联邦食品药品管理局(Food Drug Administration, FDA)批准的脊髓损伤治疗药物。48h 高剂量用药方案会增加感染相关的并发症(如败血症、重症肺炎等)的发生,所产生的弊大于利。而 24h 静脉用药方案为 30mg/kg 首剂 +5.4mg/(kg·h)×23h,并发症的发生率较前者降低,且对受伤 8h 内的部分病人而言,可提高神经系统相关预后。因此 AO Spine 2016 指南建议:在排除药物禁忌证的前提下,损伤 8h 内病人可考虑 24h 甲强龙静脉用药。但是,近 5 年经过循证医学的调查发现,脊髓损伤后 MP 不能最终改变病人的预后。国际脊髓协会全球专家达成共识,认为甲强龙绝对会增加各种并发症的危险,不推荐使用。相关研究表明,甲强龙与罗格列酮联合使用可减缓炎性反应和细胞凋亡,促进脊髓损伤病人神经功能的恢复。

如何最大限度利用 MP 对 SCI 的有效治疗作用,减轻毒副作用,是临床亟待解决的问题。强地松龙的衍生物 NCX1015(释放一氧化氮强地松龙衍生物,SCI 后 3.5h 大鼠 37μmol/kg,皮下注射,连续 4 天)可降低白质和灰质区细胞凋亡蛋白酶免疫应答,减少细胞凋亡蛋白酶,从而保护腹侧运动神经元,减少灰质的凋亡,改善运动功能,在 SCI 继发期发挥抗炎和神经保护作用。NCX1015 作为抗炎剂比 MP 更有潜力,而且没有经典糖皮质激素特有的副作用。

二、神经节苷脂

神经节苷脂(ganglioside, Gg)是一种广泛存在于哺乳类动物细胞膜上含唾液酸的糖鞘脂,占细胞膜总脂类的 5%～10%,在中枢神经系统外层细胞膜有较高的浓度,尤其在突触区含量特别高。目前从哺乳类动物细胞膜上提取的 Gg 有 70余种,用于脊髓损伤治疗的大多是从牛脑中提取的单唾液酸四己糖神经节苷脂(GM-1),外源性 GM-1 能通过血 - 脑屏障,并在神经损伤区域浓度最高,对神经细胞有高度亲和力,具有稳定细胞膜的功能,GM-1 广泛用于神经系统退行性病变的治疗,也是目前治疗急性脊髓损伤(acute spinal cord injury, ASCI)较为常用的药物之一。国内应用广泛,但美国急性脊髓损伤管理指南认为,到目前为止,临床结果没有发现对神经再生与预后有益的药物。

GM-1 作用机制目前仍不明确。部分学者认为GM-1 无法阻止继发性损伤的进程,对急性脊髓损伤没有作用,其改善神经功能的作用主要是促进神经轴突和树突增生生成侧突,阻止神经逆行和顺行性变性,减少损伤细胞体的死亡,从而促进神经功能恢复。研究认为,GM-1 一般在损伤后 48h 给药,平均持续 26 天。目前 GM-1 治疗 ASCI 虽然已在临床开展,但由于其机制仍不明确,研究仍在继续。

三、神经营养因子

神经营养因子(neurotrophic factor, NTFs)是一类对神经元存活、生长有维持作用的多肽类生长因子,最初是从蛇毒中提取,能有效促进和维持神经细胞生长、生存、分化和执行功能。研究表明,在动物模型中应用 NTFs 治疗脊髓损伤,能够防止脊髓红核神经元萎缩,增强皮质脊髓束发芽和促进红核脊髓神经通路的再生;脑源性神经营养因子(brain derived neurotrophic factor, BDNF)和神经营养因子 3(NT-3)均能阻止因轴突切断而损伤的成年大鼠红核脊髓束细胞的死亡,也能解救濒死的神经元,促进轴索再生;在伤后 5 ~ 8h 内应用 BDNF 或 NT-3 可显著提高神经元的存活率,联合应用 BDNF 和 NT-3 可使移植的神经细胞完全存活和减少神经元凋亡。

虽然神经营养因子家族对脊髓损伤后修复有一定疗效,但由于都是蛋白质分子,不能通过血-脑(脊髓)屏障,或需要很长时间才能释放到中枢神经系统而使其难以推广,目前主要通过转基因技术或者局部刺激的方法使神经营养因子作用于脊髓损伤部位。由于脊髓损伤后的病理变化错综复杂,而基因转移技术尚不成熟,单纯应用 NTF 的效果又有限,因此如何应用科学的手段使 NTF 与其他方法结合,正成为目前重要的研究方向。

四、阿片受体拮抗药

脊髓损伤引起的内源性阿片肽释放是造成继发性脊髓损伤发生、发展的重要机制之一。大剂量阿片受体拮抗药可显著改善脊髓损伤病人的预后,其机制是通过增加脊髓血流量、升高血压、维持离子平衡、改善能量代谢来达到神经功能的保护和恢复作用。常用的阿片受体拮抗药有纳洛酮(naloxone, NAL)和促甲状腺激素释放激素。纳洛酮已广泛应用于临床,但其最佳剂量和疗程的确定还需要更多的临床证据;促甲状腺激素释放激素试验性治疗效果良好,具有可观的临床应用前景。

五、钙离子通道阻滞剂

目前有许多学者利用钙通道阻滞剂来阻止钙离子内流,以阻止继发性脊髓损伤的发展。急性脊髓损伤后受损部位脊髓组织内 Ca^{2+} 含量明显增加,而细胞外 Ca^{2+} 在伤后 2 ~ 5min 呈现明显而持续的降低。钙通道阻滞剂作用于微循环血管系统,可减轻损伤介导的血管痉挛,改善损伤后脊髓血流。临床常用的药物为尼莫地平。

六、钠离子通道阻滞剂

脊髓损伤可引起细胞内钠集聚,继而激活电压依赖性钠通道,是继发性级联损伤的主要原因之一。SCI 早期钠进入细胞是 SCI 继发伤害、缺血性中枢神经系统损伤发病的关键因素,因此钠离子通道阻滞剂可以作为脊髓损伤治疗的靶目标之一。利鲁唑作为钠离子通道阻滞剂,通过阻断受损神经元的钠离子内流、限制突触前谷氨酸释放,进而保护细胞避免兴奋性毒性所致死亡。目前有关脊髓损伤的动物实验表明利鲁唑可改善感觉、运动功能及电生理指标。目前暂无Ⅱ期、Ⅲ期临床试验证据。

近年来,SCI 的研究主要集中在探明创伤后细胞变化、减少继发性损伤、研发神经保护剂、促进受损神经元再生。SCI 治疗药物的研究也取得了长足进步,有些药物已应用于临床,有些尚处在动物实验阶段。尽管早期的药物治疗结果或动物实验结果显示有希望治疗 SCI,但有效 SCI 治疗的道路还很漫长。

第五节　临床与康复治疗的现存问题与希望

一、整体治疗与康复模式

脊髓损伤的康复不仅仅包括损伤个体物理

功能的康复，而且涉及病变水平以下的全部器官的康复，也包括了心理社会在内的整体康复。通常，脊髓损伤病人的心理一般会经历五个阶段，心理康复仍是临床治疗需要重视的内容。目前，脊髓损伤的康复仍更多重视躯体功能的康复，未将心理康复指导作为 SCI 病人的日常治疗。选择恰当的疏导方式和任务活动是临床治疗人员顺利进行治疗所面临的关键环节之一。只有整体康复才是正确的理念和原则，对病人和有关人员进行有关脊髓再生和修复的强化教育十分必要。

同时，脊髓损伤的原发性和继发性障碍十分广泛。它是最严重、最复杂的临床综合征之一，也是导致残疾的主要因素。病人的损伤多数延续终生，与之伴随的并发症常常影响病人的生活质量。因此，多学科、多部门的合作模式才是脊髓损伤治疗与康复的最优模式，即保持骨科、神经内科、神经外科、泌尿科、儿科、急诊科、营养科、呼吸科、临床心理科、精神科、妇产科、生殖医学、中医科等多学科联系，康复医师、康复护士、康复治疗师、矫形技师、康复生物工程专家、心理咨询专家、社会工作者等多类人才共同治疗。2010 年，国际脊髓损伤协会已联合多个国家的相关专科人员共同建立了国际脊髓损伤核心数据库，采取统一的记录编码和变量可方便未来对 SCI 病人诊治的数据采集、结果对比和多学科会诊等业务的开展。但值得注意的是，在我国现行卫生体制下，各大医院是脊髓损伤病人救治的主体。由于经济壁垒作用，各个学科之间的合作极为困难。很难有效建立脊髓损伤中心，全面满足病人需求，因此达不到整体康复的要求。

二、现代科技辅助手段临床运用的开展

现代科技辅助运动治疗，已越来越受到临床治疗人员的青睐。机器人辅助治疗已经成为得到国际公认的促进神经功能重塑、神经再生导向的治疗。有关促进功能恢复方面，不仅有常规的功能锻炼，更有机器人装置辅助运动治疗，配合虚拟场景的视听觉反馈，从而进一步提高了治疗效果。机器人的进展日新月异，先是机械手、电动手、智能手，然后是上肢、下肢机器人等陆续上市并且与功能性电刺激相结合，在外观上、动作精细度和准确性上不断改进和提高，在改善生活质量方面有显著成效，已应用于康复界，受到了广泛的欢迎。如今，虽然各种高科技材料、康复工程不断发展，辅助脊髓损伤病人步行研究得到成功，拐杖控制的机器人控制外骨骼支架如 ReWalk 使步行成为可能，但由于价格高昂，尤其是上、下肢机器人，普及尚有困难。

除了直接辅助身体功能的治疗技术外，互联网、物联网以及航空航天定位系统的发展也逐渐应用于 SCI 病人的临床治疗。目前，为提高病人的治疗效果，将人体内各脏器的生理、病理功能的各种信号、信息，包括肌群的收缩功能，以及虚拟或真实人像，采取各种方法采集，然后通过互联网以及物联网传递、发射、接收和显示给相关的康复治疗人员，后者可以清晰地及时了解病人的当前状况，并适时提出相关忠告或意见。

三、生物医学技术的发展

脊髓损伤的临床治疗仍然是一个世界性难题。近年来，以干细胞为核心的再生医学在脊髓损伤病人中的应用越来越多。研究成果已经从动物实验的效果逐渐转变成能为病人提供治疗的新方法。干细胞治疗脊髓损伤的机制包括分化成包裹神经元轴突的胶质细胞、抑制炎症反应并分泌神经营养因子等。根据 clinicalTrials.gov 网站统计的数据，目前全球范围内利用干细胞来治疗脊髓损伤的临床试验共计 42 项。美国加州大学团队对损伤 12 ~ 24 个月后的慢性胸段完全性 SCI 病人进行了人类脊髓源性神经干细胞（NSI-566）椎管内注射，手术后 3 位病人的运动及感觉功能和电生理检查结果有显著改变。日本也开始使用人工多功能干细胞（IPS 细胞）进行治疗干预。我国中科院的戴建武教授团队也在 2015 年首次开展神经再生胶原支架联合骨髓单核细胞（内含有间充质干细胞）移植治疗脊髓损伤的临床研究，研究成果也得到了积极的反馈。"血 - 脑屏障"和"血 - 脊髓屏障"是中枢神经系统的特性之一，但也因此成为阻碍部分药物进入脊髓内部起效的障碍，因此，如何突破生物性屏障是 SCI 病人药物治疗的思考方向。此外，适宜的细胞移植时间和途径、理想的转基因载体和有效的转染方法尚待进一步探索。

四、功能性电刺激的运用

功能性电刺激（functional electrical stimulation，FES）是神经肌肉电刺激（neuromuscular electrical stimulation，NMES）的一种，属低频电刺激范畴，是利用预先设定程序的电刺激作用于目标肌肉的支配神经，从而诱发肌肉收缩，以达到增加肢体活动能力和恢复被刺激肌肉或肌群功能的目的。有研究在病人脊髓的硬膜外腔植入一组特定电极，使脊髓神经进入硬膜外腔时接收电流刺激，利用低频电流刺激这些神经，最终引起肌肉收缩。也有功能性电刺激应用于肌肉瘫痪、呼吸、膀胱及直肠功能障碍等方面的治疗。但对功能的改善仍没有明确一致的研究结果，未来需要更多的证据支持。

五、自主神经功能诊断

诊断是为了更好地全面了解病人的情况、指导治疗。有关脊髓损伤后原有的功能诊断仅强调了运动，至 1992 年增加了感觉评定，对脊髓完全性损伤和不完全性损伤进行了界定，并将改良 Frankel 评分改为 ASIA 评分，临床应用广泛，明显提高了康复治疗效果。2009 年美国脊髓损伤学会和国际脊髓学会以及其他相关团体，组织了 7 个欧美国家，32 名相关专家（其中美国专家 14 名）集体撰写了脊髓损伤后自主神经功能（含膀胱功能）的国际评定标准，以补充原有标准的不足，并全球推广。我国仅有部分省市医院采用，目前正在逐步推广中。神经源性膀胱对脊髓损伤病人的生活质量有很大影响，脊髓损伤病人神经源性膀胱的症状评分量表已得到其有效性和可靠性验证；同时，脊髓损伤病人膀胱并发症管理工具也开始在部分国家使用。

六、传统医学的介入

传统医学，如中医、民族医学等的发展，以及中、西医康复治疗技术的应用是我国的重点要求。至目前为止，推拿、针灸、拔火罐、熏蒸疗法等已得到较为广泛的应用，中草药在预防和治疗一些并发症中也受到重视，中医的辨证用以提高康复治疗的质量等，但均尚缺循证医学资料的支持，这是我们共同努力的目标。

（马　超）

参 考 文 献

[1] THURET S, MOON LD, GAGE FH. Therapeutic interventions after spinal cord injury. Nat Rev Neurosci, 2006, 7: 628-643.

[2] MCDONALD JW, SADOWSKY C. Spinal-cord injury. Lancet, 2002, 359: 417-425.

[3] SCHULD C, FRANZ S, BRUGGEMANN K, et al. International standards for neurological classification of spinal cord injury: impact of the revised worksheet (revision 02/13) on classification performance. Spinal Cord Med, 2016, 39(5): 504-512.

[4] BURNS AS, MARINO RJ, KALSI RS, et al. Type and Timing of Rehabilitation Following Acute and Subacute Spinal Cord Injury: A Systematic Review. Global Spine J, 2017, 7(3): 175S-194S.

[5] ROUANET C, REGES D, ROCHA E, et al. Traumatic spinal cord injury: current concepts and treatment update. Arq Neuropsiquiatr, 2017, 75(6): 387-393.

[6] ALIZADEH A, DYCK SM, KARIMI AS. Traumatic Spinal Cord Injury: An Overview of Pathophysiology. Front Neurol, 2019, 10: 282.

[7] BADHIWALA JH, AHUJA CS, FEHLINGS MG. Time is spine: a review of translational advances in spinal cord injury. J Neurosurg Spine, 2018, 30(1): 1-18.

[8] TURLIUC MD, TURLIUC S, CUCU AI, et al. Through Clinical Observation: The History of Priapism After Spinal Cord Injuries. World Neurosurg, 2018, 109: 365-371.

[9] DO VR, ALEGRETE N. The role of pharmacotherapy in modifying the neurological status of patients with spinal and spinal cord injuries. Rev Bras Ortop, 2015, 50(6): 617-624.

[10] MIELISIAK G, LATKA D, JARMUZEK P, et al. Steroids in Acute Spinal Cord Injury: All But Gone Within 5 Years. World Neurosurg, 2019, 122: e467-e471.

[11] HODGETTS SI, HARVEY AR. Neurotrophic Factors Used to Treat Spinal Cord Injury. VitamHorm, 2017, 104: 405-457.

[12] WLISON RD, BRYDEN AM, KLIGORE KL, et al. Neuromodulation for Functional Electrical Stimulation. Phys Med Rehabil Clin N Am, 2019, 30(2): 301-318.

[13] KHORASANIZADEH M, YOUSEFIFARDM, ESKIAN M, et al. Neurological recovery following traumatic spinal cord injury: a systematic review and meta-analysis. J Neurosurg Spine, 2019: 1-17.

[14] SAMANO C, NISTRI A. Mechanism of Neuroprotection Against Experimental Spinal Cord Injury by Riluzole or Methylprednisolone. Neurochem Res, 2019, 44 (1): 200-213.

[15] KORRES D, MARKATOS K, CHYTAS D, et al. Injuries of the spine and of the spinal cord in the Hippocratic Corpus of medicine. Int Orthop, 2017, 41 (12): 2627-2629.

[16] KSSHYAP MP, ROBERTS C, WASEEM M, et al. Drug Targets in Neurotrophin Signaling in the Central and Peripheral Nervous System. Mol Neurobiol, 2018, 55 (8): 6939-6955.

[17] HACHEM LD, AHUJA CS, FEHLINGS MG. Assessment and management of acute spinal cord injury: From point of injury to rehabilitation. J Spinal Cord Med, 2017, 40 (6): 665-675.

[18] BRAGGE P, GUY S, BOULET M, et al. A systematic review of the content and quality of clinical practice guidelines for management of the neurogenic bladder following spinal cord injury. Spinal Cord, 2019.

[19] CURTIS E, MARTINJR, GABEL B, et al. A First-in-Human, Phase I Study of Neural Stem Cell Transplantation for Chronic Spinal Cord Injury. Cell Stem Cell, 2018, 22 (6): 941-950.

[20] BLAYNE W, SARA L. The Neurogenic Bladder Symptom Score (NBSS): a secondary assessment of its validity, reliability among people with a spinal cord injury. Spinal Cord, 2018, 56: 259-264.

第四章 周围神经疾病

第一节 概　述

周围神经疾病（diseases of the peripheral nerves）是指原发于周围神经的疾病，主要症状为躯体运动功能障碍、躯体感觉功能障碍和自主神经功能障碍以及反射改变。根据病因可分为周围神经损伤和神经病两大类。周围神经损伤（peripheral nerve injury, PEI）是由于周围神经丛、神经干或其分支受外力作用而出现的损伤，如挤压伤、牵拉伤、挫伤、撕裂伤、切割伤、火器伤、医源性损伤等，主要病理变化是损伤远端神经纤维发生 Waller 变性。神经病（neuropathy）是指周围神经由于炎症、中毒、缺血、营养缺乏、代谢障碍等引起的病变，旧称神经炎，轴突变性（axonal degeneration）是其常见的病理改变，与 Waller 变性基本相似。周围神经疾病的治疗手段主要有药物治疗、手术治疗和康复治疗。

一、解剖

周围神经系统是指除中枢神经系统以外，分布于全身各处的神经结构和神经组织，包括脊神经、脑神经以及自主神经三部分。

（一）脊神经

脊神经共 31 对，每对脊神经通过脊神经根连于一个脊髓节段，前根连于脊髓前外侧沟，后根连于脊髓后外侧沟。脊神经后根在椎间孔附近有一膨大的脊神经节，内含假单极感觉神经元，其中枢突进入脊髓，周围突与前根合成脊神经。接受同一个脊髓节段支配的所有肌肉称为一个肌节，每一个后根感觉纤维所对应的皮肤区域称为一个皮节。脊神经均为混合神经，其内含有躯体感觉纤维、躯体运动纤维和自主神经纤维。

脊神经干出椎间孔后立即分为前后两支，前支主要分布于四肢及躯干前外侧，后支主要分布于躯干背侧。前支根部发出一条脊膜支，经椎间孔返回至椎管内，支配相应节段邻近的脊髓被膜。人类胸段脊神经前支保持原有的节段性走行和分布，颈段和腰骶段脊神经前支交织形成神经丛，分别为颈丛、臂丛、腰丛、骶丛。

（二）脑神经

脑神经共 12 对，第 1、2 对脑神经为中枢神经系统的直接延伸，不属于周围神经系统。第 3 ~ 12 对脑神经与脑干神经核相连，支配头颈部的感觉、运动及腺体分泌功能。

二、周围神经疾病的治疗

（一）药物治疗

目前临床上常用的药物疗效有限，尚缺乏既能促进损伤神经快速修复与生长，又能保证再生神经纤维具有功能的药物。近年来许多学者在药物修复周围神经和促进神经损伤后再生等方面做了大量的研究工作，研究的热点包括神经生长因子、干细胞促进神经修复和再生。

1. **神经生长因子的应用**　神经生长因子（nerve growth factor, NGF）是一种蛋白质，研究表明，NGF 能够对神经元产生显著的营养作用，并能够促进神经突起生长。作为一种神经细胞生长调节因子，NGF 能够对中枢以及周围神经元产生明显的调控作用，主要表现在调控其生长、发育、分化、再生以及功能特性的表达。

目前应用 NGF 治疗周围神经疾病的给药方式有：①局部一次性给药（在损伤处）；②通过皮下注射、肌内注射、静脉注射等方式全身给药；③局部通过微渗透泵缓释；④应用转基因技术在损伤局部移植表达神经生长因子的细胞。

全身给药 NGF 血药浓度高，且给药简便、快速、易行，但用药量大、代谢快、到达病变部位的量不足、全身毒副作用相对较大；局部给药时病变部位 NGF 药物浓度高、血药浓度低、用药量小、代谢慢、毒副作用相对较局限，但尚存在技术要求高、危险性大（感染、意外事故等）的问题。基于这些特点并遵循安全可靠、费用效益比最优化的原则，选择给药方式时应注意：①针对不同部位（中枢或周围神经系统）选择不同给药方式；②针对疾病的轻重缓急采用不同的给药方式；③针对疾病病因学、发病机制及药物相互作用选用其他药物与 NGF 合用，以增强疗效，全面高效治疗疾病或控制疾病进程；④最大限度使 NGF 作用于病变部位。

2. 干细胞在周围神经疾病中的应用 干细胞是一类具有自我更新和多向分化潜能的原始细胞，是人体多种组织器官的祖细胞，既具有生理性的更新能力，又具有对损伤组织的修复能力。周围神经再生过程受许多微环境的影响，研究证实，干细胞或神经祖细胞植入中枢神经系统中能促进轴突再生并形成类神经干细胞样外周髓鞘。现有的研究已经证明周围神经的再生能力主要依赖于施万细胞，目前已经形成两个研究方向：一是将干细胞当作移植材料，将其分离、培养并用细胞因子进行分化之后将其移植；二是借助投入细胞因子等方法将体内的干细胞激活、分化形成神经元或胶质细胞。

可用于治疗周围神经疾病的干细胞类型，主要有以下三种：

（1）胚胎干细胞（embryonic stem cell, ESC）：具有全能性，具有发育为机体不同细胞类型中任何一种的潜能。

（2）成体干细胞（adult stem cell, ASC）：是指存在于一种已经分化组织中的未分化细胞，能够自我更新并且分化形成组织。

（3）诱导多能干细胞（induced pluripotent stem cell, iPS cell）：是最近几年干细胞学界、甚至是生物学界最重要的发现，其优势在于用成体干细胞培养出胚胎干细胞，实现了"用自己的细胞治疗自己的疾病"，规避了胚胎干细胞研究的伦理禁锢，具有重大研究价值。

干细胞的修复机制有两大主流"学说"：①"细胞替换"，即移植的干细胞进入受体后迁移、分化，替换受损细胞并与周围建立网络联系；②"旁观者效应"，移植的外源性干细胞进入机体后启动内源性修复机制，通过分泌神经营养因子、抗炎物质、抗氧化应激分子等改善微环境、拯救受损的细胞，使受损区形态结构得以恢复。在体外实验中，由干细胞分化来的神经元之间可以形成有功能的突触联系。移植的干细胞可以分泌修复损伤必需的营养因子，帮助无髓或新生轴突形成髓鞘，为轴突生长提供基质等，这些都可能是周围神经损伤修复的机制。

（二）手术治疗

手术方法依据病人神经损伤的性质和程度决定，包括神经吻合、神经松解、神经移植、神经移位，以及后期的肌腱移位、肌肉移植、关节融合等。

（三）康复治疗

康复治疗方法包括物理因子治疗（热疗、冷疗、离子导入、电刺激、超声等）、主动及被动关节活动度训练、抗阻训练（动态、静态）、认知及行为训练、支具治疗等。运动功能训练可以从"放置（将肢体放置在某一位置上）及控制（控制肢体在某一位置上）"开始，随着病人功能进步，增加抗阻训练及复杂的功能活动。感觉功能训练同样重要，尤其是脱敏治疗对于感觉过敏的病人很有帮助。

本章主要介绍臂丛神经损伤、吉兰-巴雷综合征及常见的单神经病的康复。

第二节 臂丛神经损伤

一、概述

（一）解剖

臂丛由颈$_5$~胸$_1$神经根前支组成（图 3-4-1）。在斜角肌外侧缘，颈$_5$和颈$_6$神经根组成上干，颈$_7$神经根单独形成中干，颈$_8$和胸$_1$神经根组成下干。上、中、下干在相当于锁骨中 1/3 处又分别分出前后两股。由上干与中干的前股组成外侧束，下干前股形成内侧束，三干的后股组成后束，三束分别发出腋神经、肌皮神经、桡神经、正中神经、尺神经 5 大分支，分别支配上肢和胸壁肌肉的运动和感觉，损伤可导致上肢感觉障碍、运动障碍、肌肉萎缩、关节活动受限、骨关节继发畸形、日常生活活动能力受限等慢性功能障碍。

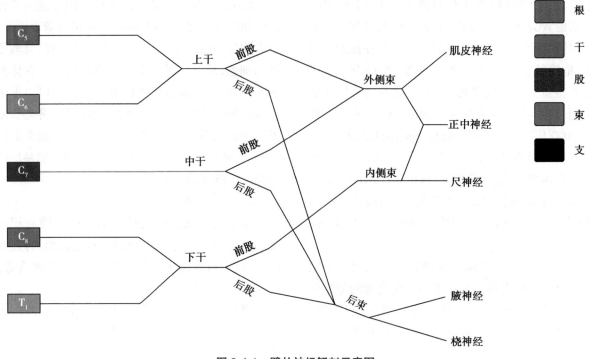

图 3-4-1 臂丛神经解剖示意图

（二）流行病学

成人和儿童臂丛神经损伤的流行病学具有明显的不同。20 世纪 90 年代末，Midha 报道北美成人多发损伤中臂丛神经损伤发生率接近 1.2%，其中年轻男性占 89%。国内缺乏成人臂丛神经损伤的流行病学调查。产伤是造成儿童臂丛神经损伤的最常见原因，现有资料显示，分娩型臂丛神经麻痹的发生率是 0.38‰ ~ 1.56‰。

（三）病因及临床分型

1. **病因** 臂丛神经损伤的病因有：①外伤，如牵拉伤、运动伤、枪弹伤、刺伤、臂丛神经压迫等；②肿瘤压迫；③感染性疾病；④医源性损伤，如放射性损伤、手术时上肢不正确的牵拉或麻醉时上肢不正确的摆放固定造成的臂丛压迫；⑤产伤，分娩时牵拉不当造成的新生儿臂丛损伤。成人臂丛神经损伤常见于外伤及医源性损伤，而儿童臂丛神经损伤多见于产伤。

2. **临床分型** 臂丛神经损伤临床最常用的分类是：

（1）上臂丛损伤：Erb 损伤、C_5 ~ C_6 损伤、上干损伤。

（2）下臂丛损伤：Klumpke 损伤、C_8 ~ T_1 损伤、下干损伤，有时包括 C_7。

（3）全臂丛损伤：C_5 ~ T_1、上中下干损伤。

二、临床表现

1. **腋神经损伤** 三角肌萎缩，肩关节外展受限。

2. **肌皮神经损伤** 肱二头肌萎缩，肘关节屈曲无力。

3. **桡神经损伤** 肱三头肌、肱桡肌、伸腕、伸拇、伸指肌萎缩及功能受限。

4. **正中神经损伤** 屈腕肌、屈指肌、大鱼际肌萎缩，拇指、手指屈曲及拇指对掌功能受限，第 1 ~ 3 指感觉障碍。

5. **尺神经损伤** 尺侧腕屈肌萎缩，小鱼际肌、骨间肌、蚓状肌、拇内收肌萎缩，手指内收、外展受限，指间关节伸直受限，手精细功能受限，第 4 ~ 5 指感觉障碍。

三、诊断

有下列情况之一，应该考虑臂丛神经损伤：①上肢五大神经（腋神经、肌皮神经、正中神经、桡神经、尺神经）中任何两组的联合损伤（非同一平面的切割伤）；②手部三大神经（正中神经、桡神经、尺神经）中任何一根合并肩关节或肘关节功能障碍（被动活动正常）；③手部三大神经（正中神经、桡神经、尺神经）中任何一根合并前臂内侧皮神经损伤(非切割伤)。

臂丛神经解剖复杂,呈现立体的多平面构象,同一暴力可能造成不同平面的损伤,为伤情和预后的判断以及及时正确地治疗带来诸多困难。

四、后遗症及发生机制

臂丛神经损伤造成肢体瘫痪、肌肉血供减少,结缔组织增生,支配肌肉的神经血供减少,神经损伤加重,出现肌肉萎缩、纤维化及瘢痕形成、疼痛、感觉障碍、继发畸形等后遗症。

(一)肌肉萎缩

臂丛神经损伤可导致其支配肌肉出现失神经支配。失神经支配肌肉的组织结构和神经生理发生了变化,导致其收缩性及兴奋性改变,进而出现肌肉萎缩。

1. 失神经支配肌肉的组织结构变化 失神经支配肌肉的组织结构变化包括肌纤维组织学改变和肌肉的微循环变化两个方面:①肌纤维组织学改变包括运动终板丧失、肌细胞直径和横截面积缩小、细胞质丢失、肌纤维排列紊乱、细胞核相互靠近、肌丝疏散、肌浆蛋白和肌原纤维蛋白含量下降;②肌肉微循环的改变表现为失神经肌肉毛细血管退化速度大于肌纤维丧失速度,导致失神经肌肉毛细血管数与肌纤维数的比例下降,同时胶原纤维随失神经时间延长而明显增多。血供不足可能是造成失神经肌肉萎缩的一个重要原因,大量胶原聚集也会阻止失神经肌肉的神经再支配。

2. 肌卫星细胞活性的变化 损伤发生后2~4个月可见肌卫星细胞的激活。骨骼肌卫星细胞为单核梭形细胞,起源于中胚层干细胞,具有增殖和分化能力,被认为是储备的成肌细胞,是肌肉组织的干细胞。Rodrigues等研究表明,失神经后肌卫星细胞数量随失神经时间的延长而迅速下降,但在神经损伤早期(2个月内),肌卫星细胞数量会增加,可能与失神经后的代偿有关。肌卫星细胞增生的维持依赖于神经再支配或再支配下的肌肉活动,当失神经时间延长时,肌膜崩解,新形成的不成熟肌细胞亦发生退变,即没有神经支配的情况下,新形成的肌细胞反复退变与再生,肌卫星细胞的数量迅速下降,最终导致其全部丧失。

(二)疼痛

疼痛是成人臂丛神经损伤常见主诉之一。疼痛的原因包括创伤急性期关节和韧带损伤的疼痛反应及神经损伤后出现的神经病理性疼痛,常见于臂丛完全麻痹和神经节前损伤的病人。神经病理性疼痛的特点是创伤后即刻或几天内出现,持续数月或数年,表现形式有两种:一种是感觉减退或丧失的上肢存在持续性的烧灼感或紧束感;另一种是损伤神经支配区的发作性剧烈疼痛,疼痛持续数秒,但一天可发作数次,天气变冷、着凉、情绪的波动可加重疼痛,适当的放松和娱乐可减缓疼痛。臂丛神经损伤后出现的疼痛程度取决于损伤神经根的数目及程度。

经典的神经病理性疼痛的机制是神经根撕脱和脊髓去传入引起的中枢性疼痛。突发神经根撕脱伤导致传入通路中断,细胞及神经化学改变引起脊髓胶状质内神经元去抑制,脊髓后角Ⅰ、Ⅱ、Ⅴ神经元产生异常活动,产生疼痛。受损脊髓后角神经元突然异常放电可以导致发作性疼痛。这种神经元的过度兴奋可以向上传导,到达丘脑腹后外侧核及丘脑内侧,出现了病理性的中枢敏化。

神经病理性疼痛的发生机制还有其他学说,如炎性机制参与了神经病理性疼痛的发生。最近,Bertell等人提出了一种新的假说,认为神经病理性疼痛来源于未受撕脱伤的神经根,而不是撕脱伤的神经根,理由是对未损伤神经根注射麻醉可以短暂缓解疼痛。

(三)感觉障碍

臂丛神经损伤后躯体感觉的传入障碍在上肢功能恢复中具有重要的地位。有躯体感觉障碍的产后臂丛神经损伤患儿在运动功能保留的情况下也常出现自我切割伤、手指刺伤。有感觉障碍的成人病人常出现手的尺侧及小指顶端皮肤(C_7~T_1神经根支配)的破损和感染,在手的操作动作中,这些皮肤区域容易损伤。

临床证据已经证实臂丛神经损伤后受损伤上肢存在感觉障碍及异常感觉,这被认为与感觉传入中断后躯体感觉系统的调整有关。至今还没有关于臂丛神经损伤后神经可塑性或皮层重组的证据,但在一些远端神经(腕关节处正中神经或尺神经)损伤的病例中观察到了手部感觉皮层代表区的重组。Lundborg描述了一例正中神经损伤后躯体感觉皮层图谱快速重组的病例,正中神经损伤后,它的皮层投射区出现了一个"黑洞",邻近的皮层可以在几分钟内覆盖这个"黑洞",这种现象可能是由于正常情况下邻近皮层的突触联系是被抑制的,当皮层投射区被损伤时,这种抑制被解除,从而出现皮层重组。

周围神经损伤的程度及形式不同,其功能重组的形式也不同。如果损伤神经的施万细胞是保留的,那再生的轴突会沿着原来周围神经的方向生长,其皮层代表区也是保留的。如果神经完全离断,手术修复后会发生皮层代表区重组。突触重组的现象也可以出现在皮层下结构,如脊髓后角、脑干楔形核、丘脑的腹后外侧核和腹后中央核等。

(四)习得性废用(成人)及发育性忽略(儿童)

臂丛神经损伤后感觉恢复之前成人可出现习得性废用,儿童可出现发育性忽略。

"习得性废用"是建立在中枢神经系统损伤后运动障碍的基础上的,它不是由损伤本身引起的,而是损伤后的一种习得性的现象,它的核心是"习得性的运动功能抑制"。在中枢神经系统损伤的早期,由于运动神经元受损,导致患侧执行功能活动的能力下降。患侧肢体应用反复失败的体验导致病人喜欢应用健侧肢体来完成日常生活活动,成功的体验又会使病人更多地应用健侧肢体,从而放弃了患侧肢体的使用。

2004年Taub等在中枢神经系统损伤(产前、围产期或产后)的儿童中发现了"习得性废用"的特殊类型,命名为"发育性忽略"。它的特殊性在于成人中枢神经系统损伤后会出现运动功能障碍,而新生儿从未体验过运动功能的发育,所以他们的中枢神经系统损伤后不会出现运动功能的丧失,但他们在成长的过程中运动功能提高后,却仍然忽视患侧肢体的使用。

(五)继发畸形

产后臂丛神经损伤儿童在成长过程中会出现肌肉萎缩及主动肌与拮抗肌失衡的问题,导致肢体功能障碍和骨关节畸形。肌肉失衡和萎缩可能是肢体的生长速度与神经损伤程度的不对称性引起的,正常的肌群不能抵消这种肌肉失衡,从而导致了关节活动度的进一步受限以及上肢异常的运动模式,表现为肩外展、肘屈曲、前臂旋前。若肩胛上神经受损可出现肩关节内外旋肌群的失衡,表现为外旋肌麻痹,内旋肌相对有力,肩关节活动受限。

五、治疗

(一)临床治疗

治疗方案的选择应根据臂丛神经损伤的程度及受损神经部位的组织情况来决定。国内专家一般建议:臂丛神经节后损伤应采取保守治疗,观察3个月,若症状、体征持续好转,肌电图检查出现运动神经传导速度加快或感觉神经动作电位增加,可继续保守治疗;若症状、体征无恢复,应进行手术探查。

手术治疗适应证包括:开放性损伤、节前损伤、臂丛合并腋动脉损伤及保守治疗无效者。开放性损伤应进行手术探查,争取早期行神经缝合或移植术;节前损伤一旦确诊,应尽早实施神经移位术;全臂丛根性撕脱伤者应尽早行臂丛探查术,根据损伤程度及范围选择神经或肌肉、肌腱移位术。国外专家多根据臂丛神经是否为完全损伤来确定治疗方案,对部分损伤病人,建议保守治疗8～12周左右,若效果不佳,再行手术治疗。对完全损伤病人,建议尽早行手术探查,若发现断面整洁、挫伤轻,则建议行一期无张力性缝合,后期配合药物及康复治疗;若断面污染重、神经挫伤或撕裂明显,则建议行神经或肌肉、肌腱移位术。

臂丛神经损伤手术治疗前后,病人应进行适当的康复治疗。康复治疗的主要目标是预防肌肉萎缩、预防和减少继发性畸形、控制疼痛、恢复躯体感觉运动功能、预防及治疗发育性忽略。

(二)康复治疗

1.臂丛神经损伤康复分期

(1)第一期:①获得完整的病史,评估病人功能障碍,确认这些功能障碍是否影响病人的日常生活活动能力;②应用夹板或吊带来保护上肢,预防神经二次损伤,减轻疼痛。

(2)第二期:①口服非甾体抗炎药减轻疼痛及神经系统症状;②运动疗法前行物理因子治疗,颈肩部热疗可以减轻肌肉痉挛,为关节活动度训练做准备;③每天两次关节活动度训练;④指导病人正确的肢体放置方法及健身操训练,包括避免过头的动作及患肢的牵拉,保持直立位的技巧等。

（3）第三期:①纠正肌肉骨骼失衡;②继续使用物理因子治疗为运动疗法做准备并控制疼痛;③病人在指导下使用夹板;④开始进行肌力训练,从减重状态下肌力训练开始,逐步过渡到抗重力、抗阻力的肌力训练。如果临床症状加重,则停止肌力训练,退回到关节活动度训练。

（4）第四期:①转移到家庭康复治疗方案;②为了重新制定目标而进行随访;③病人教育。

2. 肌肉萎缩康复 臂丛神经损伤后肌肉萎缩的康复主要包括两个方面:

（1）被动肌肉牵拉:牵拉是一个重要的力学信号,可增加肌动蛋白和肌球蛋白丝的产生,促进新肌节的生成。

（2）神经肌肉电刺激:神经肌肉电刺激（neuromuscular electric stimulation, NMES）是指利用低频脉冲电流刺激神经或肌肉引起肌肉收缩来提高肌肉功能或治疗神经肌肉疾患的一种治疗方法。若能即时产生功能性活动则称为功能性电刺激（functional electrical stimulation, FES）。目前神经肌肉电刺激主要有 3 种:表面刺激式、经皮刺激式及全植入式。

NMES 应用于臂丛神经损伤急性期主要用于促进神经再生,恢复期用于防止失神经支配肌肉萎缩。自 1976 年以来, Wilson 等先后用大量的动物实验证实电刺激能明显促进损伤的周围神经再生。Williams 等用全植入式持续电刺激系统研究了持续电刺激对防止失神经肌萎缩的作用,并于 2001 年对 15 例周围神经损伤病人进行临床试验,取得了良好效果,其中以臂丛神经损伤病人效果最好。Lundborg 等研究表明,失神经肌肉在 1 年内重新获得神经支配,功能恢复良好;在 12 ~ 18 个月重新获得神经支配,功能恢复很差;如果失神经支配时间延迟至 18 ~ 24 个月,肌肉将不可能再恢复其运动功能。因此在神经损伤后对神经和肌肉的功能性电刺激应尽早进行。

3. 疼痛处理 成人臂丛神经损伤后的神经病理性疼痛对病人的影响很大,严重影响病人的预后及生活质量,其治疗主要包括以下几个方面。

（1）成功的外科神经修复术:早期的臂丛神经探查和重建在臂丛神经损伤康复中起到决定性的作用,因为它不仅可以改善上肢的功能,还能减轻神经病理性疼痛。

（2）药物治疗:药物治疗是神经病理性疼痛治疗的基石,然而,目前药物对臂丛神经损伤导致的神经病理性疼痛有效性的研究很少。最近,更多的国际指南推荐三环类抗抑郁药、加巴喷丁、普瑞巴林作为治疗慢性神经病理性疼痛的一线用药,阿片类药物和曲马多作为二线或三线药物,还可将两种及两种以上药物合用以减少副作用。抗癫痫药物加巴喷丁对臂丛神经撕裂后出现的疼痛无效,且大剂量、长期的加巴喷丁治疗能够抑制神经再生,导致预后不良。从大麻中提取的药物能够明显改善臂丛根性撕裂造成的慢性疼痛病人的生活质量。当出现"放射痛"时,可给予抗癫痫药物卡马西平、苯妥英钠、丙戊酸钠等缓解症状。

（3）经皮神经电刺激（transcutaneous electrical nerve stimulation, TENS）:TENS 是一种简单、低价、无创的止痛治疗。较少的对照研究证实了它对周围神经损伤的有效性,在一些非对照研究中,有 50% ~ 80% 的病人疼痛得到了缓解。临床应用有两种形式:一种是低强度高频率（60 ~ 200Hz）脉冲,脉宽 2 ~ 50μs;另一种是类似针刺的经皮神经电刺激,刺激频率为 0.5 ~ 10Hz,刺激强度可引起肌肉收缩,脉宽在数百至 1 000μs 之间。

（4）神经刺激:对于顽固型保守治疗无效的疼痛病人可以尝试进行介入治疗。①脊髓电刺激:通过放置硬膜外腔电极使电刺激作用于脊髓背根称为脊髓电刺激（SCS）,虽然脊髓电刺激解除疼痛的机制尚不十分清楚,但据临床研究显示,它可解除一些神经病理性疼痛病人的重度疼痛;②其他刺激治疗:目前,临床上还可根据不同病情酌情选择经颅直流电刺激、脑深部电刺激（DBS）、硬膜外运动皮质刺激（MCS）、经颅磁刺激（TMS）等治疗方法。

（5）心理社会介入:研究发现臂丛神经损伤的病人重返工作岗位后疼痛均有明显缓解,因此心理介入对疼痛的缓解很有必要。

4. 感觉再教育 2011 年 Jerosch-Herold 等提出"感觉再教育"的概念:感觉再教育是一种逐渐的、进展的大脑重组过程,这个过程通过应用认知学习技术（如形象化或言语化技术）、替代的感觉刺激（如视觉、听觉）、分级的触觉刺激来维持和／或恢复神经损伤或压迫造成的损伤区域的精细触觉。Lundborg 等将感觉再教育分为两个阶段：早期着重通过视觉 - 触觉（如镜像治疗）和听觉 - 触觉作用来维持手的大脑皮层代表区，后期致力于提高感觉再教育的效果。

5. 强制诱导运动疗法 强制诱导运动疗法是为治疗"习得性废用"和"发育性忽略"而发展起来的，它的目的是通过行为方式的改变来减少对受累肢体运动能力的抑制。具体做法是：在成年病人清醒的 90% 时间里用手套、吊带来限制健手的活动，同时对患手进行 6h/d，持续 2 ~ 3 周的重复训练。后来出现了许多改良的强制诱导运动疗法，主要是通过改变限制的形式、介入的频率和强度来提高训练的可行性和耐受性，尤其是对于儿童病人。强制诱导运动疗法用于治疗产后臂丛神经损伤患儿已经取得了较好的疗效。

六、影响恢复的因素

臂丛神经损伤的康复是一个缓慢、长期的过程，治疗效果受多重因素影响，如损伤神经的复杂性、诊断和治疗介入的时间、经济和时间的投入、多学科团队的合作以及病人自身的精神状态、对治疗的配合程度等。

七、展望

（一）通过影像学证实电刺激的疗效

动物实验和人体研究已经证实电刺激是预防肌肉萎缩的有效、简单、经济的手段，未来需要更多的大样本随机双盲实验来验证这一结论。同时，我们应该采取更多的影像学手段，如磁共振、超声等来研究电刺激怎样维持肌肉的黏弹性。

（二）非药物方法治疗疼痛的研究

在上述疼痛的治疗中，推荐外科神经修复和药物作为疼痛的一线治疗。导致疼痛的病因是多种多样的，既有客观因素（如组织损伤），也有主观因素（如感知、认知、行为成分等），所以治疗手段也应该是多样的，包括物理治疗和药物治疗等。未来，我们应该进一步评估非药物治疗（如经皮神经电刺激、超声治疗、激光治疗、针灸）联合外科手术以及药物治疗的有效性。

（三）臂丛神经损伤后出现习惯性废用（成人）及发育性忽略（儿童）的治疗

对中枢神经损伤、产后臂丛神经损伤的病人应用强制诱导运动疗法 CIMT 以及强制诱导运动疗法 CIMT 对 OBPP 产后臂丛神经损伤病人的初步研究证实了该方法的疗效。但其对于成人臂丛神经损伤后的习得性废用及儿童发育性忽略的疗效需要进一步研究。

未来需要进一步研究儿童臂丛神经损伤的特定康复措施的疗效，这些特定的康复治疗应该着眼于既能促进功能恢复，又能增加患手的使用。

第三节 吉兰 - 巴雷综合征

一、概述

（一）定义及临床表现

吉兰 - 巴雷综合征（Guillain-Barrésyndrome，GBS）是一类免疫介导的急性炎性周围神经病。临床特征为急性起病，临床症状多在 2 周左右达到高峰，表现为多发神经根及周围神经损害，常有脑脊液蛋白 - 细胞分离现象，多呈单时相自限性病程。该病包括急性炎性脱髓鞘性多发神经根神经病、急性运动轴索性神经病、急性运动感觉轴索性神经病、Miller-Fisher 综合征、急性泛自主神经病和急性感觉神经病等亚型。

（二）诊断

1. 急性炎性脱髓鞘性多发神经根神经病 急性炎性脱髓鞘性多发神经根神经病（acute inflammatory demyelinating polyneuropathy，AIDP）是 GBS 中最常见的类型，也称经典型 GBS，主要病变为多发神经根和周围神经节段性脱髓鞘。

诊断标准：①常有前驱感染史，呈急性起病，进行性加重，多在 2 周左右达高峰；②对称性肢体和延髓支配肌肉、面部肌肉无力，重症者可有呼吸肌无力，四肢腱反射减低或消失；③可伴轻度感觉异常和自主神经功能障碍；④脑脊液出现蛋白 - 细胞分离现象；⑤电生理检查提示远端运动神经传导潜伏期延长、传导速度减慢、F 波异常、传导阻滞、异常波形离散等；⑥病程有自限性。

2. 急性运动轴索性神经病 急性运动轴索性神经病（acute motor axonal neuropathy，AMAN），

AMAN 以广泛的脑神经运动纤维和脊神经前根及运动纤维轴索病变为主。

诊断标准：参考 AIDP 诊断标准，突出特点是神经电生理检查提示近乎纯运动神经受累，并以运动神经轴索损害明显。

3. 急性运动感觉轴索性神经病 急性运动感觉轴索性神经病（acute motor-sensory axonal neuropathy，AMSAN），AMSAN 以广泛神经根和周围神经的运动与感觉纤维的轴索变性为主。

诊断标准：参考 AIDP 诊断标准，突出特点是神经电生理检查提示感觉和运动神经轴索损害明显。

4. Miller-Fisher 综合征 Miller-Fisher 综合征（Miller-Fisher syndrome，MFS）与经典 GBS 不同，以眼外肌麻痹、共济失调和腱反射减低为主要临床特点。

诊断标准：①急性起病，病情在数天内或数周内达到高峰；②临床上以眼外肌麻痹、共济失调和腱反射减低为主要症状，肢体肌力正常或轻度减退；③脑脊液出现蛋白 - 细胞分离；④病程呈自限性。

5. 急性泛自主神经病 较少见，以自主神经受累为主。

诊断标准：①急性发病，快速进展，多在 2 周左右达高峰；②广泛的交感神经和副交感神经功能障碍，不伴或伴有轻微肢体无力和感觉异常；③可出现脑脊液蛋白 - 细胞分离现象；④病程呈自限性；⑤排除其他病因。

6. 急性感觉神经病 急性感觉神经病（acute sensory neuropathy，ASN）少见，以感觉神经受累为主。

诊断标准：①急性起病，快速进展，多在 2 周左右达高峰；②对称性肢体感觉异常；③可有脑脊液蛋白 - 细胞分离现象；④神经电生理检查提示感觉神经损害；⑤病程呈自限性；⑥排除其他病因。

（三）临床治疗

1. 综合治疗与护理 保持呼吸道通畅，防止继发肺部感染是治疗的关键。呼吸肌受累时咳嗽无力、排痰不畅，必要时气管切开，呼吸机辅助呼吸。要加强护理，多翻身，以防压疮。面瘫者需保护角膜，防止溃疡。因本病可合并心肌炎，应密切观察心脏情况，补液量不宜过大。

2. 糖皮质激素 国外的多项临床试验均显示单独应用糖皮质激素治疗 GBS 无明确疗效，糖皮质激素和静脉注射免疫球蛋白联合治疗与单独应用静脉注射免疫球蛋白治疗的效果也无显著差异。因此，国外的 GBS 指南均不推荐应用糖皮质激素治疗 GBS。但在我国，由于经济条件或医疗条件的限制，有些病人无法接受静脉注射免疫球蛋白或血浆置换治疗，许多医院仍在应用糖皮质激素治疗 GBS，尤其是在早期或重症病人中使用。对于糖皮质激素治疗 GBS 的疗效以及对不同类型 GBS 的疗效还有待于进一步探讨。

3. 免疫球蛋白 剂量为 400mg/（kg·d），共 5 天。应尽早用，但价格较昂贵。

4. 血浆置换治疗 初步认为有效，但需专用设备，且价格昂贵。

5. 神经营养药物 如辅酶 A、ATP、细胞色素 C 等代谢性药物及 B 族维生素。

（四）流行病学及预后

在发达国家，GBS 是神经肌肉瘫痪常见的原因，年发病率为 0.6/10 万 ~ 4/10 万。随着医学技术的进步，GBS 的死亡率和致残率逐年下降，但仍有 7% ~ 15% 的病人遗留永久性后遗症。据估计，40% 的病人需要接受住院康复治疗。

高龄、需要辅助通气、病程持续进展、入院时严重肌无力、复合肌肉动作电位消失或波幅下降以及未接受血浆置换或免疫球蛋白治疗的病人预后较差，性别、职业、伴发糖尿病性周围神经病变、曾接受激素治疗、既往免疫史等则与预后无关。

二、综合康复的疗效

大约超过 1/3 的 GBS 病人需要康复治疗，特别是对于需要呼吸支持的重症病人。

GBS 的康复治疗应多学科、多专业团队协作进行，由神经科、康复科医师领导，物理治疗师、作业治疗师、心理医师、社会工作者、护士等参与。综合康复方案的制定应以病人为中心、以功能为导向，旨在最大程度地改善病人的活动能力和社会参与能力。现行的 GBS 康复指南均推荐综合的、灵活的、可调的康复治疗方案，并为病人提供合适的随访、教育和支持。综合康复能够有效地提高住院 GBS 病人的活动能力，减少残疾率，并且疗效可维持到发病后 6 个月。

2011 年 Khan F 等进行了一项高质量的随机

对照研究,该研究比较了GBS恢复期(发病超过6.5年)的79例病人在接受12个月以上高强度与低强度的综合康复治疗后的疗效。综合康复治疗均是个体化的、以功能性任务为导向的、病人主动参与的项目,包括物理治疗,如肌力训练、耐力训练、步行训练等;作业治疗,如提高家庭或社区生活能力的训练、驾驶和重返工作岗位的训练等;心理咨询或帮助等。高强度治疗组治疗时间及疗程为:1h/次,2~3次/周。对照组接受低强度的家庭训练,30min/次,2次/周。两组病人治疗均持续12个月。研究结果证实高强度的综合康复治疗疗效明显优于低强度的综合康复治疗。

三、特异性康复治疗措施

GBS的康复治疗还包括一些特异性的康复措施,但这些康复措施的效果很少被循证医学证实,尚有一部分未被归入综合康复治疗方案中。

(一)运动疗法

运动功能恢复是GBS病人康复过程中的一个关键问题。运动疗法主要包括关节活动度的维持、肌肉萎缩的预防、肌力及耐力训练、借助助行器进行渐进性步行训练。

Mhandi等进行了前瞻性队列研究来验证运动疗法的疗效,入选病人接受个体化的、2~3次/周的运动治疗。6个月时徒手肌力测试和功能独立性运动总分接近正常人,作者建议为了改善GBS病人的功能,应进行至少24个月的强化运动治疗。

Bussmann等研究了运动疗法对GBS和慢性炎症性脱髓鞘性多发性神经病(CIDP)后疲劳的病人的疗效,阐明了体力、疲劳、客观评估的实际运动能力、感觉到的躯体功能及心理功能之间的关系。作者发现运动训练可以改善体力,但不能影响疲劳、实际运动能力及感知到的功能状态。感觉到的心理功能与实际运动能力之间、感觉到的心理功能与感觉到的躯体能力之间、疲劳与感觉到的躯体能力之间是明显相关的。

数字化步态分析、减重训练系统等疗效有限。肌力训练应注意强度,不能使被训练肌肉出现疲劳,因为过度活动造成的疲劳会使失神经支配肌肉肌力减弱。

(二)经皮神经电刺激疗法

经皮神经电刺激疗法(TENS)是缓解神经系统疾病(脑卒中、多发性硬化等)导致疼痛的有效手段,然而TENS治疗GBS后疼痛的有效性存在争议。

(三)支具及助行器应用

相当一部分GBS病人因为肌无力、瘫痪、平衡障碍、疲劳造成移动障碍,需要使用辅助设备。这些辅助设备包括踝足矫形器、手杖、拐杖、助行器及电动轮椅等。辅助设备的选择是根据病人的力量、稳定性、协调性、心血管状态及认知状况来决定的。

(四)作业治疗

尽管GBS预后尚可,但许多病人恢复较慢,会有一个长期功能缺损的过程,其家庭生活、工作及休闲娱乐受限。作业治疗着眼于维持和恢复病人日常生活能力的功能独立性训练,其内容包括:重新获得完成任务的能力,使用适应装置、调整环境来完成个人、家庭和社区作业任务,提高功能性的自我护理能力。

(五)言语治疗

严重GBS病人会出现颅神经病变,导致构音障碍和吞咽困难,需要进行言语治疗来改善言语功能以及训练安全吞咽技能(包括预防误吸及窒息)。言语及吞咽治疗的重点在于合适的体位、头部控制、口腔运动协调和有意识的吞咽技巧。依赖呼吸机的病人需要有替代交流手段,有气管切开的病人应进行发音训练。

(六)营养支持

制动、胃肠动力差、吞咽困难、抑郁等异常精神状态可造成营养不良,治疗团队及营养师的评估对病人营养状态的保持非常重要。GBS急性期,病人常出现体重下降,更易营养不良,需要肠内或肠外营养,给予长期高蛋白、高热量的饮食。

(七)认知及心理治疗

急性期及有在ICU住院经历的病人经常出现认知问题,尤其是原本身体状况很好,但突然患上GBS的病人经常出现焦虑、抑郁状态。严重者还会出现幻觉、错觉、思维中断等精神障碍。这些均需要早期的认知功能评定,适当的康复介入包括与病人本人或其家属就疾病预后及治疗方案的制订进行良好的沟通,早期咨询专家等。

（八）呼吸功能康复

约 1/3 的病人会出现呼吸功能障碍，康复期呼吸系统可出现多种并发症，如慢性阻塞性肺病、限制性肺病、持续插管状态造成的气管炎以及呼吸肌无力等。呼吸功能受限会出现睡眠性高碳酸血症和低氧血症，这些病人夜间需要监测氧饱和度，使用双水平气道正压通气。物理治疗如胸壁叩击、呼吸训练及抗阻吸气训练等可以清除呼吸道分泌物，减少呼吸耗能。

（九）大小便功能障碍康复

GBS 病人会出现下运动神经元性膀胱和肠道功能障碍。膀胱反射消失、膀胱感觉障碍、膀胱括约肌不能放松是常见的临床表现，从而引起排尿困难、尿潴留、尿频及急迫性尿失禁。这些症状需要个体化的治疗方案来管理，包括定时排尿、间歇导尿、抗胆碱能药物的应用等。有压力性遗尿或混合性尿失禁的女性病人应进行盆底肌肌力训练，生物反馈及电刺激也常作为盆底肌训练的辅助治疗。

因为制动或药物的影响，GBS 早期常会出现便秘。有效的肠道管理方案包括合理的饮食、充足的水分、规律的排便及应用通便药物等。

（十）疼痛康复

一项回顾性调查显示，GBS 病人早期疼痛的发生率为 33%~71%，常是非常严重的疼痛。GBS 病人疼痛的管理包括：①预防性措施和心理治疗，疼痛可能由感染、压疮、情绪波动等因素诱发，避免或治疗诱因可以有效地防治疼痛，同时，放松技术、暗示疗法、生物反馈、教育等对轻度疼痛有效；②运动疗法和理疗，运动疗法有助于增加关节活动范围，提高肌肉力量，改善心理状态；中高频电疗、经皮神经电刺激等理疗有助于减轻局部炎症，改善血液循环，缓解慢性疼痛；③药物治疗，对于 GBS 病人的疼痛，一线用药是非甾体抗炎药，其他药物包括阿片类药物、三环类抗抑郁药、卡马西平、加巴喷丁、甲泼尼龙等可作为治疗神经病理性疼痛的辅助用药。

四、未来研究展望

GBS 的康复具有很大的挑战性，目前的研究缺乏高质量对照研究来比较不同康复治疗的疗效，治疗形式、强度、频率及治疗环境均有待进一步研究。在制订运动方案时，需要更多的循证医学证据进行指导。需要建立反映 ICF 功能域的康复评估量表。收集需要长期照顾病人的资料，包括老化相关性残疾及残疾造成的累积效应等。

第四节　常见的单神经病

单神经病（mononeuropathy）是指单一神经受损产生的与该神经支配范围一致的运动、感觉功能缺失的一类疾病，其病因包括外伤、缺血、炎症、遗传、肿瘤、物理损伤、代谢性疾病或中毒等。

一、概述

（一）腕管综合征

指正中神经在腕管内受压出现的一种神经卡压综合征，是上肢最常见的神经卡压综合征。表现为正中神经支配区（拇指、示指、中指和环指桡侧半）感觉异常和/或麻木、大鱼际肌肉萎缩、拇指不灵活、与其他手指对捏的力量下降甚至不能完成对捏动作。其病因为先天性、感染、创伤、过度使用、代谢性疾病、腕管内肿瘤、药物或中毒等造成腕管内压力增高，压迫正中神经。查体可以发现 Tinel 征阳性、Phalen 试验阳性，依据临床表现、查体及肌电图结果可明确诊断。

（二）肘管综合征

指尺神经在肘部尺神经沟处受压而产生的神经卡压综合征，是上肢第二常见的神经卡压综合征。长时间肘部卡压、肘部骨折、脱位、先天或后天性肘外翻、肘管内肿瘤等都能导致尺神经受压而产生症状。临床表现为小指、无名指和手背尺侧麻木、疼痛，感觉减退或消失；受尺神经支配的手部小肌肉萎缩，出现"爪形手"（小指和无名指不能伸直），手指不能分开与并拢。根据典型的临床表现，Tinel 征阳性，肌电图检查及 X 线片检查能够明确诊断。

（三）桡管综合征

桡管位于肱骨外上髁处，其内侧壁为肱二头肌和肱肌，后壁为肱骨小头、桡骨小头、桡骨颈、桡骨环状韧带及关节囊，肱桡肌及桡侧腕长、短伸肌构成桡管上中部的外侧壁,并从外侧成螺旋状绕至前方,构成桡管的前壁。桡管上口位于肱桡关节平面近端,下口与旋后肌管相续。前臂重复性慢性损伤、桡骨小头骨折和脱位、局部瘢痕压迫、肿瘤、关节炎、前臂贯通伤等均可造成桡神经损伤,出现肱骨外髁处放射样疼痛,手背桡侧、拇示指背侧近端感觉减退,伸指、伸拇无力。

(四)腓总神经麻痹

腓总神经走行比较表浅,局限于腓骨管内,并且紧贴腓骨,此特点使其易于损伤。腓总神经麻痹是下肢最常见的单神经病,占周围神经损伤的15%。腓总神经起自$L_4 \sim S_1$神经根,为坐骨神经主要分支,在大腿下1/3处由坐骨神经分出后绕腓骨小头外侧分出腓肠肌外侧皮神经支配小腿外侧皮肤感觉,内侧支分出腓浅神经和腓深神经,支配腓骨长、短肌及胫前肌、踇长伸肌、趾长伸肌、踇短伸肌、趾短伸肌。腓总神经在腓骨颈处最易受损,常见病因包括外伤、压迫(外科手术不适当的体位摆放、腓骨小头骨折、长期盘腿坐等)、糖尿病、中毒及滑膜炎等也可导致腓总神经麻痹。主要表现为足下垂,行走时足不能背屈,呈"跨阈步态",小腿外侧及足背皮肤感觉障碍。

(五)跗管综合征

亦称为跖管综合征或踝管综合征,是指胫神经在通过位于内踝后下方的踝管至足底的行程中被卡压所引起的一系列症状和体征。临床起病缓慢,多发于一侧。早期表现为足底、足跟部间歇性疼痛、肿胀不适或麻木感,疼痛有时向小腿放射,久站或行走后加重,夜间可痛醒,多数病人在脱鞋后缓解。随着病情的进展,疼痛常逐步加重,进一步可出现胫神经在足部支配区感觉减退或消失。晚期可出现足趾皮肤发亮、汗毛脱落、少汗等自主神经功能紊乱征象,甚至有足内在肌萎缩表现。病因包括:①先天性因素,外展肌肥大以及副外展肌、跟骨外翻畸形、扁平足等;②跟骨及踝部骨折;③从事强体力劳动者、长跑运动员以及踝关节频繁高强度跖屈背伸者,肌腱滑动增多、摩擦增强,可引起腱鞘炎,加之屈肌支持带相应增厚,跗管伸缩性减小,其内压力增高,可压迫胫神经;④类风湿关节炎、老年骨关节病等病人皆

可形成增生的骨赘,骨赘突入跗管亦可使胫神经受压;⑤跗管内部因素如腱鞘囊肿、脂肪瘤、静脉曲张亦可引起胫神经卡压;⑥其他,如甲状腺功能低下、妊娠、大隐静脉及小隐静脉曲张等。

二、康复治疗

单神经病的康复治疗需要由医师、治疗师、社会工作者共同组成的团队进行详细评估,整合结果,拟定出一个综合治疗方案。制订单神经病的康复方案时应考虑以下几个方面的内容:康复介入时机及治疗形式选择、支具的选择及病人教育内容等。

(一)康复介入时机

单神经病的康复介入时机及形式的选择依据病人的评估结果确定。评估应全面而详细,包括病人既往手术史,肌力、感觉障碍,病人的精神状态和社会经济状况等。

单神经病急性期治疗重点是保护和预防神经的二次损伤,这可以通过制动和支具保护来实现。病情稳定后可在支具保护的同时进行物理治疗、活动度训练等。若有神经再支配的迹象,应重点进行感觉-运动再训练。随着病情的好转,康复训练的重点应转向强度更大的抗阻训练和以作业为导向的日常生活活动能力训练。

(二)物理因子治疗

单神经病的物理因子治疗包括热疗、冷疗、超声波、电刺激及经皮药物或离子导入等。通过物理因子治疗来缓解疼痛,改善软组织延展性,为后续的治疗创造条件。

1. **热疗** 热疗可以增加受损部位血供,促进炎症消散,降低肌肉痉挛,改善软组织僵硬程度,提高关节活动度。热疗的效果与应用的时间、热量到达的组织深度及热疗后牵拉的程度等有关,一般认为热疗的温度在41 ~ 45℃之间为理想温度。

2. **冷疗** 冷疗通过刺激受损部位血管收缩达到控制水肿,减少炎症渗出,减轻疼痛的作用。冷疗的温度一般控制在10 ~ 15℃之间,应用形式多样,既可直接使用冰袋、冰毛巾或冰块,也可利用蒸发技术。

3. **超声波治疗** 超声波治疗可以促进组织愈合,0.5 ~ 1.5W/cm² 强度的超声可以进行经皮

药物导入；高强度超声可以止痛,增加组织延展性,降低组织黏度。

4. 电刺激 电刺激在神经损伤中应用的循证医学证据有限,多为小样本研究,缺乏标准治疗方案。电刺激应用于周围神经损伤中有两方面的目的:一是预防发生不可逆转的失神经性肌萎缩,改善预后。周围神经损伤后,肌肉常发生一系列解剖及功能上的变化,如失神经性肌萎缩。短期的失神经性肌萎缩可以逆转,长期的失神经肌肉萎缩则可导致不可逆转的病理改变,这个时限可能是 18 ~ 24 个月。电刺激可以给肌纤维一个外在的刺激,增加肌肉的收缩特性,延缓失神经支配肌肉的退变。二是促进神经再生,缩短失神经支配的时间,改善预后。成年小鼠动物实验已经证实每天 1h 的低频电刺激对于促进神经再生、改善预后是有益的。Gordon 等证实对腕管综合征行腕管松解术后的病人进行每天 1h 的低频电刺激可以加速轴突再生并改善感觉、运动功能。

(三) 感觉再教育

周围神经损伤不仅带来外周器官的变化,还造成了皮层的改变。外周感觉纤维的损害造成皮层感觉输入减少,从而出现感觉皮层重组。康复治疗的目标是改变过去传入状态造成的不利影响,有综述支持在周围神经损伤康复中应用感觉再教育,但这些研究多缺少对采用的感觉再教育方案的具体描述。感觉再教育一般是在外周感觉器官有神经再支配的迹象时开始,在神经再支配出现前进行的感觉再教育主要是为了促进感觉皮层的重组,采用的方法有镜像疗法、暂时性麻醉、听觉 - 触觉和视觉 - 触觉训练等。

(四) 活动度训练

结缔组织是由胶原纤维和基质组成的。活动度训练是通过改善胶原纤维相互滑动的能力达到增加组织延展性,预防挛缩,提高肌力和活动度的目的。活动度训练可以是治疗师主导的被动训练,也可以是病人主导的主动训练,总的目的是使病人恢复到发病前的状态。

(五) 抗阻训练

单神经病对肢体运动功能的影响表现为肌力下降、肌肉无力甚至萎缩。抗阻训练可以增强肌力,改善肢体功能,但在关节因为无力、感觉丧失或手术导致稳定性下降时,抗阻训练应谨慎。

肌力训练包括静态的等长收缩和动态的离心、向心收缩。在相同训练时间的前提下,离心收缩增强肌力的效果优于向心收缩,但因为离心收缩会导致血清肌酸激酶升高,引起迟发性肌肉酸痛,所以对神经肌肉系统疾病的病人来说不是最佳的治疗方式。

(六) 支具的选择

适当的设计和佩戴支具是单神经病康复中的一个重要环节。应用支具的目的是保护神经,避免二次损伤,防止挛缩,稳定关节和其他受损组织,防止失神经支配肌肉的过度牵拉。使用的支具因损伤神经的不同而异。

1. 腕管综合征 在出现症状的最初 6 周应该应用夹板将腕关节限制在 ≤ 15° 的伸展位,这种体位将最大程度地改善正中神经的血供。

2. 肘管综合征 病人白天可佩戴稳定肘关节后方的肘带来避免尺神经的卡压;夜间需佩戴将肘关节固定在屈曲 45° ~ 60° 的静态支具,该支具可避免牵拉尺神经。

3. 桡管综合征 障碍程度较重的病人应佩戴长的上肢支具,维持肘关节伸直、腕关节背伸 30° 位置,减轻对桡神经的牵拉,加速水肿消退,促进桡神经的恢复。障碍程度较轻的病人佩戴静态腕部支具,使腕关节固定在背伸 20° ~ 45° 的位置。不管佩戴哪种支具,应注意支具的固定带不能造成桡神经通路的卡压。

4. 腓总神经麻痹 障碍程度较重的病人应佩戴强度较大的高温热塑支具使踝关节维持在轻度背屈 90° 的位置上。障碍程度较轻的病人佩戴强度较小的低温热塑支具,使踝关节维持在接近背屈 90° 的位置上。同时注意,不管佩戴哪种支具,应注意支具的固定带不能过紧,避免卡压腓总神经。

(七) 认知 / 行为教育

病人的教育是单神经病康复成功的必备环节,指导病人进行物理因子治疗、活动度训练、抗阻训练及正确的佩戴支具是主要内容。正确的教育可以使病人采取合适的保护体位,避免二次损伤,病人的参与可以让其更现实地制订康复目标,了解采用的康复治疗的必要性。

(王 强)

参 考 文 献

［1］WATERS PM. Update on management of pediatric brachial plexus palsy. J Pediatr Orthop B, 2005, 14（4）: 233-244.

［2］陈亮, 顾玉东. 分娩性臂丛神经损伤的诊治. 国外医学骨科学分册, 2003, 24（5）: 301-306.

［3］彭建平, 陈晓东. 失神经骨骼肌萎缩机制的研究进展. 中国修复重建外科杂志, 2008, 22（12）: 1511-1514.

［4］GUERRERO M, GUIU CM, CADEFAU JA, et al. Fast and slow myosinsasmarkers of muscle injury. Br J Sports Med, 2008, 42（7）: 581-584.

［5］RODRIGUES C, SCHMALBRUCH H. Satellite cells and myonuclei inlong-term denervated rat muscles. Anat Rec, 1995, 243（4）: 430-437.

［6］DJOUHRI L, KOUTSI KS, FANG X, et al. Spontaneous pain, both neuropathic and inflammatoryis related to frequency of spontaneous firing in intact C-fiber nocicepters. J neurosci, 2006, 26: 1281-1292.

［7］LUNDBORG G, ROSEN B. Hand function after nerve repair. Acta Physiol, 2007, 189: 207-217.

［8］GIUFFRE J, KAKAR S, BISSHOP AT, et al. Current concepts of the treatment of the adult brachial plexus injury. J Hand Surg AM, 2010, 35: 678-688.

［9］HOARE B, IMMS C, CAREY L, et al. Constraint-induced movement therapy in the treatment of the upper limb in children with hemiplegic cerebral palsy: a cochrane systematic review. Clin Rehabil, 2007, 21: 675-685.

［10］GUPTA A, TALY AB, SRUVASTAVA A, et al. Guillain-Barre Syndrome rehabilitation outcome, residual deficits and requirement of lower limb orthosis for locomotion at 1 year follow-up. Disability and Rehabilitation, 2010, 32（23）: 1897-1902.

［11］KHAN F, AMATYA B. Rehabilitation interventions in patients with acute demyelinating inflammatory polyneuropathy: a systematic review. Eur J Phys Rehabil Med, 2012, 48: 507-522.

［12］中国神经生长因子临床应用专家共识协作组. 神经生长因子（恩经复）临床应用专家共识. 中华神经医学杂志, 2012, 11（4）: 416-420.

［13］KOSTYUSHEY DS, SIMIRSKII VN, SONG S, et al. Stem cells and microenvironment: Integration of biochemical and mechanical factors. Biology Bulletin Reviews, 2014, 4（4）: 263-275.

［14］KAJIMOTO M, KOGA M, NARUMI H, et al. Successful control of radicular pain in a pediatric patient with Guillian-Barré syndrome. Brain Dev, 2015, 37（9）: 897-900.

［15］中华医学会神经病学分会神经肌肉病学组, 中华医学会神经病学分会肌电图及临床神经电生理学组, 中华医学会神经病学分会神经免疫学组. 中国吉兰-巴雷综合征诊治指南. 中华神经科杂志, 2010, 43（8）: 583-586.

第五章　阿尔茨海默病

第一节　概　　述

一、概念及分类

阿尔茨海默病（Alzheimer's disease，AD）是发生于老年和老年前期、以进行性认知功能障碍和行为损害为特征的中枢神经系统退行性病变。临床上表现为记忆障碍、失语、失用、失认、视空间能力损害、抽象思维损害、计算力损害、人格和行为改变等。AD是最常见的痴呆类型，约占所有痴呆的50%～70%。

痴呆（dementia）是指一种以获得性认知功能损害为核心，并导致病人日常生活、社会生活交往和工作能力明显减退的综合征。痴呆病人的认知功能损害涉及记忆、学习、定向、理解、判断、计算、语言、视空间功能、分析及解决问题等能力，在病程某一阶段常伴有精神、行为及人格异常。

临床上常用的痴呆分类有以下几种。根据病因，分为变性病和非变性病痴呆。变性病痴呆包括AD、路易体痴呆、帕金森病痴呆和额颞叶痴呆等，非变性病痴呆包括血管性痴呆（vascular dementia，VaD）、正常压力性脑积水、其他疾病继发的痴呆，如感染、肿瘤、中毒和代谢性疾病等引起的痴呆。根据严重程度，分为轻度、中度或重度痴呆。分类主要依据痴呆病人的神经心理学表现及日常生活活动能力损害程度。

当病人具有主观或客观的记忆或认知损害，但日常生活活动能力未受到明显影响，尚未达到痴呆的程度时，则为轻度认知损害（mild cognitive impairment，MCI）。

本章主要介绍AD的病因、病理机制、诊断、康复治疗及相关进展、早期预防及MCI的最新认识及干预等。

二、流行病学

流行病学调查显示，65岁以上老年人AD患病率在发达国家为4%～8%，随着年龄的增长，AD患病率逐渐上升，至85岁以后，每3～4位老年人中就有1名罹患AD，美国每年有10万人死于AD。全球每年在AD上的耗费大约1000亿美元。据统计，美国用于AD病人的消耗医疗、护理等直接费用和家属、雇人、失去工作等间接费用为6.04亿美元，其中大部分的费用都用于病人的日常生活护理和社交护理。2009年在7个地区的调查数据显示，我国65岁以上老年人AD的患病率达3.21%，给我国病人的家庭及整个社会带来沉重负担，成为重要公共卫生及社会问题。

三、病因和发病机制

AD的发生与遗传因素有关。AD可分为家族性AD和散发性AD。家族性AD是常染色体显性遗传疾病，起病年龄多在65岁前，最常见发生突变的基因包括21号染色体的淀粉样前体蛋白（amyloid precursor protein，APP）基因、14号染色体的早老素1（presenilin 1，PS1）基因和1号染色体的早老素2（presenilin 2，PS2）基因。散发性AD占全部AD病人的90%以上，虽然目前散发性AD的候选基因众多，但是确定与其有关的仅为载脂蛋白E（apolipoprotein E，APOE）基因，研究显示APOEε4携带者患散发性AD的风险增加。

AD的发病机制现有多种学说，包括：①β-淀粉样蛋白（β-amyloid，Aβ）瀑布理论（the amyloid cascade hypothesis），认为Aβ的生成与清除失衡是导致神经元变性和痴呆发生的起始事件；②tau蛋白学说，认为过度磷酸化的tau蛋白影响了神经元骨架微蛋白的稳定性,从而导致神经原纤维缠结形成,进而破坏了神经元及突触的正常功能;③神经血管假说,提出脑血管功能的失常导致神经元细胞功能障碍,并且Aβ清除能力下降,导致认知功能损害;此外,近来研究还发现,AD的发病机制可能与脑内类淋巴系统功能障碍、炎症反应、神经毒性损伤、氧化应激、自由基损伤、血小板活化、雌激素水平低下和免疫功能缺陷等有关。

AD与病人脑内多种神经化学递质表达下降或传递有关。目前研究揭示了以下神经化学递质系统异常参与了AD病人的发病:①谷氨酸能系统异常,氨基酸类神经递质谷氨酸和天冬氨酸是中枢神经系统仅有的两种兴奋性神经递质,认知功能相关脑区的转运和摄取上述递质障碍均会导致认知功能损害;②胆碱能系统异常,胆碱能系统起始于大脑前基底部并支配整个皮质系统,在痴呆病人的神经环路中被选择性损害,在AD早期就显示出严重退行性变,引起早期出现明显记忆障碍;③去甲肾上腺素能系统异常,去甲肾上腺素能系统起源于脑桥和延髓被盖部,在维持正常认知功能中起重要作用;④5-羟色胺能系统异常,现已发现6种5-HT能纤维束,其中投射至海马的在认知功能维持中起重要作用;⑤多巴胺能系统异常,脑中多巴胺含量显著降低时可导致动物智能减退、行为情感异常、言语错乱等高级神经活动障碍;⑥γ-氨基丁酸(GABA)系统异常,有学者认为GABA及其受体在学习记忆损害及缺血性损伤中对神经细胞具有保护作用,GABA受体激活可以使细胞内钙离子内流增加,使突触后膜超极化,降低神经元的兴奋性。

四、病理

AD的大体病理表现为脑的体积缩小和重量减轻,脑沟加深、变宽,脑回萎缩,颞叶特别是海马区萎缩。组织病理学上的典型改变为神经炎性斑(嗜银神经轴索突起包绕Aβ而形成)、神经原纤维缠结(由过度磷酸化的微管tau蛋白于神经元内高度螺旋化形成)、神经元缺失和胶质增生。

1. 神经炎性斑(neurotic plaques,NP) 在AD病人的大脑皮质、海马、某些皮质下神经核如杏仁核、前脑基底神经核和丘脑存在大量的NP。NP以Aβ沉积为核心,核心周边是更多的Aβ和

各种细胞成分。

2. 神经原纤维缠结(neurofibrillary tangles,NFT) 在AD病人的大脑皮质和海马存在大量NFT,主要在神经元胞体内产生,有些可扩展到近端树突干,NFT也常见于杏仁核、前脑基底神经核、某些下丘脑神经核、脑干的中缝核和脑桥的蓝斑。在轻度AD病人脑组织中,NFT可能存在于内皮质和海马。含NFT的神经元细胞大多已呈现出退行性变。

五、临床表现

AD通常起病隐匿,主要表现持续进行性的认知功能衰退而无缓解。其临床表现可以总结为C、B、A三个方面:认知损害症状(C:cognitive impairment)、非认知性精神行为症状(B:behavioral and psychological symptoms of dementia,BPSD)及日常生活活动能力减退(A:activities of daily living,ADL)3个方面。其中,ADL功能减退是认知损害和非认知性神经精神症状的后果,主要表现为学习能力、工作能力和生活自理能力下降。

(一)认知损害症状

主要包括注意力、记忆力(学习、回忆、再认;即刻、近期、远期记忆)、语言、视空间技能、定向、计算、运用、执行功能等减退。

(二)非认知性精神行为症状

妄想、幻觉、错认等精神病性症状;抑郁、焦虑、欣快、淡漠、失眠等心理性症状;漫游、激越、灾难性反应、抱怨、脱抑制、侵扰、违拗等行为异常。

(三)日常生活能力受损

包括吃药、如厕、穿衣、进食、修饰、行走、洗澡等基本生活能力;打电话、购物、做饭、做家务、洗衣服、搭乘或驾驶交通工具、理财等工具性生活能力。

六、临床影像学及其他检查

(一)影像学检查

头颅MRI/CT是痴呆病人常规进行的检查项目,AD病人可显示脑沟及脑裂增宽、加深、脑回变薄、脑室扩大等弥漫性脑萎缩征象(图3-5-1);SPECT/PET可显示脑血流减少程度、脑代谢与痴呆严重度相关,对AD诊断的敏感性优于CT、

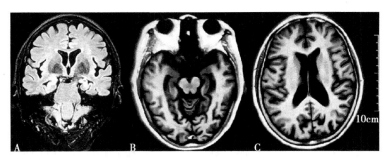

图 3-5-1　AD 病人头颅 MRI 检查结果
A. 冠状面；B、C. 横断面

MRI；功能性磁共振（functional MRI, fMRI）目前是痴呆的一个热点研究工具，它可以对早期 MCI 进行诊断以及对痴呆病人进行定位分析。

（二）血清学生物化学检查

血常规，血生化，肝、肾功能，T_3、FT_3、T_4、FT_4、TSH，维生素 B_{12}、叶酸，血清电解质、梅毒的血清学检查，APOE 基因型检测、脑脊液中 Aβ 蛋白和 tau 蛋白检查。血清学生化标志物一直是痴呆与认知障碍的研究热点。但迄今为止，尚没有一项血清学生化标志物能够用于 AD 的临床诊断。

第二节　AD 的诊断及康复评估

一、AD 诊断标准

AD 的诊断标准在过去 30 年中多次修订，每次修订均是在对 AD 发病机制和病理生理特点理解深入基础上进行的。临床 AD 诊断可依据 1984 年美国神经病学、语言障碍和卒中 - 老年痴呆和相关疾病学会工作组（NINCDS-ADRDA）或 2011 年美国国立老化研究院和阿尔茨海默病协会对 NINCDS-ADRDA 诊断标准进行修订后更新的 NIA-AA 提出的可能或很可能 AD 诊断标准进行诊断。科研工作则可依据 2011 版 NIA-AA 或 2014 版 IWG2 诊断标准进行诊断。

1984 年 NINCDS-ADRDA 的 AD 诊断标准：

（一）很可能的 AD 标准

①临床检查有痴呆，并由神经心理检查确定；②进行性恶化；③无意识障碍；④ 40～90 岁起病，多见于 60 岁以后；⑤排除其他系统性疾病和其他器质性脑病所引起的记忆或认知障碍。

（二）确定 AD 标准

临床符合很可能痴呆标准，且有病理学证据。

（三）支持可能诊断标准

①特殊性认知功能如言语（失语症）、运动技能（失用症）、知觉（失认症）的进行性损害。②日常生活功能损害或行为方式的改变。③家庭中有类似疾病史，特别是有神经病理学或实验室证据者。④实验室检查结果：腰穿压力正常；脑电图正常或无特殊性的改变如慢波增加；CT 或 MRI 证实有脑萎缩，且随诊检查有进行性加重。

（四）怀疑标准

①发病或病程中缺乏足以解释痴呆的神经、精神及全身性疾病。②痴呆合并全身或脑部损害，但不能把这些损害解释为痴呆的病因。③无明显病因的单项认知功能进行性损害。

（五）排除 AD 的标准

①突然起病或卒中样发作。②早期有局灶性神经系统体征，如偏瘫、感觉丧失、视野缺损、共济失调。③起病或疾病早期有癫痫发作或步态异常。

二、鉴别诊断

AD 需与其他疾病引起的痴呆相鉴别。如 VaD（采用 Hachinski 缺血指数量表）、额颞叶痴呆、路易体痴呆、脑积水引起的痴呆、梅毒等感染性疾病引起的痴呆、维生素 B_{12} 缺乏引起的痴呆、代谢或中毒引起的痴呆，此外还应该与甲状腺功能减退、谵妄、抑郁症、器质性遗忘综合征（Korsakoff syndrome）、精神分裂症等疾病相鉴别。

三、AD 病人常用的康复评定量表

（一）认知功能评定量表

认知筛查量表包括：简易智能状态检查（MMSE）、蒙特利尔认知评估（MoCA）、长谷川痴呆量表（HDS）、神经行为认知状态检查（NCSE）、

画钟测验（CDT）、全科医生认知功能评估量表（GPCOG）等。

认知评估量表可选择痴呆评定量表认知分量表（Alzheimer's Disease assessment scale cognitive，ADAS-cog）、严重障碍量表（SIB），目前 ADAS-cog 均用于轻中度阿尔茨海默病的临床试验，而中重度到重度阿尔茨海默病多使用 SIB。此外还有针对不同认知域的损害进行的专项评定量表。记忆测验可以采用韦氏记忆量表（WMS），注意力评定可以采用 Stroop 单词 - 颜色检查，大脑抽象思维的概念形成能力、记忆和注意的能力、言语能力、感知 - 运动能力等可以采用 Halstead-Reitan 神经心理成套测验，语言交流能力的评定可以采用汉语失语检查法，此外还有常识 - 记忆力 - 注意力测验（IMCT）等。在科研工作中也可采用一些成套认知功能评定量表，如韦氏成人智力量表（WAIS）、Halstead-Reitan 神经心理成套测验、Luria-Nebraska 神经心理成套测验、洛文斯顿作业疗法认知评定成套测试（LOTCA）等。

（二）精神行为症状评定

汉密尔顿抑郁量表（HAMD）、汉密尔顿焦虑量表（HAMA）、神经精神症状问卷（NPI）等。

（三）生活及社会适应能力评定

日常生活能力评定可以采用的日常生活活动量表包括基本日常生活活动能力量表和工具性日常生活活动量表，其中轻中度阿尔茨海默病病人常没有基本日常生活活动能力障碍，更需要工具性日常生活活动量表评定。临床评估中还常采用 AD 协作研究日常能力量表、Lawton 工具性日常能力量表、社会功能问卷（FAQ）来对日常生活能力或社会功能进行评定。

（四）痴呆严重程度评估

临床痴呆评定量表（clinical dementia rating scale，CDR）、总体衰退量表（global deterioration scale，GDS）。其中 CDR 是目前常用的对痴呆程度进行评定的量表，根据记忆力、定向力、判断及解决问题能力、社会活动能力、家庭生活及爱好、个人自理能力等六个方面进行综合判断：CDR 0 分为无痴呆，CDR 0.5 分为可疑痴呆，CDR 1 分为轻度痴呆，CDR 2 分为中度痴呆，CDR 3 分为重度痴呆。

第三节 AD 的治疗及康复进展

一、药物治疗

（一）胆碱酯酶抑制剂

胆碱酯酶抑制剂可增加突触间隙乙酰胆碱含量，是现今治疗轻中度 AD 的一线药物，主要包括多奈哌齐、卡巴拉汀、加兰他敏和石杉碱甲。多奈哌齐、卡巴拉汀、加兰他敏治疗轻中度 AD 病人，在认知功能、总体印象及 ADL 功能方面的疗效均确切。明确诊断为 AD 的病人如无禁忌证可选用胆碱酯酶抑制剂。

（二）兴奋性氨基酸受体拮抗剂

盐酸美金刚是一种 N- 甲基 -D- 天冬氨酸（NMDA）受体拮抗剂，是 FDA 批准的第一个用于治疗中重度痴呆的药物，对于明确诊断为中重度 AD 的病人可选用美金刚或美金刚与多奈哌齐 / 卡巴拉汀联合治疗。对于出现明显精神行为症状的重度 AD 病人，尤其推荐联合使用美金刚和胆碱酯酶抑制剂。

（三）痴呆精神行为症状的治疗

痴呆精神行为症状（BPSD）的治疗分为药物治疗和非药物治疗。在进行任何治疗前，首先应排除可能存在的导致精神行为症状的原因，再予以治疗。简单的环境和心理社会干预对轻度的 BPSD 有效，可首先考虑采用非药物干预的方法。药物治疗包括抗精神病药物、抗抑郁药、心境稳定剂、抗焦虑药，此外胆碱酯酶抑制剂和美金刚也对 AD 病人的精神行为症状有改善作用。抗抑郁治疗优先选用选择性 5- 羟色胺再摄取抑制剂。单纯睡眠障碍或者焦虑障碍的病人，可给予小剂量的苯二氮䓬类药物，对于严重的精神病性症状的病人，尤其是存在攻击行为的病人，可选用小剂量的非典型抗精神病药物。

二、康复治疗

AD 所致的认知损害、精神障碍和运动障碍严重影响病人的健康、工作、日常生活及社会活动能力。康复治疗的目的主要是促进大脑功能的代偿，以期延缓病情的进展，预防并发症，保持一定的生活自理能力。重度痴呆的病人因日常生活能力严重损害,因此,主要是给予照料和护理;对于轻中度痴呆病人,特别是轻度的痴呆病人,则必须进行积极的康复治疗。

AD 病人的康复治疗包括作业治疗、运动疗法、心理干预、传统康复治疗、社区康复与管理等。此外,近年来脑刺激技术也为 AD 的治疗提供了新的手段。

(一)作业治疗

AD 的核心问题是认知功能障碍。AD 病人的作业治疗干预应包括作业活动、ADL 训练和针对认知功能障碍的康复训练。

1. 作业活动　针对不同严重程度的病人进行的作业治疗干预措施。AD 病人作业治疗的目的是为了维持、恢复或改善病人的功能,促进病人积极参与有利于其功能维持或恢复的作业治疗,也可减轻照顾者的护理负担。根据病人的病情严重程度,应采用阶段性作业治疗干预措施,并将作业治疗活动安排介入到影响病人功能活动的各个方面。通常将反映 AD 病程的 GDS 量表中的 7 级,综合归纳为 4 个阶段,即极轻度到轻度的认知功能减退、轻度到中度的认知功能减退、中度到中重度的认知功能减退和严重的认知功能下降和中度到重度的躯体功能障碍,结合病人在各个阶段的特征,制订作业治疗的具体措施。

2. ADL 训练　通过 ADL 评估发现病人存在的问题,包括基本日常生活活动能力量表和工具性日常生活活动,针对存在的问题进行活动分析并予以针对性训练,目的是通过训练使病人能够部分或全部生活自理。例如从事简单的家务、督促病人按照顺序进行洗漱、梳头、进食、更衣及大小便等活动。

ADL 训练可采用虚拟现实技术(virtual reality, VR), VR 用计算机生成逼真的三维视、听等感觉,使人作为参与者通过适当装置,自然地对虚拟世界进行体验和交互作用,操作过程中可以通过电脑屏幕呈现给病人一种可视的虚拟环境,通过扬声器将声音传达给病人。VR 技术强调以用户为中心,可以给病人呈现出模拟高保真的准确信息,训练等级可以逐渐递增,训练过程可以全程监控。研究发现,痴呆病人在一定程度上有感觉存在,可以感知物体是现实并能自然移动,可以控制交流,且能使用操纵杆,进行有效的 VR 训

练。Plancher 等将健康的老年人、遗忘型轻度认知损害(amnestic mild cognitive impairment, aMCI)及轻中度 AD 病人成功地沉浸在两个虚拟环境中:一个是驾驶一辆虚拟车(主动探索),另一个是作为虚拟车的乘客(被动探索)。在每一次沉浸后,均对受试者回忆和认识中心信息、前后关系信息、持续时间、捆绑记忆的质量进行评估,发现主动探索可以增加中心和异我空间回忆信息,同时也可以增加所有组的捆绑记忆,这导致 aMCI 病人在瞬时时间记忆任务的表现中得到更多的分,这可以给病理性老化的早期诊断和康复提供新的视角。而情景记忆编码可能有益于 aMCI 和早中期 AD 病人在相关特定的前额叶和部分保留的脑部运功功能区功能。VR 技术应用于痴呆病人的康复较多,但迄今为止此类研究样本量小,无法做到盲法。未来需更大样本、设计更加合理的研究来证明 VR 对痴呆康复的作用。

3. 认知障碍的康复训练　AD 病人早期时,认知功能损害相对较轻,可结合病人认知功能评估的结果,针对受损害的认知域进行训练。如记忆训练,注意力、定向力、执行功能、解决问题能力及抽象思维障碍的训练,失认症、失用症的训练。认知障碍的康复训练除采用传统的治疗师为主的康复训练外,也可以采用电脑辅助的认知康复(computer-assisted cognitive rehabilitation, CACR)、远程认知康复训练和 VR 技术等。

CACR 目前在认知训练中被广泛使用,CACR 软件提供两种不同类型的干预方式:①特殊活动的方法(the task-specific approach),针对某一特殊的认知障碍编写程序并给予训练,例如对有注意力问题的病人使用训练注意力的程序软件,通过训练达到改善注意力的目的。②分等级的方法(the hierarchical approach),按循序渐进的方式从基本训练开始逐步过渡到更复杂的认知功能,如用 CACR 软件让病人先接受注意力训练,然后升级到视空间和视知觉训练,同时伴有记忆再训练,最后进行复杂的解决问题项目训练。电脑康复训练软件在认知康复中的优点:①能用标准化格式严格控制出现的刺激,并能准确、真实、客观记录各种数据;②可提供多种鲜艳夺目、更具吸引力的刺激方式,有助于集中病人的注意力;③有无限的耐心及较好的灵活性,能根据病人的不同状

况及需要提供各种治疗方案;④能及时、准确地把客观判定结果反馈给病人,从而改善病人参与康复治疗的积极性,进而提高训练疗效。

(二)运动训练

运动训练不仅可以改善 AD 病人的运动障碍,提高其运动技能和改善其独立性,近来研究还表明,运动训练还可以改善 AD 病人的认知功能。

Smith 等针对有关有氧训练在痴呆治疗中作用的研究进行了荟萃分析,结果发现,有氧训练能改善轻度痴呆或 MCI 病人的认知功能,包括注意力、处理速度、执行功能、记忆等,并且有氧训练对痴呆病人认知功能的改善与病人的性别、年龄、训练周期的长短、单次训练时间、训练的类型有关。Lautenschlager 等将 170 名记忆力减退或患有轻度认知损害的病人分为运动训练组和对照组,运动训练组每周至少应进行 150min 中等强度运动,每次进行 50min 的步行或其他中等强度有氧运动,每周 3 次,持续 6 个月,对照组保持原有的习惯生活。该研究结果显示运动训练组的认知评分略有提高,而对照组的认知功能则继续下降,而且在干预结束 12 个月后,运动组的认知功能评分仍高于对照组。此研究结果表明运动可以延缓 AD 的发展和认知功能的衰退。

运动训练改善 AD 的认知功能可能机制与神经可塑性有关。2018 年发表于 *Science* 上的文章指出,运动训练可以通过促进海马的神经新生和脑源性神经生长因子的释放,改善 AD 小鼠的认知功能。此外,动物实验研究显示,运动训练可使脑梗死鼠健侧大脑突触界面结构参数改变、大脑特殊电位(长时程增强 LTP 峰潜伏期)缩短、海马 CA3 区神经元 NMDA 受体功能上调,以提高脑梗死鼠学习记忆能力;运动训练可以增加鼠海马胆碱能受体密度,促进大脑皮层神经元突触数量增加及新血管生成,增强海马神经突触可塑性和提高学习记忆能力。

运动训练内容、强度、频率等运动方案的制订,应根据病人的运动能力及心肺功能评估的结果,结合病人的兴趣爱好,进行个体化安排,可包括:肌力及耐力训练(运动平板、手摇车、减重训练等)、改善关节活动范围训练、平衡及步行训练、运动控制训练、太极拳/五禽戏。其学习过程本身就是一种简约、有效的认识过程,对老年人的手足协调性、平衡能力、注意力的集中和分配、记忆力及执行能力均有一定的维持和促进作用。

(三)传统康复治疗

目前国内已开展很多针对于痴呆病人的针灸治疗,包括 AD 及 VD 的治疗。针灸治疗可以通过益气调血、扶本培元法,通督调神法,醒脑开窍法,温通针法,头针、眼针,艾灸,穴位埋线及针灸与中药结合的方法改善 AD、VD 病人的认知功能。

(四)社区康复和护理

痴呆病人的绝大部分时间都是在社区和家庭度过的,病人可以在社区康复中心进行简单的体力活动训练,以小组的形式进行交流及认知功能训练。因此需要治疗师定期对病人的训练方式进行调整、安排和教育,讲授解决问题的技巧,指导病人采取一定的技巧完成日常生活(进食、定期活动、身体的清洁、卧床病人的体位变化及排痰等)。

痴呆病人的照料者较非痴呆病人的照料者承受更沉重的负担,以往的研究更多关注于此,但是研究结果显示效果并不明显。积极感受是目前针对痴呆病人照料者的另一个比较多元化的概念,包括照料者自我价值/自尊、照料者的高兴事、照料者的满足感等。与其他的慢性疾病的照料者相比,痴呆病人照料者体验到的积极感受较低,尤其是来自病人的积极反馈。因此建议:主动帮助痴呆病人照料者并对其给予积极反馈;开展各种形式的痴呆技能培训,使照料者能够采取正确的方式照料病人;尝试对痴呆病人照料者开展心理疗法,即在繁杂的照料过程中,专业人员帮助照料者对病人形成一个积极的态度和行为,增加其对积极感受的获得能力。

(五)心理治疗

痴呆病人早期在意识到自己的智能下降时常处于焦虑状态,到后期则出现抑郁、淡漠甚至精神症状,需要心理及行为干预。进行这项治疗首先应确定 BPSD 的靶症状,如睡眠节律紊乱或攻击行为等,然后了解症状出现的前因后果,并了解躯体疾病和生活事件情况,最后确定诊断,制订、实施干预计划,并进行疗效的评估。在此过程中应让家属和照料者参与。

三、脑刺激技术在 AD 康复治疗中的应用

脑刺激技术分为无创性脑刺激技术和有创性脑刺激技术。无创性脑刺激技术包括经颅磁刺激（TMS）、经颅直流电刺激（tDCS）和经颅超声刺激（TUS）等；有创性脑刺激技术即脑深部电刺激疗法（DBS）。

目前 DBS、TMS 和 tDCS 在临床上均有应用，但因 TMS 和 tDCS 为无创性治疗，因此应用更加广泛。

rTMS 和 tDCS 在 AD 病人的康复治疗中均有一定的作用。临床研究发现，rTMS（repetitive TMS）可以改善痴呆病人物体和行为命名的能力，提高病人的句子表达能力；TMS 联合认知训练改善 AD 病人认知功能以及淡漠状态，提高病人独立性；rTMS 刺激 AD 病人的楔前叶（PC），联合脑电图（EEG），结果发现 rTMS 改善病人情景记忆功能，增加大脑神经活动，增强楔前叶与内侧额叶的连接功能。临床研究也发现，单次阳极 tDCS 刺激左侧前额叶背外侧区（DLPFC）、左侧颞叶可以提高病人视觉再认记忆测试的分数，且左侧颞叶刺激效果优于左侧 DLPFC 刺激；单次阳极 tDCS 刺激作用于 AD 病人双侧颞顶叶，能提高病人词语再认记忆测试效应，且其效果可与胆碱酯酶类抑制剂相媲美；采用重复阳极 tDCS 刺激 AD 病人的双侧颞叶，可以提高视觉注意测试的分数；以往的研究通常认为，tDCS 阳极能够增强刺激部位神经元的兴奋性，而 tDCS 阴极刺激则会减弱或抑制刺激部位神经元的兴奋性，但有研究发现，阴极 tDCS 刺激 AD 病人的左侧 DLPFC，病人的 MMSE 评分及韦氏智商测试（IQ）评分明显均优于假刺激组。

虽临床研究表明 rTMS 和 tDCS 可以改善 AD 病人的认知功能，但目前研究仍存在样本量小、研究设计不完善，且有效参数、疗程等均未确定。目前对于无创性脑刺激技术改善 AD 认知功能的机制也有部分研究，Huang 等采用 2 周低频 rTMS 治疗可显著逆转 AD 小鼠的空间学习记忆障碍，并提出其机制可能与减少海马淀粉样蛋白沉积，促进突触功能恢复有关；也有研究发现，rTMS 可调整刺激区域和相互作用脑区的脑血流量葡萄糖

代谢和神经元兴奋性；Finocchiaro 等的研究提示高频 rTMS 可能直接增加神经的连接从而改善脑功能；此外，有研究提示 rTMS 可能通过调节脑内神经递质及其传递、神经元兴奋性的基因表达改善认知功能。tDCS 改善 AD 认知功能的机制可能与其调节突触的可塑性、诱导神经递质释放、调节静息膜电位、调节皮质 - 纹状体和丘脑 - 皮质环路等特定认知环路的功能连接有关。目前 TUS 尚未用于临床治疗，动物实验研究显示 TUS 可以促进大鼠海马突触的结构及功能重组进而改善认知功能。

Lozano 等采用双侧 DBS 手术，将电极植入 AD 病人穹隆，比较 12 个月内 DBS 开机和关机状态下的认知功能和大脑内葡萄糖代谢，结果显示手术和电刺激显示安全性和耐受性良好，在开机组和关机组，12 个月内的初级认知结果未出现显著性差异，AD 病人接受刺激 6 个月时显示葡萄糖代谢显著性增加，但 12 个月时无明显差异，后续分析显示，年龄与治疗结果存在显著相关性，年龄 <65 岁的病人，DBS 疗效不佳，而年龄 ≥ 65 岁的病人，DBS 疗效较好，并且大脑葡萄糖代谢增加。动物研究发现，慢性 DBS 刺激可以减少 AD 小鼠脑内淀粉样蛋白的沉积、减少炎症反应及神经元缺失。

第四节　AD 的早期预防

一、早发现、早治疗

AD 的早期防治应包括对于疾病的早发现、早诊断、早治疗，更应强调早预防。AD 是一种缓慢进展的、以认知损害为主要特征的疾病，病人表现出超过同龄人的记忆障碍或达到痴呆诊断标准需要较长的时间。研究发现，AD 的主要病理特征 Aβ 的沉积在认知功能下降之前数十年已出现，对于 MCI 病人的随访研究发现，脑脊液中 Aβ42 在痴呆诊断前 5 ~ 10 年已经出现异常，脑脊液中 Aβ42 的改变远早于 AD 的诊断，在诊断 AD 时已达到峰值，而 tau 蛋白异常的出现可能还早于 Aβ 异常。对于 AD 易感基因的研究同样发现 APOEε4 携带者在青中年时期，即可出现于 AD 的 FDG PET 基础代谢率减低的征象。基于这些

因素考虑,2011 年的 NIA-AA 诊断标准中除了定义 AD 和 MCI 外,同样强调了 AD 临床前阶段的概念,目的是希望能够引起研究者的重视,进而促进相关领域的研究。

早期及时的临床和康复干预可以延缓 AD 的发生及发展;而 AD 晚期,药物和康复治疗效果均不明显,病人需要长期的照顾和护理。血管疾病相关因素、生活方式、心理及遗传因素等被认为是痴呆发生的独立危险因素或是能彼此相互影响的因素,而这些因素也成为痴呆风险评估的主要评分点。2017 年 Lancet 总结出 9 种因素,包括童年时期缺乏教育、中年听力丧失、高血压、肥胖和糖尿病、吸烟、晚年抑郁、社交孤立、缺乏锻炼,可解释 35% 的老年期痴呆,此研究提示,痴呆的干预应该包括早期预防,其预防可以从童年时期教育开始,到中年危险因素的控制及晚年生活方式的干预。在芬兰老年健康、预防认知损伤研究(FINGER)中,研究人员进行了一项双盲的随机对照试验,研究人员募集了 60～77 岁的老年人,选入标准参考心血管危险因素、年龄和老年痴呆(CAIDE)风险评分,痴呆风险分数至少 6 分,认知水平较该年龄平均水平持平或略低,随机分为干预组及对照组,干预组进行 2 年的多途径干预(饮食、运动、认知训练、血管风险监控),对照组给予普通的健康护理,研究结果发现多途径干预措施能够有效促进或维持痴呆高风险老年人的认知功能。

二、预防与治疗同等重要

欧洲痴呆预防计划目前正在进行三项大的研究:完成认知损害及残疾的遗传学研究、血管疾病高危因素的干预、多区域 AD 的研究。同时最近 EDPI 新成立一个针对老年人网上健康咨询的计划,它主要是通过网络途径,尽早了解老年人的痴呆危险因素,以期望能对痴呆危险因素进行确定,以此确定高危人群,从而采取干预措施达到预防或延缓痴呆进展的目的。痴呆的危险因素评分为寻找痴呆高危人群提供一定的依据。对痴呆的高危因素进行控制显得尤其重要。戒烟限酒,适当体力活动,控制体重、血压、血脂、血糖,适当补充维生素及叶酸等控制痴呆危险因素均在一定程度上对痴呆的延缓有一定的作

用。因此,早期对老年人群进行痴呆风险评分(如 CAIDE 痴呆风险评估、Framingham 风险评估),并针对高危人群采取相应的干预措施确有必要。

近年来,有研究提出运动训练对于 AD 有一定的预防作用。美国哈佛医学院研究人员进行了持续数十年的研究,研究对象涉及 1 200 多人,研究结果发现,在那些经常参加中高强度运动的人中,罹患不同程度阿尔茨海默病症的风险比平均水平低 40%,而在那些参加运动最少的人中,罹患不同程度阿尔茨海默病的风险会比平均水平高 45%。加拿大健康和衰老研究报道,规律运动的老年人比不运动的老年人患 AD 的风险更低,而且体力活动水平的增加与认知障碍和 AD 风险降低有关。以上研究均提示,运动训练可能在 AD 的预防中起重要的作用。

第五节 对 MCI 的最新认识和干预

由于中晚期的 AD 治疗效果不佳,近年来研究的注意力已经开始转向早期诊断和早期干预。轻度认知损害(mild cognitive impariment, MCI)是指记忆力或其他认知功能进行性减退,但不影响日常生活能力,且尚未达到痴呆的诊断标准。2003 年国际工作组修订的 MCI 诊断标准是目前广泛应用的诊断标准,该标准将 MCI 分为四个亚型,即单认知域遗忘型 MCI、多认知域遗忘型 MCI、单认知域非遗忘型 MCI、多认知域非遗忘型 MCI,同时该标准也对 MCI 的病因进行了全面的阐述,如 AD、脑小血管病、路易体病、额颞叶变性等缓慢起病的痴呆类型在达到痴呆诊断前,轻度的病理变化均可能会引起 MCI,脑外伤、脑炎、营养缺乏等则可能导致持久的 MCI。在本节中,主要介绍 AD 所致的 MCI 的诊断标准、转归、危险因素及防治。

一、MCI 诊断标准

2003 年国际工作组诊断标准主要包括以下 4 点:①病人或知情者报告,或者有经验的临床医师发现认知的损害;②存在一个或多个认知域损害的客观证据;③复杂的工具性日常生活能力可

以有轻微损害,但保持独立的日常生活能力;④尚未达到痴呆的诊断。2011年美国国立老化研究所(NIA)和阿尔茨海默病协会(ADA)组在2003年国际工作组制定的MCI诊断标准基础上,修订了AD所致MCI的诊断标准,增加了生物标记物的内容,包括Aβ沉积的生物标志物和神经元损伤的生物标志物,但该内容不是临床诊断所必须,只适用于临床和基础研究使用。

目前,在不同诊断标准中所定义的认知损害范围、严重程度以及采用的评价工具存在很大差异,以上标准只是MCI的一般标准,实际操作中对于存在认知障碍但是尚未达到痴呆标准的界定,目前仍缺少统一的标准。

二、MCI的转归

MCI是介于正常认知和痴呆之间的一种过渡阶段认知障碍,其认知损害特征与早期痴呆有许多相似之处。尽管目前关于MCI研究中所采用概念、术语和诊断标准差别较大,但多数研究均发现MCI向痴呆转化率远高于正常人群。研究表明,MCI转化成AD的比率为每年7.5%～12%,高出正常人群3～10倍,近20%MCI发展为痴呆,20%恢复正常,60%无变化。认知正常者每年AD的发病率仅为0.5%～1%,2/3的AD病人是由MCI转化而来。其他研究中由于方法学的差异所得出的MCI向痴呆的年转化率差别很大,但多数研究在10%～20%。

MCI可以停留在现阶段、逆转或者是进展为痴呆,因此,通过对MCI的认知特征和自然转归进行研究从而找出可以早期诊断和预测痴呆发生的敏感指标,进而根据这些指标确定痴呆发生的高危人群,并针对这些高危人群进行早期干预研究,将是未来痴呆或AD防治研究的重要思路。

三、MCI的危险因素

MCI的危险因素很多,包括:人口学因素,如老龄、性别、低教育水平、低社会支持、未婚等;血管危险因素,如高血压、糖尿病、高血脂、心脏病、动脉硬化、肥胖、高同型半胱氨酸血症等;遗传学因素,如APOEε4基因、早老素基因、APP基因、Notch3基因突变等;系统性疾病,如肝功能不全、肾功能不全、肺功能不全等;内分泌疾病,如甲状腺功能低下;中毒,如酒精中毒、毒品滥用;代谢性疾病,如维生素缺乏。这些因素可以交叉存在。

其中人口学因素、血管危险因素、遗传学因素都可能是AD相关的MCI的危险因素。由于MCI可以停留在现阶段、逆转或者是进展为AD,并且MCI的风险因素和转换成AD的危险因子较多,因此早期识别并控制危险因素,进行一级预防;根据病因进行针对性治疗,或对症治疗,进行二级预防;在不能根治的情况下,尽量延缓病情,进行三级预防尤为重要。

目前有多个探讨长期控制血压、血糖、血脂对预防血管性认知障碍和痴呆作用的研究,但结果并不一致,有分析认为相关危险因子的控制可以降低MCI的发生及MCI发展成为痴呆的风险,但又有一些研究并未得出类似结论,这有待于今后更大规模、长时间、随机对照试验来证明。

四、MCI的防治

尽管目前对控制危险因素防治MCI的作用尚不能确定,但是积极防治危险因素能够降低AD的发生,应积极寻找MCI可治疗的危险因素进行早期干预。某些MCI是可以逆转的,因此MCI的治疗亦很重要,主要包括控制各种危险因素的对因治疗、药物对症治疗和非药物治疗,如物理因子治疗、认知功能训练、运动治疗等。

近年来,针对AD治疗的药物研发相继失败,目前尚缺少AD的有效治疗药物,因此,AD包括MCI的早期诊断、早期治疗及早期康复,尤其是早期预防越来越受到关注。康复治疗是AD综合治疗中的重要组成部分,AD的康复不仅应该注重临床的康复评估及治疗,也应该关注临床及基础研究。临床研究除可开展现有康复手段疗效研究,规范康复治疗流程外,还应开展康复新技术,如脑刺激技术参数、作用部位、持续时间等的方案研究,并采用脑功能成像、脑电图等方法对其康复机制进行研究;此外,针对运动训练、脑刺激技术等康复治疗手段治疗AD或MCI的康复机制,也需要在动物研究中进一步证实,以期为AD的康复治疗提供必要的理论基础。

(胡昔权)

参 考 文 献

［1］ KNOPMAN DS, GOTTESMAN RF, SHARETT AR, et al. Midlife vascular risk factors and midlife cognitive status in relation to prevalence of mild cognitive impairment and dementia in later life: The Atherosclerosis Risk in Communities Study. Alzheimers Dement, 2018, 14 (11): 1406-1415.

［2］ ISAACSON RS, GANZER CA, HRISTOV H, et al. The clinical practice of risk reduction for Alzheimer's disease: A precision medicine approach. Alzheimer's & Dementia, 2018, 14 (12): 1663-1673.

［3］ 贾建平. 中国痴呆与认知障碍诊治指南 (2015 年版). 北京: 人民卫生出版社, 2015.

［4］ 燕铁斌. 现代康复治疗学. 2 版. 广州: 广东科技出版社, 2012.

［5］ SMITH PJ, BLUMENTHAL JA, HOGGMAN BM, et al. Aerobic exercise and neurocognitive performance: a meta-analytic review of randomized controlled trials. Psychosom Med, 2010, 72 (3): 239-252.

［6］ LAUTENSCHLAGER NT, COX KL, Flicker L, et al. Effect of physical activity on cognitive function in older adults at risk for Alzheimer disease: a randomized trial. JAMA, 2008, 300 (9): 1027-1037.

［7］ CHOI SH, BYLYBASHI E, CHAILA ZK, et al. Combined adult neurogenesis and BDNF mimic exercise effects on cognition in an Alzheimer's mouse model. Science, 2018, 361 (6406): 8821.

［8］ BOGGIO PS, FERRUCCI R, MAMELI F, et al. Prolonged visual memory enhancement after direct current stimulation in Alzheimer's disease. Brain Stimul, 2012, 5 (3): 223-230.

［9］ KHEDR EM, GMAML NF, ELFETOH NA, et al. A double-blind randomized clinical trial on the efficacy of cortical direct current stimulation for the treatment of Alzheimer's disease. Front Aging Neurosci, 2014, 6: 275.

［10］ HUANG X, LIN Z, WANG K, et al. Transcranial Low-Intensity Pulsed Ultrasound Modulates Structural and Functional Synaptic Plasticity in Rat Hippocampus. IEEE Trans Ultrason Ferroelectr Freq Control, 2019, 66 (5): 930-938.

［11］ NGUYEN J P, SUAREZ A, KEMOUN G, et al. Repetitive transcranial magnetic stimulation combined with cognitive training for the treatment of Alzheimer's disease. Neurophysiol Clin, 2017, 47 (1): 47-53.

［12］ KOCH G, BONNI S, PELLICCIARI MC, et al. Transcranial magnetic stimulation of the precuneus enhances memory and neural activity in prodromal Alzheimer's disease. Neuroimage, 2018, 169: 302-311.

［13］ CHENG CP, WONG CS, LEE KK, et al. Effects of repetitive transcranial magnetic stimulation on improvement of cognition in elderly patients with cognitive impairment: a systematic review and meta-analysis. Int J Geriatr Psychiatry, 2018, 33 (1): e1-e13.

［14］ LOZANO AM, CHAKRAVARTY MM, LEOUTSAKOS JM, et al. A Phase II Study of Fornix Deep Brain Stimulation in Mild Alzheimer's Disease. Journal of Alzheimer's Disease, 2016, 54 (2): 777-787.

［15］ PLANCHER G, TIRARD A, GYSELINCK V, et al. Using virtual reality to characterize episodic memory profiles in amnestic mild cognitive impairment and Alzheimer's disease: influence of active and passive encoding. Neuropsychologia, 2012, 50 (5): 592-602.

［16］ LEPLUS A, LAURITZEN I, MELON C, et al. Chronic fornix deep brain stimulation in a transgenic Alzheimer's rat model reduces amyloid burden, inflammation, and neuronal loss. Brain Structure and Function, 2019, 224 (1): 363-372.

［17］ LIVINGSTON G, SOMMERLAD A, ORGETA V, et al. Dementia prevention, intervention, and care. Lancet, 2017, 390 (10113): 2673-2734.

［18］ NGANDU T, LEHTISAL J, SOLOMON A, et al. A 2 year multidomain intervention of diet, exercise, cognitive training, and vascular risk monitoring versus control to prevent cognitive decline in at-risk elderly people (FINGER): a randomised controlled trial. Lancet, 2015, 385 (9984): 2255-2263.

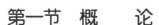

第六章　运　动　损　伤

第一节　概　　论

一、运动损伤的高发性

运动损伤泛指因运动所致的各种伤害,主要包括那些经常发生且影响运动功能的损伤,包括肌肉、肌腱、韧带、软骨、骨和相关组织的损伤。体育运动在世界范围内的日益普及,催生了具有极高竞争力和巨大经济利益的"体育产业"。对更高运动水平的追求势必会加重运动员的身心负担,增加运动损伤的风险。流行病学调查结果显示,在过去20年中,尽管人们对运动损伤的机制、预防方案和负荷监测技术有了更深入的认识,但相关运动损伤的发生并没有显著减少。另一方面,随着疾病谱的转变和健康观念的更新,体育运动不再只是运动员、运动爱好者的专利,现已成为现代人保持和促进健康、预防和治疗疾病的手段。从某种意义上说,运动是现代环境(构成和指导人们生活的物理、社会和态度环境)下的一种生活方式,运动损伤也如影随形地"越来越多、越来越近",其相应的防与治已成为一个重要的公共健康课题。

本章所及均是常见的软组织损伤,不涉及运动所致休克、头面颈部或脊柱损伤、内脏破裂、骨折等内容。

二、运动损伤机制

依据损伤机制和症状出现情况,运动损伤可分为急性损伤和劳损(过度使用损伤)两种。急性损伤突然发生,原因和症状十分明确,劳损则逐渐发生。在以高速度、摔跤风险大为特征的运动项目(如速降滑雪)中,以及相互间频繁、剧烈撞击的集体运动项目(如冰球和足球)中,急性损伤最为常见。一项针对美国大学生运动员的研究发现,在15个运动项目中,足球的受伤频率最高,其次是竞技摔跤。在长时间、单调地重复动作(如长跑和自行车)等有氧及技术性运动中,劳损的发生率较高。急性损伤和劳损的差异可用生物力学术语来描述。肌肉活动会在负载的组织结构中产生应力,这种应力用来对抗组织的变形,所有组织都有耐受变形和应力的特殊能力,当超出这种耐受力水平时,就会产生损伤。当组织承受负载造成突然的不可逆变形时,急性损伤就会发生,而劳损的发生则是反复过度负荷的结果。但很多情况下,两者互为因果,如有第二跖骨应力性骨折者常诉说其症状是在某次跑步时出现的,而事实上,应力性骨折的发生是由于骨骼长时间过度使用出现疲劳及变得脆弱所致。对某些运动爱好者来说,出现症状之前,组织损伤的过程已经开始一段时间了。多数组织急性损伤可通过休息自行修复而不产生明显症状,但如果过度负荷的过程持续下去,超出组织的自身修复能力,劳损就会出现,在此基础上容易发生更严重的急性损伤。

运动损伤的主要原因有三个:①发生意外。②运动负荷过量,在多数竞技运动中普遍存在,发生在运动者的身体过于疲劳,从而使某些结构失去完成技术动作的能力时。如负责支持大腿肌肉的阔筋膜张肌和髂胫束因负荷过量而十分疲劳时,就失去稳定整个腿部的功能,从而使膝关节承受更大压力,导致膝关节痛和结构受损。根据超量恢复原理进行肌力训练、充分休息和放松可消除大多数负荷过量的症状。③生物力学异常,发生在身体某些结构丧失其原有功能而有代偿等情况时,如肌力不平衡、两侧腿长有差异、肌肉紧张或僵硬、平足等。

三、康复治疗的分期

运动损伤后的康复治疗是为了及时和安全地

重返运动。无论是普通运动爱好者还是职业运动员，恢复损伤前的功能是主要目标。其他的康复目标包括：①减轻疼痛；②减轻或消除水肿；③恢复不受限制的活动范围；④恢复特定运动所需的力量；⑤改善步态和闭链运动；⑥尽量减少再受伤的风险；⑦恢复特定运动的敏捷性；⑧保持心血管健康。康复治疗各阶段的关键因素是损伤组织的愈合，在构建一个康复计划时，康复阶段与组织愈合时期密切相关。

（一）急性期

急性期从受伤发生的那一刻开始，直到血肿得到控制为止。这一阶段的特点是细胞和血管对损伤的反应，释放炎症介质使血管扩张，导致水肿、瘀斑、疼痛和功能减退。康复治疗的主要目标是避免过度肿胀、血肿形成、提高肌肉张力及控制疼痛。

急性期传统的治疗方案是包括"P" Protection（保护）、"R" Rest（休息）、"I" Ice（冰敷）、"C" Compression（压迫）、"E" Elevation（抬高）的PRICE方案，其目的是避免进一步的组织损伤、减少相关的疼痛、水肿和促进愈合。尽管这一治疗方案对普通人群是适用的，但制动和休息可能对运动员的肌肉张力、力量以及恢复到受伤前的参与水平等方面产生不利影响。此外，专业运动员希望尽早重返赛场，因此有必要采取一种更积极的康复方案。为了重返运动的最终目标，建议在临床中采用包括"P" Protection（保护）、"O.L" Optimal Loading（适宜负荷）、"I" Ice（冰敷）、"C" Compression（压迫）、"E" Elevation（抬高）（简称POLICE）在内的方案，用于运动员的急性期康复治疗。

保护的目的是避免损伤加重并减少充血。由于早期活动和组织负荷对促进胶原重组和组织愈合有着积极的作用，因此在疼痛许可的情况下可早期施加适宜组织负荷。然而，在临床康复中需要考虑身体的自然愈合过程，并确保施加与及时卸载组织负荷之间的平衡，以避免损坏愈合组织。下肢有出血的软组织，48h内损伤区域不应负重。冰敷作为冷疗法的一种，对损伤局部有良好的镇痛效果。使用冰块时要用衬垫或毛巾包裹，受伤后48h内，每隔3～4h可重复使用20min。为有效限制血肿，冷疗还常需配合加压包扎，弹力绷带是较理想的措施，血流的下降与绷带下压力呈线性关系。加压包扎结合抬高患肢（高于心脏30cm）能更有效地降低损伤局部的血流量。无论坐、卧位，受伤前两天都要抬高患肢，并进行良好支撑。

（二）修复期

修复期从肿胀得到控制开始，这一阶段的主要病理过程包括损伤组织的坏死和成纤维细胞增殖以合成胶原，血肿会被纤维基质所取代。胶原合成开始于损伤后第一周，并在大约4周后达到最高水平。在此期间，胶原排列紊乱的组织不足以承受运动负荷。修复期康复治疗目标主要包括重获肌肉力量和关节活动范围，为运动员重返运动所需的身体状况做好准备，并保持无损伤部位的活动。

内出血通常在伤后48h停止，此时的治疗重点为止痛消肿和促进渗出液的吸收，可使用物理因子治疗、运动贴布、按摩、中药贴敷等方法。对局部疼痛和肿胀，用"促进淋巴回流"的肌内效贴扎法可取得较理想效果。局部肿痛消失后，需逐步进行肌力、关节活动度、平衡、协调及柔韧性的训练，辅以物理因子治疗软化瘢痕、防止挛缩等。

（三）重塑期

在重塑期，胶原纤维将重新排列以获取机械强度。胶原蛋白的成熟和重塑开始于第二到第三周，第四周后大部分纤维已重新排列，导致强度增加。胶原蛋白会继续成熟，直到损伤后1年左右。此期的康复治疗目标为训练运动员体育专项技能、获得足够的关节活动范围、双侧肢体的对称性及敏捷性。

康复治疗团队在做出重返运动决定之前，应充分了解运动员从事运动的要求、潜在的风险以及运动的时间。理想情况下运动员应参与团队的训练，将运动专项训练纳入到正在进行的康复训练中。这一阶段的负荷监测对于防止因突然增加训练量造成再损伤或其他潜在的新损伤至关重要。在需要的时候可以使用外部支持，如肌内效贴或矫形术来帮助病人恢复无痛活动。

重返运动的决定是一个风险管理问题，高水平运动员重返运动的决定是复杂的，取决于运动员和运动类型。例如，对于距离世界锦标赛还有2周的大腿拉伤的短跑运动员，最终的重返运动决策者可能是运动员。然而,当运动员的决策能力受到损害(如脑震荡)时,医疗专业人员应该成为最终的重返运动决策者。当运动员有能力做出决定时,建议采用以运动员为中心的方法,以共享的决策框架为模型,更好地做出重返运动的决定。成功的共享决策取决于团队内部的有效沟通,清晰和持续的沟通对于关键人员之间的信任至关重要,也是重返运动成功决策的关键。

不同角色在共享决策框架中发挥着不同的作用,医疗专业人员(通常是体育医生和/或物理治疗师)评估运动员的健康状况,并就重返运动之后的管理选择和可能的临床结局提供客观的建议,包括短期危害或再损伤的风险、再损伤的后果和长期健康的风险。运动员在有能力时,应该基于个人情况和经验、风险承担的个人看法、有关健康和运动表现的专业信息等,就其重返运动的准备做出一个明智的决定。教练会根据对运动员情况的了解、错过的训练、运动员的功能进展以及医疗专业人员提供的信息,对运动员目前的能力进行评估,判断其是否达到特定的要求标准。在高水平运动中,教练要将运动员当前的"运动表现"与即将到来的大赛、比赛条件、赛季安排、对以后比赛的影响等因素综合考虑。

四、运动损伤的预防

防重于治的思想自古有之,《黄帝内经》中就有"不治已病治未病"的说法。预防措施的针对性和系统性,是有效避免运动损伤的保障。

(一)针对性预防:从运动因素及解剖学角度出发

预防损伤最重要的是了解每一运动的技术特点、特有损伤,掌握相关解剖及生物力学知识,制订科学的训练及预防计划。以常见的肌肉拉伤及膝关节损伤为例:

1. 腘绳肌拉伤 肌肉大强度离心收缩时易引起拉伤,临床上以快肌纤维百分比含量高、横跨两个关节的腘绳肌拉伤最常见。针对性预防如:①热身活动,主要包括牵伸和肌肉主动收缩。运动中要用到的每个部位牵伸4~6次,强度在50%断裂载荷为宜。肌肉主动收缩的目的是使肌肉功能适应性增高。②疲劳的、有受伤史的肌肉更易拉伤,应尽量避免这些危险因素,循序渐进

或应用软组织贴扎等预防损伤。

2. 膝关节损伤 膝关节的稳定性和灵活性受韧带、关节囊、软骨和骨的相互作用影响。损伤与人体有氧水平、柔韧性、协调性和本体感受性、性别(有调查显示,女大学生篮球运动员遭受前交叉韧带撕裂的概率比男性约高6倍)等息息相关。以上因素有些不可控(年龄、性别),有些可干预。针对性的康复训练包括提高耐力、有氧水平、运动力量及柔韧性、本体感受性等。

(二)系统预防策略

损伤预防要考虑运动的每一个环节,即系统预防策略。以运动员为例:①思想知识教育,各种形式教授运动损伤及防护知识,加强自我保护训练。②系统检查和加强医务监督,运动员应在赛季开始前6周做一套完整的医学检查,诊治潜在疾病。平时要加强医务监督,了解赛时、赛后的身体功能变化。③运动装备、护具与场地设施,某些项目应要求选手使用保护性设备,如自行车运动员需佩戴头盔;有肌肉拉伤、关节不稳的运动员可选择贴扎肌内效贴。场地设施的完善是保证训练和比赛的基础。④运动规则的改善,如Peteson在1970年分析了美式足球中运动损伤的发生率,废除了用身体交叉挡人动作,损伤因此大幅减少。⑤心理素质,情绪急躁,犹豫不决和过分紧张等不良心理状态也是损伤发生因素之一。运动员要在平时训练中克服自身性格弱点,磨炼良好的心理素质。

肌内效贴在国内外的应用方兴未艾,其临床应用疗效也得到一定程度的验证,如方法使用得当可提高运动损伤人群的肌力、峰力矩及肌肉活动能力,引起有益的肌电生理参数改变,缓解肿胀疼痛,提高运动控制等。但在循证方面,目前相关文献仍多为队列研究、病例研究及个人经验总结,也有数项研究采取了随机对照,但试验干预因素较单一,结局缺乏金指标。另有试验用假贴扎进行对照,多以贴扎方向不同来区分,近期有研究者在两次研究里采取的假贴扎分别体现了方向、材质的不同,结果显示出疗效差异,对临床应用及课题研究思路有一定的参考价值。不过现有研究仍缺乏多因素、多水平控制下严格的多中心随机对照及量、时、效、因分析,这些不足也导致了贴扎起效机制的验证不充分,无法最大程度优化贴扎

方式的选择。相信随着这一技术在临床的广泛实践,其循证证据级别会得到不断提升,应用者也将达成广泛共识,让这项方法最大程度体现现代康复理念,"将治疗师的手带回家",使其成为广大治疗师、医师改善病人运动功能更加有益的补充手段。

第二节　常见运动损伤的临床康复策略

一、肩袖损伤

(一)不能当"肩周炎"治疗的肩痛

长时间以来,说到肩关节的疼痛或功能障碍,许多人将其笼统地归为"肩周炎",导致了对很多肩痛病人的误诊误治。事实上,狭义的"肩周炎"是一类引起盂肱关节僵硬的粘连性关节囊炎,表现为肩关节周围疼痛,各向主被动活动度降低(详见本书"肩周炎"章节)。而组成肩关节的骨骼、软骨、关节囊、韧带、肌腱、肌肉和神经组织中的任何一个发生损伤和病变都会出现肩关节痛,很多情况下,"肩袖损伤"才是真正的罪魁祸首,占肩关节疾患的17% ~ 41%。肩袖损伤发病率较高的职业包括运动员(特别是投掷和游泳)、重体力工作者和重复在手臂水平以上使用手臂的工作者。

肩袖(rotator cuff)是由冈上肌、冈下肌、肩胛下肌和小圆肌等肌腱组成,附着于肱骨头周围,在肱骨解剖颈处形成的袖套样结构,是盂肱关节最主要的动态稳定结构。组成肩袖的这些肌腱的损伤、无菌性炎症或断裂即为肩袖损伤。包括肩峰下撞击,肩袖肌腱病,肩袖撕裂等。病人多有急性或累积性损伤史,常感肩外侧疼痛,外展时加剧,肱骨大结节处有明显压痛,肩部主动外展、上举受限,被动活动度多无明显降低。凡上臂在前屈或上举60° ~ 120°范围中发生疼痛,或有上举、外展、外旋无力等均应疑及本病。对肩袖损伤的诊断需要进行完整的临床病史和体格检查,并在怀疑有严重损伤时,适当进行影像学检查。对临床医生来说,区分肩袖损伤和其他有可能引起肩痛的疾病是很重要的,例如肩关节骨关节炎、粘连性囊炎、肩锁关节病变、颈根性症状和周围神经病。

肩袖损伤的诊断需要有完整的病史,包括以下因素:年龄、职业和运动参与程度、医疗史、损伤机制、疼痛症状、关节活动范围、身体活动受限及社会状况。体格检查应包括常规肩关节被动和主动的运动范围、双侧肩关节对称性、肌肉萎缩和关节畸形。几种特殊试验对诊断有效:Jobe试验、Neer撞击试验、Hawkin征、落臂试验等。

(二)手术方式的演变及康复计划的实施

肩袖损伤的治疗主要取决于损伤的类型和时间。单纯的撞击、腱病、小型撕裂或全层撕裂急性期一般保守治疗,包括:非甾体抗炎药(NSAID)、热和冷疗法、运动处方、手法治疗、针灸、电-物理治疗、皮质类固醇注射和营养补充剂等。肩袖撕裂大于3cm或经保守治疗3个月无效的肩袖损伤应尽早手术。

手术治疗经历了切开重建、关节镜下辅助小切口切开重建及全关节镜下重建的过程。肩袖损伤的诊断与手术最初由Codman于1911年报道。Neer于1972年提出了"肩峰撞击征"的概念,并提出肩峰成形术、保护三角肌附着点、松解并修复肩袖肌腱及严格术后康复的治疗原则,为肩袖损伤的外科治疗带来革命性进展。切开重建曾是治疗肩袖损伤的"金标准",但随着关节镜技术的完善,近年来很多报道关节镜下肩袖重建的疗效已完全可与小切口重建相媲美。关节镜下手术能直观肩袖断裂的范围及形态,对肩关节退变、滑膜炎、冈上肌腱断裂等疾患作出诊断并行镜下治疗。传统的诊断方法很难对肩袖部分撕裂作出明确诊断,而关节镜从肩峰下滑囊的观察效果则是影像学及传统开放手术无法比拟的。尽管如此,关节镜尚不能完全取代切开手术,10 ~ 30mm的肩袖破损可在关节镜下手术,大的和巨大的肩袖撕裂,由于冈上肌腱回缩、粘连、滑囊瘢痕化,开放手术明显优于关节镜。

术后康复治疗应尽早开始,主要方法有休息、冰敷、非甾体抗炎药、理疗、辅以改善肩袖和稳定肩胛骨肌肉的主动训练。术前康复,目标是增强肩关节活动功能,包括局部冰敷、穿脱肩关节支具指导、ROM训练等。术后康复,包含一个完整的康复训练计划,见表3-6-1。康复训练的目的是重建正常的肌肉平衡,保证整个运动链的增强。

表 3-6-1　肩袖修复术康复训练计划

目的	时间		康复内容
活动限制阶段： 1. 保护解剖结构的修复 2. 减少固定的消极影响 3. 提高肩关节稳定性 4. 消除疼痛和炎症	第1期：控制疼痛，被动伸展练习以恢复或保持关节活动范围。	术后1～2天	①开始肘、腕和手的主动活动训练；②冰敷；③观察手的肿胀情况；④指导病人正确使用支具等
		术后1～3周	①肘、腕和手的主动活动、力量训练；②手臂缓慢的钟摆运动；③肩关节外展、前屈被动 ROM 训练（小于90°）；④活动后冰敷（每次15～20min，1～2次/d）；⑤肌内效贴消肿止痛
		术后4～6周	①继续肩关节被动 ROM 训练；②主动 ROM 训练，包括肩关节水平面以下前屈、外展，不负重内外旋，开始手臂过顶锻炼（镜前进行）；③上肢其他关节力量训练；④不要上举重物
	第2期：增强肌肉力量的练习，包括肩胛稳定肌群、肩袖肌群、三角肌等。（少量多次以避免劳损）	术后7～8周	①继续主动 ROM 训练；②允许手臂在身体前面、肩平面以下进行日常活动；③肩关节肌群等长收缩、肱三头肌向心收缩练习。上肢其他关节力量训练
		术后9～10周	①继续 ROM 训练；②避撞击；③肩胛带肌支撑练习，肩关节肌群 PNF，上肢其他关节力量训练
		术后11～12周	① 90% 活动度；②继续力量训练，包括前锯肌、背阔肌和斜方肌（爬墙、匍匐前行、耸肩、压肩）；③轻阻力外旋练习。可开始打高尔夫球等运动
进阶标准：ROM 全范围无痛 / 无压痛；较好的关节稳定性和肌肉力量			
发展阶段： 1. 恢复和保持全范围 ROM 2. 提高肌肉力量、耐力和爆发力 3. 改善肩关节灵活性和稳定性 4. 逐渐开始正常的功能活动		术后13～16周	小负荷抗阻力量训练。在之前 PNF 练习的基础上，治疗师对整个 PNF 练习中施加阻力，阻力大小由康复情况和肌肉工作性质决定
		术后17～20周	PNF 抗阻、抗阻力量、Plyometric' 训练
进阶标准：功能性 ROM 全范围无痛 / 无压痛；较好的关节稳定性；MMT 检查左右肌力平衡			
过渡阶段： 1. 逐步重返正常运动 2. 维持力量素质、灵活和稳定性		术后5～6个月	可在肌内效贴稳定肩关节的贴扎下进行投掷等力量训练，恢复肩关节力度
进阶标准：功能性 ROM 全范围无痛 / 无压痛；符合要求的关节稳定性；等速测试完全达到重返训练的标准			

（三）进一步研究：危险因素的探讨

人们对大多数导致肩部损伤的因素仍知之甚少，相关描述主要基于一些理论假设。肩袖损伤的病因主要有血运学说（Codman "危险区" 即位于冈上肌腱远端 1cm 内的无血管区）、退变学说（肌腱止点病变尤甚）、撞击学说（"Neer 撞击征" 大多发生在肩峰前 1/3 部位和肩锁关节下面喙肩弓下方，95% 的肩袖断裂被认为由此而起）及创伤学说（运动、作业损伤及交通事故等）四种观点。不同年龄段还表现出不同的病因趋势：12～25 岁，多为重体力劳动及运动所致；25～45 岁，过度反复劳动及真性肩峰撞击征往往是诱因；45～65 岁，常因肩峰撞击引发；65 岁以上，常是退行性病变。对肩袖损伤病因的探索仍将继续，而这也将进一步指导治疗、制订预防计划。

二、"网球肘""高尔夫球肘"

（一）揭开肘部慢性疼痛的面纱

门诊病人中，抱怨肘部长期疼痛的不在少数，病人往往深受疾病反复发作、迁延不愈的困扰。而此类伤痛在运动员中更多见。肘关节重复进行亚极量负荷的运动可能会导致慢性过劳损伤或反复微损伤，"网球肘"和"高尔夫球肘"是肘关节常发生的两种劳损综合征。

网球肘：即肱骨外上髁炎，是肱骨外上髁处伸肌总腱起点附近的慢性损伤性炎症的总称。是成人过度使用肘部肌肉造成的最常见损伤，少部分由肘部直接创伤引起或与关节炎、痛风有关。常表现为肘关节外侧疼痛，反复发作，在用力握拳、伸腕时加重以致不能持物。受累结构包括骨膜、腱膜、关节滑膜等。早年发现网球运动员易发生此种损伤，俗称"网球肘"，10%～50%的网球运动员在其职业生涯中受过这种疾病的困扰。

解剖机制：附着于肘部骨上的肌腱受到约束而紧张，可造成明显疼痛或不适。外上髁是前臂上方、靠近肘关节的骨性突起，许多肌肉均附着其上，包括使前臂旋后的肌肉。拉紧或过度使用伸肌肌肉亦可导致网球肘。

高尔夫球肘：即肱骨内上髁炎，是一种类似网球肘的肌腱炎，发病率为内上髁痛的1/10。高尔夫运动是原因之一。疼痛和炎症发生在肘关节内侧骨性突起的周围，主要病因包括对屈腕肌肉和肌腱的重复施压、投掷动作的加速阶段在手臂上造成的重复性压力、突发性创伤或对肘部的击打、颈部疾患及风湿等。

解剖机制：肱骨内上髁是肘部内侧骨性突起，屈腕肌群的附着点。重复用力使手指与手腕屈曲皆可导致此区域的肌肉和肌腱轻微撕裂。高尔夫的挥杆动作可使屈肌肌肉与肌腱紧张，进而导致肱骨内上髁炎。其他类似运动亦可。

（二）康复治疗的阶段性实施

本病是慢性劳损性疾病，故限制致伤动作、纠正不良姿势、增强肌力、维持关节的不负重活动和定时改变姿势使应力分散是治疗的关键。物理因子疗法、按摩等可改善局部血液循环、减少粘连。局部外用非甾体抗炎药或中药制剂后再以电吹风加热也可收到较好的近期效果。肌内效贴在各个时期均可选用，止痛消肿效果理想。局部封闭有助于抑制损伤性炎症，减少粘连，国内使用这一方法已40余年。当然，保守无效，必要时可手术治疗。"网球肘"和"高尔夫球肘"在康复策略上相似。

1. 非手术治疗主要分3个阶段

第一阶段（控制炎症和缓解疼痛）：休息（避免对肘部重复施压）、避免引起不适的动作、活动限制（常用夹板或绷带）或使用反作用力支具、冷疗、口服非甾体抗炎药和注射激素等。理疗如超声、离子透入等可缓解症状。

第二阶段（功能训练）：疼痛控制后，即可开始无痛性关节活动，同时开始离心力量和牵拉训练，指导病人进行主动练习。近年运用Thera-band flexbar进行上肢运动取得了较好疗效。

第三阶段（恢复和提高功能）：若为运动员，则以重返赛场为目标，包括装备及技术动作的调整、专业训练计划等。

2. 手术治疗　经保守治疗3～6个月无效的病人可选择手术，手术应切除肘部肌腱附着处的瘢痕组织。术后康复包括：制动7～10天，伤口愈合后进行主被动关节活动锻炼，3～4周后开始等长收缩锻炼，6～8周后开始抵抗性加强锻炼，运动员一般需3～6个月重返运动场。

（三）肌内效贴布的应用

肌内效贴布又称贴扎，可在疾病的各阶段适时介入，减轻疼痛、放松肌肉、增加肘关节稳定性、消除术后局部水肿及瘀血等，效果理想。贴扎示例如下：

网球肘（图3-6-1）：摆位，前臂旋前，腕关节掌屈。减轻疼痛，X形贴布（自然拉力），中间为锚，固定于肘关节外侧痛点，尾向两端延展。放松肌肉，Y形贴布（自然拉力），锚固定于背侧掌指关节处，两尾沿桡侧和尺侧腕伸肌走向延展，止于肱骨外上髁。固定肘关节，I形贴布（中度拉力），包绕固定肘关节，中间为锚，固定于肱骨外上髁，尾沿肘关节延展。

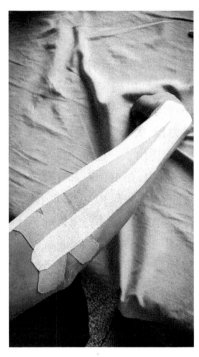

图 3-6-1 网球肘病人贴扎示例图

（四）体外冲击波疗法

体外冲击波疗法近年来因其安全无创、操作简便的特点逐渐受到广泛的关注。虽然该技术已经应用于治疗网球肘，但是目前对于其治疗网球肘的疗效仍然存在争议，且治疗机制尚未完全清楚，主要存在以下观点：网球肘病人经过冲击波治疗，伸肌总腱的裂痕会显著缩小，认为冲击波可以诱发成纤维细胞反应，进而逐渐愈合存在于伸肌总腱的裂痕。另外，冲击波被证实通过刺激血管生成标记物诱导血管形成，增加通过肌腱-骨骼区域的血流，促进新生组织再生，减轻疼痛。还有研究显示，冲击波可以降低背根神经节中降钙素基因相关肽的表达，从而发挥缓解疼痛的作用。今后有必要进行深入的研究，进一步探讨体外冲击波疗法治疗网球肘的作用机制及最佳治疗参数。

三、前交叉韧带损伤

（一）膝关节急性损伤的聚焦点

前交叉韧带（ACL）损伤并不是发生率最高的运动损伤，但却得到相当大的关注，因为它是导致以下严重后果的原因之一：无法运动、疼痛、残疾以及发生膝骨关节炎的危险性不断增长。在ACL损伤的运动员中，无论是否选择重建手术，

发生骨性关节炎的概率都比别人高出10倍，篮球、足球、手球、高山滑雪是ACL损伤发生率最高的项目。

ACL属于膝关节的支持性韧带，起自股骨髁间窝的外侧面，向前内下方止于胫骨髁间嵴的前方，从关节内前方加固膝关节。该韧带损伤表现为疼痛、肿胀、不稳（尤其是胫骨）。损伤瞬间的锐痛并伴有膝关节肿胀为ACL撕裂的症状。最常见的非接触性损伤机制是在膝关节几乎伸直的情况下，足用力骤停，膝关节在外翻位置下损伤。该损伤也可能发生在膝关节突然遭受重击时，且常伴有其他韧带和半月板的损伤。ACL损伤的病人中，约75%合并半月板损伤，80%合并骨挫伤，10%合并需治疗的软骨损伤，有些还伴有内外侧副韧带损伤。

在回旋姿势下用力的运动项目中，15～25岁的运动员中发病率最高的是ACL损伤，比一般成年人的发病率要高3～5倍。1970年Kennedy指出"ACL损伤是运动员告别运动生涯最常见的原因"，也就是说当时所能提供的治疗不能使运动员重返赛场。而今情况已得到改观，与健康运动员相比，先前有过ACL损伤者似乎只是退役率较高。目前仍缺乏证据证明半月板或交叉韧带的外科重建手术可降低外伤后骨关节炎的发生率，10年后约一半病人会出现骨关节炎症状，且大多可能在15～20年后被确诊为骨关节炎。故防重于治仍是重要策略。

（二）手术及康复治疗的应用选择

急性损伤采用PRICE原则，也常使用非甾体抗炎药。ACL轻微损伤或可自愈，但完全撕裂通常需行重建手术。是否重建ACL还要由病人的功能需求来决定：1/3病人没有交叉韧带可以正常生活，1/3病人需大量减少活动来避免手术，余下1/3病人因膝关节过松而需手术固定。对大多数运动员来说，必须通过手术才能达到伤前竞技水平，而术后的康复过程常需6～12个月不等。

手术适应证：急性ACL撕裂者；不能放弃高强度体育运动者；出现明显相关病变（如半月板损伤）或日常活动即出现功能障碍者。禁忌证：移位试验阴性、撕裂程度低于50%的部分撕裂

者；30岁以上不从事高强度运动或愿意改变运动方式者；无反复发作性膝关节不稳且关节移位小于5mm者。手术原则：矫正所有存在不稳的结构，加强固定并早期活动。目前主张在关节镜下作韧带缝合手术。

术后治疗：逐渐从过去的石膏固定转向近来提倡的积极康复训练。康复训练也从过去的将股四头肌和腘绳肌强度作为恢复的重要因素，转为以本体感觉、平衡功能、术后代偿机制等作为恢复运动的关键因素。大多认为术后6个月方可重返运动场。近年有研究结果表明，ACL重建术后，神经肌肉功能在18~24个月后才能完全恢复。一般需6~12个月的康复才能进行急停、急转的运动。

神经肌肉个体化训练计划：这一计划采用平衡练习，增强在假动作和着地时对膝关节的控制能力和位置感，有助于降低ACL损伤危险。基本方法：双手叉腰，膝关节稍屈曲，保持"膝部超出脚趾"。目的是提高膝关节维持全身平衡的能力，并最大限度地限制使用手臂、髋、踝。练习通常在平衡板或摇晃的软垫上进行，也可增加持球练习或与他人同练，加大难度及趣味。在强调膝关节控制同时，可针对项目要求与假动作和落地练习结合起来。该练习适合作为热身的一部分，开始时至少练习5周，每周3次，每次10~15min。运动员则整个赛季每周进行1~2次。从小负荷、多重复逐渐过渡到较大负荷、较少重复。康复的最后阶段，应根据即将恢复的活动类型进行极限力量和爆发力的训练。

非手术治疗：若手术推迟或无需手术则采取康复治疗。康复训练主要是加强膝关节周围的肌肉力量（尤其是腘绳肌），帮助病人重新获得关节活动度及改善本体感觉。ACL缺失的关节对扭转、斜切非常敏感，改变运动模式可能是最主要的方法。

（三）重返运动

及时恢复运动员的运动能力是所有伤病管理的目标。人们应该尽量减少所需的时间，然而，过早地恢复运动也意味着有再次受伤的风险。传统上重返运动的决定是建立在时间的基础上的，运动医学专业人士通常允许运动员在手术后6个月恢复运动。鉴于新出现的证据表明运动员在ACL重建术后的头7个月内再次受伤的风险增加，因此目前主张在整个康复后期进行一系列的功能和力量测试，以确定运动员以更安全的方式重返运动。有学者对ACL重建术后重返无限制运动，从肌肉力量、关节稳定性、神经肌肉控制和下肢功能等方面提出了一些量化标准，包括：①股四头肌、腘绳肌肌力，在180°/s和300°/s等速肌力测试时，双下肢相差小于10%；②双下肢对称性，单腿跳跃试验（单跳、三连跳、交叉跳和计时跳）中，双下肢相差小于15%；③Lachman法或膝关节计测试中，双侧胫骨前后移位相差小于3mm；④视频跳跃试验中大于60%的标准膝关节分离距离；⑤膝关节无渗出、全幅度膝关节活动度、髌骨活动正常、无或仅有轻微髌骨捻发音，活动后无疼痛或肿胀。

（四）进一步研究：女性ACL损伤更高发？

对ACL损伤危险因素的分析表明，同一种运动项目，同样的竞赛水平，女子球类运动员发生ACL损伤的概率比男运动员高4~6倍。对这种性别差异的解释，除解剖上的特点如女子的交叉韧带比较细小、女性往往具有更大的股骨前倾角、Q角（较大的Q角使膝关节产生过度外翻）、胫骨旋转及足部旋前、女子髁间切迹比较狭窄等外，还包括女子的激素对韧带的影响、女子神经肌肉系统的控制能力较弱、力量不足、骤停和着地技术不当等，但根本原因尚不清楚。也有资料显示，在娱乐性滑雪者中，并没有与性别有关的差异出现。而竞技女子高山滑雪运动员发生ACL损伤的概率却比男子运动员高两倍。因此这种性别差异的存在尚需要我们进一步的探索。

四、踝关节扭伤

（一）"高发"与"反复"的困扰

踝关节是人体重要的运动枢纽和承重关节，同样也是运动中最易损伤的关节，占所有运动损伤的10%~15%。损伤机制有很多种，外侧副韧带损伤最常见，占所有踝关节损伤的85%左右，由于外踝低于内踝、外侧副韧带较薄弱、足内翻肌群力量较大等解剖特点，极易发生足内翻使外侧副韧带损伤。

踝关节一旦扭伤，稳定性就被破坏，处理不当易造成踝关节失稳，甚至形成习惯性踝扭伤。73%单侧踝关节损伤者会发生再损伤，一年内复发率最高；另有研究显示急性踝关节扭伤后，有10%～20%的病人可发生慢性踝关节不稳。失稳的原因是多方面的，包括本体感觉减退、韧带松弛、肌肉无力、肢体僵硬、炎症等。由于频发的损伤与高复发率，急需进一步完善预防及治疗方法。

（二）绷带、肌内效贴布等在踝关节保护中的应用

使用绷带、肌内效贴布等包裹、贴扎局部是预防运动损伤的重要措施。包扎技术是随美国橄榄球运动发展起来的，适用于全身各关节，应用最多的当属踝关节。如篮球、体操、滑雪运动前，用绷带包扎来限制踝部过度运动，保持稳定性。

传统的踝关节保护法是使用踝关节粘膏、绷带，除固定支撑外，还可用于辅助康复训练、应急处理等。如踝关节扭伤后立刻进行包扎固定，限制活动，可减少体液渗出，减轻肿胀和疼痛等。但绷带在使用过程中有其难以克服的缺陷：包扎技术要求高、效果不持久、易损伤皮肤、材料不易选择、妨碍血液和淋巴回流等。

肌内效贴的问世丰富了包扎技术。如前所述，因其透气性好，有一定弹性，效果较持久，皮肤耐受性好，最长可贴扎达5天；使用方便，不存在选材问题；贴扎原理易学，不同损伤间易触类旁通。肌内效贴在踝关节损伤的急性期、恢复期都可贴扎，急性期主要止痛消肿；恢复期增加本体感觉、促进肌肉平衡和踝关节稳定。大量临床实践发现，肌内效贴布能快速改善急性踝关节扭伤病人肿胀、疼痛症状，并显著改善踝关节功能，效果明显优于绷带。目前应用肌内效贴预防和治疗踝关节损伤越来越普遍，贴扎后不会限制踝关节正常活动，但其作用机制尚需进一步探讨。

（三）本体感觉在踝关节扭伤中的重要性

本体感觉是指肌肉、肌腱、关节等运动器官本身在不同运动状态下产生的感觉。人体借助本体感受器感知每一个动作，为大脑皮质分析运动行为创造条件。从某种意义上说，运动是人体对本体感觉的一种反应。

踝关节拥有丰富的本体感受器，在维持平衡中起着至关重要的作用。有研究者通过本体感觉测定对踝关节损伤的易感性进行了评估，结果发现踝关节不稳者发生损伤的概率是正常者的近七倍，本体感觉与踝关节损伤的发生率显著负相关。踝关节损伤可导致踝关节本体感觉的下降，下降程度与损伤程度成正比，而本体感觉下降又反过来增加踝关节损伤的概率。

近年来，踝关节功能不稳成为医学界关注的热点之一。通过本体感觉训练增加踝关节稳定性，降低再损伤风险，促进功能康复的观点已得到广泛认可。早在1965年Freeman等人就建立了本体感觉训练可减少踝关节韧带损伤的理论假说，很多研究显示，预防性本体感觉训练可有效减少习惯性踝扭伤。Mester与Holme的研究发现，本体感觉训练具有一定的积累效应，随着训练时间延长，其改善踝关节稳定性的作用越加显著。此外，对本体感觉的评估可有效预测踝关节损伤的风险，并指导运动员针对性地进行踝关节稳定性及控制能力训练，减少损伤发生。

五、肌肉拉伤

（一）常见而不可忽视的运动损伤

肌肉拉伤是指肌肉受到超出肌肉-肌腱耐受度的牵拉所致的损伤，表现为组织损坏、出血和疼痛。腘绳肌属于跨双关节肌肉，主伸髋和屈膝，是下肢最易受损的肌肉。在最大用力冲刺或踢球时，很容易发生腘绳肌拉伤。半膜肌、半腱肌和股二头肌都有很长的肌肉-肌腱交界区，损伤可发生在这些区域的任何部位。腘绳肌拉伤即刻引起剧烈疼痛，等长和动态力量减弱，有时能触及撕裂的肌腱或肌肉断端。诊断难点在于如何区分完全和不完全断裂，如何确定有否撕脱或损伤以及其是否仅局限在肌腱上，这常需MRI检查。

热身不足是腘绳肌拉伤的一个主要危险因素。如果股四头肌力量很强而腘绳肌力量很弱，

则其拉伤的危险性也会加大。此外,柔韧性下降也是拉伤因素之一。腘绳肌血供丰富,在损伤时血液循环常处于高峰,损伤会引起大量出血。这会增加肌间隔压力并导致异位钙化和骨化性肌炎的发生。

(二)腘绳肌损伤的诊断

根据腘绳肌的损伤机制以及临床症状确定损伤的具体位置和严重程度。一般依据病人疼痛、肌力与关节活动范围(ROM)、肌肉结构单元完整性等将腘绳肌损伤分为Ⅰ度(轻度)、Ⅱ度(中度)和Ⅲ度(重度)损伤(详见表 3-6-2)。

表 3-6-2　腘绳肌损伤严重程度的分级

分级	疼痛	肌力与关节活动范围	肌肉结构单元完整性
Ⅰ度(轻度)	无痛或轻微疼痛	肌力、关节活动范围正常	结构单元最低限度的损害,功能正常,可伴有轻度炎症
Ⅱ度(中度)	中度或重度疼痛	肌力减弱;关节活动范围部分丧失或因疼痛而完全丧失	部分或不完全撕裂,存在功能障碍
Ⅲ度(重度)	中度或重度疼痛	肌力明显减弱;关节活动范围部分丧失或因疼痛而完全丧失	完全撕裂或断裂,功能丧失

(三)腘绳肌损伤的康复治疗

腘绳肌损伤后康复治疗方案应该根据病人的具体状况和损伤时间而制订,常用的治疗手段包括物理因子疗法(如超声波、激光、冲击波等)、神经肌肉控制训练、离心力量训练、柔韧性训练以及按摩等。有学者推荐了腘绳肌Ⅰ、Ⅱ度损伤病人在不同阶段的康复治疗策略(表 3-6-3),包括每个阶段的康复目标、循序渐进的分级治疗策略以及重返赛场的决策标准。

表 3-6-3　腘绳肌Ⅰ、Ⅱ度损伤的康复策略

	第1阶段	第2阶段	第3阶段
康复目标	防止瘢痕形成和肌肉萎缩,尽量减轻疼痛和水肿	在无痛范围内,循序渐进地加强腘绳肌的力量、柔韧性以及膝关节活动度的训练;进一步加强躯干和骨盆的神经肌肉控制训练	活动无疼痛;能以最大速度做全关节范围的离心和向心收缩;躯干和骨盆的神经肌肉控制能力进一步提高;结合专项动作加强姿势控制
冰敷	2~3次/d,15~20min/次(冰袋)	康复训练结束后即可冰敷10~15min,以减轻疼痛和炎症反应	运动后根据需要冰敷10~15min
药物	NSAIDS、皮质类固醇注射、富血小板血浆注射等使用存在争议,暂不推荐	不推荐使用	不推荐使用
运动疗法	小范围、低-中等强度、无痛的神经肌肉控制训练,包括腰骶部肌肉的等长力量练习、单侧肢体的平衡功能训练等;避免受伤肌肉的抗阻训练	在上一阶段基础上,循序渐进增加关节活动范围和运动强度,集中进行神经肌肉控制、躯干稳定性和灵敏性训练,适当增加腘绳肌的离心力量、有氧和专项动作训练	主要是进行专项动作训练,如灵敏协调、快速变向、绕杆运球等训练;进行高难度的躯干稳定性训练;全关节范围的腘绳肌离心力量训练;单腿支撑的平衡杆训练,逐步增加难度

续表

	第1阶段	第2阶段	第3阶段
进阶标准	步行时无疼痛;以非常低的速度慢跑时无疼痛;徒手肌力评定(俯卧位,膝关节屈曲90°),腘绳肌能对抗50%～70% 1R的阻力做等长收缩	以50%的最大速度向前或者向后慢跑均无疼痛;徒手肌力评定(俯卧位,膝关节屈曲90°),腘绳肌能对抗充分(1RM)的阻力做等长收缩	该阶段的进阶就是重返赛场,运动员应该能完成全关节范围的肌力评定和结合专项的功能性训练,且腘绳肌无疼痛及紧绷感。如①徒手肌力评定(俯卧位,膝关节屈曲90°),腘绳肌能完成4次最大强度的重复收缩;②等速肌力评定,在角速度30°/s～240°/s范围内,双侧下肢腘绳肌离心力量与股四头肌向心力量比值的差异应小于5%;③能完成各种体育专项动作
注意事项	限制关节活动范围,避免腘绳肌的过度牵伸,比如步行时减小步长或使用拐杖。如疼痛较轻或无痛,可恢复正常步行	推荐病人恢复全关节范围活动,若腘绳肌肌力不足应避免关节终末端的过度牵伸训练	若腘绳肌疼痛、紧张、僵硬等症状继续存在,应避免大强度训练

腘绳肌近端肌腱的完全撕裂是比较罕见的运动损伤,约占所有腘绳肌损伤的10%,主要发生在年轻运动员中。腘绳肌近端肌腱完全断裂通常被认为是进行外科修复的一个主要手术指征。腘绳肌完全断裂后,肌肉会出现回缩,手术修复难度大,因此目前大多采用的是自身对侧半腱肌和股薄肌的重建术,早期手术效果较好。

(四)损伤后合理训练量的探索

肌肉拉伤后,完全制动或过度活动都对康复不利。探索损伤后合理的训练量尤为重要,以下方法和原则可借鉴:①保持不引起疼痛的活动,Dornan 和 Dunn 在 Sporting Injures 中提到"受伤者只有经历一个非常特殊的训练恢复过程后,其损伤症状才能永久性消失。有计划地进行拉伸和力量训练,可恢复受伤部位所需的康复元素"。伤后合理运动是康复的关键,而不引起疼痛是重要的原则。②预防制动并发症,损伤急性期,通常需制动以促进组织修复,但这也导致肌肉力量和体积下降,关节活动范围缩小等。减少这种不利影响的主要康复策略是采取无应力的、可动范围内的关节被动活动。早期被动活动可避免关节粘连并刺激胶原组织合成和有序排列等,还有降低疼痛和肿胀、促进正常步态恢复、刺激软骨修复等好处。③避免肌肉萎缩,有效方法是促进肌肉自主活动。一方面根据肌力训练原则选择被动、助动、主动和抗阻训练;另一方面进行神经肌肉功能控制训练,最后达到自主控制肌肉活动。

第三节　运动损伤康复治疗的发展前景

运动损伤的诊断、预防和治疗是运动医学中最重要的问题。许多运动损伤和并发症是可以预防的。由于越来越受欢迎,运动医学专家尝试使用干细胞来治疗各种各样的运动损伤,包括肌腱、韧带、肌肉和软骨的损伤。对损伤组织的干细胞治疗可以通过外科手术、干细胞移植缝合和组织注射来完成,以期恢复组织的连续性和再生能力。与传统方法相比,干细胞治疗在运动损伤组织中具有修复和功能可塑性的潜力,但干细胞治疗运动损伤的机制尚不清楚。

(一)干细胞定义与类别

干细胞是一种未分化、多能的细胞,意味着它能够分化为多种细胞和组织,包括神经组织、肌肉组织和骨组织。因此,干细胞在预防和治疗各种人类疾病方面具有重要意义。由于干细胞的独特能力,如今已成为生物学和医学领域的热门话题。此外,这一领域的研究将增加我们对单个细胞发育成完整个体过程的了解;更重要的是,帮助我们理解用健康细胞替换老化细胞的机制。根据干细胞的特性,将其分为胚胎干细胞、成体干细胞和脐带血干细胞。

（二）干细胞在各种运动损伤中的临床应用

到目前为止，近30项研究使用不同类型的干细胞治疗不同类型的运动损伤。严重运动损伤（如骨折、韧带损伤、软骨磨损）的运动员对干细胞再生、修复能力有强烈的期盼。如果这些干细胞的修复能力得到证实，那将造福千千万万运动损伤的病人。

骨髓间充质干细胞应用于肌肉损伤的修复和重建，干细胞通过迁移到目标区域并分化为肌肉细胞而使肌肉组织再生。据报道，人脂肪组织来源的骨髓间充质干细胞在肌肉组织再生方面更为有效。成年人肌肉修复是在骨髓间充质干细胞中进行的，骨髓间充质干细胞有能力在损伤肌肉细胞中占据有利位置。此外，运动损伤组织中参与骨髓间充质干细胞再生的肌肉纤维比其他任何地方都多。这表明骨髓间充质干细胞可以作为肌肉细胞修复的来源。Bruno等人报道骨髓间充质干细胞治疗后肌肉纤维增加，在肌肉组织损伤后28天出现成熟肌纤维。这些发现表明，干细胞移植加速并增强了损伤模型中的肌肉修复功能。因此，干细胞治疗对肌肉修复的功能、血管和神经肌肉再生有积极的作用，并提示干细胞治疗可能是一种很有前途的运动损伤的治疗方法。

韧带易发生退行性变和损伤，愈合能力差。在目前治疗策略不成功的情况下，干细胞治疗可能提供一个有利的新的治疗选择。大鼠ACL修复的动物研究结果表明，骨髓间充质干细胞在一定程度上可以改善撕裂的ACL。Figueroa等人利用骨髓间充质干细胞和I型胶原支架促进ACL的恢复，为治疗运动损伤性ACL破裂提供了一种有吸引力的工具。Chamberlain报道了骨髓间充质干细胞通过刺激一种更强的旁分泌介导的免疫抑制反应来促进韧带愈合。重建ACL后肌腱-骨愈合是一个复杂的过程，对病人的预后有很大的影响。肌腱-骨愈合自然产生纤维瘢痕组织，因此，促进肌腱-骨愈合的方法对于快速和满意的功能恢复是必不可少的。最近的研究认为干细胞治疗有助于促进愈合过程。

骨折愈合新的治疗方法可能特别适合运动员的治疗，使他们能够安全和稳定地恢复运动。Weel等人在治疗骨折的临床试验研究中制定了

干细胞治疗方案，证明了浓缩血和骨髓抽吸液治疗骨折的有效性。在没有手术干预的情况下，长骨骨折后骨再生能力下降，应用骨髓间充质干细胞是一种可行的、微创的治疗方案。因此，鉴于临床上的成功，以及最近在骨髓间充质干细胞的应用和生物学方面的进展，今后有可能开发一种潜在的、新颖的、安全的、基于骨髓间充质干细胞的治疗方法，以用于骨组织再生的临床策略。

软骨缺乏血液供应，而神经或淋巴管无法自我修复，故其是一种橡胶状填充物，弹性强且光滑的弹性组织，覆盖和保护长骨和许多其他身体成分的末端。有关干细胞在软骨再生医学领域中应用的新证据表明，人们对干细胞的应用和几种先进的软骨愈合策略有着越来越系统的了解。Dashtdar等人研究了壳聚糖-聚乙烯醇复合水凝胶作为潜在骨髓间充质干细胞载体对局灶性软骨缺损的治疗作用，并提示这些细胞能缓慢治疗软骨损伤。SAW等人在一项临床试验中，用外周血干细胞治疗了55例3级和4级软骨破裂病人，并得出结论，干细胞治疗提高了关节软骨修复的质量。Nejadnik等人比较了第一代自体软骨细胞植入与自体软骨细胞移植对软骨修复病人的临床疗效，并报道这些细胞可作为关节软骨修复的有效治疗方法。它减少了膝盖手术的比例，降低了治疗成本，减少了并发症。

（三）运动损伤康复治疗的发展前景

职业体育的新时代比以往任何时候都更依赖运动医学。尽管与其他医学专业相比，它的知名度较低，但随着运动员成绩和健康水平的提高，其发展速度也在迅速加快。这一领域的创新创造了管理运动损伤的新战略，旨在使受伤运动员尽快达到最高水平，并延长精英运动员的职业寿命。对各种干细胞在病人和运动员中的应用进行了讨论，并揭示了将来将使用多种自体干细胞作为治疗关节炎和软骨缺损等肌肉骨骼疾病的一种治疗方法。干细胞治疗是治疗多种疾病的一个渐进和相对安全的过程。有必要继续研究干细胞治疗运动损伤，以更好地了解干细胞在治疗疼痛和促进损伤组织愈合中的作用。运动过程中所经历的严重损伤，如骨折、韧带扩张、软骨磨损等，对干细胞再生能力有着强烈的需求。

（倪国新）

参 考 文 献

[1] ROALD B, LARS E. Sports Injury Prevention. New Jersey: Wiley-Blackwell, 2009.

[2] ANTHONY AS, BRIAN DB. Sports Medicine. USA: Lippincott Williams & Wilkins, 2005.

[3] LJUNGQVIST A, SCHWELLNUS MP, BACHL N, et al. International Olympic Committee consensus statement: molecular basis of connective tissue and muscle injuries in sport. Clinics in Sports Medicine, 2008, 27: 231-239.

[4] WILLIAM EP. Rehabilitation Techniques for Sports Medicine and Athletic Training. 5th ed. New York: McGraw-Hill, 2011.

[5] MARCIA KA, GAIL PP. Fundamentals of sports injury management.3rd ed. USA: Lippincott Williams & Wilkins, 2011.

[6] FOURNIER M. Principles of Rehabilitation and Return to Sports Following Injury. Clin Podiatr Med Surg, 2015, 32: 261-268.

[7] BARBER SD, NOYES FR. Factors used to determine return to unrestricted sports activities after anterior cruciate ligament reconstruction. Arthroscopy, 2011, 27: 1697-1705.

[8] RAHIM S, RAHIM F, SHIRBANDI K. Sports injuries: diagnosis, prevention, stem cell therapy, and medical sport strategy. Adv Exp Med Biol, 2018: 1084: 129-144.

[9] DHILLON H, DHILLON S, DHILLON MS. Current concepts in sports injury rehabilitation. Indian J Orthop, 2017, 51: 529-536.

[10] 周林, 章岚. 足球运动员腘绳肌损伤研究进展. 中国运动医学杂志, 2018, 37: 1038-1044.

[11] 钟宗烨, 刘邦忠, 刘光华. 体外冲击波疗法治疗网球肘病人有效性的 Meta 分析. 中国运动医学杂志, 2018, 33: 496-499.

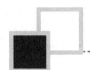

第七章　人工关节置换

第一节　概　述

一、定义

人工关节置换术是指采用金属、高分子聚乙烯、生物陶瓷等材料，根据人体关节的形态、构造及功能制成人工关节假体，通过外科技术植入人体内，代替患病关节功能的技术。作为永久性植入物，人工关节的材料必须具有高度组织相容性，并同时具有良好的力学兼容性，即具备适当的弹性模量、优良的屈服强度、抗腐蚀、耐磨损等性能。假体固定方式有骨水泥固定和生物学固定，而从人工关节的稳定性和活动度来看，假体可分成限制型假体、部分限制型假体和非限制型假体。

二、分类

人工关节置换的目的是缓解疼痛、矫正畸形、重建关节稳定性，恢复和改善关节的运动功能，提高生活质量。目前，膝关节置换和髋关节置换是人工关节置换术中最常见的两类手术，其10年的成功率已经超过90%，更有80%以上的病人可以正常使用植入的假体长达20年以上，甚至伴随其终生。除此以外，肩关节、肘关节、踝关节等关节置换也在不断发展，取得了良好的中、长期结果。随着生物材料与外科技术的进步，陆续出现了腕关节、指间关节、跖趾关节等小关节置换术，为患有严重小关节疾病的病人带来了希望。

三、早期康复干预

然而，先进的假体设计、成功的手术，需与全面的围手术期康复治疗相结合，才能获得理想的治疗效果。在欧美发达国家，人工关节置换围手术期康复已经是治疗的重要组成部分。而目前我国人工关节置换，无论在手术技术还是关节假体应用等方面，与国外并无多大差异，但是人工关节置换围手术期康复治疗还极不完善，许多手术医师只注意置换关节与手术相关的情况，而忽视康复治疗，导致最终治疗效果与国外差距较大。因此，有必要建立骨科康复一体化的工作模式：康复医师与骨科医师、康复治疗师、护士组成治疗小组，与骨科医师一起查房，制订康复方案。康复治疗师要了解病人的手术情况，在治疗过程中充分与医师协商，根据病人具体情况执行康复方案。此外，骨科康复工作者还要努力学习骨科知识尤其是手术方面的知识，多与骨科医师交流，这样才能把围手术期康复做好。

四、康复治疗的目标

人工关节置换围手术期康复治疗的目的在于增强关节周围肌力，改善关节活动度，促进关节功能、日常生活活动能力的恢复，使病人顺利重返社会及家庭。人工关节置换围手术期康复治疗包括术前康复和术后康复。术前康复的主要内容为：人工关节置换的知识宣教，患肢功能训练，术后的康复程序及方法教育，教会病人正确使用步行器、腋杖和手杖。术后康复包括在骨科病房进行的早期康复，病人离院后进行的家庭康复或社区康复，定期门诊复查，督导康复。必要时有些病人还需在康复医学科病房进行强化康复治疗。如不进行系统的康复治疗，常会出现关节周围肌肉萎缩、关节内组织粘连，形成关节挛缩，导致关节功能障碍，不能完全实现人工关节置换手术的目标，甚至可能会出现下肢深静脉血栓形成等严重并发症。

第二节　康复评定量表的选择

不同部位的关节置换，有着各自不同的康复

评定量表。选择评定量表进行康复评价应该考虑以下问题：①评定量表是否已经证明其内容效度；②评定量表是否已经证明其标准效度；③评定量表是否已经证明其结构效度；④评定量表是否可重复；⑤评定量表是否内部一致；⑥评定量表在临床中使用是否可行；⑦评定量表是否将被病人接受。

一、人工髋关节评定

人工髋关节置换常用的评定量表有 Harris 髋关节评分系统、Charnley 髋关节评分系统、JOA 髋关节评分系统、AAOS 髋关节评分系统等。其中，Harris 髋关节评分系统（表 3-7-1）介绍如下。

表 3-7-1　Harris 髋关节评分量表

项目	分值	项目	分值
Ⅰ. 疼痛（44 分）		穿脱袜/鞋	
无痛或不明显	44	容易	4
轻度疼痛或偶发疼痛，不影响功能	40	有些困难	2
中度疼痛，一般活动时不明显，活动过度后出现，需服用阿司匹林镇痛药	30	坐	
		随便什么椅子，可持续坐 1h	5
		坐高椅半小时无不适	3
Ⅱ. 功能（47 分）		不能舒适地坐在任何椅子上	0
A. 步态		乘公交/出租车	
跛行		能乘坐	1
无	11	不能乘坐	0
轻度	8		
中度	5		
重度，不能行走	0	**Ⅲ. 下肢畸形（4 分）**	
助行器		无下肢畸形	4
不需要	11	固定内收畸形 <10°	1
长途行走需要手杖	7	下肢伸直髋内旋畸形 <10°	1
行走时需要手杖	5	双下肢长度相差 <3.2cm	1
需单杖	4	固定屈曲挛缩畸形 <30°	1
双侧手杖	2		
双侧拐杖	0	**Ⅳ. 髋关节活动范围（5 分）**	
不能行走（详细说明原因）	0	（屈 + 展 + 收 + 内旋 + 外旋）	
行走距离		210° ~ 300°	5
无限制	11	160° ~ 209°	4
6 个街区	8	100° ~ 159°	3
2 ~ 3 街区	5	60° ~ 99°	2
只能在室内活动	2	30° ~ 59°	1
卧床或坐轮椅	0	0° ~ 29°	0
B. 功能性活动			
上楼		**评定标准：满分 100 分**	
正常	4	优：90 ~ 100 分	
需要扶手	2	良：80 ~ 89 分	
通过其他方式上楼	1	可：70 ~ 79 分	
		差：<70 分	

二、人工膝关节评定

常用膝关节置换术后评定量表有 KSS 膝关节评分系统及 HSS 膝关节评分系统。其中,KSS 膝关节评分系统系是 1989 年由美国膝关节协会(the American knee society)提出的膝关节综合评分系统,因此也称为 AKS 评分系统,被广泛用于全膝关节置换病人的术前、术后评分。该系统评分内容包括膝关节评分和功能评分两大部分。膝关节评分包括疼痛、活动度和稳定性;功能评分包括行走能力和上下楼梯能力。KSS 评分系统有效地解决了 HSS 评分中年龄相关疾病引起评分下降的问题,在长期随访中避免了更大的偏倚,而且注重了解病人术后恢复情况,在指导病人康复和功能锻炼方面具有积极作用,已成为人工膝关节置换康复最有效的评分系统(表 3-7-2)。

表 3-7-2 KSS 膝关节评分量表

项目	得分	初期评估	中期评估	末期评估
膝关节评分				
A 疼痛(50)				
不疼	50			
偶尔觉轻微疼痛	45			
上楼时偶尔轻微疼痛	40			
上楼和走路时偶尔轻微疼痛	30			
偶尔疼痛的比较厉害	20			
经常疼痛的比较厉害	10			
疼的特别厉害需要服药	0			
B 活动度(25)				
由屈曲到伸膝	每5°得1分			
C 稳定性(25)				
前后侧移位(10)				
<5mm	10			
5 ~ 10mm	5			
>10mm	0			
内外侧移位(15)				
<5°	15			
6° ~ 9°	10			
10° ~ 14°	5			
>15°	0			
D 缺陷减分(-50)				
屈曲挛缩(-15)				
5° ~ 10°	-2			
10° ~ 15°	-5			
16° ~ 20°	-10			
>20°	-15			
过伸(-15)				
<10°	-5			

续表

项目	得分	初期评估	中期评估	末期评估
10°~20°	−10			
>20°	−15			
对线（−20）				
外翻 5°~10°	0			
内翻 0°~4°	每度减 3 分			
外翻 11°~15°	每度减 3 分			
更严重内外翻	−20			
膝关节评分总得分 A+B+C+D= （如总分为负数,得分为 0 ）				
功能评分				
A 行走能力（50）				
不受限制	50			
约 1km 以上	40			
500~1 000m	30			
不到 500m	20			
仅能在室内活动	10			
不能步行	0			
B 上下楼（50）				
正常上下楼	50			
上楼正常,下楼需借助扶手	40			
上下楼都需借助扶手	30			
上楼需借助扶手,不能独立下楼	15			
无法上下楼	0			
C 减分（−20）				
用手杖	−5			
用双手杖	−10			
用双拐或步行器	−20			
功能评分总分 A+B+C= （如总分为负数,得分为 0 ） 85~100 分优,70~84 分良, 60~69 分可,<60 分差 □左 □右				
评定者:				

三、人工肩关节评定

人工肩关节置换术后评定量表有 Neer 肩关节置换疗效评价系统、UCLA 肩关节置换评分系统和 Constant-Murley 肩关节评分系统等。其中，

Neer 肩关节置换疗效评价系统（表 3-7-3 ）包括了对解剖结构重建的考虑,且使用简便,能从多方面评定肩关节的功能,是国内应用最广泛的评分系统之一。

表 3-7-3 Neer 肩关节置换疗效评分量表

项目	分值	项目	分值
Ⅰ. 疼痛（35分）		ⅱ 后伸（矢状面）	
ⅰ 无疼痛	35	45°	3
ⅱ 轻度疼痛,偶尔出现,不影响活动	30	30°	2
ⅲ 轻微疼痛,不影响日常活动	25	15°	1
ⅳ 中度疼痛,能忍受,活动能力有减退,需服镇痛剂	15	0°	0
ⅴ 疼痛严重影响活动	5	ⅲ 外展（矢状面）	
ⅵ 疼痛导致完全不能动	0	180°	6
Ⅱ. 功能（30分）		170°	5
ⅰ 力量		140°	4
正常	10	100°	2
良	8	80°	1
中	6	小于80°	0
差	4	ⅳ 外旋	
仅有肌肉收缩	2	60°	5
0级肌力	0	30°	3
ⅱ 手能触及的范围		10°	1
搬运	2	小于10°	0
敲击	2	ⅴ 内旋	
投掷	2	90°（触及 T_6）	5
推	2	70°（触及 T_{12}）	4
举东西过头顶	2	50°（触及 L_5）	3
Ⅲ. 运动范围（25分）		30°（触及臀部）	2
ⅰ 前屈（矢状面）		小于30°	0
180°	6	Ⅳ. 解剖（10分）（包括旋转、成角、关节吻合不佳、大结节上移）	
170°	5	无	
130°	4	轻度	
100°	2	中度	
80°	1	重度	
小于80°	0		

第三节 人工髋关节术后康复的关键问题

一、人工髋关节置换术后关节功能训练

人工髋关节置换术后髋周肌力训练对于维持髋关节稳定性,恢复髋关节功能,减轻关节负载,降低假体松动率都具有重要意义。因此学者们认为肌力训练是术后康复最重要的部分。行髋关节置换术的病人手术前由于患髋疼痛,关节活动度受限,导致髋周肌群萎缩,肌力下降。手术后患髋疼痛减轻或消失,为髋关节的功能恢复创造了条件。但同时人工关节置换使髋关节的中心改变,

导致髋周肌肉的长度和力臂随之改变。这些都需要及时进行髋周的肌力锻炼，以适应术后的改变，恢复肌力防治肌肉萎缩。有研究发现，术后1周进行臀中肌等长运动训练及肌电生物反馈训练，其等长收缩的肌电图峰值明显高于常规康复组，且臀中肌耐力较好。术后早期进行双侧股四头肌和小腿肌肉最高耐受强度的低频肌电刺激同时进行包括抗阻运动训练在内的常规康复治疗，能有效地增加伸膝肌力，使术侧和健侧的肌力达到良好的平衡，且能提高病人的日常生活能力。近年循证医学研究证明，围手术期康复能加速全髋关节置换术后病人恢复，减少住院和恢复时间并降低并发症风险。

人工关节置换术后宜尽早开始肌力训练，术后第1天即开始在无痛的情况下进行患肢踝关节全范围屈伸运动，股四头肌、腘绳肌及臀肌的等长收缩练习。术后第1～3天视病人情况可开始渐进性负重训练，酌情不断增加肌力练习的频率、强度及进行抗阻肌力练习，使病人的髋周肌力得以尽早恢复。关节活动度训练是恢复关节功能所必须的，手术后疼痛减轻就应行被动ROM训练，嘱病人在可耐受的情况下进行患髋的主动ROM训练：①髋关节伸直练习，屈曲健侧髋、膝关节，术侧髋关节做主动伸直动作，充分伸展屈髋肌及关节囊前部；②髋关节屈曲，患侧膝关节屈曲，足跟向臀部滑动练习，髋关节屈曲必须<70°；③髋关节外展练习，仰卧位，患侧髋关节轻度外展20°～30°，髋关节无旋转，每次维持5～15min。要强调的是，治疗师及病人都应注意避免易使人工关节脱位的动作及体位，尤其是术后2～3个月内，避免人工关节脱位。

人工髋关节置换由于手术的入路、人工假体的类型及假体固定方式的不同，加上病人的个体差异，康复治疗一定要因人而异，具体操作中应多与手术医师沟通，这样才能使康复治疗安全有效地进行。

二、术后关节功能训练

人工膝关节置换术后康复的重点是关节功能的训练，最基本的是关节活动度和肌力的恢复。术前病人由于患膝疼痛、水肿、关节活动受限常导致股四头肌及腘绳肌有不同程度的肌肉萎缩、肌

力下降，腘绳肌和股四头肌之间的力量不平衡，加上手术损伤膝关节周围组织，进一步削弱膝关节周围肌肉力量，降低了关节的稳定性。

伸膝肌力和伸膝活动度是评价人工膝关节置换术后功能的重要指标。Pua等人对441名TKA病人的研究发现，膝关节伸直活动度能间接影响SF-36体能，这一作用是由伸膝肌力介导的。因此TKA术后应强调伸膝肌力和伸膝活动度的康复训练，尤其是强化伸膝肌力。

研究表明，膝关节置换术后1～2天应进行渐进性肌力训练，包括蹬腿和伸膝训练，2周后伸膝肌群肌力和最大步行速度显著性增加，而膝关节疼痛和肿胀程度在试验组和对照组之间无统计学差异。膝关节置换术后4周开始进行为期6周渐进性股四头肌肌力练习、膝关节屈曲伸直活动度训练、疼痛控制和步态训练等康复训练，病人的股四头肌肌力和站起-行走时间测试（timed up and go，TUG）、6min行走试验（6-minute walk，6MW）、爬楼梯时间测试（stair-climbing test，SCT）、主动最大等长收缩力有明显的提高。

一些学者认为膝关节置换术后进行神经肌肉电刺激（neuromuscular electrical stimulation，NMES）可以增加股四头肌肌力和活性。NMES联合传统康复治疗比单纯康复治疗更有益于病人功能恢复。

人工膝关节置换术后第1天即应开始在无痛的情况下进行患肢踝关节全范围屈伸运动，股四头肌、腘绳肌及臀肌的等长收缩练习。术后第2天开始缓慢患膝屈曲训练：①滑板训练，病人仰卧位，患侧下肢顺墙面或木板向下滑行，逐渐增加膝部屈曲度训练；②膝屈曲训练，仰卧位，患侧足向臀部缓慢滑行屈曲；③持续被动训练（continuous passive motion，CPM），用于膝关节人工关节术后，以屈曲训练为主，且在术后2周膝关节活动度达到90°，使关节进行持续较长时间的缓慢的被动活动，可以消肿止痛，防止关节挛缩，促进关节韧带、肌肉的修复，改善局部血液淋巴循环。以后根据病人的情况酌情不断增加练习的频率、强度及进行抗阻肌力练习。有文献报道，早期通过各种方式练习可促进股四头肌及腘绳肌的静力性收缩，维持及增强肌肉力量，防止废用性萎缩从而促进关节功能尽可能早的恢复。研究表明：腘绳肌

力量/股四头肌力量（H/Q 比率）对膝关节的稳定性有重要意义,H/Q 比率正常为 50% ~ 80%。膝关节置换术后,H/Q 比率下降,术后康复除了进行股四头肌的力量训练外,还应加强腘绳肌的力量,以提高 H/Q 比率,增加膝关节的稳定性。关节活动度训练是恢复关节功能所必需的,手术疼痛减轻后就应行被动 ROM 训练,嘱病人在可耐受的情况下进行患膝的主动 ROM 训练。

三、人工肩关节置换术后关节功能训练

人工肩关节置换术后的康复重点主要是减轻疼痛、预防术后并发症,逐渐恢复肩关节功能,防止关节粘连,提高病人日常生活活动能力,改善病人生活质量。术前康复治疗的介入为术后的康复治疗奠定了良好的基础。人工肩关节置换术后功能恢复的过程较长,应向病人强调术后康复治疗的必要性,告知康复治疗过程中可能出现的疼痛、功能受限等情况,并鼓励病人坚持按照训练计划进行康复。由于术后肩周肌肉、韧带重建,术后需使用支具或前臂吊带,可在术前指导病人正确使用支具,并教会病人在支具辅助下行肩周肌群的等长收缩练习以及肘关节、腕关节和手指的功能锻炼。

人工肩关节置换术后患肢使用肩关节支具,或者前臂吊带休息位固定肩关节:上肢外展 60°、前屈 30°、屈肘 90°。术后第 1 天,进行关节活动度和肌力训练,指导病人开始肘关节、腕关节及手指关节的主动屈伸练习,以及进行前臂肌群的等长收缩练习,同时进行手的主动握力训练。术后第 1 ~ 2 周,逐步开始肩关节被动运动以及肩周肌群的等长收缩练习,术后第 3 周,继续加强肩关节被动运动,逐步增大运动量和肩关节活动范围,术后第 4 ~ 6 周,逐渐增大肩关节被动活动范围,以不引起疼痛为宜。可以采用滑轮、体操棒、滑车等器具辅助训练,进行肩关节的主动助力训练,并逐渐加强肩关节的神经肌肉控制能力,使肩关节在运动过程中保持良好的稳定性和协调性,提高肩关节运动能力。当肩关节活动范围及肩周肌群肌力基本达到正常后,应加强肩关节的灵活性和协调性训练,尤其是 ADL 训练,使肩关节的运动功能能满足日常生活活动要求。

四、术后的本体感觉训练

人工关节置换手术后,关节本体感觉必将受到损害,术后制动也降低了关节周围的肌肉、肌腱及韧带的本体感觉,这将导致关节运动的控制能力、姿势的校正及平衡维持能力均有所下降。所以术后关节的本体感觉训练是至关重要的。肌力训练有助于本体感觉的恢复,但是本体感觉的恢复还要靠特殊的训练。PNF 为促进神经肌肉功能恢复的练习,可以促进肌肉、肌腱、韧带的本体感觉功能恢复,运用底部为不同形状的生物力学踝平台系统（biomechanical ankle platform system,BAPS）本体感觉训练仪进行关节本体感觉的训练,效果很好。

第四节 术后早期负重的探讨

目前常用的人工关节假体根据假体的固定方式主要分为骨水泥固定假体及生物型固定假体。骨水泥固定是早期人工关节手术的革命性进展,术后允许早期负重已经基本形成共识,它能有效缩短病人住院天数,促进病人术后的早期康复。生物型固定即非骨水泥固定,是通过使用多孔涂层假体或者压配技术,使骨形成串珠状或网格状长入表面植入物。生物活性涂层的假体,即所谓复合羟基磷灰石,促进了骨的长入。本节以人工全髋关节置换为例,对人工关节置换术后早期负重的可行性及其意义进行阐述。

研究表明,如果人工髋关节置换术后允许立即完全负重,病人康复目标容易实现。但术后立即负重在国内仍被视为生物型固定人工髋关节置换的禁忌,因为担心术后立即负重可能导致假体下沉、骨质流失及假体松动。因此,国内一般选择手术 6 周后负重和活动限制。然而近年的文献证实,生物型固定人工髋关节置换术后立即负重对假体稳定没有不利影响。

一、对关节假体稳定性的影响

限制负重的基本假设是术后早期过度的负荷会导致假体与骨面的微动,影响植入假体的稳定,干扰骨生成,最终使得假体松动。但是有研究表明,由于术后早期负重的限制,病人卧床时间相应

延长,使得并发症发生率增高,如下肢深静脉血栓形成。另外,继发性的骨质疏松影响假体稳定,导致假体松动。有文献报道,如果术中假体在良好位置下密贴固定,术后立即负重不会影响假体的稳定性以及病人功能的恢复。再者,在安全范围内进行早期负重有许多潜在的好处,特别是减少骨质流失以及促进功能早期恢复。

传统观点提出早期负重会导致假体微动问题,尤其是在生物型(非骨水泥型)髋关节假体置换中。生物型全髋关节置换术后,早期负重行功能训练能增加关节应力,使骨-假体界面的微动程度加大,从而抑制新生骨组织的长入,或者可能导致新生骨小梁的断裂,使生物学固定失败。早在 1992 年,Engh 等的研究证明,如果微动 <40μm 可形成骨整合,但如果微动超过 150μm,将会导致假体柄-骨界面形成纤维组织层。因此,早期负重可能带来的问题是假体微动导致假体-骨界面之间产生纤维生长,从而引起假体松动。此外,Shih 等主张病人术后 12 周内不可负重以防止假体-骨界面的过度活动。

然而,近年来,随着生物型人工髋关节假体的设计改良,越来越多的学者提倡早期负重。生物型全髋关节置换术后负重方法存在争议。有研究提出,生物型股骨柄假体术后 2 年内下沉大于 1.5mm 将增加假体翻修风险。关于生物型全髋关节置换术后完全负重与部分负重效果的荟萃分析结果显示,完全负重组早期(3月内)股骨柄下沉量较部分负重组大,但 1 年和 2 年随访时完全负重组股骨柄下沉量和 Harris 评分与部分负重组无显著差异,且无论何种负重方法,2 年内股骨柄下沉量均小于 1.5mm。表明全髋关节置换术后髋关节完全负重可减少病人的平均住院日,对病人髋关节的功能恢复具有积极的作用,可促进髋关节早期恢复良好的功能。

二、对骨密度的影响

全髋关节置换术后假体周围的骨量丢失是导致松动、下沉或假体周围骨折的主要原因。骨量丢失被认为是假体松动的主要原因,严重影响病人术后康复效果,所以对假体周围骨密度的监测是预防假体松动等并发症的重要依据。

Wolf 等调查了术后负重方案是否影响非骨水泥型全髋关节置换术后骨矿物质密度和身体成分的变化,并调查手术后 5 年内的变化。该研究共纳入 39 名病人,被随机分配至术后完全负重和部分负重 3 个月组。双能 X 射线吸收测定法用于测量对侧髋关节和双侧足跟的骨矿物质密度,并测量身体成分。结果表明,在术后第 3 个月和第 12 个月,完全负重和部分负重组骨密度和体成分的变化无明显差异。在第 5 年,全身骨密度下降 3%,对侧髋部区域骨密度下降 2%~3%,并且发现全身骨矿物质减少了 5% 的含量,但与术前值相比,脂肪量或肌肉质量无明显变化。由此可得出负重方案对术后骨矿物质密度和身体成分的变化没有影响。

三、对髋关节功能的影响

Bernasek 等通过将 307 名非骨水泥型全髋关节置换病人(共 309 例)随机分为部分负重组与完全负重组,部分负重组进行了 6 周的部分负重,而完全负重组术后立即进行完全负重。在之后平均 14 个月的随访中,部分负重组与完全负重组的 Harris 髋关节评分、跛行程度、大腿疼痛、转子滑囊炎发病率等方面没有观察到统计学差异,而完全负重组病人出院的时间早于部分负重组。故术后立即完全负重可以改善髋关节功能的恢复。

研究证实,全髋关节置换术后立即完全负重锻炼是有效可行的,不会影响假体的稳定性以及病人髋关节的功能恢复,而且文献证实,老年病人接受非骨水泥型全髋关节置换术后与接受骨水泥型全髋关节置换术后一样,可以进行术后早期负重。但是早期康复治疗要个体化,并非所有病人均能早期负重,应该充分考虑病人的年龄、术后全身状况以及是否有出现感染、假体早期脱位、血管神经损伤等并发症。植入假体初始稳定性不佳,包括术中进行截骨、植骨、骨折;假体安放位置不正确;各种原因导致术后髋周软组织严重不平衡;术后翻修手术等,都可能需要延迟负重以及适宜调整进行相应的康复治疗,还要考虑病人术后的肌力和关节活动度情况。

四、术后负重练习方法

全髋置换术后的康复治疗很大程度上影响着肢体功能的恢复。术后训练不仅能加强髋关节周围的肌力,而且使关节更加稳定,更有助于步态正常化。检验术后康复训练最有效的措施便是有效恢复病人独立进行日常生活和工作的能力。康复训练应个体化,在确定个体化训练方案时,不但需要考虑手术方式、术后处理和可能的并发症,而且手术当天病人的体位以及术后两月内病人睡眠时的姿势都在考虑范围之内,还要注意可能会导致假体脱位的禁忌练习。

全髋关节置换术后负重训练包括从肌力训练开始的基础康复训练和负重训练。基础康复训练分为肌力训练、关节活动训练、体位管理及训练等;负重训练包括基本的重心转移练习和行走练习。

(一)肌力练习

有调查研究显示,在各阶段的康复目标中,应重点练习的肌肉分别为髋外展肌(62.2%),其次是股四头肌(16.9%)和其他的肌肉(21%)。运动练习侧重点包括负重(42%)、功能(45%)和体位(13%)。具体肌力训练包括髋周肌力训练,如股四头肌静力收缩运动、臀肌收缩运动、直腿抬高运动、仰卧位患肢外展运动、侧卧位外展、俯卧位后伸髋等患侧肌力训练,同时应注意健侧下肢肌力练习。臀中肌对于提供髋外展肌力和维持髋关节稳定有至关重要的作用,它提供了躯干和骨盆的外侧稳定,在步态的单腿支撑期是维持平衡的关键。

(二)关节活动训练

关节活动训练应遵循由被动到主动、逐渐加大关节活动范围、循序渐进、缓慢进行的原则,包括踝关节背屈跖屈运动、髌骨推移运动、仰卧位屈髋屈膝运动(可用 CPM 进行)等。

(三)体位管理及训练

仰卧位时保持患肢外展中立位,腿间放一软枕,保持患肢外展 ≥ 30°,防止因内收内旋、过伸外旋造成的后、前脱位。在进行仰卧位到侧卧位训练时,注意保护患侧,将患肢与身体同时由平卧转为侧卧,并在两腿间垫上枕头保持患肢外展位,禁止内收内旋。当进行仰卧位到坐位训练时,病人双手支撑坐起,屈健腿伸患腿,利用双手和健侧腿将患肢移至床缘,小腿自然垂于床边。

(四)负重练习

1. 重心转移训练 帮助病人扶拐站好,指导病人双足分开与肩同宽,身体重心放在健肢,患肢伸直,然后将身体重心缓慢向患肢转移。

2. 行走训练 最常用的是扶拐三点式行走"摆至步"法,行走步骤为:先拐移后足移,足移时勿超越双拐。如此反复逐步前移,步幅不宜过大。还有"摆过步"法,行走步骤为:先足移后拐移,足移时超越双拐。行走训练的关键是进行步态训练,患肢必须先以足跟着地,然后将重心移至前脚掌。双足着地时间应相等,以免造成跛行。注意指导病人正确转移重心,调整步态,根据耐受情况安排训练时间和强度。

保护下负重是否有效减少骨和植入物间界面的剪切力?单腿支撑期,髋关节承受的反作用力是体重的 3 倍,骨盆保持水平位时,该力为体重的 2.7 倍。在保护负重的情况下,该力减少到体重的 1/6,即下肢承担自身的重量,该力传至假体柄,以及骨和假体界面,因此保护负重小于完全负重。然而,肌肉收缩时也产生了强大的力量横跨髋关节。已被证明当病人坐于便盆上,这个力增大到体重的 4 倍。剪切力跨越骨植入界面是由假体干的弯曲和扭转造成的。与站立、行走相比,这些弯曲和扭转的力量在日常生活活动中都可见到。因此,术后保护病人免于完全负重是不必要的。

全髋关节置换术后立即进行完全负重是安全可行的,不会对髋关节功能、假体的稳定和骨密度产生不利影响。在手术中假体契合稳定以及排除相应限制因素的前提下,术后早期完全负重结合相应的功能康复训练能提高全髋关节置换术后的恢复效果。

(周　云)

参 考 文 献

[1] 周谋望,叶伟胜.骨科术后康复指南手册.天津:天津科技翻译出版公司,2010.

[2] 岳寿伟.肌肉骨骼康复学.3 版.北京:人民卫生出版社,2018.

[3] 胡永成,邱贵兴,马信龙,等.骨科疾病疗效评价标准.北京:人民卫生出版社,2012.

[4] 李雪萍,何成奇.骨骼肌肉康复学评定方法.北京:人民卫生出版社,2015.

[5] 汪鑫,杨延砚,周谋望,等.全髋关节置换术后早期负重可行性的研究进展.中国骨与关节杂志,2018,7(6):454-458.

[6] 张全兵,周云,钟华璋,等.关节挛缩的发病机制和治疗进展.中华创伤骨科杂志,2017,19(6):548-552.

[7] SOFFIN EM, YADEAU JT. Enhanced recovery after surgery for primary hip and knee arthroplasty: a review of the evidence. Br J Anaesth, 2016, 117(3): 62-72.

[8] BERNASEK TL, THATIMATLA NK, LEVERING M, et al. Effect of immediate full weight bearing on abductor repair and clinical function after THA through a modified Hardinge approach. Orthopedics, 2013, 36(3): 266-270.

[9] PUA YH, ONG PH, CHONG HC, et al. Knee extension range of motion and self-report physical function in total knee arthroplasty: mediating effects of knee extensor strength. BMC Musculoskel Dis, 2013, 14(1): 33.

[10] JAKOBSEN TL, HUSTED H, KeEHLET H, et al. Progressive strength training(10 RM)commenced immediately after fast-track total knee arthroplasty: is it feasible?. Disabil Rehabil, 2012, 34(12): 1034-1040.

[11] CALATAYUD J, CASANA J, EZZATVAR Y, et al. High intensity preoperative training improves physical and functional recovery in the early post operative periods after total knee arthroplasty: a randomized controlled trial. Knee Surg Sports Traumatol Arthrosc, 2017, 25: 2864-2872.

[12] LEVINE M, MCELROY K, STAKICH V, et al. Comparing conventional physical therapy rehabilitation with neuromuscular electrical stimulation after TKA. Orthopedics, 2013, 36(3): 319-324.

[13] WOIFF AL, ROSENZWEIG L. Anatomical and biomechanical framework for shoulder arthroplasty rehabilitation. J Hand Ther, 2017, 30(2): 167-174.

[14] WAGNER ER, SOLBERG MJ, HIGGINS LD. The utilization of formal physical therapy after shoulder arthroplasty. J Orthop Sport Phys, 2018, 48(11): 856-863.

[15] KLAUSMEIER V, LUGADE V, JEWETT BA, et al. Is there faster recovery with an anterior or anterolateral THA? A pilot study. Clin Orthop Relat Res, 2010, 468(2): 533-541.

[16] ALTA TD, Veeger DH, de Toledo JM, et al. Isokinetic strength differences between patients with primary reverse and total shoulder prostheses. Clin Biomech, 2014, 29(9): 965-970.

[17] GUNEY DH, CALLAGHAN M. Proprioception After the Arthroplasty. Sports Med Rehabil, 2018: 149-158.

[18] SCHOTANUS MG, BEMELMANS YF, GRIMM B, et al. Physical activity after outpatient surgery and enhanced recovery for total knee arthroplasty. Knee Surg Sports Traumatol Arthrosc, 2017, 25(11): 3366-3371.

[19] TIAN P, LI ZJ, XU GJ, et al. Partial versus early full weight bearing after uncemented total hip arthroplasty: a meta-analysis. J Orthop Surg Res, 2017, 12(1): 31-37.

[20] FELIX S, SCHMIDT A, STEFAN VD, et al. Abnormal loading of the hip and knee joints in unilateral hip osteoarthritis persists two years after total hip replacement. J Orthop Res, 2018, 36(8): 2167-2177.

第八章 骨　折

第一节　骨折的定义及治疗原则

一、定义及分类

骨折是指骨或骨小梁的完整性和连续性发生离断。为便于治疗,一般作如下分类:根据骨折的稳定性,可分为稳定性骨折和不稳定性骨折;根据骨折断端是否与体外相通的情况,可分为闭合性骨折和开放性骨折;根据导致骨折的原因,可分为外伤性骨折和病理性骨折,例如骨肿瘤导致的骨折,即属于病理性骨折。

二、骨折治疗一般原则

骨折治疗的三大原则是复位、固定与功能锻炼(康复治疗),这三者涉及不同的专科,但他们是有机结合的统一和互相配合的过程,不能截然划分。

(一)复位

复位是骨折治疗的基础。骨折获得良好复位后,可以恢复肢体的长度和外形,增加固定的稳定性,有利于功能活动和骨折的愈合。骨折复位分解剖复位和功能恢复两个标准。有移位的骨折经过整复,骨折断端达到完全对位和对线,没有移位和成角畸形,称为解剖复位。如果骨折断端对位不完全,或对位较差,有轻度成角畸形,但骨折愈合后不会影响肢体功能,称之为功能复位。手法复位时,手法愈重,重复次数愈多,增加创伤的机会和程度也愈大。解剖复位是最理想状态,功能复位是基本要求。手术复位可以较好地达到解剖复位,但手术本身也会造成一定的二次损伤,对移位较大的骨折或开放性骨折应以手术复位处理。骨折复位主要涉及到骨科或矫形外科的操作。

(二)固定

固定的目的是维持已整复的位置、保障正常骨愈合过程,为早期活动创造条件,因此,固定是骨折治疗的关键。

骨折固定方法分为外固定和内固定两种。外固定使用简便、损伤小,方法也在不断改进,虽然外固定会因为固定带来的不便造成关节功能障碍的可能性增加,但是,目前以热塑板材为主要制作材料的支具夹板在骨折外固定中能较好的达到固定与功能锻炼兼顾的功效。骨折内固定是指需通过手术方式达到骨折复位,并用内固定器材固定骨折断端,它是目前骨折后外科干预的主要治疗方法。

骨折固定时被固定关节的位置角度与功能预后密切相关。对于骨折后被固定关节的位置角度,在保障有利于骨折修复或者合并损伤(如肌肉、肌腱、神经等损伤)修复的前提下,必须尽可能以关节功能位为最佳体位。固定早期主要是考虑能充分保持骨折复位后的稳定性、减轻损伤软组织张力或维持软组织适当张力以利于其愈合,随着病程的进展,要根据情况调整被固定关节的角度,以关节功能为核心以最大限度保持骨折愈合后的肢体功能活动和生活能力。例如,在肩部骨折合并软组织损伤时,根据骨与软组织损伤部位不同、手术修复的方式不同,根据需要固定的肩关节可能是处于功能位、中立位、零度位、减张位等不同位置的某一种状态,也可能是在愈合不同时期固定于不同位置状态的动态变化中。例如,为减少损伤软组织修复后的张力,有利于软组织愈合,通常固定关节在减轻软组织张力的位置,而在软组织愈合达到一定程度后,将固定关节调整到功能位,以保障关节的功能恢复。所以,骨折固定涉及骨科和康复科,甚至其他相关学科。

(三)功能锻炼

功能锻炼是骨折恢复功能的保证。骨折治疗不仅要求固定坚固,恢复原有解剖形态及力学性能,而且要求病人早日恢复功能,重返社会。骨折后的功能锻炼(康复)关键在于不影响骨折愈合的前提下提高和改善功能活动,功能锻炼应遵循早期进行、按指南规范进行,兼顾对影响骨折预后因素进行干预处理。

骨折治疗的基本原则中,复位是必须的前提,固定是骨折修复愈合的保障,功能锻炼(康复治疗)是为了达到具有良好功能这个最终目标。所以,骨折愈合和功能锻炼一体化是现代骨折治疗的新理念。骨折的复位基本属于外科问题,骨折的固定与外科和康复科都相关,而功能锻炼(康复治疗)主要是康复科的处理范畴。

第二节 骨折后的功能障碍及影响因素

一、骨折后的主要功能障碍

骨折早期肢体会有不同程度的疼痛,骨折时骨组织或周围软组织血管破裂出血,局部会存在不同程度的肿胀。骨折后的功能障碍有:

(一)关节活动范围受限

关节活动受限是骨折后最主要、最常见、最影响病人生活质量的一种功能障碍。上肢骨折后的关节功能障碍会影响病人的抓握及上肢活动能力,下肢骨折后关节功能障碍会影响病人的站立、行走及跑跳等能力。尤其是邻近关节或关节内骨折,更容易引起关节僵硬、关节活动范围下降。

(二)肌力和肌耐力减退

骨折的固定制动造成的废用,以及并发软组织的损伤,都会引起肌力减退,耐力下降。肌肉废用造成的肌力下降可以通过康复训练得到较好的恢复,但软组织严重的不可逆的损伤造成的肌力减退则难以完全恢复。

(三)肢体血液循环障碍

由于肢体软组织损伤以及血管本身的损伤,以及反射性植物神经功能障碍,都会造成损伤肢体血液循环不良,病人表现为肢体肿胀、冷痛、麻木感,且这种不适感会存在较长时间,往往在骨折愈合、关节活动正常后依然存在。

(四)活动能力的减退

上肢骨折常引起抓握提取等活动能力下降,下肢骨折表现为下肢负重行走能力下降,这些都有可能会导致病人的日常生活工作能力的障碍,影响病人的生活质量。

二、骨折后功能障碍发生的主要影响因素

骨折时,除了骨折本身,尤其是关节内骨折会引起功能障碍以外,以下问题也是引起骨折后功能障碍的主要因素:

(一)软组织损伤

骨折周围软组织损伤也是骨折后功能障碍的主要原因,尤其是邻近关节的骨折,虽无诊断意义上的"关节损伤"(明确的关节内骨折、韧带断裂、关节脱位),但较大的致伤外力常使关节周围软组织、关节囊甚至关节内软组织致伤。皮肤、皮下软组织、肌肉、韧带、关节囊等软组织损伤都有可能引起局部粘连,严重影响软组织的滑动性与伸展性,使肌肉或肌腱的活动幅度下降,这些都会加重骨折后的功能障碍。

(二)血肿与肿胀

持续的肿胀是骨折后功能障碍致残的主要原因之一。外伤引起局部血肿,会压迫静脉与淋巴回流,循环障碍必然会影响骨折的愈合。小血管或淋巴管的损伤也会引起大量液体渗出,同时会加重循环回流障碍。水肿液含血液和蛋白,水肿持续 >1～2 周,发生机化,最后形成纤维瘢痕组织。在肌肉、肌腱、关节囊、韧带、筋膜层等实体组织中发生纤维化是不利的,纤维化使这些组织的活动(运动)受限。

(三)制动

骨折固定以及愈合过程常需要某种程度的制动,有些甚至需要卧床休息。这些制动或卧床一定程度上是需要的,但往往并不需要较长时间的制动或绝对的制动。但是病人由于害怕疼痛或担心影响骨折愈合而被迫过度制动,长时间制动或卧床除了会对机体产生诸多全身性、多系统的不良反应外,其对骨关节本身的不良影响主要体现在以下方面:

1. **应力缺乏性骨折愈合不良** 物体受力后在相对的两个外表面上出现数量相等符号相反

的电荷,此现象被称为压电效应。同样,骨受应力变形后在骨内产生电位,骨的这种力-电性质有利于促进骨形成。应力刺激能加速骨折后骨痂形成。相反,制动则引起骨钙磷流失,使骨强度显著下降。骨组织的代谢表现为成骨与破骨交替进行,这一过程与运动负荷密切相关。应力作用促使成骨细胞活动增加,应力负荷造成骨组织的压电效应也易于钙离子在骨组织中沉着,利于骨折的愈合。

2. 关节软骨退行性变 制动引起循环功能障碍,导致关节液质量下降,从而引起关节软骨退变;关节的交替运动提供了使液体穿过软骨表面往返流动的动力,制动使关节软骨失去挤压效应,关节软骨吸取关节液营养的能力下降,从而导致关节软骨退变。动物实验证明,兔膝关节长时间固定,关节软骨呈类似退行性改变,膝关节固定 <30 天,软骨呈可逆性退行性改变;若膝关节固定 >60 天,关节软骨呈不可逆性退行性改变。

3. 软组织粘连与挛缩 长时间固定使软组织长时间处于短缩松弛状态,软组织失去牵伸作用,导致关节囊、韧带缩短,关节周围肌肉肌腱缩短,从而引起关节挛缩,关节活动度下降。软组织损伤、肿胀、固定制动这些因素都会导致软组织之间的粘连,软组织滑动性减少或丧失,并最终导致关节的主动活动能力障碍。

（四）骨折后外科干预的不足

外科治疗给骨折处带来了解剖复位及坚强内固定的同时,可能由于内固定与骨之间的紧密接触而影响血运导致骨萎缩甚至骨坏死、接骨板的弹性模量过大产生的应力遮挡导致骨质疏松、追求解剖复位而剥离过多的骨膜及软组织而严重影响局部血运导致骨折延迟愈合。因此,随着骨折治疗理论的更新,AO 原则、BO 原则及我国 CO 概念的提出,骨折治疗中出现的问题正在不断解决与改进。

第三节 骨折康复的康复技术

一、骨折康复原则

平衡处理固定与运动之间的矛盾,控制或减少组织肿胀,减少肌肉萎缩,防止关节粘连僵硬,促进骨折愈合,促进病人的功能恢复,早日重返社会。

二、骨折康复的几种技术

（一）力学方法

它是骨折康复最基础、最主要、也是最重要的方法。力的作用因素能促进骨折愈合,但是不恰当的力作用也可能导致未愈合骨折的再次损伤,或者影响骨折的愈合。因此,力的作用应遵循安全有效的原则,在安全范围内,应力越大,促进骨痂效果越明显。在促进骨痂的形成效果上,剪切力更加有效。但是,轴向应力更安全。致骨折或使骨折固定失稳的应力主要为剪切、扭转、变形,因此在愈合期中应该避免弯曲及扭转应力。在外科干预下,使用固定装置时能够使骨折更加稳定,例如,内固定钢板及螺钉系统位于骨折区域的骨表面附近,抵抗弯曲、旋转、轴向应力;外固定支架是通过穿插在骨上的钢针和体外装置达到骨折的固定、加压、牵伸等作用;髓内钉位于骨干的中心,可以更好地抵抗扭转应力和轴向应力。随着固定技术的改进,已经更好地使应力遮挡和稳定性的矛盾得以平衡。

研究证实,在长骨骨折愈合过程中,组织的分化与应力方向密切相关。低强度的压力、剪力促进膜内化骨的形成,牵张性应力促进软骨的形成,高度的剪力导致纤维软骨与纤维组织的形成并限制其进一步分化为骨组织,中等强度的静力压与低张力促进骨性骨痂的形成。

骨折愈合早期,纵向载荷产生的压应力能驱动成骨细胞及成纤维细胞向分化成骨方向发展,对骨愈合有利;而剪切和扭转载荷产生剪应力,易造成骨断端动态摩擦,对形成的毛细血管和骨痂有很大伤害作用,并可驱动成纤维细胞增殖,产生纤维组织而不利于骨折愈合。但在骨折愈合中后期,各种应力对骨痂形成或塑形均有一定促进作用。

力学治疗的方法因骨折部位、类型、固定方法、愈合时间等因素而异,治疗手段上可主动也可被动、可徒手也可器械,包括不同形式的站力训练、减重行走训练等。所有力学方法以安全有效力学刺激为原则,需实施个性化治疗。

（二）物理因子治疗

超声波、脉冲电磁场、低功率激光（CO_2激光、He-Ne激光）等物理因子治疗都可以刺激骨形成，加速骨折愈合。众多体外实验已有证实，临床康复治疗中也有广泛使用，但有关具体参数选择有待进一步探讨。

（三）微动治疗

微动治疗，也称震动治疗。微动的产生方式：外固定后连接微动动力装置，电流刺激引起肌肉收缩进而产生微动，以及实验动物或病人自身的锻炼。

微动的频率和幅度：关于微动的频率，从各种不同的实验条件得出不同的结论，主要分为高频和低频微动，所谓的低频和高频是依据人体生理活动而划分界限的。低频微动可以促进骨折愈合，但对于高频是否可以促进骨折愈合的看法，未能达成统一。

微动的时间选择：目前对此问题，说法不一，没有形成共识。有研究认为过早的负重和运动反而推迟了骨折的愈合。

微动的方向：大多数学者对于微动的方向都倾向于轴向运动，因为非轴向力的作用可能产生剪应力作用，对于骨折的吻合有影响，严重者可能导致骨折处成角或者形成假关节。

微动作为影响骨折愈合的一个因素，与应力作用是独立的也是相互联系的。应力能产生微动，同时微动能改变应力。

（四）冲击波

冲击波是种机械波，具有声学、光学和力学的某些性质，具有压力瞬间增高和高速传导的特征，能量是超声波的 100 倍左右。人体给予适当剂量的冲击波，导致微小新骨折、微血管新生，刺激生长因子释放，达到组织再生以及修复的功能，冲击波有止痛与组织修复功能，对肌腱筋膜病变的慢性疼痛及骨折、骨折延迟愈合、不愈合有显著的疗效。冲击波在骨折康复治疗中，可用于骨折后的骨不连和骨折延迟愈合。

骨不连是指骨折的正常愈合过程终止；骨折延迟愈合是指骨折经过治疗，超过通常愈合所需要的时间，骨折断端仍未出现骨性连接。

冲击波疗法治疗是一种较新的方法，1988 年德国医师首次应用冲击波于骨不连治疗，目前研究结果令人满意。治疗处方：能量：0.2 ~ 0.4mJ/mm^2，频次：2 000 ~ 3 000/次，3 ~ 5 次以上，每次间歇 3 ~ 5 天。

冲击波治疗骨不连主要是利用它的声学原理和空化效应。冲击波产生的机械应力效应，使骨折两端硬化骨与正常骨组织之间产生能量梯度差及扭转力，使硬化骨过多吸收能量而分解；冲击波产生的压电效应，改变了骨折处的电位，活化了细胞，促进骨痂生成；适当冲击波能量和冲击量可使骨组织及硬化骨碎裂，形成粉碎性微骨折，即所谓的二次损伤现象，从而激活成骨过程。冲击波的空化效应，打通生理性关闭的微血管，从而达到治疗目的，使骨愈合。

对骨不连与骨延迟愈合可以先行冲击波保守治疗，保守治疗无效再采用传统的手术植骨治疗。

第四节　骨折康复的方法

根据骨折愈合过程，康复治疗可分为早期康复和后期康复两个阶段。

一、骨折早期（未稳定愈合前）

是指骨折固定期，此期骨折未稳定愈合。

（一）康复目标

缓解疼痛，减轻肿胀与粘连，促进骨折愈合，防止废用性肌萎缩和关节僵硬。

（二）治疗方法

1. 主动运动　主动运动是消除水肿的最有效、最可行和花费最少的方法。主动运动有助于静脉和淋巴回流。

（1）伤肢近端和远端未被固定关节的各个轴位上的主动运动，必要时给予助力。上肢应注意肩关节外展、外旋与手掌指关节屈伸运动；下肢应注意踝关节背屈运动。老年病人更应防止肩关节粘连和僵硬发生。

（2）骨折固定部位进行该部位肌肉有节奏的等长收缩练习，以防止废用性肌萎缩，并使骨折端挤压而有利于骨折愈合。

（3）关节内骨折，常遗留严重的关节功能障碍，为减轻障碍程度，在固定 2 ~ 3 周后，如有可能应每天短时取下外固定装置，在保护下进行受损关节不负重的主动运动，并逐步增加关节活动范围,运动后继续维持固定。这样可促进关节软骨的修复,减少关节内粘连。

（4）对健肢与躯干应尽可能维持其正常活动,应尽量起床。必须卧床的病人,尤其是年老体弱者,应每天做床上保健操,以改善全身情况,防止压疮、呼吸系统疾患等并发症。

2. 被动活动 在不适宜或者不能早期进行主动活动的情况下,可在无痛范围内进行缓慢、平稳的关节被动活动,根据病人的耐受程度及被动活动范围循序渐进地增加,避免新的损伤或因疼痛导致病人害怕和拒绝治疗。

3. 患肢抬高 有助于肿胀消退,为了使抬高肢体收效,肢体的远端必须高于近端,近端要高于心脏平面。

4. 物理治疗 丰富的物理治疗技术方法可以改善肢体血液循环、消炎、消肿、减轻疼痛、减少粘连、防止肌肉萎缩以及促进骨折愈合。

二、骨折后期（愈合期）

（一）康复目标

消除残存肿胀,软化和牵伸纤维组织,最大限度恢复关节活动范围和肌力,重新训练肌肉的协调性和灵巧性,恢复日常生活能力和工作能力。

（二）治疗方法

1. 恢复关节活动度

（1）主动运动:受累关节进行各运动轴方向的主动运动,轻柔牵伸挛缩、粘连的组织。运动时应遵守循序渐进的原则,运动幅度逐渐增大。每个动作重复多遍,每天数次。

（2）助力运动和被动运动:刚去除外固定的病人可先采用主动助力运动,以后随着关节活动范围的增加而相应减少助力。对组织挛缩、粘连严重者,可使用被动运动,但被动运动方向与范围应符合解剖及生理功能。

（3）关节松动术:对僵硬的关节,可配合热疗进行手法松动。治疗师一手固定关节近端,另一手握住关节远端,在轻度牵引下,按其远端需要的方向（前/后、内/外、外展/内收、旋前/旋后）松动。使组成关节的骨端能在关节囊和韧带等软组织的弹性范围内发生移动。对于中度或重度关节挛缩者,可在运动与牵引的间歇期,配合使用夹板,以减少纤维组织的回缩,维持治疗效果。随着关节活动范围的逐渐增加,夹板的形状和角度也作相应的调整。关节松动训练后,有可能会出现关节区域的皮温升高、疼痛等,如在治疗结束时局部皮温升高2℃以上,应调整关节松动强度;同时注意在实施下一次治疗时评估疼痛情况,如本次治疗前疼痛较前次治疗前加重,应及时减少松动强度甚至停止关节松动训练。另外,在关节松动训练中和结束后,可以使用局部冷疗或者非甾体抗炎药来减轻局部炎症及达到止痛效果,使用冷疗时注意每次最好不得超过30分钟,间隔1h后可再次使用。

2. 恢复肌力 为了达到恢复肌力的目的,应逐步增加肌肉训练强度,引起肌肉的适度疲劳。

（1）当肌力为0～1级时,可采用水疗、按摩、低频脉冲电刺激,被动运动、助力运动等。

（2）当肌力为2～3级时,以主动运动为主,亦可进行助力运动。做助力运动时,助力应小,防止用被动运动来替代助力运动。

（3）当肌力为4级时,进行抗阻练习。有关节损伤时,关节活动应以等长收缩练习为主,以免加重关节损伤性反应。

（4）恢复ADL能力及工作能力:可采用作业治疗和职业前训练,改善动作技能技巧,增强体能,从而恢复病人伤前的ADL及工作能力。

3. 本体感觉训练 本体感受器包括肌梭、腱梭、Golgi体、Pacinian体、Ruffini小体等,存在于肌肉、肌腱、韧带及关节囊中,负责位置感觉、运动感觉、负重感觉等。骨折本身及骨折手术很可能引起皮肤、肌肉、肌腱、韧带的损伤,导致传入中枢神经系统的信息产生偏差,其与视觉和前庭信息在中枢神经系统整合后将传出部分错误的信号,这必然会降低骨骼肌肉控制能力、影响姿势反射,从而最终导致运动功能下降。因此,本体感觉训练在骨折康复中尤为重要,它是建立在神经肌肉反馈机制基础上的,在长期康复治疗中使关节、肌肉及周围组织产生形变或负荷而激活关节本体感受器,使其产生正确的或者代偿的反馈信息,经过中枢神经系统整合后形成正确的神经肌肉控制模式,它包括主动运动及平衡训练、被动运动训练、体感刺激训练、体感辨别训练及多系统综合训练。

第五节　骨折后关节功能
障碍的处理

一、预防为主的处理

骨折后一旦发生关节活动度受限,其治疗过程都会比较棘手。遵循骨折康复治疗的基本临床途径与方法,以预防为主的理念进行相应的康复治疗,可以有效的减少关节功能障碍的发生率和减轻功能障碍的程度。

二、康复治疗以恢复关节的活动度

骨折后已经发生的关节活动障碍,应该采用综合的康复治疗技术,改善或恢复关节活动度,包括丰富的物理因子治疗、手法治疗的软组织牵伸技术及关节松动术等。如果活动障碍的关节具有一定的弹性,康复治疗是具有一定治疗效果的,但通常需要数周甚至更长时间的治疗。

三、与外科手术相结合的康复治疗

对关节功能障碍严重、康复治疗效果差的病人,可以通过外科手术进行关节松解及维持功能位的矫形,并在手术后立即进行康复治疗,包括术后的持续被动训练(continue passive motion,CPM)等康复治疗技术。

总之,骨折康复治疗的正确观点是:①以促进骨折愈合为前提;②以恢复和改善功能为中心,上肢和手的使用,下肢负重和行走;③固定与运动结合,骨与软组织并重,局部与全身兼治;④医患密切配合(医疗措施与病人主观能动性密切配合);⑤循序渐进,贯穿于治疗全过程。这样就能做到骨折复位而不增加软组织损伤,骨折固定而不妨碍肢体活动,从而改善血液循环,促进骨折愈合,提高骨折病人的功能状态和生活质量。

（刘宏亮）

参 考 文 献

[1] BRAY RC, SMITH JA, ENGMK, et al. Vascular response of the meniscusto injury: effects of immobilization. J Orthop Res, 2001, 19(3): 384-390.

[2] GUISASOLA I, VAQUERO J, FORRIOL F.Knee immobilization on meniscalhealing after suture: an experimental study in sheep. Clin Orthop Relat Res, 2002,(395): 227-233.

[3] GARDER TN, STOLL T, MARKS L, et al. The influence of mechanical stimulus on the pattern of tissue differentiation in a long bone fracture-an FEM study. J Biomech, 2000, 33(4): 415-425.

[4] NOORDEEN MH, LAVY CB, SHERGILL NS, et al. Cyclical micromovement and fracture healing. J Bone Joint Surg Br, 1995, 77(4): B645-B648.

[5] SCHADEN W, FISCHER A, SAILLER A. Extracorporeal shock wave therapy of nonunion or delayed osseous union. Clin Orthop, 2011, 387(6): 90-94.

[6] VULPIANI MC, VETRANO M, CONFORTI F, et al. Effects of extracorporeal shock wave therapy on fracture nonunions. Am J Orthop(Belle Mead NJ), 2012, 41(9): E122-E127.

[7] AMAN JE, ELANGOVAN N, YEH IL, et al. The effectiveness of proprioceptive training for improving motor function: a systematic review. Front Hum Neurosci, 2014, 8(10): 75-76.

[8] 缪鸿石. 康复医学理论与实践. 上海: 上海科学技术出版社, 2000.

第九章 骨质疏松症

骨质疏松症（osteoporosis，OP）是指以骨量丢失、骨组织显微结构破坏/骨强度下降所致的骨脆性增加，易于骨折为特征的一种全身性骨骼疾病。OP可发生于任何年龄，但多见于绝经后女性，也常见于老年男性。OP分为原发性和继发性两大类。原发性OP包括绝经后OP（Ⅰ型）、老年OP（Ⅱ型）和特发性OP。继发性OP指由任何影响骨代谢的疾病和/或药物及其他明确病因导致的骨质疏松。

第一节 概 述

OP的严重后果是发生OP性骨折，这是由于骨强度下降，在受到轻微创伤时或在日常活动中即可发生的骨折。OP性骨折大大增加了老年人的病残率和病死率。

一、危险因素

OP的危险因素有种族、性别、年龄、女性绝经年龄、体型、体重、家族史、骨密度峰值和个人不良生活习惯（营养、酗酒、吸烟、运动）等。白种人比黑种人、黄种人更易发生OP，在所有种族中女性OP患病率均远高于男性。我国流行病学研究显示：50岁以上骨质疏松症的总患病率女性为20.7%，男性为14.4%。女性绝经年龄愈早，OP发生愈早且程度愈重。肥胖、超重者骨量高于瘦弱纤细者。有家族史者OP发病率明显增高，发病年龄较低。酗酒、吸烟、长期饮用咖啡因饮料者均是OP发病的危险因素。此外，失重状态或长期卧床、制动都是导致骨量丢失的危险因素。缺乏日光照射、偏食习性、钙或维生素D摄入不足以及长期使用免疫抑制剂、糖皮质激素、肝素等抗凝剂或利尿剂都已被证实是OP的危险因素。患有原发性甲状旁腺功能亢进、甲亢、库欣综合征、糖尿病、类风湿关节炎、慢性肾功能不全、胃肠道吸收功能障碍、Paget病、多发性骨髓瘤或转移瘤等病者，都应注意存在继发性OP的可能性。

OP的危险因素包括不可控制因素和可控制因素，不可控制因素如人种、老龄、女性绝经、母系家族史。可控制因素如低体重、性激素低下、吸烟、过度饮酒、咖啡及碳酸饮料等、体力活动缺乏、饮食中钙和/或维生素D缺乏（光照少或摄入少）、有影响骨代谢的疾病和服用影响骨代谢的药物。

二、发病率

OP可发生于不同性别和任何年龄，但多见于绝经后妇女和老年男性。全世界患骨质疏松的总人数超过2亿，造成骨折病人130万～160万。在美国2005—2006年全国健康和营养调查中，49%的老年女性有骨量减少，10%的老年女性患有OP；在男性中，2%患有OP。在加拿大，1/4的女性患有OP，男性为1/8。OP最大的危害不是它本身骨量的减少，而是与之相关的OP性骨折。OP性骨折的年发病率几乎是心肌梗死的3倍。50岁左右的男性和女性在一生中患OP性骨折的可能性分别为13.1%和39.7%。尽管男性的发病率低于女性，但是他们髋部骨折后的死亡率为21%，高于女性的8%。在美国每年用于治疗髋部骨折的医疗费用高达250亿美元。我国患原发性OP的人数约占总人口的6.97%。由于人们生活水平的提高和保健事业的发展，平均预期寿命已由1945年的35岁增长到70岁，随着老龄化社会的到来，OP已成为最严重的健康问题之一。OP最严重的后果就是OP性骨折，常见部位为髋部、脊柱和尺桡骨远端。其相关的致残率和致死率显著增加，髋部骨折后1年内死于各种并发症者约20%，而存活者中致残率达50%；预计到2050年，

50% 的髋部骨折将发生在以中国为主的亚洲国家。由于 OP 是致残率较高的疾病，其高昂的治疗费和较长的治疗周期给家庭和社会带来沉重的负担，所以掌握防治该病的康复治疗方法具有重要的现实意义。

三、临床表现

疼痛、脊柱变形和脆性骨折是 OP 最典型的临床表现。由此引起的生理功能和心理功能障碍、日常活动与社会参与能力受限使病人的生活质量受到严重影响。

（一）疼痛

以腰背痛或周身骨骼疼痛为主，症状加重常见于夜间、负荷增加或活动后，疼痛严重时可致翻身、坐起及步行困难。

（二）脊柱变形

OP 所致椎体压缩性骨折常常导致脊柱变形，临床表现为身高缩短和 / 或驼背等。驼背与胸廓畸形不仅是 OP 典型的临床体征，而且还会影响病人的心肺功能。

（三）脆性骨折

是指轻微创伤即可导致骨折，或日常活动中发生的低能量或者非暴力骨折，常见部位为髋部、脊柱和尺桡骨远端。脆性骨折发生后发生二次骨折的风险较高；腰椎压缩性骨折可影响腹腔相关结构及功能，导致便秘、腹胀、腹痛、食欲减低等。

四、临床诊断

根据 1998 年 WHO 规定的 OP 诊断标准，用同性别、同种族年轻健康人的骨量峰值，减去所测得的骨量值（BMD）来衡量，如果骨量减少 ≤ 1SD（一个标准差）为正常骨量范围，1 ~ 2.5SD 为骨量减少，≤ –2.5SD 为 OP，≤ –2.5SD 同时伴有脆性骨折，为重度 OP。临床诊断主要根据有无骨痛、身高变矮、骨折等临床表现并结合年龄、绝经否、病史、OP 家族史、X 线片和骨密度测定等诊断。

第二节 骨质疏松的康复评定与诊断新理念

对 OP 的评定与诊断，传统主要集中在骨结构与骨代谢、疼痛及运动功能评定方面（主要包括肌力、肌耐力和关节活动度），自 21 世纪初《国际功能、残疾与健康分类（ICF）》引入中国以后，在评定方面主要分为功能评定、活动评定、参与评定、骨折风险评定。

一、功能评定

（一）疼痛评定

疼痛是 OP 病人就诊的主要临床症状，所以必须对疼痛进行评定。应用广泛的是视觉模拟评分法（visual analogue scale，VAS）和数字评分法（numeric rating scale，NRS）。

（二）运动功能评定

由于肌力下降、关节活动度受限是老年 OP 的常见功能问题，并且还会增加病人的跌倒概率，因此有必要对他们的肌力与关节活动度进行评定。肌力评定的主要肌肉包括腰背肌、腹肌、三角肌以及股四头肌等。

（三）平衡功能评定

OP 病人易发生跌倒，并出现脆性骨折，其中平衡功能下降是跌倒最为主要的原因。评估病人的平衡功能，对于预防跌倒，降低 OP 性骨折发生率、致残率具有重大意义。可以采用量表法（如 Berg 平衡量表）、前伸够物测试、单腿站立测试或者平衡评定设备进行评定。

（四）步态分析

OP 病人若出现椎体骨折或髋部骨折，常常有步态异常。因此，有条件者还应该进行步态分析。常用的有压力平板分析、三维步态分析等。

（五）心理功能评定

由于 OP 病人长期疼痛，或者骨折导致活动受限 / 驼背畸形等，因此病人易出现焦虑、抑郁情绪、自信心丧失、严重者甚至可发展为抑郁症等，进行心理功能评定十分必要。常用的评定量表有焦虑自评量表（self-rating anxiety scale，SAS）、汉密尔顿焦虑量表（Hamilton anxiety scale，HAMA）、抑郁自评量表（self-rating depression scale，SDS）、汉密尔顿抑郁量表（Hamilton depression scale，HAMD）等。

二、结构评定

结构评定采用双能 X 线吸收测量法，通常每

年或每两年做一次。结构异常的判定标准:双能
X 线吸收测定法(dual energy X-ray absorptiometry,
DXA)扫描髋部和椎体获得的骨密度是国内外学
术界公认的诊断骨质疏松症的"金标准"。WHO
推荐的基于 DXA 测定的诊断标准是:DXA 测定
的骨密度值低于同性别、同种族正常成人的骨峰
值不足 1 个标准差属正常,1 ~ 2.5 个标准差为
骨量低下 / 低骨量,等于和大于 2.5 个标准差为骨
质疏松症,符合骨质疏松症诊断标准同时伴有一
处或多处脆性骨折为重度骨质疏松症。

骨折病人还需采用 X 线片及 CT 三维重建检
查。必要时可以进行骨代谢生化标志物检测。

三、活动评定

OP 会对病人的日常活动带来严重影响,所以
OP 病人的日常生活能力评定十分重要。常用的
评定量表除了 Barthel 指数外,还有 Oswestry 功能
障碍指数(Oswestry disability index, ODI)等。

四、参与评定

OP 病人由于疼痛、骨结构异常、功能障碍及
活动受限可影响其职业、社会交往及休闲娱乐,因
而必然降低病人生活质量。因此有必要对病人的
社会参与能力进行评定,包括职业评定、生存质量
评定,可以采用 SF-36 量表、世界卫生组织生活质
量量表(WHOQOL-100 量表)等。由于病人主要
为老年人,对职业影响较低,所以评定主要侧重于
生活质量方面,主要评定近 1 ~ 3 个月的社会生
活现状、社会交往及休闲娱乐。

五、骨折风险评估

OP 最严重的后果是骨折。骨折风险评估采
用 FRAX®(fracture risk assessment tool, FRAX)
来预测病人的骨折风险。主要用于预测病人未来
10 年发生髋部骨折以及任何重要的 OP 性骨折的
发生概率。一般来说,髋部骨折概率 ≥ 3% 或者
任何重要的 OP 性骨折的发生概率 ≥ 20%,就视
为 OP 性骨折的高危病人,开始进行干预。

六、康复诊断

基于上述评定结果,按照功能障碍(包括疼
痛、运动、平衡、步态及心理功能)、结构异常、活动

受限及参与受限的顺序进行归纳总结,即形成本
病的康复诊断。

(一)功能与结构异常

OP 常常导致病人的感觉功能、运动功能、平
衡功能、循环功能、心理功能及骨结构异常。

1. **感觉功能障碍** 骨痛是感觉功能障碍在
临床上最常见的表现。其中女性病人骨痛的发生
率最高占 80%,男性占 20%,骨痛可发生在不同
部位,程度不同,最常见于腰背疼痛占 67%,腰背
伴四肢酸痛占 9%,伴双下肢麻木感占 4%,伴四
肢麻木、屈伸腰背时肋间神经痛、无力者占 10%。
疼痛性质多呈冷痛、酸痛、持续性疼痛,有突发性
加剧,部分病人可出现腓肠肌阵发性痉挛,俗称
"小腿抽筋"。部分男性病人骨痛不明显,常表现
为全身乏力,双下肢行走时疲乏,体力下降,精力
不足等。

2. **运动功能障碍** 疼痛和骨折常常导致肢
体关节活动度、肌力及肌耐力的变化。如椎体压
缩性骨折导致腰椎屈、伸、侧屈、旋转活动受限。

3. **平衡功能障碍** 疼痛、骨折、关节活动度
受限、肌力及肌耐力下降是引起平衡功能障碍的
主要原因。

4. **循环功能障碍** 活动减少、骨折后卧床、
肌力及肌耐力下降是引起循环功能障碍的主要
原因。

5. **心理功能障碍** 长期、反复的骨痛使病人
忧郁、焦虑。

6. **骨结构异常** 包括骨显微结构破坏、驼背
及骨折。骨显微结构破坏如骨量丢失、骨密度降
低、小梁骨断裂、穿孔、数量减少及皮质骨厚度的
改变。驼背表现为身高缩短,背曲加重。脊柱椎
体结构 95% 由松质骨组成,因骨量丢失,骨小梁
萎缩,使椎体疏松即脆弱,负重或体重本身的压力
使椎体受压变扁致胸椎后突畸形,驼背多发生于
胸椎下段。骨折包括致椎体压缩性骨折、股骨颈
骨折、桡骨远端及肱骨近端骨折。如椎体压缩性
骨折导致的脊柱后突畸形。

(二)日常生活活动受限

对病人个体而言,OP 常常导致日常生活活
动不同程度受限。感觉功能、运动功能、平衡功能
及循环功能障碍或骨折是引起病人日常生活活动
受限的主要原因。日常生活活动功能受限主要表

现为坐、站、行走、家务、超市购物和个人护理等功能障碍。如 OP 导致病人负重能力下降（约 2/3），OP 性骨折引起体位转移受限，腰椎压缩性骨折导致不能翻身、躯干活动受限、站立困难，股骨转子间骨折病变下肢内收或外旋畸形、不能站立和行走，髋部骨折的病人中有 1/4 需要长期卧床，其日常生活活动受到严重影响。

（三）社会参与受限

作为社会的一员，OP 常常对病人回归社会产生不同程度的影响。疼痛、骨折、运动功能障碍、平衡功能障碍及循环呼吸功能障碍是导致病人社会参与受限的主要原因。社会参与受限主要表现为对工作、社会交往、休闲娱乐及社会环境适应等方面的影响。如 OP 性骨痛或骨折导致病人无法正常工作，不能参加正常的社会交往和休闲娱乐。

第三节　骨质疏松症的治疗

OP 症的治疗原则：以早期诊断、早期康复治疗与规范化康复治疗为原则。主要方法有健康教育、康复治疗、药物治疗等。

康复治疗近期目标：缓解疼痛，增强肌力与耐力，改善平衡功能，提高关节活动度，预防跌倒，提高 ADL 能力。

远期目标：降低骨折风险，提高参与能力，提高骨密度或延缓骨密度下降，改善病人生活质量。

开始干预的时间：确诊 OP 后即可开始干预；FRAX 骨折风险评估髋部骨折概率 ≥ 3% 或者任何重要的骨质疏松性骨折的发生概率 ≥ 20%，为骨质疏松性骨折的高危病人，也考虑开始干预治疗。

一、健康教育

给予病人正确的健康教育，对预防、治疗 OP 都具有积极而重要的意义。

让病人了解 OP 的成因、风险及骨折的危险因素，了解康复治疗目标与方法，以积极心态正确认识和面对 OP。

帮助病人建立健康的生活方式，常包括以下内容：

调整饮食结构：避免食用过多的膳食纤维，对含钠多的食物如酱油、咸鱼、咸肉等尽量少吃，多食用牛奶、鱼虾、牛羊肉、豆类（含豆制品）以及干果等含钙较高的食物。

日常习惯：坚持正确的起、坐、卧和转身的方法和姿势；多增加户外活动，增加与阳光的接触；戒烟限酒，减少咖啡、浓茶以及碳酸饮料的摄入。

防止跌倒：在日常活动及运动中采取防止跌倒的各种措施，加强自身和环境的保护措施。

体重控制：指的是不能盲目减肥，因为体重偏大者的骨密度要高于瘦小者的骨密度。

二、药物治疗

适应证为 T ≤ −2.5 或已有骨量减少（−2.5<T<−1.0）并伴有 OP 危险因素者。主要包括：钙补充剂、维生素 D 制剂、骨吸收抑制剂、骨形成剂等。

（一）钙补充剂

维生素 D 制剂是 OP 治疗的基础用药。成人每天推荐摄入元素钙为 800mg，50 岁以上人群推荐每天摄入量为 1 000 ~ 1 200mg。除每天膳食摄入约 400mg 外，尚需补充元素钙 500 ~ 600mg/d。常用的钙剂包括碳酸钙、磷酸钙、醋酸钙、枸橼酸钙和乳酸钙等。对于高钙血症和高钙尿症病人禁忌补充钙剂。OP 病人应避免超大剂量补钙以免增加肾结石和心血管疾病的风险。

（二）维生素 D 制剂

成人每天推荐摄入维生素 D 用于骨质疏松防治时剂量为 800 ~ 1 200IU（20 ~ 30μg）/d，可耐受的最高摄入量为 2 000IU（50μg）/d，有条件者可监测血清 25OHD 水平来指导维生素 D 的使用。

（三）骨吸收抑制剂

包括双膦酸盐、降钙素、选择性雌激素受体调节剂以及雌激素。

双膦酸盐具有较强的抑制骨吸收的作用，是目前临床上使用最广泛的抗骨质疏松症药物。常使用的双膦酸盐类有：阿仑膦酸钠每周 1 次、每次 70mg 口服；或者每天 1 次、每次 10mg 口服。使用过程中出现胃肠道不良反应、肾毒性反应、下颌骨坏死和不典型股骨骨折等副作用者，可以改用唑来膦酸注射液每年 1 次、每次 5mg 静脉滴注，或者伊班膦酸钠每 3 月 1 次、每次 2mg 静脉滴注。

降钙素类除有抗骨质疏松作用外,尚有缓解骨痛的作用。常用的降钙素有:依降钙素,每周1次、每次20U肌内注射或者每周2次、每次10U肌内注射,或者鲑降钙素注射剂每天1次、每次50IU或100IU皮下或肌内注射,或者鲑降钙素鼻喷剂每天或隔日1次、每次200IU鼻喷。降钙素类药物使用过程中应注意其过敏现象,根据药品说明书确定是否做过敏试验。

选择性雌激素受体调节剂可以发挥类雌激素的作用,具有抑制骨吸收、增加骨密度的作用。常用的药物为雷洛昔芬每天1次、每次60mg口服,主要用于绝经后骨质疏松症,有增加血栓的风险,不适用于男性骨质疏松症病人。

雌激素能减少骨量丢失、降低骨质疏松性骨折的风险,主要用于绝经后骨质疏松症的防治。雌激素在使用过程中有增加子宫内膜癌、乳腺癌、血栓、体重等风险,是否用药应根据每位绝经后女性的特点进行评估利弊后选择使用。

(四)骨形成剂

具有促进骨形成、改善骨质量,降低椎体和非椎体骨折的风险。骨形成剂主要为甲状旁腺激素,目前国内上市的甲状旁腺激素为特立帕肽:每天1次、每次20μg皮下注射,治疗时间不宜超过24个月。其不良反应主要为恶心、头痛、头晕和肢体痛。

对于OP病人可依据骨转换类型决定选用抗骨吸收药物或促进骨形成的药物。在联合用药中,钙剂和维生素D做为基础用药,可以联合使用抗骨吸收药物或者骨形成促进药物。序贯用药方案中,尚无明确禁忌证,有研究表明序贯应用骨形成促进药物和抗骨吸收药物,能更有利于骨质疏松症的治疗。

三、康复治疗

康复治疗为骨质疏松症治疗的重要部分,包括物理治疗、作业治疗、认知知觉治疗、心理治疗及矫形器等辅助器具的应用。

(一)物理治疗

1. 物理因子疗法 物理因子具有止痛、减少组织粘连、增强肌力、防止肌肉萎缩、改善局部血液循环、促进骨折愈合、预防深静脉血栓形成和继发性OP、增加局部应力负荷、促进钙磷沉积、促进神经功能修复以及改善肢体功能活动的作用。

物理因子对于骨质疏松症所致的急性和慢性疼痛都有作用,但尚未达成共识。多个临床研究和临床综述推荐低频脉冲电磁场疗法、全身振动疗法用于骨质疏松症所致的疼痛治疗。其中,全身振动疗法联合等速肌力训练还有助于增强肌力、改善平衡功能。也有研究表明低强度脉冲超声(low-intensity pulsed ultrasound, LIPUS)、功能性电刺激(functional electrical stimulation, FES)、直流电钙离子导入治疗、针灸等治疗对于骨质疏松症病人的疼痛缓解有帮助。

有高质量的临床研究显示,低频脉冲电磁场、全身振动疗法、低强度脉冲超声等可以提高病人骨密度、改善骨的微结构。但是就临床应用而言,这些物理因子是否可以单独用于骨质疏松症的防治?其有效的治疗频率、强度、疗程等方面如何?以上内容均需多中心RCT证实。

2. 运动疗法 研究表明,运动可增加骨密度,20～30岁骨量达峰值水平,而峰值骨量增加10%,未来骨质疏松性骨折的风险降低一半。由于骨质疏松病人多为老年人,随着年龄的增长,人们的运动能力逐渐下降,而运动治疗可以增加肌力和耐力,对于改善平衡、协调功能和日常活动能力以及预防跌倒都有积极意义。但是,运动治疗应在康复医学专业人员的指导下,基于康复评定结果,按照个体的生理状态和运动功能,制订合适的运动处方正确进行。它主要包含肌力训练、有氧运动训练、关节活动度训练及平衡协调功能训练等内容。

有氧运动训练和肌力训练能够防治骨质疏松症引起的废用性肌萎缩、改善因年龄增长所致的肌力下降,提高病人的灵活性和平衡能力,减少跌倒风险,并且对于骨质疏松症所致的畸形,也有着较好的防治效果。而平衡协调功能训练则可以显著降低跌倒的发生率,从而减少骨折发生的可能。有氧负重训练和抗阻运动常选择快步走、慢跑、太极拳、上下楼梯、跳舞、网球运动、蹬踏运动等,还包括如瑜伽、普拉提训练等等。肌力训练应加强核心稳定性,重点应提高躯干、骨盆、肘部肌群的肌力以及伸膝肌群的肌力。

运动所产生的成骨效应具有明显的部位特异性,尤其是负重和抗阻运动,即承重部位骨量增加更明显,高强度低重复的运动对于骨量的提高作用更明显。根据骨质疏松症病人个体情况按照 FITT-VP 原 则（Frequency, Intensity, Time, Types—Volume, Progressive）制订并不断修正合适的运动处方,选择合适的运动方式显得尤其重要。对于所有骨质疏松症病人,注意运动中避免脊柱的过度前屈和大幅度旋转运动。

总之,运动应遵循个体化原则,循序渐进、持之以恒,骨质疏松症病人长期坚持运动获益明显强于少运动或者不运动的病人。

（二）作业治疗

在对 OP 病人伤残情况进行全面评价以后,有目的、有针对性地从日常生活活动、职业劳动、认知活动中选择一些作业,指导病人进行训练,以改善或恢复病人躯体功能、心理功能、平衡功能、ADL 能力、参与能力及预防骨折。主要包括日常生活能力的训练（穿衣、修饰、转移等）、职业能力恢复性训练等。此外,日常起居环境的改造也是作业治疗的重要内容。例如沙发不能过软,要有坚固的扶手;床不宜过高、过窄,最好装有护栏等。而日常起居活动区域（例如楼道、通道等）也不宜堆放过多的物品,地面要平整,具有良好的防滑功能,并且照明条件要好,光线充足等等。

（三）矫形器及辅助具

OP 最常出现的问题是椎体压缩性骨折、脊柱畸形、股骨颈骨折、桡骨远端骨折和肱骨近端骨折。因此在治疗中应用康复工程原理,为病人制作适合的支具、矫形器和保护器是固定制动、减重助行、缓解疼痛、矫正畸形、预防骨折发生、配合治疗顺利进行的重要措施之一。如脊柱支具既限制脊柱屈伸,又防止椎体压缩性骨折加重;又如髋保护器可以预防髋部骨折。但有研究表明,髋保护器并不能降低跌倒所致的髋部骨折发生率,原因在于病人在跌倒时并没有佩戴髋保护器,所以佩戴依从性仍有待提高。

（四）心理治疗

骨质疏松症病人常常伴有恐惧、焦虑、抑郁情绪,或者自信心降低甚至丧失等,对这些病人要进行相应的心理疏导与心理支持治疗。

（五）认知知觉训练

骨质疏松症主要发生在老年人群中,而随着年龄的增长,认知功能也会逐步下降,在一些合并痴呆、脑血管疾病的病人中认知功能障碍更为常见,这类病人也常伴有运动功能障碍。一些研究表明,认知与步态、跌倒不仅相关,而且存在因果关系。认知障碍会加剧甚至可能导致步态障碍,增加跌倒风险,尤其是在复杂情景下。大约 60% 的老年认知障碍病人每年都会跌倒,大约是认知功能完好的同龄人的两倍。在痴呆症病人中,跌倒频率甚至高达 80%。尽管痴呆症病人的运动功能相对完好,但跌倒的高发生率突出表明跌倒往往不仅仅是运动问题。从一个稍微不同的角度来看,一些前瞻性研究已经报道了患有神经步态异常的受试者患痴呆和认知能力下降的风险增加,步态的改变预测了 6 ~ 10 年后痴呆的发展。跌倒是导致骨质疏松症病人骨折的一个危险因素,加强认知知觉训练可降低跌倒风险,从而可减少骨质疏松性骨折。但这方面的证据仍不足,需多中心大样本的研究。

第四节　骨质疏松性骨折

一、骨质疏松性骨折与跌倒

脆性骨折（fragility fractures）是一种应力性骨折,这种类型的骨折基本不是由于明显的创伤导致的,而是当正常的力作用于如骨质疏松骨这种非正常状态的骨的时候,就容易致使此类骨折的发生,因此骨质疏松症往往是其主要致病因素。尽管临床医师有意阻止脆性骨折及相关问题的发生,然而骨质疏松症常常没有得到诊断,因而即便患有脆性骨折的病人有时也没有得到相应的治疗。大部分骨质疏松性骨折常发生于椎体、髋部和桡骨远端,也有小部分发生于全身。一项国际骨质疏松基金会的报告显示,50 岁以上的人群发生脆性骨折的概率明显增大,而且这种骨质疏松性骨折通常会引起发病率和死亡率的双重增加。

目前,骨质疏松性骨折的预防主要是基于药物治疗,已被证明可以明确减少低骨密度骨或常见椎体的骨折风险。因此,选择药物治疗的病人几乎完全依赖于骨折相关的危险因素。虽然低骨量被认为是骨折的主要危险因素,但通常仅凭低骨量不足以预测骨折。跌倒似乎是骨折尤其是四肢骨折的主要危险因素。在预测髋部骨折时,跌倒和低骨密度是独立和附加的危险因素。

跌倒的风险随着年龄的增加而增加,因此,很大比例的老年人每年有一次或更多的跌倒。然而,只有5%~10%的跌倒导致骨折,主要原因包括:①跌倒的方向和保护反应的有效性影响老年人骨折的风险;②骨折的发生中骨质疏松与跌倒相互作用。在法国一项关于髋部骨折危险因素的前瞻性队列研究(EPIDOS研究)中,跌倒和跌倒危险因素(低体力活动或身体平衡紊乱)与骨质疏松症病人的肱骨骨折发生有关,但与骨密度正常的受试者无关。为此,有学者对绝经后妇女进行了回顾性研究,发现那些在过去一年内有跌倒史和骨密度较低的妇女,其骨折的风险有增加,而那些有跌倒史但骨密度正常的妇女,以及没有跌倒史、骨密度正常与否的妇女,骨折风险均未增加。这些结果提示,只有那些伴有低骨密度和偶发性跌倒史的妇女,她们四肢骨折的风险才会增加。

显然,这些研究结果为骨质疏松症和跌倒在临床骨折发生中的相互作用提供了证据。在过去的几十年里,跌倒次数的增加可能导致四肢骨折年龄标准化发病率的上升。在骨量没有下降到骨质疏松症程度的受试者中,跌倒的风险增加可能是骨折发生的主要危险因素。因此,除了测量骨密度外,跌倒的风险评估还可能提高对骨折风险较高病人的识别。今后还需要进一步的研究来评估骨质疏松症和跌倒风险增加的骨质疏松症病人,评估针对骨骼与跌倒相结合的策略(比如促进成骨和防止跌倒措施的联合策略)的抗骨折疗效。

二、相关风险人群的确定

图3-9-1所示,骨质疏松症和跌倒共同增加了脆性骨折的风险。根据美国国家骨质疏松症基金会指南,骨质疏松症的显著危险因素是年龄的增长,同时它也是骨质疏松性骨折的独立危险因素。反复性跌倒和平衡功能不良是骨质疏松症的主要危险因素,因此应及时对此类复发性跌倒史和严重平衡障碍史的人群进行检查,并对其进行平衡功能的培训锻炼以最小化他们发生跌倒的风险。既往骨折过的人群再次发生骨折的风险明显增大,对于那些有衰竭性骨折史或拥有多重风险因素的人群应进行骨密度检测,来为临床医生提供全面的骨折风险评估。

骨折风险指数是一个可以用于评定髋关节和其他类型骨质疏松性骨折的工具。年龄、骨密度、T值、50岁以上发生骨折、50岁以上孕产妇髋部骨折、体重小于57kg、吸烟和不用手臂就能从坐到站的能力,都在该指数考虑的范围内。这个评定工具在未来可以帮助临床医生进行易患骨质疏松性骨折人群的风险筛选,而且这些风险人群也会在将来的评估和治疗中受益。

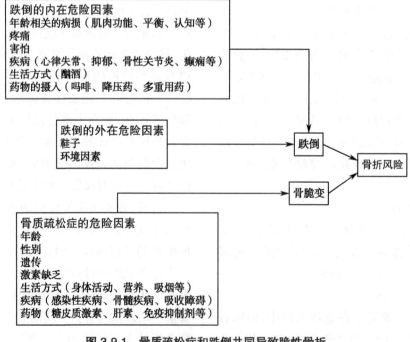

图3-9-1 骨质疏松症和跌倒共同导致脆性骨折

三、骨质疏松性骨折的预防

由于老年人口不断增长,骨质疏松性骨折逐渐成为了一个世界性的问题,其造成的经济负担也在不断增加,因此减少此类骨折的发生是当今临床医生的一个主要任务。然而骨质疏松通常未能得到全面的诊断,甚至有些病人没有得到对症治疗。所以,要想预防骨质疏松性骨折,第一步就是要提高骨质疏松症病人的确诊率。除了作为"金标准"的双能 X 射线骨密度测定,以及详细的病史问诊、生化参数的分析、骨转化标记物的评估等,一项由世界卫生组织资助的线上骨折风险计算工具也逐渐流行起来。这是一个针对具体国家包含 12 个不同骨折风险因素的分析工具,在不了解骨密度知识的人群中也可以使用。

骨质疏松性骨折的预防不仅是多方面的,而且应从很小年龄的阶段就开始实施。骨量的增长只有 20 ～ 30 年,尽管骨量峰值在很大程度上是由基因决定的,但生活方式对骨的健康也有重要的影响。规律性的对骨施加负荷可以使骨骼更加强壮,从而减少骨折的风险。在儿童时期的主要目标就是提高骨量,由于在此阶段骨表面覆满了大量的更活跃的成骨细胞,因此儿童时期的体育锻炼尤为重要。年轻时期的高体适能可以有效地减少未来骨折的风险,随着年龄的增长,要想有效预防骨质疏松性骨折,在保持规律性的体育锻炼的基础上,还应摄入充足的钙质营养,建议成年人每天摄入 1 000mg 钙,同时还应保证摄入充足的维生素 D,这两者可以有效保护骨骼的健康,同时应减少咖啡因、尼古丁和酒精的摄入。对于老年人而言,建议施行旨在改善肌力、骨密度和平衡能力的多模式运动计划。因此,经常性的体育锻炼、充足的钙和维生素 D 以及取决于骨折风险的骨特异性药物处方是预防骨质疏松性骨折的重要因素。与此同时,预防摔倒在老年人群的骨质疏松性骨折中是需要特殊注意的一点,要考虑到意外性跌倒的发生原因,并且建议超过 65 岁的人进行跌倒风险的筛查。

四、骨质疏松性骨折的治疗

复位、固定、功能锻炼以及抗骨质疏松治疗是骨质疏松性骨折基本的治疗原则。针对骨质疏松性骨折病人的治疗应强调个体化,根据骨折部位、类型、骨质疏松程度和全身状况决定治疗方案。所有骨质疏松性骨折病人均应积极防治下肢深静脉血栓、坠积性肺炎、泌尿系感染和压疮等并发症。

椎体骨折病人可根据情况选择椎体成形术(percutaneous vertebroplasty, PVP)或椎体后凸成形术(percutaneous kyphoplasty, PKP)等微创治疗技术。主要适用于新鲜不伴脊髓或神经根症状的椎体压缩性骨折,且保守治疗无效、疼痛剧烈者;不稳定的椎体压缩性骨折;椎体骨折不愈合或椎体内部囊性变、椎体坏死;能耐受手术者。非椎体骨折,如髋部骨折适于手术者,根据病人情况选择股骨头置换、全髋关节置换、髓内和髓外固定等手术方式,具体适应证及手术方式等参考相关指南。对于上肢远端骨折适于手术的病人,常用术式包括经皮撬拨复位克氏针内固定、切开复位钢板内固定、外固定支架固定、桡骨远端髓内钉固定等方式,具体适应证及手术方式等参考国内相关指南。

所有骨质疏松性骨折病人,无论是选择手术治疗还是非手术治疗,都应重视康复治疗。康复治疗的目的是在保持骨折稳定的基础上,尽快缓解疼痛,促进骨折愈合,改善或者恢复日常生活活动能力,预防神经压迫等并发症。适应证包括:脊柱压缩性骨折症状和体征较轻,影像学检查提示脊柱结构稳定或不能耐受手术者;非脊柱骨折、骨折移位不明显的稳定型骨折或合并内科疾病无法耐受手术者。常用的康复手段包括:

(一)康复支具或辅具

康复支具或辅具以有效减轻承重、稳定支持、固定保护、缓解疼痛为目的。对于平衡功能不足、跌倒风险较高者鼓励根据需要使用手杖或者助行器。脊柱骨折病人常选用胸腰椎支具;桡骨远端骨折病人常选用对掌矫形器,以保持上肢中立位及腕关节的功能位;髋部骨折病人选用适当的矫形器或者髋关节固定带等。

(二)运动疗法

主要为骨折病人提供卧床期间维持关节活动度的训练以及骨折部位肌肉静力性收缩、骨折外部位的主动活动。鼓励骨质疏松性骨折病人疼痛缓解后,尽可能减少卧床时间,在支具保护下尽早恢复下床活动。在无痛或者少痛范围内进行肌力训练、有氧运动训练、平衡协调功能训练等。

(三)物理因子治疗

对于缓解疼痛、促进骨折愈合有积极意义。

常选PEMFs、LIPUS、FES、直流电钙离子导入治疗、针灸等疗法。

(四)其他

如作业治疗、心理治疗以及药物治疗。

(倪国新)

参 考 文 献

[1] NELSON FR, ZVIRBULIS R, PILLA AA. Non-invasive electromagnetic field therapy produces rapid and substantial pain reduction in early knee osteoarthritis: a randomized double-blind pilot study. Rheumatol Int, 2012, 20: S174.

[2] LONGO UG, LOPINI M, DENARO L, et al. Osteoporotic vertebral fractures: current concepts of conservative care. Br med bull, 2012, 102: 171-189.

[3] KASTURI GC, ADLER RA. Osteoporosis: nonpharmacologic management. PM&R, 2011, 3: 562-572.

[4] 中华医学会物理医学与康复学分会,中国老年学和老年医学学会骨质疏松康复分会. 原发性骨质疏松症康复干预中国专家共识. 中华物理医学与康复杂志, 2019, 41 (1): 1-7.

[5] PFEIFER M, SINAKI M, GEUSENS P, et al. Musculoskeletal rehabilitation in osteoporosis: a review. Journal of Bone and Mineral Research, 2004, 19: 1208-1214.

[6] ORAL A, KUCUKDEVECI AA, VARELA E, et al. Osteoporosis. The role of physical and rehabilitation medicine physicians. The European perspective based on the best evidence. Eur J Phy Rehabil Med, 2013, 49: 565-577.

[7] SEGEV JO, HERMAN T, YOGEV SG, et al. The interplay between gait, falls and cognition: can cognitive therapy reduce fall risk. Expert Review of Neurotherapeutics, 2011, 11 (7): 1057-1075.

[8] KERSCHAN SK. Prevention and rehabilitation of osteoporosis. Wien Med Wochenschr, 2016, 166: 22-27.

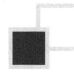

第十章 腰 痛

第一节 概 述

一、定义

腰痛（low back pain，LBP），又称下背痛，是以腰部疼痛为代表的一组症状群或症状综合征，表现为腰骶臀部的疼痛，伴有或不伴有下肢放射痛的症状。有关腰痛的诊断命名在国内尚未统一，先后使用过"下腰痛""下背痛""腰背痛"等不同名称。根据解剖部位和汉语习惯，我们建议使用"腰痛"作为统一名称。腰痛是骨科疾患中最常见的症状之一，据统计，80% 的人在一生中都曾有过腰痛的体验。

二、流行病学

在欧美等国家，腰痛的人群终生患病率高达 84%。有系统性综述指出，腰痛的患病率在 12% ~ 33%，年患病率为 22% ~ 65%。腰痛往往反复发作、迁延加重。腰痛初始发作后，44% ~ 78% 的病人会出现腰痛的反复发作，而 26% ~ 37% 的病人甚至可能因腰痛而丧失工作能力。国内尚缺乏可靠的大样本量流行病学调查研究。2010 年北京地区 18 岁及以上人群腰痛患病率调查研究显示，腰痛的年患病率为 26.1%，腰痛病程小于 3 个月者约为 16.8%，而病程 3 ~ 6 月者为 4.1%，大于等于 6 个月者为 5.2%。中心城区和农村 60 岁以上人群的患病率分别为 34.4% 及 48.7%，而郊区 55 岁以上人群的腰痛患病率则高达 47.3%。腰痛发病因素众多，如性别、年龄、教育和职业等，女性较男性发病率更高。腰痛的严重程度随年龄增加而增加，60 ~ 65 岁人群整体发病率增加。体力劳动及伏案工作者都是发生腰痛的高危人群。教育程度较低者腰痛发病率增加，与病程延长和预后不良有关。

三、分型

（一）按腰痛的症状分为三种类型

1. **特异性腰痛（specific low back pain，SLBP）** 由于肿瘤、感染、骨折等具体的病理变化引起的腰痛。

2. **非特异性腰痛（non-specific low back pain，NSLBP）** 引起疼痛的具体病理部位不能十分肯定，涵盖了以往的腰肌劳损、腰肌筋膜炎等急慢性腰部病变。

3. **根性疼痛（radicular pain）** 又称坐骨神经痛，由坐骨神经或腰神经根受到压迫、刺激所致，多数由腰椎间盘突出或椎管狭窄引起，是成年人腰痛的最常见病因，占慢性腰痛的 26% ~ 42%。特异性腰痛因病理不同而有各自不同的诊断及治疗方法，因此在腰痛的诊断中一般不包括这一类疾患，而只包括非特异性腰痛和根性疼痛。

（二）根据腰痛的持续时间分为两种类型

1. **急性腰痛（acute low back pain，ALBP）** 病程一般在 30 天以内，发病突然、疼痛剧烈、随活动加重、经休息后多有缓解、常伴有明显活动受限和功能障碍，经过积极规范治疗，90% 以上的急性腰痛在 30 天内可消退。

2. **慢性腰痛（chronic low back pain，CLBP）** 病程大于 3 个月，部分急性腰痛未经有效治疗，或治愈后没有注意预防，疼痛反复发作及慢性损伤缓慢发生，即转为慢性腰痛。它占腰痛所有花费的 75% ~ 80%，并且只有不到 5% 的病人能够完全解除疼痛。慢性腰痛临床常见，多无剧烈疼痛，但更多的影响日常生活活动和情绪。慢性腰痛有明显的职业特点，可因某些诱因出现急性发作。

第二节　临 床 特 点

病史和全面体格检查在腰痛的诊断中非常重要,尤其是在首诊时,医生必须全心地对待病人,并用足够长的时间去获得病人的信任。有事实表明,合适的临床治疗可以缓解病人疼痛,并减轻病人的恐惧感。

一、先天性疾患

(一)脊柱裂

多发于第1、第2骶椎和第5腰椎处,单纯骨性裂称隐性脊柱裂,如同时伴有脊膜或脊髓膨出者,则为显性脊柱裂。隐性脊柱裂80%无症状及体征,正位X线片可作出诊断。显性脊柱裂有明显的腰骶部肿块。

(二)移行椎

分腰椎骶化和骶椎腰化,部分畸形可致椎节的负重增加、不平衡、稳定性减弱,导致腰肌的劳损出现腰痛症状,腰椎骶化时可因肥大的横突刺激神经根而出现神经放射痛症状,临床症状主要为劳累后疼痛加重、休息后减轻,腰椎向一侧倾斜时疼痛明显,发作时患侧腰骶部肌肉呈痉挛性收缩、压痛,结合X线片不难作出诊断。

(三)椎弓峡部崩裂

系指椎弓上下关节突之间的峡部断裂,其病因被认为是在先天性结构发育不良的基础上峡部受到慢性应力或急性损伤而出现断裂,以第4、5腰椎峡部裂最常见,峡部断裂后随着腰椎的活动而逐渐出现病椎向前滑移,称为腰椎滑脱。典型的体征是腰椎前凸增加,臀部后凸,X线检查是诊断椎弓峡部崩裂和脊柱滑脱的主要依据。

二、损伤性疾患

(一)腰椎间盘突出症

腰椎间盘突出症(lumbar disc herniation, LDH)是纤维环破裂和髓核组织突出压迫和刺激相应水平的一侧和双侧神经根所引起的一系列症状体征。突出的部位以 $L_4 \sim L_5$、$L_5 \sim S_1$ 最为常见。腰椎间盘突出的危险因素包括:退行性变、职业、心理状态、体育运动、病毒感染以及环境和疾病等。椎间盘突出压迫或刺激神经根常引起根性神经痛。腰痛和一侧神经根性疼痛是腰椎间盘突出症典型的症状。体征有减痛步态、椎旁压痛、脊柱形态改变、直腿抬高试验(straight leg raise, SLR)阳性和神经功能检查异常。

1. **症状**　临床表现为腰背痛、下肢放射性神经痛、下肢麻木感、腰椎活动受限。咳嗽、打喷嚏或腹部用力时症状加重,卧床休息症状减轻,站立时症状较轻,坐位症状较重。腰椎间盘突出较重者,常伴有患侧下肢的肌萎缩,以趾背屈肌力减弱多见。中央型巨大椎间盘突出时可波及马尾神经,发生大小便异常或失禁、鞍区麻木、足下垂。部分病人有下肢发凉的症状。整个病程可反复发作,间歇期间可无任何症状。

2. **体征**　腰椎前凸减小,腰部平坦,可有侧凸畸形。腰椎活动度明显受限,且活动时症状明显加重,尤以前屈受限为多见。病变部位棘突、棘突间隙及棘旁压痛,慢性病人棘上韧带可有指下滚动感,对诊断腰椎间盘突出症有价值。压痛点也可出现在受累神经分支或神经干上,如臀部、坐骨切迹、腘窝正中、小腿后侧等。可出现肌肉萎缩和肌力下降。疼痛较重者步态为跛行,又称减痛步态,其特点是尽量缩短患肢支撑期,重心迅速从患侧下肢移向健侧下肢,并且患腿常以足尖着地,避免足跟着地震动疼痛,坐骨神经被拉紧。

直腿抬高试验对 $L_4 \sim L_5$、$L_5 \sim S_1$ 的诊断价值较大,而高位腰椎间盘突出,则阳性率较低。$L_3 \sim L_4$ 椎间盘突出时,股神经牵拉试验可能阳性。腰椎前屈试验对上位腰椎间盘突出的诊断意义较大。腰椎前屈时 L_1 和 L_2 神经根的滑动最为明显。

典型腰椎间盘突出症依靠临床检查虽容易诊断,但大多情况下,需借助影像学检查方可确诊,主要包括腰椎平片、CT及MRI检查。CT和MRI检查可见突出的椎间盘超出椎体边缘(图3-10-1)。

(二)急性腰扭伤

因劳动或运动时,腰部肌肉、筋膜和韧带承受超负荷活动引起不同程度的纤维断裂,出现一系列临床症状称为急性腰扭伤。

急性腰扭伤病因较多,病人往往能陈述致病原因及状态,弯腰搬取重物,姿势不当,突然失足踏空,腰部急剧扭转,乃至咳嗽、打喷嚏,几人抬物

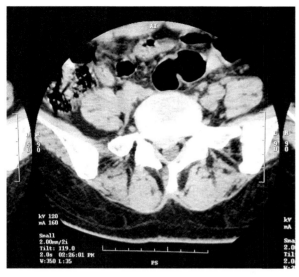

图 3-10-1 腰椎间盘突出症 CT 影像

动作不协调或一人滑倒,都可成为致伤因素。腰部肌肉以骶棘肌最易受累而引起损伤,早期局部可出现充血、水肿、渗出,此时如腰部充分制动,可获得正常功能状态的修复;如局部未行固定或损伤面积过大,则易出现愈合不良,演变成慢性腰痛。

临床上男性多见,有的伴有腰部断裂感或撕裂声,重者既可出现腰背疼痛而不能活动,也有当时症状不明显,但次晨因疼痛加剧而不能起床或活动。腰部可有压痛点,肌肉痉挛,脊柱可出现肌痉挛性侧凸,双下肢无神经阳性体征。X 线可发现脊柱变直或保护性侧凸。

(三)慢性腰肌劳损

腰部在活动时由于位置较低,所承受的重力较大,腰部受力也最集中。当脊柱结构失稳时起辅助稳定作用的腰背肌将超负荷工作,日久肌肉即产生代偿性肥大、增生。另外,长期腰部姿势不当可导致腰部肌肉呈持续紧张状态,使小血管受压、供氧不足、代谢产物聚集,刺激局部产生损伤性炎症。急性腰扭伤未获得适当治疗或治疗不彻底也可以迁延为慢性劳损。临床表现为腰骶部酸痛、钝痛,休息时轻,劳累后重;晨起时重,改变体位时轻,寒冷和潮湿可诱发腰痛。在腰背部有固定压痛的,该点位置常在肌肉起、止点附近或神经肌肉结合点。在压痛点进行叩击,疼痛反可减轻。可有单侧或双侧骶棘肌痉挛症,肌肉收缩显得局部隆起,腰部僵硬,起床较为费力。X 线可出现腰椎曲度变直。

(四)梨状肌综合征

系坐骨神经在臀部肌纤维管道走行中受卡压所致,原因有梨状肌劳损、受凉后痉挛、增生、变性、纤维粘连。表现为坐骨神经出口处压痛并沿坐骨神经走行出现放射痛。小腿内侧、足背及足底的感觉障碍、足背伸/跖屈肌及小腿三头肌出现不同程度的功能障碍。患侧臀部存在不同程度的肌肉萎缩。梨状肌紧张试验和直腿抬高试验一般为阳性。诊断可依据临床表现结合肌电图检查结果,X 线一般无阳性发现。

(五)骶髂关节功能紊乱

又称骶髂关节半脱位,多由于下肢受力不均匀引起骶髂关节损伤或轻度错位。轻者可自愈,重者可致关节韧带松弛,关节处于不稳定状态,当负重时关节错位加大,引起顽固性腰痛。疼痛部位主要是腰、臀及大腿前、后部。病人多表现患侧骶髂关节处疼痛,髂骨分离试验、髂骨挤压试验、骶髂关节扭转试验多呈阳性。骶髂关节诊断性注射后疼痛减轻,为最好的诊断依据。

(六)棘上、棘间韧带损伤

腰部韧带很多,在临床上最易损伤的主要是棘突上的棘上韧带和两个棘突之间的棘间韧带。

1. 棘上韧带损伤 自枕外隆突向下至 L_4 棘突上均有棘上韧带相连,其纤维较长,在颈部较为粗厚又称项韧带,对枕颈部的稳定起重要的作用,腰部 $L_5 \sim S_1$ 处较为薄弱或缺如。多因使脊柱突然向前屈曲的暴力所致,断裂时病人可听到响声,下腰部较薄弱,因此是好发部位。

临床上病人常诉局部剧烈疼痛,尤以前屈时重,腰部活动受限,断裂局部可有两棘间空虚感和压痛,有时可有韧带剥离感。诊断主要依靠外伤史和临床表现。治疗一般采用腰部固定,重者可采用手术修补。

2. 棘间韧带损伤 棘间韧带位于相邻两个棘突之间,其纤维较短而弱,易受损伤。$L_5 \sim S_1$ 处棘上韧带缺如,加之该处应力较集中,因此其深部的棘间韧带最易断裂。其主要为屈曲暴力所致,在 L_4 以上多与棘上韧带同时断裂。临床特点与棘上韧带损伤相似,压痛点在上下棘突之间,且较深。诊断主要依靠外伤史和临床特点。治疗同棘上韧带损伤。

（七）腰椎小关节紊乱

椎间小关节的作用是维持脊柱稳定和起一定范围的导向作用，负重较少。椎间小关节系滑膜关节，外有关节囊包绕，为保证腰椎前屈后伸的活动度，关节囊相对松弛。当小关节退变时，关节内的滑膜皱褶增大，变得不光滑，关节囊松弛，关节半脱位。当突然转身或弯腰拾物，关节间隙增大，卡住滑膜，产生剧烈疼痛。

临床上多为青壮年，常在弯腰后突然直腰过程中发作腰部疼痛，腰椎活动受限，或扭身时突然发生，多无剧烈外伤史，咳嗽震动都会使疼痛加重，无明显下肢放射性疼痛。为减少疼痛，病人腰椎可侧凸、椎旁肌保护性痉挛，滑膜嵌顿后可影响脊神经后支导致脊神经后支综合征，出现下肢放射性疼痛，但一般不超过膝关节。在棘突旁有明显压痛点，棘突偏歪及小关节压痛。直腿抬高试验可因骨盆旋转引起腰痛而受限，但加强试验多为阴性，双下肢运动感觉正常。腰椎正侧位 X 线片示腰椎生理曲度变直，或腰椎侧弯，腰椎间隙改变，腰椎轻度骨质增生，无腰椎后关节脱位及后关节间隙增宽现象。局部小关节囊封闭可明显止痛，可有助于与其他疾病鉴别。

（八）第三腰椎横突综合征

第 3 腰椎横突综合征也是引起腰痛的疾患之一，在临床上并非少见。在解剖上由于第 3 腰椎横突最长，而且是腰部受力中心，因此在其上所附着的韧带、肌肉、筋膜等最易受到损伤；又由于臀上皮神经来自 $L_1 \sim L_3$ 神经根，走行于各个横突的背面，可因局部肌肉的痉挛或横突的直接刺激，出现臀上皮神经痛。

好发于从事体力劳动的青壮年，常诉有轻重不等的腰部外伤史。主要症状为腰部疼痛，症状重者还有沿着大腿向下放射的疼痛，可至膝关节以上，极少数病例疼痛可放射至小腿的外侧，但并不因腹压增高而增加疼痛症状。在第 3 腰椎横突尖端有明显的局部压痛，定位固定，是本综合征的特点。有长期随访的病人可观察到在早期臀部、腰部稍显丰满，晚期则可显示臀肌萎缩，对比所见有诊断意义。有些病人于第 3 腰椎横突尖端处可触及活动的肌肉痉挛结节，于臀大肌的前缘可触及隆起的索条状物，为紧张痉挛的臀中肌。股内收肌也可出现紧张。行第 3 腰椎横突尖局部封闭

后疼痛立即消失，是有价值的鉴别方法。

三、退行性疾患

（一）退行性小关节炎

为腰椎小关节退变引起的腰部疼痛。由于腰椎的小关节在解剖上与颈椎及胸椎差别较大，该关节呈弧状面，腰椎作伸屈及侧向运动时，关节面受负荷较大，易产生退行性变。病变早期表现为椎节的松动，渐而出现软骨面及软骨受累，并由于周围关节囊的撕裂、出血而逐渐形成骨赘。松动与骨赘均可引起脊神经根受刺激引起腰痛。疼痛多呈持续性钝痛，活动时加剧，小关节处有固定的压痛点。

影像学特点：早期显示小关节间隙狭窄、松动；渐于关节突起处增生，形成骨刺；后期该关节呈肥大性改变，周边部伴有明显的骨赘形成，并使椎间孔变小。

（二）退行性腰椎失稳症

退行性腰椎失稳症是指腰椎各节段间运动范围异常，引起的腰背痛甚至腿痛。退变是造成腰椎失稳的常见原因。退行性腰椎滑脱症是腰椎不稳的一种表现，腰椎退变引起椎体移位，椎弓根无崩裂，又称假性腰椎滑脱症，上一腰椎的椎体和下关节突随下一腰椎的上关节突相对向上移而向后下移位。其移位程度一般不会超过椎体矢状径的 30%。此类滑脱多发于 L_4 和 L_5 椎体间，一般合并有椎间盘突出，因此，有椎管狭窄的临床表现。临床上腰椎失稳多发生在中年。失稳期病人有急性、亚急性或慢性腰痛，疼痛向臀部、大腿后扩散，但不过膝，亦无定位性放射痛。病人不能坚持弯腰姿势，休息后腰痛减轻。查体可见腰椎生理曲度失常，棘突排列不整齐，脊旁有压痛，下肢无神经受累表现。

X 线检查：腰椎失稳多发生于下位两个椎骨间隙，椎体边缘呈磨角样，椎间隙变窄。相邻棘突或椎体边缘失去连续性，有偏歪。动力摄片可见失稳椎体有前后或左右位移。CT 显示两侧小关节面间隙不对称。

（三）继发性椎管狭窄

腰椎管狭窄症分先天发育性和继发性两大类。继发性腰椎管狭窄症（secondary lumbar spinal canal stenosis）系由于后天各种因素如退变、外伤、失稳、新生物、炎症、手术等造成腰椎椎

管内径小于正常,并产生一系列症状与体征者。大多发生于中年以上的男性。主要症状为长期腰痛、腿痛、间歇性跛行,腰痛常诉下腰及骶部疼痛,站立行走时重,坐位或侧卧屈髋时轻。行走时出现下肢疼痛麻木,行走距离越远症状越重,休息后症状减轻或消失。

检查时多数病例阳性体征较少,重者可见脊柱曲度变直,脊柱后伸时可出现下肢痛麻,较重者可出现受累神经支配区感觉、运动障碍,腱反射减弱或消失。X线片可见腰椎诸骨退行性改变,椎体后缘骨质增生,小关节肥大,关节间距缩小,中矢径缩小。MRI测量椎管矢状径小于9mm,即可明确诊断(图3-10-2)。

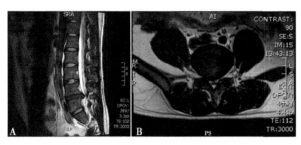

图3-10-2 腰椎管狭窄症MRI影像
A.矢状位;B.横断面

(四)脊柱骨质疏松症

骨质疏松是以骨量减少、骨质量受损及骨强度降低导致骨脆性增加、易发生骨折为特征的全身性骨病。根据病因可分为原发性和继发性。原发性骨质疏松可分为老年型和绝经后型。继发型骨质疏松与长期用药的不良反应、膳食、生活方式以及机械负荷等因素有关。

本病病人多主诉广泛的腰背慢性痛,难以准确定位,以钝痛最多见。一般上午症状轻、下午至晚间重,卧床休息可缓解。疼痛可因腰部肌肉保护性紧张、肌肉韧带劳损所致。有的病人开始腰背痛不明显,也未发现脊柱骨质疏松,直至椎体有压缩骨折,疼痛症状才明显。骨密度测量是诊断本病的重要依据。

四、炎症性疾患

(一)腰肌筋膜炎

腰肌筋膜炎又称肌筋膜疼痛综合征(myofascial pain syndrome, MPS),为在一块或多块肌肉或肌群上有"肌纤维激痛点"或"触发点"(myofascial trigger point, MTrP),局部疼痛和牵涉性疼痛,腰椎运动范围减小,肌肉无力,通常伴随自主神经异常症状和其他慢性疼痛。MTrP位于可触及的肌肉条索带上,当针刺或按压可激活MTrP,产生局部疼痛、无固定模式的牵扯痛和肌肉抽搐等症状。MTrP可分为活动性MTrP和潜在性MTrP,活动性MTrP可以产生自发性疼痛,而潜在性MTrP则没有自发疼痛和牵涉性疼痛,按压时产生触痛。MTrP高发于颈肩部,特别是斜方肌、肩胛提肌、菱形肌、冈上肌和冈下肌。

损伤或反复微小损伤可导致肌纤维紧张,从而形成MTrP。试验已证明MTrP对伤害性和非伤害性刺激的敏感性均升高,但升高的病理机制至今尚不清楚。乙酰胆碱浓度的增加,乙酰胆碱受体和胆碱酯酶活性的变化可能导致活动性MTrP处运动终板功能异常和终板电位活动增强,从而产生持续性肌节缩短和肌纤维收缩。

临床上病人常诉腰骶部酸痛、钝痛,休息时轻,劳累后重;晨起时重,经常改变体位时轻。阴雨天气潮湿环境或感受风寒,疼痛常常加重。不能坚持弯腰工作,症状重时可波及臀部及大腿后,久站后出现腰部下坠,无下肢放射痛。诊断肌筋膜炎的关键,在于正确确认触发点,并且找到其位置。下肢无神经受累的表现,直腿抬高试验阴性,腰背部活动范围一般正常,脊柱生理曲度改变不明显,肌肉轻度萎缩。X线片大部分正常。

(二)强直性脊柱炎

表现为脊柱中轴疼痛,随病情的加重脊柱僵硬,以晨起为甚,病变部位主要集中在韧带和骨骼的附着处,从椎间盘边缘及相应的纤维环开始侵蚀,同时有新骨的形成,最后上下椎体边沿相连结,X线检查出现"竹节样"强直。强直性脊柱炎骶髂关节多受累,边缘模糊,粗糙,继而表现关节骨质疏松,间隙增宽。实验室检查血沉增快,人类白细胞抗原B27(HLA-B27)阳性。

第三节 康 复 评 定

腰痛作为一种症状综合征,病因复杂,临床表现各异。因此在进行腰痛的临床治疗前,对病人进行系统的康复评定是十分必要的。全面准确的康复评定有利于对病情做出正确判定,并防止发生漏诊、误诊,同时有利于临床疗效的评价。

一、评定步骤

首先要尽可能了解准确的病史和全面的体格检查。对腰痛病人评定的首要目标是排除原发或继发肿瘤,确定是否存在严重的脊髓病变、强直性脊柱炎、骨质疏松性骨折、腰椎不稳等疾病,然后再进行疼痛评定,判断是否为椎间盘突出、椎管狭窄引起的根性神经痛。临床研究表明,只有约15% 的腰痛病人能找到确切的病变。

为了提高排除严重脊髓病变的准确度,几乎所有的临床指南都推荐使用"红色危险因子"来分析病人的病史。一个或多个危险因子的存在提示需要进一步的靶向诊断或是需要专家会诊。其他的临床指南提出另外一些危险因素,用来提示慢性疼痛的进展。这些危险因素被称为"黄色危险因子",提示需要考虑心理社会因素的影响并尽早进行认知、行为干预(表 3-10-1)。

表 3-10-1　腰痛的红色危险因子和黄色危险因子

红色危险因子(严重的病变导致的继发性腰痛的危险因素)	黄色危险因子(急性或亚急性腰痛慢性化的危险因素)	
年龄低于 18 岁的少年儿童出现严重腰痛或年龄高于 55 岁的老年人出现腰痛	**个体因素**	年龄(U 形相关)
暴力损伤病史		女性
老年人的轻度损伤		小种群
夜间持续的进展性疼痛		低收入
肿瘤病史		文化程度低
系统应用类固醇药物	**医学因素**	身体质量指数高
药物滥用、HIV 感染		既往手术史
体重减轻		损伤
系统性疾病		神经系统缺陷
长期存在的严重活动受限		神经根刺激症状
剧痛或最少的活动量	**疼痛相关**	持续时间
躯体畸形		强度
排尿困难		下肢疼痛
肛门括约肌松弛、大便失禁、鞍区麻痹		侧屈疼痛和 / 或屈 - 伸疼痛
进展的活动无力或步态障碍		坐位困难
怀疑存在感染性疾病(强直性脊柱炎)	**损伤后残疾密切相关的损伤**	
年龄小于 40 岁,逐渐发病		持续 4 周的严重功能受限
明显晨僵		严重残疾(腰痛生活障碍问卷,功能障碍指数,疾病影响状态调查)
长期活动受限		对不能康复的危险的认知
累及外周关节	**心理社会**	不相符的症状和体征
虹膜炎、皮肤红斑、结肠炎、尿道分泌物增多		逃避行为
家族史		心理负担
		精神萎靡
		情绪反应下降
		社会孤立
		沮丧(SCL-90, Zung, Back Depression Inventory)

续表

红色危险因子（严重的病变导致的继发性腰痛的危险因素）	黄色危险因子（急性或亚急性腰痛慢性化的危险因素）	
		躯体化（SCL-90）
		应对能力下降
	工作相关	要求过高
		不能完成自己的工作
		单调，千篇一律
		自我满足感低
	治疗因素	退休前的治疗
		残疾代偿
		热疗和冷疗
		物理治疗
		腰痛教育

二、评定内容

（一）腰椎功能评定

腰椎功能评定量表很多，如 Oswestry 功能障碍指数问卷表（Oswestry disability index，ODI）、Quebec 腰痛障碍评分量表（Quebec back pain disability scale，QSPDS）、日本骨科协会评分（Japanese orthopaedic association scores，JOA）等。

1. **Oswestry 功能障碍指数问卷表（ODI）** ODI 是由 10 个问题组成，包括疼痛的强度、生活自理、提物、步行、坐位、站立、干扰睡眠、性生活、社会生活、旅游等 10 个方面的情况，每个问题 6 个选项，每个问题的最高得分为 5 分，选择第一个选项得分为 0 分，依次选择最后一个选项得分为 5 分，如果有 10 个问题都做了问答，记分方法是：实际得分 /50（最高可能得分）×100%，如果有一个问题没有回答，则记分方法是：实际得分 /45（最高可能得分）×100%，得分越高表明功能障碍越严重。

2. **Quebec 腰痛障碍评分量表** QSPDS 评定简单易行，是腰痛病人进行分类的常用方法。该方法是按照病人症状的部位、放射痛症状、神经检查的阳性体征、神经根受压、椎管狭窄、手术等情况将腰痛分为 11 个级别，已经被证实有良好的信度和效度。

3. **JOA 评分** JOA 于 1984 年制订了腰痛疗效评分标准，该标准主要包括自觉症状、临床检查和日常生活活动三个部分，最高总评分为 29 分。改善率为 100% 为治愈，大于 60% 为显效，25% ~ 60% 为有效，小于 25% 为无效。

（二）疼痛评定

疼痛是腰痛病人的主要症状，对疼痛程度进行评定是一项基本的工作。由于疼痛是主观感觉，由躯体的、精神的、环境的、认知的和行为的等多因素造成及影响，所以对疼痛的评定比较复杂，有必要从多方面进行评估和测量，包括疼痛的严重程度，疼痛的治疗效果、病人的精神痛苦、对疼痛的感受程度等。常用的疼痛评定方法为视觉模拟评分法（visual analogue scale，VAS）或简化 McGill 疼痛评分法。

（三）腰椎活动范围评定

腰痛病人往往伴有腰部僵直或活动受限，同时了解腰椎的活动范围对于手法、牵引等治疗方法的选择也非常重要。腰椎的运动范围较大，运动形式多样，表现为屈曲、伸展、侧弯、旋转等多方向的运动形式，其中尤以腰椎前屈活动度的测量最为重要。具体评定方法详见总论中脊柱与骨盆常用骨科功能评定部分。

（四）躯干肌力和耐力评定

躯干肌群在维持脊柱功能和稳定性方面起着举足轻重的作用，需对躯干屈伸肌、腹斜肌、腹横肌、髋外展肌、髋屈肌等进行肌力和耐力评估。

（五）特殊检查评定

1. **直腿抬高试验（Lasegue 试验）** 正常情

况下,人类的下肢直腿抬高的幅度因年龄、性别、职业等不同而差异很大,如有的体操运动员可超过90°,有的未到达60°即有牵拉不适感。一般以60°为界限,小于60°为异常。直腿抬高幅度越小,临床意义越大,阳性率为90%左右。

2. **健侧直腿抬高试验** 健侧直腿抬高时坐骨神经根牵拉硬膜并进一步牵拉患侧神经根。健侧直腿抬高后患侧肢体出现放射性疼痛为阳性。腰椎间盘突出较小或位于神经根外侧时,健侧直腿抬高多为阴性。健侧直腿抬高试验阳性更有助于腰椎间盘突出症的诊断。据文献报道,该试验阳性时,近97%的病人患有腰椎间盘突出症。

3. **直腿抬高加强试验(Bragard 征)** 当抬高病人下肢发生疼痛后,略降低患肢,其放射痛消失,医师一手握住病人足部背伸,如病人患肢放射疼痛、麻木加重即为阳性,该试验可区别腘绳肌、髂胫束或膝后关节紧张所造成的直腿抬高受限。

4. **屈颈试验** 病人仰卧,双腿伸直,检查者一手按压胸骨,另一手置于病人后枕部托起头部,使颈椎逐渐前屈,直至下颌靠近胸部,出现腰及患肢疼痛为阳性。

5. **腘神经压迫试验** 病人仰卧位,髋、膝关节均屈曲 90°,然后抬高膝关节逐渐伸直,出现坐骨神经痛后放松膝关节至疼痛消失,然后压迫腘神经再出现放射疼痛为阳性,多见于腰椎间盘突出症,而其他腰部疾病常为阴性,因此有一定鉴别作用。

6. **股神经牵拉试验** 病人于俯卧位屈膝 90°,然后抬高膝关节使髋关节后伸,股神经牵拉出现疼痛为阳性提示 L_4 以上的椎间盘突出。

7. **跟臀试验(Ely 试验)** 病人俯卧位,两下肢伸直尽量被动屈曲膝关节,足跟贴近臀部,正常人可稍感大腿前方紧张、无明显疼痛,若该动作引起腰部或坐骨神经分布区疼痛,或骨盆抬离床面即为阳性。

8. **梨状肌紧张试验** 病人仰卧位于检查床上,将患肢屈髋屈膝,做内收内旋动作,如坐骨神经有放射性疼痛,再迅速将患肢外展外旋,疼痛随即缓解,即为梨状肌紧张试验阳性。

9. **髂骨分离试验** 又称骨盆分离试验,病人仰卧,检查者双手掌放于病人两侧髂骨的髂前上棘处,向下外用力,检查者的上肢交叉,以增加向

外对骶髂韧带的牵拉,检查时应避免骨盆的运动,以保证腰椎运动最小。检查时若病人主诉臀部疼痛为阳性。

10. **骶髂关节扭转试验(Gaenslen 试验)** 又称床边试验,病人仰卧,患侧臀部置于床边,健侧屈膝屈髋,检查者用手按住膝部以固定骨盆,另一手把患侧腿移至床边外并使之过度后伸,这时骨盆产生较强的旋转应力,若臀部疼痛即为阳性。

(六)影像学检查

主要包括腰椎平片、特殊造影、B超、CT及MRI检查。但各种检查具有各自的特点,它们在一些情况下可互相替代,而在另一些情况下又可互补长短。

参见第二节临床特点相关部分。

(七)电生理评定

观察腰部竖脊肌和下肢肌肉的表面肌电信号可以收集到腰痛病人腰背部肌肉和下肢肌肉的电生理信息,从而对功能状态作出相应的评定。平均肌电值(average EMG, AEMG)是一段时间内瞬间肌电图振幅的平均,在一定程度上反映肌力的大小。中位频率的斜率(slope of median frequency, MFs)在肌肉疲劳时会出现绝对值增大,是测量肌肉疲劳最合适的参数。现临床也采用腰部竖脊肌表面肌电屈曲伸直比(flexion-extension ratio, FER)的指标进行评估。腰椎间盘突出症病人椎旁肌 FER 和 MFs 升高,腰部竖脊肌和腓肠肌内侧头 AEMG 降低,双侧腰部竖脊肌和下肢腓肠肌 sEMG 信号存在失衡。

(八)心理评定

慢性腰痛的发生、发展以及对各种治疗的反应与病人心理状态密切相关,因此对这类病人进行心理评定是很必要的。世界卫生组织建议对慢性腰痛的病人采用 Zung 抑郁自评量表(self-rating depression scale, SDS)和恐惧回避心理问卷(fear-avoidance beliefs questionnaire, FABQ)。

第四节 康复治疗

一、治疗原则

以保守治疗为主,临床注重功能为导向的治疗方法。临床诊断为腰痛时,应首先确定是否为

特异性腰痛。一旦出现任何可以怀疑特异性腰痛的症状或体征,应及时转至临床相关科室进行进一步诊断与治疗。如确诊为非特异性腰痛或根性腰痛,应根据不同病因寻求适宜的治疗方法。一般而言,非特异性腰痛的临床治疗原则以保守治疗为主,可分为疼痛为导向的治疗方法(卧床休息、药物治疗、物理因子治疗、手法治疗等),功能为导向的治疗方法和教育干预。如保守治疗无效,再考虑手术治疗。不同类型的腰痛,治疗原则各有不同。急性期治疗的首要目的在于良好的疼痛控制。慢性期治疗措施主要是应用深入的认知行为干预措施,进行集中的、连续性的稳定功能训练。

二、治疗方法

(一)非手术治疗

1. 卧床休息 卧位可减轻肌肉收缩力与韧带紧张力对椎间盘所造成的挤压,使椎间盘处于休息状态,有利于椎间盘周围静脉回流,消除水肿,促进炎症消退。急性腰痛病人疼痛较剧烈时,可指导病人短时间卧床休息,一般以 2 ~ 3 天为宜。不主张长期卧床。绝对卧床最好不要超过 1 周,并应向病人强调在耐受范围内维持规律的日常活动并进行一定强度锻炼的重要性,鼓励其在症状好转后尽早回归适度的正常活动。功能活动有助于防止肌肉萎缩,使肌强度和耐力增加,并有助于纠正小关节功能紊乱,减少结缔组织粘连,恢复关节的活动度。

2. 矫形支具 佩戴腰围可以限制腰椎的运动,特别是协助背肌限制一些不必要的前屈运动,以保证损伤组织充分休息。但腰围不应该长期使用,以免造成腰背部肌力下降和关节活动度降低,从而引起肌肉废用性萎缩,对腰围产生依赖性。佩戴期间根据情况可增加腰腹核心肌力训练。

3. 药物 药物治疗是控制疼痛的第一步。药物种类繁多,且每种药物都有各自的利弊平衡。循证医学证据表明,NSAIDs、扑热息痛、骨骼肌松弛剂可中度缓解急性腰痛。阿片样物质、曲马多、苯二氮䓬类、抗抑郁药、抗癫痫药物、加巴喷丁(用于根性神经痛)可有效缓解疼痛。另外,营养神经药物、活血化瘀药物对于部分腰痛病人也有效。相反,系统性应用皮质类固醇则无效。

考虑到大多数急性或亚急性腰痛会随着时间的推移而改善,临床医生和病人应首先选择非药物治疗方法。在病人对非药物治疗效果欠佳时,应考虑药物治疗,首选 NSAIDs 类药物或者肌松药,曲马多或度洛西汀作为二线治疗。在以上治疗方法均无效时,临床医生应该在权衡利弊后确定是否使用阿片类药物。

4. 牵引治疗 牵引可以缓解腰背部肌肉痉挛,使椎间隙增宽,减轻对神经根的机械刺激,使疼痛缓解或消失,是治疗腰椎间盘突出症腰痛的有效方法。

根据牵引重量和牵引的持续时间将腰椎牵引分为慢速牵引和快速牵引。

(1)慢速牵引:慢速牵引包括很多方法,如自体牵引(重力牵引)、骨盆牵引、双下肢皮牵引等。这些牵引的共同特点是作用时间长、施加的重量小。大多数病人在牵引时比较舒适,在牵引中还可根据病人的感觉对牵引重量进行增加或减小。要使腰椎间隙增宽,牵引重量不应低于体重的 25%。目前临床牵引重量多用体重的 50% ~ 70%。每次牵引 20 ~ 40min。

(2)快速牵引:将中医推拿理论,与电脑控制机械传动的快速水平牵引相结合,被称为多方位牵引或三维牵引。该类牵引的特点是设定牵引距离,而非牵引重量,即牵引时设定牵引距离,而牵引重量根据腰部肌肉的抵抗力的大小而改变。牵引时间 1 ~ 3s,每次重复 2 ~ 3 次,多数牵引 1 次即可,若需再次牵引,一般间隔 5 ~ 7 天。

5. 物理因子治疗 物理因子治疗在腰痛的保守治疗中是不可缺少的治疗手段,对缓解各类疼痛,改善患处微循环,消除水肿,减轻肌肉及软组织痉挛,促进腰部及肢体功能的恢复起着非常重要的作用。临床常根据病人的症状、体征、病程等特点选用高频电疗、低中频电疗、直流电药物离子导入、光疗、蜡疗、脉冲磁场治疗等。

6. 手法治疗 主要作用为缓解疼痛,改善脊柱的活动度。以 Maitland 的脊柱关节松动术和麦肯基(McKenzie)脊柱力学治疗法最为常用。

(1)脊柱松动术:Maitland 松动术的主要手法有脊柱中央后前按压、脊柱中央后前按压并右侧屈、横向推压棘突、腰椎旋转、纵向运动、腰椎屈曲、直腿抬高和腰椎牵伸等。

（2）麦肯基疗法：McKenzie 在脊柱力学诊断治疗中将脊柱疾患分为姿势综合征（posture syndrome）、功能不良综合征（dysfunction syndrome）和间盘移位综合征（derangement syndrome）。其相应的治疗原则是姿势综合征需矫正姿势，功能不良综合征出现力学变形时用"屈曲"或"伸展"原则，椎间盘后方移位时，若伸展使疼痛向心化或减轻，则用"伸展"原则；椎间盘前方移位时，若屈曲使疼痛向心化或减轻，用"屈曲"原则。神经根粘连用"屈曲"原则。

（3）下肢神经松动术：神经松动术是一种通过多关节摆放及运动，将力直接施加在神经组织上的徒手治疗方法。神经松动术可以改善血液循环、减少粘连、降低神经张力以及轴向传输，从而恢复神经正常的生理功能，达到临床治疗效果。

7. 运动疗法 将运动疗法作为腰痛的治疗工具是非常普遍的，也是循证医学强烈推荐采用的方法。因急性腰痛往往具有良好的自然转归，症状较轻的病人大部分可以自愈，而症状过重的病人又无法耐受，故不推荐在发病最初的 1 ~ 2 周内进行运动疗法治疗。如症状不再随时间加重，从症状持续 3 周时开始是较合理的安排，尤其是针对腰部的运动和牵伸不应在发病初期即刻进行。而对于亚急性或慢性病程的病人，如果没有危险信号，应鼓励尽早开始运动治疗。腰痛的危险信号主要有严重骨质疏松症、肿瘤、急性感染、无法解释的近期体重骤减等。运动疗法治疗腰痛应在康复医务人员的指导下，基于康复功能评定结果，按照运动处方正确执行。不正确的运动可能会加重症状，甚至会使腰痛进一步恶化。

（1）Williams 体操：也称躯干屈曲体操，可增强腹肌肌力，改善脊柱稳定性。

（2）肌力训练：腰腹部、髋部肌力训练可明显改善病人疼痛程度、肌肉力量和功能障碍指数。

（3）有氧运动：指人体在氧气充分供应的情况下进行的运动锻炼，需全身大肌肉参与，中等强度的持续运动。推荐病人进行规律的步行、游泳、慢跑等中等强度的有氧运动，可显著减轻慢性腰痛病人的疼痛程度、改善腰部功能障碍。

（4）脊柱核心稳定性训练：训练的目的是增强脊柱局部稳定肌肌力，改善腰椎稳定性。核心肌的训练有助于运动过程中维持腰椎正常的生理弧度，改善神经肌肉控制能力，增强背部肌肉耐力，纠正腰部的力学失衡，减轻腰痛症状，同时，能有效防止腰痛的复发。可使用健身球、悬吊、压力生物反馈仪等仪器进行辅助。

8. 水中运动 是指在水的特殊环境下进行运动训练，以缓解病人症状或改善功能的一种治疗方法，水中运动训练的水温一般控制在 30 ~ 36℃。应根据腰痛病人的年龄、性别、冷热水的习惯、疼痛程度、腰部功能障碍情况等，制订近期、中期和远期康复目标，然后选择适宜的运动形式、运动强度、运动时间。

9. 中医康复治疗

（1）功法：五禽戏、八段锦、太极拳等功法可明显提高病人腰腹肌群力学性能，改善症状和日常生活活动能力，降低失能程度。

（2）针灸：包括体针、耳针、电针等多种方法，作为功能障碍康复的有效功能调节手段，历经数千年的先人探索和经验累积，形成一套独特的经络腧穴理论体系，至今仍发挥着重要作用，可显著缓解病人疼痛程度，减轻病人的腰部功能障碍，改善病人心理症状。现有依据表明，针灸的本质是对穴位（经刺激能产生生物反馈作用的特殊点、关键点）进行多种方式的刺激而产生多种治疗效应。

（3）推拿（massage）：常用的治疗手法有肌松类、牵伸类、被动整复类。对适合推拿的病人，要根据其病情轻重、病变部位、病程、体质等选择适宜的手法。推拿应注意刚柔相济、筋骨并重、内外兼治、急慢各异以及调理与治疗结合。

10. 注射治疗 对于亚急性或慢性腰痛伴有神经根受压症状或体征，并经腰部 MRI/CT 确诊存在腰椎间盘突出，且与临床症状、体征相符，经常规 4 ~ 6 周保守治疗无效的病人可考虑注射治疗，可在 X 线透视 /CT 或超声引导下行硬膜外阻滞或选择性腰神经根阻滞。注射治疗不应作为一种单独治疗方式，应与健康教育、物理因子治疗、药物治疗和运动疗法等联合应用。

11. 认知行为疗法 认知行为疗法（cognitive behavioral therapy，CBT）应用行为和语言技巧来从异常行为的根源上鉴定和矫正负面思维，可显著改善临床症状和心理状况。CBT 的重点在于让病人认识到，治疗的责任不仅在于医生和药物，病人自己才是治疗责任的重点,帮助他们恢复自我管理的能力,并积极参与康复训练。

(二)手术治疗

无论哪种原因引起的腰痛,其治疗的基本原则都是遵循先非手术治疗,无效后再手术治疗这一基本原则。除非具有明确手术适应证的病例,一般均应先从正规的非手术疗法开始,并持续 3 ~ 4 周,一般均可显效。对呈进行性发展者,则需要及早进行手术。腰椎方式包括非融合与融合手术两类。

三、预后

预后的相关方面包括:①伤病本身的特点;②损伤的机制及干预程度;③病人的执行程度;④病人接受到的治疗水平;⑤病人的环境(医疗环境和生活、职业环境)。不同类型、不同分型或不同特点的腰痛病人的预后存在一定差异。腰痛的预后与疼痛类型及抑郁情绪有关。单纯的腰痛比腰痛伴随下肢症状的病人有较好的预后,腰痛伴随膝关节以上下肢症状比伴随膝关节以下区域症状的病人预后好。

对于腰腿疼痛手术后病人的预后,不同类型手术可能存在差异。脊柱融合术与非手术病人远期的症状自评结果没有差异,提示手术治疗与保守治疗远期预后相近。

在重返工作方面,下述因素与重返工作的时间存在一定的相关性:延迟转介接受治疗(负相关)、社会经济状态(正相关)、工作的体力需要(负相关)等。

四、预防

预防包括良好的姿势、减少背负重物,不让腰椎及附近承受过多重力压迫,可预防肌肉、韧带、肌腱等软组织受伤。预防腰痛要注意以下事项:

(一)健康教育

临床上对健康教育的重视程度仍不足,研究表明,在腰痛的急性发作期就应开始对病人进行健康教育,告知病人腰痛不是一种严重疾病,多数腰痛预后良好,指导病人保持活动,逐渐增加运动量,尽早恢复工作。另外还需给病人关于最适宜的运动和/或功能活动的专门建议,这可以促进病人主动的自我管理。早期指导病人克服恐惧心理及病态行为,能够减少慢性腰痛的复发率。

(二)保持正确的体态和姿势

避免久坐,若需久坐时应以靠垫支撑下背,并使用高背座椅,且坐时姿势要端正,维持适当的腰椎前凸角度,久站应该经常换脚,或者利用踏脚凳调整重心。不要长时间维持同一姿势。弯腰驼背都会增加脊椎压力,鞠躬姿势下脊椎负荷为站立时 5 倍。平躺时脊椎所受的压力最小。卧床休息时应选用木板床,使腰部自然伸直,可于膝下垫一个枕头。

(三)日常生活中注意保护腰背部

取物品时应将两脚分开约 45cm,一脚在前,另一脚稍微在后,膝盖弯曲蹲下,保持背部平直,物品尽量靠近身体,两腿用力站直,将物品举起;弯腰提重物是腰部最吃力的动作,腰背不适时应尽量避免;避免急速前弯及旋转、身体过度向后仰等可能会伤害背部的动作;转身时,不要只扭转上半身,应尽量整个身体旋转;热疗可以改善腰背痛,例如洗热水澡、热敷等,但温度不可过高,时间不可过久;适当的运动可以改善及预防腰痛的症状,例如游泳、举哑铃、步行、慢跑等运动。

(四)控制体重

肥胖与腰痛发生有密切关系,体重的控制对于减少腰痛风险有积极作用。

第五节　腰痛治疗的新理念及新技术

一、腰痛康复治疗新理念与新思路

(一)注重病史和整体评估

要将病人作为整体进行评估,而非只关注于腰痛本身。详细病史采集对于明确诊断非常重要。病史采集内容包括:疼痛的部位、疼痛的程度、发病时间、发病原因、治疗史、对疼痛的态度、既往史、发病前从事工作、病人提供的其他信息,如其他医院的检查治疗,单位和家庭中的人际关系等。临床病史采集应特别关注是否存在严重脊柱疾病所可能产生的红色危险因子。

(二)注重腰椎生物力学的改变

脊柱稳定性是指当脊柱或其附件在负载情况下对抗纵向弯曲的能力。维持脊柱稳定性 3 个子系统模型理论,分为控制子系统(中枢神经系统)、主动子系统(肌肉系统)和被动子系统(骨骼韧带系统)。3个子系统都是维持脊柱稳定性的独立因素,某一因素的亏损可以由其他因素代偿,当各个子系统的功能无法代偿时,脊柱的稳定性遭到破坏。腰椎的肌肉具有"共收缩"的协调性,例如在抬腿运动时,腹直肌、腹外斜肌、腰部多裂肌和腰部竖脊肌会以最简单的共收缩方式启动腹部和背部肌肉的收缩,并按照相似的时序模式完成动作。无意识的反应和收缩速度是功能稳定的最重要因素。慢性腰背痛的病人丧失了共收缩的协调性,运动控制出现异常,而不是单纯的肌力和耐力的下降。

二、骨科 - 康复一体化,术后及时介入康复治疗

手术治疗的主要目的是解压及稳定。解除由于椎间盘突出、骨赘形成或韧带钙化所造成的对脊髓或动脉的严重压迫,固定不稳或骨折的椎段。手术后早期主动训练可尽早减轻手术局部水肿,通过改进肌肉的功能状态和强度,控制末梢肌肉泵,调节细胞间质的流体静压,从而达到减轻软组织水肿的效果。同时,早期主动训练可增加或恢复腰椎运动和神经根的牵张、松弛和上下移动,促进神经根本身的血液循环,避免局部组织在修复过程中的粘连。术后2周行腰背肌的功能训练,可促进背伸肌和韧带力量的增加,增强与脊椎相关的肌肉、韧带的协调性和柔韧性,完善主动稳定系统功能,从而恢复腰椎最佳的生物力学动态平衡状态,达到减轻和消除腰腿疼痛的目的。康复治疗方案应依每位病人全身状况、手术方式及手术治疗效果进行必要调整。

术后注意事项:如有金属内固定,术后3天,病人可佩戴腰围或支具坐起、下地活动。注意避免腰部过度活动或外伤,日常活动需要佩戴腰围。病人均应避免双手提重物及腰椎过度活动。术后3~6周,逐步减少腰围佩戴时间,开展腰背肌训练,避免疲劳及重劳动。

三、腰痛康复治疗若干新技术简介

近几年来,新的治疗技术层出不穷,但其有效性和安全性参差不齐。

(一)冲击波治疗

近年来,体外冲击波(extracorporeal shock wave)在骨科、康复科、疼痛科等的应用越来越广泛。研究显示,与对照组(热敷疗法、超声、TENS、William 训练和 McKenzie 训练)相比,冲击波治疗(冲击波、William 训练和 McKenzie 训练)能够显著缓解慢性非特异性腰痛病人的疼痛、平衡功能和指地距离,差异有统计学意义。推荐意见:中等推荐使用冲击波治疗(Ⅱ级证据,B 推荐)。

(二)全身振动训练

全身振动训练(whole body vibration exercise)应用于腰痛的运动治疗越来越广泛,特别是在腰部神经肌肉功能方面发挥着独特的优势。研究者显示,全身振动训练组在改善慢性非特异性腰痛病人的疼痛程度、腰部功能障碍指数、姿势控制和生活质量都显著优于对照组(Ⅱ级证据)。推荐意见:中等推荐使用全身振动训练(Ⅱ级证据,B 推荐)。

众多研究表明有规律的全身振动训练对腰部肌肉骨骼系统、神经系统和相关脏器等具有的积极促进作用,但在临床应用中需谨慎设计全身振动训练的振动参数。循证医学证据显示,长期接受全身振动的职业工人(例如电钻工人、锯木工人、不同路面的驾驶员等)更易发生腰痛和坐骨神经痛,且暴露在高频率、无规律的全身振动产生的腰痛是低频率、无规律的全身振动的 1.5 倍。振动频率不同、振动幅度不断改变和接触时间过长的全身振动会诱发腰痛和颈痛,这些不受控制、长期职业性的振动对身体可能会造成极大的伤害。

(三)贴扎治疗

贴扎(kinesiology tape)技术是一种将胶布贴于皮肤以达到增进或保护肌肉骨骼系统功能的非侵入性治疗方法,但众多系统评价与荟萃分析研究表明,贴扎技术不能代替传统的物理疗法或运动疗法,在某些情况下贴扎技术可以作为慢性非特异性腰痛病人的辅助治疗。由于贴扎技术使用方便,尤其是当病人无法接受其他物理治疗时,可以使用贴扎技术。推荐意见:弱推荐使用贴扎技术(Ⅰ级证据,D 推荐)。

鉴于腰痛的复杂性,随着对其基础研究与诊断治疗的不断深入,我们对腰痛的了解程度和临床治疗方法也将不断进行更新。

(岳寿伟　张　杨)

参 考 文 献

［1］侯树勋.骨科学.北京：人民卫生出版社，2014.

［2］裴福兴，陈安民.骨科学.北京：人民卫生出版社，2016.

［3］赵玉沛，陈孝平.外科学.3版.北京：人民卫生出版社，2015.

［4］EHQICH GE. Low back pain. Bulletin of the World Health Organization. 2003, 81：671-676.

［5］岳寿伟.腰椎间盘突出症的非手术治疗.4版.北京：人民军医出版社，2008.

［6］FRONTERA WR，JETTE AM，CARTER GT，et al.Delisa物理医学与康复医学理论与实践.5版.励建安，毕胜，黄晓琳，译.北京：人民卫生出版社，2013.

［7］岳寿伟.腰痛的评估与康复治疗进展.中国康复医学杂志，2017，32（2）：138-139.

［8］HARTVIGSEN J，HANCOCK MJ，KONGSTED A，et al. What low back pain is and why we need to pay attention . Lancet, 2018, 391（10137）：2356-2367.

［9］BUCHBINDER R，VAN TULDER M，ÖBERG B，et al. Low back pain：a call for action . Lancet, 2018, 391（10137）：2384-2388.

［10］QASEEM A，WILT TJ，MCLEAN RM，et al. Noninvasive Treatments for Acute，Subacute，and Chronic Low Back Pain：A Clinical Practice Guideline From the American College of Physicians. Ann Intern Med, 2017, 166（7）：514-530.

［11］Toward Optimized Practice（TOP）Low Back Pain Working Group. Evidence-informed primary care management of low back pain：Clinical practice guideline. Edmonton, AB：Toward Optimized Practice, 2015.

［12］BURSTRŐM L，NILSSON T，WAHLSTRŐM J. Whole-body vibration and the risk of low back pain and sciatica：a systematic review and meta-analysis. Int Arch Occup Environ Health, 2015, 88（4）：403-418.

［13］JŰNIOR MADL，ALMEIDA MO，SANTOS RS，et al. Effectiveness of Kinesio Taping® in Patients with Chronic Non-specific Low Back Pain：A Systematic Review with Meta-analysis. Spine, 2019, 44（1）：68-78.

第十一章　颈　椎　病

第一节　概　述

一、定义

颈椎病涉及临床多学科多方面的问题,曾经被称为颈椎综合征。第一届全国颈椎病专题座谈会(1984年,桂林)及第二届全国颈椎病专题座谈会(1992年,青岛)修订的定义基本一致,得到大多数专家的认可,其定义是:颈椎病是指颈椎椎间盘退行性改变及其继发病理改变累及其周围组织结构(神经根、脊髓、椎动脉、交感神经等),出现相应的临床表现。第三届全国颈椎病专题座谈会(2008年,上海)将颈椎病的定义重新修订为:颈椎病(cervical spondylosis)是指颈椎椎间盘组织退行性改变及其继发病理改变累及其周围组织结构(神经根、脊髓、椎动脉、交感神经及脊髓前中央动脉等),并出现与影像学改变相应的临床表现。这一定义包含4个基本内容:①颈椎间盘退变或椎间关节退变;②累及其周围组织;③出现相应的临床表现;④相应的影像学改变。

二、流行病学

我国颈椎病患病率为3.8% ~ 17.6%,男性病人多于女性。伴随着年龄的增长,颈椎病的发病率呈递增趋势,并以50岁左右的中年女性最为常见。有研究报道,30%的颈部疼痛病人将会出现一些慢性症状,对于那些曾经出现颈部疼痛的人群来说,其中14%的人受影响时间超过6个月。此外,调查表明,37%患有颈部疼痛的人至少在12个月内都会伴有持久性的颈部疼痛,5%患有颈部疼痛的成年人群将因为疼痛而丧失部分功能,表明这是一个群体性的健康问题。

三、病因及发病机制

颈椎病病因尚未完全清楚,一般认为是多种因素共同作用的结果。颈椎病的诱发因素很多,如不良的睡姿、不当的工作姿势、不当的锻炼、头颈部外伤、咽喉部炎症、寒冷潮湿的气候等。

颈椎位于较为固定的胸椎和头颅之间,在承重的情况下既要经常活动,又需要保持头部的平衡,颈椎椎体在脊柱中的体积最小,但活动度最大,容易产生劳损。其中$C_4 \sim C_5$椎间和$C_5 \sim C_6$椎间活动度最大,应力集中,最容易发生退行性变。从生物力学来讲,颈椎有5个关节复合体:1个椎间盘、2个关节突关节和2个钩椎关节。神经根与钩椎关节和椎间盘相邻,很容易受两者退变的影响,从而产生相应的临床症状和体征。

颈椎病的发病机制主要有机械压迫学说、颈椎不稳学说和血液循环障碍学说。颈椎间盘退行性变及由此继发的椎间关节退变是本病的发病基础。在颈椎退变过程中,首先改变的是椎间盘,然后累及关节突关节和钩椎关节。人的颈椎间盘变性从20岁就可能开始,30岁以后退变明显,随着其累积性损伤,椎间盘的纤维环变性、肿胀、断裂,使裂隙形成,导致椎间盘膨出或突出,椎间隙变窄。颈椎受累的节段以$C_5 \sim C_6$、$C_6 \sim C_7$最为常见,其次是$C_4 \sim C_5$。椎间盘退变较明显时,椎体上、下缘韧带附着处产生牵拉性骨赘,这些骨赘和突出的椎间盘、增生的关节突关节、钩椎关节可刺激或压迫神经根、脊髓、椎动脉,严重者则会造成脊髓或神经根损害,出现相应临床症状和体征。生物力学研究表明,颈椎前屈时,脊髓被拉长,脊髓变细,其横断面积减小;而颈椎后伸时椎管横断面积也会减少11% ~ 17%。所以,若椎管狭窄造成脊髓受压时,不要做大范围的颈椎活动及旋扳手法治疗。

四、临床分型

目前国内外对颈椎病的临床分型意见仍未统一，争议较多，综合大多数专家的意见，按照颈椎病的病理解剖、病理生理、受累组织和结构与临床表现等方面的不同，目前将颈椎病类型分为：颈型（又称软组织型）、神经根型、脊髓型、交感神经型、椎动脉型、其他型（主要指食管压迫型）等，如果两种以上类型同时存在，称为"混合型"。在临床上多见各型之间症状、体征相互掺杂，故混合型为多。

第二节　临 床 特 点

一、病史

重点了解病人职业及工作姿势、生活习惯，是否从事长期低头或长时间保持一个姿势的工作，如会计、作家、秘书、司机、厨师等；生活习惯与爱好，是否经常卧床看书、睡高枕或低枕，是否有颈项部运动损伤。病史和全面体格检查在颈椎病的诊断中非常重要，尤其是在首诊时，医生必须全心地对待病人，并用足够长的时间去获得病人的信任。有事实表明，合适的临床治疗可以缓解病人的疼痛，同时也可减轻病人的恐惧感。

二、临床特点

（一）诊断原则

临床是根本，影像作证实。临床表现与影像检查所见均符合颈椎病者，可确诊为颈椎病；有典型的颈椎病临床表现，而影像检查尚未见异常者，在排除其他疾病的前提下，能够说明其病理机制时，也可诊断为颈椎病；临床上无颈椎病的症状和体征，而影像检查有椎体增生，椎间隙狭窄等颈椎改变者，不应诊断为颈椎病或称隐性颈椎病。

（二）各型特点

1. **颈型** 又称软组织型颈椎病，主要临床症状为反复落枕、颈项不适、僵硬、疼痛和活动受限。主要体征有颈项僵直，颈肌紧张，患椎棘突间有压痛，颈部两侧、两侧冈上窝、两侧肩胛区可有压痛，头颈部活动时颈痛，头颈活动范围缩小。

2. **神经根型** 在各型中发病率最高，占60%～70%，主要临床症状为一侧（偶见双侧）枕、颈、肩、臂疼痛和酸胀，手臂有触电样、针刺样麻木。主要体征有颈椎棘突、横突、冈上窝、肩胛内上角和肩胛下角有压痛点，椎间孔挤压试验阳性，臂丛牵拉试验阳性，上肢肌肉无力或萎缩，上肢皮肤感觉障碍等（表3-11-1）。

表 3-11-1　颈神经根受累的临床症状和体征

椎间盘	颈神经根	临床症状和体征
C$_{2～3}$	C$_3$	颈后部疼痛及麻木,特别是乳突及耳郭周围。无肌力减弱或反射改变
C$_{3～4}$	C$_4$	颈后部疼痛及麻木并沿肩胛提肌放射,伴有向前胸放射。无肌力减弱或反射改变
C$_{4～5}$	C$_5$	沿一侧颈部及肩部放射,在三角肌处感麻木,三角肌无力和萎缩,无反射改变
C$_{5～6}$	C$_6$	沿上臂和前臂外侧向远处放射痛至拇指和示指,拇指尖。手背第一背侧骨间肌处麻木。肱二头肌肌力和肱二头肌反射减弱
C$_{6～7}$	C$_7$	沿上臂和前臂背侧中央向远处放射痛至中指,亦可至示指和环指。肱三头肌肌力和肱三头肌反射减弱
C$_{7～}$T$_1$	C$_8$	可引起指屈肌和手部骨间肌的肌力减弱,及环指、小指和手掌尺侧的感觉丧失,但无反射改变

3. **脊髓型** 这是颈椎病中最严重的一种类型，占10%～15%。这一类型致残率高，应引起重视。临床主要症状依脊髓受压的部位和程度而不同。症状多从下肢开始，逐渐发展到上肢。常见下肢无力、酸胀，小腿发紧，抬腿困难，步态笨拙，下肢、上肢麻木感，束胸感，束腰感，手足颤抖，足底踩棉花感。严重者大小便失控，可致单瘫、偏瘫、三肢瘫、四肢瘫（均为痉挛性瘫痪）。主要体征：肌腱反射亢进，腹壁反射、提睾反射、肛门反射减弱或消失，Hoffmann征、Rossolimo征、Babinski征等病理反射阳性，踝阵挛阳性。

4. **交感型** 由于椎间盘退变和节段性不稳定等因素，从而对颈椎周围的交感神经末梢造成刺激，产生交感神经功能紊乱。多数表现为交感神经兴奋症状，少数为交感神经抑制症状。主要临床症状表现为枕颈痛、偏头痛、头晕、恶心、呕吐、心慌、胸闷、心前区疼痛,血压不稳,手肿、手麻、怕凉、视物模糊等症状。面部或某一肢体多汗、无汗、畏寒,有时感觉疼痛、麻木但是又不按神经节段或走行分布。以上症状往往与体位或活动有明显关系,坐位或站立时加重,卧位时减轻或消失。颈部活动多或劳累时明显,休息后好转。疲劳、失眠、月经期可诱发发作,更年期更多见。颈部活动多正常、颈椎棘突间或椎旁小关节周围的软组织压痛。有时还可伴有心率、心律、血压等的变化。

5. 椎动脉型 临床主要症状表现为发作性眩晕(可伴有恶心、呕吐)、耳鸣、耳聋、突然摔倒等椎-基底动脉供血不足的症状,其特点是症状的出现与消失和头部位置改变有关。主要体征有转颈试验阳性等。

6. 其他型 主要是食管型颈椎病,指由于颈椎前缘巨大的骨赘挤压食管并且对食管的蠕动运动造成明显影响,以病人出现吞咽困难为临床特征的颈椎病。以一个椎间隙前缘出现巨大局限性骨赘多见。出现吞咽困难症状的关键病理因素是骨赘的位置和形状。临床上较多见的是骨赘位于$C_{4~5}$和$C_{5~6}$椎间隙,向前凸起的骨赘可以影响喉部的上下滑移运动,阻碍吞咽动作的顺畅完成,使病人产生难以咽下东西的感觉。

7. 混合型颈椎病 具有前述诸型两种及两种以上颈椎病者,均属此型。多见于病程久、年龄较高者。

三、鉴别诊断

(一)脊髓型颈椎病

1. 肌萎缩侧索硬化症 肌萎缩侧索硬化症多在40岁左右,发病突然,病情进展迅速,常以上肢运动改变为主要症状,一般有肌力减弱,但无感觉障碍。肌萎缩以手内在肌明显,并由远端向近端发展出现肩部和颈部肌肉萎缩,而颈椎病罕有肩部肌肉萎缩,故应检查胸锁乳突肌和舌肌。肌电图示胸锁乳突肌和舌肌出现自发电位。

2. 脊髓空洞症 多见于青壮年,系脊髓慢性退行性变,脊髓内空洞形成,白质减少,胶质增生。病人常出现感觉分离现象,呈痛、温觉消失,触觉及深感觉存在。因关节神经营养障碍,无疼痛感觉,出现关节骨质破碎脱落,称为Charcot关节

(关节活动范围扩大或异常运动的神经性、创伤性关节炎)。MRI示脊髓内有与脑脊液相同的异常信号区。

(二)神经根型颈椎病

神经根型颈椎病需要与胸廓出口综合征、肘管综合征、桡管综合征和尺管综合征等相鉴别。但这些综合征的发生均有局部的骨性和纤维性嵌压神经的因素,而神经根型颈椎病致压因素为颈椎间盘突出,颈椎钩椎关节增生等,凭借仔细体检和影像学分析以及肌电图结果可以确定。另外,还需与肩周炎鉴别。肩周炎多发于50岁左右,疼痛主要在肩部,症状向远端不超过肘关节,没有麻木,肌力无减退。

(三)椎动脉型颈椎病

此型颈椎病表现复杂,鉴别诊断较为困难。要与前庭疾病、脑血管病、眼肌疾病等相鉴别。颈椎动力位片示颈椎不稳,椎动脉造影或磁共振成像椎动脉显影显示椎动脉狭窄、迂曲或不通等,可作为诊断的参考。

(四)交感型颈椎病

临床征象复杂,常有神经功能症的表现,且少有明确诊断的客观依据。应排除心脑血管病,颈椎动力位片示有颈椎不稳时,用0.5%普鲁卡因5~8ml行颈硬膜外封闭后,原有症状消失可诊断此病。

第三节 康复评定

颈椎病的临床表现各异,因此在临床治疗前,对病人进行系统的康复评定十分必要。全面准确的康复评定有利于对病情做出正确判定,并防止发生漏诊、误诊,同时有利于临床疗效的评价。

一、评定步骤

首先要尽可能了解准确的病史和全面的体格检查。对颈椎病病人评定的首要目标是排除原发或继发肿瘤,确定是否存在严重的脊髓病变、强直性脊柱炎、骨质疏松性骨折等疾病。

二、评定内容

(一)功能综合评定

由于颈椎病的表现多样化,症状多为主观性

表现,因此症状与功能评估难度较大。尽管如此,国内外学者还是制定了一些综合的症状与功能评估量表。

1. **颈椎功能障碍指数(the neck disability index,NDI)** 是病人自评的问卷调查表,目前应用比较广泛。主要用于评定病人的颈痛和颈椎功能情况,内容包括颈痛和相关症状及对日常生活活动能力的影响。研究表明,该量表具有良好的效度和信度,适用于多种类型的颈椎病,对于判断病人病情轻重、选择合理治疗方案均有重要意义。

2. **JOA 脊髓型颈椎病功能评定标准** 简称17分法,已经为国际学者所接受。我国学者根据我国国情也制定了适合相应的标准(简称40分法),并已经在国内推广应用。

3. **颈椎病临床评价量表(clinical assessment scale for cervical spondylosis,CASCS)** 由我国学者编制,特点是详细评定病人的体征,包括关节活动度、局部压痛、神经根、脊髓和椎动脉受压特征等。

4. **颈性眩晕症状与功能评估量表** 专门用于评价颈性眩晕,在临床评估中被大量应用。

(二)疼痛评定

疼痛是最常见的症状,也是治疗必须重点针对的部位,应重点检查。疼痛的部位与病变的类型和部位有关,一般有颈后部和肩部的疼痛,神经根受压迫或刺激时,疼痛可放射到患侧上肢及手部。若头半棘肌痉挛,可刺激枕大神经,引起偏头痛。疼痛评定多数指南推荐采用视觉模拟评分法(visual analogue scale,VAS)。

(三)颈椎活动范围评定

颈椎的屈曲与伸展的活动度枕寰关节占50%,旋转活动度寰枢关节占50%,因此上颈椎的疾病最易引起颈椎活动度受限。神经根水肿或受压时,颈部出现强迫性姿势,影响颈椎的活动范围。

1. **旋转** 嘱病人在尽可能舒服的情况下向一侧转头,然后再向另一侧转头。正常范围约70°。

2. **伸展** 嘱病人在尽可能舒服的情况下向上看。在颈椎主动伸直过程中,病人应能在感觉很舒服的情况下看到天花板,范围约45°。

3. **屈曲** 嘱病人在尽可能的情况下屈头至前胸部。在颈椎主动屈曲时,下颌与前胸间有两个手指尖宽的距离属于正常范围,约35°~45°。

4. **侧屈** 嘱病人使耳朵尽可能地向肩部靠,正常侧屈范围约45°。

(四)肌力评定

1. **徒手肌力评定法** 以徒手肌力评定法对易受累及的肌肉进行肌力评定,并与健侧对照。常评定的肌肉有:

(1)冈上肌(肩胛上神经 C_5、C_6):作用为外展肩关节。

(2)三角肌(腋神经 C_5、C_6):作用为屈曲、外展、后伸、外旋、内旋肩关节。

(3)胸大肌(胸内、外神经 C_5 ~ T_1):作用为肩关节屈曲、内收、内旋。

(4)肱二头肌(肌皮神经 C_5、C_6):作用为肘关节屈曲、前臂旋后。

(5)肱三头肌(桡神经 C_6 ~ C_8):作用为肘关节伸展。

(6)伸腕肌(桡神经 C_6、C_7):作用为腕关节伸展。

(7)骨间肌(尺神经 C_8、T_1):作用为手指内收、外展。

2. **握力测定** 使用握力计进行测定,测试姿势为上肢在体侧下垂,用力握2~3次,取最大值。反映屈指肌肌力。正常值为体重的50%。

(五)检查评定

1. **前屈旋颈试验** 先让病人头颈部前屈,然后向左、右方向旋转活动,如果颈椎出现疼痛即属阳性。阳性结果一般提示颈椎小关节有退变。

2. **椎间孔挤压试验和椎间孔分离试验** 椎间孔挤压试验,又称压头试验或压颈试验。具体操作方法为,先让病人将头向患侧倾斜,检查者左手掌心向下平放于病人头顶部,右手握拳轻轻叩击左手背部,使力量向下传递。如有神经根性损伤,则会因椎间孔的狭小而出现肢体放射疼痛或麻木等感觉,此即为阳性。椎间孔分离试验,又称引颈试验,与椎间孔挤压试验操作相反。疑有神经根性痛,可让病人端坐,检查者两手分别托住其下颌,并以胸或腹部抵住其枕部,渐渐向上牵引颈椎,以逐渐扩大椎间孔。如上肢麻木、疼痛等症状减轻或颈部出现轻松感则为阳性。典型神经根型颈椎病病人一般两者均为阳性。

3. 臂丛牵拉试验 病人坐位,头稍前屈并转向健侧(颈部无症状侧),检查者立于患侧,一手抵于颈侧顶部,并将其推向健侧,另一手握住病人的手腕将其牵向相反方向,如病人出现麻木或放射痛时,则为阳性,表明有神经根型颈椎病的可能。

4. 转颈试验 又称椎动脉扭曲试验,主要用于判定椎动脉状态。具体操作方法为,病人头部略向后仰,作向左、向右旋转颈部动作,如出现眩晕等椎-基底动脉供血不足的症状时,即为阳性。该试验有时可引起病人呕吐或猝倒,故检查者应密切观察以防意外。

5. 颈椎轴向叩击试验 检查者用一手扶按于病人头上,使头保持于中立位,另手握拳,用适当力度捶击扶头之手,若有颈痛或向肩臂放射性麻痛、或原有症状加剧者,即为阳性。同理,分别将头摆成左、右半侧屈姿势下,再行上述捶击试验,可进一步判断颈椎的哪一侧存在病变,从而影响神经根。

6. Barre-Lieou 征 将病人头部向一侧旋转、侧屈并保持几秒钟,出现头晕目眩、恶心等症状为阳性。椎动脉型或交感型颈椎病病人,椎动脉或交感神经受到颈椎增生的压迫,这样的动作可以使压迫更加明显而诱发症状。

(六)神经学检查

1. 运动功能评定 包括颈椎活动范围、颈肌肌张力、肌力检查等。

2. 感觉功能检查 包括触觉、痛觉、温觉、位置觉、震动觉等。

3. 生理反射 一般包括肱二头肌反射、肱三头肌反射、肱桡肌反射等。

4. 病理反射检查 常用的有 Hoffmann 征、Rossolimo 征、Babinski 征等。在进行病理反射检查时,要注意观察深、浅反射是否同时有异常。对于 Hoffmann 征,要注意少数正常人也可出现阳性,只有明显的阳性或两侧不对称时,才具有临床意义。

(七)影像学检查

1. X 线检查 X 线检查是诊断颈椎损伤及某些疾患的重要手段,是确诊颈椎病的常规性检查,也是选择治疗方法的最基本依据,通常有以下5 种位置的 X 线片。

(1)正位片:主要观察两侧钩突有无骨质增生及其他异常,椎间隙有无狭窄及狭窄的程度,棘突有无偏歪或其他异常等。

(2)侧位片:着重观察颈椎的序列、生理曲度、椎间隙改变、骨刺及测量椎体矢状径与椎管矢状径(图 3-11-1)。颈椎管测量可行颈椎管矢状径测定和 Pavlov 比值测定。颈椎管矢状径测定为颈椎椎体后侧中央相对椎板连线的最短距离。颈椎管矢状径临界值为 13mm,>13mm 为正常,<13mm 为颈椎管狭窄。Pavlov 比值 = 颈椎管矢状径 / 颈椎体矢状径,正常值为 1∶1,当比值 <0.82 时,提示颈椎管狭窄,若 Pavlov 比值 <0.75 则为颈椎管狭窄。

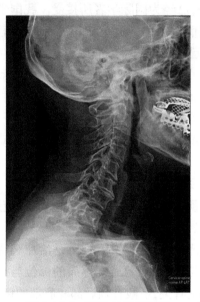

图 3-11-1 颈椎 X 线侧位片
可见 $C_6 \sim C_7$ 椎间隙变窄,骨质增生

(3)动力性侧位片:也称颈椎过伸过屈位片,主要观察颈椎节段性不稳。动力性侧位片较自然侧位片对于颈椎病早期、中期的诊断更有帮助。颈椎病早期和中期,椎间盘的退变造成椎间隙松动,这种椎节不稳定在动力性侧位片上,可表现为颈椎前屈时上一椎体的前下缘超过下一椎体的前上缘,后伸时则相反。临床上将这一现象称为"梯形变"或"假性半脱位"。节段性不稳定在交感型颈椎病的诊断上有重要意义,测量方法即在颈椎过屈过伸侧位 X 线片上,于滑移椎下一椎的椎体后缘做一连线并延长,分别测量过伸过屈使滑移椎体的后下缘与此线之距离,两者相加若 ≥2mm,椎体间成角 >11° 即可诊断为节段性不稳定。

(4)斜位片:左、右侧斜位分别拍摄,主要观察椎间孔的矢径、高度和钩椎关节的骨质增生情况。若钩椎关节有骨刺形成，则表现为椎间孔变形、变小。

（5）张口位片：主要观察寰枢关节有无排列异常、结构紊乱，寰枢椎之间的关系是否变异。

2. CT 检查 可以显示椎间盘突出的位置、大小、椎管的有效矢状径，关节突增生的程度，神经根压迫的情况，以及后纵韧带、黄韧带肥厚或骨化对椎管的侵占程度；脊髓造影配合 CT 检查可显示硬膜囊、脊髓和神经根受压的情况（图 3-11-2）。

3. MRI 检查 可以清晰地显示出椎管内、脊髓内部的改变及脊髓受压部位及形态改变，对于颈椎损伤、颈椎病及肿瘤的诊断具有重要价值。颈椎间盘退变后，其信号强度随之降低，因此无论在矢状面或横断面，MRI 都能准确诊断椎间盘突出。磁共振成像在颈椎疾病诊断中，不仅能显示椎间盘突出向后压迫硬脊膜囊的范围和程度，而且可反映脊髓损伤后的病理变化。脊髓内出血或实质性损害一般在 T_2 加权图像上表现为暗淡和灰暗影像。而脊髓水肿常以密度均匀的条索状或梭形信号出现（图 3-11-3）。

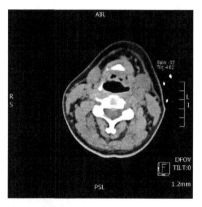

图 3-11-2　颈椎间盘突出 CT 影像

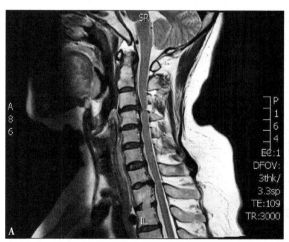 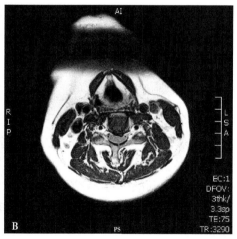

图 3-11-3　脊髓型颈椎病 MRI 影像
可见椎间盘突出向后压迫硬脊膜囊；
A. 矢状位；B. 横断面

4. 经颅彩色多普勒、数字减影血管造影、磁共振血管造影（magnetic resonance angiography，MRA） 上述检查可探查基底动脉血流、椎动脉颅内血流，推测椎动脉缺血情况，是检查椎动脉供血不足的有效手段，也是临床诊断颈椎病，尤其是椎动脉型颈椎病的常用检查手段。椎动脉造影和椎动脉 B 超对诊断有一定帮助。

（八）电生理评定

有助于鉴别神经源性还是肌源性肌肉萎缩，了解神经损伤的部位、范围、程度和再生情况。对于进行了体格检查和 MRI 检查后，不能确诊是否患有神经根型颈椎病的病人，可采用肌电图检查。

软组织型颈椎病仅可见疼痛侧颈竖脊肌、斜方肌上支肌电的平均振幅值降低。神经根性颈椎病肌肉松弛时出现纤颤电位，严重者可出现电位异常或电静息。正常收缩电位，低电压时会出现单纯相或干扰相。脊髓型颈椎病既有运动神经传导速度和动作电位降低及末梢潜伏期延长，也有感觉神经传导速度减慢，但肌电图检查对脊髓型颈椎病的诊断无特异性，仅可以用来排除症状混淆的周围神经病或合并嵌压性周围神经病。

在脊髓型颈椎病和神经根性颈椎病中，运动和体感诱发电位存在异常，可用于评价疾病的严重程度。但诱发电位并不常用于颈椎病的诊断和治疗，多用于脊髓型颈椎病的术中监测。

第四节 康复治疗

颈椎病可采用手术和非手术治疗方法。大部分颈椎病病人经非手术治疗效果优良，仅一小部分病人经非手术治疗无效或病情严重而需要手术治疗。

一、治疗原则

（一）软组织型颈椎病的治疗原则

以非手术方法治疗为主。牵引、按摩、理疗、针灸均可选用。

（二）神经根型颈椎病的治疗原则

以非手术治疗为主。牵引有明显的疗效，药物治疗也较明显。

（三）脊髓型颈椎病的治疗原则

部分病人虽 MRI 显示脊髓压迫明显，但脊髓损害症状较轻或有明显症状而无明显体征，应当先行非手术治疗并严密观察、定期复查。非手术治疗后症状、体征缓解者可继续康复治疗。非手术治疗 3～6 周后症状、体征不缓解或加重者可考虑手术治疗。该类型较重者禁用牵引治疗，特别是大重量牵引，手法治疗多视为禁忌证。

（四）椎动脉型和交感型颈椎病的治疗原则

以非手术治疗为主。90% 的病例均可获得满意疗效。具有以下情况者可考虑手术：有明显的颈性眩晕或猝倒发作，经非手术治疗无效者，经动脉造影证实者。

（五）混合型颈椎病的治疗原则

混合型颈椎病临床表现复杂，但常以某种类型为主要表现，除比较严重的脊髓受压的情况外，其他表现应以非手术治疗为主。

二、治疗方法

（一）非手术治疗

1. 卧床休息　可减少颈椎的负荷，有利于症状的减轻或消除。注意选择合适的枕头和颈部姿势。注意卧床时间不宜过久，以免发生肌肉萎缩，肌肉、韧带、关节囊粘连、关节僵硬等变化，造成慢性疼痛及功能障碍，不易恢复。还需强调的是在各型颈椎病的间歇期和慢性期，除症状较重的脊髓型病人外，应根据病人的具体情况，安排适当的工作，不需长期卧床休息。

2. 药物治疗　药物在颈椎病的治疗中可以起到辅助的对症治疗作用，常用的药物有：NSAIDs、扩张血管药物、营养和调节神经系统的药物、解痉类药物、中成药、外用药。

3. 颈椎牵引治疗　颈椎牵引疗法对颈椎病是较为有效且应用广泛的一种治疗方法，必须掌握牵引力的方向、重量和牵引时间三大要素，以保证牵引的最佳治疗效果。此疗法适用于各型颈椎病，对早期病例更为有效。对病程较久的脊髓型颈椎病进行颈椎牵引，有时可使症状加重，故较少应用。

（1）颈椎牵引的方法：通常采用枕颌布带牵引法。通过枕颌牵引力进行牵引，病人可以坐位或卧位，衣领松开，自然放松。操作者将牵引带的长带托于下颌，短带托于枕部，调整牵引带的松紧，用尼龙搭扣固定，通过重锤、杠杆、滑轮、电动机等装置牵拉。轻症病人采用间断牵引，重症者可行持续牵引。每天 1 次，15～20 次为一个疗程。

（2）颈椎牵引的参数选择

1）牵引时间：从生物力学的观点来看，颈椎牵引是给颈椎施加牵张力，使其发生应变，椎间隙加宽，椎间盘压力减小，缓解神经根、脊髓和血管受压,调整颈椎血管和神经之间的关系,改善颈椎的生理功能。相对于椎间盘和韧带,椎体为刚性物体,在受到应力作用时,几乎不产生应变,而椎间盘属于黏弹性物质,所以牵引时主要是椎间盘和韧带发生蠕变。根据蠕变方程拟合曲线和实际测量的结果,在蠕变曲线最初的 10 ~ 20min 内,椎间盘的应变随时间上升得较快,然后逐渐减慢,30min 后,即使时间再延长,应变也不增加。说明颈椎牵引时间以 20 ~ 30min 较合适。

2)牵引角度:关于牵引角度,虽然报道不一,但大多认为以颈椎屈曲 0° ~ 30°较合适。当牵引力向前倾斜一个小角度时,牵引力与颈椎的横截面垂直,能均匀加宽前后椎间隙,致使椎间孔与椎管均匀扩大,以减轻或消除颈肩部疼痛。前倾 8° ~ 10°的牵引力,对牵离被嵌顿的小关节也有作用,并使扭曲于横突孔中的椎动脉得以伸展,改善头部的缺血状况,使头晕、头痛得以减轻或消失。有观察表明,最大牵引力作用的位置与牵引的角度有关。颈椎前倾角度小时,牵引力作用于上颈椎,随颈椎前倾角度加大,作用力的位置下移。根据累及节段选择牵引角度可参考以下标准:C_1 ~ C_4 节段选择 0°,C_5 ~ C_6 段选择 15°,C_6 ~ C_7 段选择 20°,C_7 ~ T_1 节段选择 25°。有学者提出,应根据颈椎病的类型确定牵引的角度,颈型颈椎病牵引时颈椎宜前倾 10° ~ 20°,神经根型颈椎病前倾 20° ~ 30°,脊髓型颈椎病后仰 10° ~ 15°,在牵引过程中还应根据病人的反应做适当调整。

3)牵引重量:从小重量开始,参考值为 4 ~ 6kg,逐渐可增加至 10 ~ 15kg。牵引重量与病人的年龄、身体状况、牵引时间、牵引方式等有很大的关系。若牵引时间短,病人身体状况好,牵引的重量可适当增加,若牵引时间长,牵引重量要小些。在牵引时,可根据病人的反应做适当调整。牵引 1 ~ 3 次,可有颈部或患上肢酸胀或疼痛轻度增加的情况,这是局部组织或神经根受到牵拉刺激的反应。若牵引后疼痛明显增加或头晕,应调整牵引参数或停止牵引治疗。

4)注意事项:应充分考虑个体差异,年老体弱者宜牵引重量轻些,牵引时间短些,年轻力壮则可牵重些长些;牵引过程要注意观察询问病人的反应,如有不适或症状加重者应立即停止牵引,查

找原因并调整、更改治疗方案。

5)牵引禁忌证:牵引后有明显不适或症状加重,经调整牵引参数后仍无改善者;脊髓受压明显、节段不稳严重者;年迈椎骨关节退行性变严重、椎管明显狭窄、韧带及关节囊钙化严重者。

4. 物理因子治疗 主要作用是扩张血管、改善局部血液循环,解除肌肉和血管的痉挛,消除神经根、脊髓及其周围软组织的炎症、水肿,减轻粘连,调节植物神经功能,促进神经和肌肉功能恢复。常用治疗方法有直流电离子导入疗法、高频电疗法、低频调制中频电疗法、超声波疗法、磁疗、石蜡疗法、光疗、水疗、泥疗等。

(1)直流电离子导入疗法:应用直流电导入各种中、西药物治疗颈椎病,有一定治疗效果。但要用能电离的药物,并明确药物离子的电性,因药物离子是根据"同性相斥"的原理导入皮肤的。可导入的药物有中药制剂(如乌头碱提取物)、维生素类药物、镇痛药等。

(2)高频电疗法:常用的有短波、超短波及微波疗法,通过其深部透热作用,改善脊髓、神经根、椎动脉等组织的血液循环,促进功能恢复。

(3)低频调制中频电疗法:电极于颈后并置或颈后、患侧上肢斜对置,根据不同病情选择相应处方,如止痛处方、调节神经功能处方、促进血液循环处方。

(4)超声波疗法:频率 800kHz 或 1 000kHz 的超声波治疗机,声头与颈部皮肤密切接触,沿椎间隙与椎旁移动。

(5)磁疗:可采用脉冲电磁疗或磁热疗法。

(6)石蜡疗法:将加热后的石蜡敷贴于患处,使局部组织受热、血管扩张,循环加快,细胞通透性增加,由于石蜡的热作用持续时间较长,故有利于深部组织水肿消散、消炎、镇痛。

(7)光疗

1)紫外线疗法:颈后上平发际下至第 2 胸椎,配合超短波治疗神经根型急性期。

2)红外线疗法:各种红外线仪器均可,颈后照射,用于软组织型颈椎病,或配合颈椎牵引治疗(颈牵前先做红外线治疗)。

5. 矫形支具 颈椎的矫形支具主要用于固定和保护颈椎,矫正颈椎的异常力学关系,减轻颈部疼痛,防止颈椎过伸、过屈、过度转动,避免造成

脊髓、神经的进一步受损,减轻脊髓水肿,减轻椎关节间创伤性反应,有助于组织的修复和症状的缓解,配合其他治疗方法同时进行,可巩固疗效,防止复发。

最常用的有颈围、颈托,可应用于各型颈椎病急性期或症状严重的病人。颈托也多用于颈椎骨折、脱位,经早期治疗仍有椎间不稳定或半脱位的病人。但应避免不合理长期使用,以免导致颈肌无力及颈椎活动度不良。

6. 针灸疗法 临床上常用的针灸疗法包括电针疗法、温针疗法、穴位注射和灸法,也可应用耳针及水针治疗。

7. 手法治疗 手法治疗是颈椎治疗的重要手段之一,根据颈椎骨关节的解剖及生物力学的原理为治疗基础,针对其病理改变,对脊椎及脊椎小关节进行推动、牵拉、旋转等手法进行被动活动,以调整脊椎的解剖及生物力学关系,同时对脊椎相关肌肉、软组织进行松解,达到改善关节功能、缓解痉挛、减轻疼痛的目的。

常用的方法有中式手法和西式手法。中式手法指中国传统的推拿手法,一般包括骨关节复位手法及软组织推拿手法。西式手法在我国常用的有麦肯基(Mckenzie)方法、关节松动手法(Maitland 手法)和脊椎矫正术(chiropractic)等。

8. 运动疗法 运动疗法可增强颈与肩胛带肌肉的肌力,保持颈椎的稳定,改善颈椎各关节功能,防止颈部僵硬,矫正不良体姿或脊柱畸形,促进机体的适应代偿能力,防止肌肉萎缩、恢复功能、巩固疗效、减少复发。故在颈椎病的防治中运动疗法起着重要的作用。

(1)颈椎被动活动训练:颈椎病可致关节活动受限,以伸展、侧屈、旋转受限显著。被动活动训练包括被动活动度训练和被动活动对抗训练。

(2)颈椎主动活动度训练:次数以不明显增加病人的疼痛为标准,一般由病人自己进行,必要时应由医师指导保护。主动活动度训练常与康复训练中的徒手体操同时进行。

(3)颈部肌肉等长/等张收缩训练:等长收缩可维持和恢复颈部肌肉力量,对于颈托的病人尤为重要。以手掌施加阻力对抗颈部运动 5s,间歇 5s,重复 6 遍,每天 2～3 次。

(4)颈部悬吊训练:颈部悬吊训练是有效增加颈部肌力,特别是颈部局部稳定肌肌力,增加颈椎稳定性的有效方法。适用于颈型颈椎病和神经根型颈椎病的恢复期。训练时病人仰卧,使用专用宽吊带将枕部悬吊。根据病人情况可采用开链运动、静态/动态闭链训练。

9. 注射治疗 颈段硬膜外腔封闭疗法适用于神经根型、交感型颈椎病和颈椎间盘突出症。采用低浓度的局麻药物加皮质激素阻断感觉神经及交感神经在椎管内的刺激点,也可抑制椎间关节的创伤应激。要求严格在无菌条件下进行,CT或超声引导下定位会更加准确。

(二)手术治疗

1. 手术治疗方法 主要目的是解除由于椎间盘突出、骨赘形成或韧带钙化所致的对脊髓或血管的严重压迫,以及重建颈椎的稳定性。无论哪一型颈椎病,其治疗都是遵循先非手术治疗,无效后再手术治疗这一基本原则。这不仅是由于手术本身所带来的痛苦和易引起损伤及并发症,更为重要的是颈椎病本身绝大多数可以通过非手术疗法使其缓解和停止发展、好转甚至临床痊愈。除非具有明确手术适应证的病例,一般均应先从正规的非手术疗法开始,并持续 3～4 周,一般均可显效。对呈进行性发展者,则需要及早进行手术。手术术式分颈前路和颈后路手术两种。脊髓型颈椎病一旦确诊,经非手术治疗无效且病情日益加重者应当积极手术治疗;神经根型颈椎病症状重、影响病人生活和工作或者出现了肌肉运动障碍者;保守治疗无效或疗效不巩固、反复发作的其他各型颈椎病,应考虑行手术治疗。必须严格掌握微创治疗(髓核溶解、经皮切吸、PLDD、射频消融等)的适应证。

2. 术后注意事项 术后早期病人佩戴颈托活动,术后 6 周可去除颈托,开始颈椎功能锻炼,包括旋转及屈伸活动,但范围不能太大。12 周后,病人可以逐渐恢复至术前工作状态。颈椎前路椎间盘置换术后可佩戴颈托 2 周,2 周后不要再佩戴颈托。长时间的固定可使人工椎间盘前方骨痂生长,影响人工颈椎间盘的活动程度。

3. 围手术期康复治疗 颈椎病围手术期需要进行系统的康复治疗,有利于巩固手术疗效,弥补手术之不足,缓解手术所带来的局部和全身创伤,从而达到恢复病人心身健康的目的。围手术期康复治疗既要进行肢体的功能训练,又要注重病人的心理健康。

三、康复教育

随着年龄的增长,颈椎椎间盘发生退行性变几乎是不可避免的。但是,如果在生活和工作中注意避免促进椎间盘退行性变的一些因素,则有助于防止颈椎退行性变的发生与发展。

(一)明确认识

正确认识颈椎病,树立战胜疾病的信心。颈椎病病程比较长,椎间盘的退变、骨赘的生长、韧带钙化等与年龄增长、机体老化有关。病情常有反复,发作时症状可能比较重,影响日常生活和休息。因此,一方面要消除恐惧悲观心理,另一方面要防止得过且过的心态,放弃积极治疗。

(二)建立良好的生活习惯

颈椎病病人戒烟或减少吸烟对其缓解症状意义重大;饮酒要适量,最好每餐饮酒不超过白酒100g;避免过度劳累而致咽喉部的反复感染炎症,避免过度负重和人体震动进而减少对椎间盘的冲击;注意颈部保暖,避免风寒、潮湿,夏天要注意避免风扇,特别是空调直接吹向颈部;出汗后不要直接吹冷风,或用冷水冲洗头颈部,或在凉枕上睡觉;选择合适的枕头,枕头的合适高度是自己拳头的1.5倍高,枕芯填充物不要太软,最好用荞麦皮、稻壳、绿豆壳等透气好、经济实惠的物质作为枕芯。

(三)经常改变姿势

避免长时间低头或固定一个方向工作,避免颈部肌肉、韧带长时间受到牵拉而劳损,促使颈椎椎间盘发生退变。应在工作1h左右改变一下体位。改变不良的姿势:如卧床阅读、看电视,无意识的甩头动作等。

(四)避免颈部外伤

乘车外出应系好安全带并避免在车上睡觉,以免急刹车时因颈部肌肉松弛而损伤颈椎。不要互做拧头搂颈开玩笑,以免拧伤颈椎。出现颈肩臂痛时,在明确诊断并除外颈椎管狭窄后,可行轻柔按摩,避免过重的旋转手法,以免损伤椎间盘。

(五)重视青少年颈椎健康

随着青少年学业竞争压力的加剧,长时间的看书学习对广大青少年的颈椎健康造成了极大的伤害,从而出现颈椎病发病低龄化的趋势。应在青少年中宣传有关颈椎的保健知识,教育学生们树立颈椎的保健意识,重视颈椎健康,树立科学学习、健康学习的理念,从源头上堵截颈椎病。

(六)颈椎病的预后

颈型颈椎病的预后大多数较好。对于神经根型颈椎病,单纯髓核轻度突出者,及时治疗,大多可痊愈。髓核突出较重,病程较长,突出物与周围组织有粘连者,残留一定的后遗症。钩椎关节增生,早期治疗,恢复满意。多节段椎体退行性变,骨质增生广泛者,预后较差。对于脊髓型颈椎病,单纯椎间盘突出,造成硬膜囊受压,经非手术治疗后,恢复满意。因椎间盘突出造成脊髓压迫者预后较差。椎管矢状径明显变小并伴骨质增生、后纵韧带钙化者预后较差。椎动脉型颈椎病多因椎节不稳所致,预后较好。

第五节 颈椎病康复治疗的新理念及新技术

一、颈椎病分型的新理念与争议

目前国内外对颈椎病的临床分型意见仍未统一,尤其对于交感神经型颈椎病存有较多争议。建议不保留此类型的理由如下:①此类型的诊断仅依据症状而无特定的病理解剖部位,而且交感神经症状散布于颈椎病各型之中,更无定位特征,难以明确诊断,亦难以设计治疗方案;②由于椎动脉型和交感型颈椎病在临床症状方面有较显著的相似性,常常很难区分,因此建议统称为交感或椎动脉型。但大部分专家认为临床上许多病人的症状难以用椎动脉型解释,而是仅表现为交感神经症状,因此应保留此分型。

在颈椎病的致病机制中,动力性改变,包括颈椎节段性不稳、颈椎生物力学不良等是更重要的致病因素。颈椎退行性改变是颈椎病发病的病理基础,生物力学失衡是颈椎病的主要成因,而颈椎节段性不稳及相关肌群薄弱是导致生物力学失衡的主要原因。部分学者提出,应当补充颈椎不稳定型,理由是颈椎与腰椎在结构上相似,既然在腰段有腰椎不稳定这一诊断,并有其独立的诊断标准和治疗措施,那么对于颈椎有类似的病理解剖及病理生理表现者,亦应有与此相类似的诊断。不赞成这种分型的专家认为,尽管颈椎不稳定在颈椎病病人中十分常见,是一个值得重视的问题,但它是颈椎椎间关节退变过程中的一种病理现象,是椎间盘退变的继发改变。另外,颈椎不稳是颈椎病的一个并发症,已经成为一个独立的诊断,不必再作为独立分型。

有专家提议增加脊髓前中央动脉受压型,因为临床病例中,此种情况并非罕见,目前高清晰螺旋 CT 与 MRI 技术已能发现和证实脊髓前中央动脉受累。但部分专家认为脊髓前中央动脉难以获得明确的影像学特征;此种情况单独存在的机会很少,因此放在其他型中即可。也有专家认为,脊髓前中央动脉受压较难用客观检查证实,能否在脊髓型颈椎病的形成过程中强调前中央动脉的重要性。

因此,上述两型尚存在争议,仍需进一步增加循证医学的证据。

二、注重病史和整体评估

颈椎病的诱发因素较多,且长时间的疼痛不适会影响病人的生理和心理,导致其他疾病,影响病人的工作和生活,加重颈椎病症状,形成恶性循环。因此,颈椎病评估时,要以病人整体为重点,注重病史和整体评估,而非只关注颈椎病本身。详细病史采集对于明确诊断非常重要,且应特别关注是否存在严重脊柱疾病所可能产生的红色危险因子。一个或多个这种危险因子的存在提示需要进一步的靶向诊断或是需要专家会诊(表 3-11-2)。对于椎动脉型颈椎病病史的收集更应全面,增加下述因素:颈椎/颈部血管的创伤史、偏头痛史、高血压、高血胆固醇/高血脂、心脏病、血管疾病、脑血管病史和短暂性脑缺血、糖尿病、凝血功能紊乱/血液性状病变(如高同型半胱氨酸血症)、抗凝血治疗史、长期类固醇用药史、吸烟史、近期感染史、产后恢复期、轻微头颈部外伤、病人症状的合理生物力学理论支持等。

表 3-11-2　颈椎病评估的红色危险因子

类型	红色危险因子
脊髓型颈椎病	手部的感觉障碍
	手部固有肌的萎缩
	步行不稳
	Hoffmann 反射
	肱桡肌异常反射
	Babinski 征
	反射亢进
	直肠和膀胱功能紊乱
	多节段的肌力减弱和感觉改变
	年龄 >45 岁
椎动脉型颈椎病	跌倒发作
	眩晕
	与头部运动相关的头晕
	言语障碍
	构音障碍
	复视
	颅神经症状

三、注重颈椎手法治疗的安全性和副作用

颈椎手法治疗存在一定的副作用,包括暂时性的颈痛增加、放射性手臂疼痛、头痛、眩晕、视力减退和耳鸣,但严重的不良反应少见。通过全面的预先评估检查来判断病人是否出现颈动脉机能障碍和上颈部失稳的体征十分必要,如在检查中出现颈动脉机能障碍或者上颈部失稳的明显迹象,则不能使用颈椎手法治疗。在整个手法治疗过程中,应继续评价病人病情,如果出现任何风险,手法治疗必须立即中断;应立即将病人头部置于枕头上,身体呈仰卧位,同时抬高腿部以增加大脑血流,必须密切观察病人直到完全恢复。相比之下,使用非冲击技术不易造成不良反应。当无法判断时,应该先使用力度较轻的颈椎疗法,适当时可使用冲击手法治疗来配合治疗颈痛。

四、重视颈椎病病人的健康教育与心理治疗

颈椎病病程呈迁延反复,病人长期受到折磨,易产生较大的心理压力和各种形式的心理障碍,

也给家庭和社会带来经济负担，是影响人们健康的重要因素之一。应向病人讲解颈椎病相关的科普知识，使病人对颈椎病有正确的认识，更好地配合治疗，合理保养及锻炼，预防复发。

研究发现，颈椎病的发病与心理紧张、焦虑、应激有关，心理治疗的介入，不仅能减少或消除颈椎病病人由于病痛或功能障碍所引起的紧张、焦虑或抑郁等不良心理反应，而且能显著提高其康复治疗效果，有助于病人实现身心全面康复，提高生活质量。因此，应适当介入心理疏导、治疗。

颈椎病术后，由于对预后的恐慌忧虑以及手术导致的肢体创伤，病人常出现心理疾患，影响预后，甚至对日常生活产生影响，因此需要积极介入心理康复治疗，缓解病人紧张情绪，促进恢复。

五、康复新技术简介

运动治疗可增强颈肩背肌的肌力，使颈椎稳定，改善椎间各关节功能，增加颈椎活动范围，减少神经刺激，减轻肌肉痉挛，消除疼痛等不适，矫正颈椎排列异常或畸形，纠正不良姿势。随着运动治疗的发展，创新性的运动训练方式不断涌现，并显示出其优越性。

神经肌肉关节促进法（neuromuscular joint facilitation，NJF）是一种新型运动疗法，集合以往的特殊运动疗法和关节松动术的特点，通过对神经、肌肉、关节促进的同时，直接刺激关节囊内运动，通过改善关节囊内对位对线，改善关节囊内运动，进而改善关节运动功能。此方法根据颈椎病的运动学及病理学特点，选用 NJF 中骨运动时关节面运动原则，颈椎"屈曲 - 侧屈 - 旋转"和"伸展 - 侧屈 - 旋转"两种模式进行治疗，疗效明显，可作为治疗颈椎病的运动疗法方式。

鉴于颈椎病的复杂性，随着对其基础研究与诊断治疗的不断深入，我们对颈椎病的了解程度和临床治疗方法也将不断进行更新。

（张 杨 岳寿伟）

参 考 文 献

[1] 卓大宏 . 中国康复医学 . 2 版 . 北京：华夏出版社，2003.

[2] 中华人民共和国卫生部医政司 . 中国康复医学诊疗规范（下册）. 北京：华夏出版社，1999.

[3] 李增春，陈德玉，吴德升，等 . 第三届全国颈椎病专题座谈会纪要 . 中华外科杂志，2008，12（23）：1796-1799.

[4] HURWITZ EL，CARRAGEE EJ，VAN DER VELDE G，et al. Treatment of neck pain：noninvasive interventions：results of the bone and joint decade 2000-2010 task force on neck pain and its associated disorders. Spine，2008，33：123-152.

[5] FRONTERA WR，JETTE AM，CARTER GT，et al.Delisa 物理医学与康复医学理论与实践 . 5 版 . 励建安，毕胜，黄晓琳，译 . 北京：人民卫生出版社，2013.

[6] 侯树勋 . 骨科学 . 北京：人民卫生出版社，2014.

[7] 裴福兴，陈安民 . 骨科学 . 北京：人民卫生出版社，2016.

[8] 赵玉沛，陈孝平 . 外科学 . 3 版 . 北京：人民卫生出版社，2015.

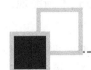

第十二章 肩关节周围疾病

第一节 概　述

一、流行病学

肩关节在人的日常生活及各类运动中起着非常重要的作用,所以肩关节疾病会严重影响人们的生活质量。肩关节疼痛在普通人群中很常见,给病人造成诸多痛苦,社会成本高。从生产力丧失、医疗成本和残疾保险索赔方面来看,肩痛对社会是一个巨大的负担。据统计,在北欧成年劳动人群中,肩、颈、上肢肌肉骨骼疾病的花费高达国内生产总值的 2.2%。这也导致了人们对肩关节疾病认识的混乱,在其分类上也缺乏一致性,肩痛的确切发病率难以准确统计。有综述报道称,肩痛的年患病率为 5% ~ 47%。1990—2006 年,在瑞典斯德哥尔摩某市进行的一项调查显示,自觉肩颈部疼痛的女性病人多于男性(患病率分别为 25% 和 15.4%)。此外,在调查研究的 16 年间,患病率不断增加。该研究者推测,患病率逐年增加可能起因于工作压力增大等因素。除了女性的发病率较高外,在普通劳动年龄人群中,发病率还随着年龄增长而增高。临床医师必须对此类疾病给予及时准确的诊断和治疗。

肩关节解剖结构和功能的复杂性增加了判明病因的困难度,由于缺乏对肩部疼痛的确切定义以及人群研究的方式存在差异,因此肩关节疾患的发病机制还不是很明确。主要引起肩痛的疾病包括肩撞击症、肩袖损伤及冻结肩等。肩部撞击症在“确诊”肩病中占 36.08%,就诊人群的患病率为 3.94%,是引起 45 岁及以上中老年人群肩痛的常见伤病。陈疾忤等流行病学研究报道,肩周炎好发于 40 ~ 70 岁的中老年人,在这个年龄段的患病率为 2% ~ 5%,左右手无明显

差异。大约有 10% 的肩周炎病人在第一次发病之后的 5 年内,对侧肩关节也会罹患“肩周炎”。其他一些研究中也发现“冻结肩”的患病率为 2.3%,在肩病病人中占 21.1%。国外相关研究显示,肩袖损伤的比例在肩痛伤病中要高得多。有研究发现,50 岁以上老年人中肩袖损伤的比例高达 23%。由于并非所有的肩袖损伤都表现出临床症状,所以在正常人群中,肩袖损伤的比例为 5.0% ~ 40.0%。

二、肩关节的解剖特点

(一)肩关节结构的生理弱点

肩关节包括盂肱关节、肩锁关节、胸锁关节及肩胸关节(肩胛骨与胸壁形成)。在肩关节运动中盂肱关节的活动最为重要。由于肱骨头大、关节盂小而浅,盂肱关节接触面在 1/4 ~ 1/3 之间,加之肩关节囊薄而松弛,使肩关节成为人体所有关节中活动范围最大、骨性约束机制最为有限的关节。因此当运动带给肩关节长时间、超范围、高速度、大强度的外部作用时,很容易引起关节囊、肌腱等结构大范围的松弛和损伤。

1. **肩关节的前方不稳定** 肩关节的前方不稳定是指由运动牵拉引起肱骨头过度向前移位,造成抵抗其前移的静力约束装置失效而产生的肩部疾患,常见于肩关节脱位。诱发肩关节前方不稳定的姿势多为上肢外展外旋位。

2. **肩袖肌群** 肩袖肌群是指冈上肌、冈下肌、小圆肌和肩胛下肌。这四块肌肉像袖子一样包裹肩部,又称为肩胛旋转袖。它们分别起于肩胛骨的冈上窝、冈下窝、背外侧面的上 2/3 与肩胛下窝,止于肱骨的大小结节,属于肩关节的远端稳定肌,起着悬吊肱骨、稳定肱骨头、协助三角肌外展的作用。止点部位的肌腱易发生变性甚至撕裂,是肩关节的解剖弱点。

3. **撞击综合征** 1972年Neer提出了喙肩弓韧带受到机械撞击的概念。Rathbun与Macmb等认为,手臂处于前屈、外展和内旋时,肱骨头和喙肩弓容易产生机械撞击,引起冈上肌及肱二头肌长头肌腱炎。不少研究人员认为,肩袖损伤是由继发性机械撞击所引起,原因在于肩关节静力与动力约束装置受到应力与疲劳因素的影响,造成盂肱关节不稳定,从而进一步造成继发性机械撞击。

(二)遵循肩关节的运动定律,避免肩关节运动损伤

肩的每一个动作都需要肩关节复合体中各关节和肌肉之间协调的运动,任何关节或肌肉的损伤都会影响肩关节的功能。医师判断肩部某处的损伤情况是如何影响病人的功能活动,以及肩关节运动中各组成部分的协作模式是否异常,是有效评估和治疗肩部疾患的重要基础。

肩关节外展运动六定律是肩部多关节运动的基础原理,了解这些原理对于理解肩关节运动方式很有帮助。但每个原理的实际运动幅度和运动方式都可能因个体的差异和研究方法不同而发生变化。具体运动定律内容参见图3-12-1、表3-12-1。

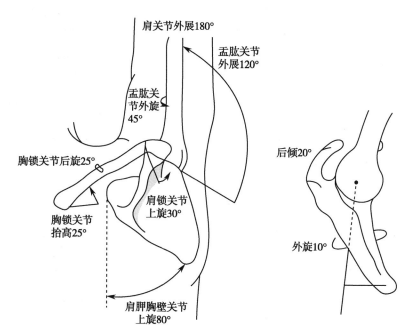

图 3-12-1 肩关节外展中各关节的角度

表 3-12-1 肩关节外展六定律

名称	内容
定律一	肩肱关节节律2∶1。即盂肱关节相对肩胛胸壁关节的运动比例为盂肱关节外展2°,胸壁关节上旋1°。当肩主动外展约180°时,盂肱关节外展120°,同时肩胛胸壁关节上旋60°
定律二	肩部外展时,肩胛骨上旋。当肩部完全外展时,肩胛骨上旋60°,由胸锁关节与肩锁关节共同动作组成。胸锁关节抬高25°,肩锁关节上旋35°
定律三	肩外展过程中,锁骨绕胸锁关节后缩25°。这有助于肩锁关节更加精确地定位肩胛骨的水平位置
定律四	肩完全外展时,肩胛骨后倾20°,外旋10°。肩胛骨的后倾主要是肩锁关节带动,而外旋是建立在胸锁关节及肩锁关节运动的基础上,幅度较小。也有学者认为肩部外展时肩锁关节内旋
定律五	肩外展过程中锁骨绕自身轴向后旋转约10°。锁骨的旋转多数发生在肩关节外展的较后期
定律六	肩外展过程中,盂肱关节外旋约45°。外旋使得肱骨大结节向后移至肩峰,并避开肩峰下间隙内容物

在肩关节的随意运动中,肩袖肌主动收缩产生的力在盂肱关节动态稳定中起到非常重要的作用。冈上肌是肩袖肌中使用最为频繁的肌肉,可协助三角肌外展肩关节并保持盂肱关节的稳定性,有助于维持肩峰下间隙。在外展过程中,冈上肌的收缩力使肱骨头向上滚动,同时充当了肌腱"隔板"的作用,限制肱骨头向上滑动;肩胛下肌可对肱骨头产生向下的拉力将肱骨头维持在肩关节盂内合适的位置;冈下肌和小圆肌使肱骨外旋。因此,训练肩袖肌群的协调运动、控制肱骨头过度向上位移,对减少盂肱关节的异常运动非常重要。另外,肩胛骨上旋是由前锯肌与斜方肌的协调运动得以实现,当前锯肌受损或活动减少时,易产生肩峰撞击综合征,导致肩袖损伤。

三、肩关节诊断技术

(一)肩关节的影像学检查

1. X线片 临床发现,约有1/3的病人,在粘连性肩关节囊炎的不同病程时期X线片上显示不同的特征性改变。早期:主要是肩峰下脂肪线模糊变形乃至消失(肩峰下脂肪线是指三角肌下筋膜上的一薄层脂肪组织在X线片上的线状投影)。中晚期:肩部软组织钙化,X线片可见关节囊、滑液囊、冈上肌腱、肱二头肌长头腱等处有密度淡而不均的钙化斑影。在病程晚期,X线片可见钙化影致密锐利,部分病例可见大结节骨质增生和骨赘形成等。但X线片对软组织损伤的诊断率极低。

2. CT 多层螺旋CT三维重组技术能准确、直观评价肩关节盂的解剖学形态,发现一些小的骨折、骨质增生等。因此CT检查常常作为肩关节周围疾病和肩部骨折、脱位、肿瘤以及结核等疾病的鉴别诊断手段,但对软组织损伤的诊断率为32.9%。

3. MRI MRI具有良好的对比度和组织分辨率,可以清楚地显示肩关节周围的肌肉、肌腱,特别是在需要鉴别有无肩袖损伤时可作为首选。文献报道MRI诊断肩袖损伤的敏感性为100%,特异性为95%。MRI对肌腱炎也有良好的分辨能力,可以观察到肌腱信号强度均匀性增加。MRI检查没有电离辐射,是一种很好的辅助诊断手段,但是体内有金属内置物、心脏起搏器者为检查禁忌,加之价格昂贵,在选择的时候应把握好指征。

4. 关节造影 关节造影由最初的X线关节造影发展到如今的CT关节造影(CT arthrography, CTA)及磁共振关节造影(MR arthrography, MRA)。每种检查方法影像学表现复杂多样,显示关节腔内病变情况各有其优缺点,如X线关节造影检查缺乏良好的软组织对比度,也难以避免前后重叠;CTA与X线造影检查相比,具有良好的软组织对比度,可以避免前后重叠,有很好的空间分辨率,但CTA难以显示细小的软骨改变;MRA具有良好的软组织对比度,可显示肌肉、肌腱、韧带结构,对冈上肌腱部分损伤的灵敏度高于MRI,这一特点是目前任何一种其他检查所不及的,所以在肩关节疾病的诊断方面具有较大的优势,但对钙化、骨硬化等的诊断价值有限,应结合X线、CT等。

5. 超声 超声能够较容易显示并可动态观察不同排列的肌肉,发现关节腔积液、滑囊积液、腱鞘及肌腱撕裂、软组织钙化和变性等异常。据文献报道,超声诊断肩袖部分撕裂的敏感性已达到93%,特异性可达94%;对肩峰下滑囊炎的诊断敏感性和特异性分别达到65%和98%;肌腱炎的敏感性和特异性分别达90%和97%,并经MRI和关节镜证实。但是其检查结果的准确性往往取决于操作者的经验,容易出现假阳性或假阴性而影响诊断和治疗。由于其对软组织具有良好的分辨能力、检查时的可视性、实时性、无放射性损伤、允许重复操作和价格低廉等优点,已逐渐成为当前早期发现和干预治疗肩关节疾病的重要手段。

(二)肌电图检查

肌电图(electromyography)检查对单纯肩关节周围疾病病人通常无异常发现,那么部分肩关节周围疾病病人进行肌电图检查意义何在?我们临床上遇到的部分病人可能并非单单患有肩关节周围疾病,可能同时患有颈椎病等其他导致肩痛、肩关节活动受限的疾病。对疑似有神经损害或不能排除者,肌电图检查是MRI的补充,同时在判断有无神经损伤方面又优于MRI。它从电生理的角度直接检测神经的生理功能,帮助确定神经损害的节段、程度、性质以及肩痛是否与颈椎病导致的神经根损害有关。相对于临床表现而言,肌电图检查较灵敏,能够准确区分是否存在神经源性损害、损害的具体神经根以及影响的肌肉和严重程度。但是它也有一定的局限性：颈椎间盘突出引起的神经根损害为后根神经节前损害，而后根神经节提供其远端神经生存所需的营养物质，故通常神经根性损害时，在周围检测感觉神经传导多没有异常发现；其次，支配肩周皮肤的感觉神经动作电位缺乏有效的检查手段。所以当颈神经根运动轴索损害较轻而主要影响感觉神经纤维时，肌电图可以没有异常发现。另外，肌电图检查时需要将电极针刺入待检测肌肉中，对病人而言有一定痛苦。

（三）肩关节镜的诊断价值

肩关节的关节腔较大，关节囊松弛，内镜易于进入，目前临床上运用关节镜技术探查及治疗肩关节疾病已十分成熟。肩关节镜（shoulder arthroscopy）的优势在于：①能在直视下观察盂肱关节内部及肩峰下结构以明确诊断病变，较传统X线、CT、MRI等影像学检查更为直接，属诊断的"金标准"；②发现病变后可直接在镜下进行手术或引导切开；③可更清晰地判断病变严重程度，寻找肩关节出现症状的病因，例如肩袖部分损伤，肩关节不稳定等。然而，肩关节镜属于有创技术，且医疗成本较高，因此不能替代传统的诊断手段，在应用时需严格掌握指征，医师首先要详细询问肩关节病史，进行常规及特殊体格检查，然后结合影像学检查，提出肩关节疾患的初步诊断——大多数初次就诊的肩关节病人可在保守和康复治疗后好转乃至痊愈。肩关节镜探查技术的指征为：难以确诊的复杂病例、保守治疗无效考虑进一步手术治疗的病例和具有绝对手术指征的病例等。而一般情况差、无法耐受手术或麻醉的病例、尚未接受肩关节系统性评估的病例、依从性差的病例以及不愿接受术后康复治疗的病例等则不宜进行肩关节镜检查。

第二节 常见的肩关节周围疾病

一、肩周炎命名的争议

不明原因的肩痛和活动障碍常被归结为"肩周炎"（scapulohumeral periarthritis），而肩周炎常累及哪些部位或具体包含哪些疾病呢？复习国内外文献，意见纷纭。早在1872年Duplay首次提出

了肩关节周围炎的诊断，他认为肩峰下滑囊炎症、变性、粘连等变化是肩痛和关节运动受限的主要原因。1907年Painter认为肩痛症的病因与钙盐沉积有关，同时期的Stieda提出肩关节周围炎乃钙盐沉积性肩峰下滑囊炎所致。1934年Codman将无明确外伤原因的肩痛伴有肩关节功能障碍的病理表现，统称为冻结肩（frozen shoulder）。1943年Lippmann强调所谓冻结肩是肱二头肌长头腱粘连性腱鞘炎所致。1945年Neviaser通过组织活检发现此类病例存在肩关节囊挛缩、关节囊滑膜下层慢性炎症和纤维化，因此提出"粘连性关节囊炎"（adhesive capsulitis）的概念，并逐渐被广泛接受。直到1970年，Neer研究肱骨大结节骨折时，发现在关节囊三角区有纵行撕裂，首次使用"肩袖间隙"（rotator interval, RI）描述肩袖冈上肌腱、肩胛下肌腱前上部的三角形空隙。1980年，Neer和Foster研究发现RI在肩关节稳定性中起重要作用。1981年，Rowe等研究发现盂肱关节脱位时RI各边尺寸大小变化很大。1987年，Nobuhara等首次报道大样本肩部RI病例，将其分为粘连性关节囊炎和盂肱关节脱位两种疾病。之后20多年有更多文献支持RI这一复杂的解剖结构在肩关节稳定性及生物力学功能方面所起的重要作用。

目前广义的"肩周炎"包括了肩关节滑液囊病变（如肩峰下滑囊炎）、盂肱关节囊病变（如冻结肩）、肌腱及腱鞘的病变（如冈上肌腱炎、肩袖破裂、肱二头肌长头腱及其腱鞘炎、撞击综合征等）和其他肩关节周围病变（如喙突炎、肩锁关节病变等）四大类疾患。狭义的"肩周炎"即粘连性肩关节囊炎，是指"冻结肩"或"五十肩"。根据美国肩肘外科医师学会定义：粘连性肩关节囊炎是一种特定的肩关节囊疾病，它是一类引起盂肱关节僵硬的粘连性关节囊炎，表现为肩关节周围疼痛和肩关节各个方向主动和被动活动度降低或受限，影像学检查除骨量减少外无其他明显异常的疾患。

我国至今仍广泛沿用"肩周炎"这一病名。由于其字面的含义及专科化程度不高，常被误认为是引起肩痛的肩关节周围疾病的统称，导致很多肩痛的病人被误诊为肩周炎。本小节讨论的内容主要指狭义的肩周炎，即粘连性肩关节囊炎。

（一）临床表现

肩部疼痛和肩关节活动受限为本病的主要临床表现。功能障碍主要表现为肩部疼痛、肩关节主动与被动关节活动度受限及穿衣、洗漱、如厕等日常生活活动能力受限。按疾病进展过程分为急性期、慢性期和功能康复期。各期临床表现如下：

1. 急性期 又称为凝结期，病变主要位于肩关节囊，肩关节造影常显示关节囊紧缩、关节下隐窝闭塞、关节腔容积减少、肱二头肌肌腱粘连。肱二头肌肌腱伸展时有不适及束缚感，肩前外侧疼痛可扩展至三角肌止点。

2. 慢性期 又称为冻结期，病变进一步进展，除关节囊严重挛缩外，关节周围大部分软组织均受累，胶原纤维变性，组织纤维化并挛缩而失去弹性，脆弱而容易撕裂，后期喙肱韧带增厚挛缩成索状。冈上肌、冈下肌、肩胛下肌紧张，将肱骨头抬高，限制其各方向的活动。滑膜隐窝大部分闭塞，肩峰下滑囊增厚，囊腔闭塞，关节囊、肱二头肌肌腱与腱鞘均有明显粘连。此期肩痛为持续性，夜间加重，影响睡眠，上臂活动及盂肱关节活动受限达高峰。

3. 功能康复期 又称为解冻期。通常在 7 ～ 12 个月，炎症逐渐消退，疼痛逐渐减轻，肩部粘连缓慢性、进行性松解，活动度逐渐增加。

（二）体格检查

通过如下的体格检查有助于把粘连性肩关节囊炎与冈上肌肌腱病变、冈下肌或小圆肌的肌腱病变、肩胛下肌肌腱病变、肱二头肌肌腱病变、肩袖损伤、肩峰下滑囊炎、肩撞击综合征、肩锁关节病变等疾病相鉴别。

1. Neer 检查（Neer' test） 病人肘关节伸展，前臂旋前，拇指朝下，检查者一只手固定病人肩胛骨，另一只手将患侧上臂外展位并屈曲30°，然后使病人肩关节被动内旋、前屈超过90°。诱发出肩部疼痛为阳性。提示肩袖损伤、肩峰下滑囊炎、肩撞击综合征。

2. Hawkins 检查（Hawkins' test） 病人肘关节和肩关节屈曲90°，肩关节外展并内旋，拳头朝下。检查者握住病人上臂的肘关节上端予以固定，并对其前臂远端前侧施力，使肩关节被动内旋至最大范围。当肱骨大结节与喙肩弓发生碰撞时引发病人肩峰部位疼痛为阳性，提示肩袖损伤、肩

峰下滑囊炎、肩撞击综合征。

3. 空罐检查（empty can test） 病人肩关节外展90°，水平内收30°，肘关节伸直，前臂旋前（拇指朝下，犹如将空罐翻转朝下）。检查者向病人前臂远端施加向下的压力，令病人试着维持此姿势并对抗检查者向下的阻力。引发病人肩部疼痛或者由于力弱不能对抗阻力为阳性，提示冈上肌肌腱病变。

4. 垂臂检查（Codman' test 或 drop arm test） 病人坐位或站立位，将病人手臂在冠状面上外展90°，然后在水平面上内收45°，令病人缓慢放下手臂。病人无法将患侧手臂以适当控制的方式垂放下来或引起剧烈疼痛为阳性，提示肩袖破裂或严重肌腱病变。

5. Yergason 检查（Yergason' test） 病人站立或坐位，检查者将病人肘关节被动屈曲90°，前臂旋前，引导病人肩关节外旋、前臂旋后，并在前臂远端施加旋前阻力令病人抵抗，同时在结节间沟处触诊肱二头肌肌腱。诱发局限于肱二头肌肌腱沟区的疼痛或检查者触诊时发现肱二头肌肌腱从结节间沟明显移位为阳性，提示肱二头肌肌腱病变。

6. Patte 检查（Patte' test） 病人坐位，肘关节屈曲90°，肩关节外展90°并外旋握拳使拳头朝上，试着做更大的肩部外旋动作。检查者用一只手阻抗病人外旋动作，另一只手给病人肘部以支撑。病人的肩部或肩胛骨部位出现疼痛，但仍保持部分肌力维持手臂外旋，或无力维持手臂外旋姿势为阳性。提示冈下肌或小圆肌的肌腱病变（疼痛/保有一些肌力）或破裂（手臂下垂）。

7. Apley 绕颈检查（Apley's scarf test） 病人坐位或直立。检查者将病人肩关节屈曲90°，将手臂水平移向胸部，使手臂向前移到对侧肩部。肩锁关节处疼痛、位移或听到咔嚓声为阳性。提示肩锁关节病变。

8. 背后抬离检查（lift-off test） 病人直立或俯卧，上臂内旋，肘关节中度屈曲，手背碰到中段腰椎。检查者指引病人向后举起手，以离开背部。病人无法对抗重力或检查者的微小阻力，将手举起离开背部，或与对侧相比，其动作明显受限为阳性，提示肩胛下肌肌腱病变。注意：病人肩胛下肌、背阔肌或菱形肌无力时可能会试着用肱三头

肌 / 肘部的伸肌来代替此动作。

（三）辅助检查

详见本章第一节的肩关节诊断技术。

二、肩袖损伤

肩袖肌的主要功能是上肢在上举运动中平衡盂肱关节的力量，对肩关节的稳定和活动起着非常关键的作用。在一般人群中，肩袖损伤是导致肩关节疼痛和功能障碍的重要病理因素。肩袖损伤发生的原因包括创伤、退行性病变和反复的轻微损伤。

（一）损伤机制

关于肩袖损伤的机制，目前可分为急性创伤性损伤（大创伤）和更为常见的重复性过度使用性损伤（微创伤）。

急性创伤性的肩袖损伤虽然不常见，但是在40岁以下的病人中，肩袖肌直接损伤可导致部分和全层撕裂。此外，在超过40岁的人群中，部分和全层的肩袖肌撕裂也可发生于创伤性肩关节前方不稳定的病人中，这些病人应特别考虑肩胛下肌的破裂。肩袖损伤的微创伤机制，主要分为以下四种情况：

1. 原发性撞击 主要是由于重复性的上肢过顶运动而导致冈上肌撞击肩峰的前、下侧面和 /或喙肩韧带。

肩峰形状可以分为三型：I型为扁平肩峰、II型为弧形肩峰和III型为钩形肩峰。虽然肩峰形状与肩袖疾患之间的因果关系尚不十分清楚，但是全层撕裂的发生似乎与II型，尤其是III型肩峰密切相关。囊侧、部分的肩袖肌撕裂与II型肩峰病有关。

原发性撞击分为三个阶段。第一个阶段是水肿和出血期。第二阶段是随着进一步的反复撞击而产生肩峰下滑囊的纤维化以及冈上肌腱的进一步发炎。第三个阶段是肩袖肌的部分或完全撕裂。

2. 继发性撞击 由于先天性的肩关节囊松弛、重复的微创伤或大创伤而导致肩关节不稳，使得对肩袖肌的力量需求增加，即肩袖肌试图使肱骨头稳定于肩胛盂。疲劳、内伤（肌腱炎）、肩袖及附着处的撕裂可能随之而来。如果肩袖肌肉继续疲劳，可能不能再把肱骨头稳定在肩胛盂的中心，从而使肱骨头在肩胛盂内的动态的头侧移动，导致肩袖肌的继发性撞击。

3. 拉伸断裂 肩袖微损伤的第三种机制是投掷时的肩袖肌张力性撕裂。投掷动作会产生极大的肩关节外旋和内旋。投掷运动时当冈下肌、小圆肌发力使肩关节产生极度外旋时肩胛下肌会发出信号，以减慢肩膀的外旋。然而，在这个过程中，所有的肩袖肌肉都处于最剧烈的运动状态。当肩胛下肌在肩关节内旋时，其余的肩袖肌肉也在离心收缩使手臂减速，在这样重复的运动过程中，肩袖肌肉容易超负荷、疲劳、发生肌腱炎症，甚至部分表面撕裂。同样，由于肩袖疲劳，肱骨头也可发生动态头侧移位，导致肩袖在肩峰下的继发性撞击。

4. 内上盂或后上盂撞击 微创伤的第四种机制是内上盂或后上盂撞击。这种情况发生在重复的过顶活动中，尤其是投掷者，当肩关节过度地向外旋转时，冈上肌后下侧面被肱骨头大结节和后上唇之间的部分撞击，造成后上唇的磨损和冈上肌后侧面的下表面撕裂。此外，这个位置对前下囊有很高的压力。

（二）临床表现

创伤性肩袖损伤的症状主要表现为疼痛、无力和活动受限。疼痛往往位于肩膀的前部、上部和外侧。有些急性肩袖肌腱炎的病人会在过顶运动时有间歇性的轻微疼痛。慢性肩袖肌腱炎病人在过顶运动时会有持续性、中度疼痛，休息时会有减轻。部分和全层肩袖撕裂的病人在休息时也大都存在持续疼痛，通常也会有夜间疼痛、肌肉无力和活动受限的症状。

三、肩撞击综合征——肩痛的元凶

肩撞击综合征（subacromial impingement syndrome, SIS）是肩峰下关节解剖结构或动力学异常等原因，导致肩关节上举、外展运动中，肩峰下组织发生撞击而产生的一系列症状、体征的临床症候群，是一系列肩峰下间隙内的病变，包括肩袖部分或完全撕裂、肩袖和肱二头肌长头腱炎症或变性及肩峰下滑囊炎，长期慢性疼痛和肩关节活动障碍是其主要临床表现，最终造成上肢功能受损。肩撞击综合征又名肩峰撞击综合征、肩峰下撞击综合征，国际疾病分类 ICD-11 命名为肩撞击综合征，本节沿用此命名。

肩部疼痛在普通人群中的发病率在7%～27%，并且随着年龄的增加而增加。其中肩峰撞击综合征是引起肩部疼痛最常见的原因，肩痛病人中50%～70%是由SIS引起的。肩撞击综合征由Neer在1972年提出，并将这一综合征分为三个时期。第一期，肩峰下滑囊或肩袖出现水肿和出血症状，可伴有肩部疼痛不适感，这种现象多见于小于25岁的病人；第二期，病人存在肩袖纤维变性和进行性炎症，可出现肩峰下滑囊疼痛，常见于25～40岁的病人；第三期，可伴有肩部受伤史、骨赘的形成和肩袖部分或完全撕裂，常见于40岁以上的病人。

肩撞击综合征被认为是由多种因素共同引起的，但发病机制至今仍有争议。肩峰下间隙变窄被认为是撞击的直接原因。目前已确定的可以引起肩峰撞击的因素有肩峰形态学异常、创伤或极限运动造成的肩关节不稳、肩关节退行性变、肩关节周围肌肉力量不平衡、肩关节囊紧张和颈胸椎姿势不良等，均可直接导致肩峰下间隙狭窄，或肱骨完成上抬运动时肩峰下间隙狭窄。有学者认为肩胛骨的运动障碍导致了肩峰下力学效应的改变，从而引起肩峰下组织的撞击而引起SIS。研究表明，增加肩胛骨的上旋和后倾将导致肩峰下组织压迫而发生SIS。有报道指出SIS是由于肩峰下组织的炎症或者肌群的薄弱，为了代偿而出现肩胛骨位置的改变而增加肩峰下的空间，从而减轻压迫。也有研究持相反的观点，认为减少肩胛骨的上旋，增加肩胛骨的前倾和内旋，从而减少肩峰下的空间，出现机械性地撞击组织导致SIS。Neer提出了SIS概念并指出95%的肩袖断裂可能都归因于机械撞击，但近年来"机械撞击"的概念遇到了挑战。Budoff指出90%～95%的肩袖功能的异常可能归因于肩袖肌腱的内在退化，如肌腱负荷过大、过度使用或者是外伤，而不是直接的机械压迫。虽然近期有许多学者质疑是否是机械性撞击导致肩峰下组织的损伤，但肯定SIS的发生至少与肩袖的病理变化有关。肩袖的退化引发撞击，而撞击的发生也加速了肩袖的退化和损伤。

该病好发于经常做上肢高举过头动作而反复损伤肩部的人群。病人的主诉与其他类型肩关节疾病的病人相似，均为肩周疼痛及活动受限。但SIS的特点如下：

（一）肩前方慢性钝痛

病人在上举或外展活动时尤为明显，撞击征二期病人，可出现夜间疼痛加剧，患侧卧位不能。

（二）疼痛弧

病人取站立位或坐位，患侧上肢伸直下垂，然后缓慢外展上举，病人从中立位开始主动外展直至上举过头过程中出现疼痛或疼痛加剧，通常发生在外展60°～120°时。

（三）撞击试验

Neer检查、Hawkins检查见前述。

（四）肌力减弱

肌力明显减弱与广泛性肩袖撕裂的晚期撞击症密切相关。肩袖撕裂早期，肩部的外展和外旋力量减弱，有时是疼痛所致。

（五）撞击注射试验

以1%的利多卡因3～5ml沿肩峰下注入肩峰下滑囊。若注射前、后均无肩关节运动障碍，注射后肩痛症状得到暂时性完全消失，则撞击症可以确立。本方法对非撞击征引起的肩痛病症可以做出鉴别。

临床上诊断SIS的方法没有统一和明确的规定，准确的诊断方法目前仍然没有得到证实。典型方法是撞击试验，但不建议使用任何单一的检查方法作为SIS的特殊检查。

第三节 康复诊断与康复目标

一、临床诊断

肩关节周围疾病的临床诊断需结合病人病史特点及辅助检查。要注意粘连性肩关节囊炎、肩袖损伤、肱二头肌长头肌腱病变、肩峰下滑囊炎、冈上肌腱炎、喙突炎、肩锁关节病变、肩撞击综合征等肩关节周围疾病的鉴别。

二、功能障碍诊断

肩关节周围疾病的功能障碍诊断分三个层面。身体与结构损害：如肩痛、肩关节活动障碍；活动受限：如洗漱、梳头等日常生活活动能力受限；参与受限：如工作、学习、社会生活等参与受限。

三、主要康复问题分析与对策

肩关节周围疾病主要问题是肩痛及肩关节主、被动活动受限,可以通过物理治疗、运动疗法、自主锻炼、麻醉下粘连松解、肩关节镜手术松解等方法治疗,详见第四节康复治疗。

四、康复目标

康复目标包括近期目标和远期目标的制订,需要依据病人个体情况综合考虑。一般近期目标解决病人就诊的主要问题,如消除肩痛,改善肩关节活动度,提高日常生活自理能力等。远期目标主要从防止肩关节周围疾病复发、回归社会等方面考虑。

第四节 康复治疗方案的制订

随着手术治疗技术(含开放手术治疗等)的发展,针对肩关节疾病的康复治疗水平亦在快速提高。有许多高质量的随机临床试验证明这些干预措施的短期以及长期的疗效。成功治疗的定义并不是病人获得全范围关节活动,对肩关节疾病的治疗来说,短期疗效的成功在于疼痛的明显减轻、肩关节功能水平的极大提高,病人的高度满意。而长期疗效的定义则是增厚的纤维组织重建形成更多正常胶原蛋白组织,肩关节活动度的持续提高和功能改善。

一、物理因子治疗在肩关节疾病中的应用

热疗法和电疗法在理论上可以缓解肩关节周围疾病病人的疼痛,但是使用单一方法比较难以证明,临床上常常将物理因子疗法与手法治疗以及运动疗法结合起来,以达到最优的治疗效果。

Dogru 等使用随机对照试验分析治疗性超声波疗法对于 49 名肩周炎病人的效果。受试者招募条件为肩关节无明显创伤、疼痛超过 3 个月、在所有平面上的肩关节活动度受限 25% 以上、活动伴随疼痛的、VAS 评分至少在 40mm、且盂肱关节在 X 线片上无病理改变。试验组在 2 周内进行了 10 次超声波治疗(频率:3MHz,功率 1.5W/cm², 时间 10min),对照组则接受假的超声波治疗(功率为 0W/cm²),且两组病人都接受由红外线造成的 20min 60°C 的热疗,并在随后进行钟摆运动和主动关节活动度训练。在 10 次治疗后测量 SF-36 分值、SPADI 分值、活动伴随的 VAS 评分,关节活动度。试验证明,超声波治疗组关节活动度提高明显高于对照组,屈曲和外展角度在治疗后也有显著的治疗效果,并且在治疗后的 3 个月随访中,内旋外旋角度显著优于对照组。

Guler-Uysal 等实施了一项前瞻性随机试验,将 42 名肩周炎病人使用湿热敷和持续性短波透热法与关节松动术进行比较。纳入标准为肩痛时间大于 2 个月、无明显外伤、主动被动关节活动度明显受限、肩关节运动时诱发疼痛且 VAS 大于 30mm。手法组病人每周进行 3 次为期 1h 的治疗。器械组则在接受 20min 湿热敷后进行 20min 短波透热疗法(220V/50Hz,振荡频率为 27.12MHz)。两组病人在治疗结束后都进行主动拉伸和钟摆训练,持续治疗直到病人肩关节活动度达到正常范围的 80%。95% 接受手法治疗的病人在治疗的第 2 周结束时即可获得 80% 的改善,相比之下,单纯接受热疗的病人只有 65% 的好转。但是因为这一试验并没有对照组,无法判断热疗是否会比单纯的病人自主锻炼更加有效,并且本试验对于肩周炎的纳入标准比较宽松,或许很多纳入试验的病人并不是狭义上的肩周炎——关节囊挛缩。

在临床中,可采用短波、超声波或电刺激疗法结合活动度和牵伸训练来减少肩周炎病人的疼痛并提高肩关节活动度

二、关节松动术在肩关节疾病中的应用

关节松动技术是近年来康复医学领域普遍采用的一种手法治疗技术,主要针对盂肱关节、肩锁关节、胸锁关节及肩胸关节。其中包括 Maitland 手法和 Kaltenborn 手法以及近年由 Mulligan 等提出的动态关节松动术(mobilization with movement, MWM)。MWM 在康复实践中已被证实安全有效,强调在治疗中不能引起病人的疼痛或加重疼痛,并可在一次治疗中选择多种治疗技术相结合以取得最佳疗效。有学者观察了 MWM 技术、终末端

关节松动术（end-range mobilization，ERM）和中间范围关节松动术（mid-range mobilization，MRM）对肩关节功能障碍的疗效，发现 MWM 和 ERM 治疗效果优于 MRM，且 MWM 手法对于肩胛肱骨节律（scapulohumeral rhythm）紊乱的肩关节功能障碍的病人治疗效果更明显。

Vermeulen 等人实施了一项随机前瞻性试验（n=100）比较 3 ～ 4 级关节松动术与 1 ～ 2 级关节松动术不与运动结合的效果。患有单侧肩周炎的病人即可纳入试验，但没有设置对照组，病人并不进行器械运动训练和家庭自主训练。病人接受 12 周的治疗，每周 2 次，每次 30min，并且在第 3、6 和 12 个月时使用肩关节等级评定量表、SDQ、SF-36、关节活动度和疼痛 VAS 进行评估。研究表明在最初的 3 个月，两组均出现明显的改善，3 ～ 4 级松动术组效果更好，但只有少数的比较项目达到了统计学差异，并且两种干预所有的差异都很小。3 个月后，约 25% 的病人接受了其他治疗（药物、注射），但这些病人和那些只进行 3 个月关节松动术的病人长期预后并没有显著差异。这项试验证实 1、2 级松动术（不达到组织的终末范围）不仅对于改善疼痛有效，对提高关节活动度和功能也有效果。

虽然有一些研究验证关节松动术对肩周炎病人可能是有效的，但仍然只有较少的证据支持关节松动比其他的干预方法有更好的效果。相关指南为 C 级推荐，这表明临床可以使用关节松动术来减轻疼痛、提高肩周炎病人的功能和关节活动度。

三、运动疗法在肩关节周围疾病中的应用

大量的研究已经证明疼痛或长时间的废用有促使稳定肌"关闭"的倾向，从而导致运动质量、肌力及神经肌肉系统控制能力降低。此时即使最初的疼痛得到缓解，稳定肌的"关闭"依然会持续，肩活动时可能引起再次损伤而出现或加重疼痛，这种恶性的循环由于缺乏主动治疗的介入最终会造成慢性损伤。运动疗法中的闭链练习则可帮助诱发"关闭"的稳定肌群重新启动主动运动，但要在熟悉肩关节运动节律的基础上教给病人正确的运动模式，否则适得其反。如"爬墙运动"在

肩关节的康复过程中被普遍使用，但是最近 Jason 等在正常人群进行的研究却发现，这项运动造成肩胛骨后旋、内旋明显增加，盂肱关节上抬，可加重肩关节的异常运动模式，不利于肩关节的康复，尤其是对于肩峰撞击综合征的病人。但如果运动中主动控制肩胛下肌使肱骨头下拉，同时使前锯肌与斜方肌协调收缩保持肩胛骨的运动节律，"爬墙运动"的益处才能真正的体现。

除了强调诱发"关闭"的稳定肌主动协调的运动外，还需通过运动疗法帮助病人恢复肩关节的本体感觉及周围肌肉的肌力、耐力和柔韧性。有学者强调肩关节部分负重（推墙、推床）等闭链训练肩袖肌及肩胛骨周围肌群的离心收缩，可增强肩关节的神经肌肉控制能力，调节肩周肌群的协调性。此外，悬吊运动疗法（sling exercise therapy，SET）是目前逐步发展起来的神经肌肉训练技术。因治疗中可以借助吊索与绳索，维持平衡与姿势稳定，借助"动态的闭链运动"激活"休眠"或失活的肌肉，达到恢复肩关节的正常功能，可能是今后治疗方法的选择。

最近有研究提出在疾病早期应强调肌力训练，认为在训练前不宜进行静态或神经肌肉易化技术（PNF）中的牵伸技术，而可以在每次肩关节训练结束后进行静态牵伸，以提高其柔韧性，防止肌肉功能受损。目前康复治疗在给病人进行肌力训练前往往会先给予关节松动或牵伸技术的方法是否会受到挑战将有待进一步的研究。

四、一般药物治疗

最常用的口服药物为非甾体抗炎镇痛药物。选择性 COX-2 抑制剂和对乙酰氨基酚也是有效的药物，其他如缓解肌肉痉挛的药物、中药和各种局部止痛的膏贴或擦剂等外用药物也有一定疗效。

五、皮质激素痛点注射的利弊

皮质类固醇会抑制粘连性肩关节囊炎病人的炎症反应，减轻其疼痛。几乎所有的研究结果都证明激素注射后活动范围有明显的改善，间接表明疼痛和肌肉保护性抑制是粘连性肩关节囊炎病人初期关节活动受限的原因，而不是纤维变性或粘连。

Carette 等对 93 例患有肩周炎的病人进行了随机对照前瞻性研究。研究对象纳入标准：患有肩周炎，症状发生 1 年以上；病人盂肱关节各方向活动受限大于 25%；SPADI 的总得分高于 30 分。研究者对比 4 种不同的干预措施的疗效。第一组皮质类固醇注射治疗。第二组接受皮质类固醇注射治疗并进行物理治疗。第三组接受生理盐水注射并进行物理治疗。第四组仅注射生理盐水。所有组的受试者都完成治疗师制订的家庭训练计划（home exercise program，HEP）。在第 6 周、3 个月、6 个月以及 1 年采用 ROM、SPADI 和 SF-36 作为评估结果的指标。物理治疗每周 3 次，每次 1h，持续 4 周。干预措施的选择基于病人肩周炎的时期而定，急性期病人接受缓解疼痛的治疗：电疗、冰疗、轻级别关节松动术和主动 ROM 活动。慢性组的病人则采用超声波疗法，高级别的关节松动术，主动和助动 ROM 活动和等长训练。

6 周后，皮质类固醇注射 / 物理治疗组的 SPADI 分数改变最大，然而与皮质类固醇注射组的分数没有显著性差异。此外，与没有皮质类固醇注射的两组相比，进行注射的两组分数显著提高。6 个月以后，4 组的 SPADI 的分数相似，但是皮质类固醇注射 / 物理治疗组的被动和助动 ROM 比其他组更好。12 个月后，4 组的结果没有显著差异性。研究得出结论：6 周后单一的关节内注射或同时进行物理治疗比单纯 12 次物理治疗更加有效。

但是仍有一些研究表明，长期使用糖皮质激素可诱导肌萎缩，骨质疏松，甚至可引起局部及全身的肌肉萎缩，使得肌肉细胞最大直径减小和肌肉细胞数目减少，并且会影响 II 型肌原纤维的分布与排列等。但对于短期应用的副作用，上述表现并不明显。目前康复治疗针对口服镇痛药或物理疗法镇痛治疗后效果不明显的粘连性肩关节囊炎疼痛病人，使用皮质激素痛点注射仍作为镇痛方法之一。临床应用发现，对粘连性肩关节囊炎 I、II 期的病人具有很好的疗效，尤其 I 期病人经过痛点注射后关节活动度的恢复比 II 期病人快。虽然关于激素的剂量和疗效的相关性尚无定论，但对于粘连性肩关节囊炎病人痛点注射的剂量选择应该个体化，需要考虑病人痛点的部位、年龄、性别、是否存在合并症等因素。

第五节　进展和展望

一、关于肩周炎的思考

（一）放弃肩周炎这一模糊病名？

近年来的共识是放弃肩周炎这一模糊的病名，改用肱二头肌长头腱鞘炎、喙突炎、冈上肌腱炎、肩峰下滑囊炎、冻结肩、肩袖损伤、肩撞击综合征等具体定位定性的病名，以便使病人获得及时准确的诊断和治疗。

（二）脑卒中后肩痛一定是肩手综合征吗？

临床中，肩痛是偏瘫病人常见的并发症之一，可发生在卒中 2 周以后，多于 2～3 个月，发生率约为 54%。那么脑卒中后肩痛一定是大家熟知的肩手综合征吗？过去人们认为脑卒中后肩痛主要与肩手综合征有关。但随着人们对肩关节软组织损伤的认识逐渐提高，对脑卒中后肩痛的危险因素进行了大量的临床研究后发现，偏瘫病人由于关节周围肌肉缺乏主动活动，使得静脉血和淋巴液淤滞，血液循环缓慢，易发生组织水肿，其内有浆液纤维性渗出物，更容易产生关节囊和肌腱粘连，导致肩周炎的发生。新近的研究也表明，伴有冈上肌腱炎、肱二头长头肌腱炎等肩关节软组织损伤的病人，在脑卒中后发生肩痛的概率很高。有学者对偏瘫肩痛病人进行关节造影和临床检查，发现 50% 的病人有粘连性关节囊炎，认为该症是肩痛的主要病因，而非既往认为的肩手综合征。

总之，脑卒中后肩痛发生的原因复杂，主要包括肩关节软组织损伤、肩关节运动功能受损及复杂性区域性疼痛综合征等，这些因素相互作用，最终导致了脑卒中后肩痛的发生。不同的肩部疾病对脑卒中后肩部疼痛的影响程度还需要进一步的研究。

（三）肩关节镜术后肩关节粘连的康复治疗

肩袖损伤关节镜术后 6～12 周内为肌腱与骨的愈合期，为保证组织得到充分愈合，术后 6 周内往往要求患侧肩关节以制动为主。术后早期面临的最大问题就是由于手术和制动带来的关节肿胀和粘连。有资料显示，正常关节制动 4 周，将发生相当程度挛缩，而受伤关节制动 2 周，就会导致结缔组织纤维融合,关节运动功能丧失。如果存在肿胀不及时处理,持续超过1~2周,就必然会加重局部粘连,最终限制功能活动。因此,术后及时和持续的康复训练对病人非常必要。主张术后第一天就进行康复训练,强调采取从等长到等张循序渐进的训练方法,避免新的损伤发生。另外,训练强度与频率要依据肩袖损伤的程度及手术中损伤的肩袖是否完全修补、是否伴有肱二头肌长头腱的切断等制订具体康复治疗计划。

二、冲击波在肩关节疾病治疗的应用

从早期操作复杂的聚焦式冲击波到目前操作简便的放射状冲击波——低能量气动式冲击波,冲击波治疗技术在近年来得到了迅速的发展。

冲击波在治疗软组织损伤方面,具有起效快、即刻疗效明显、止痛效果好、治疗时间短、对病人生活工作影响较小等优点。冲击波的治疗作用主要体现在以下四个方面:①修复作用,冲击波通过启动和加速炎症反应,加速组织修复的过程,尤其对于韧带、肌腱等血供较差的组织作用更有意义;②血管生成作用,冲击波通过刺激一氧化氮合酶、血管内皮生长因子等物质促进微血管的增生,达到加速修复的效果;③解痉作用,冲击波可以缓解脑卒中和脑瘫病人的痉挛状态,从而达到缓解肩痛的作用;④镇痛作用,冲击波可以有效缓解多种疼痛,包括肩痛。

冲击波可以通过参数设置,客观准确地控制治疗剂量,操作简便,辅助治疗师的关节松动和运动训练。尤其对于慢性难治性粘连性肩关节囊炎,关节囊粘连明显,单独的手法治疗费时费力、疗效差,而结合体外冲击波治疗,可明显改善关节活动度、缓解肩部疼痛、缩短治疗时间。

有研究表明:对于肩关节慢性钙化性肌腱炎,在改善肩关节功能、减少肌腱炎钙化面积和减轻疼痛方面,冲击波治疗疗效明显优于激光治疗;和微波对比,放射状体外冲击波镇痛作用强,迅速改善粘连性肩关节囊炎病人肩关节ROM。

目前临床上多将冲击波与短波、低频等联合应用,作用相互补充,缓解肩关节疼痛,改善肩关节功能,明显提高了粘连性肩关节囊炎单一疗法的治疗效果,缩短了整个粘连性肩关节囊炎的治疗疗程。

总体而言,体外冲击波是一种安全、有效的新型运动系统疾病治疗技术,但由于国内外对体外冲击波的作用机制及治疗方案的研究均处于起步阶段,体外冲击波的治疗规范或操作指南有待进一步的研究和探讨。

三、肉毒毒素肩关节注射治疗

肉毒毒素(botulinum toxin, BTX)是一种神经毒素,它通过选择性阻断神经肌肉接头处乙酰胆碱的释放来缓解肌痉挛,是目前治疗中枢神经系统疾病引起的肢体痉挛有效的治疗方法之一。临床中常用BTX-A。在卒中后肩痛的病人中,1/3为持续性难治性的疼痛,成为困扰病人和医师的难题。近年来有报道关节腔内注射肉毒毒素可减轻疼痛、明显改善肩关节外展功能的研究。BTX-A对于肩痛的主要作用机制有两种:①降低肌肉张力缓解疼痛,BTX通过阻断乙酰胆碱的释放降低肌肉张力,缓解了肌肉痉挛,这也是BTX注射缓解肩痛的重要途径;②直接的止痛作用,BTX直接镇痛的机制尚不明确,可能是抑制了疼痛感受器细胞膜上的机械敏感性离子通道而发挥作用,还有可能是直接的中枢镇痛作用,通过神经轴突逆行扩散至中枢神经系统的感觉神经核发挥止痛作用。

然而,BTX用于卒中后肩痛的治疗需要考虑的方面还很多。首先,关于注射时机和时效,有研究表明,发病时间越长的病人,注射BTX的效果越好,而且在早期痉挛状态不明显的时候,注射效果不显著。同时,相对于类固醇注射,BTX注射的效果比较持久,长达3~9个月。其次关于注射部位,肩胛下肌、胸大肌、大圆肌和背阔肌都可以作为注射点。最后,对于软瘫的病人,可以选择关节腔内注射的方式进行。

四、富血小板血浆肩关节痛点注射治疗

富血小板血浆(platelet-rich plasma, PRP)是指自体全血经离心分离后得到的血小板浓缩物。Hood等人于1993年首先提出PRP概念。研究表明,PRP中含有的血小板衍生生长因子(PDGF)、转化生长因子-β(TGF-β)、类胰岛素生长因子(IGF)、表皮生长因子(EGF)、血管内皮生长因子

（VEGF）等大量生长因子具有促进细胞增殖，胶原合成、分泌以及炎性趋化的作用。近年来，国内林俊宏等人将PRP注射于肩关节痛点，在缓解肩痛、改善肩关节功能方面取得了较好疗效，为粘连性肩关节囊炎的治疗提供了一种新方法。

（谢 青）

参 考 文 献

[1] DUPLAY S. De la peri-arthrite scapulo-humerale et des raideurs de l' epaule qui en sont la consequence. Arch Gen Med, 1872, 20 (1872): 513-542.

[2] PAINTER CF. Subdeltoid Bursitis. The Boston Medical and Surgical Journal, 1907, 156 (12): 345-349.

[3] GLATTHAR E. Zur pathologie der periarthritis humeroscapularis. Deutsche Zeitschrift f ü r Chirurgie, 1938, 251 (5-7): 414-434.

[4] LIPPMANN RK. Frozen shoulder; periarthritis; bicipital tenosynovitis. Archives of Surgery, 1943, 47 (3): 283-296.

[5] NEVISAR JS. Adhesive capsulitis of the shoulder a study of the pathological findings in periarthritis of the shoulder. The Journal of Bone & Joint Surgery, 1945, 27 (2): 211-222.

[6] NEERII CS. Displaced proximal humeral fractures Part I: Classification and evaluation. The Journal of Bone & Joint Surgery, 1970, 52 (6): 1077-1089.

[7] NEER CS, FOSTER CR. Inferior capsular shift for involuntary inferior and multidirectional instability of the shoulder. A preliminary report. J Bone Joint Surg Am, 1980, 62 (6): 897-908.

[8] ROWE C, ZARINS B, CIULLO J. Recurrent anterior dislocation of the shoulder after surgical repair. Apparent causes of failure and treatment. The Journal of Bone & Joint Surgery, 1984, 66 (2): 159-168.

[9] NOBUHARA K, IKEDA H. Rotator interval lesion . Clin Orthop Relat Res, 1987, 223: 44-50.

[10] WALDT S, BURKART A, IMHOFF AB, et al. Anterior shoulder instability: accuracy of MR arthrography in the classification of anteroinferior labroligamentous injuries. Radiology, 2005, 237 (2): 578-583.

[11] SANTAMATO A, SOFTRIZZI V, PANZA F, et al. Short-term effects of high-intensity laser therapy versus ultrasound therapy in the treatment of people with subacromial impingement syndrome: a randomized clinical trial. Phys Ther, 2009, 89 (7): 643-652.

[12] MARX RG, MALIZIA RW, KENTER K, et al. Intra-articular corticosteroid injection for the treatment of idiopathic adhesive capsulitis of the shoulder. HSS J, 2007, 3 (2): 202-207.

[13] YOON SH, LEE HY, LEE HJ, et al. Optimal dose of intra-articular corticosteroids for adhesive capsulitis: a randomized, triple-blind, placebo-controlled trial. Am J Sports Med, 2013, 41 (5): 1133-1139.

[14] LUNDEN JB, BRAMAN JP, LAPRADE RF, et al. Shoulder kinematics during the wall push-up plus exercise. J Shoulder Elbow Surg, 2010, 19 (2): 216-223.

[15] ROY JS, MOFFET H, HEBERT LJ, et al. Effect of motor control and strengthening exercises on shoulder function in persons with impingement syndrome: a single-subject study design. Man Ther, 2009, 14 (2): 180-188.

[16] COKUN BI, BASARAN S. Hemiplegic shoulder pain: a common clinical consequence of stroke. Pract Neurol, 2014, 14 (2): 88-91.

[17] HUANG YC, LIANG PJ, PONG YP, et al. Physical findings and sonography of hemiplegic shoulder in patients after acute stroke during rehabilitation. J Rehabil Med, 2010, 42 (1): 21-26.

[18] MANGONE G, VELIAJ A, POSTIGLIONE M, et al. Radial extracorporeal shock-wave therapy in rotator cuff calcific tendinosis. Clin Cases Miner Bone Metab, 2010, 7 (2): 91-96.

[19] CHOI JG, SHIN JH, KIM BR. Botulinum toxin A injection into the subscapularis muscle to treat intractable hemiplegic shoulder pain. Annals of rehabilitation medicine, 2016, 40 (4): 592.

[20] LE HV, LEE SJ, NAZARIAN A, et al. Adhesive capsulitis of the shoulder: review of pathophysiology and current clinical treatments. Shoulder Elbow, 2017, 9 (2): 75-84.

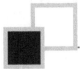

第十三章 骨关节炎

第一节 概　述

骨关节炎是一种常见的多因素疾病，其发病率随着年龄的递增而增加，尽管称作骨关节炎，但其发病源于机械因素而非炎症因素，炎症在骨关节炎的发病过程中起着次要作用。对于骨关节炎的发病机制有两种理论，一种理论认为骨关节炎是疾病的一系列过程，具有共同的病理特征，最终导致关节功能丧失；另一种理论认为，骨关节炎是人类进化造成的最终后果，人类的关节不符合从四肢行走到直立行走的姿势改变的要求，导致关节损伤随年龄的增长不断积累，人类寿命的延长使得人类在后来的岁月中难以修复关节的损伤。对于原发性骨关节炎来说，正常关节超负荷导致损伤的观点已被广泛接受。

一、定义与分类

骨关节炎（osteoarthritis，OA）是发生在滑液关节的一种发展缓慢的，以局部关节软骨破坏，并累及软骨下骨、滑膜组织、关节囊、韧带和肌肉等所有结构，出现相邻软骨下骨板骨质增生、骨唇形成为特征的骨关节病。

骨关节炎分为原发性和继发性两类。原发性骨关节炎多发生于中老年，无明确的全身或局部诱因，与遗传和体质因素有一定的关系。继发性骨关节炎多发生于青壮年，可继发于创伤、炎症、关节不稳定、慢性反复的积累性劳损或先天性疾病等。

二、流行病学及病理生理学变化

（一）流行病学

骨关节炎以中老年病人多见，患病率随年龄的增长而升高。不同地区、不同关节的骨关节炎患病率也不相同。我国的膝关节症状性骨关节炎的患病率为 8.1%，女性高于男性；呈现明显的地域差异，西南地区和西北地区最高，华北地区和东部沿海地区相对较低，农村地区膝关节症状性骨关节炎患病率高于城市地区。随着我国人口老龄化的进展，骨关节炎的发病率还有逐渐上升的趋势。骨关节炎可导致关节疼痛、畸形与活动功能障碍，进而增加心血管事件的发生率及全因死亡率，尤其是症状性膝关节骨关节炎，研究认为可导致全因死亡率增加近 1 倍。

（二）病理生理学变化

骨关节炎的病理改变发生在软骨、骨、关节腔和关节囊。关节软骨的变形发生最早，具有特征性病理变化。软骨基质内糖蛋白丢失时关节表层的软骨软化，在承受压力的部位出现断裂，使软骨表面呈细丝绒毛状。研究表明，病变的进展来自酶对软骨的分解作用。以后软骨逐渐片状脱落而使软骨层变薄甚至消失。软骨下的骨质出现微小的骨折、坏死，关节面及周围的骨质增生构成 X 线上的骨硬化和骨赘及骨囊性变。关节滑膜可因软骨和骨质破坏等呈轻度增生性改变。严重的骨性关节炎者关节囊壁有纤维化，周围肌腱也可受损。

目前研究认为关节软骨退变是骨关节炎病理变化的关键。关节软骨主要由 1% 的软骨细胞和 99% 的软骨基质构成，不含神经、血管和淋巴组织，其营养来自滑膜表面和软骨下血管。关节软骨在正常生理应力作用下，关节液与软骨基质内液相互交换，使软骨细胞获取营养，维持软骨的正常结构和功能。当关节的负荷异常，超生理限度的应力作用于软骨时，过高应力使胶原纤维网架的化学和物理连接发生松弛，超微结构破坏，进而导致胶原纤维疲劳性断裂。虽然发生病变关节的软骨细胞有复制和产生新生软骨细胞的活性，但由于所产生的胶原、蛋白多糖、透明质酸不能有机的结合以及保持细胞外基质充分的稳定性，最终使这种细胞的修复反应减弱、失衡，进而形成病变，但目前对其确切的机制尚不十分清楚。从宏观上看，骨关节炎的病理学变化是一个损伤与修复两者平衡被破坏所造成的结果。随着时间的推移，修复机制逐渐下降，产生了不平衡，机体为了适应新的不平衡产生代偿性或适应性变化。

（三）生物力学变化

关节软骨内的软骨细胞能利用环境中的力学信号来调节它们的代谢活动，并将力学信号转化成生物信号。在生物应力作用下，力学信号的传递可改变细胞内的第二信使 NO 或 Ca^{2+} 的浓度，直接或间接影响细胞因子如白介素 -1（IL-1）、肿瘤坏死因子（TNF）等 mRNA 的表达，最终可影响脂蛋白的合成。

关节运动是软骨经历循环应力载荷而发生周期性变形和复原的过程。循环载荷是软骨细胞执行正常功能和维持细胞外基质正常表型的基本因素之一，随着力学环境的改变，软骨细胞作出相应应答，调整代谢并维护软骨组织的生理功能。持续的静压抑制软骨的合成功能，一定频率的循环压力促进软骨细胞的合成功能。适度的、间歇的、周期性的关节负荷对保持正常的关节功能是必需的、有益的。但压力作用时间过长，软骨细胞恢复正常代谢所需时间也越长，超过 24h 或压力大于关节软骨负荷的 30% 时，会对软骨造成损害。目前研究认为，异常的应力可以导致软骨细胞凋亡，并使黏多糖从软骨基质中释放出来破坏软骨基质，进而导致骨关节炎的发生和发展。

三、病因及预防

（一）发病原因

骨关节炎的发病机制复杂，具有遗传倾向，其确切的病因尚不明确。有文献记载以来，研究一直围绕着关节软骨的退变而进行，近期的热点集中在信号传导通路及易感基因的研究。近些年来，骨组织的改变在 OA 中的作用越来越多的受到人们的关注。虽然病变先发生在骨组织还是软骨中目前还不清楚，但可以确定骨组织在 OA 早期已经开始产生变化。一些研究旨在探讨骨组织是否为 OA 发生时最初的受累组织，并将软骨原

骨（cartilage bone）作为一个独特的功能单位进行研究。关于骨组织改变如何导致软骨的破坏，目前主要有以下两个观点：①骨组织的变化会导致关节软骨周围机械应力分布的改变，进而导致软骨破坏；②骨组织代谢的改变会引起相关可溶性生物介质的释放，导致关节软骨的破坏。本文就关节软骨破坏的相关机制进行阐述，该过程涉及的关键性因素如下：

1. 软骨及骨代谢过程中重要的细胞因子及信号通路 这些细胞因子及信号通路对软骨降解的作用在于它们能够增加金属蛋白酶的产物及活性、导致软骨细胞病理性凋亡、抑制蛋白聚糖及胶原的合成，进而导致软骨代谢失衡，最终引起软骨降解。

（1）抑制合成促进分解的细胞因子：代表性的有肿瘤坏死因子 α（TNF-α）、白细胞介素（IL-1, 6, 8, 11, 17）及白血病抑制因子（LIF）。

（2）促进合成抑制分解的因子：其中包括转化生长因子 β（TGF-β）、骨形态发生蛋白 7（BMP7）、成纤维细胞生长因子 2（FGF-2）、胰岛素样生长因子 1（IGF-1）。

（3）低氧诱导因子（HIF）主要参与成员：HIF-1α, 2α, 3α。

（4）Wnt/ 卷曲受体（FADR）/β- 粘连蛋白通路：Wnts 被认为是维持骨组织及软骨稳态的关键调节因子。

（5）Hh-Smo 信号通路：OA 时该通路靶目标，H 受体蛋白（Ptch1）、解聚蛋白样金属蛋白酶 5（ADAMTS5）、金属蛋白酶 13（MMP13）均表达增高。

（6）细胞基质稳定性：基质稳定性的下降会导致软骨细胞修复反应减少。

（7）其他：NO 及前列腺素 E_2（PGE_2）等。

2. 基因 骨关节炎不是一个单纯的老化过程，其具有较高的遗传性，目前已确定相关易感基因如下：

（1）与软骨细胞代谢有关的基因：生长分化因子（GDF5）基因、钙调蛋白（CALM1）基因、Asporin（ASPN）基因等。

（2）炎症相关性基因：例如，位于 2q13 的 IL-1 基因群与膝骨关节炎有关；手骨关节炎与 IL-1 的 AA 基因型相关；PTGS2 和 PLA2G4A 分别

编码环氧酶2（COX-2）和磷脂酶A2（PLA2），参与前列腺素E$_2$（PGE$_2$）的合成路径。

其他如甲状腺调节通路相关基因（DIO2）、凋亡通路基因、结构性基因（COL6A4）、7q22位点上的基因座（GPR22及其他四种基因）、Ⅱ型胶原（COL2A1）基因、维生素D受体（VDR）基因、雌激素受体（ESR）基因、亮氨酸重复序列和同源钙

调蛋白（LRCH1）基因等。

3. **免疫损害** 关节软骨的损伤导致一些软骨特异性自身抗体的释放，包括T、B细胞、巨噬细胞、细胞因子、趋化因子以及补体系统的激活，最终导致软骨降解因子的释放，进一步引起关节软骨的破坏。其参与机制如图3-13-1所示：

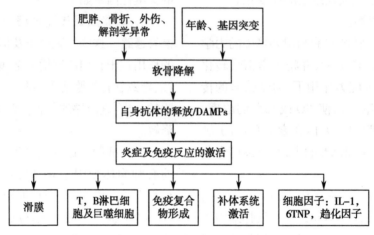

图 3-13-1　骨关节炎免疫损害机制

4. **基质蛋白酶** 目前骨性关节炎中关于基质蛋白酶的研究以金属蛋白酶（MMPs）和丝氨酸蛋白酶为主。蛋白酶表达导致的软骨基质降解丢失是OA软骨退变的重要原因，其中MMPs起着重要作用。研究报道与OA相关的MMPs包括MMP-1, 2, 3, 7, 8, 9, 13。

5. **其他** 血管病理变化、激素等对骨关节炎也有重要影响。

（二）危险因素

骨关节炎发病的危险因素分为两种：系统性因素和局部性因素。系统性因素是指与骨关节炎发生发展相关的机体全身的状态，包括年龄、性别、激素水平、种族、遗传、骨密度以及营养状况、小腿长度等。局部因素是指可能导致骨关节炎受累关节局部生物力学及微环境异常的因素，包括肥胖、外伤史、职业因素、运动及生物力学异常等。

（三）预防措施

骨关节炎的预防措施是针对其发生和发展的危险素而制定的，骨关节炎病人的健康教育非常重要，包括减肥、预防关节损伤、预防职业性关节慢性劳损等。研究表明，肥胖者减重5kg，可使日后10年内患膝骨关节炎的危险减少50%。

第二节　骨关节炎的临床表现及功能评价

一、临床表现

（一）病史

应详细采集病史，包括主要症状、发病时间、病情演变过程和治疗过程等。

（二）症状和体征

包括关节疼痛及压痛、关节活动受限、关节肿胀及畸形、骨摩擦音（感）和肌肉萎缩。

（三）影像学检查

骨关节炎的影像学检查包括X线、MRI、超声检查、关节镜等。目前X线检查仍是骨关节炎首选的影像学检查。MRI对于临床诊断早期骨性关节炎有一定价值，可显示受累关节的软骨厚度变薄、骨髓水肿、半月板损伤及变性、关节积液等。超声检查有助于检测骨关节炎早期如渗出、滑膜增生等病理改变。虽然关节镜是评价关节软骨受损的"金标准"，但因其具有创伤性且不能显示软

骨深层改变和软骨下骨质改变,不常规用于诊断骨关节炎。

(四)实验室检查

骨关节炎伴有滑膜炎症时,可出现 C 反应蛋白和红细胞沉降率轻度增高。一些生物学标志物可反映关节的新陈代谢,如硫酸软骨素新表位（3B23,7D4,846）、C-Ⅱ型原胶原前肽等,可在影像学变化之前提示骨关节炎。

二、功能障碍评价

根据临床表现对各种功能障碍进行评价,常用的方法如下:

1. **疼痛评定**　采用视觉模拟评分法（VAS）、数字评分法、关节的压痛采用 Ritchie 关节指数。

2. **关节肿胀评定**　关节周径的测量。

3. **肌力评定**　采用徒手肌力评定各部位 OA 主要的相关代表肌群,采用等速肌力评定进行定量评估。

4. **关节活动范围评定**。

5. **关节功能评定**　常用 WOMAC（美国西部 Ontario 和 McMaster 大学骨关节炎指数评分）,或根据各部位 OA 选择相应的关节功能评定量表,如髋关节 Harris 评分、膝关节常用 Lysholm 评分、HSS 评分。

6. **ADL 评定**。

7. **生活质量评定**　如 SF-36。

8. **ICF 评定**。

第三节　骨关节炎的康复治疗

骨关节炎的治疗目的是减轻或消除疼痛,矫正畸形,改善或恢复关节功能,改善生活质量。其总体治疗原则是非药物与药物治疗相结合,必要时手术治疗,治疗应个体化。2007 年,国际骨关节炎研究学会（OARSI）通过对现有治疗指南进行严格评价,并对近期研究结果进行系统性回顾,制定了一个可持续更新、基于循证医学和国际共识的髋、膝骨关节炎（OA）治疗指南。指南中对现有治疗方法的认可度及循证等级进行了统计学分析,结果如表 3-13-1 所示。然而,在 2008 年及 2013 年美国骨科医师协会《膝关节骨关节炎循证医学指南》（第二版）中,对一些既往广泛应用的（诸如硫酸软骨素、关节腔透明质酸注射、关节镜下关节清洗及清创术等）治疗方案的有效性提出了质疑,具体内容详见后文。

表 3-13-1　现有指南推荐的治疗方法的认可度及循证等级

认可度（推荐该疗法的指南数 / 收录此疗法的指南数）				
<25%	25%	50%	75%	100%
Ⅰ　超声（1/5）	硫酸软骨素（2/7）	热/冷敷（7/10） 硫酸氨基葡糖（6/10） NSAIDs+H$_2$ 受体抑制剂（5/8）	NSAIDs（15/16） 垫鞋垫（12/13） 戴护膝（8/9） 外用辣椒素（8/9） 关节内注射透明质酸（8/9） 关节内注射类固醇（11/13） 经皮神经电刺激（8/10） 外用 NSAIDs（7/9）	有氧锻炼（21/21） 肌力锻炼（21/21） 对乙酰氨基酚（16/16） 宣教（15/15） COX-2（11/11） 阿片类药物（9/9） 自我管理（8/8） 水疗（8/8） NSAIDs+PPI（8/8） NSAIDs+ 米索前列醇（8/8） 电话随访（2/2）
Ⅱ　激光（1/6） 电疗/电刺激（1/8）	保健品（1/3）	针灸（5/8） 按摩（1/2） 双醋瑞因（1/2）	减轻体重（13/14） 髌骨贴敷固定（12/13） 鳄梨大豆未皂化物（3/4）	综合治疗（12/12） 关节冲洗术（3/3） 中草药（2/2）

续表

	认可度（推荐该疗法的指南数/收录此疗法的指南数）			
<25%	25%	50%	75%	100%
Ⅲ				全髋关节置换术（14/14）
				截骨术（10/10）
Ⅳ 口服类固醇（0/2）		关节镜清理术（5/6）		使用手杖（11/11）
				转诊（5/5）
				膝关节融合术（2/2）
				膝关节抽吸术（2/2）

一、康复干预的措施

在各种版本的治疗指南中，康复干预措施均是强烈推荐等级。康复干预的目的是减轻疼痛、改善功能，使病人能够很好地认识疾病的性质和预后。康复干预的总体治疗原则应依据病人年龄、性别、体重、自身危险因素、病变部位及程度等选择阶梯化及个体化治疗。

（一）健康教育及自我管理

骨关节炎病人的健康教育非常重要，医务工作者应通过口头或书面形式进行 OA 的知识宣教并帮助病人建立长期监测及评估机制，应对病人进行骨关节炎的病因、预防与治疗相关知识的教育。建议病人改变不良的生活及工作习惯，避免长时间跑、跳、蹲，同时减少或避免爬楼梯、爬山等。减轻体重不但可以改善关节功能，而且可减轻关节疼痛。应平衡关节休息和负重活动，避免长期采用同一姿势，避免对关节突然用力，注意适当保暖。在日常生活中注意保护关节，预防关节损伤。可以进行适量的有氧锻炼（如游泳、骑自行车等），关节功能训练（如膝关节在非负重位下屈伸活动保持关节最大活动度），肌力训练（如髋关节 OA 注意外展肌群的训练）等。家庭和社会的支持与帮助对病人的治疗起积极作用。

（二）调整和限制活动量，减轻关节负荷

骨性关节炎病人肿痛明显时，应调整和限制活动量，减轻关节负荷。可适当卧床休息，减少每天的活动量，把活动量调整到关节能耐受的范围。下肢负重关节（膝关节、髋关节）受累时，则应避免跑、跳等剧烈活动形式；避免持续屈膝作业，少做屈膝运动；减少每次步行的距离和时间。

（三）运动疗法

运动疗法对增强骨关节炎病人的肌力、保持或恢复关节活动范围、改善关节功能及预防和减轻骨质疏松具有重要作用。运动形式包括关节功能训练、力量训练、有氧训练、本体感觉训练和关节保护技术的使用。大量的临床研究表明，精心设计的训练计划可获得良好的临床结果。在医生的指导下选择正确的运动方式，制订个体化的运动方案，从而达到减轻疼痛，改善和维持关节功能，保持关节活动度，延缓疾病进程的目的。骨关节炎病人应该进行肌力训练，目的是增强肌力，防止废用性肌萎缩，增强关节稳定性。但在症状发作期应注意休息以减轻炎症反应及关节疼痛。

1. **低强度有氧运动** 在《国际骨关节炎研究学会髋与膝骨关节炎治疗指南》中，鼓励 OA 病人开展有氧运动、肌力锻炼和增加活动范围的锻炼，并有规律地坚持进行，推荐度为 96%，其中膝 OA 病人的有氧运动及股四头肌肌力锻炼受到包括该指南在内的所有治疗指南的全部重点推荐。

2. **关节周围肌肉力量训练** 肌肉无力被认为是与骨关节炎病人的活动能力受限密切相关，特别是膝关节更是如此。目前许多研究表明，股四头肌无力实际发生在膝关节骨关节炎出现之前，股四头肌无力可能是膝关节骨关节炎发生的致病因素之一而非骨关节炎的结果。加强关节周围肌肉力量，既可改善关节稳定性，又可促进局部血液循环，但应注重关节活动度及平衡（本体感觉）的锻炼。由医生依据病人自身情况及病变程度指导并制订个体化的训练方案。常用方法：

（1）股四头肌等长收缩训练：仰卧，伸直膝

关节进行股四头肌静力收缩。每次收缩尽量用力并坚持尽量长的时间,重复数次以肌肉感觉有酸胀为宜。

（2）抬腿训练股四头肌（直抬腿）：仰卧床上,伸直下肢抬离床面约30°,坚持5～10s,每10～20次为一组,训练至肌肉有酸胀感为止。

（3）臀部肌肉：侧卧或俯卧,分别外展及后伸大腿进行臀肌收缩训练。训练次数同上。

（4）静蹲训练：屈曲膝、髋关节,但不小于90°。作半蹲状,坚持30～40s,每10～20次为一组。

（5）抗阻肌力训练：利用皮筋、沙袋及抗阻肌力训练设备进行抗阻肌力训练。如股四头肌抗阻肌力训练可用股四头肌训练仪进行抗阻肌力训练,随肌力增强逐渐增加阻力。

（6）等速运动训练：有条件可以进行等速肌力训练。在肌力训练的形式上,包括开链训练、闭链训练。对于骨关节炎病人来说,等张和闭链运动被认为是最有益的治疗性训练方式,肌力训练应当在无痛的范围内进行,并以病人关节活动度最大为目标。

3. 关节功能训练 主要指膝关节在非负重位的屈伸活动,以保持关节最大活动度。常用方法包括：①关节被动活动,可以采用手法及器械被动活动关节。②牵引,主要目的是牵伸挛缩的关节囊及韧带组织。③关节助力运动和主动运动,在不引起明显疼痛的范围内进行主动或辅助关节活动,如采用坐位或卧位行下肢活动等。

关节活动度训练常从病人所能耐受的关节活动范围内轻轻的活动开始,防止关节活动范围的进一步丧失,之后逐渐扩展至受累的关节活动范围。手法上可进行缓慢、持续的牵拉,每次应当保持拉伸在20～40s以上。为避免造成骨关节炎的恶化,应避免突然的、不平稳的或冲击性的拉伸。

4. 骨关节炎病人还应重视本体感觉训练 研究表明增加骨关节炎病人膝关节本体感觉训练后,病人膝关节出现失稳感觉明显下降。这与提高本体感觉后,机体对关节不稳状态通过神经反射能更好的进行调节有关。

5. 水疗的有效性 水中步行训练及游泳可以减轻体重对于关节的负荷,有利于肌肉的锻炼,

同时也是一项极好的有氧运动,可以增强体质。

6. 慢走 缓慢步行有利于软骨的代谢及防止肌肉废用性萎缩。

注意,以上各种运动强度,以病人身体能够耐受,不引起局部关节疼痛、肿胀为限。

（四）辅助工具的使用

骨关节炎病人可使用矫形器（如软式膝矫形器、软式脊柱矫形器、踝-足矫形器等）和助行器（如手杖、拐杖、步行器、轮椅、生活自助具）,辅助治疗和稳定膝关节,减轻受累关节的负荷,方便行动。戴保护关节的弹性套,如护膝等;对髌股关节腔室OA采用髌骨内侧贴扎治疗可显著减轻疼痛。

穿着适宜的鞋子以减轻症状是多个OA指南中推荐的建议,如装有减震鞋垫或楔形鞋垫的鞋子。在最新版的AAOS指南中,针对外翻应力支具的使用,提出了不赞成也不反对的建议,但对外侧楔形鞋垫,持不建议使用的态度。

随着力学测定及计算机技术的结合发展,不断有新型的支具出现。如结合了无负重功能及步行时主动摆动相辅助的支具,使得OA病人获得步行能力的改善。相信随着技术的发展,将有不同的新型步行辅助支具出现。

二、物理因子治疗

常用物理治疗方法有温热疗法,高频电疗法,中、低频电疗法,直流电及直流电离子导入疗法,超声波疗法,经皮神经电刺激,电磁疗法,水疗等改善局部血液循环和营养代谢,消除慢性炎症和水肿,缓解痉挛和疼痛。目前对于物理因子疗法中,除经皮神经电刺激在缓解疼痛和改善功能上得到美国物理治疗协会认同外,其他的方法都没有得到认同。但在2013年AAOS骨关节炎指南第二版推荐,对于症状性膝关节骨关节炎病人,既不赞成也不反对使用物理治疗,其中包括电刺激疗法。医师应根据自己经验决定是否采用这种结果"不确定"的治疗。笔者认为,一些物理因子治疗在临床应用时需要有一定量的积累才能产生较好的效果,如温热疗法、直流电离子导入疗法等。

体外冲击波（extra-corporeal shock wave, ESW）是近年新出现的应用于治疗关节炎的物理治疗方法。已经有许多研究及临床试验结果表明,在

治疗膝关节 OA 方面体外冲击波疗法能起到良好的效果,但在中国骨关节炎诊疗指南(2018 年版)中尚未提及该物理治疗方法在治疗关节炎方面的应用,笔者认为该疗法应用于临床治疗 OA 仍需要更多的基础及临床研究数据支持。

三、传统中医疗法

一般认为,推拿、按摩、针灸等可缓解疼痛及肌肉痉挛,改善症状。但由于不同病人、不同病变时期的复杂性,加之这些治疗方法因施治者不同导致的操作的不确定性,目前的研究不能得出有效结论。在 AAOS 指南第二版中提出不建议使用针灸疗法,不赞成也不反对使用按摩。

四、药物及注射治疗

在非药物治疗效果不佳或不适宜等情况下,可根据关节疼痛情况选择药物治疗。循证医学的不断完善,使得过去人们一直认为有效并长期广泛应用的治疗方法受到质疑,特别是在药物及注射治疗方面。以下就这些问题分别加以阐述:

(一)局部药物治疗

对于手和膝关节骨关节炎,在采用口服药前,建议首选局部药物治疗。局部药物治疗可使用非甾体抗炎药(NSAIDs)的乳胶剂、膏剂、贴剂和非 NSAIDs 擦剂等。局部外用药可有效缓解关节轻中度疼痛,且不良反应轻微。对于中重度疼痛可联合使用局部药物与口服药物。

(二)口服药物

1. 用药原则　①用药前进行风险评估,关注潜在内科疾病风险;②根据病人个体情况,剂量个体化;③尽量使用最低有效剂量,避免过量用药及同类药物重复或叠加使用;④用药 3 个月,根据病情选择检查血常规、便常规 + 潜血及肝肾功能。

2. 用药方法　①对乙酰氨基酚(扑热息痛)是早期痛性骨关节炎的首选药物。对于肝功能正常的病人,平均安全剂量是每天最大剂量不超过 4 000mg;有肝脏疾病病史者或长期大量饮酒者安全剂量为每天最大剂量不超过 2 000mg,且应定期检查肝功能;②对乙酰氨基酚治疗效果不佳的 OA 病人,在权衡病人胃肠道、肝、肾、心血管疾病风险后,可根据具体情况使用 NSAIDs;③ NSAIDs 治疗无效或不耐受的 OA 病人,可使用曲马多或其复方制剂,当病人对曲马多疗效不佳或不能耐受时,应考虑使用阿片类镇痛剂。

对乙酰氨基酚虽然是多数骨关节炎治疗指南中的推荐止痛药,但近几年来,长期应用对乙酰氨基酚的安全性和有效性受到质疑,AAOS 基于 2008 年的临床实践,在第二版的指南指出,对于症状性膝关节骨关节炎病人,既不赞成也不反对他们使用对乙酰氨基酚、阿片类药物以及其他镇痛处理,因目前没有相关证据指出该项治疗的损益比如何。镇痛类药物的有效性需要设计更严谨的临床试验,还需要改进方法以区分治疗是否真正有效。

(三)关节腔注射

1. 透明质酸(hyaluronic acid,HA)　1974 年 Peyron 等首次将透明质酸用于治疗 OA,并取得良好疗效,后经美国 FDA 批准应用于常规口服药治疗无效的骨关节炎,一直在临床得到广泛应用。HA 治疗骨性关节炎是属于病因治疗,它能有效遏制骨性关节炎的进展,甚至治愈骨性关节炎。临床常用药物为透明质酸钠,一些研究认为它能抑制炎性因子如:IL-6、IL-8、TNF-α 的表达及释放。临床常用用法为:透明质酸钠 2.0 ~ 2.5ml,每周一次关节腔内注射,连续 5 周为一疗程。1 年以上可重复使用一个疗程。但在第二版 AAOS 指南推荐 9 中明确反对症状性膝关节骨关节炎病人使用透明质酸关节腔内注射。NICE 指南中也不推荐关节腔内注射透明质酸。目前国内很多医院仍对膝关节骨关节炎病人进行透明质酸钠关节腔注射,这一方法的有效性目前受到严重挑战。对于 AAOS 及 NICE 指南中提出的这一观点,可能与评价有效性的标准发生变化有关。

2. 海兰 G-F20　海兰 G-F20 是一种含有海兰的无菌、无致热源性的液体,其生物特性与透明质酸相似。在欧洲抗风湿病联盟(EU-LAR)发布的治疗膝骨关节炎的治疗指南中,关节腔内注射海兰 G-F20 仅被推荐用于治疗中、重度骨性关节炎。研究证实,膝关节腔内注射海兰 G-F20 可对老年难治性重度膝 OA 病人具有较好的短期与中期疗效及较好的安全性。

3. 塞来昔布　塞来昔布是一种新型非甾体

抗炎药,能减轻炎症与疼痛。研究提示,塞来昔布关节内注射具有迟滞软骨恶化、修复炎症软骨以及降低炎症因子的作用,对于膝骨关节炎有良好的疗效。

4. 糖皮质激素　对使用对乙酰氨基酚仍持续疼痛的髋和膝关节骨关节炎病人,尤其伴有肾功能不全等风险的病人,可考虑关节腔内注射糖皮质激素。目前对于关节腔内注射糖皮质激素的推荐剂量尚不确定,膝关节可接受的剂量是40～80mg醋酸甲泼尼龙。因糖皮质激素有破坏软骨细胞合成和减少糖蛋白等不良作用,若长期使用,可加剧关节软骨损害,加重症状,因此,不主张随意选用关节腔内注射糖皮质激素,更反对多次重复使用,对任一关节每年不超过3次、一生总计不超过20次关节腔内糖皮质激素注射治疗。在2013年出版的AAOS推荐8中,对于症状性膝关节骨关节炎病人,既不赞成也不反对使用关节腔内注射糖皮质激素。

5. 生长因子、富血小板血浆　在中国《骨关节炎诊疗指南(2018年版)》中指出,生长因子及富血小板血浆(platelet-rich plasma,RPR)关节腔内注射可改善局部炎症反应,并可参与关节内组织修复与再生,近年亦有许多关于富血小板血浆关节内注射的试验研究,结果显示,可使早期及中期(6～12个月)骨关节炎病人的疼痛症状得到改善,而其对于骨关节炎病人的远期疗效仍需更多的试验研究来进行观察。

(四)软骨保护剂及改善病情类药物

氨基葡萄糖或硫酸软骨素类药物,是颇有争议的药物,1956年,瑞典研究人员首先发现盐酸氨基葡萄糖可能对骨关节炎病因起作用。从20世纪末开始,在美国及欧洲各国,氨基葡萄糖作为治疗骨关节炎的对因治疗药物得到了广泛关注。一些研究表明,该类药物具有一定软骨保护作用,多个治疗指南中有所提及,但推荐的指南仅2个,其是否具有改善症状的功效仍有争议,在2017版的AAOS关于髋关节骨性关节炎管理的临床实践指南中,以中等强度的推荐等级不支持硫酸软骨素的使用,其在改善功能、减轻僵硬及疼痛方面并不优于安慰剂的效果。改善病情类药物(disease-modifying osteoarthritis drugs,DMOADs)是目前治疗骨关节炎的研究热点,该类药物用于导致关节

炎病变的靶点,如IL-1b抑制剂,有可能成为新的有希望的药物。

五、手术治疗前后康复干预

少数病人经保守治疗无明显疗效,且存在明显的疼痛和关节功能障碍,应选择手术治疗。骨关节炎手术治疗的目的包括进一步协助诊断,减轻或消除疼痛,防止或矫正畸形,防止关节破坏进一步加重,改善关节功能。

目前骨关节炎外科治疗的方法主要有游离体摘除术、关节清理术、截骨术、关节融合术、关节成形术(人工关节置换)等。然而学术上对手术与保守治疗一直存在争议。例如关节镜清理、半月板部分切除是临床经常实施的治疗方法。近期研究未发现手术与物理治疗后6个月在功能改善方面存在显著差异。对于关节镜下灌洗清理治疗,AAOS提出了明确的反对意见。关节镜手术虽不是首选或者唯一的治疗选择,但仍是可行的治疗方案,包括NICE等的指南中指出,该手术适应于具有明确的关节闭锁病史的病人,尤其对于理疗等非手术治疗无效的病人。

骨关节炎术后康复治疗目的是缓解疼痛,保护关节,维持或者增加关节活动度,维持或增加肌力、耐力与平衡能力,改善功能,延缓和阻止病情发展。康复治疗的内容大体包括:关节功能评定、制订康复治疗计划、家庭康复指导、合理用药、心理治疗与疼痛控制等。在术后的康复治疗中,应注意以下几方面:根据病人的实际情况灵活选择治疗方法;遵循循序渐进、个体化和适度的原则;加强膝的屈肌训练;注意健侧肌肉的训练。

第四节　讨论与展望

随着循证医学研究的不断深入,对过去常规应用的一些治疗方法的有效性提出了新的质疑。对于OA的治疗,目前最大的变化是不支持常规使用黏度补充剂治疗。根据病人的具体情况采用合适的治疗方法,是提高治疗质量的关键。

无论是国外还是国内的骨关节炎指南,都将健康教育和非药物治疗作为治疗金字塔中的基础,并且其作用也日益受到重视。减重、正确的负重练习及运动训练应该是治疗的核心及需要长

期坚持。肌肉无力被认为与骨关节炎病人的活动能力受限密切相关,加强受累关节及邻近关节周围肌肉力量与本体感觉训练,有利于改善关节稳定性。而功能练习要密切结合病人的需求及自身的动力,需要治疗者进行个体化治疗,针对每位病人的基础情况进行运动治疗,调整运动生物力学,有可能延缓骨关节炎的进展,减轻医疗负担。

在选择治疗方案时,一定要考虑该方案对病人的"益"与"损",同时要考虑不同病因及病变时期的主要矛盾。例如,在炎症高峰期,关节腔内注射糖皮质激素可能是最有效的方案,此时"益"大于"损";而当病人处于炎症稳定期时,如果行糖皮质激素注射,由于药物本身的副作用,可能导致"损"大于"益"。

另外一个应当注意的问题,是临床上常以治疗后病人疼痛症状的缓解与否来作为判断是否有效的指标。而止痛效果有即时效果与长期效果之分。例如,一些针灸、电刺激治疗产生的常常是即时止痛的效果,而从长期评价来看疗效不能肯定。最新版 AAOS 指南中在评价有效性方面,将随访时间由 2 周延长至 4 周,并且以最小临床意义变化值(MCID)为标准,得出了一些与过去有所不同的观点及结论。

近几年的研究中,在对症治疗的基础上,对于促进修复及延缓进展的治疗也取得了一些进展。近几年提出的冲击波治疗,对于软骨或软骨下骨的修复作用广泛受到关注;富血小板血浆治疗、生长因子等治疗,在修复领域开辟了另外一条途径,有可能在骨关节炎的治疗中起到关键的作用。但这些仍需要更多的基础及临床研究来提供证据支持。

在 2013 年 AAOS 指南发表前半个月,《新英格兰杂志》上发表了一项随机对照研究,结论为"对于有临床症状且影像学证实伴有半月板撕裂的骨关节炎病人,关节镜手术和理疗都有可能较好地改善功能、缓解疼痛"。这无疑对手术治疗的必要性又提出了新的挑战。但需要明确的是,无论指南推荐等级是强烈还是不确定,目前的循证医学证据都不足以做出重要的临床决策。而为了得到更高等级的循证医学证据,需要设计更严谨的临床试验,还需要改进研究方法以确认临床是否有效。科学证据、医师经验和病人意见,任何单一因素均不能作为临床决策的依据。

(张志强)

参 考 文 献

[1] ARDEN NK, LEYLAND KM. Osteoarthritis year 2013 in review: clinical. Osteoarthritis Cartilage, 2013, 21(10): 1409-1413.

[2] DATE H, YAMADA H, KANAJI A, et al. Absolute risk for fracture and WHO guideline Biological markers for osteoarthritis(OA). Clinical Calcium, 2007, 17(7): 1071-1079.

[3] GONZALESl A. Osteoarthritis year 2013 in review: genetics and genomics. Osteoarthritis Cartilage, 2013, 21(10): 1443-1451.

[4] VINCENT HK, HEYWOOD K, CONNELLY J, et al. Obesity and weight loss in the treatment and prevention of osteoarthritis. Hurley RW PM R, 2012, 4(5 Suppl): 59-67.

[5] PETER WF, JANSENE MJ, HURKMANS EJ, et al. Physiotherapy in hip and knee osteoarthritis: development of a practice guideline concerning initial assessment,

treatment and evaluation. Acta Reumatol Port, 2011, 36(3): 268-281.

[6] GOLIGHTLY YM, ALLEN KD, CAINE DJ. A comprehensive review of the effectiveness of different exercise programs for patients with osteoarthritis. Phys Sports med, 2012, 40(4): 52-65.

[7] FRONTERA WR, JETTE AM, CARTER GT, et al. Delisa 物理医学与康复医学理论与实践.5 版.励建安,毕胜,黄晓琳,译.北京:人民卫生出版社,2013.

[8] KON E, MANDLEBAUM B, BUDA R, et al. Platelet-rich plasma intra-articular injection versus hyaluronic acid visco supplementation as treatments for cartilage pathology: from early degeneration to osteoarthritis. Arthroscopy, 2011, 27(11): 1490-1501.

[9] 周谋望,岳寿伟,何成奇,等.《骨关节炎的康复治疗》专家共识.中华物理医学与康复杂志,2012,34(12): 951-953.

［10］WANDEL S，JUNIP，TENDAL B，et al. Effects of glucosamine，chondroitin，or placebo in patients with osteoarthritis of hip or knee：network meta-analysis. BMJ，2010，16，341：c4675.

［11］JFFERY N，KATZ M D，ROBERT H，et al. Surgery versus physical therapy for a meniscal tear and osteoarthritis. N Engl J MED，2013，368（18）：1675-1684.

［12］DAVID SJ. Treatment of Osteoarthritis of the Knee：Evidence-Based Guideline. 2nd Edition. Journal of the American Academy of Orthopaedic Surgeons，2013，21（9）：571-576.

［13］RICHMOND J，HUNTER D，IRRGANG J，et al. American Academy of Orthopaedic Surgeons clinical practice guideline on the treatment of osteoarthritis（OA）of the knee. J Bone Joint Surg Am，2010，92（4）：990-993.

［14］ZHANG W，MOSKOWITZ RW，NUKI G，et al. OARSI recommendations for the management of hip and knee osteoarthritis，Part Ⅰ：Critical appraisal of existing treatment guidelines and systematic review of current research evidence. Osteoarthritis and Cartilage，2007，15：981-1000.

［15］ZHANG W，MOSKOWITZ RW，NUKI G，et al. OARSI recommendations for the management of hip and knee osteoarthritis，Part Ⅱ：OARSI evidence-based，expert consensus guidelines. Osteoarthritis and Cartilage，2008，16：137-162.

［16］ZHANG W，MOSKOWITZ RW，NUKI G，et al.OARSI recommendations for the management of hip and knee osteoarthritis，Part Ⅲ：changes in evidence following systematic cumulative update of research published through January 2009. Osteoarthritis and Cartilage，2010，18：476-499.

［17］Nice OSTEOARTHRITIS. National clinical guideline for care and management in adults. London：Royal College of Physicians of London，2008.

［18］中华医学会骨科学分会. 骨关节炎诊疗指南（2018）. 中华骨科杂志，2018，38（12）：705.

［19］QUINN RH，MURRAY J，PEZILD R，et al. Management of Osteoarthritis of the Hip. J Am Acad Orthop Surg，2018，26：e434-e436.

［20］LUCIA GC，JOANA M，CRISTINA RR，et al. Platelet-rich plasma in osteoarthritis treatment：review of current evidence. Ther Adv Chronic Dis，2019，10：1-18.

第十四章 脑性瘫痪

第一节 概　述

一、定义

脑性瘫痪（cerebral palsy，CP）是一组持续存在的中枢性运动和姿势发育障碍、活动受限症候群，这种症候群是由于发育中的胎儿或婴幼儿脑部非进行性损伤所致。脑瘫的运动障碍常伴有感觉、知觉、认知、交流和行为障碍，以及癫痫和继发性肌肉、骨骼问题。

2017年美国国立卫生研究院神经病学与中风研究所对脑性瘫痪提出新定义：在出生前、出生期间或出生后大脑受损，婴儿期或幼儿时期出现并永久性影响身体运动和肌肉协调的一组神经疾病。由发育中的大脑内部损伤或异常引起，这些损伤或异常影响大脑皮层的运动区域，从而破坏了大脑控制运动、保持姿势和平衡的能力。

相信，随着人们对脑性瘫痪认识的不断深入，脑性瘫痪的定义也将不断完善和修正。

二、流行病学

随着围产医学的发展，高危儿存活率显著提高。极早产儿的存活率增加导致发达国家脑性瘫痪患病率略有增加，目前趋于平稳。日本脑性瘫痪的发病率约为2.2‰，澳大利亚和欧洲脑性瘫痪患病率为1.5‰～2.5‰，美国和埃及脑性瘫痪患病率超过3‰。

我国脑性瘫痪患病率与国际接近，12省（市）流行病学研究发现，2010年患病率为2.48‰，在1～6岁儿童群体中脑性瘫痪患病率达2.46‰。痉挛型脑性瘫痪患病率显著高于其他类型，男童高于女童，男童患病率达到2.64‰，女童为2.25‰。不同省份间脑性瘫痪患病率也有所不同，青海省最高，达到5.40‰，山东省最低为1.04‰，农村高于城市。不同地区患病率的差异可能与自然条件和经济发展状况等因素相关。不同民族脑性瘫痪的患病率也存在差异，维吾尔族患病率高于其他民族，维吾尔族脑性瘫痪患病率达2.344‰，哈萨克族为1.82‰，回族为1.23‰，其他少数民族为1.20‰，汉族为0.95‰。

三、病因与发病机制

（一）病因

脑性瘫痪的病因一般可划分为三个阶段：出生前、围产期和出生后，也可分为先天性和获得性因素。70%～80%的脑性瘫痪发生于出生前，其他部分找不到确切原因。先天性因素是由于出生前脑发育障碍或损伤所致，主要包括母体因素及遗传因素。围产期因素主要与早产和产时因素相关，可导致不同类型的脑损伤。出生后因素可与产前、产时因素重叠，但感染、惊厥、创伤、缺血缺氧性脑病、颅内出血、脑积水、胆红素脑病、中毒等被认为是主要因素。研究发现，早产是脑性瘫痪最重要的危险因素，风险程度随着孕龄的降低而增加。我国最新调查发现，产前因素、遗传及新生儿期脑损伤是我国脑性瘫痪的主要致病因素，其中母亲长期接触有害物理因素是首要风险因素。儿童的同辈、父母辈、（外）祖父母辈等三辈亲属中若存在出生缺陷，则儿童患上脑性瘫痪的风险会大大增加。母亲曾患有病毒感染、弓形虫病、艾滋病，绒毛膜羊膜炎、妊高症、先兆子痫、胎盘早剥、孕20周后出血、胎心率异常、胎动减少、脐带绕颈、产程中曾发生异常情况（产时发热、延迟破膜等）、较低的胎儿脐带血pH值、低出生体重、男性、缺碘、惊厥或癫痫、新生儿重度黄疸或迁延性黄疸、新生儿败血症等都属于脑性瘫痪高发风险因素。

（二）发病机制

脑性瘫痪的发病机制复杂,如遗传因素、子宫内部感染、早产儿脑室周围白质损伤、出生时缺氧、中脑动脉围生期梗死等。随着发育神经生物学和脑性瘫痪动物模型的快速发展,使人们更加深入地认识脑性瘫痪发病机制成为可能。

1. **遗传因素** 遗传因素在脑性瘫痪的发病中发挥重要作用。遗传因素可能直接或者间接通过遗传易感性产生不同的神经病理学通路,从而导致脑性瘫痪的发生。随着染色体微阵列分析、全基因组扫描和全外显子测序等分子生物技术的发展和应用,大量研究发现,脑性瘫痪患儿有复杂的遗传学机制。脑性瘫痪患儿有遗传性变异、新发变异、染色体异常、拷贝数变异、单个基因的突变、DNA甲基化改变等。一些基因的多态性也与脑性瘫痪的发病密切相关。男性比女性患脑性瘫痪的风险更高,X染色体隐性变异可能导致这种差异,男性可能比女性更容易发生基因突变。

2. **脑损伤** 大约90%的脑性瘫痪患儿是由于健康脑组织损害而造成的。发育中的大脑损伤可能发生在宫内、分娩前后、新生儿后期或幼儿后期。缺氧和缺血是造成脑损伤最常见的原因。

早期妊娠期损伤(孕20周前)会导致大脑发育不良,可能是由感染、缺氧或中风引起的,但现在发现了与环境影响相互作用的遗传因素。

中期损伤(孕24～32周)通常是脑室周围的白质损伤。在这个阶段,脑室周围区域有最脆弱的血液供应,在缺氧、感染或低血压后易受到损伤,且血管扩张能力有限,会增加脑部的缺血并导致弥漫性脑损伤,弥漫性损伤导致液化性坏死,形成空洞性囊肿。星形胶质细胞在损伤时会不断增殖和分裂导致囊肿形成,造成脑损伤。早产儿脑室内出血和周围皮质出血性脑实质梗死后,脑室周围白质也容易受到损伤,通常会导致以下肢为主的痉挛性双瘫,脑白质损伤越大,肢体受累越广泛。在早产儿中,作为少突胶质细胞活跃增殖部位的脑室深部白质是最脆弱的。脑室周围白质软化是脑性瘫痪合并早产的特征性病变模式。目前研究认为脑室周围软化是一种组织退化的病理过程,与自身脑抗原的自体增敏有关。脑室周围软化是最常见的脑性瘫痪形态学特征之一。

临近足月时,损伤首先发生在代谢活动最活跃的区域,通常是基底神经节。由此导致的脑性瘫痪患儿出现肌张力障碍或手足徐动症。长期缺氧后,可能会出现痉挛和肌张力障碍的混合运动模式,并伴有显著的并发症。

脑梗死也可能发生在出生时。血栓可在静脉循环中形成,并通过胎儿循环中的动静脉连接进入动脉血管。这常常导致大脑中动脉区梗死。这些患儿表现为单侧痉挛型肌张力障碍,上肢受到的影响大于下肢。

新生儿窒息被认为是早产儿或足月婴儿脑损伤的主要原因。窒息占脑性瘫痪病例的10%～20%。

3. **脑性瘫痪动物模型** 脑性瘫痪病变的时间和性质改变均可以通过建立不同类型的动物模型。目前国内外脑性瘫痪常用的动物模型有啮齿类动物、兔、猕猴、绵羊、骆驼和猪等,建模方法主要有缺血缺氧型、感染型、神经毒素型、脑外伤型、多法联合型等。借助动物模型,研究者能探究特定时间内大脑病变的机制、特定脑损伤的功能结果、不同的治疗方法的疗效。小动物模型可以对分子和细胞机制进行经济高效的研究,而大型动物模型对病理生理学和临床研究更具有价值。

许多动物和人类在运动和大脑发育方面的差异显著,使得脑性瘫痪机制研究较复杂。大多数脑性瘫痪动物模型的主要问题是在存活动物中缺乏类似于脑性瘫痪的明显运动障碍。灵长类动物皮质脊髓束的重塑与啮齿类动物或猫科类动物存在明显差异。啮齿类动物不会产生感觉运动皮层病变导致的痉挛或严重运动损伤,很少出现脑性瘫痪典型的肢体运动障碍和姿势异常等表现。建立近似于人类脑性瘫痪脑损伤机制与临床表现且稳定的动物模型是未来研究脑性瘫痪发病机制的基础。

四、分型

脑性瘫痪分型的意义主要体现在:①有利于呈现脑性瘫痪状况的细节,清楚地界定问题的性质及严重程度;②不仅有利于了解脑性瘫痪的目前状况,而且有利于对其作出预测;③有利于提供脑性瘫痪患儿各方面的充足信息,以进行分析;④有利于对脑性瘫痪患儿在不同阶段进行评估和比较;⑤有利于选择不同治疗策略。随着人们对脑性瘫痪认识的深入,国际对脑性瘫痪的分型趋于简化,各国分型差别趋于缩小,但尚未统一。

(一)我国脑性瘫痪分型

按运动障碍类型及瘫痪部位分型,共分以下6型。

1. 痉挛型四肢瘫 以锥体系受损为主,包括皮质运动区损伤。牵张反射亢进是本型的特征。四肢肌张力增高,上肢背伸、内收、内旋,拇指内收,躯干前屈,下肢内收、内旋、交叉、膝关节屈曲、剪刀步、尖足、足内外翻,拱背坐,腱反射亢进、踝阵挛、折刀征和锥体束征等。

2. 痉挛型双瘫 症状同痉挛型四肢瘫,主要表现为双下肢痉挛及功能障碍重于双上肢。

3. 痉挛型偏瘫 症状同痉挛型四肢瘫,表现在一侧肢体。

4. 不随意运动型 以锥体外系受损为主,主要包括舞蹈性手足徐动和肌张力障碍;该型最明显特征是非对称性姿势,头部和四肢出现不随意运动,即进行某种动作时常夹杂许多多余动作,四肢、头部不停地晃动,难以自我控制。该型肌张力可高可低,可随年龄改变。腱反射正常、锥体外系征紧张性迷路反射(+)、非对称性紧张性颈反射(+)。静止时肌张力低下,随意运动时增强,对刺激敏感,表情奇特,挤眉弄眼,颈部不稳定,构音与发音障碍,流涎、摄食困难,婴儿期多表现为肌张力低下。

5. 共济失调型 以小脑受损为主,以及锥体系、锥体外系损伤。主要特点是由于运动感觉和平衡感觉障碍造成不协调运动。为获得平衡,两脚左右分离较远,步态蹒跚,方向性差。运动笨拙、不协调,可有意向性震颤及眼球震颤,平衡障碍、站立时重心在足跟部、基底宽、醉汉步态、身体僵硬。肌张力可偏低、运动速度慢、头部活动少、分离动作差。闭目难立征(+)、指鼻试验(+)、腱反射正常。

6. 混合型 具有两型以上的特点。

(二)国际脑性瘫痪分型

1. 瑞典脑性瘫痪分型 瑞典基于肌张力类型及受累部位,将脑性瘫痪分为四型:①痉挛型,四肢瘫、双瘫、偏瘫;②运动障碍型/不随意运动型,舞蹈症、手足徐动症、肌张力障碍;③共济失调型;④混合型。

2. 欧洲脑性瘫痪分型 欧洲脑性瘫痪监测网2000年将脑性瘫痪分为痉挛型(单侧或双侧)、共济失调型、运动障碍型(张力障碍或舞蹈症、手足徐动症),无法分类型。

3. 美国脑性瘫痪分型 美国国立卫生研究院神经病学与中风研究所2017年发布的脑性瘫痪分型,将脑性瘫痪分为五型:痉挛型偏瘫、痉挛型双瘫、痉挛型四肢瘫、共济失调型、混合型。此分型基本与国内最新的脑性瘫痪分型一致。

4. 英国脑性瘫痪分型 根据运动障碍及瘫痪部位分为:痉挛型(偏瘫、双瘫、四肢瘫)、运动障碍型/不随意运动型(手足徐动)、共济失调型、混合型。

5. ICD 分型 ICD-10将脑性瘫痪分为7型:痉挛性四肢瘫、痉挛性双瘫、痉挛性偏瘫、运动障碍型(手足徐动型、张力障碍型)、共济失调型、其他脑性瘫痪(混合型)、未特指脑性瘫痪(非上述各型)。最新的ICD-11将脑性瘫痪分为4型:痉挛型脑性瘫痪、不随意运动型、共济失调型、前岛盖综合征。

五、诊断及鉴别诊断

(一)诊断

1. 脑性瘫痪诊断的必备条件 主要为发育神经学异常。

(1)中枢性运动障碍持续存在:在婴幼儿脑发育早期即出现抬头、翻身、坐、爬、立、走等粗大运动功能和精细运动功能障碍,或显著发育落后,且上述功能障碍为非进行性,并持续存在。

(2)运动和姿势发育异常:包括静态的姿势异常(卧位、坐位、站立位姿势异常)及运动模式的异常,进行判别时需注意患儿所处的年龄段,根据患儿的发育阶段进行判断。

(3)反射发育异常:主要包括原始反射消失延迟、立直反射及平衡反应出现延迟或不出现,病理反射阳性。

(4)肌张力及肌力异常:痉挛型脑性瘫痪患儿肌张力增高,不随意运动型脑性瘫痪患儿肌张力变化(安静时降低,兴奋时增高),其他大多数脑性瘫痪患儿肌张力降低。

2. 参考条件 包括两个条件,分别是有引起脑性瘫痪的病因学依据和头颅影像学证据。

（二）鉴别诊断

脑性瘫痪需要与其他可能引起运动障碍、感知觉障碍、智力缺陷的相关疾病进行鉴别。

1. **发育指标延迟**　包括单纯的运动发育落后、语言发育落后或认知发育落后，研究表明，发育延迟也应包括睡眠模式变化的落后。运动发育落后包括粗大运动发育落后和精细运动发育落后。90% 单一方面发育落后的小儿将来可以发育正常，这与脑性瘫痪患儿的持续存在的运动功能障碍不同。

2. **全面性发育落后**　5 岁以下发育早期的儿童，有 2 个以上发育指标即可诊断。发生的原因有遗传性疾病、胚胎期的药物或毒物致畸、宫内营养不良、宫内缺氧、宫内感染、创伤、婴幼儿期的中枢神经系统外伤和感染、铅中毒等。

3. **发育性协调障碍**　运动协调性的获得和执行低于正常同龄人应该获得的运动技能，动作笨拙、缓慢、不精确。在发育早期出现，持续存在，明显影响日常生活和学业、工作、甚至娱乐。但运动技能的缺失不能用智力低下或视觉障碍解释；也不是由神经性疾病引起，头颅 CT、MRI 等检查可鉴别。

4. **孤独症**　表现为社交障碍、沟通障碍和刻板的重复性行为，对非生物的东西有特殊的依恋，语言呆板、动作刻板离奇，对大部分的刺激反应微弱或无反应，部分患儿早期表现为发育延迟、肌张力低下甚至可能有尖足步态，但没有关节活动度受限，腱反射无亢进，无病理反射，结合临床表现及体征可鉴别。

5. **精神发育迟滞**　认知、言语、情感和社会化等方面的成熟和功能水平上明显落后于同龄儿童，以智力落后为主要表现，部分患儿早期有运动功能落后，但以后运动功能会正常或接近正常，可能伴有肌张力低，没有异常姿势、病理反射。

6. **发育性髋关节发育不良**　是由于遗传、臀位产等因素造成单侧或双侧髋关节不稳定，股骨头与髋臼对位不良的一种疾病。存在站立困难，但智力和上肢运动功能正常，骨盆 X 线摄片、CT 和 MRI 检查均可鉴别。

7. **脊髓疾病**　脊髓炎、脊髓压迫症、脊髓空洞症等脊髓相关疾病的患儿，也可表现为运动功能障碍、肌张力异常、反射异常，可通过脊髓 MRI 检查进行鉴别。

8. **先天性甲状腺功能减退症**　患儿存在反应及智力低下、哭声低、体温低、呼吸脉搏慢、肌张力低下等生理功能低下的表现，但此类患儿多有特殊的面容，血清游离甲状腺素降低、促甲状腺激素增高和骨龄落后。

9. **遗传代谢病**　杜氏肌营养不良、唐氏综合征、婴儿型进行性脊髓性肌萎缩等遗传代谢病也可能存在运动障碍、姿势异常、肌张力改变，可以通过染色体、基因、遗传代谢相关检测进行鉴别。

第二节　脑性瘫痪的评定

应用于脑性瘫痪患儿评定的方法及量表众多。从 Gesell 发育诊断量表，到各类儿童神经心理发育评定中筛查性和诊断性评定、适应性行为评定、运动功能评定，以及 WHO 倡导的国际功能、残疾与健康评定青少年版（international classification of functioning, disability and health for children and youth, ICF-CY），均被用于脑性瘫痪患儿的康复评定。

一、反射发育评定

反射发育评定主要包括原始反射、直立反射、保护性伸展反射、平衡反应、牵张反射、病理反射等评定。

二、运动功能评定

（一）肌张力评定

肌张力评定在痉挛型脑性瘫痪的临床诊疗中是十分重要的。准确有效地评定肌张力，有助于准确了解脑性瘫痪患儿的基本情况及制订治疗计划，并且对疗效及预后的判断有指导作用。脑性瘫痪患儿常用的肌张力评定方法有手掌屈角、股角、腘窝角、足背屈角、围巾征和跟耳试验等关节的活动度检查、改良 Ashworth 痉挛量表和改良 Tardieu 量表。

近年来，改良 Tardieu 量表被较多用于脑性瘫痪患儿痉挛评定。1954 年，Tardieu 描述了痉挛评定的原则，即根据不同速度下肌肉牵张的关节角测定痉挛的原则。其后 Tardieu 量表应运而生。虽然该量表很好地反映了痉挛的定义，但在临床实施过程中花费时间较长。1999年,Boyd RN对该量表进行了修订,形成了改良Tardieu量表(modified Tardieu scale,MTS)。MTS明确了"卡住"的概念,并采用较快的一种速度V3得出肌肉反应特征的分级。MTS量表在脑性瘫痪患儿上下肢痉挛评估中有良好的信度及效度,有专家认为MTS更能体现痉挛的概念。MTS主要分为两大部分,即肌肉反应角度Y与肌肉反应特性X。通过使用不同的速度(V1、V3)使目标关节被动活动,根据出现"卡住点"时所处角度(R1、R2)以及两个角度差(R2-R1)来评定肌肉痉挛程度(图3-14-1)。评定时,首先用最慢速度V1活动肢体至最大关节活动范围,记录角度R2;再用最快速度V3尽可能快地活动肢体至出现"卡住点",记录角度R1及肌肉反应特性X的评分,通过两个角度差得出肌肉反应角度Y。Y的大小能有效区分痉挛与挛缩成分。如果Y大于10°,提示目标肌肉以痉挛为主;如果Y小于10°,提示目标肌肉以挛缩为主。肌肉反应特性X是一个5级别量表(表3-14-1),通过使用最快速度V3活动肢体来感受肌肉的反应性。如果肌肉反应≥2,则认为存在痉挛。

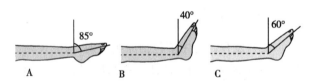

图3-14-1 腓肠肌改良Tardieu量表评定

A.改良Tardieu量表腓肠肌测试的起始位置,即跖屈85°;B.用最慢速度V1活动至最大关节活动范围,记录角度R2,即跖屈40°;C.用最快速度V3尽可能快地活动至出现"卡住点",记录角度R1,即跖屈60°

表3-14-1 改良Tardieu量表的肌肉反应特性X

级别	肌肉反映的情况
0	在整个被动运动过程中无阻力感
1	在整个被动运动过程中感到轻度阻力,但无确定位置
2	在被动运动过程中的某一位置上突然感到阻力,然后阻力减小
3	在关节活动范围中的某一位置,给予肌肉持续性压力大于10s,肌肉出现疲劳性痉挛
4	在关节活动范围中的某一位置,给予肌肉持续性压力小于10s,肌肉出现非疲劳性痉挛

(二)肌力评定

在对躯干及肢体表层肌群评定的同时,应注意对深部核心肌群的肌力评定。

(三)粗大运动功能评定

1. **粗大运动功能分级系统(gross motor function classification system,GMFCS)** GMFCS能客观地反映脑性瘫痪粗大运动功能发育情况,分为5个级别,Ⅰ级为最高,Ⅴ级为最低。按照GMFCS 0~2岁、2~4岁、4~6岁、6~12岁、12~18岁的五个年龄段粗大运动功能分级标准,功能从高至低分为Ⅰ级、Ⅱ级、Ⅲ级、Ⅳ级、Ⅴ级。Ⅰ级:不受限制的步行;Ⅱ级:受限制的步行;Ⅲ级:使用手持的移动器材来步行;Ⅳ级:受限制的自我移动能力,可采用电动式的移动方式;Ⅴ级:用徒手推动的轮椅被载送。通常把GMFCS Ⅰ级和Ⅱ级归为轻度脑性瘫痪,Ⅲ级为中度脑性瘫痪,Ⅳ级和Ⅴ级为重度脑性瘫痪。

2. **粗大运动功能评定(gross motor function measure,GMFM)** GMFM分为88项和66项,适用于6月~6岁患儿,用于评定脑性瘫痪粗大运动功能,包括卧位与翻身、坐、爬和跪、站和走、跑和跳5个能区。分数越高提示粗大运动功能越好。

3. **Peabody运动发育量表(Peabody developmental motor scale,PDMS-2)** PDMS-2的粗大运动分测验适用于0~6岁的脑性瘫痪患儿,包括反射、姿势、移动、实物操作四类项目,结果以发育商表示。

4. **贝利婴幼儿发育量表** 可用于评定0~30个月脑性瘫痪患儿的发展状况,包括智力量表、运动量表和行为记录3个部分。

5. **其他量表** 婴儿可采用Brazelton新生儿行为评定、新生儿20项行为神经测定、全身运动质量评估(general movements assessment,GMs)。还有Alberta婴幼儿运动量表(Alberta infant motor scale,AIMS)、丹佛发育筛查测验等也可进行患儿粗大运动功能评定,其中AIMS是一个通过观察来评估0~18个月龄或从出生到独立行走这段时期婴儿运动发育的工具,注重运动质量评估。

(四)精细运动功能评定

1. **脑性瘫痪儿童手功能分级系统(manual ability classification system,MACS)** MACS适

用于 4 ~ 18 岁脑性瘫痪,针对日常生活操作物品能力进行分级。分 5 个级别,Ⅰ 级最高,Ⅴ 级最低。

2. PDMS-2 PDMS-2 的精细运动分测验包括抓握和视觉 - 运动整合两类项目,适于 0 ~ 6 岁儿童的精细运动发育水平评定。

3. **其他量表** Melbourne 单侧上肢评定量表、偏瘫儿童手功能评定、AHA 量表(development of the assisting hand assessment,AHA)等也可进行脑性瘫痪精细运动功能评定。

三、言语语言功能评定

1. **中国版"S-S 检查法"** 适用于言语发育迟缓患儿,语言发育年龄在言语符号尚未掌握到学龄前的儿童可适用。

2. **Peabody 图片词汇测验(peabody picture vocabulary test,PPVT)** PPVT 适用于 3 岁 3 个月 ~ 9 岁 3 个月患儿的词汇理解能力的检查。

3. **儿童词语理解能力测验** 适用于 2 ~ 4 岁脑性瘫痪患儿言语理解能力的评定。

4. **中国康复研究中心运动性构音障碍检测法** 包括构音器官检查和构音检查,不仅可以评估脑性瘫痪是否存在运动性构音障碍及程度,还可以指导治疗计划。

5. **改良 Frenchay 构音障碍检测法** 该法以构音器官功能性评定为主,判断构音障碍严重程度。

四、心理功能评定

以往更多地将重点放在脑性瘫痪患儿肢体运动功能障碍的评定方面,往往忽视了脑性瘫痪患儿与其他儿童一样,正处于身心发育不同阶段这一特点。因此,需根据不同年龄段特点,评定脑性瘫痪患儿的心理功能,进行身心发育的全面评定。

1. **Gesell 发育量表** 适用于 0 ~ 6 岁的患儿,以应物能、动作能(粗大、精细)、言语能及应人能 4 个能区来评定患儿的综合发育成熟度。

2. **韦氏智力量表** 韦氏学前儿童智力量表适用于 4 ~ 6 岁半患儿,韦氏儿童智力量表适用于 6 ~ 16 岁患儿。

五、生活自理能力评定

生活自理能力评定主要包括自理、功能性活动、家务及认知与交流等方面的评定。

1. **儿童功能独立性评定量表(Wee-functional independence measure,Wee-FIM)** Wee-FIM 评估儿童功能障碍程度以及看护者对儿童给予辅助的种类与数量,分数越高提示功能独立性越强,但 Wee-FIM 需获得授权后方能使用。

2. **儿童能力评定量表(pediatric evaluation of disability inventory,PEDI)** PEDI 是针对儿童功能障碍开发的量表,用于评定自理能力、移动、社会功能活动程度以及功能变化与年龄间的关系。

六、并发障碍及继发障碍评定

在对脑性瘫痪患儿进行评定时,需对其可能存在的并发障碍及继发障碍进行评定。并发障碍及继发障碍的存在和发生,将严重影响脑性瘫痪患儿的生命质量、发育水平和康复效果。因此,针对脑性瘫痪患儿的不同类型、不同年龄和不同程度,进行并发障碍及继发障碍的评定是十分必要和重要的。需判断是否存在癫痫,是否伴有认知、智力、学习、视觉、听觉、言语语言、行为等障碍,是否存在进食困难、流涎、牙齿、直肠和膀胱功能障碍以及感染等问题。

七、ICF-CY 评定

2007 年 WHO 在 ICF 基础上,针对儿童的生长发育轨迹及其特点而制订正式发布 ICF-CY,2013 年完成中文版的翻译和标准化工作。ICF-CY 是世界卫生组织所倡导,广泛适用的评定系统。2014 年脑性瘫痪 ICF-CY 核心分类组合发布,这是首个基于 ICF 的脑性瘫痪患儿评定工具,包含 5 个版本:综合版(135 个类目)、6 岁以下简明版(31 个类目)、6 ~ 14 岁(含 6 岁)简明版(35 个类目)、14 ~ 18 岁(含 14 岁)简明版(37 个类目)以及简明通用版(25 个类目)。脑性瘫痪 ICF-CY 核心分类组合简明通用版包含类目最少,可用于 0 ~ 18 岁的脑性瘫痪患儿。

第三节 脑性瘫痪的康复治疗

100 多年来,脑性瘫痪的治疗发生了革命性的变化,从矫形外科的畸形矫正,发展到认识脑性瘫痪作为复杂的综合性残疾,从而多专业共同参与康复服务,全方位解决脑性瘫痪发育问题。人们的思想观念发生了显著转变,即认为不仅应给予脑性瘫痪治疗而更应注重能力提高,最大程度地挖掘患儿各方面的发育潜能,保证个体独立生存的基本能力。近年由于 ICF 理念的引入,使人们更全面地认识脑性瘫痪的生物学变化、临床表现及功能状况等与心理发展、个人因素及环境因素等的相关性,为正确选择及制订康复策略开辟了广阔道路。

一、治疗原则

从 20 世纪 70 年代开始,强调对脑性瘫痪的早期诊断、早期干预,21 世纪以后,人们日益深刻地认识到脑性瘫痪康复治疗要遵循康复医学规律并符合儿童生长发育特点和需求,采取综合康复治疗方法,选择和制订"个性化"康复治疗方案。

二、治疗方法

(一)物理治疗

1. 运动疗法 二次世界大战前,美国波士顿儿童医院由 Jennie Colby 首先开展物理治疗。20 世纪 40 年代,英国物理治疗师 BertaBobath 夫人及其丈夫英国医学博士、小儿神经病学家 KarelBobath 以神经发育为理论基础的神经发育疗法诞生。Rood 技术、PNF 技术、Brunnstrom 技术、Vojta 技术、运动再学习等其他各类神经发育疗法的相继出现,均遵循神经发育规律,强调早期、综合治疗,提高功能、发展运动技巧,采用多种感觉刺激(躯体、语言、视觉等),刺激运动通路上的神经元,调节其兴奋性,获得正确的运动控制能力,建立大量、自律和随意运动功能,提高感觉统合水平,增强正常的感觉 - 运动经验。PT、OT、ST、教育工作者均可采用神经发育疗法,完整的神经发育疗法基本建立。但这一治疗方法尚缺乏高循证级别的研究支持,还需要通过临床研究加强验证。

近年将核心力量训练引入脑性瘫痪康复,使康复效果得到很大进步。脑性瘫痪患儿不仅具有肌张力的改变,更缺乏肌肉单位活动的募集,力量训练正是基于这一原理。循证医学证明,力量训练可有效提高脑性瘫痪患儿的运动功能。肌肉强度与运动模式相关,因此强化力量训练应成为康复的一部分。

水上运动疗法是近年所提倡的方法,对于体验、学习和享受新的运动技能,提高实用技能、灵活性,建立自信,促进肌肉松弛、减少痉挛、增加关节活动范围,进行姿势调整,减重训练,骨科手术后治疗,调节呼吸,改善步态等均有益处。水中还可进行经络疗法、按摩、游戏等治疗与训练。

2. 物理因子治疗 自 1840 年伦敦 Guy 医院首先应用电刺激后,功能性电刺激、神经肌肉电刺激、经皮神经电刺激以及其他物理因子治疗技术,包括传导热疗、经络导频,肌电生物反馈、经颅磁刺激等已被不同程度的应用。

(二)作业治疗

脑性瘫痪作业治疗主要方法有保持正常姿势、促进上肢功能发育、促进感觉、认知觉功能发育、促进日常生活作能力、促进情绪稳定和社会适应性、强制性运动疗法。

(三)言语治疗

脑性瘫痪言语治疗包括以下几个方面:构音障碍训练、语言理解能力训练、认知训练、表达能力训练、利用语言交流辅助器具进行交流能力训练等。

(四)传统康复治疗

传统康复治疗有推拿、针刺、中药熏洗和中药治疗。中医中药在缓解肌张力,预防挛缩,有效控制流涎,提高咀嚼、吞咽、言语、交流能力和智力水平,促进康复训练的效果等方面取得了可喜成绩,成为我国小儿脑性瘫痪康复的特色。

(五)辅助器具

20 世纪 30 年代,矫形器开始被重视。随着康复理念和康复工程的发展,辅助器具治疗结合物理治疗、作业治疗等综合疗法在脑性瘫痪实践中越来越常见。辅助器具通过生物力学作用对脑性瘫痪患儿起到畸形预防、保护、矫正及最小辅助方式促进其发挥最佳能力的作用。由于脑性瘫痪功能障碍存在个体差异,因此在辅助器具选择上需坚持个体化原则。

根据 2016 年国家最新颁布的分类标准,可以将脑性瘫痪常用的辅助器具分为 6 个主类,包括用于治疗和训练的辅助器具、矫形器、生活自理和防护辅助器具、个人移动辅助器具、维持坐姿等正确姿势的辅助器具及娱乐游戏用具等。楔形垫帮助抬头训练,圆滚筒可以训练患儿坐位能力,通过Bobath球上仰卧起坐训练能够显著提高脑性瘫痪患儿的腹肌力量。无法正确保持坐姿的患儿建议选择调节式坐姿椅,保持最佳姿势和发挥上肢功能。通过站立架帮助下肢无力或屈膝患儿训练站姿。对于具备行走能力的脑性瘫痪患儿,可以通过行走辅助器具,矫正步态养成良好的行走姿势。机器人助行器也在GMFCS Ⅳ级的脑性瘫痪患儿步行中起重要作用。此外,脑性瘫痪多伴有不同程度的足部问题,通过适配踝足矫形器、矫形鞋等帮助其调整作用力线,维持正确的身体姿势。

(六)引导式教育

引导式教育于20世纪80年代后期引入我国,日益受到重视并被采用。

(七)心理康复

心理康复包括注意、记忆、认知、思维、想象、意志、情绪和情感、人格等的发育和学习。

(八)教育康复

如何使脑性瘫痪患儿像其他儿童一样接受教育,特别是早期适时教育,仍是摆在我国政府以及儿童康复工作者面前的严峻挑战。理念的转变、政策的支持、环境的改善是实现这一愿望的前提。医师和治疗师应作为桥梁,促进教育与医疗康复大融合,在脑性瘫痪患儿进行康复治疗的同时,需重视并适时开展康复教育,及时开展特殊教育、学前教育及小学教育,与家长及教育机构紧密配合,为脑性瘫痪患儿接受适龄、适当教育创造条件,是实现脑性瘫痪患儿全面康复的重要内容。

(九)社区康复

家庭对脑性瘫痪患儿的影响不亚于医师和治疗师,康复效果如何,很大程度上取决于家庭。以患儿为中心的社区康复服务,对脑性瘫痪康复起到重要作用,社区是最能体现医疗、教育、职业及社会康复相结合的社会单元。社区康复为脑性瘫痪患儿提供了利用简单、通俗易懂康复技术、低资金投入,充分发挥患儿自身积极性,家庭成员的参与等多项优越条件,使患儿得到长期的康复训练,达到理想的康复效果。因此,社区康复是脑性瘫痪实现全面康复和持久效果的必由之路。

(十)家庭康复

脑性瘫痪康复治疗的同时,需要配合长期的家庭康复。家庭康复已成为一种新型的康复方法。家庭康复是一个长期的过程,能为患儿提供温馨、熟悉的环境,最大程度地激发患儿的兴趣,有助于其主动参与到康复训练中,延长训练的时间和范围,是对医疗机构康复训练的补充。家庭康复中,家长可以对脑性瘫痪患儿进行姿势纠正,进行包含家庭姿势训练和辅助器具姿势训练在内的姿势管理。日常生活中的姿势管理,可以有效抑制患儿的异常姿势反射,形成正确的运动方式,改善患儿运动能力,提升生活质量,通过家庭姿势管理还可有效改善髋关节畸形。此外,言语训练也是家庭康复中的重要内容,在常规语言综合治疗基础上结合个性化家庭指导,能够明显改善患儿构音障碍,优化康复治疗效果。

(十一)痉挛治疗

用于缓解痉挛的选择性脊神经后根切断术、肉毒毒素注射等技术于20世纪90年代后期至21世纪初引入我国并被应用,巴氯芬泵治疗尽管在欧美已经开展10余年,但至今在我国尚未实际开展。

肉毒毒素注射作为脑性瘫痪患儿痉挛和张力障碍肌肉的一种治疗方法被广泛应用,肉毒毒素注射是一种有效、安全的缓解痉挛的治疗技术。A型肉毒毒素通过突触囊泡结合来限制乙酰胆碱从周围神经末梢的释放,使受影响的肌肉发生局部的、暂时的化学去神经化,从而引起肌肉松弛性麻痹。2015年《中国脑性瘫痪康复指南》指出A型肉毒毒素缓解下肢痉挛的效果优于缓解上肢痉挛的效果,通常用于改善GMFCS Ⅰ~Ⅲ级的脑性瘫痪患儿的步态参数、总运动功能能力,对于MACS Ⅰ~Ⅲ级的患儿,上肢注射肉毒毒素可减少和预防干扰肢体功能的异常姿势,改善手功能。针对GMFCS Ⅳ~Ⅴ级或MACS Ⅳ~Ⅴ级的脑性瘫痪患儿,肉毒毒素治疗可减轻疼痛、改善姿势或促进患儿护理便利与舒适。肉毒毒素注射后联合治疗非常必要,物理治疗对改善痉挛和关节活动度有积极影响。

(十二)其他治疗

其他治疗如减重步态训练、平衡功能训练、运动控制、水疗、借助于辅助器具的训练等均被重视。马术治疗、多感官刺激、游戏及文体治疗、音乐疗法等也已应用于脑性瘫痪康复治疗中。高压氧治疗、体外反搏治疗等虽然在我国有部分应用,但仍存在不同见解,有待进一步循证医学研究。

(十三) 管理与护理

脑性瘫痪管理和护理作为康复的一部分,对提高康复效果、实现全面康复具有重要意义。护理和管理与康复治疗同等重要,对于患儿生存、治疗、学习环境、精神、睡眠及饮食等的合理调整,日常生活的管理,抱姿、睡姿、携带、转移方式,制作和选择简易的防护用具及辅助器具,调整患儿及家长的心理状况,开展特殊游戏及文体活动等都应受到重视,也应加强护士、家长和看护者的培训,将康复贯穿于日常生活之中。

第四节　脑性瘫痪康复的新理念及新技术

随着医学的发展,脑性瘫痪治疗的新理念和新技术不断涌现。高科技、现代化的技术引入,为脑性瘫痪康复创造了更为便利、有效、趣味性的治疗方法。

一、改良限制性诱导疗法

限制性诱导疗法最初被用于脑卒中后偏瘫病人上肢功能的治疗。该法在限制健侧上肢活动的前提下,对患侧进行强化训练,强调限制、重复、塑形行为训练原则。偏瘫脑性瘫痪患儿因不能自如的运用患侧肢体,常利用健侧肢体代偿大部分功能;患侧肢体尝试运动的失败和健侧肢体的自如运动,导致患儿更加依赖健侧肢体,最终形成患侧肢体发育忽略现象。2004年,限制性诱导疗法开始被用于脑性瘫痪偏瘫患儿治疗,形成了改良限制性诱导疗法。根据儿童的特点,改良限制性诱导疗法缩短了每天限制健侧上肢活动的时长,延长治疗疗程,并增加训练的趣味性。改良限制性诱导疗法通过限制健侧肢体的使用,促使患儿使用患侧肢体,从而改变"发育忽略",加速受损大脑半球邻近皮质区接替主要运动区功能。改良限制性诱导疗法对改善偏瘫患儿完成单一目标能力或前臂旋后等功能障碍更有效。

二、双侧强化训练

双侧强化训练是2006年由美国学者提出的,是一种上肢功能强化治疗方法。与改良限制性诱导疗法不同,双侧强化训练强调在偏瘫脑性瘫痪患儿双手任务中平等使用双上肢,注重在活动与参与层面提高患儿患侧上肢的功能。该方法是通过双手功能活动来提高患儿患侧上肢功能,也有助于提高双上肢间协调功能、日常生活活动能力。然而,该方法实施难度较大,康复治疗师需不断预测患儿将如何代偿,并通过改变环境等因素防止代偿现象出现。双侧强化训练更适用于改善双上肢的协调性和日常生活活动能力,更适用于无法接受健侧限制的患儿。

三、任务导向性训练

任务导向性训练(task-oriented training, TOT)是基于运动控制和运动特异性原理训练方法,以个体、任务与环境间的相互作用为基础,以个体能力和日常生活最大需求,设计功能性任务作为训练目标,引导患儿主动尝试和练习解决问题的方法来逐步完成目标性任务,可促进中枢神经系统的适应性和脑功能的重组,针对残损个体化治疗,强调主动参与,通过视觉和触觉输入不断调整运动模式,反复强化,促进功能重建,具体的训练模式包括制订训练计划、语言提示和任务调整等。TOT可有效改善脑性瘫痪患儿的粗大运动功能、平衡功能,改善步态并提高步行的速度和耐力,有助于患儿适应和参与学校及社会环境,有利于改善痉挛型双瘫患儿移动运动功能及日常生活移动活动能力,有助于患儿更好地融入社会。TOT不是单一的康复技术,是以恢复患儿功能性活动或技能中缺失的部分为目的来进行康复训练,使患儿更好地适应学习工作和生活。TOT的任务更加个体化、贴近生活。目前TOT研究人群主要集中在2岁以上的脑性瘫痪患儿。现有研究显示TOT比神经发育疗法优势更明显。

四、外骨骼机器人

外骨骼机器人是一种可穿戴的新型机电或机电液一体化装置,穿戴在人身上,将人的智力和机器人的"体力"完美结合,为穿戴者提供额外力量支撑、运动辅助等功能。外骨骼机器人作为一种新型的康复训练方法,能够更好地改善患儿预后。脑性瘫痪患儿行走时所消耗的能量过大,显著降低其活动能力和生活质量。随着科技水平的不断提高,外骨骼机器人逐渐被用于脑性瘫痪患儿。2017 年,外骨骼机器人首次被用于治疗脑性瘫痪患儿的步态异常。目前已开发出无限制踝关节外骨骼机器人、混合辅助外骨骼机器人。外骨骼机器人可以改善脑性瘫痪患儿的下肢功能,协助患儿保持运动状态,控制步态,帮助其独立行走,降低步行能耗,提高患儿及家庭的生活质量(图 3-14-2)。我国儿童外骨骼机器人研究起步较晚。在制作符合儿童特点的外骨骼机器人时,还需突破轻质高强度材料、高功率密度电池、微传感器等关键技术。

脑性瘫痪患病率居高不下,其危险因素众多、病因极为复杂、致残率高,康复治疗难度大,严重影响患儿及其家庭的生活。随着医疗水平和科学

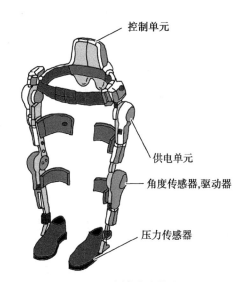

控制单元

供电单元

角度传感器,驱动器

压力传感器

图 3-14-2 混合辅助外骨骼机器人

技术的不断发展,脑性瘫痪康复诊疗新技术的不断涌现,康复治疗效果得到了显著提升。脑性瘫痪作为人类尚未攻破的医学难题之一,仍有很多问题待解决。

(杜 青)

参 考 文 献

[1] 中国康复医学会儿童康复专业委员会,中国残疾人康复协会小儿脑性瘫痪康复专业委员会,《中国脑性瘫痪康复指南》编委会.中国脑性瘫痪康复指南(2015):第一部分.中国康复医学杂志,2015,30(7):747-754.

[2] 李晓捷,邱洪斌,姜志梅,等.中国十二省市小儿脑性瘫痪流行病学特征.中华实用儿科临床杂志,2018,33(5):378-383.

[3] 林文玉,杨乐,热依拉木·玉山江,等.新疆伊犁州1~6 岁小儿脑性瘫痪流行病学调查.中国儿童保健杂志,2015,23(11):1188-1191.

[4] 李晓捷,高晶,孙忠人,等.宫内感染致早产鼠脑瘫动物模型制备及其鉴定的实验研究.中国康复医学杂志,2004,19(12):885-889.

[5] 李晓捷,吴军,孙叶强,等.兔高胆红素血症性脑性瘫痪的病理改变研究.现代康复,2001,5(6):70-75.

[6] 唐久来,李进华,钟凯,等.鞘内注射胆红素致猕猴脑瘫的动物模型建立方法:CN106668003A.2016-12-27.

[7] 李晓捷.儿童康复学.北京:人民卫生出版社,2018.

[8] 李晓捷.我国小儿脑性瘫痪康复方面应关注的几个问题.中国实用儿科杂志,2010,25(7):574-575.

[9] 李晓捷.实用小儿脑性瘫痪康复治疗技术.北京:人民卫生出版社,2009.

[10] 李晓捷.关注不同年龄段脑瘫儿童康复治疗特点.中国康复医学杂志,2011,20(4):301.

[11] 唐久来.脑性瘫痪康复理念和技术的最新进展.中国儿童保健杂志,2017,25(5):433-436.

[12] 中国康复医学会儿童康复专业委员会,中国残疾人康复协会小儿脑性瘫痪康复专业委员会,《中国脑性瘫痪康复指南》编委会.中国脑性瘫痪康复指南(2015):第八部分.中国康复医学杂志,2016,31(2):248-251.

[13] GRANHAM HK, ROSENBARUM P, PANETH N, et al. Cerebral palsy. Nat Rev Dis Primers, 2016, 2: 15082.

[14] MOSTER D, WILCOX AJ, VOLLSET SE, et al. Cerebral palsy among term and postterm births. Jama, 2010, 304(9): 976-982.

[15] Template: ICD-11 Cerebral palsy table. https://embryology.med.unsw.edu.au/embryology/index.php/Template: ICD-11_Cerebral_palsy_table.

[16] LERNER ZF, DAMIANO DL, BULEA TC. A lower-extremity exoskeleton improves knee extension in children with crouch gait from cerebral palsy. Science Translational Medicine, 2017, 9(404): 9145.

第十五章　心血管疾病

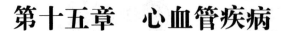

第一节　心血管疾病现状

全球现代心血管病治疗药物和手段的不断创新、发展和进步,让心血管病病人的死亡率逐步下降,带病生存的病人日益增多;现代社会经济的日益进步,全球老龄化的到来,使老年病人的心血管病合并症常见化、复杂化。国际发达国家经过近50年与心血管病的惨烈斗争,摸索了一条成功之路,在20世纪后期,部分发达国家心血管病死亡率出现拐点。美国1980年代后期,冠心病死亡率较1960年代下降50%。医疗界逐渐认识到通过最佳手术和药物治疗并不能持久改善心血管病人的长期预后,病人术后和患病后的体力下降、无法回归工作,导致生活质量降低,成为家庭和社会的严重负担。通过综合干预改变病人的不良生活方式,帮助病人培养并保持健康的行为习惯,控制心血管疾病的危险因素,坚持循证药物治疗,可使病人生理、心理和社会功能恢复到最佳状态,在延长病人的寿命同时显著提高病人的生存质量。这就是现代心脏康复的精髓。

我国在改革开放与经济发展的快速进程中,医疗技术与国际发达国家医疗界的快速接轨,缩短了与国际间的医学治疗水平的差距,甚至部分已经达到了世界领先水平,使一大批重症心血管病病人得到了最好的救治,带病生存人数不断增加。另外,近30年,随着社会生活水平的提高,饮食谱的改变、体力活动水平的下降,中国心血管危险因素的流行趋势日益严峻,且没有得到有效扼制,高血压、高血脂、高血糖、高体重的四高人群在年轻人群中的流行,导致心血管病患病年轻化,心血管病发病率快速攀升,未富先病、未老先病,丧失了家庭的重要劳力,导致因病致穷,给家庭和国家带来巨大经济负担和劳动力损失。如何使我国心血管疾病病人尽可能恢复正常生活和工作,使病人活得有尊严,避免心血管事件再发、反复住院和英年早逝,更合理控制医疗费用,是临床医学目前最值得研究的话题之一。

心脏康复在欧美日的大力发展,积累了大量的经验和数据,心脏康复的临床研究证据显示,心脏康复能够延缓动脉粥样硬化进程,降低再发冠状动脉事件风险和反复住院率,降低医疗费用,延长健康寿命。欧洲心脏病学学会、美国心脏协会和美国心脏病学会,均将心脏康复列为部分心血管疾病治疗中最高级别 I 级推荐。

我国心脏康复开展始于20世纪80年代,中国心脏康复的前辈们做了大量的工作,当时受限于从业者对心脏康复模式与神经康复、骨、关节的肢体康复的区别缺乏深入理解,同时心内科医生没有参与到重症心脏康复的实施和管理,在心脏康复的早期实施过程中遭到了重创,造成了中国心脏康复事业的严重停滞,康复界经过30年的大力发展,神经肢体康复获得了巨大进步,而我国心脏康复的发展仍明显滞后于肢体康复和神经康复,90%以上的医院没有开展心脏康复,远远落后于国内心血管疾病治疗的平均水平。

为了在康复专业的研究生教学中着力推进我国心脏康复的研究和开展,提高我国心血管疾病的防控水平,本章讨论心脏康复的历史及演变、我国实施心脏康复的紧迫性、心脏康复适应证的拓宽,实施心脏康复的危险分层,以及心脏康复运动处方制订和实施中需要探索的问题,最后是现今我国心脏康复发展的困局及机遇。

第二节　心脏康复发展历史及演变

1912年 Herrick 医师(美国)提出了急性心肌梗死(acute myocardial infarction, AMI)的治疗

原则，并主张 AMI 病人应完全卧床 2 个月，主要是鉴于体力活动会诱发室壁瘤的形成、引发心力衰竭、心脏破裂和猝死。1939 年 Mallory 等病理学研究发现，心肌梗死坏死组织转化为纤维化疤痕至少需要 6 周时间，因而要求 AMI 病人必须绝对卧床 6 周。进一步强化了当时临床盛行的心肌梗死后严格卧床 6 ~ 8 周的护理常规，任何动作都由护士帮助，避免病人自发用力及活动。长达半个世纪这种规定被大多数专科医师谨小慎微遵守。心肌梗死病人做任何费力的活动都受到长时间限制，更不必提心肌梗死病人想恢复工作的机会了。

但医学的进步就是在现实临床工作中发现问题，不断挑战已公认的原则，就某一点进行深入研究，并不断修正、完善。20 世纪 30 年代，即心肌梗死长期卧床治疗的盛行年代，Redwood、Rosing 和 Epstein 发现，延长卧床时间会导致体力减退、步行时心动过速、直立性低血压、血栓栓塞、肺活量下降、负氮平衡和治愈时间延迟。Dock（1944 年）证明长期卧床休息可引起胃肠道蠕动减少，便秘增加；全身深静脉血栓形成发生的概率增加；坠积性肺炎增多以及血管舒缩功能不稳定等。绝对卧床对病人的不利影响也让医疗界有了日益清楚的认知，并受到了广泛质疑。

1951 年 Levine 首次提出以椅子疗法取代长期的卧床休息，其血流动力学基础是通过下垂下肢，减少静脉回心血量，降低每搏搏出量和每分心输出量，以减轻心脏负荷。病人在 AMI 后的第一天从卧位到坐位，坐椅子 1 ~ 2h，其结果 81 例病人均没有出现与体位变换和坐椅子相关的并发症。虽然现代医学发现，坐位氧耗量比卧位稍大，不能减轻心脏做功，但这一体位的改变，变革了心肌梗死病人绝对卧床时间的临床实践原则，启动了现代心脏康复的新纪元。1944 年，Dock 教授不仅指出了坐位较卧位的心脏获益，主要来自于病人减少长期卧位对机能的影响，并建议病人使用床边便桶，需减少用力、避免 valsalva 动作。

20 世纪 50 年代，以急性心肌梗死病人早期活动为基础的心脏康复概念雏形初现。Newman 及其同事将早期活动定义为急性心肌梗死后第 4 周，每天 2 次，每次 2 ~ 5min 散步活动。1956 年，Brunmer 等让病人在急性心肌梗死后 2 周内开始早期活动，并首次报道了运动康复后 AMI 病人 14 天出院的病例。1961 年，Cain 报告了心肌梗死早期实施活动计划的安全性和有效性。此时专科医师已逐渐认识到，没有并发症的急性心肌梗死病人早期活动不仅无害，而且在预防长期卧床造成的并发症方面有众多获益。Boyle、Hutter 和 Bloch 等的对照试验也证实，心肌梗死早期活动计划对心绞痛、再梗死、心力衰竭或死亡事件无明显影响。之后 Saltin 发表了体力活动可改善心肌梗死（myocardial infarction, MI）病人的身体失调状态，Framingham 研究表明，运动可以降低冠心病的多种危险因素并继而降低冠心病的发病率，从而强化了运动疗法的必要性。

1964 年，鉴于心肌梗死后康复治疗取得的进展，世界卫生组织（WHO）成立了心血管病康复专家委员会，肯定了心脏康复疗法，并将心脏疾病的康复定义为：使心脏病病人的躯体、心理和社会功能达到最佳状态的措施总和，通过病人自身的努力，在社会中维持正常的角色地位和积极的生活。美国健康服务中心将心脏康复定义为：心脏康复是一种包括医疗评估、锻炼、心脏危险因素控制、教育和咨询的全面、长期的方案。

1973 年，Wenger 研究小组总结了住院期间心脏康复方案，首次发表了以运动疗法为主的急性心肌梗死康复 14 步疗程，主要在住院病人中实施，即 I 期心脏康复（住院期康复）。病人的住院时间为 10 ~ 14 天，有较充足的时间按照 I 期康复程序，逐渐增加活动量，以达到能适应出院后体力活动的需求。1979 年 Wenger 报道了 AMI 病人的平均住院天数从 1970 年的 21 天下降为 14 天。在这期间，Wenger 及其团队做了大量系统工作，将其发展为目前的住院期心脏康复方案，并推动其应用于临床。此后 AMI 康复疗法开始程序化并为更多的人所接受。1982 年该方案经美国心脏协会审定，成为急性心肌梗死病人住院标准化治疗的一部分。

与 Mallory 医师描述的心肌梗死病理学演变观点相一致的现代心肌梗死后的概念是心肌重构。由于心肌梗死和非梗死组织的重构，推测不适当的体力活动造成心室张力的不恰当增加可能加剧室壁瘤形成。Jugdutt 等回顾分析发现，实行高强度运动训练的广泛前壁心肌梗死病人确实容易出现室壁瘤形成,而适度体力活动仍使心肌梗死病人获益。1993年Gianuzzi等报道一项多中心临床研究,结果证实前壁心肌梗死后1~2个月内出现左心衰竭的病人,其左室的病理基础是更易发展成为左室局限性增大或全心扩大,而运动训练对这种左心功能损害没有影响。随后有系列研究证实,急性心肌梗死病人接受适当强度的运动训练,安全且临床上获益明显。因此,对于没有急性并发症的心肌梗死病人,即使是广泛前壁心肌梗死,也可从体力训练受益,而对左室大小和形态没有额外不良影响。

随着急性心肌梗死救治技术的不断提高,心肌梗死住院时间逐渐缩短,从70年代中期平均住院14天到80年代的10天,到21世纪初无并发症的心肌梗死病人住院时间缩短为4~5天。住院时间缩短使急性心肌梗死住院期间心脏康复的14步疗程不可能按计划完成,这就需临床医师为适应目前心肌梗死治疗需要,贯彻"早活动、早下床、早出院"的理念,重新设计住院期间和出院后病人的心脏康复计划。

出院后的多种康复计划始于20世纪60年代中期,实际是Ⅰ期康复的直接延续。Hellerstein等开创了院外心脏康复的先河,提出心肌梗死病人出院后在严格的医疗监测下运动训练,通过连续心电监测和运动监管保证运动康复安全和有效的实施,此即目前的Ⅱ期康复。随后以健身房和以社区为基础的康复计划开始流行,接受过Ⅱ期康复的中、低危病人可在健身房或社区进行康复,最初医师志愿为病人监护,并证明这种方式安全有效,成为目前Ⅲ期康复的雏形。20世纪80年代心血管疾病的危险分层概念得到广泛应用,使低危病人可直接参与社区或家庭康复,从而使家庭心脏康复计划得以推广,即标准的Ⅲ期康复。

目前心脏康复的标准模式包括:院内Ⅰ期康复、院外监护下Ⅱ期康复和社区家庭的Ⅲ期康复。

一、Ⅰ期康复:院内康复

针对住院期的急性心肌梗死、心力衰竭、心脏手术的病人提供院内康复和心脏康复的教育。本期心脏康复目标是:安全有效的实施"早活动、早下床"的理念,促进日常生活能力及运动能力的恢复,避免卧床带来的不利影响(如运动耐量减退、低血容量、血栓栓塞性并发症、胃肠道的不利影响),真正安全地做到早出院。同时适当进行心脏疾病及心脏康复的知识传递,提醒戒烟,及时发现病人的焦虑抑郁情绪,增加病人自信心,减少心理应激,低危病人可完成运动风险评估,并为Ⅱ期心脏康复提供全面完整的病情信息提供准备。

二、Ⅱ期康复:院外早期康复或门诊康复期

一般在出院后2周~6个月内进行。无并发症的急性心肌梗死、经皮冠状动脉介入术(PCI)、冠状动脉旁路移植术(CABG)后2~5周常规进行。英国2013Nice指南明确指出心肌梗死病人要求出院10天内必须接触心脏康复,美国AACVPR要求AMI病人在出院前需在病房内与心脏康复的联络员接治,并在病案中推荐心脏康复,进行有效的心脏康复,并要求出院后尽快在心脏康复单元注册和实施Ⅱ期康复。与Ⅰ期康复不同,病人的运动评估、病人教育、日常活动指导和心理支持与其他疾病的Ⅱ期康复类似,但Ⅱ期心脏康复的重点更在于病人不良生活方式的持续修正、病人个体化医学危险因素的管理达标,以及个体化的运动训练。Ⅱ期康复计划增加了每周3~5次心电图、血压监护下的中等强度运动,包括有氧代谢运动、抗阻运动及柔韧性训练。每次康复课程持续30~90min,共3个月左右。推荐运动康复次数为36次,建议完成不低于25次的康复课程。因目前我国急性心肌梗死病人住院时间控制在平均7天左右,因此Ⅰ期康复时间十分有限,Ⅱ期康复为心血管病康复的核心阶段,既是Ⅰ期康复的延续,也是Ⅲ期康复的基础,是预防心血管病事件再发和减少再住院的重点阶段。

三、Ⅲ期康复:院外长期康复(社区或家庭康复)

Ⅲ期心脏康复是为心血管事件1年后的病人提供院外的二级预防和康复服务,是Ⅱ期心脏康复的巩固和延续。经过Ⅱ期心脏康复的有效进行,病人纠正了大部分的不良生活方式,恢复了日常活动,大部分适龄病人可恢复工作,实现了病人向社会人的转变,真正体现了心脏康复的社会价值。

Ⅲ期心脏康复的重点是维持已形成的健康生活方式和运动习惯,加强和巩固医学危险因素的有效管理和达标,有效的心理社会支持仍需继续,以进一步减少心肌梗死或其他心血管疾病危险因素的进展。此期的关键在于运动训练的指导应因人因病而异。个体化的危险分层在Ⅲ期康复体现的尤为突出。低危病人的运动训练无需医学监护,仍为中危或高危病人的运动训练需根据病人的病情转归区别对待。低危病人及部分中危病人可进入Ⅲ期康复,高危病人及部分中危病人应在上级医院的监管下、在下级医院或社区医院进行有效医学监督下进行运动康复。

第三节　现代心脏康复的内涵及演变

20世纪80年代以前,心脏康复的核心以运动训练为主,其目的主要在于恢复及提高病人的功能能力,减少卧床并发症和长期体力活动不足导致的体能下降,减少功能残疾,促使病人重返工作和社会角色。20世纪70年代WHO多次召开心血管病专家会议,讨论心脏康复的实施和发展,认为体力活动和运动训练仅是心脏康复的一部分;非心血管的危险因素如心理、社会和职业因素,在心脏康复的获益中占重要地位。1981年,WHO发表预防冠心病复发和进展的声明:大量的冠心病死亡发生在那些已患冠心病人群中,一次心脏事件后,病人的远期预后受到各种危险因素的影响,而这些危险因素持续存在,将促进动脉粥样硬化持续发展,采取有效措施预防冠心病病理过程的进展有助于显著减少总体相关死亡率。从而提出了心血管病二级预防的概念,并日益受到重视。20世纪80年代以后,随着流行病学、病理学和病理生理学的研究进展,动脉粥样硬化作为心血管病急性事件的发病机制日渐清晰,其中年龄、性别、早发心血管病家族史为不可更改的危险因素,而可更改的心血管危险因素,包括高低密度脂蛋白、胆固醇血症、高血压、糖尿病、肥胖、体力活动缺乏、吸烟等均可借助心血管病二级预防体系有效控制,从而在源头上避免急性心血管事件的再次发生。

一、心脏康复是心血管病二级预防的重要组成部分

1979年Kallio等研究证实心肌梗死病人除接受运动训练外,加强营养、心理、戒烟、血压、血糖的综合管理可减少心血管病危险因素的进展,降低心源性猝死风险。20世纪80年代末期O'Connor和Oldridge等分别发表文章,共纳入4 000余例心肌梗死病人,接受心脏康复治疗的病人随访3年,结果显示,总的心源性死亡率下降约25%,减少因心脏病再次入院风险,证实接受综合心脏康复的病人死亡率低于接受单纯运动康复的病人。1990年Hedback等报道综合心脏康复有效降低CABG术后的多种危险因素。1994年,Haskell等报道SCRIP(the stanford coronary risk intervention project)研究结果,采用综合心脏康复方案,包括营养调整、减轻体重、降脂、戒烟、运动指导,可显著降低病人再发心血管事件的发生率。上述研究结论支持WHO提出的多种危险因素的持续存在严重影响了心血管病病人的预后和疾病进展,即心脏康复不仅仅是运动康复,还应包括减少生活危险因素,改变不健康饮食习惯、戒烟、增加体力活动、控制体重、改善心理适应性,并有效控制和治疗医学危险因素(血压、血糖和血脂的有效控制和长期达标),从而最大幅度地提高病人生活质量,至此综合心脏康复理念获得认可。早期心脏康复如今已逐渐演变为既包含运动康复(恢复和提高病人的功能能力),也包含二级预防(预防心血管病急性事件的再发和死亡)的双重含义的现代心脏康复。2004年美国心肺康复协会推出《心脏康复与二级预防指南(第四版)》,为前三版《心脏康复指南》(分别出版于1991、1995和1999年)的更新,反映出心脏康复由单纯运动康复演变为康复与预防结合的过程。

二、现代心脏康复理念的形成

2013年中国康复医学会心血管病康复委员会颁布《冠心病康复/二级预防中国专家共识》,明确心脏康复的具体内容包括:①生活方式的改变,主要包括指导病人戒烟、合理饮食、科学的运动以及睡眠管理;②双心健康,注重病人心脏功能康复和恢复、维持心理健康;③循证用药,心血

管病的康复必须建立在优化药物治疗的基础上，根据指南循证规范用药是心脏康复的重要组成部分；④生活质量的评估，生活质量的评估也是心脏康复的组成部分，心脏康复的目的是提高病人生活质量，使病人尽可能恢复到正常或者接近正常的生活质量水平；⑤职业康复。心脏康复的最终目标是使病人回归家庭和社会，恢复社会人的角色地位。适龄病人病后能否回归社会，继续从事他以前的工作或力所能及的工作是我们心脏康复必须解决的问题，应对有需求的病人切实指导并帮助病人重返社会是心脏康复社会价值体现的核心。

现代生活方式的急剧改变，其中饮食习惯的重大变化、体力活动的日益减少，导致高体重、肥胖、高脂血症、高血压、糖尿病等心血管疾病的危险因素日益流行，加上心血管疾病预防不力，造成心血管病的发病率呈快速增长模式。现代心脏康复理念是防治心血管疾病发生发展的重要措施，心脏康复的手段不仅局限于心血管疾病二级预防，目前逐渐扩大至心血管疾病一级预防，制定针对心血管疾病病人的危险因素综合管理，如高血压病、肥胖、高脂血症和糖尿病。近年研究显示，以运动疗法为基础的心脏康复在心血管疾病的一级预防中发挥着越来越重要的作用。国外发达国家的临床实践证实，将心脏康复和心血管病一级预防进行整合，应用心脏康复模式开展多方位心血管疾病一级预防，是扼制心血管疾病发生发展的理想模式。

第四节　我国开展心脏康复的必要性和紧迫性

心脏康复通过多方面多学科合作，采取综合干预手段，包括最优化的医疗干预（药物滴定、心血管病介入、心脏手术）、运动、营养、戒烟、心理和社会支持，纠正病人的不良生活方式，帮助病人培养并保持健康的生活方式，控制心血管疾病的各种医学危险因素，使病人生理、心理和社会功能恢复到最佳状态，延缓或逆转动脉粥样硬化进展，降低心血管发病率和死亡率，延长病人的寿命，同时提高病人的生存质量，减少残疾并

最终促使病人回归社会，恢复对社会有益的社会人角色。

2019年4月出版的《中国心血管病报告2018》指出，中国心血管病患病率及死亡率仍处于上升阶段。据推算，我国心血管病现患人数为2.9亿，死亡率居首位，占居民疾病死亡构成的40%以上；农村心血管病死亡率持续高于城市。心脑血管病住院总费用快速增加，自2004年至今，年均增速远高于国民生产总值增速。报告显示，在2.9亿名心血管病病人中，脑卒中1300万人，冠心病1100万人，肺源性心脏病500万人，心力衰竭450万人，风湿性心脏病250万人，先天性心脏病200万人，高血压2.45亿人。在危险因素控制方面，23%的国人有高血压，患病率呈上升趋势，但治疗控制率明显提高，为37.5%；全国糖尿病患病率约10%，但预防心血管病的措施不足；二手烟暴露有所改善，但吸烟人数有增加；2012年，脂肪供能比全国平均水平为32.9%，超推荐值上限，碳水化合物的供能比55%，降至推荐值低限，钠摄入量折合成食盐为14.5g，高于推荐值的一倍以上。控制体重与加强锻炼需要重视，2012年，我国18岁及以上居民超重率和肥胖率分别为30.1%和11.9%，较2002年分别上升7.3%和4.8%。报告显示，2016年，中国心脑血管病病人出院总人次数为2002.19万，占同期出院总人次数的12.57%，其中心血管病与脑血管病约各占一半。1980—2016年，中国心脑血管病病人出院人次数年均增速为9.85%，快于同期出院总人次数的年均增速6.33%。在冠脉介入数据方面，2017年大陆地区冠心病介入治疗总例数较2016年增长13%，冠脉介入治疗平均置入支架1.47枚，90%以上经桡动脉路径进行介入手术；冠脉介入术后病人死亡率稳定在较低水平（0.23%）；ST段抬高型心肌梗死病人中直接PCI比例为42.2%，较2016年（38.91%）进一步提升。这些PCI术后病人、出院的心血管病病人均是社会上带病生存的庞大人群。

尽管面对着最新的触目惊心的中国心血管患病率的提升、心血管危险因素的流行，以及心血管病急性发病经成功救治后的日益庞大的带病生存的心血管病人群，但目前医疗界的重点仍

集中关注在疾病急性期的抢救与治疗,对于发病前的预防以及发病后的管理和康复没有得到应有重视,导致大量发病后的病人得不到进一步的医学指导,从而反复发病、反复住院,重复血运重建,造成社会医疗资源、家庭精力和金钱的巨大消耗。

心脏康复在全球的实施中不仅有巨大的社会效益,而且有明确的卫生经济效益。利用美国一年满足心脏康复入组条件的事件数:急性MI(735 000),CABG手术(395 000),PCI术后(454 000),以及从医院出院的收缩性心力衰竭的新病例(504 000);排除重复病人,将总和除以1.94(基于数据模型),再按照CABG、PCI或收缩性心力衰竭的1年内转诊率,依据心脏康复基于随机试验的系统评价得出的心脏康复获益(心脏康复降低全因死亡率13%,降低所有原因的住院率31%);计算显示,参与心脏康复后的第一年,可以挽救12 000名病人,避免87 000次的再住院。另外,观察研究70 040位医疗保险受益人5年,发现参与心脏康复的第一年死亡即可降低为原来的50%左右,从而得出结论:将心脏康复参与度从20%提高到70%,每年估计可挽救25 000人的生命,预防18万病人的再住院。这就是美国心脏康复的大力推动为何由美国医疗保险和医疗补助服务中心共同发起,其核心价值即更好地挽救生命,减少医疗费用。不仅美国心脏康复进入Medicare,而欧洲有50%的国家心脏康复有专门的国家级立法的支持;德国1欧元的心脏康复消费,参与心脏康复的病人回归社会和工作可以有8欧元的税收反馈给医保。因此,选择合适的形式和易操作的目标,切实有效的做好心血管疾病的心脏康复/二级预防综合管理在中国势在必行。

第五节 心脏康复适应证的拓宽

心脏康复最初是针对急性心肌梗死病人设计而实施的。1983年,Aleshin首先开展心肌梗死合并心功能不全病人的康复;1984年,Hellerstein报告接受冠状动脉旁路移植术(CABG)的冠心病病人接受心脏康复训练取得明显获益。随着医疗技术的进步,急性心肌梗死病人存活率明显增加,带病生存人数增多,心力衰竭发病率逐年增加,而血管紧张素转换酶抑制剂和β受体阻滞剂的应用,心力衰竭病人的死亡率持续下降,心力衰竭病人的带病生存时间日益延长,等待心脏移植的病人以及使用左室辅助装置的病人日益增加,这些病人均可从心脏康复中获益。

2006年,美国Medicare和Medicaid服务中心(CMS:Centers for Medicare & Medicaid Services)公布,批准急性心肌梗死、冠状动脉旁路移植术、稳定型心绞痛、心脏瓣膜修复或置换术、经皮腔内冠状动脉成形术或冠状动脉支架术、心脏移植和心肺联合移植的心脏康复由Medicare和Medicaid覆盖。

美国心脏病学院/美国心脏协会,欧洲心脏病学会和加拿大心血管学会分别在2013年、2016年和2017年的心力衰竭指南中明确心力衰竭病人的运动训练和心脏康复的建议(表3-15-1)。鉴于心力衰竭指南中大量数据的支持并修订了指南,美国医疗保险和医疗补助服务中心(CMS)扩大了HFrEF心力衰竭病人的心脏康复覆盖,要求病人LVEF≤35%且心功能分级为NYHAⅡ~Ⅳ,最佳药物治疗至少6周,6周内没有住院或6个月内没有计划住院或实施某种措施的病人均需实施心脏康复。

表3-15-1 心力衰竭指南建议锻炼的病人

分级	指南推荐
美国心脏病学会/美国心脏协会指南建议,2013	
Ⅰ级	运动训练(或常规体育活动)安全有效,能够改善HF功能状态(证据等级:A)
Ⅱa级	心脏康复可用于临床稳定HF病人改善功能,运动时限,健康相关的生活质量和死亡率(证据等级:B)

续表

分级	指南推荐
加拿大心血管学会,2017 年	
	定期运动以提高运动能力,改善所有 HF 病人的症状和生活质量(强建议;中等质量证据)
	EF 降低的 HF 病人定期运动减少住院率(强势建议;中等质量的证据)
欧洲心脏病学会,2016	
Ⅰ级	鼓励 HF 病人定期进行有氧运动改善症状和功能能力(证据等级:A)
Ⅰ级	建议鼓励稳定的 HFrEF 病人定期进行有氧运动降低因 HF 引起的住院风险(证据等级:A)

一、射血分数保留的心力衰竭

鉴于射血分数保留的心力衰竭(HFpEF)导致 HF 的入院率约为 50%,且缺乏明确的药物治疗的获益,调查其他潜在的有益干预措施对于 HFpEF 病人必不可少。一项荟萃分析包括 276 名患有良好代偿的 HFpEF 病人,其中包括 6 项随机对照试验,证实了病人运动安全,无重大不良反应,运动训练提高了病人心肺储备功能峰值 VO_2 和生活质量,并且病人这些机能的改进与舒张期 LV 功能的显著变化无关。目前尚没有研究评估运动对 HFpEF 人群住院率或死亡率的影响,舒张性心力衰竭的运动训练(Ex-DHF)试验研究目前正在招募参与者,这是第一次多中心试验评估运动对 HFpEF 病人综合结果(全因死亡率、住院率、NYHA 功能分级、全面自评健康水平、最大运动能力和左室舒张功能)的长期影响。

二、急性失代偿性心力衰竭

关于急性失代偿性心力衰竭(ADHF)的安全性和临床结果的数据非常有限,ADHF 是心血管病病人住院的首要原因,这些病人均是之前的运动训练试验研究中的禁忌证,被排除在研究之外。

老年急性心力衰竭病人的康复治疗(REHAB-HF)的试点研究,由美国国家研究所资助,提供了多中心研究的可行性和持续性,针对 ≥60 岁病人因急性失代偿性心力衰竭入院(包括 HFrEF 和 HFpEF)实施新的康复干预措施并在出院后持续 12 周,以评估康复改善身体功能和减少再入院的随机研究。这项试点研究包括 27 名随机接受 ADHF 入院的病人进入康复干预小组,重点改善平衡、力量、灵活性和心肺耐力,分为注意力控制组或常规护理组,并证明康复干预的可行性、安全性和改善身体机能、减少再住院治疗的趋势。鉴于这是一项小样本的试点研究,随后的大型随机对照试验(REHAB-HF)目前正在招募参与者,需谨慎在老年 ADHF 病人中征募,并建立安全的康复治疗。

三、左室辅助装置

据报道,植入左室辅助装置(LVAD)的病人虽然提高了生存率,病人部分功能和健康状况有所改善,但多数 LVAD 病人继续报告运动不耐受和心力衰竭的症状。Rehab-VAD 试验是最大的前瞻性随机试验,研究证实运动对 LVAD 病人的有益作用。它包括 26 例病人在 LVAD 植入后随机接受心脏康复或常规护理,证明 CR 组的运动是安全的,在 300 多个运动课程中只有一例晕厥事件发生,并显示了总跑步时间的延长、肌肉力量的增加和健康状态的改善(由堪萨斯城心肌病调查问卷评估),但病人峰值 VO_2 的改善在多个 LVAD 研究中得出不同结论。最近对 1 164 名医疗保险受益人进行的 LVADs 研究显示 CR 参与率低,仅 30%,参加 CR 的病人经多变量调整后 1 年住院治疗的风险降低了 23%、死亡率降低了 47%。这暗示了潜在的临床效益,需要进一步研究来评估 LVAD 病人的运动价值。

四、肺动脉高压

肺动脉高压病人,长期缺乏运动建议。事实上,由于右室功能恶化的风险,失代偿的右室功能和心源性猝死,对肺动脉高压病人一直不鼓励身体活动。大多数肺动脉高压病人在诊断时已存在右室扩大及功能受损。运动训练引起的高速血流可导致血管壁的剪切力增加,引发肺血管重塑,诱使疾病恶化。运动疗效证据的逐渐积累表明稳定状态的肺动脉高压病人,合并先进药物治疗,并进行密切监督下的运动训练,症状改善明确。2009年欧洲心脏病学会/欧洲呼吸学会(ESC/ERS)肺动脉高压指南,只针对身体失适应的肺动脉高压病人,在一般支持措施下,推荐高度监督下的运动康复(Ⅱa类推荐),强调病人避免剧烈运动和过度的身体活动。2015年ESC/ERS肺动脉高压指南在运动建议方面没有升级推荐,建议肺动脉高压病人在经验丰富的肺动脉高压中心实施优化药物治疗和有监督的康复训练(Ⅱa,B)。

五、植入式心脏起搏除颤器

植入式心脏起搏除颤器(ICD)的研制及成功用于临床,使一些致命的或潜在致命性心律失常得到控制,减少了心源性猝死的发生。这些病人在植入ICD前后均存在生活质量下降及躯体功能下降问题,均在心脏康复的实施以及运动和心理社会的支持中受益。

植入式心脏起搏除颤器是预防心源性猝死的有效方法。病人在接受ICD后所经历的心理问题可能会对其与健康相关的生活质量产生负面影响,并导致医院和医疗保健需求的再入院率提高,生产力下降,并增加发病率和死亡率。心脏康复包括运动训练和心理教育干预;心脏康复治疗可使ICD的病人受益。

心力衰竭病人的再同步化治疗和ICD优化了医疗干预,而心脏康复增加了运动能力,改善临床状况,还可以监督设备的正常运行。再同步化治疗可减轻临床症状并略微增加运动能力。但是这些病人中,临床改善很可能是由于该装置诱导的心脏功能的增强以及外周(肌肉和血管)和心脏效应的改善。通过锻炼获得的额外预期收益在14%~25%之间。在植入ICD的病人中,运动训练是安全的,不会增加休克或抗心动过速起搏的可能。全面的心脏康复相结合的运动训练和心理教育干预改善了ICD病人的运动能力、生活质量和心理健康。需要进一步的大规模研究来评估最

合适的心脏康复计划,并明确心脏康复在ICD特定病人群体中的作用。

六、经导管主动脉瓣植入术

经导管主动脉瓣植入术(TAVI)是目前心血管界针对重度主动脉瓣狭窄病人无法耐受开胸手术的一种微创治疗方法。Imran HM等研究发现,经导管主动脉瓣置换术的病人与手术进行主动脉瓣置换术的病人比较,虽然心脏康复的转诊率相似,但经导管主动脉瓣置换的病人心脏康复入选率低于手术主动脉瓣置换术的病人,心脏康复均让病人实现了心肺功能和生活质量的改善。主动脉瓣置换术后的系统综述认为心脏康复计划提高了主动脉瓣狭窄病人的功能和生活质量,接受TAVI的病人受益于类似于手术主动脉瓣置换术病人的心脏康复计划。吴永健教授团队针对TAVI术后病人的心脏康复实施的安全性和有效性进行了创新性的探索,待样本数的进一步增加和长期的心脏康复观察心脏康复的效益。

七、肥厚型心肌病

肥厚型心肌病(HCM)是一种相对常见的遗传性心脏病,近60年的历史中,由于存在大量的误解和对没有有效治疗造成的心源性猝死的恐惧,造成HCM病人的身体活动建议一直没有定论。在过去的15年中,一系列全面的非药物治疗策略的大力发展,改变了包括植入式除颤器在内的病人的自然病史和疾病过程,心脏移植、体外除颤、室间隔手术切除术和酒精消融的进展,特别是扩展的现代风险分层策略已经导致更可靠地选择通过植入式除颤器实现猝死的一级预防。最近,使用现行管理策略和治疗措施的大型队列研究表明,现在有可能实现显著提高的生存率,所有年龄段的HCM相关死亡率均为每年0.5%。现代临床管理计划成功地为数千名患有HCM的病人保留了生命并恢复了积极的生活方式。Saberi等研究团队是第一次在肥厚型心肌病病人中探讨中等强度的运动训练对成人肥厚型心肌病是否安全及能否改善病人的运动能力,发现个体化的运动处方作为HCM病人的运动推荐安全可行,匹配病人储备功能的中等强度运动可还病人健康积极的生活方式。但还需进一步大规模的临床试验研究

运动康复在肥厚型心肌病病人中的获益。

第六节 心脏康复的危险分层

心脏康复的危险分层主要来源于心血管病的病情以及病人运动康复时是否加重病情及病人运动安全性的考虑。1975 年 Abraham 等报道,心肌梗死早期有心绞痛或充血性心力衰竭的病人可从心脏康复中获益,但再发心脏事件和死亡率明显高于无并发症病人,因此,建议推迟这部分病人的活动时间,待病情稳定后在密切监护下逐渐进行适宜活动。20 世纪 70 年代后期,提出运动危险分层的概念。

一、运动危险评估发展历史

20 世纪 80 年代就运动危险评估进行了大量研究。1985 年,Krone 等报道,出院前心电图运动试验有助于识别可能发生缺血性事件的病人。出院前低水平的运动试验对于预测再发事件风险比梗死后 6 周进行的亚极量运动试验更准确。20 世纪 80 年代初期 Starling 等研究显示,不能完成早期低水平运动评估的心肌梗死病人再发心肌缺血或梗死的风险非常高,近期死亡率为 20% 以上;Krone 等研究显示,能顺利完成低水平运动试验的病人再发心肌缺血或梗死的风险明显低,死亡率在 10% 以下。20 世纪 80 年代,Dwyer E 等

根据不同亚组病人特点设计的康复程序进行康复,改善了急性心肌梗死病人的生存率。至此,危险分层的概念逐渐得到重视。1983 年,DeBusk 等开始倡导危险分层,提出根据心脏病病人发病后的临床表现、动态心电图、心脏超声、心室晚电位、运动试验及放射性核素心肌断层显像等对心肌损害范围、左室功能、残存心肌缺血以及严重室性心律失常程度的评价,将病人分层为低、中、高危人群。根据不同的危险程度制订运动处方及决定是否需心电监护,临床研究证实安全有效,既节省医疗费用,也增加病人的依从性。

二、现代运动风险评估内容变化

随着医学的发展,心肌梗死溶栓治疗以及直接冠状动脉介入治疗的技术成熟,心肌损伤标志物肌钙蛋白用于临床,心理社会因素对心血管系统的危害获得重视,以及心肺运动评估用于临床,上述危险分层的评估内容逐渐发生变化,评估的内容和方法更加简单量化,目前使用的危险分层为美国医师学会卫生及公共政策专业委员会于 1988 年颁布,根据病情、心肌梗死、CABG 后 1 年心血管事件及死亡率,提出心血管病病人危险分层的方法。随后,美国心脏协会、美国运动医学会、美国心肺康复学会都采用这种方法制订运动处方,我国 2013 年初发布的《冠心病心脏康复 / 二级预防共识》也做了引用(表 3-15-2)。

表 3-15-2 冠心病病人的危险分层

低危	中危	高危
运动或恢复期无心绞痛症状或心电图缺血改变	中度运动(5 ~ 6.9METs)或恢复期出现心绞痛的症状或心电图缺血改变	低水平运动(<5METs)或恢复期出现心绞痛的症状或心电图缺血改变
无休息或运动引起的复杂心律失常		有休息或运动时出现的复杂室性心律失常
AMI 溶栓血管再通; PCI 或 CABG 术后血管再通且无合并症;		AMI、PCI 或 CABG 术后合并心源性休克或心力衰竭
无心理障碍(抑郁、焦虑等)		心理障碍严重
LVEF>50%	LVEF 40% ~ 49%	LVEF<40%
功能储备 ≥ 7METs		功能储备 ≤ 5METs
血肌钙蛋白浓度:正常		血肌钙蛋白浓度:升高
每一项都存在时为低危	不符合典型高危或低危者为中危	存在任何一项为高危

危险分层在心脏康复中没有太多改变,低危病人与大多数成年人一样,可在无监护条件下锻炼;中、高危病人应延迟运动,或在医师/康复治疗师监护下锻炼。但危险分层的制定已有20余年,随着医学的不断进步,危险分层需不断更新,如近几年新发现的预后指标:B型利钠肽已在临床用于评价心功能和预后,炎症因子高敏C反应蛋白也被发现与心血管疾病病人预后相关,这些是否需纳入危险分层有待研究。

第七节 运动处方制订中需要探索的问题

一、运动处方的制订

个体化运动处方的制订需结合病人疾病的当前阶段,根据其所评估得出的运动储备功能进行量化的制订,并符合运动处方的FITT-VP原则。

FITT-VP原则具体是指:频率(frequency,F;每周进行多少次运动训练)、强度(intensity,I:病人训练的速度、踏车功率以及病人费力程度或需要达到的运动心率,根据训练形式而设定训练强度)、时间(time,T;训练一次持续时间或一周训练的总时间)、类型(type,T;运动模式或运动类型)、总量(volume,V;运动量)以及康复进程的逐级进展(progression,P;进阶)。

运动处方的FITT-VP原则为病人提供了个体化的训练计划,具体组成多种多样,取决于病人的身体特点和训练目标,现场执行时需要根据病人的运动反应、需要、限制、运动的适应情况以及运动计划的目的和目标的改变而进行调整。

(一)一次运动方案的组成

个体化运动方案的基本组成包括热身运动、康复治疗强度的训练、整理活动以及拉伸训练。

热身运动方案由5～10min的低等强度的有氧运动和力量训练组成(运动强度的区分见表3-15-3)。

表3-15-3 运动强度的区分

运动强度	HRR 或 VO₂R/%	peak VO₂/%	peak HR/%	RPE Borg scale
很轻	<20	<25	<35	<10
轻	20～39	25～44	35～54	10～11
中等	40～59	45～59	55～69	12～13
重	60～84	60～84	70～89	14～16
很重	≥85	≥85	≥90	17～19
极重	100	100	100	20

热身阶段是运动康复治疗的重要步骤,它可以调节机体的生理、生物力和生物能,使机体可以适应康复课中运动训练的需要。热身活动不仅可以增加关节活动度(ROM),还可以降低运动损伤的风险。热身活动内容可依据训练课的主要内容而确定。如果康复训练以心肺耐力运动、有氧运动为主要内容,特别是那些持续时间较长或重复次数较多的活动,训练者在热身阶段建议采用动态的有氧运动,这比拉伸活动获得的效果更好。

训练阶段包括有氧、抗阻、柔韧性、神经动作练习,必要时也可以有竞技运动。有关这些运动的具体内容将在本节的后面部分详细介绍。

康复训练者在训练阶段完成后要进行整理活动,整理活动包括至少5～10min的低到中等强度的有氧和肌肉耐力练习。进行整理活动的目的是使病人训练时的HR和BP逐渐恢复到运动前的正常水平,同时消除机体在较大强度运动时肌肉产生的代谢产物。

热身和整理活动不能代替拉伸训练,由于肌肉温度升高会提高ROM,所以运动者可以将拉伸训练安排在热身或整理活动之后,也可以在使用保温袋热敷肌肉后进行拉伸。

(二)有氧运动方案及心肺耐力运动方案

有氧运动方案和心肺耐力运动方案是有区别的。有氧运动方案的运动强度需在无氧阈值强度以下,需进行包含气体代谢的心肺运动测试才能得到病人的无氧阈强度。适合重症心肺疾病病人运动康复的初始阶段。

1. 运动强度 运动强度是运动处方的核心，关系到运动治疗的疗效和安全。运动强度与获得的健康益处有着明确的量效关系。低强度的运动无法提高机体的最大摄氧量。因此个体化运动方案的关键是明确病人本阶段运动治疗的目的，针对治疗目的选择安全有效的运动强度。

运动强度的评估方法：运动强度评估方法有多种，最准确的方法是直接测试法，可以有效地制订适合个体改善其运动功能的运动处方。但当条件不允许时，也可用运动强度的推测法。

心率是确定运动处方强度的最简便指标，但首先需搞清楚几个与运动有关的心率的概念。

最大预测心率 =220- 年龄（岁）或者 =210-0.65× 年龄（岁），前者已在临床中普遍采用，但临床实际测得的最大运动时的心率可能与之有偏差。心率储备（heart rate reserve：HR Reserve）是指最大运动后心率的可增加程度，HR Reserve= 最大预测心率 – 最大运动时实测心率。正常情况下，心率储备 ≤ 15 次 /min；而在有外周动脉疾病和心脏传导功能不全的病人，心率储备常增大。

运动治疗中常应用的另一种心率计算方法，即储备心率 HRR，是运动中的最高心率与安静时心率之差。主要有最大储备心率百分数法和靶心率方法。

最大储备心率 = 最大运动心率 – 安静心率

Jungman 法：年龄预计靶心率 =180（170）– 年龄

Karvonen 法：储备心率靶心率 =（最大运动心率 – 安静心率）× 期望强度 %+ 安静心率

但由于目前心血管病病人除非存在禁忌证，病人绝大多数应用了 β 受体阻滞剂，因此应用储备心率方法时，需考虑到应用药物的问题，以防盲目追求心率的目标而忽略病人的安全。

2. 运动持续时间 运动时间是指一段时间内进行体力活动的总时间，可以理解成每次康复课程的训练时间，每天或每周运动的总时间。我国的成人体力活动推荐的运动量：每天累计进行至少 30 ~ 60min、每周至少 150min 的中等强度运动，中等强度的运动在 2016ESC 心血管病预防临床实践指南指出，中等强度的快步行走速度为

4.8 ~ 6.5km/h，或自行车慢骑 15km/h。若以较大强度运动的话，要求每周至少 75min。

推荐的体力活动时间 / 持续时间可以一次完成（即一次训练课），也可以通过一天中几次或至少持续 10min 的活动累计完成。

对于体适能极其低下的病人可能不足 10min 的活动也可以产生良好的运动适应，但需长期坚持，逐步提高适合病人体适能的运动强度和运动时间。

早期开始训练的病人，每天的运动时间不足 20min 对病人的健康也是有益的，尤其是常处于静坐少动的人群或病人，需鼓励病人循序渐进，长期坚持。

3. 运动频率 运动频率需与运动强度相结合。为保持或促进健康，推荐有氧运动频率：每周至少 5 次中等强度的运动，或每周至少 3 次较大强度的耐力运动。频率的设定也依据循序渐进的方式，以保证病人的安全和可持续性。

4. 运动量 运动量是由运动的频率、强度和时间共同决定的。运动量的单位是 MET·min/wk，是对人们从事各种活动的总计进行标准的量化。计算方法是用一项或多项体力活动的 METs 与每项活动时间的乘积，即 MET·min。流行病学和随机临床试验的研究结果显示，总运动量不少于 500 ~ 1 000MET·min/wk 与更低的心血管病发病率和死亡率密切相关。但较小的运动量对于低体适能病人来说也可能有益，但目前无法提供最小推荐量。

计步器是一种促进体力活动的有效工具，可估算每天的运动量，每天行走 5 400 ~ 7 900 步即可满足日常的推荐量。但使用计步器估算运动量存在潜在误差，将步 /min 与运动时间和运动持续时间结合使用，会更好的管理病人本身的运动训练情况。

5. 运动方式 建议医务人员在为病人选择执行运动处方的有氧运动形式时，需结合病人的爱好、家庭自身的条件，进行有节律的、大肌肉群参与、所需技巧较低的有氧运动。

6. 进阶 运动处方不是一成不变的，尤其是对于刚刚经历了一次急性心血管事件的病人来说，第一次的运动储备功能的评估依循安全性原则，并非每一位病人均能达到亚极量运动试验；因

此在运动处方的实施过程中,可以通过运动处方的FITT原则和病人可耐受的一项或几项内容来考察运动处方的执行情况,推荐合理的进度。开始训练的4～6周中,需按照病人的运动反应由低到中等强度的训练,比较轻易的达到强度训练后,每1～2周可将训练课时间延长5～10min,当病人规律训练至少1个月后,接下来的4～8周,老年病人或者体能低的病人适当延长时间,逐渐增加FIT,直到达到指南推荐的数量和质量。

提高运动处方的FITT-VP中的任意一项,都应遵循循序渐进原则,避免大幅度增加FITT-VP中的某一项,这样可以最大程度地避免肌肉酸痛、损伤、过度疲劳的发生,并将过度训练的长期风险降到最低。物理治疗师对运动处方进行任何调整时,都应该监控运动者的反应,观察运动后的血压、心率、呼吸急促、肌肉疲劳酸痛情况,当运动者无法耐受调整后的计划时应降低运动量。

随着运动训练的进行,病人完成运动处方强度时的血压、心率稳定,运动训练时的Borg指数的降低,都意味着病人可以重新评估以进入进阶阶段。

(三)运动类型:抗阻运动

抗阻运动可增加肌肉力量、肌肉耐力和肌肉体积、增加心肺有氧能力、有助于改善身体成分控制体重、血糖水平和胰岛素敏感性、增加骨密度、骨矿含量和骨力,预防减缓甚至逆转骨质流失,还可以降低焦虑抑郁、增强活力和缓解疲劳,调控心血管危险因素,提高慢性病病人的生存质量,已成为心脏康复有氧运动和心肺耐力运动的重要补充,尤其对于体适能低的病人,有利于病人更快地恢复自主生活和工作,例如增加下肢肌肉力量训练有利于病人下床活动,减轻运动中和运动后的疲乏,改善病人运动康复的依从性;上肢力量训练,增加上肢肌肉力量,可协助病人轻松完成日常家务活动和常规工作。

另外,心血管病病人常合并有多种慢性病包括腰腿痛、骨质疏松、肥胖、糖尿病等,也能从阻抗运动中获益。而且对于过度肥胖的病人需要先从抗阻训练中获益,减轻体重从而减轻对关节的损伤,关节炎、神经系统疾病导致的步态不稳病人无法进行有氧运动时,选择病人可以耐受的抗阻训练方案进行训练,改善心肺功能。

抗阻训练的热身和整理运动与有氧运动不甚相同,有其特殊性。

热身运动,包含全身大肌群的静态(static)或动态(dynamic)牵伸,包含肩部肌群、肱二头肌、肱三头肌、股四头肌、腘绳肌、腓肠肌、比目鱼肌、腰、腹肌群,15～30s/次。

抗阻训练:全身大肌群抗阻力量训练,如:坐姿上肢前推、肱二头肌屈伸抗阻训练、肱三头肌屈伸抗阻训练、下肢负重屈伸抗阻练习、腹肌练习、俯卧腿弯举抗阻练习、坐位下肢屈伸抗阻练习、腓肠肌训练等。

抗阻训练频率:病人以发展一般性肌肉适能为目的,推荐给病人的抗阻训练频率,每周对每一个大肌肉群训练2～3天,同一肌群的训练时间至少间隔48h。

整理运动,包含全身大肌群的静态(static)或动态(dynamic)牵伸,包含肩部肌群、肱二头肌、肱三头肌、股四头肌、腘绳肌、腓肠肌、比目鱼肌、腰、腹肌群,15～30s/次。

每位病人参加抗阻训练时需根据病人个体情况以及不同的肌肉部位开出相应的运动处方。AMI病人康复应当选择合适的运动负荷,每次锻炼应包括8～10项综合性的训练,在15～20min内完成,组间休息1～2min。

AMI病人抗阻运动时期选择:AMI病人至少5周后开始抗阻训练,且应在连续4周有医学监护的有氧训练之后进行;CABG后3个月内不应进行中到高强度上肢力量训练,以免影响胸骨的稳定性和胸骨伤口的愈合。

每组肌肉群的训练负荷不尽相同,需通过测定后量化,避免过高强度引发并发症。如果病人训练的Borg指数不高,但出现肌酶升高到3倍以上,排除病理和药物因素外,需要下调抗阻训练的强度。

一次最大反复(one repetition maximum,1RM)是指在保持正确手法且没有疲劳感情况下,一个人一次能举起(仅一次重复)的最大重量。

通过举例和表3-15-4可计算出病人的1RM。以股四头肌向心训练为例:应用芬兰HUR气动阻力训练系统,被测者取屈髋90°坐位测试股四头肌。测试前调节仪器,使阻力能够在初始位置垂直作用于被测肢体远端。首先测 1RM 值:视情况选取适当负荷,嘱被测者尽力、尽快进行 0°~90° 范围膝关节屈伸活动直至力竭,根据被测者完成动作的重复次数计算出其做该动作的 1RM 值。如果测试选用 30kg 作为测试负荷,被测者完成 12 次时力竭。经计算:重复 12 次对应 75% 的 1RM,30kg÷0.75=40kg,故该位病人的股四头肌 1RM 为 40kg。为防止肌肉酸痛、并使受伤危险最小,初始抗阻负荷建议为 1RM 的 50%~60%,重复 6~8 次。建议其心率血压以不超过有氧运动处方的血压心率为准,如果超过需要降低抗阻训练的负荷。下肢其他肌群以此类推,上肢肌群训练在排除禁忌证后,建议训练强度为 1RM 的 30%~40%。

表 3-15-4 抗阻负荷与重复次数之间的关系

1RM	重复次数
100%	1
95%	3
90%	5
85%	7
80%	10
75%	12
70%	15

抗阻训练作为有氧训练的有力补充,但不能完全代替有氧训练,其注意事项包括:①在有氧运动完成后进行,以保证有充分的热身;②使用重量器材或仪器前,要知道如何操作;③低速或中速的有节律的运动;④全关节的运动,通过在用力相呼气和放松相吸气来避免屏气和 Valsalva 动作;⑤上肢和下肢的运动交替进行以保证运动中有充分的休息;⑥由于训练效果的特异性,抗阻训练应包含所有大肌群的运动;⑦需测定不同肌群的 1 次最大举重量(1RM),然后上肢以 30%~40% 1RM 开始而下肢以 50%~60% 1RM 开始。

常用的抗阻训练形式除抗阻设备外,还有利用身体重量(如俯卧撑)、哑铃或杠铃、运动器械以及弹力带。其中弹力带具有易于携带、不受场地及天气的影响、能模仿日常动作等优点,特别适合基层应用。

每次训练 8~10 组肌群,躯体上部和下部肌群可交替训练,每周 2~3 次或隔天 1 次,Borg 评分 11~13 分,应注意训练前必须有 5~10min 的有氧运动热身或者单纯的抗阻训练热身运动,切记运动过程中用力时呼气,放松时吸气,不要憋气,避免 Valsalva 动作。

(四)柔韧性训练的运动处方

柔韧性训练能扩大关节韧带的活动范围,有利于提高身体的灵活性和协调性,让病人的关节活动维持在应有范围内,保持躯干部和下部、颈部和臀部的灵活性,在意外事件发生时有可能最大程度地避免和减轻损伤。

训练原则应以缓慢、可控制的方式进行,并逐渐加大活动范围。训练方法:每一部位拉伸时间 6~15s,逐渐增加到 30s,如可耐受可增加到 90s,在此期间正常呼吸,强度为有牵拉感觉同时不感觉疼痛,每个动作重复 3~5 次,总时间 10min 左右,每周 3~5 次。着重增强肩部、腰部和腿部的柔韧性训练。

柔韧性训练注意事项:要持之以恒,循序渐进;训练前要充分做好准备活动,提高肌肉温度,避免肌肉、韧带拉伤;柔韧性训练要适度,要注意全面协调发展,防止过分发展柔韧性,引起关节和韧带变形。以增强肩部协调性的训练处方举例:

①运动形式为肩部绕环(由直立双臂上举开始,一臂直臂向前、向下、向后、向上划圆摆动,同时另一臂向后、向下、向前、向上划圆摆动,均以肩关节为轴,依次进行);②运动强度为(10~20)下×(2~3)组;③运动时间为 15min;④运动频度为 3~4 次/周。

(五)运动处方执行过程中需注意的问题

运动治疗的第一要素是安全。因此运动过程中,保障病人的最大安全是对病人进行监测,需根据病人的危险分层选择性的进行监测,如心电、指脉氧、血压的监测,并给予必要的指导。

运动时或运动后出现以下情况,暂时停止运动:①运动时感觉胸痛、呼吸困难、头晕;②运动时心率波动范围超过 30 次/min;③运动时血压升高 >200/100mmHg,收缩压升高 >30mmHg 或下降 >10mmHg;④运动时心电图监测 ST 段下移 ≥0.1mV 或上升 ≥0.2mV;⑤运动时或运动后出现严重心律失常。

二、运动训练需要解决的问题

（一）间歇高强度运动训练能否代替连续中等强度运动训练？

间歇高强度运动训练能否代替连续中等强度运动训练，是否可从健身房多次排名第一的运动形式直接移接到心脏康复中心？这在心脏康复界仍是探讨多年的话题。间歇高强度运动训练（HIIT）的有效性和优越性是代替连续中等强度运动训练（MICT）的一种节省时间的替代方案，但目前循证证据尚不充分，建议病人完成 MICT 后，医生结合病人的运动风险和意愿，在病人病情稳定后才能将 HIIT 作为 MICT 的替代方案。

短期效果 HIIT 似乎优于 MICT，长期结果目前仍不确定，而且这些临床研究多来自心脏康复最先进的单位和临床医生，基层推广时需谨慎应用 HIIT。另外，高强度运动导致急性心脏病事件比中等强度运动增加 6 倍，通过随机化比较 HIIT 和 MICT 对照试验表明，HIIT 心血管的绝对风险事件和肌肉骨骼损伤虽然比较低，但深入研究发现，大多数已发表的 HIIT 训练的病人是低风险的心脏病。根据现有证据，"理想" HIIT 的候选病人在 50 ～ 60 岁之间或更年轻，冠心病风险低危，正常左心室功能，有氧能力 >7METs，稳定的冠状动脉疾病，并且没有残余心肌缺血和 / 或症状性室性心律失常。HIIT 与 MICT 在改善心脏功能和修正心血管的疾病风险因素方面力度相当，应长期评估 HIIT 的安全性、依从性，并对 HIIT 在心血管病病人心脏康复实施中对病人预后和死亡率的影响加以深入研究，而且 HIIT 在非现场医学监督下的应用装备的设计和远程监控同样需要大力发展，争取在不久的将来，让 HIIT 的装备和远程监控方便地适用于家庭康复的低危病人。

（二）动态力量训练在心脏康复中的时机

当动态力量训练加入到耐力训练中时，可以显著提高心血管疾病病人的肌肉力量和功率输出，改善病人的外周血管性能和预后。因此，建议在心脏康复治疗中在多种不同的心血管疾病中进行动态力量训练。但是，选择什么样的力量训练强度在心脏康复界仍存在激烈的辩论。

耐力训练与动态力量训练引发非常显著的生理和解剖学变化。持续适当水平的耐力运动训练，可激活骨骼肌线粒体生物合成，使肌肉呼吸能力增强，重新合成三磷酸腺苷（ATP），诱导 I 型慢肌纤维增强周围毛细血管化。从这些分子变化看出，耐力训练后的关键适应性变化表现为骨骼肌脂肪氧化能力的改善。作为力量训练的结果，骨骼肌核糖体激活后诱导肌肉生物合成，导致肌肉肥大。肌纤维类型有利于诱导 IIb 型肌纤维。这些分子的变化，肌肉力量和质量的改善是关键的适应。此外，由于动态力量训练神经学也观察到适应性，导致肌肉力量增强。肌肉质量和肌肉力量的改善来源于不同的解剖学与神经学的适应。

根据欧洲指南，主要基于专家意见，冠心病病人周围肌肉的动态力量训练上肢肌肉以 30% ～ 40% 1RM、下肢肌肉以 40% ～ 50% 1RM 作为起始训练强度，一组重复 12 ～ 15 次，重复两次，每周三次力量训练；而心力衰竭病人，其训练建议略有不同。建议从准备练习开始，在非常低的阻力下（1RM 的 30%），进行力量训练的耐力阶段［例如训练力量为低强度（1RM 的 30% ～ 40%）、高重复（n=12 ～ 25）］，待肌肉力量有所提升后，进行力量训练的"强度阶段"（强度更高，例如在 1RM 的 40% ～ 60%）以增加肌肉质量。

尽管如此，证据显示高强度力量训练（70% 的最大一次重复）可更有效地增加肌原纤维蛋白的合成，促进神经适应，与低强度力量训练相比，可更好地增加肌肉力量。此外，多项研究报告高强度低重复力量训练导致（动脉内）血压和心输出量轻度增加，急性心血管需求较低，需要更多的研究来验证动态力量训练强度在不同心血管病的获益及对病人预后的影响。

（三）缺血阈强度的运动训练

大量研究显示，低体适能是较体力活动更强的心血管预后不良指标。VO_2peak 已被认为是第五生命体征。

既往研究对体力活动强度的评估都是根据病人自己的描述，没有定量分析手段，而体适能是根据病人的摄氧能力或心率变化来获得的，更量化，目前临床研究尽可能使用量化指标来表示运动强度。目前运动强度使用摄氧量或心率来表示。研究显示，中等强度的有氧运动可显著降低心血管疾病发病率、心血管死亡和全因死亡，各国心脏康复指南也都建议心血管病病人进行中等强度的有氧运动。

既往大部分的临床及实验研究均把运动训练强度定为中等强度,制订运动处方以不诱发心肌缺血为运动强度的标准,认为达到缺血阈强度的运动可以造成心肌损伤。目前有很多研究显示,运动获益随着运动强度的增加而增加,高强度的耐力运动比中等强度的有氧运动显著增加摄氧量,可提供更好的心血管保护作用。很多研究都证实短暂心肌缺血可促进侧支循环生成。研究发现,促进侧支生成作用的运动与运动强度有关,运动强度越大,侧支生成就越明显。缺血阈强度理论上促进缺血区冠脉侧枝生成的作用最强。

国外 Watanabe 等教授以及国内励建安等教授均在该领域进行了有益的探索,发现短暂适宜缺血阈强度的训练可以安全有效地促进冠状动脉侧支循环。目前临床推荐心肌缺血病人的运动靶心率为导致心肌缺血发作时的心率减 10 次 /min。上述研究提示,对于慢性稳定性冠心病病人可考虑给予缺血阈强度的运动训练,但上述研究结论均来自动物实验,缺血阈强度训练是否可使病人获益,如何确定适宜的缺血阈强度、如何保证运动的安全、如何给病人制订运动频率和运动时间均需要进一步研究。

三、运动安全性

尽管心脏康复运动带来的风险很低,但运动期间同样会有不良事件发生。2007 年,美国心脏协会(AHA)估算康复运动期间不良心脏事件的发生率,60 000 ~ 80 000 个监护运动小时发生 1 起不良事件,最常见的不良事件是心律失常,心律失常的发生率男性和女性大致相同。其他还有心肌梗死、心脏骤停和死亡。易于发生不良反应的高危病人包括:6 周以内的心肌梗死、运动可诱发的心肌缺血、左室射血分数 <30%、持续性室性心律失常的病史、持续性威胁生命的室上性心律失常的病史、突发心脏骤停病史治疗尚未稳定、新近植入自动复律除颤器和 / 或频率应答心脏起搏器等。因此,要求制订运动康复处方时,要对病人进行风险评估,低危病人不需在监护下运动,中危和高危病人均需在监护下运动,并在制订运动处方时对病人进行运动常识教育,避免过度运动以及

识别不适症状。同时,在运动场所,配备相应抢救仪器及药品,康复医师和护士要接受心脏急救培训。

四、心脏康复评估方法有待拓展

心脏康复评估的目的在于协助制订康复方案、判断康复治疗的风险、确定疗效和鉴定残疾程度。通常包括分级心电运动试验、简易运动能力评估、代谢当量评估、生活质量评估和国际功能、残疾和健康评估。目前常用的是心肺运动试验和代谢当量评估,但这两种方法只能用于有一定规模的医院和有一定资质的临床医师,无法普及。简易运动能力评估简单易操作,适合普及,但无法量化是其无法避免的缺点。生活质量评估应是心脏康复评估中的重要内容,近几年研究逐渐增加,国外形成了很多用于评价心血管病病人的生活质量量表,常用的有 SF-36、西雅图心绞痛问卷等。我国生活质量研究还未受到重视,缺乏相关专业人才和可靠的评估工具,我国评价病人生活质量的研究还需要系统化。如何找到简便易推广的客观量化管理指标是今后心脏康复需要关注的内容。

第八节　我国心脏康复的漫长之路

在计划经济时代,我国心脏康复采用的是苏联模式,即理疗科和疗养院。1978 年召开的广州会议推动从单纯的生物医学模式向心理 - 生物 - 社会综合医学模式转变。在最初的 20 世纪 80 年代,作为我国心脏康复的开拓探索者的老一辈心脏康复专家如曲镭、刘江生、孙明、王茂斌、孙羽明、孙家珍、励建安、孙银香等教授,到心脏康复 90 年代后期及 21 世纪的继承者:郭兰、王乐民、刘遂心、高炜教授等,及 2012 年后胡大一教授的推动下,迎来了中国心脏康复蓬勃发展的局面,到目前心血管界的顶级介入专家韩雅玲院士、葛均波院士等专家教授们对心脏康复的全新理解、积极参与和心脏康复在心内科、胸痛中心和心力衰竭中心的落地,必将让更多的心血管病病人受益于心脏康复。

一、心脏康复的困局及机遇

目前,心脏康复的困局主要如下:①我国的心脏康复已经开始全面起步,康复界目前正从肢体康复向脏器康复转变,但真正的心脏康复的开展还仅在全国的少数医院进行。②心脏康复的专业人才匮乏是限制高质量心脏康复开展的顽疾。没有系统的心脏康复人才培训和准入体系是人才匮乏的根本。③心脏康复目前仍无医保政策支持。目前的收费机制使心脏康复工作的经济收入回报低,病人及家庭对心脏康复的意义与重要性缺乏认识,对康复医疗费用承受能力不足。④心脏康复的理论和实践缺乏全面了解。一些初步开展心脏康复的医院把心脏康复狭隘理解为病人运动能力评估与训练,对心理、生活质量的把控不足,尤其对适龄工作的较年轻心血管病病人遭受急性心血管事件后的职业康复的落实极其欠缺。

随着医疗卫生体制改革的进一步推进,发展康复医疗工作面临着四个有利条件:一是党和政府、社会各界日益重视康复医疗服务,2012 年 3 月 21 日,卫生部首次召开全国康复医疗工作会议,卫生部马晓伟副部长在会上指出,康复医疗是我国医疗服务体系中的短板,康复医学的建设和发展要纳入医改的大盘子,人才培养和经济政策是康复医学发展的生命线。2019 年 7 月 15 日,党中央、国务院发布《"健康中国 2030"规划纲要》,提出了健康中国建设的目标和任务。党的十九大作出实施健康中国战略的重大决策部署,一是从以治病为中心转变为以人民健康为中心,动员全社会落实预防为主方针,实施健康中国行动,提高全民健康水平,强调坚持预防为主,倡导健康文明生活方式,预防控制重大疾病。二是经济社会发展催生康复服务需求。随着我国经济水平的提高和老龄化进程日益加速,康复医疗服务需求巨大,康复产业发展前景可观,民间医疗资本对康复产生浓厚的兴趣。三是公立医院改革为加强康复医疗工作提供重要支撑。《"健康中国 2030"规划纲要》的重大行动中的行动 1 ~ 6 围绕影响健康前期因素加强早期干预,分别是健康知识普及、合理膳食、全民健身、控烟、心理健康和健康环境促进;行动 11 ~ 15 围绕重大疾病防治工作的突出问题进行重点干预,并对残疾预防和

康复服务、贫困地区居民健康促进提出了相关措施。重点是每个行动从个人、社会、政府三方面,按照"为什么要做、做成什么样、怎么做"的思路展开,突出个人对自身健康负责的理念。四是几代心脏康复人的不懈努力所获得的沉淀。我国已有康复医学会的心脏康复分会,2018 年还在中国康复医学会下成立了心脏介入治疗与康复专业委员会等学术机构,也有心脏康复的专业学术杂志,初步形成立志开展心脏康复事业的老中青团队,目前国内顶级心血管界学术会议已设置心脏康复论坛。我国的康复医学终于迎来重要的历史发展机遇。

多年来,从事心脏康复/二级预防的几代人,在极为困难的条件下,做了艰苦的奋斗与探索,创造了可供我国今后心脏康复/二级预防发展的宝贵经验与可行模式:①综合医院办康复科下设与各相应临床科室链接的康复亚专科(肢体康复、心脏康复、COPD 康复、肿瘤康复等);②心脏中心模式,在传统的心内外科整合的基础上增设心脏康复/二级预防团队,也可组建心肺整合一体的心肺中心,包括心肺康复;③康复专科医院中设心脏康复科;④心脏康复门诊;⑤综合医院健康管理中心的功能拓展,做好高危人群与筛查出的亚临床情况的综合管理与服务。

二、我国心脏康复/二级预防体系十年规划

(一)组织强化学术机构

强化心脏康复学会,吸纳更多专家教授投入心脏康复/二级预防事业,举办高水平国际国内学术会议,推动我国心脏康复/二级预防的临床研究,制订适合中国国情的心脏康复专家共识和指南。

(二)政府主导,社会动员,多方参与,形成合力

特别是推动健康服务供给侧结构性改革,完善防治策略、制度安排和保障政策,提供心血管病的连续的预防、治疗、康复、健康促进一体化服务,提升健康服务的公平性、可及性、有效性,实现心血管病的早诊早治早康复。强化跨部门协作,鼓励和引导社区、家庭、居民个人行动起来,对心血管病危险因素采取有效干预,形成政府积极主导、社会广泛参与、个人自主自律的良好局面,持续提

高心血管病病人的带病健康预期寿命。

（三）开展试点，探索模式和机制

综合医院办康复科或康复分院，在胸痛中心和心力衰竭中心建立心脏康复团队模式，心脏康复医院和健康体检中心转型或拓展。

（四）完善人才培养和准入机制

如护士培训转岗，医学院毕业生毕业后招聘培训，短学制康复学校和康复培训班，医学院校康复医学系（院）和培养本科生、研究生和创新团队，抓紧康复师职业认证体系建设。

心脏康复／二级预防是通过管理，实现服务和体现关爱的温暖医学。加强心脏康复／二级预防，是推动医药卫生事业改革、医疗卫生事业和医院的科学可持续发展和医学模式转型的杠杆支点，是实现医学目的和价值，推动医患和谐的关键点，更是推动心理 - 生物 - 社会医学模式发展的落脚点。

（车　琳）

参 考 文 献

[1] THOMAS RJ, BALADY G, BANKA G, et al. 2018 ACC/AHA clinical performance and quality measures for cardiac rehabilitation: A Report of the American College of Cardiology/American Heart Association Task Force on Performance Measures. J Am Coll Cardiol, 2018, 71 (16): 1814-1837.

[2] ADEAS PA, KETEYAIN SJ, WRIGHT JS, et al. Increasing cardiac rehabilitation participation from 20% to 70%: a road map from the million hearts cardiac rehabilitation collaborative. Mayo Clin Proc, 2017, 92 (2): 234-242.

[3] MICHEAL LP, DONALD H, SCHIMIDT. Exercise prescription for cardiac rehabilitation In Heart disease and rehabilitation. 3rd ed. Champaign: Human Kinetics, 1996.

[4] MASSIMO FP, UQO C, WERNER B, et al. Secondary prevention through cardiac rehabilitation: physical activity counseling and exercise training. European Heart Journal, 2010, 31: 1967-1976.

[5] AUTHUR SL, BARRY AF, FERNANDO C, et al. Cardiac rehabilitation and secondary prevention of coronary heart disease. Ciuculation, 2005, 111: 369-376.

[6] 谷口兴一. 心肺运动负荷试验和运动疗法. 日本东京: 南江堂出版社, 2004.

[7] 中华医学会心血管病学分会, 中国康复医学会心血管病专业委员会, 中国老年学学会心脑血管病专业委员会. 冠心病康复二级预防中国专家共识. 中华心血管病杂志, 2013, 42 (4): 267-276.

[8] 胡盛寿, 高润霖, 刘力生, 等.《中国心血管病报告2018》概要. 中国循环杂志, 2019, 34 (3): 209-220.

[9] PIEPOLI MF, CONRAADS V, CORRA U, et al. Exercise training in heart failure: from theory to practice. a consensus document of the Heart Failure Association and the European Association for Cardiovascular Prevention and Rehabilitation. Eur J Heart Fail, 2011, 13: 347-357.

[10] YANCY CW, JESSUP M, BOZHURT B, et al. 2013 ACCF/AHA guideline for the management of heart failure: a report of the American College of Cardiology Foundation/American Heart Association Task Force on Practice Guidelines. J Am Coll Cardiol, 2013, 62: e147-e239.

[11] PONIKOWSKI P, VOORS AA, ANKER SD, et al. 2016 ESC Guidelines for the diagnosis and treatment of acute and chronic heart failure: The Task Force for the diagnosis and treatment of acute and chronic heart failure of the European Society of Cardiology (ESC). Developed with the special contribution of the Heart Failure Association (HFA) of the ESC. Eur Heart J, 2016, 37: 2129-2200.

[12] GALIE N, HUMBERT M, VACHIERY JL, et al. 2015 ESC/ERS Guidelines for the diagnosis and treatment of pulmonary hypertension. Eur Heart J, 2016, 37: 67-119.

[13] PIEPOLI MF, HOES AW, AGEWALL S, et al. 2016 European Guidelines on cardiovascular disease prevention in clinical practice: The Sixth Joint Task Force of the European Society of Cardiology and Other Societies on Cardiovascular Disease Prevention in Clinical Practice (constituted by representatives of 10 societies and by invited experts). Developed with the special contribution of the European Association for Cardiovascular Prevention & Rehabilitation (EACPR). Eur Heart J, 2016, 37: 2315-2381.

[14] GALIE N, HOEPER MM, HUMBURT M, et al. ESC Committee for Practice Guidelines (CPG). Guidelines for the diagnosis and treatment of pulmonary hypertension: the Task Force for the Diagnosis and Treatment of Pulmonary Hypertension of the European Society of Cardiology (ESC) and the European Respiratory Society

（ERS）, endorsed by the International Society of Heart and Lung Transplantation（ISHLT）. Eur Heart J, 2009, 20: 2493-2537.

[15] IMRAN HM, BaAIG M. MUJIB M. et al. Comparison of phase 2 cardiac rehabilitation outcomes between patients after transcatheter versus surgical aortic valve replacement. Eur J Prev Cardiol, 2018, 25（15）: 1577-1584.

[16] MARON BJ, ROWIN EJ, CASEY SA, et al. How hypertrophic cardiomyopathy became a contemporary treatable genetic disease with low mortality: shaped by 50 years of clinical research and practice. JAMA Cardiol, 2016, 1（1）: 98-105.

[17] Writing committee of EACPR. EACPR/AHA Scientific Statement: Clinical recommendations for cardiopulmonary exercise testing data assessment in specific patient populations. Circulation, 2012, 126: 2261-2274.

[18] GUAZZI M, ARENA R, HALLE M, et al. 2016 Focused Update: Clinical Recommendations for Cardiopulmonary Exercise Testing Data Assessment in Specific Patient Populations. Circulation, 2016, 133（24）: e694-e711.

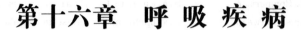

第十六章　呼　吸　疾　病

第一节　呼吸康复概述

一、呼吸康复的历史与演变

呼吸疾病康复分为三大范畴:慢病呼吸康复(包括肺康复、其他慢性病呼吸康复)、急重症呼吸康复、快速康复外科呼吸康复。呼吸康复最早起源于肺康复。

1934年,Schiitz受登山运动员用缩唇呼气克服登山过程中呼吸困难的启发,开始提出"缩唇呼气"(将唇缩起,似从一定距离处将燃烧的蜡烛吹灭),并将其应用于支气管哮喘及肺气肿病人的治疗。20世纪50年代,临床医师逐渐开始意识到肺康复的作用,1952年,Barach等报告肺气肿病人运动锻炼的重要性,其后人们也开始将运动锻炼作为肺手术后、慢性支气管哮喘、肺气肿等慢性肺疾病的治疗方式,但也仅限于将其作为药物治疗的补充,在肺康复治疗和心理疗法中二选一。较好的情况也只是认为肺康复治疗比心理疗法略优。1969年,Petty等为慢性阻塞性肺疾病病人描述了一个全面的保健计划,该计划强调了运动训练对COPD病人的重要性。然而,肺康复的早期研究不能明确提出生理训练适应的有利说服证据,因而,人们对肺康复的态度还是模棱两可。

直至1974年,美国胸科医师学会首次提出肺康复定义。1997年,美国胸科医生学院(ACCP)和美国心血管肺康复协会(ACCVP)发表了肺康复的循证医学指南(简称旧指南),为肺康复提供了有利证据。2007年美国ACCP/ACCVP对该指南进行了更新(简称新指南)。2013年美国胸科学会(ATS)和欧洲呼吸学会(ERS)发表官方声明,明确了最新版肺康复的定义:肺康复是一套全面的多学科干预措施,基于详细的病人评估和

个性化治疗,包括但不仅限于运动、健康教育和行为改变。它是康复医学的一个分支,根据病人的具体情况,通过准确的诊断、治疗、心理支持和教育,制订多学科康复计划,以稳定或逆转病人肺部疾病引起的病理变化,以期呼吸障碍在生活状态条件下恢复到最佳功能状态。

呼吸康复包括肺康复,但呼吸康复不仅仅局限于肺康复。病人往往是一个复杂的障碍综合体,除原发性疾病以外,有可能存在呼吸系统高危发病率、障碍或并发症,呼吸康复的介入是非常重要及必要的。例如,急重症病人改善病情、顺利转出ICU病房的重要因素就是脱离机械通气支持,由于呼吸康复可有效帮助病人改善通气效能、呼吸肌力量、促进排痰,故呼吸康复的及时有效介入,对急重症病人十分必要。又例如,各国快速康复外科指南中明确提出,为避免或减轻病人术前或术后呼吸障碍及呼吸系统并发症,呼吸康复是快速康复外科流程的重要组成部分。

呼吸康复医学发展与神经康复和骨科康复相比起步较晚,具体表现为:①医护人员对呼吸康复认知和重视程度不够,表现在临床医生对康复认知不足,且不能与康复相结合,康复科医生对以呼吸康复为主的脏器康复认识及能力不足;②公众和病人对呼吸康复知晓率低下,导致呼吸康复尤其是慢性呼吸疾病病人的依从性不足;③没有建立系统的呼吸康复治疗规范及评估体系;④没有形成跨学科合作模式,康复治疗的多学科参与、跨学科合作模式尚未被接受,许多医院开展的呼吸康复仅由护士执行,或者错误地认为呼吸康复就是理疗、按摩,缺乏呼吸科医师、康复师的参与,而且物理治疗师、呼吸治疗师、心理医师、营养师、运动体疗师、心肺功能测定技师、社会工作者、职业病等专家在呼吸康复中的地位未被认识;⑤科研水平有待提高。尽管近年来研究有上升趋势,

但研究质量有待提高,缺乏大样本、多中心的长期研究,康复研究措施单一,仅局限在运动锻炼,对营养支持、社会心理行为的干预关注不够等。

近5年来,随着康复医学的蓬勃发展,呼吸康复作为临床有巨大需求的康复亚专科,在广大呼吸康复医务人员的推动下有了长足的发展,呼吸康复的适应证有了明显的拓宽,评估手段更为完善及定量化。呼吸康复的治疗手段丰富且更有针对性。

二、呼吸康复适应证的拓展

呼吸康复的适应证已有质的发展,不仅适合慢阻肺,也适合如下的情况:

(一)肺部疾病

支气管扩张、支气管哮喘、间质性肺病、肺动脉高压、肺癌等存在呼吸困难、咳嗽和/或咳痰的呼吸系统疾病。

(二)其他慢性病合并呼吸系统障碍

神经肌肉病变导致的呼吸衰竭、中枢神经系统病变导致的呼吸问题,和其他系统病变导致的呼吸问题。

(三)需机械通气的病人

危重症及各种原因导致的需要机械通气的呼吸衰竭病人

(四)能减少并发症或加快术后恢复的围手术期病人

肺部手术、心脏手术、可影响肺功能的上腹部手术及心肺功能障碍的老年手术病人等。

第二节 呼吸康复评估及进展

精准、有效的康复训练,离不开及时、相应的评估。评估不应该仅限于常规康复领域项目,结合相关临床评估、进行综合分析,对于病情进展及个性化康复计划的设定也是非常重要的。评估是贯穿在整个康复治疗过程中的,包括首诊评估、阶段性评估、出院评估,或根据病人病情进展及时评估,如急重症、围手术期呼吸康复的每日评估。

一、常规临床评估

包括相应的问、视、听、触诊、一般生命体征,除此以外还可根据临床常规检查结果进行直接解读、判断。

(一)问诊

1. 基本病史 包括家族史(部分呼吸困难与肺部疾病与家族史有关)、职业史(如尘肺、职业哮喘等)、既往史(心脏、肺部基础病,生活习惯性疾病等)、治疗史(之前处理方式)等。

2. 主诉症状 病人主诉呼吸困难、异常咳嗽、咳痰、疲劳、疼痛的记录。

病人主诉或表现为呼吸困难,往往提示其存在心肺疾病或影响心肺功能的疾病。呼吸困难可能有以下几种原因:呼吸系统障碍、呼吸做功过高、呼吸意识增加。具体是什么类型的呼吸困难,对治疗处方选择也很重要:急性、劳力性、心源性、阵发性、功能性等。常使用的评估量表有,改良英国医学委员会 mMRC 呼吸困难量表(表 3-16-1)与 CAT 评分(表 3-16-2)。

表 3-16-1 mMRC 呼吸困难量表

级别	呼吸困难与活动量关系
1	仅在剧烈活动时会引起呼吸困难
2	平地快速步行或上坡时会引起呼吸急促
3	步行速度慢于常规也可引起呼吸困难,步行1 609m(或 15min)后,需短暂休息
4	平地步行 91.4m 后,需暂停运动进行呼吸
5	安静休息下即出现呼吸困难

表 3-16-2 CAT 评分

严重程度(轻)	评分	严重程度(重)
我从不咳嗽	1~5分	我一直在咳嗽
我一点痰也没有	1~5分	我有很多很多痰
我没有任何胸闷的感觉	1~5分	我有很严重的胸闷感觉
当我爬坡或上一层楼梯时,我没有气喘的感觉	1~5分	当我爬坡或上一层楼时,我感觉非常喘不过气
在家里争做任何事情	1~5分	我在家里做任何事情都很受影响
尽管我有肺部疾病,但我对离家外出很有信心	1~5分	由于我有肺部疾病,我对离家外出一点信心都没有
我的睡眠非常好	1~5分	由于我有肺部疾病,我的睡眠相当差
我精力旺盛	1~5分	我一点精力都没有

3. **吸烟指数**（smoking index） 吸烟是心肺系统很多疾病的诱因,尤其在肺癌、慢阻肺、血管内皮功能方面,有较大的正性相关。吸烟指数计算公式:吸烟指数(年/支)= 每天吸烟根数 × 吸烟年数。吸烟指数 >400,即为高危人群。计算吸烟指数对预估病人肺质量、术后肺部感染高危性有一定依据。

（二）视诊

主要包括与心肺相关的体态、体貌。体态,观察病人体表形态是否完整、正常,是否存在脊柱侧弯、胸廓畸形(桶状胸、漏斗胸)等。体貌,观察病人是否有异常面色、表情、呼吸样式、肌肉紧张情况等。

正常呼吸与异常呼吸样式:成人呼吸频率在 14 ~ 20 次/min。吸呼比为 1 : 2。异常呼吸主要包括四个方面:频率异常、节律异常、深浅异常、音响异常。

1. **频率异常** 分呼吸增快和呼吸减慢。成人呼吸频率 >24 次/min,即为呼吸过快,见于缺氧、呼吸衰竭、高温。成人呼吸频率 <10 次/min,即为呼吸过缓,见于颅内病变、镇静等级高等呼吸中枢抑制情况。

2. **节律异常** 如潮式呼吸(Chyne-Stokes's breathing),呼吸浅慢,后暂停数秒后,继续上述呼吸样式,如潮水般,常出现于脑出血、颅内压增高。间断呼吸(Bior's breathing),有规律的呼吸几次后,突然暂停呼吸,接着又开始呼吸,常见于颅内病变、呼吸中枢衰竭。

3. **深浅异常** 包括浅快式呼吸、深慢式呼吸和深浅不规则。浅快式呼吸的主要原因有:缺氧、交感兴奋、胸壁限制、疼痛等。深慢式呼吸的主要原因:代谢性酸中毒(尿毒症、糖尿病)、镇静。深浅不规则的主要原因:濒死、叹息样呼吸。

4. **音响异常** 包括蝉鸣样呼吸和鼾式呼吸。蝉鸣样呼吸常见于喉头水肿、痉挛、喉头异物。鼾式呼吸常见于分泌物淤积、深昏迷。

5. **呼吸困难分型** 吸气性呼吸困难,即三凹征,常见于局限性通气障碍。呼气性呼吸困难,常见于阻塞性通气障碍。混合型呼吸困难,常见于 COPD 晚期、肺心病、肺水肿、心功能Ⅲ ~ Ⅳ级等严重心肺问题。

（三）肺部听诊与胸部叩诊

1. **异常呼吸音** 根据肺部听诊,可判断肺扩张及肺内分泌物情况。异常呼吸音包括:呼吸音减弱、消失、过清、干湿啰音。

2. **胸部叩诊** 叩诊方式以间接叩诊常用,以叩诊目的分为对比叩诊、定界叩诊、肺下界移动度叩诊。通过叩诊明确病人是否存在通气障碍(清、浊)、肺部炎症、肺扩张情况,并明确障碍位置。

（四）胸部触诊

1. **胸廓扩张度** 胸廓活动度正常值为 2.5cm,范围小于正常值时,应考虑是否因疼痛、胸廓完整性破坏、胸廓受限(如桶状胸、胸廓畸形等)。疼痛情况下,结合 VAS 疼痛评分,治疗时注意保护伤口,或与医生协商使用止痛剂。胸廓完整性破坏时,应避免部分胸廓手法,预防连枷伤等可能造成损伤的情况。胸廓受限时,应考虑相应的松动技术。

正常呼吸下,双侧胸廓扩张增加的幅度、双侧扩张度应对称。一侧活动度明显增强时,应考虑肺不张、单侧膈肌麻痹、胸廓完整性破坏(患侧疼痛、健侧扩张)。一侧活动度明显减弱时,应考虑肺不张、肺实质占位、各种胸膜病变、胸廓内病变(骨性、气液胸)、膈肌病变。双侧均增强时,应考虑腹腔病变导致的膈肌活动受限,胸式呼吸增强。双侧均减弱时,应考虑中枢/周围神经系统病变、广泛肺实变、呼吸肌障碍等原因。

2. **胸膜摩擦感** 正常情况下,触诊不应感受到胸膜摩擦感,当病人胸膜发生病变时(胸膜炎、胸膜肿瘤、胸膜脱水),于前胸壁下侧、侧胸廓第 5、6 肋间最易触及。

3. **语颤** 语颤增强见于:①肺内炎症浸润、肺栓塞;②肺内空腔增多,炎症靠近胸壁,如肺结核、肺脓肿;③压迫性肺不张。语颤减弱见于:①肺充气,如肺气肿、支气管哮喘;②支气管阻塞、占位,如支气管肿瘤、阻塞性肺不张;③气液胸;④胸膜增厚、粘连;⑤胸壁皮下气、水肿。

（五）基本生命体征

基础生命体征的评估是贯穿整个治疗过程的,不仅可以评估病人的基本情况,治疗措施是否合适,而且是引导当天治疗准入、中止、结束记录的重要因素。需注意的有心率、呼吸频率、血压、脉搏血氧饱和度（SPO₂）等。安静状态、运动中、峰值、治疗结束时各值均需进行评估记录。

（六）血液检查

1. **血细胞计数** 根据近期结果，可了解病人近期机体状态、感染情况（轻重、类型）。

2. **凝血五项** 康复训练可能造成病人出血或栓子脱落等情况，根据凝血五项可以初步预判风险，避免康复后不良事件。D-二聚体可作为筛查肺栓塞（pulmonary embolism，PE）、弥散性血管内凝血（disseminated intravascular coagulation，DIC）、下肢深静脉血栓形成（deep venous thrombosis，DVT）的重要指标。D-二聚体升高可能有多种原因，还可参考其他凝血参数，2种以上高于正常值，应高度谨慎肢体训练，或通过其他手段排除风险，如下肢深静脉彩超排除DVT、与管床医生商议抗凝药物的使用剂量。

（七）动脉血气分析

动脉血气是监测病人酸碱情况、氧合状态、肺泡通气量、病情进展的重要指标。通过数值，可以判断病人是否存在呼吸性酸/碱中毒，是Ⅰ型/Ⅱ型呼吸衰竭，或是否伴随代偿性酸中毒、代谢性碱中毒。病人酸碱情况、程度，对于治疗方法、治疗量的选择差异极大。正常值范畴如表3-16-3所示。

表3-16-3 动脉血气正常值与诊断意义

参数名称	正常值范畴	诊断意义
pH值	7.35 ~ 7.45	pH<7.35，呼吸性酸中毒（呼酸）；>7.45，呼吸性碱中毒（呼碱）。pH正常并不代表不存在酸碱失衡，还要判断其他数值。
PaO₂	10.64 ~ 13.3kPa（80 ~ 100mmHg）	PaO₂可用于判断有无缺氧、缺氧程度。正常人PaO₂常>100mmHg。轻度缺氧80 ~ 60mmHg，中度缺氧60 ~ 40mmHg，重度缺氧<40mmHg
PaCO₂	4.65 ~ 5.98kPa（35 ~ 45mmHg）	PaCO₂代表肺泡通气功能，>45mmHg，病人肺泡通气不足，常见于呼酸；>50mmHg，判为二型呼吸衰竭。<35mmHg，显示肺泡过度通气，常见于呼碱
HCO₃⁻	22 ~ 27mmol/L（均值24mmol/L）	HCO₃⁻即实际碳酸氢根浓度（AB）。HCO₃⁻<22mmol/L，见于代偿性酸/代谢性碱中毒；>27mmol/L，见于代偿性酸/代谢性碱中毒。具体属于代偿性酸/代谢性碱，需要通过分析
HCO₃⁻std	22 ~ 27mmol/L（均值24mmol/L）	HCO₃⁻std即标准碳酸氢根浓度（SB）。正常情况下，AB=SB，AB↑>SB↑，见于代谢性碱中毒或代偿性呼吸性酸中毒；AB↓<SB↓，见于代谢性酸中毒或代偿性呼吸性碱中毒
BE	± 3mmol/L	BE是反应血液中碱储备增加或减少的情况，>+3mmol/L，碱剩余；<-3mmol/L，碱不足

（八）影像学检查

影像学诊断可直观观测到肺部炎症及肺容积情况，帮助治疗师对病人在气道廓清、肺复膨、肢体活动各技术上进行个性化、针对性的选择。常用的方式有，胸部平片（普通X线）、计算机体层摄影（computed tomography，CT）（膈肌超声见特殊康复评估）。

1. **肺实变** 通过X线与CT可以发现肺实变情况，通过X线可大致预计实变位置，CT可精准判断实变面积与位置。在治疗过程中通过影像学可明确治疗效果和疾病进展，进而修改治疗处方。

2. **肺不张** 通过X线正、侧、后位片均可诊断肺不张，CT可精准至肺段、甚至确定病因。明确不张位置后，可以使用局部扩展、自主引流等技术。

3. **气胸** X线即可确诊气胸。气胸未处理是胸部物理治疗的禁忌证之一，明确诊断可以避免风险，或在情况稳定后及时开展治疗。

4. **胸腔积液** 除明确胸腔积液量、位置，还需根据生化检查明确病人积液类型（漏出、渗出；外伤、感染、癌性），做出治疗判断。

5. **肺部空洞** X线即可诊断，CT可精准定位脓肿或肿瘤位置。判断感染情况、脓肿位置后，选择适宜治疗技术或排除活动性脓胸禁忌；影像诊断肿瘤甚至穿刺确诊后，可能造成损伤的治疗技术应禁止。

（九）肺功能

通过肺功能曲线、具体数据,可判断病人功能障碍类型、受限情况;还可帮助我们避免一些特殊治疗风险,如哮喘类的大气道梗阻在训练前应使用支气管舒张剂;固定病变时要排除肿瘤占位,防止训练引起肿瘤嵌顿。

1. 肺功能流量-容积曲线（flow-volume curve, F-V curve）分析 如图3-16-1所示,在正常 F-V 环基础上,阻塞性通气障碍表现为 PEF 下降,下降肢凹陷,表示小气道塌陷;限制性通气障碍表现为 FVC 的肺容积和 PEF 均等比例减小,

F-V 环提前完成,上升支变直陡、下降支不凹陷;混合性通气障碍表现为既存在阻塞性 PEF 降低、下降支凹陷,又存在限制性的肺容积减少。如图3-16-2所示,A 为正常 F-V 曲线,B 为阻塞性通气障碍,C 为限制性通气障碍,D ~ F 为大气道病变。

F-V 曲线异常提示:①吸气曲线受限,提示肺容积减少或吸气障碍(疼痛、限制等);②呼气上升支,如 PEF 和 MEF75 体现了大气道呼气情况,可预估呼气能力(与咳嗽效能相关);③呼气下降支如 MEF50 和 MEF25 涉及小气道状况,若这两项参数的实测值／预计值 <70%,且 MEF50/MEF25<2.5∶1,即认为有小气道功能障碍;④吸气相出现平台期、呼气相

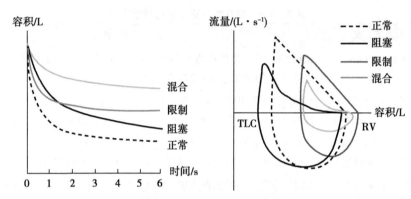

图 3-16-1 肺功能检查中各种类型肺通气功能障碍的 F-V 曲线特征

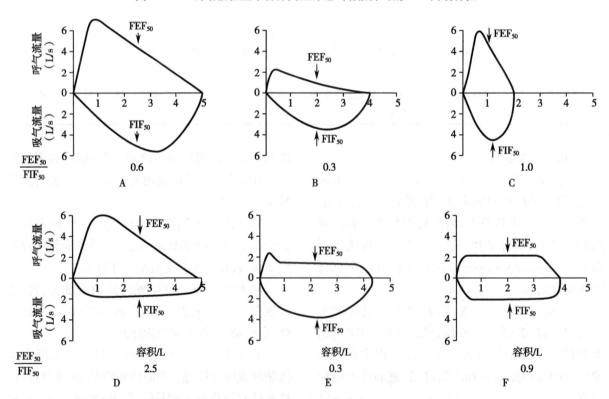

图 3-16-2 经典流量容积环（A ~ C）大气道病变的常见流量-容积环（D ~ F）比较

A. 正常；B. 阻塞性病变；C. 限制性病变；D. 胸腔外可变性病变；E. 胸腔内可变性格病变；F. 固定病变

正常,预示胸腔外可变病变(如声带麻痹、声门下下载、甲状腺肿);⑤吸气相正常,呼气相一秒后出现平台期,预示胸腔内可变病变(低位气管肿瘤、气管软化、气管狭窄、韦氏肉芽肿等);⑥吸气相呼气相均出现平台期,预示固定病变(中央气道肿瘤、声带麻痹伴固定狭窄、纤维变性狭窄)。

2. 常用肺功能参数简介

(1)肺通气:康复介入前,治疗人员可通过肺功能参数判断病人通气障碍类型以判断慢阻肺严重程度,见表3-16-4。

表3-16-4　肺通气常用参数简介表

英文缩写	中文名	功能与意义
VC	潮气量	肺功能、心肺耐力判断
MVV	分钟最大通气量	评估通气功能、气道通畅度、肺与胸廓顺应性
FVC FVC%pred FEV_1	功能潮气量 功能潮气比预计值 一秒呼气量	FVC 相对 VC 更有参考价值。FVC%<80%,诊断限制性通气障碍 FEV_1<70%,高度怀疑阻塞性通气障碍。阻塞性通气障碍早期 FEV_1 即出现下降,严重时 FVC 也下降,FEV_1/FVC 更敏感
FEV_1%pred FEV_1/FVC(%)	一秒呼气比预计值 一秒呼气率	FEV_1/FVC%<70% 同时 FEV_1<80% 预计值(pred),可判断病人存在不能完全可逆的气流受限(如哮喘),也是诊断 COPD 的必要条件
FEF50 FEF75 MMEF25/75	50% 用力呼气流速 75% 用力呼气流速 中段呼气流速	FEF50、FEF75 均低,或 MMEF25/75 低,判断小气道阻塞塌陷
PIF/PIP	最大吸气流速 / 压	评估吸气肌肌力的重要参数,判断脱机可能性
PEF/PEP	最大呼气流速 / 压	评估呼气肌肌力的重要参数,判断拔管可能性。咳嗽与呼气功能直接相关,可预计咳嗽功能,或使用 PCF/PCP(峰值咳嗽流速 / 压)

(2)弥散:影响弥散的原因包括呼吸膜两侧气体分压差、气体溶解度、弥散距离(肺纤维化、肺水肿)、弥散面积(肺毁损、肺气肿)和血红蛋白异常(失血、贫血)。主要观察指标为肺一氧化碳弥散量(DLCO、TLCO),也可通过一氧化碳弥散量与肺泡通气量比值(DLCO/VA)排除肺容积对弥散量的影响,或排除血红蛋白转运(一氧化碳弥散量与血红蛋白比值 DLCO/Hb)。存在弥散障碍时,需优先排除肺部分泌物是否潴留。弥散功能障碍严重程度,见表3-16-5。

表3-16-5　DLCO 占预计值比与弥散功能障碍的关系

分级	DLCO 占预计值
轻度	60% ≤ DLCO<80%
中度	40% ≤ DLCO ≤ 60%
重度	DLCO<40%

3. 肺功能常用参数综合分析　各通气障碍肺功能改变情况,如表3-16-6所示。

(1)阻塞性通气障碍改变情况:气道阻塞或狭窄而引起的气体流量下降,FEV_1、FEV_1/FVC、MMEF、MVV 均下降,TLC 和 RV 可增高(残气容积占肺总量比值增加)。相关病因有,气管支气管疾患:气管肿瘤、狭窄等,支气管哮喘,慢性阻塞性肺疾病(COPD),闭塞性细支气管炎;肺气肿、肺大疱;其他原因不明的如纤毛运动障碍。

(2)限制性通气障碍改变情况:肺体积受限引起的肺容量减少,VC(FVC)、TLC、RV 等均下降。相关病因有,肺脏变小:手术切除后,间质纤维化,间质性肺炎,肿瘤,矽肺等;胸廓活动受限:胸膜积液,增厚,粘连,胸廓畸形;胸腔受压:腹水,妊娠,肥胖等;呼吸肌无力:膈肌疲劳,肌无力,肌萎缩,营养不良等;单侧主支气管完全性阻塞。

(3)混合性通气障碍改变情况:兼有阻塞和限制性因素的存在,VC 下降,FEV_1/FVC、流量、MVV 均下降,TLC 和 RV 可无增高。相关病因有,慢性肉芽肿疾患:结节病、肺结核;肺囊性纤维变和支气管扩张;"职业肺":硅肺、煤尘肺;充血性心力衰竭:肺心病。

表 3-16-6　不同通气障碍类型的肺功能改变情况

	FVC	FEV$_1$	FEV$_1$/VC	RV	TLC
阻塞性	−/↓	↓	↓	↑	↑
限制性	↓	↓/−	−/↑	↓/−	↓
混合型	↓	↓↓	↓	?	?

二、特殊的康复评估及进展

（一）咳嗽效力等级

咳嗽是机体的保护性反射,有效清除气道分泌物及异物,有效咳嗽是预防呼吸道并发症、改善肺部炎症、有效脱机拔管的重要指征。简易咳嗽效力评级,见表 3-16-7。

表 3-16-7　简易咳嗽效力评级量表

等级	说明
0 级	无咳嗽动作
1 级	咳嗽时有气流音,但无咳嗽音
2 级	咳嗽音微弱
3 级	可听到明显咳嗽音
4 级	可听到较大咳嗽音
5 级	可做连续性有效咳嗽

（二）痰液性状评级

治疗师往往可以第一时间关注到病人痰液的变化情况,关注病人痰液的性状,可以了解到其感染情况,训练中是否有所改善,及时与医生沟通,更改合适的医疗措施(如呼吸支持程度、抗生素剂量、纤支镜使用等)、治疗方案(相应排痰手法、物理因子治疗、运动强度方式等),缩短病人恢复时间。Miller 提出的黏液痰、黏液浓痰、浓痰分级方法,如表 3-16-8 所示。除此以外,还需考虑痰液气味、颜色的变化。

表 3-16-8　痰液性状评级

等级	说明
M1	黏液状,无肉眼可见脓液
M2	大部分黏液状液体,含有肉眼可见白脓痰
P1	1/3 脓液,2/3 黏液状液体
P2	2/3 脓液,1/3 黏液状液体
P3	>2/3 脓液

（三）呼吸肌力量评估

呼吸肌力量低下对呼吸系统、循环系统都会造成一定影响,并严重影响病人运动表现及生活质量。重症病人成功脱机的一个重要因素就是呼吸肌力量。

1. 最大吸气压（MIP）和最大呼气压（MEP）它是对全部吸气肌和呼气肌强度的测定。男性:MIP=143−0.55×年龄,MEP=268−1.03×年龄;女性:MIP=104−0.51×年龄,MEP=170−0.53×年龄,单位均为 cmH$_2$O,(1cmH$_2$O ≈ 0.098kPa)。MIP 测定的临床意义:第一,在神经肌肉疾病或外伤中,对吸气肌肉功能作出评价,并可作为疾病诊断的参考。当 MIP< 正常预计值的 30% 时,易出现呼吸衰竭。第二,对肺容量增加(如肺气肿)、胸廓畸形或药物中毒等引起继发性的呼吸困难,MIP 的测定可判断呼吸困难与呼吸肌肉无力的关系。如果 MIP 值 <−60cmH$_2$O(绝对值 >60cmH$_2$O),可认为呼吸困难与呼吸肌无力无关。第三,作为判断能否脱离人工通气的参考指标。MIP 值 <−30cmH$_2$O(绝对值 >30cmH$_2$O)有利于脱机的成功,MIP 值 >−20cmH$_2$O(绝对值 <20cmH$_2$O)脱机失败的可能性大。MEP 测定的临床意义:可用于评价患有神经肌肉疾患的呼气肌功能,也用于评价病人的咳嗽及排痰能力。通常 MEP 超过 100cmH$_2$O 即表示有效,再高亦无更多的临床意义。

2. 跨膈压（Pdi）和最大跨膈压（Pdi max）正常人 Pdi max 为 90 ~ 215cmH$_2$O。Pdi max 反应了膈肌作最大收缩时所产生的压力变化。Pdi max 明显下降即可考虑有膈肌无力或疲劳,多见于重度慢性阻塞性肺疾患、神经肌肉疾患及膈神经麻痹等病人。

（四）膈肌超声

膈肌超声可评价膈肌的活动度,膈肌厚度及变化率。临床用于客观评价膈肌的力量,评价早期康复治疗的效果,预测机械通气病人的撤机能力,评价脱机失败的原因。

1. 超声测量膈肌厚度（Tdi） 受试者取仰卧位,自主呼吸。取线性高频探头置于右侧腋前线,探头垂直于胸壁 8 ~ 9 肋间,可见膈肌对合区超声图像,若此位置看不到膈肌,探头可上移至 7 ~ 8 肋间。膈肌对合区图像由三层结缔组织组成,即两侧高回声区(胸膜层、腹膜层）和中间混合型回声区。呼吸时此三层结构平行。移动光标分别测量平静呼气末膈肌厚度以及最大吸气末膈肌厚度测量三个呼吸循环的值，取平均值。计算膈肌厚度从平静呼气末向最大吸气末的变化。膈肌正常厚度及变化率见表 3-16-9。膈肌厚度变化率小于 30%，提示脱肌失败。膈肌超声测量膈肌变化率示意图，见图 3-16-3。

表 3-16-9　成人膈肌的厚度及变化率

	膈肌厚度 /cm	膈肌变化率
正常	0.22 ～ 0.28	42% ～ 78%
膈肌萎缩	<0.2	<20%

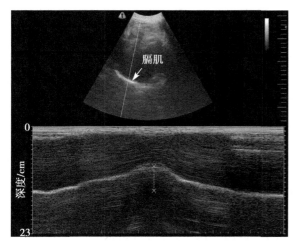

图 3-16-3　膈肌超声测量膈肌变化率示意图

2. 超声测量膈肌移动度（DM）　受检者取仰卧位，自主呼吸。取低频探头置于右侧锁骨中线肋弓下缘，探头取冠状位，垂直于膈肌头尾轴移动，二维超声下见下腔静脉界面后定位膈肌。正常情况下，吸气时，膈肌朝尾端运动，靠近探头；呼气时，膈肌朝头端移动，远离探头。改变吸气容量后定位并测量距离（平静呼吸位、最大吸气位）。测量三个呼吸循环的值，并取平均值。膈肌正常活动度见表 3-16-10，膈肌移动度小于 1.4cm，提示脱机失败。膈肌超声测量膈肌吸、呼气末运动幅度示意图，见图 3-16-4。

表 3-16-10　成人膈肌的运动幅度正常值

膈肌活动度	平静呼吸 /cm	吸气实验 -"嗅"/cm	最大深呼吸 /cm
男	1.8 ± 0.3	2.9 ± 0.6	7.0 ± 0.6
女	1.6 ± 0.3	2.6 ± 0.5	5.7 ± 1.0

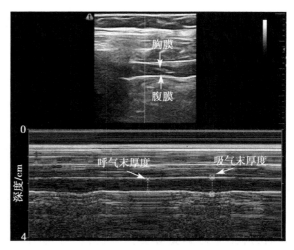

图 3-16-4　膈肌超声测量膈肌吸、呼气末运动幅度

（五）心肺耐力水平评估

常用的评估方法有心肺运动试验（cardiopulmonary exercise test，CPET）、六分钟步行试验（six-minutes walking test，6MWT）、阶梯试验。自觉疲劳量表常用 Borg 呼吸困难指数与自觉疲劳程度量表（RPE）。

第三节　呼吸康复策略

一、体位管理的重要性

病人因疾病情况、临床治疗、心理因素等原因，往往会产生制动，日常状态为完全平卧或长期卧床。长期卧床会对机体各系统产生一系列影响，功能性残气量在病人垂直体位最大，体位越趋于头低脚高位，功能性残气量越小，易导致肺组织塌陷。早期进行体位管理对循环、呼吸、骨肌系统有不可忽视的重要作用，排除体位转换禁忌证（生命体征不稳定，枕骨下引流、腰大池引流，腰椎穿刺 4 ～ 6h，不稳定性骨折）的情况下，一旦生命体征稳定，应尽早介入。体位改善的益处在于以下几个方面：①提高急性心肺功能障碍病人的氧转运；②提高亚急性期、慢性期心肺功能障碍病人的氧转运；预防制动引起的负面影响。

（一）起始体位（30° ～ 45°靠坐位）

病人常规体位是 30° ～ 45°床头抬高位，在此体位进行其他康复训练往往是整个呼吸康复治疗的第一步。应注意的是，在摇高床头前对膝关节部应先摇高 10°~15° 水平,不仅可以防止病人重力性下滑,并可通过增加腹压,提高膈肌、腹肌本体感觉输入,促进呼吸加深、改善咳嗽。

(二) 60°靠坐位至床边坐位维持

30°~45° 体位病人能较好适应后,可尝试 60° 靠坐位。60° 靠坐位下,病人生命体征稳定,并主观疲劳评分不超过 13 分的情况,可尝试辅助床边坐位。需注意的是,病人体能较差时,可给予小桌板帮助病人维持舒适坐位(前倾体位,前臂支撑桌面,肘关节 80°~110°),脚不能着地时,应给予矮脚凳等支撑辅助,治疗师、护士在一旁进行保护。端坐位可以在治疗师监护下完成,也可在有保护的治疗椅上完成,见图 3-16-5、图 3-16-6。

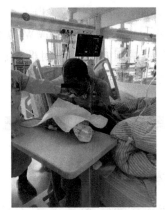

图 3-16-5 床边辅助坐位示意图

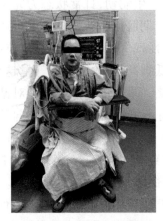

图 3-16-6 端坐位示意图

(三) 体位转移训练向离床活动过渡

根据各国重症、围手术期呼吸康复指南,无论急重症、围手术期、慢病病人,都应及早进行离床活动过渡。可先在床上进行呼吸训练、有氧、阻抗运动的适应训练。病人能耐受时,治疗师应教会病人在保护临床管线、设施的情况下,进行主动或主动辅助下的翻身、坐起、坐站转移训练。需注意的是,病人进行这些活动时,应注意生命体征的监测。

特殊体位治疗在肺通气障碍的病人中使用也是很重要的,如频繁改变体位、塌陷肺侧卧位、俯卧位。通过最低每 2h 一次进行体位改变,帮助病人增加肺通气、灌注,通过肺内压的改变,预防肺塌陷、吸气肌萎缩;心脏位置的改变,可增加前负荷和后负荷效应,帮助血液等体液向四肢流动;对促性、预防压疮、优化引流都有一定助益。根据影像学,进行塌陷侧肺卧位,或发生急性呼吸窘迫时,行俯卧位,均可改善病人肺通气、灌注。

二、昏迷病人的呼吸康复策略

为帮助病人减少呼吸系统并发症、缩短机械通气时间,病人生命体征稳定情况下,即使是昏迷状态,我们也应及早介入。由于病人不能配合治疗,治疗方式为以下几种被动措施:体位管理、体外膈肌起搏、呼吸神经生理促进技术等。

(一) 体外膈肌起搏

该设备通过浅表膈神经电刺激,达到膈肌的活动加强,尤其适用于昏迷或无自主呼吸的病人(膈神经支配保留),脱机困难或呼吸衰竭的病人也同样适用。使用方法为,刺激电极置于胸锁乳突肌下端外缘 1/3 与锁骨上窝交界处,循环电极置于锁骨中线与第二肋间隙交界点。体外膈肌起搏使用示意图,如图 3-16-7。

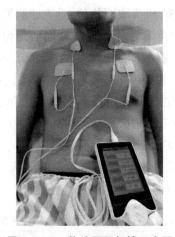

图 3-16-7 体外膈肌起搏示意图

(二) 呼吸神经生理促进技术

通过对相关呼吸肌进行神经生理促进,促进病人呼吸功能,治疗时可观察到呼吸机上潮气量等参数明显改善。神经生理促进技术包括：肋间牵拉法、抬举上胸段脊柱法、抬举下胸段脊柱法、前拉底部抬举法、持续徒手压迫法、口周压迫法、腹部协同收缩法，操作手法及效应机制见表3-16-11。

表3-16-11 呼吸神经生理促进技术

技术名称	操作手法	效应与机制
口周压迫	保持手指在病人上唇按压几秒	出现吞咽气团表现，加深上腹部深呼吸活动。病人可能出现口唇活动或叹息样表现。与原始吞咽反射相关
持续徒手压迫	治疗师双手置于病人胸廓，给予适当压力刺激	易化胸肌及肋间肌活动
抬举上胸段脊柱	治疗师双手交叠置于病人第3胸椎处，随病人吸气抬升脊柱，呼气时放松下降	强化病人上胸段呼吸，需加深吸气时，可在病人吸气末端继续停留1～2s。促进节间反射，牵伸胸廓增加肺扩张
抬举下胸段脊柱	治疗师双手交叠置于病人第8胸椎处，随病人吸气抬升脊柱，呼气时放松下降	强化病人下胸段呼吸，需加深吸气时，可在病人吸气末端继续停留1～2s。促进节间反射，牵伸胸廓增加肺扩张
肋间牵拉	治疗师鱼际置于病人肋间隙在病人呼气相时向下牵伸肋间肌，松解胸廓	松解胸廓，并牵拉肋间感受器
前拉底部抬举	治疗师双手置于病人双下胸廓，吸气相时向上牵拉。病人体型过大时，可单独做两侧	促进后胸段、上腹部呼吸活动。牵拉肋间感受器，促进背部肌群协同收缩
腹部协同收缩	治疗师双手分别置于下侧段胸廓和骨盆两侧（髂前上棘处）	增加病人腹压，刺激肋间、腹部肌肉感受器，促进病人膈肌活动，帮助促进咳嗽

三、呼吸训练

分为常规呼吸训练、局部肺扩张训练、呼吸肌训练和增加呼吸需求的全身性活动。

（一）增加肺通气的训练

1. **常规呼吸训练** 包括膈式呼吸与缩唇呼气。膈式呼吸强调吸气时膈肌主动参与效应，比胸式呼吸做功低，呼吸效应强（潮气量、通气灌注比优），常规可使用SCOOP技术易化膈肌在呼吸中的参与。缩唇呼气能提高呼气期支气管内压力，防止小气道过早塌陷闭塞，有利于肺泡气、痰液的排出。其要点可总结为如下几句口诀：思想集中，全身放松；先呼后吸，吸鼓呼瘪；呼时经口，吸时经鼻；细呼深吸，不可用力。吸与呼时间之比为1：2，慢慢地呼气达到1：5作为目标。

2. **局部肺扩张** 包括肺底部扩张和特定肺叶扩张。病人长时间卧床或制动后，易导致肺塌陷、气道分泌物潴留于重力位肺段，尤其是双下肺，此时可实施肺底部扩张技术。治疗师双手分别置于病人左右胸廓前外侧（第6～10肋），在病人主动吸气时可给予0～20%阻力，呼气终末端给予引起胸廓形变等同的瞬时加压（该侧胸廓存在伤口时，呼气相全程双手不施加任何应力，并在呼吸全程进行保护）。要求病人做深慢呼吸，吸气时感受气流到达治疗师手部肺段，吸气至病人主动最大时，闭气2～3s。存在肺大疱或气胸风险的病人不做闭气，尽量慢吸慢呼。肺底部扩张操作，见图3-16-8。

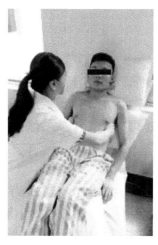

图3-16-8 肺底部扩张

当病人胸廓完整性被破坏时（外伤、手术切

口），该技术应慎重实施，注意保护伤口，以免引起疼痛、伤口对位不齐甚至造成连枷胸。

影像学明确特定肺叶存在塌陷或炎症时，可结合体位引流，进行更有针对性的特定肺叶扩张治疗。需扩张的肺实质体位向上，治疗师将双手置于该肺组织体表投影两侧，其余措施同阶段式肺底部扩张。

3. 增加呼吸需求的全身性活动（有氧、阻抗） 病人以较高的分钟通气量进行一定时间的全身性活动，形式不固定，训练时病人至少要在 70% ~ 90% 最大分钟通气量的水平维持呼吸 20 ~ 30min，每周需 3 ~ 5 次。主要目的是改善呼吸肌耐力，其结果以测定最大持续通气量来判断。运动中需随时监测病人生命体征（至少心率、指脉氧）。

（二）呼吸肌训练

呼吸肌的收缩和舒张引起的节律性呼吸运动是肺通气的原动力。呼吸肌训练包括吸气肌训练与呼气肌训练。训练对象为主要吸气肌与呼气肌，辅助吸气肌一般不进行过度强化，以免导致上胸式吸气。

1. 吸气肌训练 病人昏迷或吸气肌很弱时，可以采用膈神经电刺激、神经生理促进手法等；病人可主动配合时，可采用膈式呼吸或激励式肺量计；吸气肌功能进一步增强时可采用抗阻训练：如三球呼吸训练器或阈值压力负荷训练。

阈值压力负荷锻炼：阈值压力负荷锻炼需借助特定器材进行训练，负荷压力调节呈线性，基本不受吸、呼气流量影响，具有可调节性和稳定性的特点。初次训练强度设定为 40% ~ 60% 最大吸、呼气压，训练过程中可根据情况调整。常见的几种阈值压力负荷训练器，如图 3-16-9 所示。

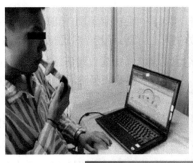
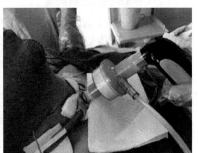
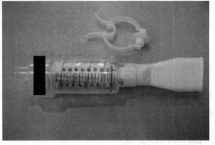

图 3-16-9　常见的几种阈值压力负荷训练器

2. 呼气肌训练 包括腹肌训练，如上、下卷腹、屈膝联合左右转体，三球训练器及阈值压力负荷训练等。也可用吹泡泡、吹气球等。

四、气道廓清技术

帮助病人有效排出分泌物，是呼吸康复的重要环节，气道廓清技术种类较多，治疗人员可根据病人情况合理选择。需注意的是，所有气道廓清技术建议在餐前或餐后 1h 进行，以防腹压增加引起呕吐、误吸。

（一）有效咳嗽与辅助咳嗽技术

单个有效咳嗽流程如下：嘱病人做深吸气；达到必要吸气容量后短暂闭气 2 ~ 5s，关闭声门，维持肺内压；咳嗽前，突然增加腹内压以促进胸内压进一步增加；尽量用力呼气，产生高呼气流速；开放声门，嘴唇放松，咳出爆发性气流。

当病人腹肌失神经支配，或咳嗽力弱时，教会病人辅助手法或治疗师进行辅助很重要。治疗师可通过胸部叩击与胸廓震颤、前胸廓按压、腹部推压（图 3-16-10），或使用排痰促进机器如机械振动排痰、肺内叩击、呼气正压等，帮助病人排痰。

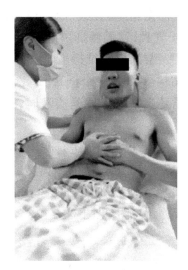

图 3-16-10　Heimlich 手法前胸廓按压

（二）增加肺通气训练、呼吸肌训练在排痰中有重要作用

长期卧床、呼吸肌失神经支配、慢性呼吸系统疾病的病人，呼吸肌肌力、肌耐力往往存在问题。肺通气下降、呼吸肌力量降低，易导致排痰困难。欧洲胸科物理治疗气道廓清指南中提出，整体性运动是排痰的首选方法，配合吸气肌锻炼能改善肺、胸廓顺应性；而呼气肌训练，能提高咳嗽时的胸腹压。

（三）胸部叩击与机械振动

通过胸壁震动气道，使附着在肺毛细支气管内的分泌物脱落，配合体位引流，使分泌物到达支气管、气管，最后通过咳嗽排出体外。胸部叩击由于频率与机械振动相比较低，人力消耗大、病人可能引起不适，各指南提倡度低。病人存在积痰并自身排痰效能差时，叩击与机械振动可配合其他技术共同进行。

（四）体位引流

利用重力促进各个肺段内积聚的分泌物排出，不同的病变部位采用不同的引流体位，引流频率视分泌物多少而定，若结合其他排痰技术使用，效果更佳。分泌物少者，每天上、下午各引流一次；量多者可每天引流 3 ~ 4 次，每次引流一个部位，时间 5 ~ 10min，如有数个部位，则总时间不超过 30 ~ 45min，以免疲劳。体位引流禁忌证，如表 3-16-12 所示。

表 3-16-12　体位引流禁忌证

所有体位禁忌证	头低脚高位禁忌证（除以上禁忌证以外）
脑出血急性期、颅内压 >20mmHg	不稳定性高血压
出血倾向、伴血流动力学不稳定	气管食管瘘、胃食管术后
不稳定性骨折未处理	气道误吸高风险
脓胸、活动性咯血	腹压高
严重气液胸	眼压高
肺栓塞、心衰性肺水肿	

重力可以辅助支气管分泌物的清除，有研究证实，其他气道廓清技术在体位引流条件下完成，肺通气/灌注比、干湿排痰量显著改善。该技术操作要求低、耐受性优，尤其适合病情重、体力差、无法较好配合主动气道廓清技术的病人。

（五）主动呼吸循环技术与自主引流

目前国际主流使用的主动辅助排痰技术有：主动呼吸循环技术（active cycle of breathing techniques，ACBT）与自主引流（autogenic drainage，AD）两种。

1. 主动呼吸循环技术　可有效清除支气管分泌物、改善肺功能，同时不加重低氧血症（胸部叩击可能造成）和气流阻塞。该技术由三个通气阶段，根据病人情况选择构成方式，并进行反复循环：呼吸控制、胸廓扩张、用力呼气技术。ACBT 流程图，如图 3-16-11 所示。

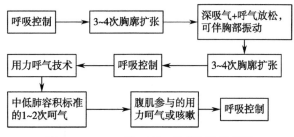

图 3-16-11　一种 ACBT 技术流程示意图

呼吸控制是介于两个主动部分之间的休息间歇：鼓励病人放松上胸部和肩部，按自身的速度和深度进行潮式呼吸。为防止气道痉挛，各阶段间须进行呼吸控制。

胸廓扩张操作方法为：将病人或治疗师的手置于被鼓励进行胸部运动的那部分胸壁上，通过本体感觉刺激，进一步促进胸部扩张、增加该部分肺通气及胸壁运动;在呼气相时,治疗师可进行胸部摇动、振动手法,进一步松动痰液。

用力呼气技术由一到两个"呵气"组成,"呵气"动作类似于对玻璃吹雾或呼气清洁眼镜。呵气可使低肺容积位的更多外周分泌物随呼气气流向上级气道移动,当分泌物到达更大、更近端的气道时,通过呵气或咳嗽可排除分泌物。

2. 自主引流 不需要依赖特定体位引流体位(尤其适用于胃食管反流病人),通过最大限度地增加气道内气流、产生高胸压,来改善肺通气、清除分泌物。该技术分为三个阶段:"松动""聚集""排出"。

(1)"松动"阶段:始于一个正常吸气,吸气后即屏气,通过肺叶、肺泡旁通路扩张塌陷肺组织;进行用力呼气,至补呼气量程度,以清除潴留的分泌物。

(2)"聚集"阶段:上一阶段补呼结束后,进入补吸气量性吸气,增加胸压,促进分泌物汇集。

(3)"排出"阶段:做比上一阶段更深的吸气,进一步增加胸压,然后应用用力呼气技术、有效咳嗽,排出痰液。

该技术进行时胸内压较高,故不适用于肺大疱、气液胸等不适进行肺内高压技术的病人。

(六)呼气正压

分为高压和低压呼气正压,目前主流使用低压呼气正压。其原理为:通过振荡气流产生呼气正压,振动气道,达到一定气道支撑效应,再通过高呼气流速,松动痰液、移除分泌物。

五、肺不张与肺大疱的训练策略

(一)肺不张的训练策略

分为被动肺容积维持(徒手过度通气、机械过度通气)与主动肺容积维持(呼吸训练器、主动活动)。

1. 徒手过度通气与机械过度通气 因感染、吸气肌无力、长期制动等原因,病人可能出现肺塌陷。肺内压降低后,吸气做功更大。徒手过度通气或机械过度通气(设定等压、一定次数通气支持),可帮助病人重建正常肺内压。

徒手过度通气操作方法为:需两位治疗人员进行配合,一人根据病人自身呼吸情况发出指令,并在吸气相时进行胸廓振动,帮助松动痰液;另一人根据指令,在吸气相进行挤压气囊、呼气相放松气囊,遵循慢挤快放原则,气道阻力过大时,不要继续按压,维持当前压力,防止气道损伤。挤压6~8回为一个循环,单次治疗量为2~3个循环。嘱病人感到痰液时,进行呵气、咳嗽。

注意在使用气囊前,需进行测压,成人最佳扩张压力为35~40cmH$_2$O(根据体型、年龄、肺容积情况),儿童最佳扩张压力为30cmH$_2$O。徒手过度通气操作示意图,见图3-16-12。

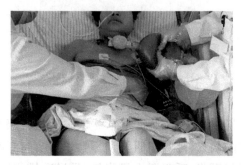

图 3-16-12 徒手过度通气操作示意图

2. 呼吸训练器 常用的肺容积维持训练器有激励式肺量计与三球训练器。激励式肺量计的使用见图3-16-13。

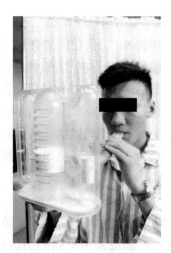

图 3-16-13 激励式肺量计使用示意图

激励式肺量计的使用目的是维持、增加病人当前肺容量。要求病人缓慢吸气,吸气时间尽量长,以低流速高容量为目标。使用方法:病人含住训练器口件,进行吸气;先根据黄色流速浮标调整吸气流速,小球维持在优势流速格内,说明流速合适;再注视白色容量浮标,以当前吸气流速,尽量做深长吸气,使容量浮标逐渐接近设定的目标容量。

（二）肺大疱训练的注意事项

由于形成肺大疱后,受力面积减少、囊泡组织脆性大（病理性改变）,易发自发性气胸。肺大疱诊治指南中提出,防治肺大疱加重的方式有:抗感染、适量运动;气胸、肺大疱修补术后,由于空气占位压迫肺组织,易导致肺塌陷。以上均为呼吸康复适应证,肺大疱病人合理康复是必不可缺的。

为预防训练造成自发性气胸,最重要的就是防止肺内压过大:

①中度（占当侧胸腔体积50%以上）、严重肺大疱（占当侧胸腔体积70%以上）任何训练不做闭气,轻度肺大疱尽量不做闭气,或闭气时间 <3s。

②呼吸训练、肺容积训练（气胸、修补术后修复肺不张）时做亚极量扩张,吸气时目标肺组织投影区域,胸廓不应有明显扩张。

③注意咳嗽压力:咳嗽时,双手注意控制胸廓,防止咳嗽造成过大胸压。中重度肺大疱病人使用用力呼气技术替代咳嗽排痰（用力呼气技术进行时仅产生肺负收缩压、无肺内正压）。

④中重度肺大疱不做抗阻训练,轻微病人抗阻运动时不闭气,上肢不做曲轴抗阻运动,其他肌肉做低剂量阻抗（<20% 最大阻力,上肢按最大握力20% 计算）。

⑤中重度肺大疱病人避免使用呼气正压设备,轻度病人慎用。

⑥主动活动（有氧、阻抗）时,注意放松技术的使用,控制主观疲劳度不超过13,避免产生严重气喘、气急现象。

第四节 常见疾病呼吸康复

一、急重症呼吸康复

（一）呼吸机依赖康复

ICU 病人因病情和虚弱等原因,长期制动,可产生危重症肌病、危重症多发性神经病,或两者并存。其中呼吸肌病变最早发生,是其他肌肉病变速度的6 ~ 8 倍,造成呼吸系统并发症发病率增加、呼吸机依赖、气管插管拔管失败率增加;延长住院时间,增加死亡率与住院花费。

吸气肌无力是病人脱机困难的重要因素之一,吸气肌获得性萎缩的评估可通过峰流速仪、测定吸气压、跨膈压、膈肌超声等手段完成。预防呼吸肌萎缩,早期呼吸康复介入是关键,可通过体位改善、呼吸训练、呼吸肌训练和主动活动完成。

（二）急重症呼吸康复意义、目标与相关内容

如表 3-16-13 所示。

表 3-16-13 急重症呼吸康复意义、目标与相关介入内容

急重症呼吸康复意义	急重症呼吸康复目标	相关技术内容
1. 减少并发症、死亡率,缩短 ICU 住院时间、总住院时间 2. 帮助病人恢复功能水平,尽量接近病前水平、甚至超过病前水平	1. 尽早脱机、拔管 2. 预防呼吸系统并发症 3. 改善肺功能 4. 提高心肺耐力水平 5. 预防 ICU-AW 6. 尽早向离床活动过渡	1. 病人及家属教育 2. 体位改善 3. 气道廓清技术 4. 呼吸训练 5. 呼吸肌训练 6. 肺容积维持 7. 有氧训练 8. 阻抗训练

（三）早期离床活动的介入、排除、中止标准

早期离床活动是急重症呼吸康复的重要组成部分。美国胸科学会危重症撤机指南中提出,早期离床活动可有效改善肺功能（增加肺通气、改善肺换气）,增加干、湿痰液排出量,提高心肺耐力水平,缩短机械通气时间、ICU 住院时间,减少医疗消费。

1. 早期离床或早期运动介入时机 见表 3-16-14。

表 3-16-14　ICU 康复离床活动准则

项目		标准
意识	RASS	−2≤RASS≤2
		30min 内没有需要镇静药物治疗的情绪障碍
疼痛	可主诉时（NRS）或 VAS	NRS ≤3 或 VAS ≤3
	不能主诉时 BPS 或 CPOT	BPS ≤ 或 CPOT ≤2
呼吸	呼吸频率	<40 次 /min
	血氧饱和度	维持在 90% 以上
	吸入氧气浓度（FiO_2）	<0.6
机械通气	呼气末正压（PEEP）	<10cmH_2O
循环	心率	HR：≥40 次 /min 或 ≤130 次 /min
	心律不齐	无新发的心律失常
	心肌缺血	心电图所示无新发心肌缺血
	平均动脉压	维持在 60mmHg 以上
	多巴胺或去甲肾上腺素使用量	24h 内使用剂量没有增加
其他	抗休克治疗中，病情稳定	
	SAT 和 SBT 事实中	
	无出血倾向	
	活动时无危险	
	颅内压 <20cmH_2O	
	病人及家属知情同意	

2. 排除标准　分绝对禁忌证和相对禁忌证，如表 3-16-15 所示。

表 3-16-15　早期离床活动的绝对禁忌证与相对禁忌证

绝对禁忌证 每次康复治疗前均需评估	相对禁忌证 在进行离床训练或早期活动训练时均需评估
①新发的心肌缺血	①意识水平低下、出汗、面色异常、疼痛、疲劳、乏力
②HR<40 次 /min 或 >130 次 /min	②不稳定性骨折
③MAP<60mmHg 或 >110mmHg	③活动时危险征象
④SaO_2<90%	④神经学不稳定：ICP≥20cmH_2O
⑤FiO_2≥40.6	
⑥PEEP≥410cmH_2O	
⑦呼吸频率：40 次 /min	
⑧意识水平：−4，−5，3，4	
⑨大剂量升压药：多巴胺 >10μg/（kg·min），去甲肾上腺素 >0.1μg/（kg·min）	
⑩体温：≥38.5℃或 ≤36℃	

3. 中止标准　①体位变换时血流动力学改变，引起血压急剧变化，心率，呼吸模式和呼吸频率改变；②排痰时，痰液黏稠堵塞支气管，血氧饱和度下降，或因病痛产生抵抗；③关节活动度训练时因刺激引起血压，心率改变；④特殊表现，意识水平下降、出汗、不正常面色、治疗后疼痛；⑤改良运动强度与运动自觉量表（RPE）>13 分。

二、慢性病呼吸康复

欧洲呼吸协会和美国胸科协会 2013 慢阻肺治疗指南中提出，肺康复是在详细的病人评估和个体化治疗基础上的一套多学科合作的综合干预措施,包括:运动锻炼、教育和行为改变等。

(一)肺康复的主要目的与治疗目标

如图 3-16-14 所示。

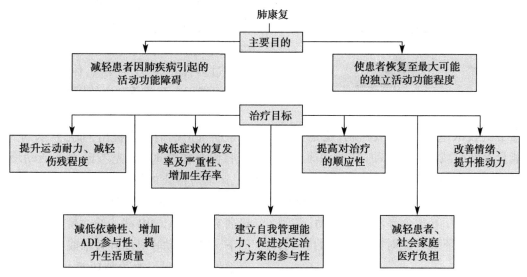

图 3-16-14 慢阻肺肺康复的目的

(二)慢阻肺各阶段肺康复的询证与推荐等级

根据最新澳新慢阻肺指南、北美胸科协会慢病指南、英国肺康复指南,肺康复是慢阻肺综合治疗中最为关键的部分。慢阻肺各阶段肺康复的询证与推荐等级,见表 3-16-16。

表 3-16-16 慢阻肺各阶段肺康复的询证与推荐等级

	具体描述	循证等级
稳定期	病人应接受肺康复治疗	A 推荐,Ⅰ级证据
急性加重期	AECOPD 住院 3~8 天,或 3 周之内、出院后	C 推荐,Ⅱ级循证
中重度病人	无论稳定期、急性加重期,均应接受肺康复治疗,减少因急性加重再入院的概率	B 推荐,Ⅱ级循证
居家肺康复	长期治疗的一部分,定期复诊、调整运动处方	C 推荐,Ⅲ级循证
社区肺康复	长期治疗的一部分,定期社区筛查、小组活动	C 推荐,Ⅲ级循证

(三)肺康复的具体内容

1. **健康教育** COPD 病人健康教育是康复的重要组成部分,可以采用宣传手册发放,病区、社区宣教,病友会活动及手机 APP 应用等。

吸烟是 COPD 形成、加重的重要病因,执行肺康复的第一件事,务必是戒烟宣教。除此以外,自我管理将是病人疾病进展、生活质量与心肺耐力水平控制的重要因素,教导病人正确、持续地进行自我管理,及时复诊、修改医疗与肺康复处方非常重要。

2. **放松技术、胸廓牵伸、能量节约技术** COPD 是一个进展的过程,病人心肺耐力差,因疾病原因易发呼吸困难和疲劳。发生呼吸困难和疲劳时,病人需使用放松技术;更应学习能量节约技术,减少不必要能耗、预防突发情况。

放松技术包括呼吸放松和肢体放松技术。呼吸放松技术,类似于呼吸训练的 SCOOP 技术,病人取端坐位、前倾坐位或靠坐位进行,操作详见呼吸训练。活动中发生气喘、疲劳时,可采取前倾坐位,靠墙坐、站位,并使用 SCOOP 技术进行深慢呼吸,调整之后再进行活动。

COPD 病人因呼吸生理学原因,易产生桶状胸,通过胸廓牵伸可改善病人胸廓顺应性,从而改善呼吸功能。胸廓牵伸可自主完成,胸廓较紧、自主牵伸效果不佳时,可在治疗人员辅助下完成。

病人出现辅助吸气肌紧张时,可通过辅助吸气肌触诊,确认病人辅助吸气肌紧张情况,再使用肌肉能量技术改善肌肉状态。辅助吸气肌触诊即感受相应肌肉肌腹、肌腱的紧张程度,包括斜方肌上束、肩胛提肌、胸锁乳突肌、胸大肌及胸小肌触诊。MET 技术见骨肌康复章节,不在此冗述,斜方肌上束 MET 技术示意图,见图 3-16-15。

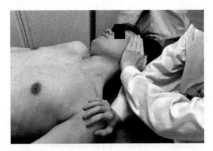

图 3-16-15 斜方肌上束 MET 技术示意图

能量节约技术包括：①呼吸控制；②避免不必要的能量消耗或减少剧烈活动；③活动前进行活动分段规划，轻中度能耗活动交替完成；④尽量坐位、椅靠下完成活动；⑤控制活动速度，缓慢有节奏的完成活动；⑥学会寻求他人帮助；⑦间隔性休息；⑧注意环境可能对能量造成的影响，如高温、低温、紧张。

3. 重建腹式呼吸模式　COPD 病人容易产生胸式或胸腹联合呼吸，导致辅助呼吸肌参与过多而增加全身氧耗，造成呼吸困难的恶性循环。因此需要重建腹式呼吸模式，具体方法如下：A 放松，用辅助呼吸肌群减少呼吸肌的耗氧量，缓解呼吸困难；B 缩唇呼气；C 暗示呼吸；D 缓慢呼吸，减少解剖死腔，提高肺泡通气量。每次练习的次数不宜过多，即练习 3 ~ 4 次，休息片刻再练，逐步做到习惯于在日常活动中使用腹式呼吸。

4. 清除气道分泌物　欧洲胸科物理治疗协会最新气道廓清指南提出，肺部疾病病人难以排出肺内分泌物时，优先考虑主动活动增加排痰（见运动对排痰的效应）。运动难以排出痰液时，优先考虑教导病人正确咳嗽与用力呼气技术。大量研究指出，COPD 病人自主完成或在治疗师辅助下，使用主动呼吸循环技术或自主引流技术，可有效增加排痰量、改善肺功能。以上技术均不能解决病人排痰时，可进行其他辅助排痰咳嗽技术。清除气道分泌物流程图，见图 3-16-16。

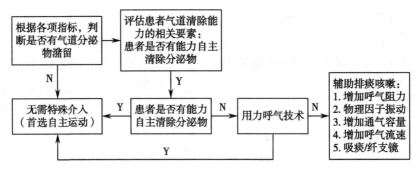

图 3-16-16　清除气道分泌物流程图

5. 正确使用支气管舒张剂　病人存在支气管高反应（气道高敏、哮喘、支气管扩张、支气管炎等）情况时，呼吸训练、呼吸肌训练、全身性活动导致吸气活动增加，可能导致病人气道痉挛、呼吸困难。

医疗人员需教会病人正确使用支气管舒张剂的方式（使用情况、给药方式、持续时间、可能出现的异常情况及处理方式、症状加重时及时就医更改处方），要求病人随身携带，以防过度通气、窒息。

6. 有氧训练　可以是步行、踩自行车、传统拳功操（五禽戏、太极拳、八段锦等）、组合呼吸操等。训练频率为：每周 3 ~ 5 次，每次 20 ~ 60min。训练强度为：运动强度达到 60% 最大功率，Borg 呼吸困难不超过 4 分，RPE 不超过 14 分。

7. 合理氧疗　不是所有的 COPD 病人都需要进行氧疗，需遵医嘱进行合适的氧疗，不足或过度氧疗都会造成病人预后不良、降低生活质量。

研究指出，轻度 COPD 病人根据临床血气检查或家庭指脉氧监测，进行短时间吸氧（$SpO_2 < 90\%$）或不吸氧；中重度 COPD 病人适合进行低流量、长时间氧疗，具体剂量为：流量 2L/min，时间每天 18h 以上。

三、围手术期呼吸康复

（一）加速康复外科与呼吸康复

采用有询证医学证据的围手术期处理的一系列优化措施，以减少手术病人的生理及心理创伤应激，达到快速康复的目的。

根据 2018 欧洲胸外科协会的加速康复外科（enhanced recovery after surgery, ERAS）指南，术前预康复与术后呼吸康复是 ERAS 的重要组成部分。择期手术、限期手术病人肺功能、运动能力处于临界值,推荐进行术前预康复(强推荐,弱证据等级),可显著提高病人手术耐受性。术后持续呼吸康复可帮助病人减少并发症、改善肺功能、提高生活质量。

(二)ERAS 呼吸康复介入的意义

如表 3-16-17 所示。

表 3-16-17 ERAS 呼吸康复介入在术前、术后、出院后的意义

时期	意义
术前呼吸康复	**低危人群:** 1. 缓解术前压力(恐惧、焦虑、抑郁):术前了解手术相关情况 2. 术后自我管理良好:了解手术流程、术后医疗措施 3. 降低吸烟对手术的不良影响:及时戒烟(术前 2 周→降低吸烟对气道影响;术前 4 周→降低吸烟对心血管影响) 4. 术后易于呼吸康复介入:了解术后呼吸康复技术方式, **高危人群:** 1. 同低危人群 2. 原本不能耐受手术的,可以进行手术:改善原本的临界值肺功能、心肺耐力 3. 预防术后并发症、降低重症率、死亡率
术后呼吸康复	1. 降低麻醉、手术对病人的影响:及时呼吸康复、尽早离床活动 2. 改善疼痛、缓解术后不良心理状态:疼痛管理 3. 改善肺功能、改善术后心肺耐力水平 4. 增加术后活动耐受性、降低活动中心率变异度 5. 缩短住院时间、降低重症率、死亡率:防治术后肺不张、肺部并发症
出院持续呼吸康复	1. 改善生活质量:恢复肺功能、心肺耐力至术前水平,甚至超过术前 2. 预防术后并发症,防止二次入院 3. 改善预后、延长生存率

(三)ERAS 呼吸康复介入流程

ERAS 呼吸康复分为术前康复,围手术期康复(术后康复)。病人出院并不是康复终点,他们还需要训练一段时间以恢复因手术丢失的肺功能,治疗师需根据病人情况进行出院呼吸康复指导,并嘱咐病人出院后继续坚持一段时间、定期回访复查。ERAS 呼吸康复流程,如图 3-16-17 所示。

胸外科 I 肺康复-路径图										
	入院日			术前评估			出院前	术后拆线时	术后一个月	术后三个月	术后六个月
		预防性康复			手术	术后康复		慢性期康复(康复门诊)			
围手术期康复宣教	√										
手术风险评估	√										
康复知情同意书	√										
基本体力测定*1	√			√			√				
PFT*2	√			√			√		√	√	√
Power Breathe*3	√			√							
ADL(BODE)	√					?			√	√	√
QOL(ICF/SF-36)*4	√					?			√	√	√
CPX*5	必要时							√	√	√	√
出院指导							√				

图 3-16-17 ERAS 呼吸康复流程图

病人在术前基础状态不同,首次介入时,需根据高危标准(表3-16-18),筛出高危病人,进行术前呼吸康复训练,并在手术前一天进行肺功能、心肺耐力水平评估,判断病人是否能够耐受手术或相应术式。低危病人仅需入院时进行一次性的呼吸康复指导,术前监管即可。高、低危人群术前个体化呼吸康复流程,见图3-16-18。

表 3-16-18 术前高危标准

术前风险评估方法	高危因素	评定标准
1. 问诊(既往史) 2. 肺功能测试、血气 3. CPET(SaO$_2$降低 >15%,支气管舒张试验);6min 步行试验;爬楼试验(83 阶) 4. PEF	1. 高龄	≥75 岁
	2. 吸烟史	1. 吸烟指数 ≥ 800 年 / 支 2. 吸烟指数 ≥ 400 年 / 支,且年龄 ≥ 45 岁 3. 吸烟指数 ≥ 200 年 / 支,且年龄 ≥ 60 岁
	3. 致病性气道定植菌	年龄 ≥ 75 岁、吸烟指数 ≥ 800 年 / 支,或重度 COPD 时易存在
	4. 哮喘 / 气道高反应	1. 有哮喘病史,长期服用激素或过敏药物 2. 支气管舒张试验阳性 3. 爬楼试验前后 PEF 下降 >15% 4. CPET 中出现啰音或 SaO$_2$ 降低 >15%
	5. 肺功能临界状态或低肺功能	1. FEV$_1$<1.0L 2. FEV$_1$50% ~ 60%,年龄 >75 岁, 3. DLCO50% ~ 60% 4. 预计术后 FEV$_1$%<40% 或 DLCO<40%
	6. PEF	<320L/min
	7. 肥胖	BMI≥28kg/m^2,或体表面积(body surface area, BSA)≥1.68m^2
	8. 肺部合并疾病	COPD、结核、肺间质纤维化等
	9. 既往手术等治疗史	术前放射、化学治疗,二次手术或外伤治疗史
	10. 其他	心、肝、肾等功能不全和代谢性疾病(如糖尿病)及各种原因所致营养不良或贫血等

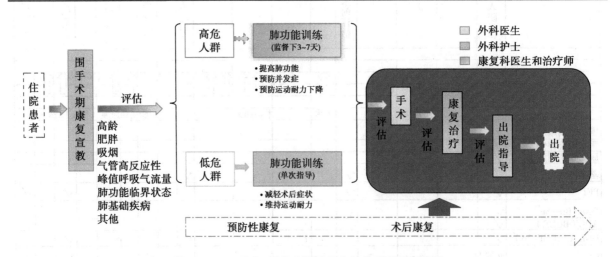

图 3-16-18 高危、低危人群术前个体化呼吸康复流程

（四）术前低危、高危病人呼吸康复方式

1. 入院首次呼吸康复评估 通过高危标准分离出高、低危病人。通过评估，可了解病人现存功能水平、相关风险，制订个体化呼吸康复方案，并可与术后评估进行对比。首次康复评估内容如图 3-16-19 所示。

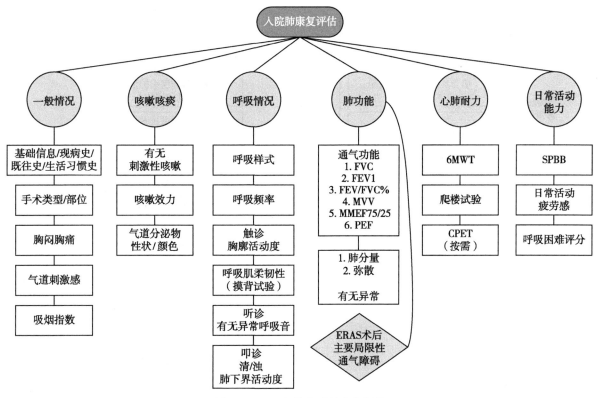

图 3-16-19 入首次呼吸康复评估

2. 低、高危病人的术前呼吸康复流程 低危病人仅需在术前进行一次性指导，每天治疗师进行其他病人康复时，予以监管即可。高危病人由于肺功能临界、心肺耐力差、基础机体水平低下等原因，需进行术前呼吸康复，研究显示，训练时长在 1 ~ 4 周不等，频率为每天 1 ~ 2 次。

病人可根据评估情况进行有氧、肌力训练，术前有氧训练可帮助病人改善心肺耐力水平，为术后早期离床活动做准备；术前呼吸肌肌力训练可短时间显著改善病人肺功能、排痰能力，四肢肌力训练可改善骨骼肌肌力、肌耐力，通过肌肉泵效应和携氧、峰值耗氧量增加，可提高病人肺功能、心肺耐力水平，增加手术耐受性、减少心肺并发症、缩短住院时间。低、高危病人呼吸康复流程，如图 3-16-20 所示。

（五）术后康复

1. 术后呼吸康复评估 病人术后每一天的状态都在改变，为了治疗的精准性，每天治疗前需进行评估。评估内容见图 3-16-21。

2. 术后危险因素与相应呼吸康复措施 见图 3-16-22。

（六）肺部手术病人漏气等级与漏气病人训练方式

1. 肺部手术病人漏气等级 持续性肺漏气（prolonged air leak, PAL）是肺切除术后常见的术后并发症，大部分漏气在术后数小时至 3 天内逐渐消失，现临床上较为统一地将其定义为肺实质切除术后持续性漏气超过 5 天，临床发生率为 8% ~ 26%。PAL 可延长病人胸腔闭式引流管留置时间，增加脓胸等其他术后并发症的风险。漏气等级与临床处理方式、呼吸康复介入注意事项，见表 3-16-19。

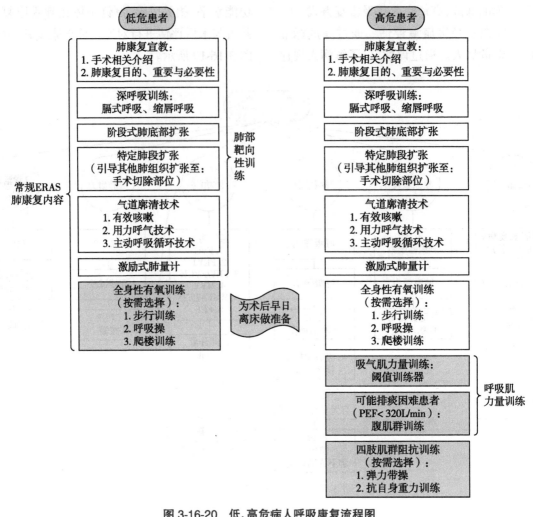

图 3-16-20 低、高危病人呼吸康复流程图

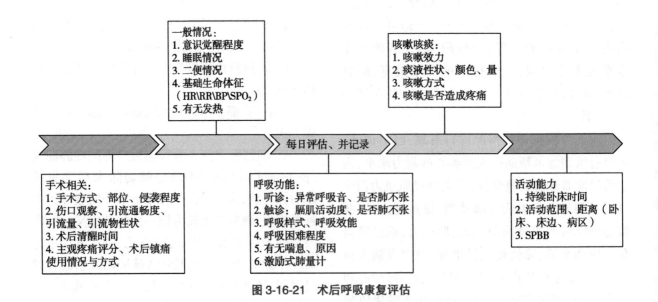

图 3-16-21 术后呼吸康复评估

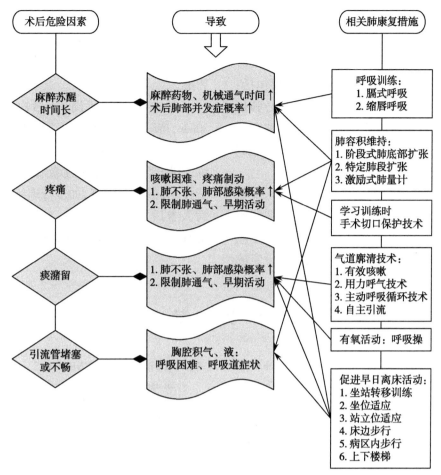

图 3-16-22　术后危险因素与相应呼吸康复措施

表 3-16-19　肺部术后漏气等级与临床处理方式、呼吸康复介入注意事项

漏气等级	临床处理	呼吸康复介入注意事项
0 级：无漏气	无需处理	无需特殊注意
1 级：用力咳嗽时漏气	不做特殊处理，均于术后 7 天内通过胸腔闭式引流自然愈合	1. 以用力呼气技术替代用力咳嗽 2. 所有训练注意不产生屏气 3. 避免训练导致的过度气喘气急
2 级：轻咳或深呼气末漏气		4. 避免上肢中强度以上负重
3 级：平静呼气末漏气（3 级预后较差）	一般引流时间均超过 7 天，并易发生感染或呼吸衰竭 大部分病人通过调整引流管、预防感染、注入粘连剂愈合，或 24h 内重新开胸修补	1. 不做呼吸训练 2. 促使病人早日离床，低强度有氧训练，避免制动造成的肺不张 3. 避免抗阻 4. 避免任何活动所致的气喘气急

由于手术吻合面过多，呼吸康复时，吸入气体可能会产生一定溢出，病人未拔引流管时，训练即使产生漏气，气体也会随引流管引流出体外，无需过度担心训练可能导致气胸。病人若因担心训练产生的漏气效应，而避免训练、卧床制动，反而可能产生更严重的并发症，如术后肺不张、肺部感染、心肺耐力水平降低等。

2. 漏气病人训练方式　训练时治疗师注意观察引流管、瓶，避免训练引起明显气泡；训练时佩戴指脉氧夹，训练后休息 3 ~ 5min，SpO_2 不升反降，低于训练前水平，应考虑产生气胸。紧急处理：立即停止训练，检查引流通路是否出现松动，留一名治疗人员观察病人情况，另一人向管床医师汇报，并进行临床处理（抽气、重新密闭引流通路,并考虑是否改换负压引流或注射黏连剂)。

(七)出院指导与持续训练

病人出院前应进行出院评估,结合影像学、血气等临床检查,进行呼吸康复相关评估主要包括:有无喘息胸闷、咳嗽咳痰、呼吸功能、简易心肺耐力、日常活动能力等。部分评估需等组织愈合良好后进行,如肺部手术病人,短期不进行肺功能测试,术后1个月进行。

根据出院前评估结果,治疗人员对病人及家属进行出院康复训练指导。要求病人在训练时注意心率、呼吸频率等生命体征监测,训练不应引起明显不适,运动时最大心率不可超过设定的运动峰值心率,以免造成心血管不良事件。按卡渥宁公式(0.4 ~ 0.6系数)结果作为初始运动峰值心率,精准运动峰值心率应以CPET结果为准。

训练频率为:每周3 ~ 5次训练,每次训练30min,持续1 ~ 6个月(根据术前情况与出院前评估结果)。内容包括:①伤口及疼痛管理;②呼吸训练;③局部肺扩张训练;④激励式肺量计;⑤气道廓清技术;⑥有氧训练,如步行训练或呼吸操;⑦嘱病人术后1个月、2个月、3个月、半年于门诊随访,根据评估结果修改康复方案。

（陆　晓）

参 考 文 献

[1] Ats Chest Ad Hoc Committee on Liberation from Mechanical Ventilation in Adults.An Official American Thoracic Society/American College of Chest Physicians Clinical Practice Guideline: Liberation from Mechanical Ventilation in Critically Ill Adults.Rehabilitation Protocols, Ventilator Liberation Protocols, and Cuff Leak Tests. Am J Respir Crit Care Med, 2017, 195(1): 120-133.

[2] JUULTJE S, RAOUL H, ENGELBERT H, et al. Physiotherapy in the intensive care unit: an evidence-based, expert driven, practical statement and rehabilitation recommendations. Clin Rehabil, 2015, 29(11): 1051-1063.

[3] HASHEM MD, NELLIOT A, NEEDHAM DM. Early Mobilization and Rehabilitation in the ICU: Moving Back to the Future. Respir Care, 2016, 61(7): 971-979.

[4] DRITSAKI M, JOHNSON WV, et al. An economic evaluation of a self-management programme of activity, coping and education for patients with chronic obstructive pulmonary disease. Chron Respir Dis, 2016, 13(1): 48-56.

[5] JONES AY, DEAN E. Body position change and its effect on hemodynamic and metabolic status. Heart & Lung, 2004, 33: 114-118.

[6] ALEXIOU VG, IREODIALONOU V, DIMOPOULOS G. Impact of patient position on the incidence of ventilator-associated pneumonia: a meta-analysis of randomized controlled trials. J Crit Care, 2009, 24(4): 515-522.

[7] RAMOS DS, AQUARONI RN, et al. Effects of early mobilisation in patients after cardiac surgery: a systematic review. Physiotherapy, 2017, 103(1): 1-12.

[8] PRYOR JA, TANNENBAUM E, et al. Beyond postural drainage and percussion: Airway clearance in people with cystic fibrosis. J Cyst Fibros, 2010, 9(3): 187-192.

[9] LEWIS LK, WLIIIAMS MT, OLDS TS. The active cycle of breathing technique: a systematic review and meta-analysis. Respir Med, 2012, 106(2): 155-172.

[10] EIKINS M, DENTICE R. Inspiratory muscle training facilitates weaning from mechanical ventilation among patients in the intensive care unit: a systematic review. J Physiother, 2015, 61(3): 125-134.

[11] OCHOA M, et al. Cuff-leak test for the diagnosis of upper airway obstruction in adults: a systematic review and meta-analysis. Intensive Care Med, 2009, 35(7): 1171-1179.

[12] NICI L, DONNER C, WOUTERS E, et al. American Thoracic Society/European Respiratory Society statement on pulmonary rehabilitation. Am J RespirCrit Care Med, 2006, 173: 1390-1413.

[13] BURNS KE, et al. Trials directly comparing alternative spontaneous breathing trial techniques: a systematic review and meta-analysis. Critical Care, 2017, 21(1): 127-138.

[14] WEDZICHA JA, MIRAVITLLES M, HURST JR, et al. Management of COPD exacerbations: a European respiratory society American thoracic society guideline. Eur Respir J, 2017, 49(3): 1600791.

[15] British Thoracic Society Pulmonary Rehabilitation Guideline Development, Group. British Thoracic Society guideline on pulmonary rehabilitation in adults. Thorax, 2013, 68(2): ii1-ii30.

[16] HYATT RE. 肺功能结果判读. 3 版. 陈良安, 译. 北京: 科学出版社, 2009.

[17] FROWNFELTER D. 心血管系统与呼吸系统物理治疗证据到实践. 郭琪, 译. 北京: 科学技术出版社, 2017.

[18] BATCHELOR TJ. Guidelines for enhanced recovery after lung surgery: recommendations of the Enhanced Recovery After Surgery (ERAS (R)) Society and the European Society of Thoracic Surgeons (ESTS). Eur J Cardiothorac Surg, 2019 1, 55 (1): 91-115.

[19] 加速康复外科中国专家共识及路径管理指南 (2018 版) 编审委员会. 加速康复外科中国专家共识及路径管理指南 (2018 版). 中国实用外科杂志, 2018, 38 (1): 1-20.

第十七章 糖 尿 病

第一节 概 述

糖尿病（diabetes mellitus, DM）是一组以高血糖为特征的代谢性疾病其病因为胰岛分泌不足和/或生物功能受限。糖尿病时长期存在的高血糖，导致各种组织，特别是眼、肾、心脏、血管、神经的慢性损害、功能障碍。根据发病原因的不同，目前糖尿病分为 1 型糖尿病、2 型糖尿病、特殊类型糖尿病和妊娠期糖尿病四个主要类型。由于 2 型糖尿病的发病率相对较高，既往糖尿病的康复治疗主要集中于 2 型糖尿病。近年来，随着对 1 型糖尿病的关注越来越多，相关的康复训练研究也逐渐增加。

一、发病率及病因认识的变迁

（一）发病率

随着经济的发展，城市化进程加快，人们生活水平明显提高，生活方式也发生了很大的改变，肥胖和超重的比例大幅增加。这些因素导致糖尿病的患病率不断增加，糖尿病已经成为继心脑血管疾病、肿瘤之后另一个严重危害人类健康的重要慢性非传染性疾病。WHO 预测在 2030 年糖尿病将会成为第七位死亡原因。

表 3-17-1 显示，2007—2008 年，在中华医学会糖尿病学分会组织下，全国 14 个省市进行了糖尿病的流行病学调查，估计我国 20 岁以上的成年人糖尿病患病率为 9.7%（男性为 10.6%，女性为 8.8%），中国成人糖尿病总数达 9 240 万，其中农村约 4 310 万，城市约 4 930 万。2010 年，中国对 9.87 万名成年人进行的一项全国范围的糖尿病调查显示，中国糖尿病病人已达 1.14 亿，占中国成年人口的 11.6%。与 2007 年相比，增加了 2 200 万名糖尿病病人，几乎相当于澳大利亚全国人口总和。2013 年的数据显示，我国 18 岁以上人群糖尿病患病率为 10.4%，男性高于女性，且各民族间存在较大差异：满族最高（15%），藏族最低（4.3%）。国际糖尿病联合会估计，现在全世界有 3.71 亿糖尿病病人，这意味着全球 1/3 的糖尿病病人来自中国，绝对数全世界第一。胚胎和童年时期营养不良和后期营养过剩相结合，造成糖尿病加速蔓延。2017 版中国 2 型糖尿病防治指南指出，城镇人口比例增加、人口老龄化、肥胖和超重人群增加及中国人遗传易感性，都可能是我国糖尿病患病率显著增加的影响因素。其中，肥胖人群糖尿病患病率与以往相比升高了 2 倍。

表 3-17-1　我国糖尿病流行趋势

调查年份（诊断标准）	调查人数/万	年龄/岁	糖尿病患病率/%	IGT 患病率/%	筛选方法
1980（兰州标准）	30	全人群	0.67	—	尿糖 + 馒头餐 2h PG 筛选高危人群
1986（WHO 1985）	10	25 ~ 64	1.04	0.68	馒头餐 2h PG 筛选高危人群
1994（WHO 1985）	21	25 ~ 64	2.38	2.12	馒头餐 2h PG 筛选高危人群

续表

调查年份 （诊断标准）	调查人数 / 万	年龄 / 岁	糖尿病 患病率 /%	IGT 患病率 /%	筛选方法
2002 （WHO 1999）	10	≥ 18	城市 4.5 农村 1.8	1.6 （IFG 2.7）	FPG 筛选高危人群
2007-2008 （WHO 1999）	4.6	≥ 20	9.7	15.5	OGTT
2010 （WHO 1999）	10	≥ 18	9.7	—	OGTT
2013 （WHO 1999）	17	≥ 18	10.4	—	OGTT

（二）病因的重新认识

对于糖尿病的病因近来也有新的观点。目前认为 2 型糖尿病发病 80% 由遗传因素决定，20% 由环境因素决定。胰岛素抵抗一直被认为是 2 型糖尿病（T2DM）的重要发病原因，但胰岛素抵抗也主要是由遗传因素所致。胰岛素抵抗综合征用于描述胰岛素抵抗和代偿性的高胰岛素血症。通常认为胰岛素抵抗发生引起了高胰岛素血症，这被解释为身体尝试克服胰岛素抵抗的结果，但是对于胰岛素抵抗如何刺激胰岛素分泌，至今没有令人满意的解释。对此，Corkey 教授提出的研究模型认为，高胰岛素血症可能是引起胰岛素抵抗和糖尿病的原因，关于高胰岛素血症作用的深入研究将有可能使胰岛素抵抗和 T2DM 的治疗理念发生根本性改变。可能的干预策略包括使用二氮嗪、胃旁路手术及降脂治疗，以减少胰岛素分泌、缓解高胰岛素血症。当然，这一模型也有待更多的研究来验证。

二、诊断和功能评估

（一）糖尿病的诊断标准包括

①具有典型糖尿病症状（烦渴多饮、多尿、多食、不明原因的体重下降）且随机静脉血浆葡萄糖≥11.1mmol/L；或②空腹静脉血浆葡萄糖≥7.0mmol/L；或③ OGTT 葡萄糖负荷后 2h 静脉血浆葡萄糖≥ 11.1mmol/L。如果无典型糖尿病症状，需改日复查空腹静脉血浆葡萄糖或葡萄糖负荷后 2h 血浆葡萄糖以确诊。

糖化血红蛋白（glycosylated hemoglobin A1c，HbAlc）作为评价糖尿病病人血糖控制水平的"金标准"已有多年历史，鉴于现有诊断糖尿病的方法存在一定的缺陷，及近年来 HbAlc 的检测技术的进步，有关 HbAlc 能否用于筛查和诊断糖尿病的议题一直是争议的焦点。2009 年召开的第 69 届美国糖尿病学会（American diabetes association，ADA）年会上，由 ADA、欧洲糖尿病研究会以及国际糖尿病联盟成员组成的专家组发布了国际委员会专家报告，建议将 HbAlc 作为诊断糖尿病的检测指标之一。2010 年 ADA 正式批准检测 HbA1c 可作为糖尿病的一种诊断方法，其诊断切点为≥ 6.5%。国内研究最佳切点为 6.2% ～ 6.4%，以 6.3% 的证据为多。

（二）生理功能评估

主要包括临床症状、体格检查、血糖水平、胰岛功能评估和靶器官损害程度评估等。胰岛功能评估包括 OGTT 试验、C 肽释放试验、糖尿病抗体测定、糖化血红蛋白、血脂、血电解质等。靶器官损害程度评估包括糖尿病视网膜病变、糖尿病肾病、糖尿病周围神经病变、糖尿病血管病变、糖尿病足等方面的评估。

（三）心肺功能评估

大部分糖尿病病人由于肥胖、合并其他内科疾病、心理因素等问题，运动往往减少，心肺功能下降明显。因此，在进行康复治疗前，对其进行心肺功能评估必不可少。常用的方法有简易心肺功能评估和心肺运动试验（cardiopulmonary exercise testing，CPET）。简易心肺功能评估一般不需要特殊检查设备，只要求备有简单工具及心率表即可。因为简单易行，便于推广，可用于糖尿病病人的心肺功能筛查。常用的有下蹲起立试验、哈佛台阶试验等。

心肺运动试验指在运动状态下,对受试者的心肺功能进行综合评估。运动需要测定气体代谢指标,在提供心肺功能信息方面优于常规运动试验。分级运动试验可定量测定心脏的功能状态,并可发现限制运动能力的潜在因素。心肺运动试验可以得到病人的最大吸氧量(Peak VO₂),根据公式换算出代谢当量(metabolic equivalent, MET)值的大小,公式为$METmax=Peak\ VO_2\div3.5ml/(kg\cdot min)$,确定适合病人的运动强度和日常生活活动。同时,通过呼吸气分析检测气体代谢可以定量计算热卡消耗。对临床糖尿病运动处方的制订,较传统的心电运动试验更有价值。

(四)运动能力评估

大部分糖尿病病人运动量减少,运动能力较差,尤其是老年糖尿病病人,有较高的跌倒风险。因此,对于糖尿病病人来说,运动能力的评估也必不可少。除了常规的肌力、肌张力、关节活动等方面,本体感觉,尤其是下肢的本体感觉评估,对于判断病人的跌倒风险有重要意义。

(五)《国际功能、残疾和健康分类》(ICF)

功能地形图的认识及ICF的分类项目可以看作人类实现功能活动的要素或变量,而每种疾病都有可能存在许多变量与之相关。ICF评定的最终目的是从整体上把握病人的功能状态,而这种整体功能显然蕴涵于变量间的相互关系之中。通过绘制诸多变量之间的相互联系,可以获得反映变量之间关系的功能地形图。Strobl等提出以图建模作为构建ICF功能地形图的手段,这种功能地形图以网络的形式呈现,其中的节点是ICF项目,而节点之间的连线则表示ICF项目之间的风险相关性。以图建模更有利于从整体上把握诸多ICF项目所组成的功能系统。糖尿病是一种严重的常见慢性疾病,不仅造成组织器官的病理改变,还会严重影响病人的各种功能,例如糖尿病视网膜病变、糖尿病肾病、糖尿病足、溃疡等慢性并发症,严重影响日常生活活动能力。从功能分析来看,身体结构、身体功能和环境等不同层面的因素在糖尿病疾病过程中形成错综复杂的关系结构。林枫等在糖尿病ICF综合核心组套的基础上,以图建模为手段,构建糖尿病的功能地形图。这种网络图能够从整体上直观地展示众多功能变量之间的相互关系,并且可以按图索骥,根据功能需求来观察其相互关系的结构层次。这些关系结构既可从临床知识中寻找到依据,也可为应用ICF指导糖尿病康复的临床实践和科学研究提供线索。

(六)日常生活能力评估

糖尿病病人由于心肺功能下降、运动能力下降及各种并发症的影响,有可能导致生活能力下降,生活需要完全依赖或部分依赖家人。常用的评估表有Bathel指数或改良Bathel指数评定、功能独立性评定量表等。

(七)社会参与受限的评估

糖尿病病人在未出现并发症前,其社会活动参与局限主要体现在择业与人寿保险方面。由于血糖控制不良而出现酮症昏迷时,会导致短暂的功能障碍和生活能力的丧失,经过积极有效的治疗后很快就能恢复。但是预防这些急性或慢性并发症发生,进行自我管理和生活方式的调整却受到社会生活上诸多因素的限制,无法像健康人那样参与各种社会活动。比如糖尿病病人在治疗过程中容易出现低血糖,而低血糖必然给择业活动带来一定的限制,有一些职业糖尿病病人在选择时是受限制的,如职业驾驶员、高空作业人员、夜班工作、重度体力劳动等。人寿保险也面临着同样的问题,病人无法自由选择保险种类。

三、康复理念与实施现状

(一)康复理念

糖尿病目前尚无根治方法,为了达到糖尿病康复治疗的目标,必须采用饮食疗法、运动疗法、药物治疗、糖尿病教育和血糖监测的综合治疗,这被称为糖尿病康复治疗的"五驾马车"。综合治疗适用于各种类型的糖尿病病人,是目前最有效的方法。饮食治疗、运动疗法和糖尿病教育是糖尿病康复治疗的重点。

(二)饮食治疗

饮食治疗是糖尿病的基本治疗方法之一,主要原则包括适量热量的摄取、营养均衡的饮食、正确而规律的饮食习惯。目前关于饮食疗法的重要性被大多数病人所认识。

（三）运动疗法

近年来，关于身体活动减少的危险性和运动指导教育的有效性不断得到证实。但运动治疗的普及教育明显滞后于营养指导，随着运动有效性方面的循证医学证据近年来不断涌现，运动健身教育和指导已开始引起广泛关注。ADA 糖尿病指南中推荐成人糖尿病病人每周至少进行150min 中等强度的有氧运动（50% ~ 70% 最大心率），每周最少 3 次，运动间隔不超过 2 天。没有禁忌证时，2 型成人糖尿病病人被鼓励每周至少 2 次的抗阻运动。但是，对于不同的病人如何确定最合适的个性化运动方案，如采用何种运动方式、运动强度、运动时间和频率，还有待更多的探索。

（四）认知行为治疗

认知行为治疗是糖尿病教育和自我管理的重要手段，而后者又是贯穿糖尿病治疗始终的一条极其重要的措施。由于糖尿病患病人群多，其治疗过程漫长甚至需要终身治疗，因此，只有通过认知行为治疗和糖尿病教育，把疾病的防治知识教给病人，充分发挥病人的主观能动性，积极配合医护人员，进行自我管理，自觉地执行康复治疗方案，改变不健康的生活习惯（如吸烟、酗酒、摄盐过多、过于肥胖、体力活动太少等），控制危险因素和疾病的进一步发展。糖尿病康复教育的内容包括疾病知识、饮食指导、运动指导、药物指导、胰岛素使用方法、血糖的自我监测、糖尿病日记、并发症的预防、应急情况的处理等。

第二节 饮食治疗

一、饮食疗法的发展历史

营养治疗一直被视为糖尿病治疗的基石之一，是糖尿病自然病程任何阶段都必不可少的措施。在胰岛素问世前，低热量饮食一直被作为减少和消除尿糖的重要手段。各种饮食方案的共同特点就是严格限制热量的摄入，或者被称作"饥饿疗法"。

（一）"饥饿疗法"观点

17 世纪，Thomas 开始用严格的饮食控制来治疗糖尿病，John 1797 年报告了低热量、低碳水化合物饮食治疗肥胖糖尿病病人的成功案例，并注意到体重减轻与血糖改善的关系。Apollinaire 则观察到在普法战争巴黎保卫战期间，糖尿病病人在饮食定量配给的情况下，尿糖消失。到了 19 世纪后期，Amaldo 以无碳水化合物饮食治疗糖尿病的疗效而出名。Frederick 提出的"饥饿疗法"或许是最著名的糖尿病饮食方案，在胰岛素应用于临床前，这种方法确实延缓了很多 1 型糖尿病病人的病情恶化。

（二）完全饥饿疗法

进入 20 世纪，糖尿病病人膳食结构的原则发生了很大变化。20 年代初，主张糖尿病病人的饮食需严格控制碳水化合物的摄入，碳水化合物量仅占总能量的 20%，即所谓的"完全饥饿疗法"，但能量摄入过低极易导致病人出现低血糖、酮症及蛋白质能量营养不良。

（三）单纯主食控制法

1921—1950 年，采用单纯主食控制法，限制糖类摄入，脂肪供能比升至 70%，但因饱和脂肪酸摄入过高，患心血管病的危险性随之增加。1950—1990 年，逐步提高糖类供能比至60% ~ 65%，脂肪降至 25% ~ 30%，但仍未解决 SFA 摄入过高的问题，单不饱和脂肪酸和多不饱和脂肪酸的适宜比例亦未明确，心脑血管病患病率稍减低，但眼底和肾脏并发症上升。

（四）医学营养治疗

1971 年，美国糖尿病学会（ADA）首次颁布了《糖尿病病人营养与饮食推荐原则》，赋予"饮食调控"专有名词为"医学营养治疗（medical nutritional therapy, MNT）"，并首次提出"基于循证的糖尿病营养供给量标准"。此后每 2 年更新 1 次。1994 年饮食指南又做了进一步修改，建议蛋白质摄入占总能量的 10% ~ 20%，SFA 不超过总能量的 10%，PUFA 低于总能量的 10%，MUFA 和碳水化合物占总能量的 60% ~ 70%，其核心目标是实现营养（饮食）、运动和药物治疗三者的平衡。至此，糖尿病的饮食治疗方案逐渐完善并稳定。1994—2002 年，强调通过改变生活方式、摄取适宜能量、调整宏量营养素的类型及构成比、适量补充膳食纤维等，来达到控制血糖、血脂和血压的目的。

（五）营养个体化

2006 年起，ADA 从全方位描述和强调 MNT 在糖尿病及其并发症防治中的重要作用，每 2 年进行更新，同时，提出 MNT 的实施应由医师、营养医师、护师及药剂师组成的营养小组来进行。因此，目前已不再有单一的糖尿病膳食建议，而是利用 ADA 膳食指南的原则，由营养师和病人共同设计最有利、最个体化的饮食计划，整个过程强调尊重病人的饮食习惯和个体化原则。2010 年，我国制定了首个糖尿病 MNT 指南，并于 2013 年和 2017 年进行了两版修订。在 2017 版糖尿病膳食指南中，我国糖尿病病人饮食的核心指导思想为"吃动平衡"。

二、饮食治疗建议

大量研究证据已明确，合理的营养干预对糖尿病病人具有确定性的治疗意义。在 ADA 最新的糖尿病营养指南中，更强调 MNT 在糖尿病综合治疗中的基础性地位。来自多中心的随机对照研究已明确，任何糖尿病及糖尿病前期病人都需要依据治疗目标接受个体化 MNT，指南建议在熟悉糖尿病治疗的营养医师指导下进行。

依据 2013 年中国糖尿病医学营养治疗指南，证据级别与推荐意见分级标准以牛津循证医学中心（OCEBM）分级系统为基础，对照国际证据分级与推荐（GRADE）工作组的分级系统评价原则，确立推荐意见的 A、B、C、D 级分类标准。

（一）MNT

推荐意见

①任何糖尿病及糖尿病前期病人都需要依据治疗目标接受个体化 MNT，建议在熟悉糖尿病治疗的营养（医）师的指导下完成更佳（A）。

②MNT 可预防糖尿病、改善生活质量和临床结局，节约医疗费用（B）。

③对于 2 型糖尿病高危人群，强调生活方式的改变，包括：适度减轻体重（7%）和规律、适度的体力活动（每周 >150min）、合理饮食控制，能够降低糖尿病发生风险（A）。

④制订 MNT 方案时，应考虑病人的具体需求、是否愿意改变及做出改变的能力（D）。

⑤MNT 能够改善肥胖糖尿病病人的血糖、血脂、血压、体重等指标（A）。

⑥针对住院糖尿病病人，MNT 能够减少感染及并发症的发生，并减少住院时间及胰岛素用量（B）。

（二）能量

推荐意见

①糖尿病前期或糖尿病病人应接受个体化能量平衡计划，目标是即达到或维持理想体重，又满足不同情况下的营养需求（B）。

②对于所有患糖尿病或有糖尿病患病风险的肥胖或超重个体，应建议减轻体重（A）。

③在超重或肥胖的胰岛素抵抗的个体中，适当地减轻体重可以改善胰岛素抵抗（A）。

④就减重效果而言，限制能量摄入较单纯调节营养素比例更关键（B）。

⑤不推荐 2 型糖尿病病人长期接受极低能量（<800kcal/d）的营养治疗（D）。

（三）碳水化合物

推荐意见

①推荐每天碳水化合物供能占每天总能量的 45% ~ 60%；如碳水化合物的来源为低 GI 食物，其功能比可达 60%（A）。

②低碳水化合物饮食有助于控制血糖，但对于血脂仅观察到改善高密度胆固醇（HDL-C）（B）。

③糖尿病病人膳食纤维摄入可高于健康成年人推荐摄入量，推荐 25 ~ 30g/d，或 10 ~ 14g/1 000kcal（B）。

④蔗糖引起的血糖升高幅度并不比相同能量的淀粉引起的升幅更高。单独摄入量太高时可升高血糖及 TG 水平，不推荐常规摄入（B）；不推荐糖尿病饮食中常规添加大量果糖作为甜味剂，过量果糖不利于血脂代谢（A）。

⑤不推荐糖尿病病人饮酒。如果糖尿病病人饮酒，则需计入全天总能量，具体摄入量可参考：女性不超过 1 个酒精单位/d，男性不超过 2 个酒精单位/d，建议每周饮酒不超过 2 次（D）。

（四）脂肪

推荐意见

①脂肪总摄入量对心血管事件发生率的影响并不明确（B）；膳食摄入的脂肪总量占每天总能量的 25% ~ 35% 为宜（B），对于超重或肥胖

的病人,脂肪摄入占总能量比应控制在 30% 以内（A）。

②应增加植物脂肪占总脂肪摄入的比例（A）。

③限制饱和脂肪酸与反式脂肪酸的摄入量,饱和脂肪酸的摄入量不应超过每天总能量的 10%（A）。

④单不饱和脂肪酸是较好的膳食脂肪来源,可取代部分饱和脂肪酸功能,宜大于总能量的 12%（A）。

⑤不饱和脂肪酸摄入量不宜超过总能量摄入的 10%（B）。

⑥膳食中可以增加富含 ω-3 的植物油,推荐每周吃鱼 2 ~ 4 次（尤其是 ω-3 多不饱和脂肪酸含量丰富的鱼）（A）。

⑦每天摄入 3.5g 的 ω-3 脂肪酸可显著降低 TG 水平（A）；ω-3 多不饱和脂肪酸与 ω-6 多不饱和脂肪酸比例宜为 1 : 4 ~ 1 : 10（D）。

⑧限制胆固醇摄入,每天不超过 300mg（B）。

（五）蛋白质

推荐意见

①对于患有糖尿病且肾功能正常的个体,推荐蛋白质的摄入量占供能比的 15% ~ 20%（B）。

②植物来源的蛋白质,尤其是大豆蛋白,相比动物蛋白更有助于降低血脂水平（A）。

③高蛋白膳食在短期内（3 个月内）有助于减轻体重（A）。

④不建议超重或肥胖人群长时间使用高蛋白饮食（B）。

⑤乳清蛋白有助于促进胰岛素分泌,改善糖代谢,并在短期内减轻体重（B）。

三、血糖生成指数

近年,很多糖尿病指南将 GI/GL 作为指导糖尿病病人合理选择碳水化合物食物的重要指标。血糖生成指数（GI）代表食物中碳水化合物的升糖能力,即含 50g 碳水化合物的某种食物对血糖的影响,而 Salmerón 等在 1997 年提出的血糖负荷（GL）这一概念,反映摄入全部碳水化合物对血糖和胰岛素的影响。GL 由摄入食物中碳水化合的性质和总量决定。

推荐意见：

（1）进行富碳水化合食物选择时,参考 GI 和 GL 可能更有助于血糖控制（B）。

（2）低 GI/GL 饮食有助于降低 2 型糖尿病前期人群的血糖和 HbA1c（A）。

（3）低 GI 饮食有助于妊娠糖尿病病人血糖和体重控制（A）。

（4）评价某种食物升血糖能力时,应同时考虑其 GI 及 GL（D）。

（5）评价饮食对餐后血糖的影响应采用混合膳食 GI（D）。

四、食物交换份

1. 营养单位换算 糖尿病饮食疗法中另一个重要的问题是指导病人学会使用食品交换份。食物交换份是将食物按照来源、性质分类,同类食物在一定重量内所含的蛋白质、脂肪、碳水化合物和能量相近,不同类食物间所提供的能量也是相同的。食物交换份的使用应在同类食物间进行,以可提供能量为 334.4 ~ 376.2kJ（80 ~ 90kcal）作为一个交换单位。食品分类表将食品分成 4 组 6 类,调味料不包含在内。第 I 组以碳水化合物为主,分为 2 类,第 1 类主要有谷类、豆类以及含碳水化合物多的蔬菜和果实,第 2 类主要是水果类；第 II 组以蛋白质为主,分为 2 类,其中,第 3 类主要有鱼肉蛋以及大豆制品,第 4 类主要是牛奶和乳制品；第 III 组以脂肪为主,归为第 5 类,主要有油脂和多脂性食品；第 IV 组以维生素和矿物质为主,归为第 6 类,主要是蔬菜（不含或少含碳水化合物）、海藻类、菇类等。食品交换表的使用可以使病人根据自己的喜好选择食物而又不至于摄入过多,在热卡相等的情况下可以按照表内食品的种类进行替换,保证营养素的均衡摄入,提高糖尿病病人的生活质量。

2. 体重的计算 有两种计算方法

（1）男性标准体重（kg）=［身高（cm）-100］× 0.9（kg）

女性标准体重（kg）=［身高（cm）-100］× 0.9（kg）-2.5（kg）

（2）体重指数（BMI）= 体重（kg）/ 身高（m）^{2}

BMI ≤ 18.5 为体重过低,18.5 ~ 24.0 为体重

正常,24～28 为超重,≥28 为肥胖。

3. 根据劳动强度和体重情况,选择能量系数,见表 3-17-2。

表 3-17-2 不同劳动强度和体重状况的能量系数

体重状况	活动强度 /(kcal·kg⁻¹)			
	卧床	轻体力活动	中体力活动	重体力活动
超重/肥胖	15～20	20～25	30	35
正常	20～25	25～30	30～35	40
消瘦	25～30	35	40	45～50

4. 计算全天能量和三大营养素:全天能量(kcal)= 标准体重 × 能量系数。

五、2 型糖尿病病人膳食推荐

2017 年 5 月 22 日中国营养学会第 13 届全国营养科学大会暨全球华人营养科学家大会上,我国首次发布《中国糖尿病膳食指南(2017)》。该指南的核心推荐如下(表 3-17-3):

表 3-17-3 中国糖尿病膳食指南(2017)核心推荐内容

推荐	推荐内容
推荐一	吃、动平衡,合理用药,控制血糖,达到或维持健康体重
推荐二	主食定量,粗细搭配,全谷物、杂豆类占 1/3
推荐三	多吃蔬菜、水果适量,种类、颜色要多样
推荐四	常吃鱼禽,蛋类和畜肉适量,限制加工肉类
推荐五	奶类豆类天天有,零食加餐合理选择
推荐六	清淡饮食,足量饮水,限制饮酒
推荐七	定时定量,细嚼慢咽,注意进餐顺序
推荐八	注重自我管理,定期接受个体化营养指导

第三节 运动疗法

一、运动疗法的机制研究进展

(一)运动与细胞信号转导机制

胰岛 B 细胞上存在着胰岛素受体(IR)及胰岛素受体底物(IRS),这些蛋白及其下游信号蛋白构成了复杂的信号转导通路,调控胰岛素的分泌,维持 B 细胞的生长、增殖和存活。IR 信号通过两条主要的转导通路完成:一是 Ras 丝裂原激活蛋白激酶(AMPK)途径,可促使靶细胞基因表达、导致细胞生长、增殖及分化等;二是磷酸肌醇 -3 激酶(PI-3K)蛋白激酶 B(Akt/PKB)途径,此途径介导胰岛素的大部分生物学效应,是胰岛素调节细胞生理功能的主要信号通路。目前认为,运动对信号转导系统的影响主要在胰岛素受体水平和受体后水平上。

1. **运动对 IR 和 IRS 的影响** 动物实验发现,运动后大鼠骨骼肌中的 IR 和 IRS-1 的 mRNA 的表达都有提高。

2. **运动对 PI-3K 途径的影响** 大量研究表明,运动训练能提高胰岛素信号转导过程中关键蛋白 PI-3K 及其下游信号蛋白的活性。

3. **运动对 Ras-AMPK 途径的影响** 早期的研究结果显示,运动提高大鼠骨骼肌中的 Ras mRNA 的表达。也有研究发现肌纤维收缩能激活骨骼肌中的 p38(AMPK),使之磷酸化。

4. **运动对心血管胰岛素信号转导的影响** 研究发现,PI-3K、Akt 在胰岛素信号通路中起重要作用。但在不同运动强度刺激下,AMPK 信号通路对 eNOS 的激活起关键作用,提示胰岛素信号通路在运动刺激下可能通过不同信号激酶的重复刺激提高 eNOS 的表达,从而进一步改善心血管功能。

(二)运动对糖尿病心肌细胞凋亡的调节机制研究

近年来大量的临床流行病学、病理学以及实验研究的结果均证实糖尿病心肌病是一类独立的病理生理状态,是糖尿病的主要并发症。目前已经有研究证实了心肌细胞凋亡是在糖尿病心肌病病程发展中导致心功能不全的重要原因。运动对心肌凋亡调节的相关研究近两年来越来越受关注。耐力运动不仅可以在生理情况下调节心肌凋亡,而且可以在病理情况下增强对心肌的保护作用。运动对心肌细胞凋亡的调控主要是通过氧化应激、热休克蛋白以及腺苷酸活化蛋白激酶等机制实现的。金怡等研究了饮食和运动对 2 型糖尿病大鼠心肌凋亡基因表达的影响,发现低强度运动可以降低糖尿病大鼠的心肌凋亡,增加心肌保护因子 HSP72 基因的表达,且低运动强度组心肌凋亡率和热休克蛋白含量呈负相关,提示低强度运动可能通过增加热休克蛋白的合成抑制心肌细胞凋亡,增强对心肌细胞的保护作用。该研究从心肌细胞形态学特征和心肌凋亡基因两个层面研究心肌细胞凋亡,从运动医学角度对糖尿病并发症靶组织细胞凋亡情况进行观察,发现低强度运动可能通过促进热休克蛋白的合成,抑制心肌细胞凋亡,增强对心肌细胞保护作用。

(三)运动对糖尿病周围神经病变的作用机制研究

糖尿病神经病变是糖尿病最常见的并发症,Balducci 等 2006 年首次发现长期有氧运动可以预防无神经病变迹象的糖尿病病人糖尿病周围神经病变(diabetic peripheral neuropathy,DPN)的发生,但是运动训练对已发生的神经病变是否有改善作用尚不明确。以往的研究绝大多数都着眼于 DPN 对运动能力的限制,而且大多数研究把焦点放在糖尿病合并自主神经病变是运动疗法的禁忌证方面。很少有人关注运动治疗对 DPN 的作用,运动能否预防和 / 或改善 DPN 尚不明确。李红卫等采用电生理检测和放免技术研究了运动对糖尿病大鼠周围神经病变的改善作用及其机制,发现运动干预 8 周后糖尿病大鼠尾神经传导速度(CNCV)显著升高,与正常血糖大鼠差异无统计学意义;同时骨骼肌神经营养因子 -3(NT-3)的表达量显著增加,并与大鼠 CNCV 呈正相关,提示运动训练不仅可以预防糖尿病大鼠神经病变的发生,而且对已发生的糖尿病神经病变起到治疗作用;神经传导速度的改善也与 NT-3 的表达增高有关。进一步的研究需要阐明肌肉收缩增加 NT-3 的分子机制,该研究结果为运动治疗糖尿病周围神经病变提供了理论依据。

(四)等热卡不同形式运动和不同强度运动的研究

刘莉莉等研究了等热卡消耗的情况下不同运动方式对糖尿病病人代谢因素和心血管反应的影响,发现运动的降糖效应和心血管效应相似,运动方式并不是糖尿病病人血糖控制的决定因素。不同运动方式只要消耗热卡相等就可以得到同样的运动降血糖效果,这提示临床上可以根据病人的日常实际情况开展多样化的运动治疗。

对于等热卡不同强度运动的研究结果不一致。有研究显示,在等热卡消耗的情况下,高强度的运动(80% ~ 75% VO_2max)较中等强度(65% ~ 50% VO_2max)更能改善胰岛素敏感性。但也有研究证明,在能量消耗相同的情况下,中等强度和高强度运动改善胰岛素敏感性相当。最近,一个针对运动对 2 型糖尿病病人的即刻影响的研究提示,低强度的运动对病人更有益,作者发现等热卡消耗下低强度的运动(35% 最大负荷容量)对随后 24h 血糖的降低作用超过高强度的运动(75% 最大负荷容量),同时降低了高血糖的发生率。何种运动强度对病人的获益最大,需要结合病人的情况综合考虑。要制订出如饮食一样的个性化治疗方案,尚有待更多的临床研究和实践。

(五)运动治疗对胰腺的中心效应

目前关于糖尿病可能的发病机制的假说已经发生了重大的变化,无论是 1 型糖尿病还是 2 型糖尿病,胰岛 B 细胞量的显著降低都被认为在糖尿病的发病过程中扮演了很重要的角色。在生理情况下,胰岛 B 细胞量可以适应包括胰岛素抵抗在内的代谢负荷的增加,但是当代谢负荷不断增加以至于胰岛 B 细胞不能代偿时,糖尿病随即发生。胰岛 B 细胞量降低发生于糖尿病症状出现之前,运动疗法在疾病早期干预方面拥有药物等其他干预措施所不具备的优势。一些研究指出,规律的运动可以降低胰岛素的分泌,Dela 等通过对具有中等程度血清 C 肽分泌能力的糖尿病病人进行血糖钳夹试验,发现运动训练改善了不依赖于胰岛素敏感性变化的 B 细胞功能,表明受损的 B 细胞功能以及胰岛萎缩是可逆的,特别是在疾病的早期阶段,说明糖尿病需进行早期干预。对 STZ 诱导的糖尿病大鼠进行运动干预后发现,为期 8 周的游泳运动可显著改善糖尿病大鼠的血清胰岛素水平,降低血糖,提高胰腺胰岛素含量,部分恢复胰岛形态,在器官和细胞层面提示了运动训练对胰腺有不可忽视的"中心效应"。

运动对胰岛 B 细胞作用的细胞、分子机制尚不明确,Dela 通过对运动训练后 2 型糖尿病病人血糖钳夹试验的结果分析后指出,胰岛 B 细胞功能改善并不依赖于胰岛素敏感性的变化。Park 等发现长期的运动提高了 90% 胰腺切除大鼠胰腺组织 IRS-2 的含量,也提示了运动可能通过一系列信号通路直接作用于胰岛细胞,促进了胰岛细胞的增殖和再生。归纳目前的研究主要在两个方面取得了进展：一方面是运动可以显著增高胰腺组织中与胰岛 B 细胞存活相关的 IRS-2 蛋白的表达，另一方面研究主要集中于运动对 IRS-2 上游的炎症细胞因子的影响，运动可以促进机体血液循环中抗炎细胞因子的产生。

因此，糖尿病运动疗法的研究也从降低外周靶器官的胰岛素敏感性机制研究逐渐转移到对胰岛 B 细胞作用的研究上，但是目前的研究还处于起步阶段，关于运动对胰岛 B 细胞的功能和其作用的细胞、分子机制尚不清楚，这将成为未来研究的重点，这些研究的突破将使糖尿病的运动疗法发生革命性的变化。

二、糖尿病病人的运动建议

（一）运动治疗的作用与获益

运动锻炼在 2 型糖尿病病人的综合管理中占有重要地位：有助于控制血糖；减少心血管危险因素；减轻体重；提升幸福感；对糖尿病高危人群一级预防效果显著。流行病学研究结果显示：规律运动 8 周以上可将 2 型糖尿病病人 HbA1c 降低 0.66%；坚持规律运动 12 ~ 14 年的糖尿病病人病死率较不运动的糖尿病病人显著降低。

（二）制订运动处方

运动处方包括运动方式、运动强度、运动时间、运动频率和运动注意事项等方面。制订运动处方应在医师指导下进行，运动前要进行必要的评估，特别是心肺功能和运动功能的评估。

1. 运动方式 根据病人的兴趣爱好和生活工作环境、实际条件等进行选择。中等强度的运动包括：快走、打太极拳、骑车、乒乓球、羽毛球和高尔夫球等；较大强度运动包括：快节奏舞蹈、有氧健身操、慢跑、游泳、骑车上坡、足球、篮球等。如无禁忌证，每周最好进行 2 ~ 3 次抗阻运动（两次运动间隔 ≥ 48h）。如能联合进行抗阻运动和有氧运动则可获得更大程度的代谢改善。

2. 运动强度 一般建议糖尿病病人选择中等或中等偏低强度的有氧运动。运动强度通过靶心率来衡量。中等强度运动为运动时心率为 60% ~ 70% 最大心率，运动时稍用力，心跳和呼吸加快但不急促。

最大心率可通过心肺运动试验获得。靶心率也可用以下方式计算：①靶心率 =170- 年龄。

②靶心率 = 安静心率 + 安静心率 ×（50% ~ 70%）。

3. 运动时间 每周至少 15min 中等强度的有氧运动，每次运动一般为 30 ~ 40min，其中达到靶心率的时间以 20 ~ 30min 为宜。如果病人时间不允许，即使一次进行短时的体育运动（如 10min），每天累计 30min，也是有益的。

4. 运动频率 运动频率建议每周至少 3 次，两次运动之间间隔时间不超过 48h。如果病人身体情况较好，在不感觉到劳累的情况下，可以每天运动一次。

5. 运动注意事项 ①运动前后要检测血糖，根据血糖情况调整饮食和降糖药物（尤其是胰岛素）剂量；②运动前、中、后要注意补充水分；③选择合适的运动衣裤、鞋袜及运动场地；④运动前后注意检查脚部有无破损、发红、青紫等情况；⑤注意运动中及运动后的低血糖反应和酮症。

（三）运动治疗的禁忌证

①空腹血糖 >16.7mmol/L；②反复低血糖或血糖波动较大；③有 DKA 等急性代谢并发症；④合并急性感染；⑤增殖性视网膜病变、严重肾病、严重心脑血管疾病等。

（四）运动治疗的病人管理

①教育病人养成健康的生活习惯；②运动项目要与病人的年龄、病情及身体承受能力相适应；③定期评估，适时调整运动计划；④记录运动日记，有助于提升运动依从性；⑤运动前后要加强血糖监测；⑥运动量大或激烈运动时应建议病人临时调整饮食及药物治疗方案；⑦避免低血糖发生。

三、糖尿病足的运动治疗

糖尿病足是糖尿病常见的并发症，是以糖尿病周围血管病变、周围神经病变和局部感染互为基础，是恶性循环的结果。糖尿病病人血糖控制不良（HbA1c>10.7%）及高血压是糖尿病足发生的危险因素。因此，通过合理的运动控制血糖及改善心血管系统功能将有利于预防糖尿病足的发生和发展。然而，根据常用的糖尿病足 Wagner 分级，在疾病的不同时期宜采用不同的运动治疗方法，如运动强度随 Wagner 分级升高而逐渐降低，由负重到不负重，运动时间由长到短等。国内外对此进行了大量的基础研究与临床实验，取得了一定的成果，但是仍未得出统一规范的运动指导方案。

第四节 认知行为治疗

糖尿病是一种慢性疾病,病程较长,病人常伴有多种心理障碍,其中以自信心降低、恐惧、焦虑和抑郁较为明显。伴有心理障碍的糖尿病病人较难遵循糖尿病治疗建议,代谢控制差,并发症发病率高,医疗费用高,生活质量低,死亡风险高。目前,糖尿病仍无法治愈,但可以通过认知训练或行为矫正尽可能地帮助糖尿病病人应对日常生活中的负担。

一、糖尿病病人心理障碍的患病率

世界范围内糖尿病合并抑郁症患病率根据糖尿病类型的不同而异,在贫困和发达国家也有差别。世界卫生组织(WHO)报道全球抑郁症的发病率为3%,而糖尿病合并抑郁症发病率高达33%。研究显示,糖尿病病人比非糖尿病人群更容易患上抑郁症,但是联系这两种疾病状态的内在机制尚不完全明了。一篇研究综述发现,抑郁症病人患2型糖尿病风险增加60%,而2型糖尿病病人抑郁风险仅中度(15%)增加。Kaur等调查发现,马来西亚2型糖尿病门诊病人的抑郁、焦虑的发生率分别为11.5%、30.5%。同样,其他文献也报道了糖尿病病人焦虑相对于抑郁的发生率更高。

二、糖尿病并发抑郁症的生理病理

下丘脑-垂体-肾上腺轴(hypothalamic-pituitary-adrenal axis,HPA)功能异常可能在抑郁病人的糖尿病发生中起核心作用。HPA失调,皮质醇分泌增加,降低了葡萄糖的利用,促进了糖异生,同时拮抗胰岛素抑制血糖的作用,从而增加胰岛素抵抗,降低了胰岛素敏感性。处于抑郁状态时由于神经内分泌紊乱,可引起内脏脂肪堆积,形成中心型肥胖,促进胰岛素抵抗,加重胰岛功能损害。实验室检查显示,抑郁症发作时,血清皮质醇显著升高,而高皮质醇血症则可能是糖尿病及抑郁症病理机制的一条共同通路。

此外,研究显示抑郁病人体内氧化应激水平明显升高,而氧化应激是糖尿病发病的重要机制之一。

三、常用焦虑、抑郁评估方法

目前常用焦虑自评量表(self-rating anxiety scale,SAS)和汉密尔顿焦虑量表(Hamilton anxiety scale,HAMA)评估焦虑程度。按照中国常规模式,SAS标准分的临界值为50分,其中50~59分为轻度焦虑;60~69分为中度焦虑;>70分为重度焦虑。HAMA将焦虑因子分为躯体性和精神性两大类,根据我国相关研究,总分≥29分为严重焦虑;≥21分为明显焦虑;≥14分为焦虑;≥7分为可能有焦虑;<7分为无焦虑。

目前常用抑郁自评量表(SDS)和汉密尔顿抑郁量表(HAMD)评估抑郁程度。SDS按我国常规模式,标准分的临界值为53分,53~62分为轻度抑郁;63~72分为中度抑郁;>72分为重度抑郁。HAMD依据《中国精神障碍分类与诊断标准》,总分≥24分为重度抑郁;≥17分为中度抑郁;≥8分为轻度抑郁;<8分为无抑郁。

四、认知行为治疗

糖尿病病人的负性情绪多来自"失败"的体验,这种恶性循环终将导致情感耗竭状态(emotional exhaustion),Polonsky将其定义为"糖尿病倦怠"(diabetes burnout)。

逃离这个恶性循环的方法之一是通过"状态逃避"(pushing the condition away)来避免产生负面情绪。很明显,这种方法并不现实。因为,糖尿病病人在日常生活中总是要面对自身的各种情况。"否认"(denial)不是解决问题的理想选择,有效的管理情绪和行为的方法是认知行为治疗(CBT)。

CBT的目标是帮助病人改变情绪,并通过辅助他们识别自身不良信念、在现实中检验这些信念、用更合适或现实的信念替代这些信念来改善应对行为。首先,要求人们描述经历负面情绪的激活事件(后果)。然后,描述导致这些后果的信念,尝试对它们产生怀疑或将它们替换成更有利的信念,达到渴望的效果,即较少的负面情绪和更有效的应对行为。

迄今,仍缺乏在糖尿病治疗中采用CBT的有效性的研究。国外,Jacobson等通过小组教育对糖尿病病人进行CBT。小组教育有明确的结构:

①回顾之前的家庭作业；②诱导和讨论新的话题（如面对并发症的压力、恐惧）；③实践有关话题的练习；④布置新的家庭作业。研究发现，这种方式可对血糖控制起到轻微的改善作用。国内，王巧灵通过心理行为干预联合药物治疗 T2DM 病人后，有效提高了 T2DM 病人的依从性，并改善了病人的生活质量。其心理行为干预包括：关心安慰病人并向其宣教有关糖尿病及其预防各种并发症知识、提高病人对自身疾病认知能力、消除紧张情绪、消除疑虑及自卑感、指导病人糖尿病饮食及体育锻炼，每周 1 次心理疏导，每次 40min，连续 2 个月，培养病人良好的生活规律、行为准则，树立战胜疾病的信心；改善心理健康水平，提高生活质量，延缓并发症的发生；提高与病人的沟通技巧，建立良好的医患关系。在糖尿病病人接受 CBT 时，可辅以适当的抗焦虑、抗抑郁等药物治疗。

总之，CBT 利用情绪、认知、反应、行为的交互作用，有效提高了糖尿病病人的自我管理水平，能够很好地控制血糖，延缓糖尿病进程及其并发症的发生、发展，改善糖尿病病人的生存质量。CBT 需要专业知识和技能，幸运的是，非心理学家在接受训练后也可以将 CBT 应用于个体或小组治疗中。CBT 为糖尿病病人更有效的应对日常自我照顾提供了新的机会。

第五节 糖尿病康复治疗与新技术

一、国际糖尿病联盟关于糖尿病分层次医疗的理念

2005 年，国际糖尿病联盟（International Diabetes Federation，IDF）全球糖尿病指南首次提出依据不同经济情况分层次医疗的理念，即根据不同国家和地区的不同经济状况，将糖尿病防治医疗措施分为标准保健、基本保健和高级保健 3 个层次。其目的是最大限度地利用医疗资源防治糖尿病，使糖尿病病人在最大程度上获益。

标准保健即给予糖尿病病人指南中明确提出的标准治疗和保健措施，通过健康体检等方法对高危人群进行筛查和糖尿病诊断，不推荐广泛普查，糖尿病诊断标准采用 1999 年 WHO 标准。

基本保健包括对高危人群筛查糖尿病，根据糖尿病典型症状及空腹血糖或毛细血管血糖或尿糖做出诊断，糖尿病防治措施包括最基本的方面，使医疗条件不足或边缘地区病人得到最基本的照顾。

高级保健是指在标准保健基础上对病人进行更加广泛和细致全面的糖尿病防治工作，包括对糖尿病的分型、血糖监测和控制以及对糖尿病并发症和合并症的监测和治疗。

二、糖尿病细胞疗法

细胞疗法正处于蓬勃发展的阶段，糖尿病新一代细胞治疗方法包括以下四个方面：

（一）胚胎干细胞移植

胚胎干细胞可以从早期受精卵（怀孕后 4 ~ 5 天）获得。这些细胞具有两个关键特性：可以无限分裂并可分裂成如脑、血或胰腺细胞等多种细胞类型。在糖尿病领域，有一项研究发现，胚胎干细胞能诱导成胰岛 B 细胞。然而，其他研究均未证实上述发现，其关键原因是培养存活胚胎干细胞具有不稳定性。

（二）成体干细胞移植

成体干细胞相对于胚胎干细胞更稳定，但能否用于治疗糖尿病仍有待研究。成体干细胞来自于任何年龄人群已分化的组织——儿童、青少年、成年人。除胰腺外，在人体至少还有 10 个已知的组织含有成体干细胞，包括肺、皮肤、肠和内耳。

目前，仍在进行成体干细胞应用于 1 型糖尿病（T1DM）动物模型的研究。近年来，在动物和人体水平，研究出了具有潜在分泌胰岛素能力的不同类型的成体胰岛干细胞。其中，针对从骨髓获得造血干细胞的研究进展最多。

造血干细胞，除了能分化成多种血细胞，还可分化成小部分器官，包括脑、心脏或其他内脏。此外，研究发现骨髓含有其他种类的干细胞，这些细胞可直接或间接分化成胰岛细胞。

此外，来源于脾脏的成体干细胞也可被诱导成胰岛细胞。当注入血流后，脾脏干细胞可迁移到胰腺。Kodama 等证实这些新形成的胰岛细胞在成年期具有持久分泌胰岛素的功能。

（三）生长因子

使用提纯的生长因子可刺激胰岛细胞再生。研究建议将生长因子当做药物来诱导胰腺内或体

内其他部位干细胞分化为成熟的可分泌胰岛素的胰岛细胞。然而,该疗法中的干细胞可形成肿瘤,也可能耗尽来自胰腺的干细胞。

(四)自发再生

越来越多的证据显示,T1DM 的胰岛细胞是不断再生的(甚至在成年人群中),这些细胞来自于成年干细胞(胰腺或脾脏)和现存 B 细胞。

研究者们在动物模型中发现,当消除潜在自身免疫性疾病后,胰岛恢复相当迅速,并可以产生和分泌胰岛素。但这是在严格控制血糖情况下发现的。

三、早期胰岛素强化治疗

T2DM 基本的发病机制是胰岛 B 细胞的功能缺陷和胰岛素抵抗,延缓胰岛 B 细胞功能衰竭、减轻胰岛素抵抗是 T2DM 治疗的关键。新近研究表明,糖尿病早期胰岛 B 细胞的功能损害具有可逆性,B 细胞存在自我修复机制,外源胰岛素治疗是保护和恢复胰岛 B 细胞的高效措施,可快速减轻胰岛 B 细胞负担。B 细胞静息(B cell rest)对细胞毒素的防御功能比"工作状态",即分泌胰岛素时强。此外,胰岛素治疗还可以减少胰岛抗原的产生,减少细胞自我修复机制被破坏的可能性。胰岛素还可促进 B 细胞再生。所以,早期联合或及时换用胰岛素治疗 2 型糖尿病是保护胰岛 B 细胞功能的重要措施。

四、新型口服降糖药

胰高血糖素样肽 -1(GLP-1)是当今公认的、最重要的抗糖尿病药物作用靶点之一。GLP-1 类似物艾塞那肽(exenatide)为 GLP-1 受体激动剂,是针对 T2DM 治疗的一种新型降糖药,可与 GLP-1 受体高度结合,模拟人体内源性 GLP-1 作用。其药理作用包括:①以葡萄糖浓度依赖方式促进胰岛素分泌,在高血糖时刺激胰岛素分泌,在血糖正常或低血糖时并不刺激胰岛素分泌;②抑制胰高血糖素的分泌,在高血糖时降低血清中胰高血糖素浓度,但不减弱正常胰高血糖素对低血糖的反应;③抑制餐后胃肠蠕动及分泌功能,延迟胃排空;④降低食欲,减少摄食;⑤促进胰岛 B 细胞修复。使用方法:T2DM 病人于早、晚餐前或餐后 1h 内各皮下注射 1 次,能有效控制空腹及餐后血糖,使 HbA1c 维持在理想范围内,可促进 DM 病人胰岛素第一时相的分泌,并有减重作用。本品耐受性良好,不良反应轻,多为胃肠道反应,较少出现低血糖。

另外,新近研制的西格列汀,是针对 GLP-1 降解酶的抑制剂,即二肽基肽酶 Ⅳ 抑制剂 (dipeptidyl peptidase Ⅳ, DPP Ⅳ),该药可抑制 GLP-1 的降解,有效提高内源性 GLP-1 的利用率。因其可抑制食欲、减轻体重、降低血糖,因此也用于治疗 T2DM。本品为口服制剂,服用方便。不良反应有过敏反应、脱发、血小板减少等。

五、代谢手术

肥胖的成人 2 型糖尿病尽量通过生活方式及药物治疗,血糖仍然控制不佳者建议代谢手术治疗。

1. 适应证 ① BMI ≥ 32.5kg/m^2,有或无合并症的 2 型糖尿病病人,可考虑实行代谢手术;② 27.5kg/m^2 ≤ BMI<32.5kg/m^2 且有 2 型糖尿病,尤其存在其他心血管风险因素时,可慎重选择代谢手术;③ 25.0kg/m^2 ≤ BMI<27.5kg/m^2 暂不推荐。但如果有以下情况可考虑手术:合并 2 型糖尿病,并有中心型肥胖(腰围男性 ≥ 90cm,女性 ≥ 85cm),且至少有额外的下述 2 条代谢综合征组分:高 TG、低 HDL-C 水平、高血压。

2. 禁忌证 ①滥用药物、酒精成瘾、患有难以控制的精神疾病病人,以及对代谢手术的风险、益处、预期后果缺乏理解能力的病人;② 1 型糖尿病病人;③胰岛 β 细胞功能已明显衰竭的 2 型糖尿病病人;④外科手术禁忌者;⑤ BMI<25kg/m^2;⑥ GDM 及其他特殊类型的糖尿病。

3. 常见的代谢手术术式 袖状胃切除术、胃旁路术、可调节胃束带术、胰胆旁路术等。

4. 术后管理 ①限制总热量,渐进式的阶段饮食。②术后饮食禁忌:避免食用浓缩的甜食、油炸和不易消化的食物;避免进餐时喝汤和喝水等。③保证蛋白质的摄入,每天至少摄入 60 ~ 120g 蛋白;补足水分,每天饮水 1 500 ~ 2 000ml;补充足够的维生素和微量营养素。④坚持运动,每天至少运动 30min。

(张长杰)

参 考 文 献

［1］ ALWAN A. Global status report on noncommunicable diseases 2010.World Health Organization, 2011.

［2］ SHAW JE, SICCREE RA, ZIMMET PZ. Global estimates of the prevalence of diabetes for 2010 and 2030. Diabetes research and clinical practice, 2010, 87（1）: 4-14.

［3］ YANG W, LU J, WENG J, et al. Prevalence of diabetes among men and women in China.New England Journal of Medicine, 2010, 362（12）: 1090-1101.

［4］ XU Y, WANG LM, HE J, et al. Prevalence and control of diabetes in Chinese adults. JAMA, 2013, 310（9）: 948-959.

［5］ CORKEY BE. Banting lecture 2011: hyperinsulinemia: cause or consequence. Diabetes, 2012, 61（1）: 4-13.

［6］ STROBL R, STUCKI G, Grill E, et al. Graphical models illustrated complex associations between variables describing human functioning. Journal of clinical epidemiology, 2009, 62（9）: 922-933.

［7］ 中华医学会糖尿病分会,中国医师协会营养医师专业委员会. 中国糖尿病医学营养治疗指南（2013）. 中华糖尿病杂志, 2015（2）: 73-88.

［8］ 中国营养学会. 中国糖尿病膳食指南（2017）. 第13届全国营养科学大会暨全球华人营养科学家大会, 2017, 5.

［9］ HAWLEY JA, LESSARD SJ. Exercise training-induced improvements in insulin action. Acta Physiol（Oxf）, 2008, 192（1）: 127-135.

［10］ LI H, SHEN Z, LU Y, et al. Muscle NT-3 levels increased by exercise training contribute to the improvement in caudal nerve conduction velocity in diabetic rats. Mol Med Rep, 2012, 6: 69-74.

［11］ MANDERS RJ, VAN JW, VAN LJ. Low-intensity exercise reduces the prevalence of hyperglycemia in type 2 diabetes.Medicine & Science in Sports & Exercise, 2010, 42（1）: 219-225.

［12］ PARK S, HONG SM, Lee JE, et al. Chlorpromazine exacerbates hepatic insulin sensitivity via attenuating insulin and leptin signaling pathway, while exercise partially reverses the adverse effects. Life Sci, 2007, 80（26）: 2428-2435.

［13］ OTTERMAN NM, VANSCHIE CH, VANDER SM, et al. An exercise programme for patients with diabetic complications: a study on feasibility and preliminary effectiveness. DiabetMed, 2011, 28（2）: 212-217.

［14］ LEMASTER JW, MUELLER MJ, REIBER GE, et al. Effect of weightbearing activity on foot ulcer incidence in people with diabetic peripheral neuropathy: feet first randomized controlled trial. PhysTher, 2008, 88（11）: 1385-1398.

［15］ KAUR G, TEE GH, ARIARATNAM S, et al. Depression, anxiety and stress symptoms among diabetics in Malaysia: a cross sectional study in an urban primary care setting. BMC family practice, 2013, 14: 69.

［16］ COLLOINS MM, COROCOAN P, PERRY IJ. Anxiety and depression symptoms inpatients with diabetes. Diabet Med, 2009, 26（2）: 153-161.

［17］ OHMANNS KM, Dodt B, Schuhes B, et al. Cortisol correlates with metabolic disturbances in a population study of type2 diabetic patients. Eur J Endocrinol, 2006, 154（4）: 325-331.

［18］ KUNUGI H, IDA I, OWASHI T, et al. Assement of the dexamethasone/CRH test as a state-dependent marker forhypothalamic-pituitary-adrenal（HPA）axis abnormalitiesin major depressive episode: A multicenter study. Neuropsychopharmacology, 2006, 31（1）: 212-220.

［19］ VOGELZANGSN, SUTHERSK, FERRUCCIL, et al. Hypercortisolemic depression is associated with the metabolic syndrome in latelife. Psychoneuroendocrinology, 2007, 32（2）: 151-159.

［20］ 中华医学会糖尿病学分会. 中国2型糖尿病防治指南. 中华糖尿病杂志, 2018, 10（1）: 4-53.

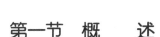

第十八章 肿 瘤

第一节 概 述

一、肿瘤的定义及流行病学

肿瘤是机体成熟或发育过程中,正常细胞在各种致瘤因素作用下,过度增生或异常分化而形成的新生物。肿瘤细胞具有异常的形态和代谢功能,能快速繁殖,可发生扩散转移的肿瘤称为恶性肿瘤。根据 2018 年 WHO 最新全球肿瘤统计报告显示,全球恶性肿瘤新发病例约 1 808 万例,死亡病例约 956 万例,中国分别约占 23.7% 和 30%。预计到 2020 年全球新发肿瘤病例将达 2 000 万,中国恶性肿瘤发病率也呈逐年上升趋势,预计到 2020 年我国发病病例将上升至 40 万人。

二、肿瘤康复的理念

1971 年,美国在国家癌症计划中首次提出了"肿瘤康复"的概念。1972 年,美国国立癌症研究院举办了"肿瘤康复计划会议",将肿瘤康复明确划分为:社会心理支持、体能优化、职业辅导和社会功能优化四个方面。1978 年,Cromes 将肿瘤康复定义为"在肿瘤疾病本身和肿瘤治疗手段所导致的限制条件下,帮助肿瘤病人最大限度地恢复身体、社会、心理和职业功能"。然而目前,关于肿瘤康复尚无明确的公认概念。肿瘤康复需多学科合作,涵盖肿瘤学、康复医学、营养学、心理学、护理学、中医学、外科学等,需要调动医、患、家庭和社会各方面的积极性,综合运用西医、中医、心理、营养、身心锻炼、社会支持等措施和技术,最大限度地改善病人的生活质量,帮助病人早日重返家庭。

三、肿瘤疾病的临床问题

(一)心理障碍

在肿瘤的诊断及治疗全过程中,肿瘤病人承受着巨大的心理、情感及社会压力,加之角色的改变、社交能力的下降、躯体功能的改变以及生活质量的明显下降,病人可能产生焦虑、抑郁、绝望、无助等消极心理情绪。有研究表示,这些消极的心理情绪可能会加速肿瘤的进展,它主要通过应激诱导相关介质的分泌,如儿茶酚胺、皮质醇和催产素,激活下丘脑-垂体-肾上腺轴(HPA)或自主神经系统(ANS),从而影响肿瘤的发生发展及转移。并且,这些消极情绪如果不能得到及时恰当的处理也会影响到病人的治疗和预后,轻则出现恐惧、抑郁等心理障碍,重则导致病人精神崩溃,甚至出现自杀的极端倾向。

(二)疼痛

疼痛是一种令人不快的感觉和情绪上的感受,伴有实质性或者潜在的组织损伤,疼痛不仅是一种简单的应答,同时还是一种主观的心理经验。对于晚期恶性肿瘤病人,疼痛是他们病程中最常见的伴随症状之一,恶性肿瘤快速生长、转移病灶压迫或侵蚀神经均会产生癌性疼痛。疼痛给肿瘤病人带来巨大的痛苦和心理压力,严重影响病人的生存质量。

(三)功能障碍

肿瘤及其治疗措施所导致的功能障碍也是临床工作关注的问题。对于肿瘤切除术后、放化疗后可引起躯体与器官相应的功能障碍。如乳腺癌术后可出现上肢淋巴水肿和患侧上肢运动功能障碍;喉癌术后发声及吞咽功能障碍;胃肠道肿瘤术后可出现进食和排泄功能障碍;肺癌切除术后肺功能下降。另外,放疗、化疗及恶病质的消耗,均会引起病人的体能下降,轻者需依赖他人完成日常生活活动,重者生活不能自理。

(四)营养不良

肿瘤病人由于机体处于代谢异常状态及放疗、化疗等引起的恶心呕吐、食欲减退、腹泻等不良反应,易发生营养不良。

第二节 康复评定

一、心理评定

(一)人格测验

采用艾森克人格问卷(Eysenck personality questionnaire, EPQ)。

(二)情绪测试

采用汉密尔顿焦虑量表(Hamilton anxiety scale, HAMA)、汉密尔顿抑郁量表(Hamilton depression scale, HAMD)等量表。

二、疼痛评定

(一)通用的疼痛评定法

视觉模拟评分法(visual analogue scale, VAS)、数字评定法(numerical rating scale, NRS)、语言描述评分法(verbal rating scale, VRS)等。

(二)癌痛的五级评定法

根据肿瘤病人应用镇痛剂的种类和方式,将癌痛分为 0 ~ 4 级(表3-18-1)。

表3-18-1 癌痛五级评定法

级别	应用镇痛剂情况
0级	不需使用
1级	需非麻醉性镇痛剂
2级	需口服麻醉剂
3级	需口服和/或肌内注射麻醉剂
4级	需静脉注射麻醉剂

三、功能评定

(一)躯体功能评定

采用日常生活活动能力 Barthel 指数测定、功能独立性测定(functional independence measure, FIM)、Karnofsky 病人活动状况评定等。

(二)器官功能评定

1. **乳腺癌** 患侧肩关节活动度评定、肌力评定、患侧上肢维度评定。

2. **肺癌** 心肺功能测试、运动能力评定、呼吸困难评定。

3. **喉癌** 言语功能障碍评定、吞咽功能障碍程度评定。

4. **胃肠道肿瘤** 排便功能,如饮食种类、大便次数及性状、粪袋使用情况;造口情况,如造口及周围皮肤状况、造口直径。

四、营养评定

通常采用主观整体营养评定量表(scored patient-genarate subjective global assessment, PG-SGA)、营养危险评分(nutrition risk screening, NRS)。根据以上量表筛选出可能发生营养不良的高危病人,再对病人的病史、体格检查、血浆蛋白水平、体重变化等进行综合评定,与主观评定相结合完成营养评定。

针对肿瘤病人的临床问题,分别从心理、疼痛、功能、营养四个方面对病人进行康复评定,除此之外,还需充分评估肿瘤的进展以及抗肿瘤治疗产生的不良反应,以便安全地实施康复治疗措施。

第三节 康复治疗

一、心理治疗

(一)言语开导疗法

通过言语,向病人讲解一定的医学知识,使其了解疾病信息,消除误解、紧张、恐惧及消极心理,正视疾病并增强战胜疾病的信心。

(二)行为疗法

行为疗法(behavior therapy)是以行为学习理论为依据的一种心理治疗方法,其中的放松疗法(relaxation therapy)包括渐进性肌肉放松(progressive muscle relaxation, PMR)和松弛想象训练(relaxation with guided imagery),都能使病人有意识地控制自身的心理生理活动、降低唤醒水平、改善机体紊乱功能,形成全身心的放松。

(三)其他心理康复治疗

包括音乐疗法、集体疗法、中医情志疗法等,以及对有躯体功能障碍、癌痛、形象缺陷者,可进行有针对性的心理康复治疗,使病人的心理达到新的适应与平衡。

二、疼痛治疗

(一)药物疗法

药物疗法是最常用的镇痛措施。应遵循世界卫生组织推荐的癌症三阶梯止痛疗法指导原则(表3-18-2)。

表3-18-2 癌症三阶梯止痛疗法

疼痛程度	药物应用
轻度至中度	非阿片类镇痛剂(可先用阿司匹林、对乙酰氨基酚等解热镇痛药,效果不明显是可改用布洛芬、吲哚美辛等非甾体抗炎药)
中度至较重	弱阿片类镇痛剂(如可待因、芬太尼等)
重度	强阿片类镇痛剂(如吗啡、哌替啶、美沙酮等)

在上述各阶梯给药时要注意适当辅以非甾体抗炎药、三环类抗抑郁类、抗组胺药、抗痉挛药、肌肉松弛剂及破坏神经的药物和激素类药物,联合用药可增强镇痛效果,降低麻醉性镇痛剂的级别,减少用药剂量。进行药物治疗时要注意药物特性、应用途径、合理剂量,尽量减少毒副作用,避免耐药性和成瘾性。

(二)局部减症治疗

临床上很多恶性肿瘤晚期病人出现骨转移,或是局部包块压迫致疼痛难忍,可行局部减轻症状的治疗方法,包括局部放射治疗、注射疗法、手术治疗等。

(三)中医疗法

中医多种疗法均具有一定的镇痛作用,包括中医定向透药、针灸、中药外敷、中药熏蒸治疗等。

三、功能康复

(一)乳腺癌康复

乳腺癌目前的治疗方式以手术治疗为主,化疗、内分泌、靶向治疗为辅。术后常见的并发症有腋网综合征、上肢淋巴水肿、上肢肩关节活动障碍、上肢肌力减退。病人主要表现为腋窝纤维状条索,患侧肩关节屈曲和外展位受限明显,可伴上肢水肿。

1. 康复目标 促进淋巴回流,延缓瘢痕挛缩,松解软化瘢痕,改善病人肩关节活动度,提高病人日常生活自理能力。

2. 康复计划

(1)肩关节功能康复

1)制动阶段:手术日至拔除引流管前。以减轻术区组织水肿和炎症,减少肩关节周围组织张力,缓解疼痛为主要康复目标。病人患侧肩关节保持外展45°、前屈30°姿势,必要时可佩戴肩关节外展包。此期主要进行手、腕、肘的任意主动运动及上臂的等长收缩。

2)保护阶段:拔除引流管至拆线前。以促进手术切口愈合,预防肩关节及周围组织粘连,防止肩周肌肉萎缩为目标。逐步增大肩关节被动活动关节活动度,开始肩周肌肉闭链训练,再逐渐过渡到肩周肌力主动训练,如手指爬墙运动、梳头运动、压臂运动等。但须控制活动度范围防止腋下皮肤愈合面张力过高。

3)功能恢复阶段:拆线后。以加强肩周肌肉主动活动和肌肉力量,恢复肩关节正常活动为康复目标。进一步增加肩关节的主被动关节活动度,逐渐进行抗阻训练,由闭链活动进展到开链活动。

4)出院后长期随访:出院前针对病人开设运动处方,要求病人记录运动日记,并每2周进行电话或门诊随访。经过正规康复训练,6个月后肩关节活动可恢复正常。

(2)淋巴水肿综合消肿治疗(complex decongestion therapy,CDT):是预防和治疗淋巴水肿常用方法之一,包含徒手淋巴引流、压力疗法、运动、细致的皮肤护理等。

1)徒手淋巴引流(manual lymphatic drainage,MLD):MLD是由丹麦学者兼物理治疗师Emil Vodder与其妻子Estrid于1930年发明,根据淋巴系统的分布和解剖结构,沿特定方向在皮肤上轻柔按摩。1936年他们正式向社会发表了徒手淋巴引流技术,并就这项手法对于改善水肿、松弛、橘皮组织的效果进行了学术发言,自此MLD被广泛应用。

2)压力疗法:在肢体远端向近端缠绕弹力

绷带或穿戴弹力袖套,或使用上肢气压袖套均有助于消除水肿。

3)运动:术后注意抬高患肢,加强患肢主动活动。术后早期进行运动的病人,发生淋巴水肿的概率小于未进行者,对提高病人生活自理能力有重要意义。

4)皮肤护理:术后保持术侧上肢伤口皮肤清洁,及时更换辅料,避免感染;避免术侧上肢长时间下垂或用力;静脉输液、采血、测血压选用健侧上肢。

5)患乳形体康复:伤口愈合后可使用外用的乳房假体,在乳罩下放置海绵垫,也可考虑置入乳房假体,必要时行乳房重建。穿宽松上衣有助于减小乳房缺陷带来的视觉误差。

(二)肺癌康复

肺癌现有的治疗手段包括外科手术、放疗、化疗、生物及免疫治疗等,其中肺切除术是最主要的治疗方式。行肺切除术的病人术后常出现心肺及免疫功能下降、呼吸困难等问题,增加了术后肺部感染、肺不张、呼吸衰竭、运动耐量降低等各种并发症的发病率,影响病人恢复进程和生活质量。

1. 康复目标

(1)近期目标:改善喘息、气促、咳嗽咳痰症状,改善易疲劳状态及活动能力。

(2)远期目标:尽可能建立生理性呼吸模式,延缓肺功能下降。改善活动能力,尽量恢复生活自理能力。消除心理影响,提高生活质量。

2. 康复计划

(1)药物治疗:对急性加重期喘息症状明显的病人,规律吸入联合制剂对病情有益。伴肺部感染者合理使用抗生素。

(2)呼吸训练:

1)不同手术部位呼吸训练方式不同:为加强肺上部通气,可双手叉腰,放松肩胛带进行深呼吸;为加强肺下部通气和膈肌运动,深吸气时高举双臂,呼气时还原;为加强一侧肺下部通气和膈肌运动,躯干区向对侧深呼吸,吸气时高举同侧上肢,呼气时还原。

2)腹式呼吸:先闭嘴用鼻深吸气,吸气时膈肌尽量下移,不能再吸气时稍屏息2~3s,后用口缓慢呼气,频率8~10次/min,持续3~5min,每天数次。可双手分别置胸腹以辅助呼吸。

3)缩唇呼吸:经鼻吸气后,呼气时嘴唇锁紧,呈吹口哨样,在4~6s内将气体缓慢呼出。口唇缩小以耐受为度,吸呼比1:2或1:3。腹式呼吸结合缩唇呼吸能提高肺泡通气,缓解呼吸困难,使病人建立生理性呼吸模式。

(3)运动疗法:选择自己喜欢并可以耐受的有氧运动方式,如步行、骑车、游泳、舞蹈等。运动强度以靶心率为标准,靶心率=(220-年龄)×(60%~70%),强度以个人基础状态、症状和目标为依据。

(4)日常生活能力训练:使用适当辅助器具和周密活动安排与简化,减少活动耗能,提高病人的生活自理能力和作业活动能力。

(三)喉癌康复

喉癌为头颈部高发性恶性肿瘤,目前手术是临床上治疗喉癌的主要手段,包括部分喉切除术和全喉切除术,其中全喉切除术为首选。全喉切除术后会导致言语功能及吞咽功能受到不同程度的破坏,病人常遗留言语功能障碍、吞咽功能障碍。

1. 康复目标 重建发声功能,安全吞咽,降低术后并发症的发生率。

2. 康复计划

(1)言语功能:康复训练包括食管发音、气管食管音及人工喉。其中食管发音是最常用的言语康复方法。食管发音训练主要分为基音形成阶段、基音巩固阶段和基音向语言转化阶段。

1)基音形成阶段:这一阶段的训练方法较多,可根据病人实际情况进行选择:①吸气法,张口,软腭向后上方提起,保持提肩收腹,口鼻吸气,胸廓收缩,软腭和舌根复位的同时,食管内气体向上排出发出基音;②注气法,闭口,舌尖顶住齿龈,舌面贴向硬腭,舌部做活塞运动,胸廓收缩,软腭和舌根复位的同时,食管内气体向上排出发出基音;③吞咽法,喝一口水,气体随液体一起进入食管,然后发出基音;④气泡法,喝一些汽水,使胃内产生气体,利用呃逆时找到食管音的感觉。

2)基音巩固阶段:本阶段主要以练习提高基音的长度、速度和响度为主,增加流利度、连贯性集响亮度,纠正食管语言的杂音。

3)基音向语言转化阶段:主要以练习基音

与口腔、舌、腭、齿、唇、鼻腔等构音器官配合为主，循序渐进，先练单音词，再练习双音词与多音词。

病人术后第 7～10 天可练习食管发音，一般训练 4～6 个月即可掌握。食管发音训练失败者可进行人工发声装置的安装。

（2）吞咽功能：病人术后先进行鼻饲，术后第 4 天可开始进行吞咽功能的训练，训练方法包括：①空咽训练，根据病人术后恢复情况于术后 1 周开始，指导病人进行空吞咽动作，3 次/组，8～10 组/d，连续 5 天；②采用空咽与吞咽交叉的训练方法，每次吞咽进食后反复进行几次空吞咽，使食物全部咽下后再进食；③点头式吞咽，吞咽进食后，头部后仰将残留于会厌谷的食物挤出，再头部前屈，同时进行空吞咽动作，除去残留的食物。在吞咽功能训练中需注意，进食食物应从空咽、流质、半流质、普食循序渐进。

（四）胃肠道肿瘤康复

胃肠道肿瘤以结直肠癌最为常见，约占消化道癌症的 1/4，治疗方法以手术为主。术后排便功能异常、排便途径（腹壁造口）改变，是消化道肿瘤病人最常见的问题。

1. 康复目标 帮助病人建立规律的排便习惯，维持造口及周围皮肤清洁干燥。

2. 康复计划

（1）加速康复外科：①术前向病人充分解释手术和麻醉情况以减少病人的恐惧和焦虑情绪，提供肠内或肠外营养以改善病人营养不良的状态，非糖尿病病人术前 2h 可口服 10% 葡萄糖 400～500ml 补充能量。有研究认为，并非所有胃肠道肿瘤手术病人术前都需要全肠道导泻、清洁灌肠及预防性使用抗生素，过度肠道准备可破坏天然肠道屏障，引起病人肠道菌群失调，增加手术部位感染风险。②术中进行全麻联合硬膜外麻醉，通过阻滞交感神经来减少应激反应，减轻术后肠麻痹，术后留置硬膜外导管以持续镇痛 24～36h。③术后不常规留置胃管，病人清醒后即适量饮水并根据情况逐渐加量，一旦病人肛门排气后可由流质饮食转为半流质饮食。术后第 1 天开始下床活动，若不耐受也可进行床上功能锻炼，如指端训练、上臂上举训练等，注意避免牵拉腹壁。

（2）排便功能康复：参照病人既往排便习惯，定时灌肠，帮助病人建立排便规律。术后病人排气后，开始进食即可进行排便功能训练，训练方法包括：①盆底肌收缩训练。病人取坐位、站位或平卧位，放松腹部、大腿、臀部肌肉，同时收缩阴道、尿道及肛门周围的肌肉，维持收缩 10～20s，然后放松 10s，交替进行 10 次，50 次/d。②缩肛运动。嘱病人早、晚各进行轻、中度收缩肛门，每次收缩 20s，放松 20s，交替进行 10 次/组，3 组/d。③扩肛。将带有无菌指套的示指插入肛门至第二关节，反复扩张 5～6 次，每次 1～2min，1 组/d。④直腿抬高。双下肢并拢，直腿逐渐抬高至与躯体呈 90°，再逐渐放平，10 次/组，5～6 组/d。⑤排便反射训练。嘱病人在完成进食 30min 后，无论是否有便意，都要如厕，排便时躯体尽量前倾，同时将臀部抬高，如有便意，可做深呼吸收缩肛门并控制排便，坚持 10s 左右，不用着急排便。

（3）造口护理：①随时保持造口及周围皮肤清洁干燥，如有感染、破溃、过敏等异常情况，及时就医处理；②术后第 1～2 周即可行探查扩张造口术，每 1～2 周一次，持续时间视个人情况而定，一般在 2～3 个月，主要目的是使造口直径保持在 2.5cm 左右。

四、营养支持

2016 年欧洲营养与代谢学会（ESPEN）发布的肿瘤病人营养指南中指出，肿瘤病人一般热量需求为 25～30kcal/（kg·d），蛋白质至少为 1g/（kg·d），如果有必要可增加至 1.5g/（kg·d）。对于有胰岛素抵抗的减肥肿瘤病人，推荐增加食物中脂肪与碳水化合物的比例。总之，在保证热量需求的情况下，需根据病人的病情、代谢消耗情况、定制个体化营养方案，给予肠道内或肠道外的合理均衡营养。

五、中医康复治疗

（一）中药药物

中医认为，正气先虚而邪气后踞乃恶性肿瘤的主要病理机制。因此，恶性肿瘤的治疗，以辨证论治为基础，以"扶正培本、祛邪抗癌"为总体治法，做到标本兼治、增强免疫力、防止复发转移，最终提高生存率，防止复发及转移。其中"扶正培本法"包括：补气养血、滋阴养血、养阴生津、温肾化阳、健脾和胃、补脾益肾等方法；"祛邪抗癌法"包括：活血化瘀、化痰祛湿、软坚散结、清热解毒、以毒攻毒等方法。

（二）五行音乐

将五音进行调和搭配，使其与五脏相呼应，以此直接或间接影响人的情绪，最终促进脏腑功能的调节，对于肿瘤病人有镇静情绪、改善睡眠、增进食欲、缓解疼痛等作用。

（三）饮食

中医认为食物有寒、热、温、凉"四气"和酸、苦、甘、辛、咸"五味"，恶性肿瘤是全身性、极度消耗性的疾病，中医的饮食调理是运用食物的偏性来调节人体脏腑功能。肿瘤病人的饮食指导遵循中医"辨证施膳"的原则，根据病人的体质调辨，应用食物的"四气"和"五味"个体化选择食物品种，并结合现代营养学知识，为病人提供必需的营养支持。例如，气虚体质的病人应多吃山药、茯苓等补益脾胃的食物；痰湿体质的病人应进食薏苡仁、莲子等化痰祛湿的食物。

（四）运动

肿瘤病人可进行小强度、短时间、多次重复的中医传统健身术，如气功、八段锦、太极拳、五禽戏、易筋经等。锻炼强度和时间应循序渐进，以微微出汗而不喘为原则。

（五）针灸

针灸在肿瘤病人治疗中能够缓解临床症状、改善放化疗不良反应、治疗术后并发症、增强机体免疫力等，对癌性疼痛尤为有效。

六、肿瘤病人运动注意事项

并非所有肿瘤病人都适宜接受康复治疗，康复治疗前需对病人病情进行充分评估。贫血及心肺功能低下者应严格控制运动强度，注意监测病人疲劳程度；血小板计数降低者谨慎运动，过低者禁忌运动；白细胞计数降低者严格控制运动量，必要时需消毒隔离；合并骨转移或重度骨质疏松者发生骨折的风险高，应谨慎运动，使用辅助器具减小肢体负重；对于已经发生病理性骨折者绝对禁忌运动；合并有严重感染、手术并发症、骨髓抑制、消化道反应、出血倾向的肿瘤病人不宜运动。

第四节 肿瘤康复的进展

一、肿瘤康复现状

肿瘤康复医学是新近发展起来的，它是康复医学和肿瘤学的一个分支。

随着肿瘤治疗技术的不断提升，肿瘤病人"带瘤生存"的时间也相对增加，肿瘤病人的心理、疼痛、功能及营养问题受到更多的关注。2011年韩国"亚洲癌症中心"完成的一项调查显示，在被调查的402名病人中，仅有8.5%的病人被医生建议进行肿瘤康复，其中83.8%的病人具有肿瘤康复价值，71.6%有症状的病人希望得到相应的康复治疗，显然肿瘤病人的康复需求还远未得到满足。近几年随着学者们对肿瘤康复的重视，部分病种已形成较为系统的康复路径，如乳腺癌病人术后上肢功能障碍和淋巴水肿的康复治疗、加速外科康复（enhanced recovery after surgery，ERAS）在肿瘤外科中的应用。由于肿瘤疾病的特殊性，不同肿瘤的性质及病人所处的病程阶段不同，肿瘤康复的目标也有所侧重，这就需要肿瘤内外科医生、康复医学科医生共同参与，讨论和制订康复治疗评定和计划，但目前国内医院尚没有形成有计划的多学科合作模式。

二、加速康复外科

1997年，丹麦学者Kehlet首次提出加速外科康复（ERAS）的理念。ERAS的核心理念是采用有循证医学证据的一系列围手术期优化措施，以减少手术病人的生理及心理创伤应激，达到快速康复的目的。ERAS的实施需要多学科团队协同合作，包括麻醉医生、外科医生、护师和物理治疗师等，其贯穿于病人的整个手术周期，包括术前的病情了解和交流、术前营养支持、手术过程中的麻醉方案优化、手术操作技术、术中体温控制、术后的镇静镇痛、术后营养支持、活动复健、系统评估等各个方面。目前ERAS已广泛应用于胃肠道肿瘤中，研究表明，ERAS能缩短胃肠道肿瘤病人的早期排气时间、开始进食时间、引流管拔除时间、静脉输液天数、平均住院天数。随着ERAS应用实践的不断深入，大胆探索并优化有针对性的个体化 ERAS 方案，才能真正达到病人术后加速康复的目的。这对于医务工作者的专业能力、团队协作能力及医院硬件设施有了更高的要求。

（王　维）

参 考 文 献

［1］CROMES GF. Implementation of Interdisciplinary Cancer Rehabilitation. Rehab Couns Bull, 1978, 21（3）: 2370-2372.

［2］DENISE B, VERONIKA D, ELONA D. Psychological distress, social support, and quality of life among cancer caregivers in Albania. Psycho-Oncology, 2017, 26（6）: 779-786.

［3］黄秀英, 余辉, 林少琴. 乳腺癌术后早期阶段性系统性患肢功能康复锻炼. 中国康复理论与实践, 2012, 18（7）: 699-700.

［4］UZKESER H, KARATAY S, ERDEMCI B, et al. Efficacy of manual lymphatic drainage and intermittent pneumatic compression pump use in the treatment of lymphedema after mastectomy: a randomized controlled trial. Breast Cancer, 2015, 22（3）: 300-307.

［5］AHMED RL, THOMAS W, YEE D, et al. Randomized controlled trial of weight training and lymphedema in breast cancer survivors. J ClinOncol, 2006, 24（18）: 2765-2772.

［6］黄晓琳, 燕铁斌. 康复医学. 5 版. 北京: 人民卫生出版社, 2013.

［7］孔维佳, 周梁, 许庚, 等. 耳鼻咽喉头颈外科学. 2 版. 北京: 人民卫生出版社, 2010.

［8］OOSTERKAMP S, DE JONG JM, VAN DEN ENDE PL, et al. Predictive value of lymph node metastasis and extra capsular extension for the risk of distant metastases in laryngeal carcinoma. The Laryngoscope, 2006, 116（11）: 2067-2070.

［9］CONTANT CM, HOP WC, VAN'T SANT HP, et al. Mechanical bowel preparation for elective colorectal surgery: a multicentre randomised trial. The Lancet, 2008, 370（9605）: 2112-2117.

［10］JANN A, PATRICK B, VICIKIE B, et al. ESPEN guidelines on nutrition in cancer patients. Clinical Nutrition, 2017, 36（1）: 11-48.

［11］温微微, 刘东波, 殷德科. 五音疗法联合中药治疗恶性肿瘤抑郁症临床观察. 2017, 37（8）: 1409-1411.

［12］洪雷, 刘巍. 音乐治疗在恶性肿瘤治疗中的定位及作用. 肿瘤防治研究, 2017, 44（8）: 566-569.

［13］史志刚, 张永智, 张学伟. 针灸治疗肿瘤研究进展. 中医临床研究, 2017, 2（9）: 142-145.

［14］KIM YM, KIM DY, CHUN MH, et al. Cancer rehabilitation: experience, symptoms, and needs. J Korean Med Sci, 2011, 26: 619-624.

［15］KEHLET H. Multimodal approach to control postoperative pathophysiology and rehabilitation. British Journal of Anaesthesia, 1997, 78（5）: 606-617.

中英文名词对照索引

E

F

G

H

J

W

X

Y

Z

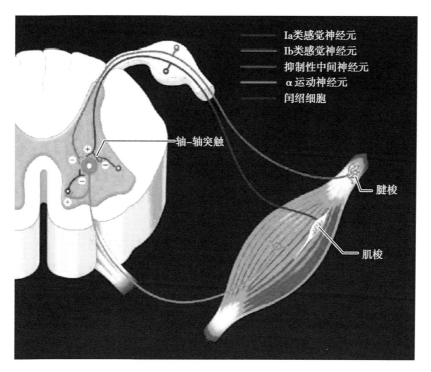

图 2-2-1　脊髓牵张反射示意图

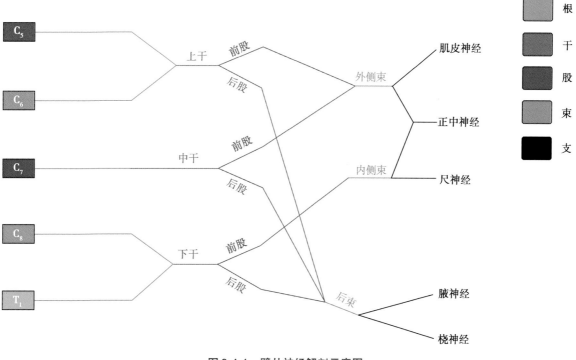

图 3-4-1　臂丛神经解剖示意图

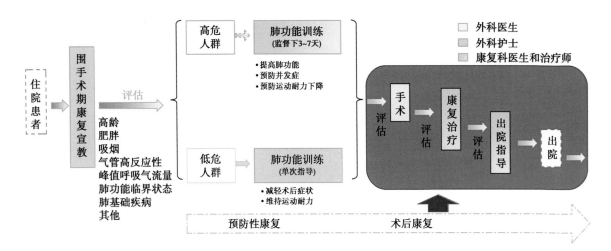

图 3-16-18　高危、低危人群术前个体化呼吸康复流程